中国科学院教材建设专家委员会规划教材

全国高等医药院校规划教材

供医学检验、卫生检验与检疫及其他医学类专业使用

医学检验概论

主　编　冯书营　冯文坡

编　委（以姓氏拼音排序）

陈　莹　徐州医科大学医学技术学院

冯金顺　郑州市第三人民医院

冯书营　河南科技大学医学院

冯文坡　河南科技大学医学技术与工程学院

胡　骏　中山大学医学院

李爱芳　河南科技大学图书馆

梁高峰　河南科技大学医学技术与工程学院

马卫国　河南省肿瘤医院

王维新　锦州医科大学

王艳鸽　河南大学医学院

王紫怡　中国人民解放军第八五医院

于海川　新乡医学院医学检验学院

张兰兰　河南科技大学医学技术与工程学院

赵　昕　郑州大学第一附属医院

朱立强　郑州大学第二附属医院

科学出版社

北　京

内 容 简 介

本书从总论、生物基础、医学基础、专业基础、专业实践五个方面，系统介绍了医学检验专业的培养特点与课程结构。全书图文并茂、深入浅出、信息量大，可读性强。内容包括绪论、医学检验专业的培养特点与课程结构、医学检验专业的职业人文精神，生物化学、细胞生物学、分子生物学、遗传学、免疫学、生物统计学，医学概论、生理学、病理学、药理学、组织胚胎学、人体机能学、人体解剖学、分子病毒学，临床检验基础、临床免疫学检验、临床血液学检验、临床微生物学检验、临床生物化学检验、临床寄生虫学检验、临床输血学检验、临床检验仪器学、临床实验室管理学；卫生检验与检疫、医学检验专业本科毕业实习、医学文献检索、科技论文写作等。

本书可供全国高等医学院校的医学检验技术专业的本专科生使用，同时为广大的医学检验工作者和职称考试人员提供参考用书。

图书在版编目（CIP）数据

医学检验概论 / 冯书营，冯文坡主编. —北京：科学出版社，2016

中国科学院教材建设专家委员会规划教材·全国高等医药院校规划教材

ISBN 978-7-03-048527-4

Ⅰ. ①医… Ⅱ. ①冯… ②冯… Ⅲ. ①医学检验-医学院校-教材 Ⅳ. ①R446

中国版本图书馆 CIP 数据核字（2016）第 123192 号

责任编辑：赵炜炜 李国红 / 责任校对：郭瑞芝

责任印制：赵 博 / 封面设计：陈 敬

科学出版社 出版

北京东黄城根北街 16 号

邮政编码：100717

http://www. sciencep. com

大厂书文印刷有限公司 印刷

科学出版社发行 各地新华书店经销

*

2016 年 7 月第 一 版 开本：787×1092 1/16

2016 年 7 月第一次印刷 印张：33

字数：786 000

定价：79.00 元

(如有印装质量问题，我社负责调换)

前　言

随着医学检验技术和检验仪器学的快速发展，临床诊断与治疗工作对医学检验工作的依赖性逐渐增强，医学检验工作的重要性日益增高。当前，伴随着我国医学检验技术学科性质的改革，培养时间缩短，课程学时减少，但培养内容无明显变化，这就要求我们在有限的时间内把多门课程授之于学生，使得医学检验技术专业培养教材与培养计划的改革势在必行，本教材在此背景条件下应需而编写完成。本教材主要邀请了热衷于高等医学教育事业、积极参与教研教改活动、有较丰富临床检验工作经验和较高学术水平的专家、教授等参编，供全国高等医学院校的医学检验专业本科生使用，同时为广大的检验专业专科、医学检验医务工作者和职称考试人员提供参考用书。

本教材遵循“三基”(基本理论、基本知识、基本技能)和“五性”(思想性、科学性、先进性、启发性、知识性)的原则，以特定的医学检验技术专业本科生为对象，教材内容具有以下显著的特点。

1. 教材框架的全局性和前瞻性较强　针对四年制的医学检验技术专业特点，本教材从培养规划、大学课程的分类设置、课程的学期安排与进度、课程的学分学时要求等多个方面进行了总体介绍，有利于学生对大学学习生涯有个整体性的认识和把握，便于学生对其专业学习进行科学规划，具有较强的指导意义。

2. 教材内容覆盖面广，知识点较全　该教材不仅包括多门医学检验技术专业的基础课程和专业课程，而且还覆盖了生物基础学科、临床医学和专业实践等领域多学科的 30 多门课程。教材共分五篇，即总论篇、生物基础篇、医学基础篇、专业基础篇和专业实践篇。每篇中包含多门课程，每一课程作为一章内容进行阐述，涵盖知识面广，知识点全。不仅如此，本教材在附录中附属了与医学检验技术专业学生密切相关的一些法律、法规、条例和相关资格报考程序等内容，方便医学检验技术专业学生的学习和将来业务发展的需要。

3. 教材各章节内容新颖，知识点前沿　本教材临床医学和专业技术篇章主要参考人民卫生出版社出版的最新版教材，紧跟时代发展；基础学科篇章主要参考科学出版社和高等教育出版社等权威出版社出版的教材，有利于学生掌握准确的专业知识点和把握专业领域的发展方向和发展趋势。

4. 教材语言精练，概括性强　由于本教材涵盖了 30 多门课程，每章内容均隶属一门课程，这就要求用精练的语言把该课程的基础知识、重点、难点等内容进行归纳和高度概括，理清学习脉络，用有限的篇幅把所学要点等内容介绍清楚、完整，是每门课程的精编版，有利于学生全面掌握和复习记忆。

本教材通过编委成员的认真撰稿和反复修改，相互审阅后而最终定稿。虽在编写过程中经历了多方面的努力，但涉及的学科多、内容新，书中难免存在不足之处，敬请广大读者批评指正，恳请提出宝贵的意见和建议，以便再版时加以改进和提高。

编　者

2015 年 10 月

目　录

第一篇　总论篇

第二篇　生物基础篇

第四篇 专业基础篇

第五篇 专业实践篇

附　录

第一篇　总　论　篇

第一章　绪　　论

第一节　医学检验（实验诊断学）概述

诊断（diagnosis）一词原来自希腊文，是辨认和判断的意思。医师通过询问病史、了解病情、体格检查发现体征及通过实验室检查和各种先进的器械检查，收集各种必要的资料和数据，在科学、辩证的基础上进行综合分析，以期得到尽可能符合疾病本质的结论，这就是一个诊断疾病的过程。诊断是医师工作的首要任务之一，这个过程无论对医师还是对患者都是十分重要的。早期正确的诊断能使患者得到及时有效的治疗，早日恢复健康；反之，一个错误或拖延的诊断极有可能导致病情恶化，甚至危及生命。

现代医学中，实验室检查在诊断工作中起着重要作用，往往提供了重要的客观诊断依据，在一些疾病中甚至有决定性的意义。例如，当败血症血培养阳性时，既明确了疾病的病原诊断，进一步的药敏试验又为患者的治疗提出了明确的办法。实验室检查在疾病预防中的作用尤为明显，这是因为疾病早期往往缺乏明显症状和体征，患者一般不加以注意，往往是通过实验室检查得到确诊，并接受及时的治疗。例如，子宫颈涂片检查，有效地控制了子宫颈癌的发生；在我国普遍开展的甲胎蛋白检查有助于发现小肝癌，明显提高肝癌的生存率；由世界卫生组织（WHO）推行的新生儿筛查工作，通过促甲状腺激素和苯丙酮尿症的检查显著降低了甲状腺功能低下和苯丙酮尿症的发病。

正是由于实验室检查在诊断工作中起着非常重要的作用，才从诊断学中逐步独立出了一个新的学科——实验诊断学（laboratory diagnostics）。在改革开放后，我国第一本权威性的本学科专著，是由叶应妩教授主编的《临床实验诊断学》，1989 年由人民卫生出版社出版。

实验诊断学是涉及各种专业学科的一门边缘学科，也是运用基础医学的理论和技术为临床医学服务的学科。它的基本任务就是通过生物学、微生物学、血清、化学、生物物理、细胞或其他检验方法，以获取病原体、病理变化、脏器功能状态等资料，并与其他检查相配合以确定患者的诊断。

可能由于此名称着重强调了实验室检查在诊断学中的作用，没有充分考虑到实验室在整个医疗活动中的重要性和地位。实际上不仅在疾病诊断上，在患者治疗方面也有很多地方需要实验室的配合，有时甚至起着至关重要的作用。在判断疾病预后、治疗疗效时，实验室检查常是较好的客观指标。所以近年来国外越来越多地采用“laboratory medicine”作为本学科的名称，医院中的检验科也往往命名为“department of laboratory medicine”。“laboratory，medicine”中文译名曾有争论，有人按字意直译为“实验医学”或“实验室医学”。此名词易使人误解，多数人认为译名为“检验医学”更为合适。因为“检验医学”首先不会使人产生误解，不会认为此学科属于医学院的基础学科实验室，或医院中的科研实验室，人们都明白这是指医院中的检验科；其次人们不会误解为只是一个技术学科，因为该名词说明此学科和医学活动紧紧连在一起。

从20世纪90年代以来，国外频繁使用“laboratory medicine”术名，国际上著名的临床化学组织——国际临床化学联合会（IFCC）已正式更名为“The International Federation of Clinical Chemistry and Laboratory Medicine”，有名的杂志 *Clinical Chemistry* 也增加了一个副刊名“International Journal of Laboratory Medicine and Molecular Diagnostics”，我国的《中华医学检验杂志》也于2000年改名为《中华检验医学杂志》。

第二节　医学检验的形成与发展

随着现代医学的发展，医师开始借助一些实验室检查对患者进行诊断，如1827年Brigat用锡铅合金的汤勺盛尿在火上烧煮，检查肾脏病患者尿中的蛋白尿。1887年Gohal以显微镜和原始的细胞计数板计数患者血液中的细胞数。在此期间的主要仪器是显微镜。除进行血液检查外，还开展了对尿、粪、痰的检查，逐步形成了以血、尿、便三大常规为主要检验项目的实验室。从19世纪末开始，在用显微镜检查各种染色涂片中细菌的同时，还发展了各种细菌培养技术。这就构成了现代医院实验室的雏形。由于该技术比较简单，显微镜又是医师很熟悉的仪器，所以当时的医师不仅是实验室的领导，往往还直接参与实验室的实际操作。我国在20世纪60年代之前，实习医师不仅要学习和掌握医院实验室的技术，还要负责自己所管患者的常规检查。

随着实验室检查的重要性日益提高，工作量大量增加，完全由医师自己进行所有实验室的操作越来越困难，才开始雇用一些助手协助完成检验工作。随着这些助手人数日益增多，到1912年，在英国利物浦成立了世界上第一个“病理学与细菌学助手协会”，使医院实验室的技术工作逐步成为一个独立的职业，并且在学校中逐步开设了专门训练实验室技师和技士的课程。但在很长的一段时期内，其工作性质仍是辅助性的，其在医师领导或指导下进行技术性的工作以保证检查结果的正确性和报告的及时性。但是，对结果的解释和如何将结果应用到临床医学，用于诊断、治疗和观察疗效，在相当一段时期内，仍由医师负责。正是在这种背景下，在我国长期使用“医学检验”作为本学科名称，此名称相当于英语的“medical technology”。

一方面，第二次世界大战后，随着科学技术和现代医学发展，医院的实验室也得到了很大发展。首先是自动化仪器进入医院实验室，从20世纪50年代末期Technician公司的SMAC化学分析仪开始用于生化测定，至今一代又一代各种类型的自动化化学分析仪在全世界已取代长期使用的目测比色计、光电比色计等。随之在血液、尿液及细菌检查方面，各种各样的先进自动化仪器取代了以前的手工操作，提高了工作效率和分析质量。医院实验室从原来手工作坊式的工作模式，逐步发展成为有良好组织和工作条件的现代化实验室。在这种条件下，原先的人员素质明显适应不了这种发展，一些医师开始了专职从事医院实验室工作，从生物、生化、微生物等专业毕业的硕士、博士也陆续进入此领域。他们显然不安于接受一般临床医师的领导或指导，希望发展成一个独立学科。

另一方面，随着科学技术的发展，生物化学、免疫学、遗传学、生物学、分析化学、生物物理学及电子技术、计算机、仪器分析等学科和技术向医院实验室进行了广泛的渗透。无论在基础理论还是应用技术，“医学检验”都有了极其深刻和广泛的发展，这不是一般临床医师所能领导的。到了20世纪80年代，国外纷纷改用“medical laboratory science”取代“medical technology”，进而使用更为确切的名称“laboratory medicine”作为本学科名称。

检验医学（laboratory medicine）是指对临床标本进行正确的收集和测定，并做出正确的解释和应用。这里含有两个方面的含义：一方面是实验室技术，现在医院实验室早已不限于使用显微镜，已使用了各种先进仪器，除了广泛应用自动化技术外，还用了激光、色谱分析、质谱分析、荧光分析、流式细胞术、DNA扩增技术等一系列高精尖的技术手段。所以从事检验医学应该有扎实的实验室技术工作的理论基础和高超的实验技术，否则，无法提供准确和及时的报告；另一方面又要有扎实的医学理论和实践经验才能正确地对各种检验结果做出合理和恰当的解释。同时为临床提供咨询服务，帮助临床将这些数据正确地应用于诊断治疗和预防工作中去。

第三节 医学检验的现状

自20世纪后半叶起，由于微型计算机技术和免疫学、免疫化学的发展，推动了基础医学和临床医学的快速发展，医学科学的面貌为之焕然一新。现代临床检验医学有3个显著特点：一是由于计算机技术的发展，检验手段实现了仪器化、自动化和高效率化；二是由于免疫学和免疫化学的发展，应用了单克隆抗体技术建立的高灵敏度、高特异性的各种标记免疫分析技术，如放射免疫分析、酶联免疫分析、荧光免疫分析、散射免疫比浊、乳胶凝集比浊和浊度抑制分析及其他免疫化学分析等超微量分析技术的发展、推广和应用；三是由于生物医学工程学和分子生物学的发展，重组DNA合成酶竞争结合分析技术、基因工程、核酸分子杂交、多聚酶链式反应（PCR）及DNA测序等分子生物学技术从理论研究进入临床实际应用。

一、仪器分析取代手工操作并实现了高度自动化和高度效率化

20世纪50年代国外开始研制自动化分析技术和仪器，主要是应用光学、电学、电子学和机械学原理。70年代计算机技术的发展推动了实验仪器和实验方法的革命，在短短20年左右的时间里不断推陈出新，开发了大量高精密度、高自动化的实验室装置，使临床检验工作从手工操作发展为半自动化乃至全自动化；从单一通道发展为多通道、多功能；从电表指针显示发展为液晶显示和荧屏显示。特异性酶学测定法、电化学测定法、色谱分析技术及免疫化学测定法等大量取代经典的化学分析法；一部分细胞形态学检验也已使用仪器（如计算机）辅助细胞检验系统检测或过筛。模块及组合式分析仪器打破了传统医学检验的分工模式，实行流水作业，极大地提高了工作效率和减少了检测标本的用量。流式细胞仪的临床应用，拓宽了临床细胞学检验范围，可对淋巴细胞进行简便快速的免疫学分型、细胞增殖动力学检

测和细胞毒化疗药物敏感性监测，与细胞形态学检验相结合，使细胞学鉴定更加完美、精确，而且高效率。原子吸收光谱分析、高效气相色谱分析和液相色谱分析及其他色谱、质谱、极谱、光谱等仪器分析，可对多种治疗药物和毒品进行快速检验和监测。现代化的实验室可谓达到了多功能、高精度、高效率、无污染，并且日臻完善的程度。

二、单克隆抗体技术及固相标记免疫技术的临床应用和普及

20 世纪 50 年代初期，放射性核素技术开始应用于临床。20 世纪 60 年代初，美国医学物理学家 Yalow 等发现了胰岛素抗体，建立了基于抗原-抗体反应的高特异性和高灵敏度的放射免疫分析技术，为临床上内分泌激素的测定开辟了捷径，从而使滞后发展的临床内分泌学走上了快速发展和普及的轨道，为此她荣获了 1977 年诺贝尔医学和生理学奖。从 20 世纪 70 年代初期开始，酶免疫测定法（EIA）、荧光免疫分析法（FIA）、化学发光免疫测定法（CLIA）、时间分辨免疫荧光分析法（TRIFIA）等，基于核素标记分析示踪原理发展起来的新技术、新方法如雨后春笋般相继推出，并发展为全自动化仪器分析，广泛应用于抗原、抗体、激素、蛋白质、核酸等的测定和临床治疗药物、毒品的监测。这些分析技术与核标记技术相比较，有相同的特异性和近似的或更高的灵敏度而无放射性污染。

人白细胞抗原（HLA）或组织相容性抗原的发现和细胞免疫学的研究，揭示了排异反应之谜，组织配型为器官或骨髓移植奠定了成功的基础，使现代治疗学发生了重大的飞跃。

三、分子生物学技术的应用，使医学和生物学的发展进入一个新阶段

在 20 世纪 70 年代开始发展起来的生物医学工程学和分子生物学技术，正在走向成熟并推动医学和生物学进入一个崭新的历史阶段。已有多种转基因工程和单克隆抗体药物推出，基因治疗正式用于临床，将为众多的遗传性、免疫失调性和肿瘤性疾病患者带来新希望。这方面的技术对检验医学来说也是划时代的进步。核酸分子杂交的 DNA 和 RNA 探针检测、DNA 片段体外扩增的 PCR、DNA 测序等的发展将有可能取代某些既繁杂又费时的微生物学和遗传学检验方法，为临床及时而准确地提供大量病因学和发病学信息。发明 PCR 技术的 Mullis 荣获了 1993 年度诺贝尔化学奖。

在现代检验医学史上还应提及两个重要发现：一是前苏联医生 Abelev，1963 年在移植肝细胞癌的大鼠血清中发现甲胎蛋白增多；二是美国医生 Blumberg，1963 年在澳大利亚土著人血清中发现了当时称为澳大利亚抗原（AuAg）的乙型肝炎病毒表面抗原（HBsAg）。这些发现推动了肿瘤和病毒血清学标志物的研究和发展。由于 Blumberg 在乙型病毒性肝炎病原学方面的卓越贡献，于 1976 年被授予诺贝尔医学和生理学奖。

改革开放以来，由于大量现代化实验室设备、方法和试剂的引进，我国医学检验与国际水平相比较，差距主要不是在设备方面，而是在运作机制、组织管理、人员素质、设备效率、思维理念等几个方面。虽然近些年来有了不同程度的进步和提高，然而国内不同地区由于经济发展的不平衡、体制的制约、医院规模的不同和医疗从业人员专业技术养成及人文素质的参差不齐，实验室技术和管理水平相差悬殊。我国是一个发展中国家，一方面需要努力提高经济实

力和运作管理水平，提高效率，降低医疗成本，提高责任意识和质量意识，实现人性化服务，将以人为本的理念体现在具体行动中；另一方面也需要更合理、更有效地利用现有的医疗资源，充分发挥人力和设备的效能，一切从实际出发，做到人尽其才，物尽其用。

国外较小规模的乡镇、社区医院或诊疗所，除简易、快速、床边的检验项目外，一般是集中到上级协作医院或专门的医学检验机构检测；规模医院的一些特殊检验或标本数量较少的检验项目，也多是集中到专门机构或某一医院集中检测，以减少患者等待化验的时间、保证检验的质量和节省医院对设备与人力的投入，降低检验成本。与国外集中管理相反，国内则多倾向于分散管理，独立运作，一些医院甚至将检验科化整为零，分成若干亚科或相互独立的科室，甚至以此作为医院等级评定的一个条件。由于分科过细，独立运作，各自为政，难免互不协调，设备重复，资源浪费；由于分散管理，分散检验，缺乏统一的质量标准和不可避免地造成一些标本放置时间过长，不仅使得检测结果的准确性很难保证，而且会影响患者的及时诊断和治疗。此外，一个部门一份标本，不能一份标本做多项检验，这在无形中增加了患者的负担。

社区和乡镇等基层医院基本停留在经验诊断治疗疾病的水平上，对现代检查检验手段的了解和运用较少甚至缺乏；即使近年引进一些新设备、开展一些新试验，但仍有不少临床医生和检验人员对结果不能全面正确解释或不善于运用。这不能不影响广大社区和农村基层医疗水平的提高，进而导致患者向大医院集中。

重视效率、效益、质量和患者的利益是必然的经济规律，也是社会发展的要求。对临床检验的科、室实行集中管理，减少层次；不同规模的医院组成检验网络开展协作，资源共享；充分发挥人、财、物的效能，实现全实验室检验自动化和医学检验服务社会化，保证检验质量，降低管理成本，提高服务水平，变被动服务为主动服务，是以人为本，以患者为中心医疗理念的具体体现，也是商品经济和高科技条件下发展的必然趋势。

第四节 21世纪医学检验的发展趋势

随着科学技术的进步和人民群众医疗保健事业水平的提高，医疗体制也必将随之不断变革并逐步完善。其发展趋势将向两极分化：一方面为降低成本，提高效率和效益，推广新技术、新设备，同时也是为了加强医疗、教学和医学科学研究，培养人才，将进一步向适度规模的集中发展；另一方面随着人口老龄化，为方便群众，减轻负担，加强保健指导和对多发病、慢性病的防治，一些老年病和慢性病患者需要向社区医疗保健分流。患者分流的前提条件是社区医疗水平的相应提高，能够满足医疗保健的基本需求，还要靠服务周到、环境舒适、就医方便、价格合理吸引患者。随着医疗体制和医疗保障制度的改革，临床检验学科也必将发生相适应的变化。

一、实验室自动化系统和实验室信息化系统的进一步完善，绝大部分常规操作都将会被机器取代

从接收标本到资料分析将向流水线过渡并实现全实验室自动化。特殊检验将向中心实

验室或参考实验室转移。临床实验室的传统模式和结构需要调整或重组，除特殊微生物学检测的无菌、隔离或生物安全实验室外，临床常规检测将进入流水线作业以提高效率、降低成本；封闭式作业将被开放式作业所取代，并走向内部的统一和外部的合作。实验室实行规范化管理，检验结果进入信息化网络，施行医疗信息资源共享，以减轻患者的医疗费用开支。分散、低效率、浪费的状况将被集中、高效率、节约的模式所取代，粗放型经营必将向集约型经营转化。

二、全天候服务的实施，用最小限量的医疗资源投入获得最大的医疗保健效益，以减轻患者和国家的经济负担

高档医疗设备为全社会所共享，已是全球的发展趋势。由于小型检验仪器的大量开发，简易快速的即时检验（point of care testing，POCT）将走向社区医疗保健和进入家庭，方便患者的床边、诊室、微型实验室检验或患者的自我监测将受到重视和普及。

只有资源共享、技术共享、信息共享和利益共享的院际协作模式，才有利于方便患者、减少医药资源的浪费、提高全社会整体医疗水平，并缩小先进与落后发展不平衡的差距。经验已经证明，只有首先解决好利益的合理分配，并且需要向社区和乡镇医院、诊疗所做适当倾斜和扶持才有可能解决好其他几个“共享”，充分发挥高档设备的效率和开展院际间的全面协作，并引导患者的合理分流。否则，任何医疗联合体或协作集团都不可能长期巩固。这是商品经济条件下一个不可忽视的经济原则，也是政府为了保障人人享有基本医疗卫生服务的一个不应忽视的卫生政策问题。

三、计算机网络的发展将更方便临床、方便患者，更有利于信息的使用和交流；生物芯片的开发、基因图谱的解密和蛋白质组学的研究，必将进一步改变临床检验的面貌

大量高级、精密、尖端的分析仪器将逐步装备现代医学实验室，经典的血清学和微生物学方法，将会被更灵敏、准确、简便、快捷的方法和仪器分析所取代。酶化学分析、酶免疫化学技术、荧光偏振技术、化学发光技术、时间分辨免疫荧光技术和电化学技术等将进一步发展和普及。细胞形态学和细胞病理学检验将进一步与组织化学、免疫化学及其他物理化学方法相结合，达到超微结构和分子检验的水平。医学生物工程学和分子生物学技术的发展，核酸分子杂交、PCR、DNA 测序技术的完善及基因图谱和蛋白质组学的解析和开发，DNA 芯片和蛋白质指纹等新技术的发展，将使许多疾病的病因学和发病学原理在分子水平上得到进一步阐明。患者仅需提供少量标本即可获得更多的检验信息，就可以揭示疾病的病因学、发病学、病理学、病理生理学，甚至是包括遗传学的完整疾病图像。某些床边检验和监测、无创式传感器的开发，将会减少患者的许多医源性痛苦。

四、监测新出现的传染病将是微生物工作者的一项重要任务

遗传的稳定性和变异性是生物学的普遍规律。事实证明，一些传染病被消灭了，还会有新的传染病出现；由于基因突变，非致病菌可能变成致病菌，对人无毒的物种可能变为

有毒的物种；由于抗生素的滥用，可能造成条件致病菌的肆虐。由于人类的某些无节制活动，例如，滥伐森林、无序开荒、大型水库建设等，破坏了生态屏障，迫使野生动物与人类争夺栖息地，以及人类对野生动物的捕杀或密切接触等原因，自然疫源性疾病或以野生动物为宿主的某些病原体向人类传播和转移，并终将威胁人类的健康和生命。例如，已知的蜱传伯疏螺旋体（*Borrelia burgdorferi*）感染的莱姆病（Lyme disease）、人免疫缺陷病毒（HIV）感染的AIDS、汉坦病毒（*Hantavirus*）感染的流行性出血热（epidemic hemorrhagic fever，EHI）、埃博拉病毒（*Ebola virus*）感染的埃博拉出血热、西尼罗病毒（West Nile virus）感染的西尼罗热、O_{157}：H_7 血清型出血性大肠杆菌感染的出血性结肠炎、嗜肺军团菌（*Legionella pneumophila*）感染的军团病，与人冠状病毒相关的严重急性呼吸综合征（severe acute respiratory syndrome，SARS）及人禽流感威胁等。对这一切的检验和监测将成为预防医学、疾病控制和检验医学的一个重点内容或重要方面。

物质运动是永恒的，人的认识也是无止境的。基础医学的进步和检查检验手段的增多，必然会进一步促进临床医学的发展。然而无论技术怎样发展，仪器如何进步，电脑最终不能完全取代人的创造精神，电子仪器不能完全取代人的经验。检验人员显微镜下的基本功，临床医生问诊和望、触、叩、听的基本功，仍需加强而不能削弱，更不能丢弃。检验医学的进步，医学影像学的发展，为认识疾病提供了更多的手段；然而，机器的发明只在于提高效率和效益，建立在循证医学基础之上的医学思维和医疗决策，实验室的规范管理和质量保证，诊疗手段的合理选择、科学组合和应用，避免医疗手段滥用和医药资源过度消费等，则取决于使用仪器的人和管理者的学识、道德和智慧。质量、效率、效益的不断提高，要靠人的科学知识、创造精神、自觉行为和经营管理。架起检验与临床之间沟通的桥梁，需要靠具有检验医学与临床医学两方面的知识和经验，同时还需要具有对患者高度的同情心、对工作极端负责精神和良好职业道德的人。临床医师和检验医师面对的是有着个体差异的患者和不断变化的病情，只有共同负责，密切合作，坚持以患者为本，一切以患者的利益为出发点，才能更有益于疾病的诊断和治疗，才能更符合医学的宗旨和原则。关注和解决这些问题，不仅是临床检验工作者的责任，也是摆在卫生管理者和医学教育者面前的重要课题。

21世纪将是科学技术，特别是生物科学迅速发展的时代。随着生命的奥秘不断被揭示，将会有更多更新的技术应用于临床医学和检验医学，如果说20世纪医院实验室为医生和患者提供多达上万个项目的检验，那么21世纪有可能提供更多更新的检验项目，将有效地帮助人类对疾病的斗争。但是正如医学的发展虽然有正面效应，为人类的健康长寿带来希望，但是也会有一些负面效应问题，带来一系列的社会问题。实际上从20世纪末，医学的发展给社会带来了沉重的经济负担。美国临床化学联合会（AACC）预言，在这种政策下，有可能出现6个方面变化。

（1）医院实验室出现集约化：将一些不十分紧张和不常做的实验项目集中到一些大的实验室进行，大的实验室有可能进一步形成网络和集团。

（2）大力削减工作人员：发达国家医疗成本中昂贵的是人员费用。

（3）外部压力：政府和患者都会施加更大的压力，要求医疗界能提供更有效但又廉价的服务。

（4）减少不必要的检验：对现在项目进行筛选，删去一些不必要的，重复或价值不大的项目。例如，美国 CPT Code 及时收录一些对临床有用项目，医疗保险往往以此作为付费依据。另外，通过 FDA 对新增加项目和新技术进行严格审查，一些虽是新项目、新技术，但不可靠，或者临床价值不大，则不让其上市流动，或者只让进行科研，不能向患者收费。

（5）进行全实验室自动化：这是减少人工，提高效率最有效的办法。这种实验室的工作人员要求有全面的检验技术操作、仪器维修和维护能力，以及有一定管理和计算机技能的新型技术人员。

（6）进一步加强标准化工作：将制定更多的标准文件，技术操作规范使检验科能做出较一致的检验结果。

（冯书营）

第二章　医学检验专业的培养特点与课程结构

第一节　医学检验专业人才培养

一、医学检验人才培养的目标

培养适应我国医药卫生事业现代化发展需要的德、智、体、美、实践全面发展，掌握基础医学、临床医学、检验医学的基本知识、基本理论和基本技能，掌握现代仪器设备及先进医学检验技术，能够从事医疗卫生机构及相关科研机构的临床医学检验工作，初步具备现代医学检验能力、终身学习能力、批判性思维能力和良好职业素养，适应能力强、综合素质高，能适应社会经济发展的需要，品德高尚、基础扎实、技能熟练、素质全面，具有一定科研发展潜能的应用型医学检验专门人才。

二、医学检验专业人才培养的特点

本专业主要培养能从事医学检验、生物技术等方面的高级医学专门技术人才，可在医院、生物、医药等领域从事医学检验、技术开发工作；也可以在科研院所、大专院校进行从事科研、教学工作。

三、医学检验人才培养的要求

本专业学生主要学习基础医学、医学检验基础及技术方面的理论知识，接受医学检验操作技能训练，具备临床医学检验及医学实验研究的基本能力。

毕业生应获得以下知识能力：

（1）掌握基础医学和一定的临床医学基本理论知识。

（2）掌握临床生物化学检验、临床免疫学检验、临床微生物学检验、病原诊断学、临床血液学检验、细胞形态学及分子生物学的基本理论和技术，了解常用医学检验仪器的基本结构和性能。

（3）具有医学英语、数理统计及计算机应用的基本能力。

（4）熟悉国家卫生工作及临床实验管理有关的方针、政策和法规。

（5）了解医学检验前沿学科的理论发展动态。

（6）掌握文献检索、相关信息获取的基本方法，具有一定的科学研究能力。

第二节 医学检验专业课程设置与结构组成

一、医学检验专业课程设置

医学检验专业的学科课程分为四大类，即通识教育课程、学科平台课程、专业方向课程及实践教学内容。

1. 通识教育课程 主要课程包括：思想道德修养与法律基础、毛泽东思想和中国特色社会主义理论体系、军事理论、马克思主义基本原理、中国近现代史纲要、形势与政策、计算机文化基础、大学英语、体育，以及人文社科类、管理经济类、教育类、自然科学类、就业指导类等素质教育方面的选修课。

2. 学科平台课程 主要包括有机化学、医用高等数学、大学化学、分析化学、专业外语、医学概论、医学生物学、医用细胞生物学、人体解剖学、组织胚胎学、生理学、基础生物化学、病原学、免疫学、病理学、遗传学、形态学、分子生物学、药理学、分子病理学、临床检验基础、临床检验仪器学、临床实验室管理学等必修课及一些选修课，如输血与输血技术、医学伦理学、科技论文写作、医学文献检索、卫生法规等内容。

3. 专业方向课程 主要包括临床生物化学检验、临床免疫学检验、临床血液学检验、临床微生物学检验、临床寄生虫学检验、临床分子生物学检验等专业必修课程；另外,还有检验学研究进展、常见标本快速检测技术、药物检测技术、卫生检验等选修课程。

4. 实践教学 主要有入学教育与军训、思想政治课社会实践、课外素质教育、检验科毕业实习及毕业论文写作等内容。

二、医学检验专业的课程结构

医学检验专业常见的课程结构见表 2-1、表 2-2 和表 2-3，其中表 2-1 是本科培养方案中对最低毕业学分的要求，表 2-2 是课程教学进程，表 2-3 是实践教学安排。不同高校医学检验专业的课程结构基本一致，一些课程的进程和实践教学安排活动等方面略有不同。

表 2-1 最低毕业学分要求

通识教育学分		学科平台课程学分		专业方向课程学分		实践教学学分		总学分
必修学分	课内素质教育学分	基础必修课学分	基础选修课学分	专业必修课学分	专业选修课学分	必修学分	课外素质教育学分	
38	10	68	5	12	6	42	4	185

表 2-2 教学进程计划表

课程类别	课程性质	课程名称	学分	学时分配				考试/考查	开课学期
				总学时	理论	实验	实践		
通识课程	必修课	思想道德修养与法律基础	2.5	40	40			考查	2
		毛泽东思想理论体系概论	4.5	72	72			考试	6
		军事理论	2	32	32			考查	3
		马克思主义基本原理	3	48	48			考试	2

续表

课程类别	课程性质	课程名称	学分	学时分配				考试/考查	开课学期
				总学时	理论	实验	实践		
通识课程	必修课	中国近现代史纲要	2	32	32			考查	4
		形势与政策	2	128	64		64	考试	1-8
		医学检验导论	1	16	16			考查	1
		计算机文化基础	1.5	40	16		24	考查	1
		大学英语（1）	3.5	56	56			考试	1
		大学英语（2）	4	64	64			考查	2
		大学英语（3）	4	64	64			考查	3
		大学英语（4）	4	64	64			考试	4
		体育（1）	1	32	32			考查	1
		体育（2）	1	32	32			考查	2
		体育（3）	1	32	32			考查	3
		体育（4）	1	32	32			考查	4
		小计	38	784	696		88		
	课内素质教育（全校公选课）	人文社科类	2	自然科学类、管理经济类、人文社科类、艺术教育类和就业指导类。要求每位学生至少取得 10 学分，每类课程至少选 2 分					
		管理经济类	2						
		艺术教育类	2						
		自然科学类	2						
		就业指导类	2						
		小计	10						
学科平台课程	学科基础必修课	人体解剖学 B	4.5	96	48	48		考试	1
		病原学	3.5	60	32	48		考查	1
		医学生物学	1.5	32	16	16		考查	1
		医学高等数学基础	2.5	40	40			考查	1
		医用物理	3.5	64	48	16		考查	1
		大学化学 D	2	32	26	6		考查	1
		有机化学 C	3	56	40	16		考试	2
		分析化学 A	2.5	56	32	24		考查	2
		生物统计学	2	32	24	8		考查	2
		组织胚胎学 B	2.5	56	32	24		考试	3
		分子生物学	3	64	32	32		考试	3
		生理学 B	3.5	72	48	24		考试	3
		基础生物化学	2.5	56	32	24		考试	3
		免疫学概论	3	64	32	32		考查	3
		医学概论	5	80	80			考查	4
		病理学 B	4	70	48	32		考试	4
		遗传学概论	2.5	56	32	24		考查	4

续表

课程类别	课程性质	课程名称	学分	学时分配				考试/考查	开课学期
				总学时	理论	实验	实践		
学科平台课程	学科基础必修课	专业外语	1	16	16			考查	5
		临床检验基础	4	88	40	48		考试	5
		药理学 B	3.5	72	48	24		考试	5
		临床生物化学检验（一）	2.5	56	24	32		考试	5
		分子病毒学	2	32	32			考查	5
		实验室管理学	2	32	32			考查	6
		分子生物学检验	2.5	56	24	32		考查	6
		检验基础技能综合培训	3	96		96		考查	8
		小计	68	1360	872	488			
	学科基础选修课	检验伦理学	1	16	16			考查	2
		卫生检验	3	64	32	32		考查	3
		医学与检验学	2	32	32			考查	3
		医用检验仪器分析	3	48	40	8		考查	5
		输血与输血技术	2	32	24	8		考查	6
		小计	11	192	140	52			
专业方向课程	专业方向必修课	临床免疫学检验	3	72	24	48		考试	5
		临床血液学检验	3.5	80	32	48		考试	5
		临床生物化学检验（二）	2.5	56	24	32		考试	6
		临床微生物学检验	3	64	32	32		考试	6
		小计	12	272	112	160			
	专业方向选修课	卫生法规	1	16	16			考查	1
		检验学研究进展	2	32	32			考查	4
		药物检测技术	3	48	40	8		考查	4
		常见标本快速检测技术	2	32	32			考查	5
		医学文献检索	2	32	32			考查	6
		科技论文写作	2	32	32			考查	6
		小计	12	192	184	8			

表 2-3　实践教学进程表

实践环节名称	学分	周数	建议学期
检验科毕业实习	24	24	7
毕业论文	13	13	8
入学教育与军训	2	2	1
思政课社会实践	3	3	3，5，7
课外素质教育	4		
小计	46		

（冯书营）

第三章　医学检验专业的职业人文精神

第一节　医学人文素质教育

“医术乃仁术”，医生是“仁爱之士”，古希腊医学家希波克拉底称“医术是一切技术中最美和最高尚的”。医生应具备哲学家的全部最好品质：无私、谦虚、高尚、判断力强、知识丰富和不迷信。世界卫生组织 20 世纪 90 年代曾提出，现代的医生应该是五星级医生。所谓五星级医生是指健康的提供者、医疗的决策者、健康的教育者、心理上的交流者、社区的领导者及组织的管理者。显然现代医生，除了要有扎实的专业素质和医学技术外，人文修养及哲学理念也是现代医生必备的素质。在某种程度上，人文修养甚至比专业素质和医学技术更为重要。作为一名好医生，绝不仅仅是技术的高超，还必须重视患病的人，这就需要医生具有较高的人文素质。

只有做到了专业知识丰富、思维清晰、人格高尚，才是一个合格的医生。医生的人文素质可以体现在以下三个方面：其一，较高的人文素质是医生掌握精湛技艺的基础，尤其是在技术创新的年代，更需要医生自觉地用哲学思维把握医学进步的正确航向。其二，较高人文素质是医生理解患者的基础。如果医生理解、关注患者的感受，就能给患者增加信心、希望和力量。患者也会更好地配合治疗，最终达到治愈的目的。其三，较高的人文素质是医生赢得患者信赖的重要前提。

20 世纪以来，随着现代科学技术的突破性进展，医学取得了前所未有的快速发展，医疗技术发生了根本性的改变。但同时，医学也开始日益远离人文而且趋利性日益膨胀，医生人文素质的整体水平令人担忧。表现为：①医学与患者的距离越来越远。医生越来越忽视患者的心理因素，不耐烦地倾听患者的讲述，只相信仪器设备与实验室检查结果，过度依赖药物与手术；②只顾局部不顾整体。随着临床专业的细分，造成“一科医生面对一个器官”的局面，只见病不见人，只顾局部不顾整体，忽视整体自然力与复杂性；③医学与市场紧密结合。医院趋利性行为日益膨胀，医药商、医院经营者与医生组成商业联盟，形成“医疗产业复合体”，同时，医学又是嫌贫爱富的，因为技术越发达，医疗费用越贵，贫困的人得到的治疗比技术发达之前得到的还要糟糕，因此医学“沿着用更昂贵的治疗方法治疗更少数人疾病的方向发展”；④医患关系紧张、医患关系物化，不少人视医患关系为消费关系、买卖关系、合约关系。如果这样的关系成立，必然造成不负责任的医生与不信任医生的患者。

我国卓有成就的青年呼吸病学与危重病医学专家王辰说：“做医生要有一种发自骨子里对生命的尊重感”，道出了医学的职业特点和医生人文素养的应有境界。如何提高医师的人文素质，主要应做好以下方面工作。

1. 医学教育应当将人文素质教育放在首位　医学本身承载着关爱人类、治病救人的崇高职能，具有“普世”价值，应当是人文精神最浓厚的学科。自 20 世纪 70 年代以来，医学模式逐渐由“生物医学模式”向“生物-心理-社会医学模式”转变，其人文社会色彩更加突出。这就决定了在医学人才培养中，人文素质教育乃重中之重。长期以来，我国现行的医学教育存在的问题是，只注重医学知识和临床实践能力的培养，而忽略了人文素质的教育。近年来，“以人为本”“医术乃仁术”的呼声渐高，但也需注意，提高人文素质若失去科学的支持，难以取得实质性效果。当然对医生人文素质的培养也绝不是一朝一夕的事情，甚至要对整个医学高等教育体系从提高人文素质的角度作新的审视。

2. 医院管理要彰显人文特征 医院是医生生存和发展的重要场所，医院管理者要给医生创造适合医生发展的良好环境。近年来，医院对医生都有重学历，重技术，轻人文素质倾向。而医生往往忙于医疗工作，而无暇顾及人文素质的提高。此外，医生对检查设备的过度依赖，淡化了医患之间的人性化接触，对患者重疾病治疗，轻人文关怀，从而损害了医生队伍的整体形象，也使医院可持续发展困难重重。医生人文素质的缺失与医院管理理念和方式有着直接的联系。

医院管理首先要真正树立以患者为中心的服务理念，将医院所有能够为患者服务的人性化内容，通过不断创新和完善实施刚性管理，变制度约束为习惯养成，使制度管理体现高层次的人文关怀。同时，医生作为医院员工的核心支柱，需要其全身心地投入工作的同时，还需要医院管理者予以人文关怀。在当前我国医患关系总体比较紧张的大背景下，除了政府应当尽快理顺并制定出妥善合理的医疗体制把医生从患者的对立面拉出外，医院管理者必须把关爱医生作为一种工作方式，这是医院管理的重要基础职责。

3. 提高自身素质是医生的必然选择 随着社会的不断发展，大众对医生的期望值不断提高，有的近乎苛刻，医疗行业正面临着前所未有的困难处境。形成如此环境的原因很复杂，有体制问题、舆论问题，也有医生本身的问题。作为医生应该从源头入手，不断提高自身综合素质，以适应当今社会的要求。培养高度的责任感和同情心，树立尊重患者、关怀患者的高尚职业道德；树立“以人为本”的价值观和“救死扶伤”的职业观等人文精神理念；做到爱岗敬业、无私奉献；注重医学以外的知识学习，注重阅读，培养良好的文学修养；培养自身的写作能力和良好的语言表达能力，培养对音乐、绘画、书法等艺术兴趣，提高综合素质培养。

4. 创造良好的外部环境 《中华人民共和国执业医师法》明确提出“全社会应当尊重医师。医师依法履行职责，受法律保护”。目前医师人文素质水平不够高，主要原因在医师和医院自身，但是社会大环境的影响也是至关重要的。现代商品经济社会不良现象的出现；政府官员滥用权力、以权谋私、贪污腐败问题的存在；一些地方政府和部门不良风气的影响，轻者导致医生心理失衡，不愿意热心为患者服务，重者导致医生人生观价值观发生变化，进而重利轻义，出现收红包、吃回扣等不良现象。如果我们的政府形象高大一些，社会上不正之风少一点，加上政府对医疗投入多一点，舆论宣传对医生关心一点、尊重一点，为医生合法执业创造一个良好环境，将会对医生人文素质的提升起到极大的促进作用。

第二节 医学伦理学

医学伦理学来源于医疗工作中医患关系的特殊性质。患者求医时一般要依赖医务人员的专业知识和技能，并常常不能判断医疗的质量；患者常要把自己的一些隐私告诉医务人员，这意味着患者要信任医务人员。这就给医务人员带来一种特殊的道德义务：把患者的利益放在首位，采取相应的行动使自己值得和保持住患者的信任。所以，刻画医患关系基本性质的是信托模型：信托关系基于患者对医务人员的特殊信任，医生出于正义和良心会真诚地把患者的利益放在首位。

医学伦理学是运用一般伦理学原则解决医疗卫生实践和医学发展过程中的医学道德问题和医学道德现象的学科；它是医学的一个重要组成部分，又是伦理学的一个分支；是运用伦理学的理论、方法研究医学领域中人与人、人与社会、人与自然关系的道德问题的一门学问。

一、医学伦理学的学科性质

医学伦理学是研究优良的医学道德规范的制定和实现的科学；是医学与伦理学相交叉的学科；是认识、解决医疗卫生实践和医学科学发展中，人们之间、医学与社会之间伦理道德关系的科学。该学科正逐渐成为现代医学科学的有机组成部分。在现代医学中，医学伦理学已经成为医学专业的基础课程。医学伦理学发展到今天，基本经历了医德学、近现代的医学伦理学和生命伦理学 3 个阶段。

20 世纪 70 年代兴起，并对当今医学伦理学产生巨大影响的是生命伦理学。医学伦理学具有以下 3 个显著的特征。①实践性：医学伦理学是与医学实践密切相关的学科。医学伦理学的理论、规范来源于实践，是对医学实践中的道德关系、道德意识、道德行为的概括和说明，是在长期的医疗活动中形成、发展的，而来源于医学实践的道德原则、道德规范又对医学活动起着重大的指导作用。医学实践既是医学伦理学的基础、动力，又是医学伦理学的目的和检验医学伦理学理论正确性的唯一标准；②继承性：弘扬伦理道德是医学进步的基本条件和重要标志，是贯穿医学发展史的一条主线。“救死扶伤”“为医者仁”等伦理道德原则为医学工作者自觉地继承、恪守，在医学事业的发展中不断发扬光大；③时代性：医学道德伴随着医学发展和社会进步而不断发展。任何时代的医学道德都与特定的社会背景相联系，都为解决该时代的具体问题而存在。在古代，为妇女堕胎被认为是违反道德的，在当代，为维护社会和妇女自身的利益开展的计划生育手术则是道德之举。医德原则、医德规范、医德评价、医德教育都是时代的产物，都不能脱离时代。反映社会对医学的需求、为医学的发展导向、为符合道德的医学行为辩护是医学伦理学的任务。

二、医学伦理学的主要流派

医学伦理学的主要流派有以下几种：

1. 情态伦理学派　主张伦理准则应视情态而定，强调伦理的灵活性，反对固定不变的伦理准则。

2. 传统伦理学派　主张坚持传统的医学伦理原则和宗教伦理原则。

3. 青年道德学派或分析学派　既反对情态伦理学派粗糙的功利主义，又反对传统伦理学派僵硬的神学道德主义，主张对伦理问题应进行细致的分析。

三、医学伦理学的特点

所有过去的医学伦理学的文献一般都含有美德论和义务论 2 个内容。美德论是关于有道德的医务人员应具备哪些美德、哪些品质。许多文献都认为医生应具有仁爱、同情、耐心、细心、谦虚、谨慎、无私、无畏、诚实、正派等美德。义务论是关于医务人员应做什么，不应做什么。

现代医学伦理学则有 2 个新的方面：其一，由于医疗卫生事业的发展，医学已经从医生与患者间一对一的私人关系发展为以医患关系为核心的社会性事业。作为一种社会性事业，就要考虑收益和负担的分配及分配是否公正的问题，尤其是卫生资源的公正分配和尽可能利用这些资源使最大多数人得到最佳医疗服务等涉及卫生政策、体制和发展战略问题。这构成了医学伦理学一个新的内容，即公益论；其二，以往的医学伦理学提出的医生的道德义务，或道德价值和信念都是绝对的，是一种“至上命令”，因为它们的权威被认为来自神圣的宗教经典，或来自不朽的医圣。因此，不管是以法典还是案例体现的这些规范或价值无条件地适用于一切情况。

但由于生物医学技术的广泛应用和迅速发展，医疗费用的飞涨，以及价值的多元化，现代医学伦理学更多地涉及患者、医务人员与社会价值的交叉或冲突，以及由此引起的伦理学难题。

四、医学伦理学的主要理论

道义论认为行动的是非善恶决定于行为的性质，而不决定于其后果。如某些医生认为应把病情严重的真相告诉临终患者，而不管可能引起的后果，因为“隐瞒”“说假话”或“欺骗”这种行动本身是不应该的。又如认为医疗卫生是福利事业，不应成为商品而进入市场机制，这也是一种道义论论证。

后果论则认为行动的是非善恶决定于行为的后果，并不决定于其性质。如有的医生认为不应把病情严重的真相告诉临终患者，因为这会引起消极的后果。后果论则要求在不同的治疗方案中做出选择，最大限度地增进患者的利益，把代价和危机减少到最低程度。

五、医学伦理学基本的伦理学原则

医学伦理学中有 3 个最基本的伦理学原则：患者利益第一、尊重患者、公正。

1. 患者利益第一原则 这个原则要求医务人员不仅在主观上、动机上，而且在客观上、行动效果上对患者确有助益，又不伤害患者，即有义务不去有意地或因疏忽大意而伤害患者。

但医疗行动难免会给患者或第三者带来有害的后果，对此可以援用双重效应原则作为这种医疗行动的依据。即这些有害的后果不是直接的有意的效应，而是间接的可预见的但无法避免的效应。如化学疗法可抑制肿瘤（直接的有意的有利效应），但有副作用（间接的可预见的不利效应）。

医务人员在医疗工作中起着家长一样的作用，这称为医学家长主义。坚持家长主义的理由是患者不懂医学，患病后身心处于软弱地位，不能做出合乎理性的决定，为了患者的利益，应由医务人员代替患者做出决定。为了患者自身的利益而对患者的行动加以干涉，这是家长主义的干涉。如果患者的行动危害他人或社会，医务人员更应加以干涉，这是非家长主义的干涉。

2. 尊重患者原则　尊重患者，首先是尊重患者的自主权利（有权利就关于自己的医疗问题做出决定）。但有些患者由于年幼、无知、智力低下、精神不正常等，降低或缺乏了自主做出合理决定的能力，这时医务人员应加以干涉，以便保护患者不受他们自己行动造成的伤害，这种家长主义的干涉是正当的。

尊重患者或受试者的自主权利这一原则要求，医务人员或研究人员在实验或实验前取得前者的知情同意。受试者在做出接受实验的决定前，应知道实验的性质、持续的时间和目的、方法和手段；可能发生的不方便和危害，以及对他的健康和个人可能产生的影响。

3. 公正原则　公正的形式原则指在形式上要求对在有关方面相同的人要同样对待，对在有关方面不同的人应该不同对待。这些有关方面可以是个人的需要、能力、已经取得的成就，或已经对社会做出的贡献、对社会可能做出的潜在贡献等。公正原则在讨论医疗卫生资源的宏观分配和微观分配时十分重要。

六、医学伦理学研究的主要内容

医学伦理学的主要研究内容有：医学伦理的基本原则、规范、作用及发展规律；医务人员与患者之间的关系（医患关系）；医务人员之间的关系（医际关系）；卫生部门与社会之间的关系。

七、医学伦理学讨论的主要问题

（一）健康和疾病的概念

这在规定医疗范围和医务人员的义务中起重要作用。如果健康的概念比较宽，医疗保健的范围就会更大，医务人员的责任也就会更多。世界卫生组织对健康的定义包括身体、精神和社会方面的完全良好。许多人认为这个定义过于宽泛，会使医疗卫生的范围过大，社会不胜负担。较窄的健康定义仅包括身体和精神上的良好，或仅限于身体上的良好。另一个健康定义是把健康规定为没有疾病，据此医疗范围限于消除和控制疾病。关于疾病，有自然主义定义和规范主义定义之争。自然主义定义强调疾病是偏离物种组织结构中的自然功能，与价值无关，规范主义定义强调疾病是对社会规范的偏离，与价值有关，如手淫、同性恋等是否属疾病，与社会规范和价值有关。

（二）医患关系

医患关系涉及医学伦理学许多基本问题，其中最重要的是患者的权利和医生的义务问题。提出过种种医患关系的伦理学模型。传统的医学伦理学强调医务人员所做的一切必须有利于患者，而不管患者的愿望如何，这是家长主义模型。后来在西方，随着民权运动的发展，更强调尊重患者的意见，这是自主模型。有人正在设法把二者统一起来。另外，仿照商品交换关系提出过的契约模型，把医患双方看作商品交换中的平等伙伴，双方的利益都受到法律保护，但是医患关系的信托性质超越了商品交换关系，不能为契约模型所包容，而且医患双方在拥有医学知识方面存在着事实上的不平等。对医务人员行为的道德评价有 3 条标准：是否违反法律和行政规定；是否符合公认的伦理原则和道德规则；是不是一个品德高尚的人。患者人则有获得基本医疗的权利、自我决定的权利、知情同意的权利及隐私保密的权利。

（三）生殖技术

人工授精、体外授精、代孕等生殖技术给人类提供了非自然的生殖方式，引起一系列概念、伦理学和法律问题。生殖技术使人把恋爱、性交与生殖、生育分开，这是否会削弱家庭的神圣纽带？通过人工授精把有第三者参与的合子引入婚姻关系，是否会破坏家庭的基础？供体精子人工授精育成的孩子具有什么法律地位？供精是否应该检查、限制次数、保密和商业化？体外受精中胚胎的伦理学和法律地位是什么？对人类胚胎的研究是否控制？在人工生殖技术中，一个孩子可能既有提供遗传物质和发育环境的父母，也有养育他的父母，那么谁是他在伦理学上和法律上拥有义务和权利的双亲？是否应该禁止在产前进行性别选择？这些问题的讨论往往要求在政策和法律上做出相应的决定。

（四）生育控制

一方面，避孕、人工流产和绝育等也是使恋爱、性交与生殖生育分离的技术，因此遭到宗教或非宗教权威的反对。另一方面，对智力严重低下者及严重的精神患者是否应该实行强制绝育，也是一个争论不休的问题。对人工流产的讨论又引起另一个问题：胎儿是不是人，以及人是从何时开始的问题。人是从受精之时开始，从胎动开始，从出现脑电波开始，还是从可以在体外存活开始？只要具备 23 对染色体就是人，还是人必须是有自我意识并与他人发生一定社会关系？有些国家规定不准在胎儿进入可存活期后实行人工流产，但如果由于某种原因要求流产是否允许？在晚期人工流产问题上，胎儿、母亲、家庭、社会、医务人员的价值或利益发生冲突时如何处理，是一个至今使医务人员感到为难的问题。

（五）遗传和优生

产前诊断、遗传学检查、遗传学筛选、遗传咨询、基因治疗、基因工程等技术有利于人们及早发现遗传性疾病，但这些技术引起了这种检查和筛选是否可以强制进行、是否应该限制严重遗传病患者的婚育、遗传信息是否应该保密、遗传咨询服务是否应该免费及这些技术带来的利害得失如何权衡等伦理问题。应用遗传学技术减少遗传病患者的人数、改进人口质量，又如何在目的和方式上与所谓优生运动相区别？

（六）死亡和安乐死

由于生命维持技术的发展和应用，医务人员可以使不可逆昏迷的脑死亡患者和持续性植物状态的人继续维持其生物学生命，但他们永远失去了意识和运动能力。这使得人们感到有必要重新考虑死亡概念和重新给死亡下定义的问题。许多国家已在法律上认可脑死亡概念，但脑死亡概念是全脑死亡概念。现在热烈争论的问题是：大脑皮质业已死亡但脑干仍然活着的持续性植物性状态者是否已经死亡？另一方面，无脑儿是否能算是人？这里讲的死亡是人的死亡，所以死亡概念又与什么是人的概念密切联系。如果认为脑死亡者、植物人和无脑儿都已死亡，则不对他们进行治疗或采取措施结束其生命都不属于安乐死的范围。

安乐死的伦理学问题是医学伦理学讨论得最活跃和争论得最激烈的一个问题。目前，自愿的被动安乐死，即根据临终患者的要求不给他或撤除治疗，已为许多国家的法律所承认，无行为能力的患者也可由代理人做出决定。但在可以不给或撤除的治疗中是否包括人工给水和喂饲，仍有不同的意见。分歧较大的是主动安乐死问题，这主要是因为对结束患者生命的主动行动给与不给、撤除治疗的被动行动之间是否有性质区别，尚有不同意见。在主动安乐死的情况下，死亡的原因是疾病，还是行动，以及采取行动的人是出乎善意，还是出乎恶意，这也难以断定。安乐死也涉及对严重残疾新生儿的处理，即应根据哪些标准做出决定及应该由谁来做出决定等问题。反对安乐死既可从道义论观点出发，也可从后果论观点出发……，如认为安乐死是杀死无辜的人，安乐死可能对医务人员的道德责任感和医学的发展起消极作用。

（七）医疗卫生资源分配和卫生政策

资源分配包括宏观资源分配和微观资源分配。医疗卫生资源的宏观分配指在国家能得到的全部资源中应该把多少分配给卫生保健，分配给卫生保健的资源在医疗卫生各部门之间如何分配，如癌症研究应分多少，预防医学应分多少，高技术医学应分多少等。宏观分配还必须解决如下问题：政府是否应负责医疗卫生事业，还是把医疗事业留给市场，如果政府应负责，则应将多少预算用于医疗卫生。如何最有效地使用分配给医疗卫生事业的预算，如预算应集中于肾透析、器官移植、重症监护这些抢救方法，还是集中于疾病的预防；哪些疾病应优先得到资源的分配；以及为改变个人行为模式和生活方式（如吸烟），政府应投入多少资源等。资源的微观分配指医务人员和医疗行政单位根据什么原则把卫生资源分配给患者，怎样分配才算公正合理。当涉及稀有资源时，哪些患者可优先获得资源（如有2个患者都需要肾移植，但只有一个肾可供移植时）。为了进行微观分配，首先需要规定一些规则和程序来决定哪些人可以得到这种资源，即根据适应证、年龄、治疗成功的可能和希望、预期寿命和生命质量等主要是医学的标准进行初筛；然后再规定一些规则和程序从这范围中最后决定哪些人得到这种资源。这组规则和程序的规定常常要参照社会标准：患者的地位和作用、过去的成就、潜在的贡献等。但对社会标准，争议较多。

卫生政策中最有争论的问题是一个国家是否应该让医疗卫生社会化。如应实行公费医疗或医疗保险，还是让医疗卫生商品化，还是采取某种混合折中的方式（如医疗卫生的基本需要由国家负责，而高技术医学则由患者自己根据个人的收入情况购买）。

第三节　医学社会学和社会医学

一、医学社会学

（一）医学社会学概述

医学社会学是研究患者、医生、医务人员和医疗保健机构的社会关系、社会功能及其与整个社会相互关系的一门社会学分支学科。它是社会学与医学相互渗透而形成的，运用社会性的理论和方法，研究医疗领域中的社会角色、角色关系、角色行为、角色流动、医疗社会组织的交互作用及医疗领域与整个社会生活的互动及其变化规律的科学。有医疗社会学、卫生社会学、保健社会学、健康和病患的社会学、医学和病患的社会学、医学的社会学、医学中的社会学等不同名称。

医学社会学的研究内容包括：社会学的一般原理和方法、医学社会学中的理论研究、医学进展与社会文化的互动研究、具体医学领域的社会学研究等几个方面。主要有：①医学领域中的角色，主要是医生、护士、患者等角色；角色行为包括求医行为、施医行为、遵医行为等；角色关系，包括医患关系、医际关系、医护关系、护际关系、患际关系等，以及角色组织、角色流动和角色变迁等；②医学与各种社会因素的相互作用，如医学与政治、医学与军事、医学与经济、医学与文化、医学与宗教等的相互关系；③不同类型的医疗保健机构的组织结构、服务形式和社会效用。

医学社会学向两个方向发展：一是医学社会学家们试图澄清有关健康保健、医疗和医学职业的诸多社会背景问题；二是另一组社会学家则实际上开始变成了医学院校的职工，他们开始传授或从事有关疾病的病因分布，以及影响健康和疾病的态度与行为因素等领域的研究。医学社会学家们的一个明显兴趣是关于社会阶层与疾病的关系问题。

医学社会学研究方法：主要是运用社会学和社会心理学的一般理论与方法进行研究，尚未形成自己的独特理论和方法。随着生物医学模式向生物、心理、社会现代医学模式的转变，流行病学方法、实验医学方法、临床观察方法等医学方法也越来越多地被引进了医学社会学的研究。

（二）医学社会学的发展简况

1894 年美国医学家 C.Mcintire 在《美国医学科学院院报》上发表了题为《医学社会学研究的重要意义》的论文，首先提出《医学社会学》的概念。他下的定义为："是把医师本身作为特定群类的社会现象来加以研究的科学，是从总体上研究医疗职业和人类社会的关系的科学"。1902 年英国医生 E.Blackwell 博士编写的《医学社会学》，收集了一些关于社会工作和公共卫生方面的论文。1910 年 J.Warbass 编写的《医学社会学》出版，书中对医学卫生教育提出一些改革措施，旨在维护和增进健康水平。

在 20 世纪的前 30 年中，医学社会学一词主要是指医疗方面的社会工作。30 年代以后，特别是 50 年代，美国的一些社会学家进入医学领域，医学社会学得到了较大发展。1957 年，美国医学社会学家 R.Strause 在《美国社会学评论》上发表的《医学社会学的性质和状态》一文中，把医学社会学分为：①医学中的社会学。着重分析健康障碍的病因，社会对于健康的态度方面的差别，以及诸如年龄、性别、社会经济状态、种族和部族、教育水平和职业等因素对于某种特定的健康障碍的产生和流行的关系。研究目的主要是为了解决医学问题；②医学的社会学。主要研究医学实践中的组织、角色关系、规范、价值观念和信念等人类行为的因素，着重研讨在医学领域中的社会过程，帮助人们了解医学与社会的关系。

50 年代后，医学社会学的研究发展很快。1960 年，美国从事医学社会学研究的人数从第二次世界大战前的十余人增至数百人，1950～1959 年，医学社会学的从业人员比社会学其他各分支学科从业人员增长的百分数都要大。英国较有影响的《医学社会学在英国：研究和教学名录》（第 3 版，1978）一书，收录了 1970 年以来英国 260 位医学社会学家的情况，介绍了约 500 个进行中的研究计划和在综合性大学、医学院校中所开设的约 100 种医学社会学的课程。在前苏联，60 年代以来，共出版医学社会学专著达数十种，其中查列戈罗得采夫著的《医疗的社会问题》、伊祖特金等著的《医学的社会学》影响较大。日本于 1977 年建立了保健医疗社会学研究会，每年出版一册论文集。国际社会学学会设有专门的医学社会学研究委员会。

医学社会学作为一门学科在中国的兴起，始于 1981 年 12 月在江苏省南京市召开的首届全国医学辩证法学术讨论会上成立的“医学社会学研究组”，随后出版了内部交流刊物《医学社会学研究通讯》。1982 年 5 月在中国社会学会首届年会上，医学社会学研究组为中国社会学会接纳。1982 年 8 月，在黑龙江省镜泊湖召开“医学社会学近期工作规划会议”。1983 年 8 月，在黑龙江省哈尔滨市举办“全国首届医学社会学讲习班”。1984 年 8 月，在河北省北戴河召开了首次医学社会学学术讨论会。江苏、北京、山西、陕西等地也建立了医学社会学研究组，开展了一些专题研究。《医学与哲学》、《中国医院管理》、《中国社会医学》等杂志有专栏刊登医学社会学文章。部分高等医学院校相继开设了医学社会学课程。1983 年，中国台湾出版了蓝采凤、廖荣利合著的《医学社会学》；1985 年，中国医院管理杂志社出版了刘宗秀、阮芳赋主编的《医学社会学概论》；1986 年，广西人民出版社出版了蔡建章主编的《医学社会学》；1987 年，上海人民出版社出版了美国 H.恰范特、蔡勇美和中国刘宗秀、阮芳赋合著的《医学社会学》。

二、社 会 医 学

社会医学是从社会学角度研究医学问题的一门学科，它研究社会因素对个体和群体健康、疾病的作用及其规律，制定各种社会措施，保护和增进人们的身心健康和社会活动能力，提高生活质量。目前对社会医学概念的认识并不统一，研究内容的重点亦不相同，所以名称也不同，如有社会卫生学、公共卫生、公众卫生学等。

（一）概念与性质

社会医学（social medicine）是从社会的角度研究医学和卫生问题的一门交叉学科。它研究社会因素与个体及群体健康和疾病之间的相互作用及其规律，制订相应的社会卫生策略和措施，保护和增进人群的身心健康和社会活动能力，提高生命质量，充分发挥健康的社会功能，提高人群的健康水平。

越来越多的研究结果证实，影响人类疾病与健康的因素多种多样，而且互相关联。例如，人类某种疾病既可以在分子生物学水平上找到结构缺陷，也可在反应器官功能的生理生化指标出现异常，还可以追溯到患者家庭和人际关系方面出现障碍。社会因素在疾病发生和发展过程中的重要作用更不能忽视。这些生物、心理和社会因素常常互为因果、综合作用，引起疾病发生、发展的多样性和复杂性。因此，人们不仅要从生物因素，还要从心理因素和社会因素方面认识和防治疾病。这就客观上要求医学与社会学、医学与心理学之间相互渗透，以促进医学的进一步发展。由于人具有生物和社会的双重属性，因此，对于生命、疾病和健康的本质认识，也需要从这两种属性及其相互关系上进行探索。

（二）研究对象与内容

社会医学是从社会的角度研究与人群的生、老、病、死有关的医学问题，在生命的准备、生命的保护和提高生命质量 3 个不同阶段中，研究社会因素发挥的综合作用，研究卫生保健和医疗卫生事业管理的理论依据，为保障人群健康制订相应的卫生目标、政策、策略与措施。社会医学运用流行病学、卫生统计学、卫生管理学、社会学、医学心理学和人口学等学科的理论知识与研究方法，研究社会卫生状况及其变动规律，为改善社会卫生状况和提高人群健康水平制订卫生政策和策略。

随着生产社会化和科技现代化，越来越多的医学科学技术成就阐明了社会因素对健康与疾病有着不可忽视的作用。因此，社会医学的兴起，是医学现代化进程的一个标志，是科学技术进步的必然结果。由于人口老龄化进程加速和疾病谱从以传染病为主向以慢性非传染性疾病为主转变，医学模式从传统的生物医学模式转变为生物-心理-社会医学模式，与此相适应的医疗卫生服务已向 4 个方面扩大，即从单纯治疗扩大到预防保健，从生理扩大到心理，从医院服务扩大到家庭和社区，从单纯的医疗技术措施扩大到综合的社会服务。为适应医学模式转变而发生的上述 4 个变化，是医学社会化的必然趋势，也是产生社会医学的客观依据。

社会医学的研究内容包括以下 3 个方面：

1. 研究社会卫生状况，主要是人群健康状况　社会医学以群体为研究对象，应用社会调查的方法，寻找主要的社会卫生问题，发现健康弱势人群及重点防治的对象，找出危害人群健康的主要危险因素及应对策略，对社会卫生问题做出社会医学的“诊断”。

2. 研究影响人群健康的因素，特别是社会因素　社会医学运用现况调查、回顾性调查及前瞻性调查等多种研究方法，研究各种因素特别是社会制度、经济状况、文化因素、人口发展、生活劳动条件、行为生活方式及卫生服务等众多社会因素对人群健康的影响，对现有的社会卫生问题进行社会病因学分析，为制订社会卫生策略提供政策依据。

3. 研究社会卫生策略与措施　社会医学不仅要通过社会卫生调查及社会病因学研究找出当前存在的主要社会卫生问题及严重程度，更为重要的是针对存在的卫生问题及其产生问题的原因提出改善社会卫生状况，提高人群健康水平的综合性、社会性策略与措施，即提出社会医学的“处方”。这里所指的社会卫生策略与措施不是单纯的医疗卫生技术措施，而是指卫生发展的战略与策略、目标与指标、政策与措施等，通常包括合理配置卫生资源，科学组织日常卫生服务和突发公共卫生事件应急机制，发展医疗卫生事业，研究与保护人群健康相适应的政治、经济、法律和文化教育等方面的策略与措施。

社会医学的研究对象与内容因社会经济发展状况和各国的具体情况不同而有所区别。历史上医疗卫生事业发展经历了 3 次不同目标与任务演变的卫生革命，不同时期的研究对象与重点不同：第一次卫生革命以传染病、寄生虫病和地方病为主要防治对象，社会卫生策略主要通过制订国家卫生措施和环境卫生工程措施，研究有效疫苗和生物制品，推行广泛免疫接种计划、消毒、杀虫及灭鼠计划，通过综合性卫生措施使得急、慢性传染病发病率和死亡率大幅度下降，平均期望寿命显著延长。第二次卫生革命以慢性非传染性疾病为主攻目标，主要是心脑血管系统疾病、恶性肿瘤、意外伤害和精神疾病等。通过综合卫生措施，发展早期诊断技术和高科技治疗方法，提高治疗效果，加强疾病监测，特别是控制与疾病发生发展密切相关的危险因素，改善生态和生活环境，提倡健康的行为和生活方式，控制吸烟、酗酒、吸毒，提倡合理营养和体育锻炼，通过各种健康促进及健康教育措施，有可能降低慢性非传染性疾病的发病率和死亡率。第三次卫生革命以提高生命质量，促进全人类健康长寿和实现人人享有卫生保健为目标。总结第一、二次卫生革命的经验与教训，发展社会医学，使卫生事业适应医学模式转变的客观需要，必须转变健康旧观念，树立健康新观念，树立大卫生观念，加强社会卫生措施，大力防治“文明病”“社会病”。推行自我保健、家庭保健和发展社区卫生服务，有可能在社会经济发展基础上，将生命质量与健康水平提高到一个新阶段。

（三）社会医学的基本任务

医学的基本任务是维护与促进人群健康，提高人们的生命质量和健康水平。社会医学重视社会因素对人群健康及疾病的影响，重视那些主要由社会因素引起的疾病，如社会病、意外伤害、精神疾病、性病、艾滋病及公共卫生事件的发生、发展及流行规律，重视社会病因研究及制订社会防治策略。社会医学尤其重视某些特殊人群，如老人、妇女、儿童、残疾人及接触职业有害因素的企事业职工等“高危人群”。他们不仅人数众多，还由于生理、病理及生产、生活方式容易受到健康危险因素的影响，需要对特殊人群的健康状况及其危险因素，采取有针对性的社会卫生措施。

社会医学的基本任务可以概括为：通过社会卫生调查，掌握社会卫生状况，特别重视人群健康状况及其变动规律，发现主要社会卫生问题及其影响因素，提出改善社会卫生状况即保护人群健康状况的策略与措施，为卫生事业决策提供科学依据，包括为政府及相关的管理和决策部门制订卫生工作方针政策、确定卫生工作重点、编制卫生事业发展计划、科学组织卫生服务、加强卫生事业的监督和评价。

在我国，社会医学的主要任务是从中国的实际出发，研究并解决中国的社会卫生问题。同时，通过研究世界卫生状况及其发展规律，了解世界各国面临的社会卫生问题及全球卫生策略，借鉴世界各国卫生事业发展的经验和教训，追赶世界各国现代医学发展的潮流。因此，在社会医学研究内容中应该包括国际卫生保健的基本任务。

社会医学的基本任务有下列四项：

（1）倡导积极的健康观，保护和增进人群的身心健康和社会活动能力，提高人群的生命质量。世界卫生组织提出健康的概念是：健康不仅仅是没有疾病或虚弱，而且是一种身体、心理和社会的完好状态。该定义表明，应该从社会、心理和生理三方面积极维护和促进健康。为了适应医学模式的转变、推动医疗卫生事业传统观念的转变、在疾病防治和医学教育计划中，需要强调影响人群健康既有生物因素，又有心理因素和社会因素。对有些疾病来说，心理和社会因素往往要比生物因素更为重要。通过健康危险因素评价和健康相关生命质量评价等社会医学评价技术，采取综合性卫生措施，促进人们改变不良的行为和生活方式，减少危险因素，有效控制疾病的发生，提高健康水平。

（2）改善社会卫生状况，提高人群生命质量和健康水平。社会卫生状况是由人群健康状况和人群健康影响因素两部分组成。通过系统分析社会卫生状况的现状、特征、变化及发展趋势，从宏观和微观的角度分析卫生政策、社会经济、卫生资源、保健服务和习惯行为等对人群健康的影响，找出存在的社会卫生问题，提出改善社会卫生状况和提高健康水平的策略与措施。

（3）制订卫生政策和策略，指导区域性的卫生改革与发展，开展社区卫生服务和发展初级卫生保健。在一定区域内通过调查分析人群的健康需求，了解卫生资源的使用和分配，研究人群卫生服务利用的公平程度，探讨卫生资源配置及提高资源效率的途径，提出满足人群健康需求的对策与措施，为评价和提高卫生事业的社会效益和经济效益提供科学依据。

（4）开展特殊人群和特种疾病的预防保健工作。特殊人群指处于高危险状态的人群，如妇女、儿童、老人、残疾人群和有害作业职工。与社会因素发生、发展密切联系的社会性疾病如意外伤害、精神疾病、酗酒及毒品滥用、性病、艾滋病及其他传染病都与人们的行为和生活方式相关。高危人群的医疗保健工作和社会病的防治必须与社会各部门密切合作，动员广大群众参与，才能有助于做好特殊人群的疾病防治任务。

（四）社会医学的发展

1. 萌芽 德国卫生学家弗兰克（Frant，1745～1821 年）提出了居民的悲惨生活是疾病的温床的观点。他在《全国医学监督体制》一书中提出了用医学监督计划使政府采取措施来保护个人和公众健康的主张。这种健康、疾病和社会因素密切相关的观点，在公共卫生和社会医学发展阶段具有里程碑的意义。此外，他和一些进步医学家还提出了国家和社会应对人民健康负责的观点，在当时具有启蒙作用。

资本主义进一步发展和人口城市化进程带来了一系列社会医学问题，如传染病流行、环境卫生、食品卫生、职业病、妇幼卫生等问题，单靠医疗机构或医生的努力已力不从心，必须动用社会手段才有可能得到控制和解决。必须从个人诊治转向社会防治，从技术控制转向社会控制，改革卫生体制，颁布社会健康条例，制订控制传染病流行和劳动保护的卫生法律等。1847 年，英国利物浦市设立了世界上第一个卫生官。次年，伦敦市任命西蒙（Simon，1816～1904 年）为卫生官，他专门研究了伦敦的食品卫生、住宅和工厂卫生，认为这些因素与英国工人健康密切相关。他还在《论伦敦的卫生状况》的调查报告中，建议成立卫生检查机构，改善下水道，将防治疾病列为国家的任务，要求医生需对人群的健康负责。恩格斯（Engels，1820～1895 年）在《英国工人阶级状况》一书中指出，英国的工业是建立在破坏工人健康的基础上发展起来的。而工人运动促进了社会卫生组织的建立和社会卫生措施的逐步完善。

2. 创立与发展 1848 年，法国医师盖林（Guerin，180l～1886 年）第一次提出社会医学概念。他提出医学界要把分散和不协调的医学监督、公共卫生、法医学等构成一个整体的学科，统称为“社会医学”。他把社会医学分为四个部分，即社会生理学、社会病理学、社会卫生学、社会治疗学。社会生理学研究人群的身体和精神状态及其与社会制度、法俗习惯的关系；社会病理学研究健康和疾病发生、发展与社会问题的联系；社会卫生学研究增进健康、预防疾病的措施；社会治疗学研究对付社会发生异常情况时的治疗措施，包括提供各种社会卫生措施等。

19 世纪后半期，由于细菌学的发展使有些医学家只重视生物病原体的致病作用而忽视了社会因素对疾病和健康的作用。但仍有不少医学家不同意简单夸大生物病原体的致病作用。德国医学家诺尔曼（Neumann，1813～1908 年）和病理学家魏尔啸（Virchow，1821～1902 年）都强调社会经济因素对健康和疾病的重要作用，提出“医学科学的核心是社会科学”“医学是一门社会科学，任何社会都应对居民健康负责”等观点。魏尔啸参加西里西亚地区斑疹伤寒流行病学调查，指出了流行病的社会属性，提出单纯治疗，不搞社会预防是不能控制斑疹伤寒流行的观点。法国的格罗蒂扬（Grotjahn，1869～1931 年）根据社会科学的理论，通过调查研究，提出了社会卫生学一整套理论和概念。他在《社会病理学》一书中，提出用社会观点研究人类疾病的原则，如疾病的社会意义取决于疾病发生的频率；社会状况恶化有助于直接引起疾病，影响病情的发展；疾病对社会发展产生反作用；医疗能否成功取决于社会因素；采用社会措施来治疗和预防疾病，注意患者的社会经济环境等。他还强调社会卫生调查中要应用统计学、人口学、经济学和社会学方法，主张将社会卫生学列入医学课程。

（五）社会医学的基本理论

在社会医学的发展历程中，逐步形成了一些本学科首创和具有特色的重要理论和观点。这些基本理论是社会医学理论研究与实践经验的科学总结，同时也借鉴了相关学科的优秀成果，不仅对社会医学的发展起指导作用，而且在很大程度上影响着整个医学科学的发展。

1. 卫生事业与社会发展相协调的观点　卫生事业是以社会发展，尤其是国民经济的发展为基础，卫生事业发展的速度与规模直接受社会发展的制约。只有社会全面的发展，包括社会、经济、科技、文化、教育等各方面的发展，才能给卫生事业的发展提供强有力的基础。因此，卫生事业发展必须与国民经济和社会发展相协调，人民健康保障的福利水平必须与经济发展水平相适应。

如果卫生事业的发展超越了社会经济的发展，不仅卫生事业本身不能可持续发展，还会给社会经济的发展带来众多负面效应。同样，如果卫生事业的发展滞后了，与社会发展不协调，人民的健康得不到有效保证，不仅影响社会生产力的提高，而且会因疾病流行造成严重的经济损失，甚至影响社会的稳定。

2. 健康与社会经济发展双向作用的观点　社会经济是人类生存和健康的基本条件。社会经济的发展包含了社会进步、经济发展、教育普及、物质生活丰富、文化水平提高、卫生服务完善等内容，是维护与促进人群健康的根本保证。大量研究表明，近 50 年来全球人群健康状况的普遍提高，主要得益于全球社会经济的持续发展，而当前各国和各地区之间健康状况的明显差距，主要是由各地社会经济发展不平衡造成的。

在强调社会经济发展对人群健康水平提高的基础性作用的同时，也应该认识到人群健康水平提高对社会经济发展的促进作用。世界卫生组织将“社会经济发展推动了卫生事业，卫生也同样推动着社会和经济的发展”作为在实践中认识到的一个基本真理。社会经济的发展从根本上讲是生产力发展的结果。生产力的核心是具有一定体力、智力和生产技能的健康人，人的健康状态对生产力的发展起着重要的、不可替代的作用。人群寿命的延长，体力、耐久力、精力的维持，能延长工作时间，有利于提高社会劳动生产率。人群健康状况通过影响劳动力市场的供给、自然资源的利用、教育收益的实现和疾病的直接或间接可能损失，从而促进或阻碍当地社会经济的发展。世界银行在 1993 年的《世界发展报告》中明确提出：“良好的健康状况可以提高个人的劳动生产率，提高各国的经济增长率”，美国的经济学家丹尼森（Edward Fulton Denison）、奥多·舒尔茨（Theodore Schultz）等分析发现，健康人力资源作为一种生产要素对美国经济增长的贡献超过了其他一切形态的资源。BhMgava 等研究证实，健康指标每提高 1%，国家经济增长率提高 0.05%。20 世纪 80 年代中期，国内回顾性研究发现，我国国民生产总值的增加，至少有 20%是通过人群健康状况改善而获得的。

3. 生物、心理、社会健康的观点　在整体医学观中，人体不是系统、器官、细胞、分子的简单堆砌，而是一个多层次、多功能，相互联系、相互作用、相互制约的有机整体。人同时有生理和心理活动，而且人不仅具有自然性，更特别的是具有社会性。因此，研究健康与疾病时，不能停留在“见病不见人”的生物层次，要全面考虑到人的整体性，同时注意生理、心理和社会因素对健康与疾病的影响。

在传统的生物医学模式下，患病就意味着失去了健康，疾病治愈就重新获得了健康。这种以传染病的发生、变化和转归为依据，“没有病”就是健康，被称为消极的健康。随着社会经济的发展和医疗技术的进步，人类疾病谱和死因谱逐渐从传染性疾病向慢性退行性疾病转变，患者的疾病表现和疾病负担是多方面的，包括生理功能、心理功能和社会功能。世界卫生组织提出：健康不仅仅是没有疾病或虚弱，而且是一种身体、心理和社会的完好状态。根据这个概念，健康可被理解为生物学、心理学和社会学的三维组合。从生物角度看人的健康，主要是检查器官功能和各项指标是否正常；从心理、精神角度观察人的健康，主要是看有无自我控制能力、能否正确对待外界影响、是否处于内心平衡的状态；从社会学角度衡量人的健康，主要涉及个体的社会适应性、良好的工作和生活习惯，人际关系和应付各种突发事件的能力。与这个三维概念相适应人们的健康需求日益提高和多样化，已不满足于疾病的防治，而是积极地要求提高健康水平和生命质量，祛病延年，要求有利于身心健康的人际关系和社会心理氛围，保持心理平衡，活得更有意义和价值。

4. 卫生服务重点是关注高危险性的观点　高危险性是指对人群健康产生有害影响和不利作用的可能性很大。世界卫生组织提出高危险性分析，即以高危险性观点来找出卫生工作的主要问题，采取重点防治措施，改善人群的健康水平。在卫生资源有限的情况下，研究并按照高危险性理论指导疾病防治工作，使卫生工作有所侧重地开展，具有重要的现实意义。

高危险性主要包括高危人群、高危环境和高危反应。高危人群是指容易受疾病侵扰的人群，包括处于高危险环境的人群、对环境有高危反应的人群，以及有高危行为的人群，如妇女、儿童、老年人，处于职业危害、生活环境污染、外来务工的人群，以及吸烟、酗酒、不良行为人群等。高危环境包括自然、社会和心理环境，如人际关系紧张、失业、离婚、丧偶等属于高危心理环境；战争、政治动乱、经济危机、社会保障缺乏、公共事业落后等属于高危社会环境；地震、水灾、环境污染、自然疫源性病原体和地球化学元素含量异常等属于高危自然环境。高危反应是指集体对刺激缺乏适应或耐受，当身心和社会刺激达到一定强度和持续时间后，导致的一些疾病，如登高、考试、拔牙、接触花粉等，这往往与个体的生物遗传、健康状况和生活经历等有关。高危人群、高危环境、高危反应都有其特定的生理和心理的作用机制，通过中枢神经、内分泌和免疫系统，降低机体的防御能力，引起机体与环境平衡失调，导致疾病发生。

5. 疾病发生和防治中社会因素主导作用的观点　在传染病占据疾病谱和死因谱主要位置时，人们专注于探讨特异性生物因素和有针对性的治疗方法，从而有效地控制和消灭了大量传染性疾病的暴发与流行，但与此同时忽视了社会因素的作用。随着社会经济的发展和生物医学技术的突破，人类的主要疾病谱和死因谱发生了明显的改变，主要死亡原因已由过去的急慢性传染病和寄生虫病及营养缺乏等疾病逐步转移到以心脑血管疾病、恶性肿瘤和意外事故为主要健康威胁。这一转变驱使人们把视角由单纯考虑生物因素转向综合考虑生物、心理和社会因素。

慢性非传染性疾病是多种致病因素长期综合作用的结果，随着病因学及流行病学研究的进展，人们逐渐认识到心脏病、脑血管病和恶性肿瘤等许多慢性非传染性疾病的发生、发展与社会经济生活条件、行为生活方式及环境中存在的多种危险因素密切相关。美国前10位死亡原因研究结果表明，社会因素占死亡影响因素的77%。这种多因单果、多因多果的流行模式，使疾病的因果关系更加复杂，要谋求防治这类疾病，获得健康就不能单纯依赖生物治疗，而要更多或主要地依靠社会措施，特别是通过社会卫生调查找出存在的卫生问题，分析其社会病因，针对这些社会致病因素，采取社会预防措施，降低和排除各种健康危险因素，同时制订增进健康的社会保健处方，以达到个体和群体的身心平衡，并与社会协调一致，这样才能获得健康。不仅如此，许多急性传染病的有效防治也离不开社会措施。面对每天约4万儿童死于可以预防的传染病和营养不良，联合国儿童基金会提出需要实现两个突破：一为技术突破，二为社会突破，并且强调“社会突破是决定性的”。而社会病，如性病、艾滋病、自杀、吸毒、车祸等高发或流行，社会因素起了决定作用。进入21世纪，经济全球化的地球村居民无论是多因多果的慢性退行性疾病，还是单因单果的急性传染病都必须采用社会性防治措施才能加以防治。

6. 卫生工作要求全社会参与的观点　随着社会经济的发展与人民生活水平的提高，疾病与健康越来越得到全社会的共同关注，成为一个重要的社会问题。卫生工作涉及社会各方面，关系到社会中的每一个人，关系到每个人的各个生活时期，关系到人们的生、老、病、死，关系到人类社会，也关系到自然界。卫生事业本质上是一种“人人需要、共同受益”的社会公益事业，提高人群的健康水平需要全社会的积极行动和参与，这也被称为“大卫生观”。

传统的卫生观只重视生物医学方法防治疾病，由卫生部门包办人群的健康问题。而大卫生观强调卫生系统必须由封闭转为开放，必须与其他部门配合协作，动员和规定全社会参与，使卫生工作成为社会发展的一个重要组成部分。因为人群疾病的发生与传播是在社会中进行的，人的社会性甚至加剧了疾病的发生和传播。同样，疾病的防治涉及社会各部门的配合，不是卫生部门能够独家完成的。每一项卫生任务，都与社会各部门发生着各种直接或间接的联系，必须要求社会各部门共同参与、共同计划、共同实施才能取得成功。早在1981年，第34届世界卫生大会通过的《2000年人人健康全球战略》强调，全球人人健康只靠卫生部门是不可能的，需要社会和经济部门协调一致地工作，特别是与农业、工业、教育、公共管理、交通等部门的协作，并将此作为基本原则之一。社会参与程度直接影响到卫生工作的实施效果。21世纪初世界卫生组织指出，社会各部门间在卫生行动方面协调困难是实施全球卫生策略进程的主要障碍之一。2003年，SARS在中国流行的教训及之后防治SARS的全社会行动，是大卫生观的最好诠释。

（六）模式转变（医学模式）

1970年代，恩格尔提出应当从生物医学模式转变为生物-心理-社会医学模式，以适应客观的需要。防治心血管疾病和恶性肿瘤，要靠各行各业各部门的协作行动才能成功，这包括给人们提供体育锻炼和休息场所，丰富的业余生活，积极的休息和低胆固醇、低盐、低糖的食品。

饮食结构不合理，缺乏体育锻炼，吸烟、吸毒、酗酒，职业危害和有损健康的业余活动，都属社会行为，靠动员全社会、各行业才能解决。

日本采取行为医学措施（多吃新鲜蔬菜水果和牛奶，少吃盐腌食品），20 年内使胃癌死亡率下降 30%。全球每年有 1400 万 15 岁以下儿童（绝大多数在发展中国家）死于 6 种可预防的传染病。这些地区的人不是不懂预防措施，而是社会因素妨碍预防措施的实施。

第四节　医学与社会科学、哲学

一、医学与社会科学

现代医学具有自然科学和社会科学两种性质，医学与社会科学并行相切、交叉渗透，合而为一。医学的人文科学性质与医学的自然科学性质既相互区别又紧密联系、相互融合。社会文明的进步促进医学服务模式的转变和医学学科的发展。而医学科学的水平与社会科学研究的对象和范围有着密切的联系。

人的健康和疾病是自然因素、社会因素共同作用的结果。医学的人文科学性质伴随医学的自然科学性质存在，在医学活动中实现。但是，忽略医学的人文科学性质又是我们不能不面对的一个现实，人们对医学的人文科学性质的认识尚缺少自觉性，如“医学是自然科学”“医学研究是自然科学研究”“医学发展是自然科学进步”“医学家是自然科学家”。这些表述似乎像几何学中的公理一样，不证自明。显然，仅仅将医学理解为自然科学、将医学的自然科学性质绝对化，是关于医学认识的一种片面性。这种忽略医学的人文科学性质的片面性认识，不仅导致医疗卫生服务和医学研究的视野局限，而且造成医学教育框架不合理、医学人才知识结构存在缺陷等弊端，将直接影响着医学事业的发展。

二、医 学 哲 学

医学哲学是以医学与哲学关系为研究对象的一门边缘学科，也是哲学与医学相互联系和渗透的交叉学科。它为医学的研究提供一般的方法论。医学哲学的研究古已有之。法国拉美特利（La Mettrie）等为近代机械论的医学哲学观的建立作出了贡献。20 世纪 70 年代，医学哲学界又提出了社会、文化、心理、疾病的整体论模式。研究的主要内容有：①对人体健康、疾病、治疗等一般观点，以树立对医疗对象、目的、过程和医患关系的总体认识；②生命运动的辩证关系。如生命现象中的肉体与精神、结构与功能等相互关系，疾病发生过程中的生物、环境、社会、心理诸因素的相互关系等；③诊断、治疗、预防疾病过程中的思维方法。如诊断疾病如何运用整体论原则、动态性原则、具体性原则、社会性原则和实践性原则，怎样正确区分现象与本质、个别与一般等关系；④医学与哲学的相互关系，如研究现代医学对哲学提出的新问题等。

医学的哲学存在是由人的哲学存在所决定的。医学人的哲学修养与医学责任的承担、医学价值的实现有着非常密切的关系。提高医学人的哲学修养有助于医学实践过程中许多困惑的排解。一个医生的自觉意识、自省能力、自律规约无一不是其哲学修养的体现。不同的哲学修养所造就出的不同医生，使现代医学科学技术显现出不同的价值。

医学和哲学相互渗透、相互促进。医学本身是自然科学的一部分，正因为如此，哲学与医学的关系同哲学与自然科学的关系是一致的。医学与哲学的关系自产生就是紧密联系、相互促进的。随着生命科学的迅猛发展，医学哲学成了医学界、哲学界共同关心的话题，医学和哲学之间的结合将推动整个现代科学和文化的发展。因此，应该注意到哲学在医学事业各个环节中的作用。刘虹认为：医学哲学范畴是医学哲学理论体系中最基本和最深刻的概念，是人们把握生命和健康问题的认识纲领，是对医学问题进行逻辑归类的思维形式。以医学理论知识为指导，以丰富的临床经验为借鉴，结合具体的临床情况，运用概念、判断、推理等逻辑思维和直觉、灵感等非逻辑思维，认识和揭示特定患者、特定疾病、特定现象的本质，并采取相应的治疗措施，这一系列环节构成了特殊的医学认知活动，其核心是创造性地运用医学知识和经验解决实际的临床问题，它构成了临床医疗工作的理论基础。正是在哲学思想的影响下，医学模式由唯心论走向唯物论，从形而上学迈向辩证法，从自然观日渐跃入历史观，从经验认识不断拓展到科学理性认识，逐步朝着更加符合唯物辩证法的方向前进。

三、哲学在医学教育中的作用

医学教育、毕业后教育和继续教育的学制与内容，要适应全民健康的需求做较大的调整与整合，满足初级卫生保健的人才需求；要注重培养学生和医生的复合型知识与技能，适应卫生事业改革与发展的需求，由单纯教会学生看病治病转向既会治病，同时也会管理疾病和管理健康；在医学教育课程设置中增加预防医学、社会医学、公共卫生、心理卫生知识的比重；既重视生物医学知识的传授，又能重视心理、社会方面知识的培养；在生物医学专业知识的教学方面，也要适应医学综合化与整体化的客观趋势，对原有学科设置做必要和可能的整合，克服学生知识片面、狭窄、封闭、零碎的缺点，帮助他们形成系统、综合和融会贯通的整体医学思维。

全球化时代对当代医学教育提出了更高的要求。社会进步、科学发展和医疗实践的需要，不仅呼唤着医学哲学，同时也呼唤着具有很高哲学素养的医学人才。在全球化背景下，必须强化医学与哲学的融会整合，加强医学生的哲学素养教育，建构起当代医学教育主动适应社会、积极进取的教育意识。

四、哲学对医学工作者的要求

任何时代的医学道德都要求从业者淡泊名利、甘于奉献，发扬救死扶伤、大医精诚精神。马克思说过：哲学是文明的灵魂。哲学使人明理，哲学使人智慧，哲学使人卓越。未来医生只有具备广博精深的知识，多方位的思维，独特的见解及不同于过去那种单纯依赖经验的思维方法，才能适应现代医学的发展。而哲学素质代表的是一种水平、一种境界、一种思维能力和思维水平，未来医生如果只具有专业知识而缺乏相应的哲学素质是有局限性的，很难在实践工作中或科研领域获得进一步的发展。有人说：医学越是具有直接左右人的生的力量，医生如何运用它就越成为大问题。医生，作为这一活动中最重要的群体，他的人生态度直接影响到他对医学、健康、职业操守的诠释，他对人性的理解，严格地掌控着他对现代医学高科技的恰当使用。医学是神圣的，医生是普通的。医生的自觉意识、自省能力、自律规约无一不是其哲学素养的体现。不同的哲学修养造就出的不同医生，使现代医学科学技术显现出不同的价值。著名哲学家冯友兰先生给了我们这样一个答案：我认为人对各种问题之解决方法，皆因其所持之哲学不同而异。是哲学，让人有了区别；是哲学修养，让医生有了区别。

医务人员只有从自己的内在心理体验出发，设身处地的理解患者，与患者结成对抗病魔的情感同盟，才能给予患者真正的尊重、关注和精神支持，才能提供优质高效的人文道德服务。因此，我们要努力提升人文道德服务层次，并在这个过程中积极汲取中国传统哲学的智慧，发挥其促进作用。

第五节　医学生的临床思维与临床沟通

临床思维，是指临床大夫由医学生成长为一个合格医师所具备的理论联系临床工作实际，根据患者情况进行正确决策的能力。临床思维不是先天就有的，而是在临床实践中通过不断积累得来的。

临床思维方法是临床思维形式的灵魂，是思维规律的具体运用，也是我们在思维中最积极主动的环节。包括认识论的方法，逻辑学方法及现代学技术方法在临床思维领域的运用和移植。其形式表现为认识形式，包括：临床概念、临床判断、临床推理、临床假说、临床经验、临床直觉、临床想象、临床灵感、临床机遇。这些思维形式都是我们经常运用和必须掌握的基本形式。而疾病的发生发展是一个整体动态的过程，遵循临床思维的规律是做出科学诊断的前提。临床思维规律主要包括临床思维的基本过程，思维的特点，以及抽象思维、形象思维、灵感思维规律在临床实践中的应用，包括思维的普遍规律和特殊规律。

一、临床思维的特点

临床思维的特点主要有以下几点。

1. 主体性和客体性的交错和相互作用　简单看来，医生和患者的关系似乎是单纯的主客体关系。医生是临床认识和行动的主体，他在临床思维中起主导作用，他决定患者的前途。但这只是事情的一个主要方面；另一方面还要看到，由于患者是具有主观能动性的人，他不同于自然界中一般的客体。在许多情况下，患者能够有意无意地参与临床思维。作为认识客体的患者，他对病痛的感受和叙述，他对病因病程的设想等，都可以为医生的思维提供素材、引导方向，对医生诊断的形成有一定的作用，这就是患者主体性的表现。在治疗中患者的主体性也很突出，他不仅是一个被医生治疗的对象，而且他也参与治疗自己。医生提出的治疗方案，需要有患者的合作才能付诸实施。患者的主体性作用，对于医生的诊断是否正确、治疗是否有效，都会有直接的影响。因此，在临床上必须同时注意患者的客体性和主体性，既注意研究疾病的客观表现，又注意对患者主观能动性的调动和正确引导。

2. 个体性　临床医学所医治的是具体的患病的个人。疾病固然有共同的特征和规律，但它在每一个患者身上的表现都会有所不同，疾病的共性寓于临床患者千差万别的个性表现之中，因此在研究具体患者时，切不可完全照搬书本理论，犯教条主义的错误。正像某些著名医学家所说的："从没有见过两个表现完全相同的伤寒患者""每一个患者都是一个独特的个体，每一例患者的诊疗过程都是一次独特的科学研究过程"。

强调临床思维的个体性，当然不是否认共性规律的指导作用，而是强调从每一个患者的实际出发来认识一般规律的特殊表现，通过个体患者的研究来验证、应用，以至丰富、发展一般性的理论。

3. 时间的紧迫性和资料的不完备性　救死扶伤的临床工作有很强的时间性，特别是对急重患者，必须在很短的时间内做出决断并进行治疗。因此不可能无时间限制地观察下去，这一点同一般的科学研究大不相同。同时，这也就决定了临床判断往往要在不充分的根据上做出。疾病的发展是一个逐步暴露其特点的自然历程，而临床医生不能等待这一自然历程的充分展开——那时患者可能已经面临死亡，或是不胜痛苦。尽管临床检查手段多种多样，临床医生也不能对一个患者遍行各种检查，而只能有目的有选择地进行某些项目的检查。因此临床医生只能在很不完善或不太完善或接近完善的资料基础上做出判断和决策，这当然也是临床思维带有盖然性的原因之一。

4. 动态性　临床思维的认识对象是活的患者，是正在不断发展变化着的疾病，这就要求医生的认识具有明显的动态性。做出了诊断，还要不断验证，随着病程的发展，可能要改变或增加诊断。治疗进行了，还要不断观察患者的种种反应，随机应变，注意调整治疗方案，消除副作用，增强疗效，加速患者的痊愈和康复。如果医生的思维停滞、僵化，将认识固定在疾病的某一阶段或诊断和治疗的某一公式（概念）上，则常常导致误诊、误治。所以，临床思维不是一次完成的，而是一个反复观察、反复思考、反复验证的动态过程。

5. 盖然性　临床思维具有较大的盖然性。在某种意义上，几乎可以说临床诊断都是假说，而治疗都有一定的试验性。造成诊断和治疗判断的盖然性的因素很多，有的来自逻辑本性，有的来自患者的个体特异性，有的来自资料的不完备性，有的来自客观上缺乏及时的、特征性很强的诊断根据和治疗措施；当然也还有医生本人知识经验不足、观察不细、测量不准、思维方法不当等主观因素。

说临床思维有盖然性，并不是否认它也有确定性（如经过肺部 X 线摄影、痰中找结核菌等确诊某人患肺结核，这就是确定性的判断），而是说，由于认识对象的复杂多变和时间性强等原因，使得临床思维的推理过程中含有较多的不确定成分，而且在完成一个阶段的判断之后，进一步的临床思维仍有不确定性。认识这种盖然性，不是对医学科学和临床思维的贬低或采取相对主义、虚无主义的态度，而是按照临床工作的本来面目来认识它。认识临床思维的盖然性，有利于纠正武断、偏执等弊病，有利于医生自觉地培养谦虚谨慎、尊重客观实际的作风，从而使临床工作设立在更科学、更可靠、更有效的基础上。

6. 逻辑与非逻辑的统一　临床思维既是一个逻辑思维过程，又包含一些有时是很重要的非逻辑的因素。临床医生如果不掌握逻辑思维规则，就不可能进行科学的推理。

临床思维的非逻辑因素至少表现在两个方面。一个是医生作为思维的主体方面，除了有逻辑推理之外，还可能有"意会知识""直觉"，以及尚未或不能用明确的概念表达出来的"个体经验"等非逻辑式的成分在起作用。非逻辑因素的另一个方面，是患者作为医疗的对象，即客体方面，具有社会心理性。临床判断不仅为逻辑推理所决定，还要考虑到伦理学问题和社会经济情况等内容。各种各样的感情因素（医生的、患者的、患者家属及单位的等）和价值因素，都有可能影响到认识和判断。正因为如此，不能仅仅在生物学模式的范围内考虑临床思维及其培养，而应在生物-心理-社会医学模式的更广阔的范围内来研究和提高临床思维。

7. 周期短、重复多 比起其他科学研究的认识运动来说，临床思维显然具有周期短、重复机会多、正误揭晓快的特点。医生能在比较短的时期内，多次从临床实践中重复从感性具体通过抽象到达思维中的“具体”这个不断深化的认识过程。并有机会用实践的结果反复检验自己的主观认识是否同客观实际相符，这对于提高临床思维能力是一个很有利的条件，应当自觉地加以利用。

二、临床思维能力的培养

培养临床思维能力主要从以下几个方面入手：

（一）注意基础理论的学习

提高临床思维的能力，首先要具有坚实的医学理论基础。现代医生在进入临床工作之前，需要在医学院校经过系统的学习，这是临床工作的基础。但是只靠这些还远远不能满足实际临床工作的需要，特别是提高临床思维能力的需要。所谓基础理论，并不单纯指生理学、解剖学、病理学、生物化学和各科疾病的诊断、治疗等理论，它还包括许多与之纵向和横向联系的知识。

祖国医学是从人与自然的整体上来考察疾病与健康的关系的，因此强调学医要先学文，在精通医学知识的同时，要有天文、地理、气象、哲学等方面的知识。由于中医源于我国古老文化，形象思维是其重要的思维方法，在古代要求医生琴、棋、书、画均应涉猎，其目的就在于丰富医生的临床思维，提高医生的临床思维能力，使医生能在思考问题时，思想敏锐，触类旁通。

在现代科学体系中，医学属于应用科学，它以自然科学为基础，但又涉及许多社会人文科学的知识。所以要说基础理论，现代医学比古代中医学涉及的方面要更为广泛。除了医学本身的各学科知识之外，还包括数学、物理学、化学、生物学、遗传学、哲学、心理学、社会学及其他社会科学等方面的大量知识。现代医学，已经分离出许多相对独立的临床亚专业体系，但是人体是一个统一的有机整体，各种疾病的病理变化与机体各种复杂的功能之间存在着千丝万缕的联系；因此，现代医学一方面是分科越来越细，另一方面是各学科间进一步相互交叉、相互联系，而对医学的某些难点则需要多学科的协同攻关。临床思维能力，实际上就是如何研究和认识各种复杂疾病的现象和内在规律的工具。所以医生必须掌握和运用哲学、逻辑学、认识论、方法论等思维科学方面的知识，并以此为指导，去合理地运用医学知识。只有这样，在临床上才能避免或少走弯路，才能牢固地掌握临床工作的主动权。

（二）坚持实践第一

临床医学的实践性极强，没有临床实践就没有临床思维的产生。对于一个医生来说，医学理论知识固然重要，但是没有实践，任何好的理论也不能很好地发挥作用。一个刚从医学院校毕业的医学生，虽然已经掌握了相当多的医学理论知识，但还不能算是一个合格的临床医生，其原因就在于他还没有实践。没有实践就无法彻底弄通书本上的知识和老师传授的经验，更谈不上正确地运用这些知识和经验。医学理论中有关疾病的症状体征和诊断依据都是前人实践经验的总结，虽然它归根结底还是来自患者，来自一个个各不相同的个体，然而这只是别人经验体会的总结，就医生自身而言，还需要把别人的经验理论变成为自己的认识，这就还需要自己去亲自实践。只有自己多接触不同的患者，多参加临床实践，不断地丰富和增加感性认识，使思维建立在丰富的感性认识的基础之上，才能提高自己的思维能力，增强思维的正确性、敏感性。

（三）全面占有资料

临床思维的基础来自于医生对病史、症状体征及辅助检查结果的感性认识。这种感性认识的材料就是我们在诊断疾病时所收集的临床资料。这些资料越丰富、越全面，才越有思考问题的余地，才有助于得出正确的、符合实际的思路和诊断。在诊断具体患者的具体疾病时，全面系统地掌握病史及症状体征变化过程中的真实资料，是取得正确结论的基础；相反，仅仅依靠零散的、片面的资料或者因强调典型而以偏概全，则都将导致错误的诊断结果。

临床上许多疾病都有其典型性，有经验的医生常常只要抓住一些典型的特征就能做出正确的诊断。注重疾病的典型性与强调全面地掌握病史资料是不矛盾的，因为同样一种疾病，发生在这个人身上可能表现得典型，而发生在另一个人身上又可能表现得不典型。同样一种疾病，在早期可能表现得典型，在晚期又可能表现得不典型。还有某些患者，本来有典型的临床表现，也许因为在病程中应用了某些药物而使其变得不典型。因此，在诊断患者时，假若不进行全面细致的病史采集和认真的体格检查及辅助检查，一味依赖典型的体征，势必造成误诊。进行临床思维必须全面地占有资料，这是使思维沿着正确的方向延伸并获得正确诊断结论的基础。

要全面地占有病史资料并非一件易事，因为它涉及与疾病有关的所有资料，如疾病的原因、诱因、表现特点、症状体征、发病和治疗过程及对药物的反应等。这些资料的取得需要通过询问病史、体格检查、辅助检查及临床观察等一系列复杂的过程，有时这个过程还要反复进行，才能得到疾病的真实情况。询问病史、体格检查，对于医生来说虽然都是很平常的工作，但是要真正做好，并非十分简单，需要进行认真的思考。这些经常性的工作可以体现出医生的工作能力，但更重要的是检验着医生的临床思维能力。

（四）深入疾病的本质

临床上医生最先接触到的和最容易感觉到的都是疾病的一些表象，即症状。如患者自述的腹痛、头痛、头昏，以及血压、脉搏的变化等。但是，我们要认识疾病的本质，决不能仅仅满足于此。因为疾病的表现是千变万化的。疾病的症状虽然是其本质的反映，然而症状并不等同于本质，现象仅是事物的外部联系，它所反映的仅是事物的一个侧面。因此，在认识疾病的过程中，不应当把思维的目标局限在对疾病表象的认识上，而应当通过现象深入到本质，这样才能不断地提高自己的临床思维能力。

临床上需要思考的问题可以说是无止境的，不要认为曾经成功地诊断治疗过某种疾病就不需要再继续进行临床思维了。恰恰相反，只要有临床实践，就应当不停地思考问题。这是因为疾病在每个人身上的表现本来就不完全一样，加之随着时间的推移，人类生活环境的变化，疾病的表现规律也在不断地变化着。临床思维始终是和临床实践相伴随、相联系的。所以永远不能满足，既不能满足于以往的经验，也不能满足于对疾病的某些表象的了解。对于一个立志于救死扶伤的医生来说，在临床思维上要给自己定出一个高的标准，无论对待什么疾病，都不要浮在表面的现象上，而应当透过现象，尽力深入到疾病的本质中去。对具体的疾病和患者的问题思考得越深刻，体会就越多，认识就越正确，临床思维能力提高得就越快。

（五）不断更新知识

临床医学与整个社会的相关学科的发展是同步的。随着科学的发展，经常会有许多新的知识进入医学领域，使人们对机体自身的认识和对疾病本质的认识不断地深化。因此，要提高临床思维能力，就要注意使自己的知识不断地吐故纳新，否则就无法顺应医学的发展。

19 世纪以来，随着其他学科的发展，医学也有了长足的进步，如建立了微生物学、免疫学、细胞病理学、生物化学等学科，使基础医学基本上形成了一个完整的体系；声、光、电、磁等技术的引进，诊断仪器等医疗器械的发明，化学药物和生物制品的应用，使疾病的诊断与治疗水平明显提高。尤其是近年来，其他自然科学的发展又有许多新的突破，又有了一些划时代的成果运用于医学的各领域；在临床医学中有一些疾病得到了控制，同时又出现了另一些新的用原经典理论和方法不能解释的疾病现象；此外，临床上还有着许多疾病的奥秘需要探索，需要引用现代科学成就来研究解决确定新的符合时代特点的医学理论。如意识障碍、情感异常等精神表现和遗传病、分子病、癌症等疾病，其本质都还没有真正弄清楚，许多疾病无论是检查、诊断及治疗，大都需要新的理论和新的方法，因此，虽然提出了机体内稳态、平衡论、信息阻断、遗传密码等学说，但这些学说必须应用新的技术才能得到验证。

在疾病认识方面，现代技术为临床医学提供了电镜、放射性核素、X 线、酶标记等技术，使人们对疾病的认识深入到分子甚至粒子水平；电子技术、信息技术在医学上运用，创造了许多新的诊断治疗手段，可通过信息、数字、图像来显示机体内部变化的实际情况。这些新技术在临床上的应用，也给临床医生在诊断、治疗及认识疾病时提出了新的更高的要求，需要医生相应的进行观念的转变和知识结构的更新。

综上所述，临床思维能力的提高，首先来自于临床实践。亦即在实践中，针对具体的疾病和患者，依靠已学到的专业理论知识及相关知识，运用正确的思维方法进行科学的分析，这样做不仅能有效地为临床实践服务，而且能提高自己的理性认识，积累起丰富的经验。临床思维能力来自临床实践，实践又需要有理论知识作铺垫，需要科学的思维方法。没有实践就失去了临床思维的基础，但是，有了临床实践并不等于就有了正确的临床思维能力，还要有科学的方法作指导。另外，随着时代的进步，医生的理论知识需要及时地更新，实践的方法需要相应地变更，不能总维持在以往的水平上。这些都是互相联系、相互促进的。医生临床思维能力的提高，是由诸多复杂的因素促成的，任何强调某一方面而忽视其他方面的认识都是不恰当的，对整个临床思维能力的提高是不利的。

（冯文坡）

第二篇　生物基础篇

第四章　生物化学

生物化学是生命的化学，是一门研究生命分子基础的学科。生物化学也是一门边缘学科，与其他有关的基础医学如生理学、微生物学、免疫学、生物物理学、药理学、病理学、病理生理学、组织学及寄生虫学等都有紧密的联系，是医学科学的基础学科。生物化学是研究生物体的物质组成和结构及生物体内发生的各种化学变化的科学。其研究内容涉及生物体内的物质组成、分子结构及功能的关系；生物体内物质的代谢变化及调控；生物体内信息的传递等。

第一节　绪　　论

一、生物化学的发展简史

生物化学的起源可追溯至18世纪。从18世纪中叶至19世纪末是生物化学的初期阶段，也称为叙述生物化学阶段，主要研究生物体的化学组成。

从20世纪初期开始，生物化学学科蓬勃发展，进入了动态生物化学阶段。在营养方面发现了人类必需的氨基酸、脂肪酸及多种维生素；在内分泌方面，发现了多种激素并将其分离合成；在酶学方面，认识到其化学本质；在物质代谢方面，基本确定了生物体内物质代谢途径（糖代谢途径的酶促反应过程、脂肪酸的β-氧化、尿素合成途径及三羧酸循环等）；在生物能研究中，提出了ATP循环学说。

20世纪后半叶以来，生物化学的显著特征是分子生物学的崛起。期间，主要包括1953年J. D. Watson和F. H. Crick提出的DNA双螺旋结构模型，为揭示遗传信息传递规律奠定了基础，是生物化学发展进入分子生物学时期的重要标志。20世纪70年代，DNA重组技术的建立不仅促进了对基因表达调控机制的研究，使基因操作无所不能，而且使人们主动地改造生物体成为可能，并由此获得了多种基因工程产品，大大推动了医药工业和农业的发展。20世纪末发动的人类基因组计划是人类生命科学中的又一伟大创举，并于2001年2月由人类基因组计划和Cerela公司共同公布了人类基因组草图，这无疑是人类生命科学史上的一个重大里程碑，它揭示了人类遗传学图谱的基本特点，将为人类的健康、疾病和研究带来根本性的变革。

随着人类基因组计划的完成，人们的研究也进入了“后基因组”时代，以基因编码蛋白质的结构与功能为重点之一的功能基因组研究迅速崛起；当前在蛋白质组学领域、RNA组学、代谢组学、糖组学等诸多领域上正吸引着生物、医学、化学、物理、数学、工程和计算机等领域的学者共同参与，从中整合所有基因组信息，分析各种数据并提取其生物学意义，因而产生了一门前景广阔的新兴学科——生物信息学。

二、当代生物化学研究的主要内容

当代生物化学研究主要集中在以下几个方面：

（1）生物分子的结构与功能：主要是分子结构、分子识别和分子的相互作用等领域的研究。

（2）物质代谢及其调节。

（3）基因信息传递及其调控。

三、生物化学与医学

生物化学是生物学各学科之间、医学各学科之间相互联系的共同语言，为医学各学科从分子水平上研究正常或疾病状态时人体结构与功能乃至疾病预防、诊断与治疗，提供了理论与技术，对推动医学各学科的新发展做出了重要贡献。

第二节　生物大分子的结构与功能

生物大分子的结构与功能包括蛋白质、核酸和酶等。

一、蛋白质的结构与功能

（一）蛋白质的分子组成

1. 蛋白质的组成元素　主要有碳（50%～55%）、氢（6%～7%）、氧（19%～24%）、氮（13%～19%）和硫（0～4%）。有些蛋白质还含有少量磷或金属元素如铁、铜、锌、锰、钼、钴等。各种蛋白质的含氮量很接近，平均为16%。

2. 蛋白质的基本组成单位——氨基酸　从分子组成上看，氨基酸是分子中含有一个及一个以上氨基（—NH_2）和一个及一个以上羧基（—COOH）的化合物的总称。组成人体蛋白质的20种氨基酸的共同特点是羧基邻位α-C原子上结合一个氨基，故称为α-氨基酸（α-AA），连接在α-C上的还有一个氢原子和一个可变的侧链（R基），各种氨基酸的区别就在于R基的不同。氨基酸的结构通式为：

$$NH_3^+,\ H,\ COO^-,\ R \text{ 连于 } C \quad = \quad NH_3^+-\overset{\displaystyle COO^-}{\underset{\displaystyle R}{C}}-H$$

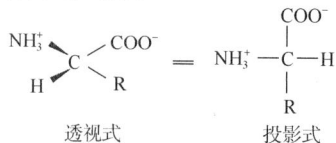

透视式　　投影式

3. 氨基酸的理化性质　两性电离、共轭双键的氨基酸具有紫外吸收的性质、氨基酸与茚三酮反应生成蓝紫色化合物的性质等。

4. 蛋白质是由许多氨基酸残基组成的多肽　肽是氨基酸的线性聚合物，也常称肽链。

蛋白质是由一条或多条具有确定氨基酸序列的多肽链构成的大分子。氨基酸连接的基本方式是肽键，其结构为

$$
\begin{array}{c} \text{O} \\ \| \\ -\text{C}-\text{N}- \\ \quad\;\; | \\ \quad\;\; \text{H} \end{array}
$$

每形成 1 个肽键，将失去 1 分子的水。通常将含有不多于 12 个氨基酸残基的肽链直接称为几肽。把含有 12～19 个氨基酸残基的肽链称为寡肽，而将含有 20 及以上残基的肽链称为多肽。一条肽链的主链通常一端含有一个游离的末端氨基，另一端含有一个游离的末端羧基。

（二）蛋白质的分子结构

1. 蛋白质的一级、二级、三级、四级结构 蛋白质的共价结构有时也称蛋白质的一级结构，但通常将蛋白质的一级结构看成是多肽链的氨基酸残基的排列顺序，也是蛋白质最基本的结构。这种氨基酸排列顺序决定它特定的空间结构，也就是蛋白质的一级结构决定其二级、三级等高级结构（图 4-1）。蛋白质的一级结构由基因上遗传密码的排列顺序所决定，各种氨基酸按遗传密码的顺序通过肽键连接起来。

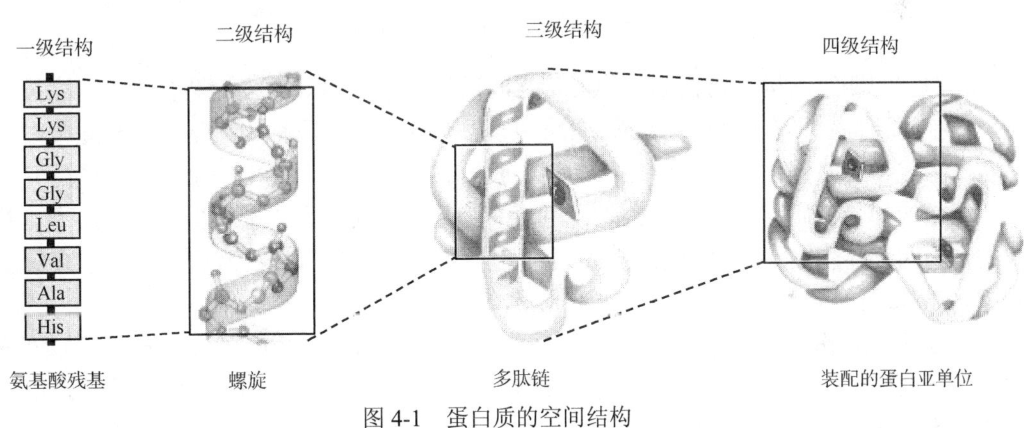

图 4-1 蛋白质的空间结构

蛋白质的二级结构是指多肽链中主链原子在各局部空间的排列分布状况，而不涉及各 R 基侧链的空间排布。构成蛋白质二级结构（即主链构象）的基本单位是肽键平面或称酰胺平面（图 4-2）。在所有已测定的蛋白质中，均有二级结构的存在，主要形式包括 α-螺旋、β-折叠、β-转角、无规卷曲等几种形式，它们是构成蛋白质高级结构的基本要素。

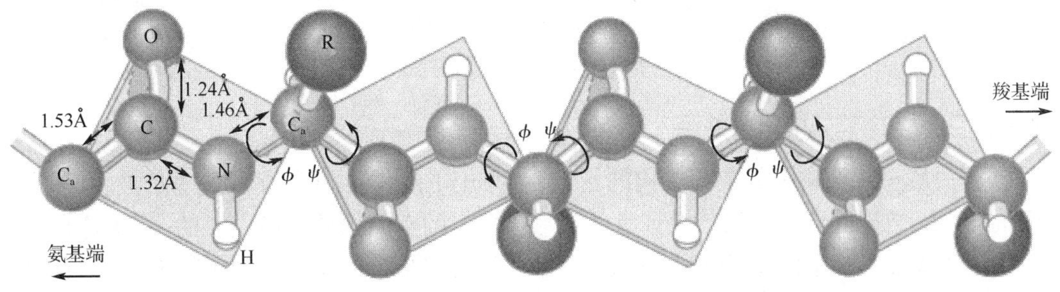

图 4-2 酰胺平面

蛋白质的多肽链在各种二级结构的基础上再进一步盘曲或折叠，形成具有一定规律的三维空间结构，称为蛋白质的三级结构。蛋白质三级结构的稳定主要靠一些所谓弱的相互作用或称非共价键或次级键，包括氢键、疏水键、盐键（离子键）及范德华力等（图 4-3）。

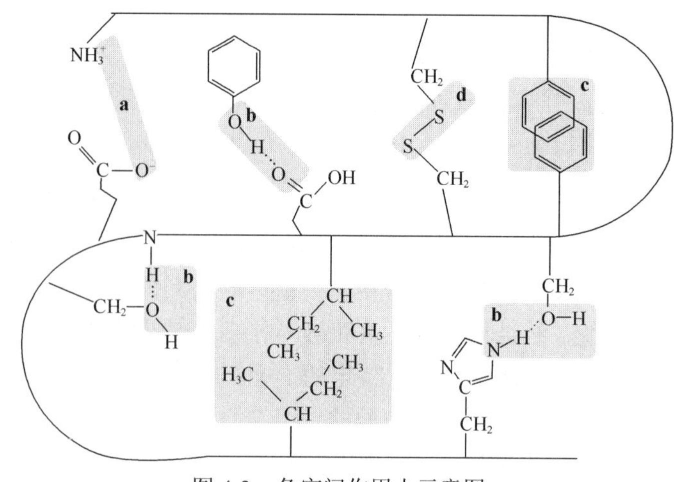

图 4-3　各空间作用力示意图

a. 盐键（离子键）；b. 氢键；c. 疏水键；d. 二硫键

蛋白质的四级结构是指在亚基与亚基之间通过疏水作用等次级键结合成为有序排列的特定的空间结构。具有四级结构的蛋白质中，每个球状蛋白质称为亚基。亚基通常由一条多肽链组成，有时也称单体，单独存在时一般没有生物活性。仅由一个亚基组成的并因此无四级结构的蛋白质称为单体蛋白质，由两个亚基组成的称为二聚体蛋白，由四个亚基组成的称为四聚体蛋白。由两个或两个以上亚基组成的蛋白质统称为寡聚蛋白质、多聚蛋白质或多亚基蛋白质。

2. 蛋白质的分类　按照化学组成的不同，可以将蛋白质分为简单蛋白质（单纯蛋白质）和复杂蛋白质（结合蛋白质）两大类。按照蛋白质的三维空间结构、分子形状，可以把蛋白质分为球状蛋白和纤维状蛋白两大类。

3. 蛋白质组学　随着人类基因组计划的初步完成，生命科学研究已进入了后基因组时代，主要研究目标为功能基因组学，包括转录组学、蛋白质组学等，而蛋白质组学已是后基因组时代生命科学研究的核心内容之一。蛋白质组的概念最先由 M. Wilkins 提出，指由一个基因组或一个细胞、组织表达的所有蛋白质，即“一种基因组所表达的全套蛋白质”。其本质上指的是在大规模水平上研究蛋白质的特征，包括蛋白质的表达水平，翻译后的修饰，蛋白与蛋白相互作用等，由此获得蛋白质水平上的关于疾病发生，细胞代谢等过程的整体而全面的认识。

（三）蛋白质结构与功能的关系

1. 蛋白质一级结构是其空间结构的基础　生物体内，蛋白质的多肽链一旦被合成后，即可根据一级结构的特点自然折叠和盘曲，形成一定的空间构象。蛋白质的一级结构是其空间结构的基础，与蛋白质的生物功能关系密切，特别是蛋白质与其他生物大分子的相互作用都是由氨基酸顺序决定的。一级结构相似的蛋白质，其基本构象及功能也相似。例如，不同种属的生物体分离出来的同一功能的蛋白质，其一级结构只有极少的差别，而且在系统发生上，进化位置相距愈近的差异愈小。

2. 蛋白质功能依赖特定的空间结构 蛋白质多种多样的功能与各种蛋白质特定的空间构象密切相关。空间构象是蛋白质功能活性的基础，构象发生变化，其功能活性也随之改变。蛋白质变性时，由于其空间构象被破坏，故引起功能活性丧失，变性蛋白质在复性后，构象复原，活性即能恢复。

（四）蛋白质的理化性质

蛋白质是由氨基酸组成，其理化性质也与氨基酸的性质相同或相关，如具有两性电离及等电点、紫外吸收性质、显色反应等，也具有氨基酸没有的理化性质，如胶体性质、在紫外光谱区具有特征性吸收峰、在空间结构破坏后引起变性等。

（五）蛋白质的分离、纯化和结构分析

蛋白质是生物大分子化合物，具有胶体性质、沉淀、变性和凝固等特点，其常用的分离纯化是利用其特殊的理化性能，采用透析、盐析、电泳、层析、超速离心等不同蛋白质空间构象的物理方法，以满足研究蛋白质结构与功能的需要。

对于蛋白质的氨基酸序列分析，自从 1953 年 Sanger 首次完成胰岛素的氨基酸顺序测定以来，目前人们开始通过核酸来推演蛋白质中的氨基酸序列，即优先分离出编码蛋白质的基因，测定 DNA 序列，排列出 mRNA 序列，按照三联密码子的原则推演出氨基酸序列。目前多数蛋白质的氨基酸序列均通过此方法而获得。

二、核酸的结构与功能

（一）核酸的化学组成及一级结构

DNA 和 RNA 是多聚核苷酸的生物信息大分子。核苷酸是由碱基、戊糖和磷酸基团组成。碱基与戊糖通过糖苷键连接形成核苷，核苷与磷酸通过磷脂键连接形成核苷酸。DNA 由含有 A（腺嘌呤）、G（鸟嘌呤）、C（胞嘧啶）、T（胸腺嘧啶）的脱氧核糖核苷酸组成；RNA 由含有 A、G、C、U（尿嘧啶）的核糖核苷酸组成。DNA 的一级结构是 DNA 核苷酸的排列顺序，DNA 对遗传信息的储存正是利用碱基排列方式的变化而实现的。

（二）DNA 的空间结构与功能

DNA 的二级结构是反向平行、右手螺旋的互补双链（图 4-4a）。通过互补关系，DNA 双链中的腺嘌呤与胸腺嘧啶形成两个氢键的碱基对；鸟嘌呤与胞嘧啶形成三个氢键的碱基对（图 4-4b）。具有双螺旋结构的 DNA 在细胞内还将进一步折叠成超螺旋结构，在蛋白质的参与下构成核小体、螺旋管、染色质纤维空管，最后组装成染色体。DNA 的生物学功能是作为生物遗传信息复制的模板和基因转录的模板。

（三）RNA 的结构与功能

RNA 包括 mRNA（信使 RNA）、tRNA（转运 RNA）、rRNA（核糖体 RNA）和 snmRNA（小非信使 RNA）等。mRNA 在胞质中是蛋白质生物合成的模板，成熟的 mRNA 含有 5′-末端帽子结构和 3′-末端的多聚 A 尾结构。mRNA 每三个核苷酸为一组构成了一个密码子，决定了肽链上的一个氨基酸。tRNA 在蛋白质合成过程中作为各种氨基酸的运载体。mRNA

和 tRNA 通过密码子-反密码子的碱基互补关系相互识别。rRNA 与核糖体蛋白构成核糖体。核糖体是蛋白质生物合成的场所。核糖体为 mRNA、tRNA 和肽链合成所需的多种蛋白因子提供结合位点和相互作用所需的空间环境。细胞内的 snmRNA 表现出种类、结构和功能的多样性，是基因表达调控中必不可少的因子。

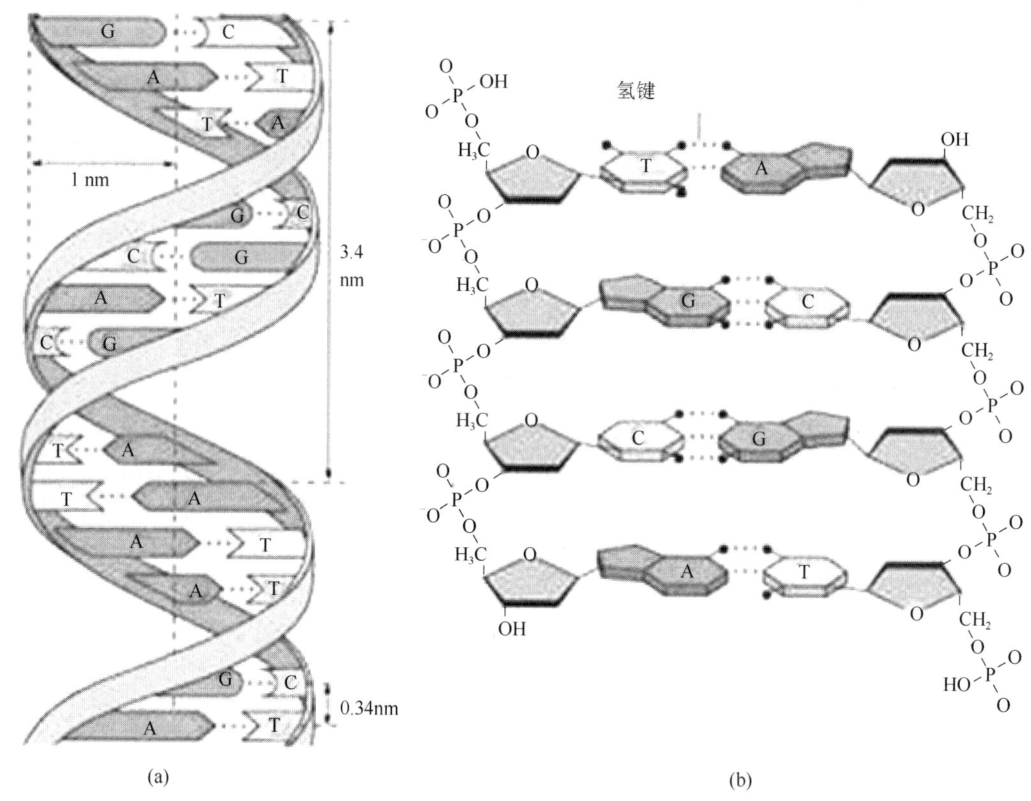

图 4-4　DNA 的二级结构及分子配对模型

（四）核酸的理化性质

核酸具有多种重要的理化性质，其中核酸的紫外吸收特性被广泛用来对核酸、核苷酸、核苷和碱基进行定性定量分析。DNA 变性的本质是双链的解链，随着 DNA 的变性，双链从开始解链到完全解链，紫外光吸收值也随之增加。DNA 分子的 50%双链被打开时的温度称为 DNA 的解链温度（T_m）。在适当条件下，热变性的两条 DNA 互补单链可重新配对形成双链 DNA，称为 DNA 的复性。在分子杂交过程中，只要核酸单链之间存在着碱基配对关系，就可形成 DNA-DNA、RNA-RNA 及 DNA-RNA 的杂化双链。

三、酶

（一）酶的分子结构与功能

1. 酶的分子组成和分类　酶是对其特异性底物起高效催化作用的蛋白质和核酸，且以前者为主。同蛋白质一样，酶具有一级、二级、三级乃至四级结构，仅具有三级结构的酶称为单体酶；由多个相同或不同的亚基以非共价键连接组成的酶称为寡聚酶；多酶体系是由几种不同功能的酶彼此聚合形成的多酶复合物；还有一些多酶体系，在进化过程中由于基因融合，多种不同催化功能存在于一条多肽链中，这类酶称为多功能酶。酶可分为六大类，分别是氧化-还原酶类、转移酶类、水解酶类、裂合酶类、异构酶类和连接酶类（合成酶类）。

2. 酶的活性中心 酶分子中一些在一级结构上可能相距很远的必需基团，在空间结构上彼此靠近，组成具有特定空间结构的区域，能与底物特异性结合并将底物转化为产物，这一区域称为酶的活性中心。

3. 酶催化作用机制 酶促反应具有高效率、高度特异性和可调节性等特点。酶与底物诱导契合形成酶-底物复合物，通过邻近效应、定向排列、表面效应等机制使底物容易转变成过渡态。

4. 同工酶 同工酶是指催化相同化学反应，但酶蛋白的分子结构、理化性质乃至免疫学性质不同的一组酶。同工酶是由不同基因编码的多肽链，或同一基因转录生成的不同mRNA 翻译的不同多肽链组成的蛋白质。

5. 酶活性的调节 机体内对酶活性与含量的调节是调节代谢的重要途径。变构酶是与一些效应剂可逆地结合，通过改变酶的构象而影响其活性的一组酶。酶的化学修饰使酶在相关酶的催化下可逆地共价结合某些化学基团，实现有活性酶和无活性酶的互变。酶的变构调节和酶的化学修饰是体内快速调节酶活性的重要方式。

（二）影响酶促反应速度的因素

酶促反应动力学研究影响酶促反应速率及其影响因素，包括底物浓度、酶浓度、温度、pH、抑制剂和激活剂等。酶促反应在最适 pH 和最适温度时活性最高，但它们不是酶的特征性常数，受许多因素的影响。

（三）酶与医学的关系

酶与医学的关系十分密切。许多疾病的发生发展和酶的异常或酶受到抑制有关，血清酶的测定可协助某些疾病的诊断。酶还可以作为诊断试剂对某些疾病进行诊断。

第三节 物质代谢及其调节

物质代谢及其调节主要涉及体内几类重要物质的代谢过程及其调节，包括糖代谢、脂类代谢、生物氧化、氨基酸代谢、核苷酸代谢及各种重要物质代谢的相互联系与调节规律。

一、糖 代 谢

糖类是自然界中一类重要的含碳化合物。其主要的生物学功能是为机体提供能源和碳源，也是组织和细胞的重要组成成分。糖代谢主要是指葡萄糖在体内的复杂的代谢过程，包括分解代谢与合成代谢（图 4-5）。其分解代谢主要有糖酵解、糖的有氧氧化及磷酸戊糖途径等。

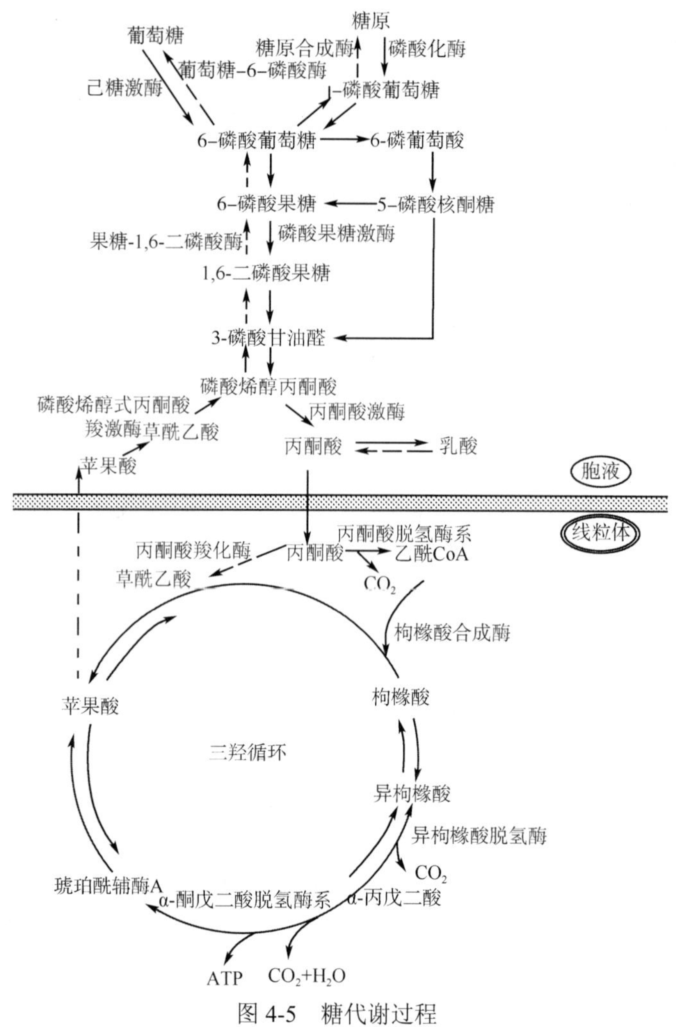

图 4-5　糖代谢过程

（一）糖酵解

糖酵解是指在无氧的情况下，葡萄糖经一系列酶促反应生成丙酮酸进而还原的过程。其代谢反应过程可分为 2 个阶段：第一阶段是由葡萄糖分解为丙酮酸过程，又称为糖酵解途径。第二阶段为丙酮酸加氢还原成乳酸的过程。

（二）糖的有氧氧化

糖的有氧氧化是指葡萄糖在有氧条件下彻底氧化分解，生成水和 CO_2 的反应过程，是糖氧化供能的主要方式。其反应过程分为 3 个阶段：第一阶段为糖酵解途径，将葡萄糖分解为丙酮酸；第二阶段为丙酮酸进入线粒体，在丙酮酸脱氢酶复合体的催化下氧化脱羧生成乙酰-CoA 和 NADH + H^+和 CO_2；第三阶段为三羧酸循环和氧化磷酸化过程。

（三）糖的其他代谢途径

葡萄糖通过磷酸戊糖途径代谢可产生磷酸核糖和 NADPH + H^+。磷酸核糖是合成核苷酸的重要原料。NADPH + H^+作为供氢体，参与多种代谢反应。

（四）糖原的合成与分解

糖原是体内糖的储存形式，主要储存于肝和肌肉中，分别称为肝糖原和肌糖原。糖原分解习惯上是指肝糖原分解成为葡萄糖，这是血糖的重要来源。

（五）糖异生

糖异生是指由乳酸、甘油和生糖氨基酸等非糖化合物转变为葡萄糖或糖原的过程。进行糖异生的主要器官是肝，其次为肾。糖异生途径与糖酵解途径的多数反应是共有的可逆反应。

（六）血糖及其调节

血糖是指血液中的葡萄糖，其正常水平相对恒定在 3.89～6.11mmol/L，这是血糖来源和去路相对平衡的结果。胰岛素具有降低血糖的作用，而胰高血糖素、肾上腺素、糖皮质激素有升高血糖的作用。当人体糖代谢发生障碍时可导致高血糖或低血糖。糖尿病是最常见的糖代谢紊乱疾病。

二、脂 类 代 谢

脂类是一类非均一的、物理和化学性质相近的，能为机体利用的有机化合物，是脂肪和类脂的总称。其共同的特征是不溶于水而易溶于乙醚、氯仿、苯等非极性有机溶剂。脂肪即三酰甘油，也称为甘油三酯。类脂包括固醇及其酯、磷脂及糖脂等，是生物膜的重要组分，参与细胞识别及信息传递，是多种生理活性物质的前体。

（一）脂类的消化与吸收

脂类消化主要在小肠上段，经各种脂或酯酶及胆汁酸盐的共同作用，脂类被消解为油、脂肪酸及一些不完全水解产物，主要在空肠被吸收。吸收的甘油及中、短链脂肪酸，经门静脉进入血循环。

（二）甘油三酯代谢

甘油三酯是机体能量储存的主要形式。肝、脂肪组织及小肠是合成甘油三酯的主要场所，以肝合成能力最强。甘油三酯水解产生甘油和脂肪酸。甘油活化、脱氢、转变为磷酸二羟丙酮后，循糖代谢途径参与代谢活动。脂肪酸则在肝、肌、心等组织中氧化分解、释出大量能量，以 ATP 形式供机体利用。

（三）磷脂代谢

脂肪合成是在细胞液中脂肪酸合成酶系的催化下，以乙酰-CoA 为原料，在 NADPH + H^+、ATP、HCO_3^-及 Mn^{2+}的参与下，逐步缩合而成的。

（四）血浆脂蛋白代谢

血脂不溶于水，以脂蛋白形式运输。超速离心法及电泳法可将血浆脂蛋白分为乳糜微粒（CM）、极低密度脂蛋白（VLDL）、低密度脂蛋白（LDL）及高密度脂蛋白（HDL）4 类。血脂水平高于正常范围上限即为高脂血症，也可以认为是高脂蛋白血症，高脂血症又可分为原发性和继发性两大类。

三、生物氧化

物质在生物体内氧化，称为生物氧化，主要是糖、脂肪、蛋白质等供能物质在体内分解时逐步释放能量，并最终生成 CO_2 和水的过程。生物氧化主要在线粒体中进行。线粒体内膜存在多种有氧化还原功能的酶和辅酶排列组成的氧化呼吸链或称电子传递链，可将代谢物脱下的质子、电子逐步传递给氧生成水，并释放物质氧化的能量。体内 ATP 生成的主要方式是氧化磷酸化作用。

四、氨基酸代谢

氨基酸的生理功能，除作为合成蛋白质的原料外，还可转变成某些激素、神经递质及核苷酸等含氮物质。人体的氨基酸主要来自食物蛋白质的消化吸收。各种蛋白质由于所含氨基酸的种类和数量不同，其营养价值也不同。人体的营养必需氨基酸有甲硫氨酸、色氨酸、赖氨酸、缬氨酸、异亮氨酸、亮氨酸、苯丙氨酸、苏氨酸 8 种，有人将组氨酸和精氨酸也列为人体必需氨基酸，这是因为这 2 种氨基酸在体内的合成速度尚不适应机体的需要，也需要由食物蛋白供给。

五、核苷酸代谢

核苷酸具有多种重要的生理功能，其中最主要的作用是作为合成核酸的原料，另外，还参与能量代谢、代谢调节等过程。体内嘌呤核苷酸的合成途径有 2 条，即从头合成和补救合成，而补救合成实际上是现成嘌呤或嘌呤核苷酸的重新利用。体内的嘧啶核苷酸也可以从头合成。

六、物质代谢的联系与调节

（一）体内物质代谢的特点

其特点主要有：整体性；在精细调节下进行；各组织器官物质代谢各具特征；代谢物具有共同的代谢池；能量生成和消耗以 ATP 为中心；NADPH + H^+提供代谢所需的还原当量。

（二）物质代谢的相互联系

各代谢途径之间可通过共同枢纽性中间产物互相联系和转变，糖、脂和蛋白质三大营养物质在体内分解氧化的代谢途径虽然各不相同，但乙酰-CoA 是它们共同的中间代谢产物，三羧酸循环和氧化磷酸化是它们最后分解的共同代谢途径，释放出的能量均需转化为 ATP 的化学能。肝是各种物质代谢的中心和枢纽。

（三）代谢调节

机体存在着三级水平的调节，即：①细胞水平的调节，主要是通过调节关键酶的活性来实现；②激素的调节作用，即激素与靶细胞受体特异结合，将代谢信号转化为细胞内一系列信号转导级联过程，最终表现出激素的生物学效应；③通过神经系统及神经-体液途径的整体调节，是指神经系统通过内分泌腺，间接调节代谢和直接影响组织、器官以调节代谢相对稳定，适应环境改变。

（四）代谢组学

代谢组学是一门较新的组学领域，通过对某一生物或细胞所有低分子质量代谢产物进行定性和定量分析，检测活细胞中整体性代谢物变化。以高通量的检测实验和大规模的计算为特征，代谢组学在疾病诊断和新药开发等方面都具有较大的应用潜力。

第四节　遗传信息的传递

遗传信息的传递包括 DNA 的生物合成（复制）、RNA 的生物合成（转录）、蛋白质的生物合成（翻译）、基因表达调控及基因重组与基因工程等几个方面。

一、DNA 的生物合成

（一）DNA 复制的基本规律

DNA 复制有半保留性、高保真性、半不连续性和双向性等特征。

（二）DNA 复制的酶学和拓扑学变化

复制是在酶的催化下的核苷酸聚合过程，在核苷酸和核苷酸之间生成磷酸二酯键是复制的基本化学反应，DNA 聚合酶催化核苷酸之间的聚合，核酸外切酶的校读活性和碱基选择功能是复制保真性的酶学依据（图 4-6），在复制中的解链时伴随着 DNA 分子的拓扑学变化。

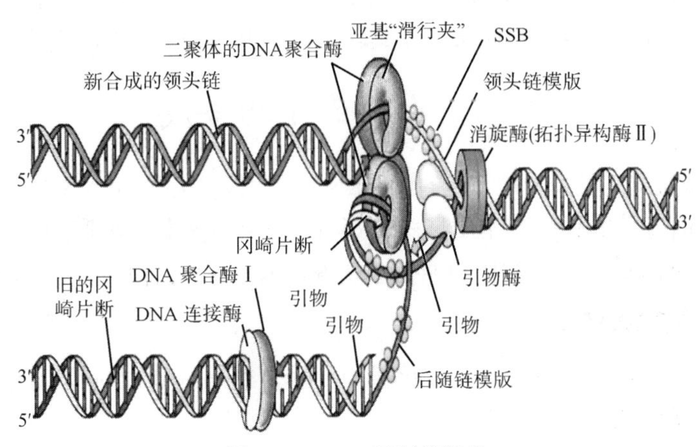

图 4-6　DNA 复制的酶学

（三）DNA 的生物合成过程

1. 原核生物的 DNA 合成　其起始是将 DNA 双链解开成复制叉，复制的延长由引物或延长中的子链提供 3′-OH，供 dNTP（脱氧核糖核苷三磷酸）参与生成磷酸二酯键。因此子链总是从 5′端向 3′端延伸，在延长的子链中，有领头链和随从链之分，而复制不连续链片段称为冈崎片段。

2. 真核生物的 DNA 合成　真核生物复制发生于细胞周期的 S 期，需要有多种蛋白质因子参与，细胞周期蛋白及相应的激酶参与其调节。复制的延长和核小体组蛋白的分离和重新组装有关。

（四）反转录

反转录是 RNA 病毒的复制形式，包括以 RNA 为模板合成单链 DNA、杂化双链上 RNA 的水解及再以单链 DNA 为模板合成第二条 DNA 链 3 个步骤。反转录现象的发现，加深了人们对中心法则的认识，拓宽了 RNA 病毒致癌、致病的研究。

（五）DNA 的损伤（突变）与修复

1. DNA 的损伤 DNA 复制过程中出现错误是突变发生的原因，是指个别 dNMP（脱氧核苷酸）残基以至片段 DNA 在构成、复制或表型功能的异常变化，也称为 DNA 损伤。突变在生物界是普遍存在的，是生物进化、分化的分子基础。

2. DNA 损伤的修复 是与细胞内 DNA 复制并存的过程，DNA 修复是对已发生分子改变的补偿措施，使其恢复为原有的天然状态。修复类型主要有错配修复、直接修复、切除修复、重组修复、SOS 修复等。

二、RNA 的生物合成

DNA 依赖的 RNA 聚合酶以 DNA 为模板，以 5′-三磷酸核苷酸为原料催化合成与模板互补的 RNA，这个过程称为转录。RNA 合成的方向是从 5′→3′端。原核 RNA 聚合酶只有 1 种，边转录边翻译，原核生物的转录终止有 ρ 因子依赖终止和 ρ 因子不依赖终止 2 种形式。真核细胞有 3 种 DNA 依赖性 RNA 聚合酶，分别是 RNA 聚合酶Ⅰ、RNA 聚合酶Ⅱ和 RNA 聚合酶Ⅲ，转录起始需要启动子、RNA 聚合酶和转录因子的参与。真核生物转录延长过程中没有转录与翻译同步的现象，而其转录终止和加尾修饰同时进行。

三、蛋白质的生物合成

蛋白质的合成也称为翻译，是细胞内以 mRNA 为模板，按照 mRNA 分子中由核苷酸组成的密码信息合成蛋白质的过程，其本质是将 mRNA 分子中 4 种核苷酸序列编码的遗传信息（核酸语言），解读为蛋白质一级结构中 20 种氨基酸的排列顺序（蛋白质语言）的过程（图 4-7）。

（一）蛋白质生物合成体系

（1）mRNA 是蛋白质生物合成的直接模板：遗传密码具有方向性、连续性、简并性、通用性、摆动性等特点。

（2）核糖体是蛋白质生物合成的场所：核糖体又称核蛋白体，由 rRNA 和蛋白质组成，参与蛋白质生物合成的各种成分都要在核糖体上将氨基酸合成肽链。

（3）tRNA 是氨基运载工具及蛋白质生物合成的适配器：分散于细胞液中的氨基酸需要由 tRNA 搬运到核糖体上才能组装成多肽链。tRNA 有 2 个关键部位，一个是氨基酸结合部位，另一个是 mRNA 结合部位。

（4）蛋白质生物合成需要多种酶类、蛋白质因子等。

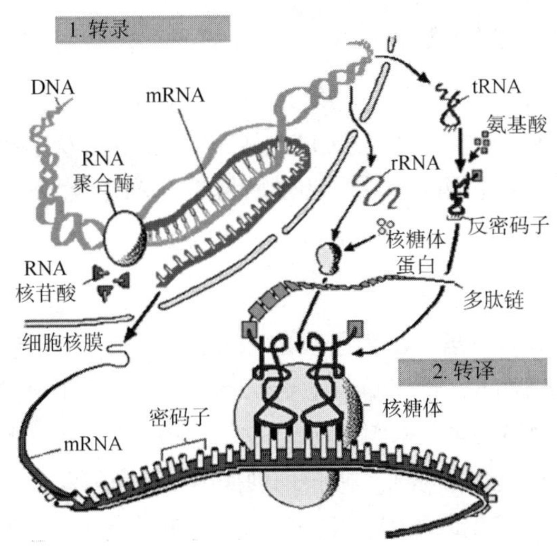

图 4-7 蛋白质的生物合成

（二）氨基酸的活化

氨基酸活化形成氨基酰-tRNA 由氨基酰-tRNA 合成酶催化生成。

（三）肽链的生物合成过程

包括起始、延长和终止 3 个阶段，这 3 个阶段都是在核糖体上完成的。

（四）蛋白质的翻译后修饰和靶向运输

1. 蛋白质的翻译后修饰 翻译后加工是指无生物学活性的新生多肽链转变为有天然构象和生物学功能的过程。几类蛋白质参与多肽链折叠为天然三维构象的过程。对肽链一级结构的加工包括去除 N 端的甲硫氨酸、个别氨基酸的共价修饰及使一条多肽链消解产生不同活性肽段等过程；空间结构的加工包括亚基聚合及辅基连接等。

2. 蛋白质的靶向运输 蛋白质的靶向输送是使合成的蛋白质前体跨过膜性结构、被定向输送到特定细胞部位而发挥其生物学功能的复杂过程。在真核细胞细胞液中合成的分泌型蛋白质、溶酶体蛋白质、内质网蛋白质、线粒体蛋白质、质膜蛋白质和细胞核蛋白质等前体肽链中都有特异信号序列，它们引导蛋白质通过不同机制被靶向输送。

（五）蛋白质生物合成的干扰和抑制

某些药物和生物活性物质能抑制或干扰蛋白质的生物合成。多种抗生素通过抑制蛋白质的生物合成而发挥杀菌、抑菌作用。

四、基因表达调控

（一）基本概念

1. 基因表达 是指基因转录及翻译的过程。

2. 基因表达的特点 基因表达具有时间特异性和空间特异性，时间特异性是指基因表达按一定的时间顺序发生；空间特异性是指多细胞生物个体在某一个特定生长发育阶段，同一基因在不同的组织器官表达不同。

（二）基因表达调控的基本原理

基因表达调控是在多级水平上进行的复杂事件。其中转录的起始是基因表达的基本控制点。基因转录激活调节基本要素涉及 DNA 序列、调节蛋白及这些因素对 RNA 聚合酶活性的影响。在其他水平，如基因的激活、转录后加工、翻译及翻译后加工对原核及真核生物的基因表达都起到调节作用。

（三）原核基因表达调节

1. 原核基因转录调节的特点 σ 因子决定 RNA 聚合酶识别特异性；操纵子模型在原核基因表达调控中具有普遍性；原核操纵子受到阻遏蛋白的负性调节。

2. 操纵子 原核生物绝大多数基因按功能相关性成簇地串联、密集于染色体上，共同组成一个单位，叫操纵子，如乳糖操纵子、阿拉伯糖操纵子、色氨酸操纵子等。一个操纵子只有一个启动序列及数个可转录的编码基因，在同一启动序列控制下，可转录出多顺反子 mRNA。

（四）真核基因表达调节

真核基因表达调控的某些机制与原核存在明显差别。包括：真核细胞内含有多种 RNA 聚合酶；处于转录激活状态的染色质结构会发生明显变化，如对核酸酶敏感，DNA 碱基的甲基化修饰，组蛋白的乙酰化、甲基化或磷酸化修饰等。

真核基因转录激活受顺式作用元件与反式作用因子相互作用调节。真核基因顺式作用元件按功能特性分为启动子、增强子及沉默子。反式作用因子就是指（真核）转录调节因子，简称转录因子，可分为基本转录因子和特异转录因子。基本转录因子是 RNA 聚合酶结合启动子所必需的一组蛋白因子，决定 3 种 RNA 转录的类别。特异转录因子通过结合它的调节序列激活或阻遏特异基因的转录。所有基因的转录调节都涉及包括 RNA 聚合酶在内的转录起始复合物的形成。

五、基因重组与基因工程

为研究基因的结构与功能，从构建的基因组 DNA 文库或 cDNA 文库分离、扩增某一感兴趣的基因就是基因克隆或分子克隆，又称重组 DNA 技术。一个完整的基因克隆过程包括：目的基因的获取，克隆基因载体的选择与改造，目的基因与载体的连接，重组 DNA 分子导入受体细胞，筛选出含感兴趣基因的重组 DNA 转化细胞。实现基因克隆，需要一些重要的酶，如限制性核酸内切酶及连接酶等。重组 DNA 技术在疾病基因的发现、表达有药用价值的蛋白质、DNA 诊断及疾病的预防等方面具有广泛的应用价值，促进了当代分子医学的诞生和发展。

（冯文坡）

第五章　细胞生物学

细胞生物学是从微观水平反映生物体宏观生、老、病、死的基本生命活动规律，成为生命科学的基础。首先，基础医学各科，如组织学、胚胎学、生物化学、神经生物学、生理学、寄生虫学、微生物学、免疫学、药理学、病理解剖学及病理生理学都是以细胞生物学为研究基础，以细胞生物学为理论指导。其次，细胞生物学也是临床医学的重要基础之一。细胞不仅是“人体结构和功能的基本单位”，也是“人体疾病的基本单位”。从细胞生物学的角度出发，医生给患者看病，其实是直接或间接地解决细胞的正常生长与增殖问题。另外，大量的医学重大前沿课题的解决，如生育控制、肿瘤防治等都离不开细胞生物学的研究。

本课程基本要求是要求学生系统地掌握细胞生物学的基本理论、知识和技术。了解近年来分子细胞生物学的研究进展。了解细胞生物学与医学科学的密切联系。目的是在现代水平上讲授关于细胞结构和功能的基本理论；并对结构损伤和功能失调而引起的疾病做适当的联系，以便为学生学习专业课打下必要的细胞生物学基础。

第一节　概　　论

一、细胞生物学的研究内容

细胞生物学是一门以细胞为研究对象，从细胞的整体水平、亚显微水平、分子水平等3个层次，以动态的观点，研究细胞和细胞器的结构和功能、细胞的生活史和各种生命活动规律的学科。

细胞生物学的研究内容主要如下。①细胞的形态结构与化学组成：包括细胞的整体结构、超微结构、细胞连接、细胞结构的分子组成和细胞内的化学成分等；②细胞和细胞器的功能：如细胞的物质运输、信号识别与转导、能量转换、遗传信息的表达及细胞的消化等功能；③细胞的增殖与分化：包括细胞的增殖及其调控、分化及其调控等；④细胞的衰老和死亡。目前，细胞生物学与分子生物学、神经生物学和生态学并列为生命科学的四大基础学科。

二、细胞生物学的发展

细胞生物学这门学科的发生和发展包括细胞的发现、细胞学说的创立和细胞学研究的经典时期3个过程。20世纪80年代以来，分子生物学的蓬勃发展，使细胞生物学跃上了一个新台阶——分子细胞生物学。近几十年来，细胞生物学从细胞的细微结构深入到分子水平上去研究结构与功能，且已经取得很多成就。

三、当前细胞生物学研究的总体趋势与重点领域

1. 当前细胞生物学研究中的三大基本问题 ①细胞内的基因组是如何在时间与空间上有序表达的；②基因表达的产物是如何逐级装配成基本结构体系及各种细胞器；③基因表达的产物是如何调节细胞最重要的生命活动过程的。

2. 当前细胞基本生命活动研究的若干重大课题 ①染色体 DNA 与蛋白质相互作用关系；②细胞增殖、分化、凋亡的相互关系及调控；③细胞信号传导的研究；④细胞结构体系的装配。

第二节 细胞的基础知识

一、细胞的基本特征

细胞是一切生物体进行生命活动的基本结构和功能单位，一切生物体都是由细胞构成，细胞是代谢与功能的基本单位，是生物体生长与发育的基础，也是遗传的基本单位。组成细胞的化学物质包括水和无机离子这些无机物，也包括蛋白质、核酸、糖类和脂类等生物大分子。细胞内的生物大分子一般以复合分子的形式存在，如核蛋白、糖蛋白、脂蛋白、糖脂等，组成细胞的基本结构体系。所有细胞都有细胞膜、都有 DNA 与 RNA 和核糖体，所有的细胞都以一分为二的方式分裂增殖。

二、原核细胞与真核细胞

细胞分为原核细胞和真核细胞。原核细胞无典型核结构，其遗传物质仅由一个裸露的环状 DNA 构成，最主要的特征就是细胞内没有分化出以膜为基础围成的细胞核。其代表为支原体、衣原体、立克次体、细菌、放线菌和蓝藻 6 类，支原体是目前发现的最小、最简单的细胞。

真核细胞最主要的特点是细胞内由膜间隔成了许多功能区，结构复杂，包括生物膜系统、遗传信息表达结构系统和细胞骨架系统。这三大基本结构构成了细胞内部结构精细、分工明确及职能专一的各种细胞器，并以此为基础，保证了细胞生命活动的高度程序化和高度的自控性。而细胞内部结构与功能的分工也成为原核细胞和真核细胞的重要标志（图 5-1），遗传装置和基因的复杂化和多层次化也成为它们区别的另一重要标志。

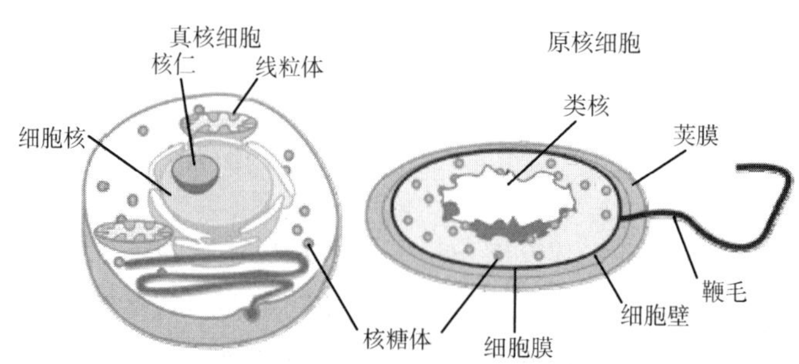

图 5-1 真核细胞（左）与原核细胞（右）的对比

第三节　细胞膜及其表面结构

一、细　胞　膜

细胞膜（cell membrane）又称细胞质膜，是细胞表面的一层薄膜，把细胞内部与周围环境分开的边界，使细胞与周围环境和细胞之间进行物质交换和信息传递的重要通道。

细胞膜的化学组成基本相同，主要由脂类、蛋白质和糖类组成。目前阐明细胞膜的结构模型主要为流动镶嵌模型（图 5-2），主要强调 2 点：①膜的流动性，膜蛋白和膜脂均可侧向运动；②膜蛋白的极性、分布的不对称性，有的蛋白镶嵌在膜表面，有的嵌入或横跨脂双分子层。

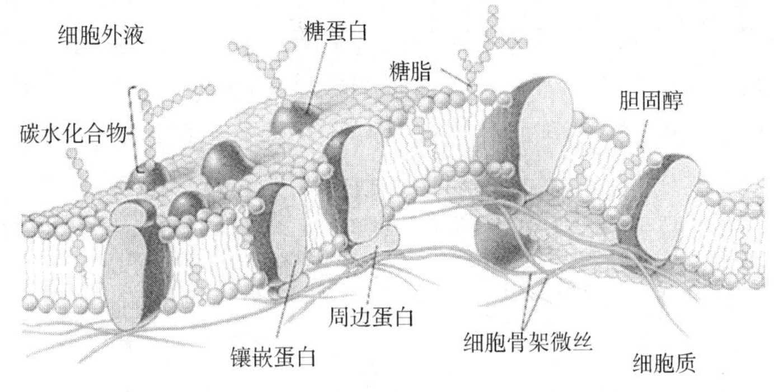

图 5-2　细胞膜的流动镶嵌模型

细胞膜的功能主要体现在：①为细胞的生命活动提供相对稳定的内环境；②介导选择性的物质运输，包括代谢底物的输入与代谢产物的排出，其中伴随能量传递；③提供细胞识别位点，并完成细胞内外信息跨膜传递；④为多种酶提供结合位点，使酶促反应高效有序进行；⑤介导细胞与细胞、细胞与基质之间的连接；⑥参与形成具有不同功能的细胞表面特化结构，包括微绒毛、变形足、细胞内褶、纤毛和鞭毛。

在细胞膜下约 0.2μm 厚的溶胶层是由与膜蛋白相连的，由纤维蛋白组成的网架结构，通过锚蛋白与细胞膜连接，这一结构称为膜骨架。细胞骨架（微管、微丝等）也通过膜骨架与细胞膜相连（图 5-3）。

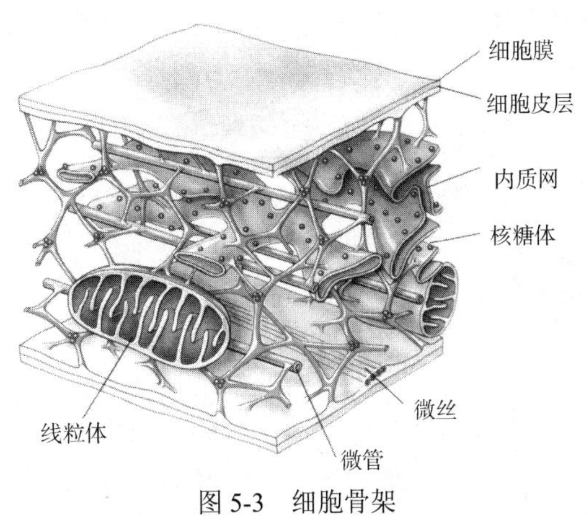

图 5-3　细胞骨架

二、细胞连接与细胞外基质

（一）细胞连接

细胞连接是细胞间的联系结构，是细胞质膜局部区域特化形成的，在结构上包括膜特化部分、质膜下的胞质部分及质膜外细胞间的部分。细胞连接是多细胞有机体中相邻细胞之间通过细胞质膜相互联系、协同作用的重要基础。从功能和形态上，细胞连接可分为三大类，即封闭连接、锚定连接和通讯连接。

封闭连接在结构上表现为紧密连接，一般存在于上皮细胞之间，是目前所知的距离最近的连接，常与黏合连接及桥粒共同形成连接复合体。锚定连接是通过细胞的骨架系统将细胞或细胞与基质相连成一个坚挺的、有序的细胞群体，使细胞间、细胞与基质间具有抵抗机械张力的牢固黏合。根据参与连接的细胞骨架的成分，锚定连接可分为 2 类：一类是与肌动蛋白丝相连的锚定连接；另一类是与中间丝相连的锚定连接。大多数组织的细胞间存在着一种连接通道，能保持细胞间的电信号和化学信号上的联系，从而实现细胞群的合作和协调，这种连接称为通讯连接。在动物细胞中表现为间隙连接和化学突触 2 种形式。在植物细胞间则存在着另一种特化的胞膜间的联系——胞间连丝，是由穿越细胞壁的细胞膜组成的管状胞质通道。

（二）细胞外基质

细胞外基质（extracellular matrix，ECM），是由动物细胞合成并分泌到胞外、分布在细胞表面或细胞之间的大分子，主要是一些多糖和蛋白或蛋白聚糖（图 5-4）。这些物质构成复杂的网架结构，支持并连接组织结构、调节组织的发生和细胞的生理活动。细胞外基质将不同类型的细胞有机地结合在一起，进而构成完整的有机体；对细胞起着支持、保护和营养作用，同时对细胞的分裂、分化、识别、黏附、运动迁移、细胞通讯及基因表达等都有重要作用。此外，细胞外基质还与许多病理过程有关，如创伤的修复、肿瘤转移、老年病、胶原病、骨头病、糖尿病等。可以说细胞外基质对细胞的一切生命活动都有影响，有时甚至起决定性作用。

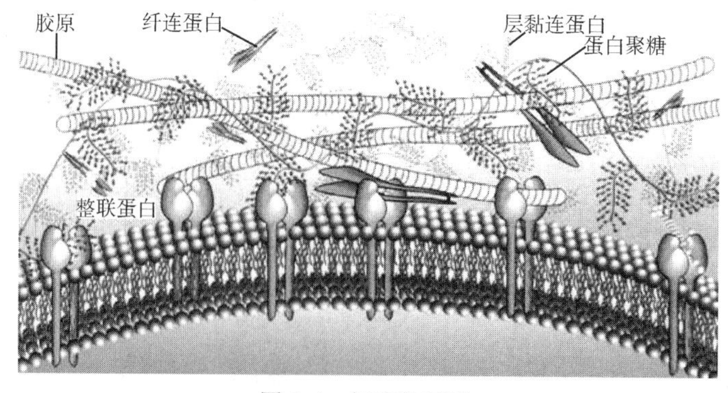

图 5-4 细胞外基质

构成细胞外基质的大分子种类繁多，可大致归纳为四大类：胶原、非胶原糖蛋白、氨基聚糖与蛋白聚糖和弹性蛋白。胶原是一类由不同亚单位组成的蛋白，是细胞外基质的主要成分，占人体蛋白质的30%以上，遍布于全身各种组织和器官，属不溶性纤维蛋白。非胶原糖蛋白，是细胞外基质成分的组织者，它们使细胞与细胞外基质相互黏着，同时介导细胞的运动迁移，并在细胞的分化和创伤中起着重要作用。根据氨基聚糖的结构特点可将其分为透明质酸、硫酸软骨素、硫酸皮肤素、肝素、硫酸乙酰肝素及硫酸角质素等。弹性蛋白是构成弹性纤维网络的主要成分，赋予组织以弹性。

第四节　细胞质基质与内膜系统

一、细胞质基质

细胞质基质是细胞质内除可分辨的细胞器和内含物以外的较为均质的半透明液态部分，具有维持细胞内环境稳定性的功能。在物质代谢中，是一切中间代谢反应的场所，对于细胞形态与运动、胞内物质运输及各种大分子的定位，维持细胞内环境的稳定性具有重要作用。

二、内 膜 系 统

内膜系统是指内质网、高尔基体、溶酶体和液泡（包括内体和分泌泡）4类膜结合细胞器。因为它们的膜是相互流动的，处于动态平衡，在功能上也是相互协同的。广义上的内膜系统概念也包括线粒体、叶绿体、过氧化物酶体、细胞核等细胞内所有膜结合的细胞器。

内膜系统是真核细胞完成各种复杂生命活动所必需的基本结构，也是真核细胞不同于原核细胞的特征。和细胞膜一样，内膜系统也是一种动态结构，具有流动性、镶嵌性、不对称性和蛋白质极性。

（一）内质网

内质网是真核细胞重要的细胞器，约占细胞总膜面积的一半，是封闭的网络系统。根据形态和功能的不同，分为粗面内质网（膜表面有核糖体附着的内质网，是分泌蛋白和膜蛋白质等的合成与加工场所）和滑面内质网（膜表面没有核糖体附着的内质网，主要与脂质的合成有关），是内膜系统的发源地，其主要功能是蛋白质的合成、修饰与加工和新生肽链的折叠、组装与运输，还具有合成脂质和解毒等功能。

（二）高尔基复合体

高尔基体是由数个扁平囊泡堆在一起形成的高度有极性的细胞器，常分布于内质网与细胞膜之间，呈弓形或半球形，凸出的一面对着内质网称为形成面或顺面；凹进的一面对着质膜称为成熟面或反面。顺面和反面都有一些或大或小的运输小泡，在具有极性的细胞中，高尔基体常大量分布于分泌端的细胞质中。因其看上极像滑面内质网，因此有科学家认为它是由滑面内质网进化而来的。

高尔基体中的标志酶为糖基转移酶。主要功能是将内质网合成的蛋白质进行加工、分类、包装，然后分门别类地送到细胞特定的部位或分泌到细胞外。高尔基体是完成细胞分泌物（如分泌蛋白）最后加工和包装的场所。此外，高尔基体还合成一些分泌到胞外的多糖和修饰细胞膜的材料。

（三）溶酶体和微体

1. 溶酶体 真核细胞中的一种细胞器，是单层膜包被的囊状结构，内含多种水解酶，专门分解各种外源和内源的大分子物质（图 5-5）。已发现溶酶体内有 60 余种酸性水解酶，其中酸性磷酸酶是其标志酶。这些酶控制多种内源性和外源性大分子物质的消化。因此，溶酶体具有溶解或消化的功能，为细胞内的消化器官。

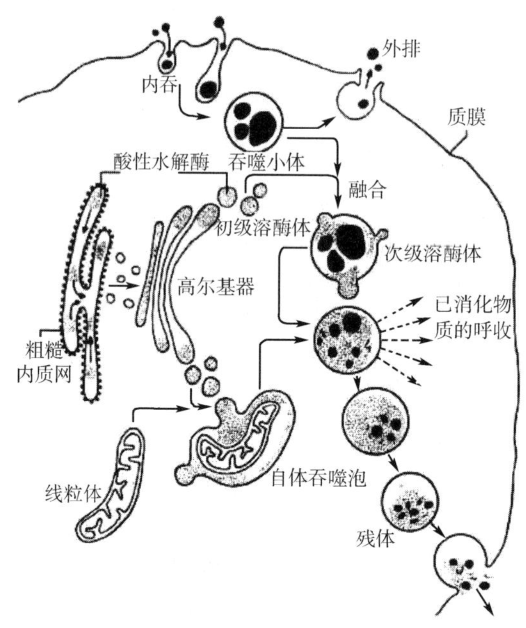

图 5-5 溶酶体

溶酶体虽然在机体的防御系统中发挥重要作用，但在某些情况下，有些疾病也与溶酶体有关，与溶酶体有关的先天性疾病绝大部分是由于缺乏某些溶酶体水解酶，导致某种物质在组织中大量积累，从而造成疾病。例如，二氧化硅尘粒使得肺组织纤维化（矽肺）；肺结核能抵抗溶酶体水解酶的消化作用，使结核杆菌在肺泡内大量生长繁殖，导致巨噬细胞裂解，反复感染引起肺组织钙化和纤维化等。

2. 微体 一种具有异质性的细胞器，呈圆形、椭圆形或哑铃形不等，由单层膜围绕而成。根据微体内含有的酶的不同可以将微体分为过氧化物酶体、糖酵解酶体和乙醛酸循环体。过氧化物酶体的主要功能是利用氧化酶和过氧化氢酶将有害物质氧化，具有解毒和对细胞起保护作用。糖酵解酶体主要存在于原生动物寄生虫中，主要涉及糖酵解、嘌呤的再利用、脂肪酸氧化等生理代谢反应。乙醛酸循环体仅存在于某些植物细胞中，是一种植物细胞的细胞器，其把脂肪分解产生的乙酸，转化为糖类，再为种子的萌发提供能量。

（四）线粒体

线粒体是一种存在于大多数细胞中的、双层膜围绕的封闭的类似香肠的囊状结构，由外膜、内膜、膜间隙和基质构成的细胞器（图 5-6）。线粒体拥有自身的遗传物质和遗传体系，是一种半自主细胞器。线粒体是真核生物进行氧化代谢的部位，是糖类、脂肪和氨基酸最终氧化释放能量的场所，为细胞的活动提供了能量，所以有“细胞动力工厂”之称。除了为细胞供能外，线粒体还参与如细胞分化、细胞信息传递和细胞凋亡等过程，并拥有调控细胞生长和细胞周期的能力。

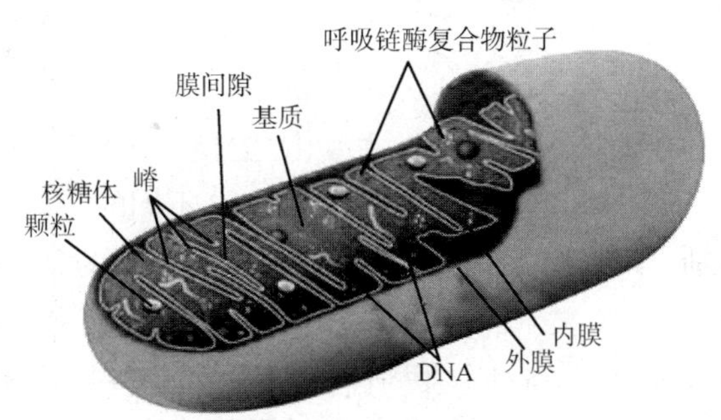

图 5-6　线粒体结构模式图

（五）细胞核

细胞核是真核细胞内最大、最明显和最重要的细胞器，是遗传信息的储存场所。其功能主要是遗传和发育。间期细胞核在结构上由核被膜、核仁、染色质和核基质几部分组成（图 5-7）。

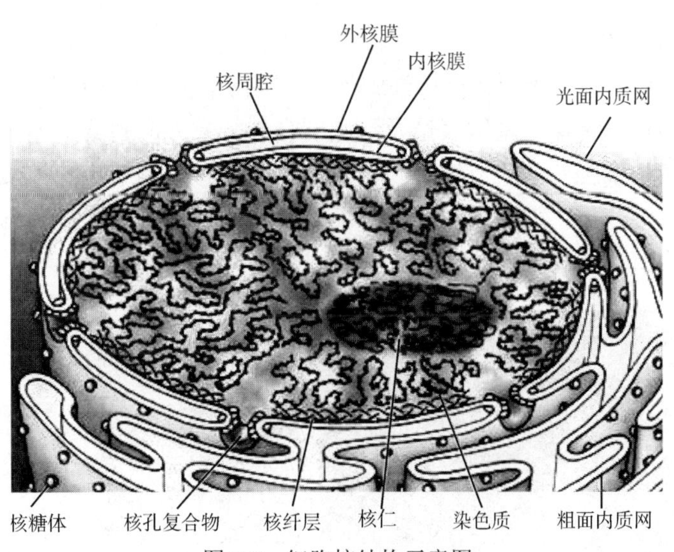

图 5-7　细胞核结构示意图

核被膜是整个细胞内膜系统的一部分，是包在细胞核外的双层膜结构。由内层膜、外层膜和它们之间的核周隙将 DNA 与细胞质分开，形成核内特殊的微环境，保护 DNA 分子免受损伤；使 DNA 的复制和 RNA 的翻译表达在时空上分隔开来，保证各种生命活动之间互不干扰而有条不紊地进行。核孔是核质与胞质之间进行物质交换的通道，为特殊的跨膜运输蛋白复合体。

染色质是核内遗传物质的存在形式，在细胞分裂的中期可凝缩成染色体的结构。染色质和染色体在化学本质上没有差异，只是构型不同。核仁为球形，一个或多个，是细胞核内浓密小体，也是核糖体生物合成的场所，涉及 rRNA 的转录加工和核糖体大小亚基的装配。除核被膜、染色质、核纤层-核孔复合体、染色体骨架及核仁以外的核内网架体系称为核骨架，又称为核基质。细胞核内很多重要的生命活动与核骨架有关，是 DNA 复制的空间支架。染色体骨架与 DNA 复制、RNA 转录与加工、染色体的构建等密切相关。

三、核 糖 体

核糖体是细胞内一种核糖核蛋白颗粒，主要由 RNA（rRNA）和蛋白质构成，其唯一功能是按照 mRNA 的指令将氨基酸合成蛋白质多肽链。不同的原核、真核生物细胞中核糖体的组成情况有很大差别，其共同特征是无膜结构，含有 40%的蛋白质和 60%的 RNA，由大、小 2 个亚基构成。

核糖体的主要功能是蛋白质的合成，包括核糖体与 RNA 相互识别、翻译起始复合物的形成及在肽键形成中的催化活性。其具体步骤包括氨基酸的活化与转运、肽链（蛋白质）合成的启动、肽链（蛋白质）延长和肽链（蛋白质）合成的终止 4 步。另外，从核糖体释放的多肽链不一定具有生物活性，多肽链从核糖体释放出来后，要经过细胞内的各种修饰处理过程，成为有生物活性的成熟的蛋白质，这一过程称为翻译后加工。

第五节 细 胞 骨 架

细胞骨架是指真核细胞中的蛋白纤维网架体系，是细胞质中由几种蛋白性纤维状成分所形成的骨架样结构。细胞骨架在保持细胞外形、维持细胞内部结构有序性、构造细胞器、细胞的物质运输与信息传递、基因表达及细胞的分裂分化方面起着必不可少的重要作用。广义的细胞骨架包括细胞外基质、细胞膜骨架、细胞质骨架和细胞核骨架，与细胞内的遗传系统、生物膜系统并称“细胞内的三大系统”。狭义的细胞骨架即细胞质骨架，由微管、微丝和中间纤维构成（图 5-8）。

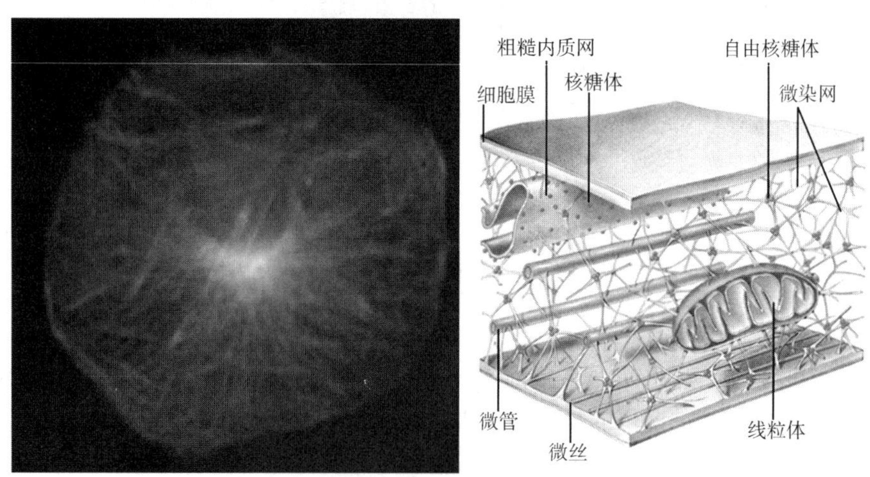

图 5-8 细胞骨架（左）及其功能示意图（右）

通常所指的细胞骨架为细胞质骨架，其中的微管由微管蛋白原丝组成的不分支的中空管状结构，能与其他蛋白共同装配成纺锤体、基粒、中心粒、鞭毛、纤毛、轴突和神经管等物，参与细胞形态的维持、细胞运动和细胞分裂。微丝由肌动蛋白分子螺旋状聚合成的纤丝，又称肌动蛋白丝，是细胞骨架的主要成分之一。微丝对细胞贴附、铺展、运动、内吞、细胞分裂等具有重要作用。中间纤维是最稳定的细胞骨架成分，与微管关系密切，可能对微管装配和稳定有作用。此外，中间纤维从核纤层通过细胞质延伸，它不仅对细胞刚性有支持作用和对产生运动的结构有协调作用，而且是中间纤维与细胞分化、细胞内信息传递、核内基因传递、核内基因表达等重要生命活动过程有关。

第六节 细胞的物质运输与信号传递

一、细胞的物质运输

细胞的物质运输可分不同的范畴：细胞通过细胞膜与其生活环境间的物质交换（细胞运输）；细胞与细胞间的物质交换（转细胞运输）；细胞内的物质交换（胞内运输）。

（一）细胞内外的物质转运

与细胞膜有关的物质运输方式主要有 2 种：一是小分子和离子的跨膜运输，一是大分子和颗粒物质的膜泡运输。细胞膜上存在载体蛋白和通道蛋白这 2 类主要的转运蛋白。

1. 离子和小分子物质的运输 小分子物质跨膜运输的基本类型可分为被动运输和主动运输。被动运输是指物质从浓度高的一侧通过膜运输到浓度低的一侧，即顺电化学梯度的跨膜扩散，动力来自于浓度梯度和电位差，不消耗细胞的代谢能。主动运输是物质逆电化学梯度进行的跨膜运输。逆电化学梯度、需要能量和由载体蛋白介导是主动运输的 3 个特点。

2. 生物大分子和颗粒物质的运输 细胞内外生物大分子及颗粒物质的转运是通过膜泡形成、位移、融合等一系列过程完成的，故称为膜泡运输，转运过程中不需要载体蛋白的协助，但是需要消耗细胞代谢能（ATP）。根据转运方向可以分为胞吞和胞吐 2 种方式。胞吞作用（内吞作用）是通过细胞膜内陷，将细胞外的大分子或是颗粒物质包裹成膜泡运进细胞的过程。胞吐作用（外排作用）细胞需要外排的大分子，先在细胞内形成囊泡，囊泡移到细胞膜处，与细胞膜融合，将大分子排除细胞。

（二）细胞内的物质运输

水分子和一些离子及一些小分子物质如单糖、核苷、核苷酸、氨基酸可以自由通过核膜，大分子和一些小颗粒物质可以有选择地通过核孔复合体进行运输。而细胞内膜系统各个部分之间的物质传递也通过膜泡运输方式进行，如从内质网到高尔基体，再从高尔基体到溶酶体等就是胞内膜泡运输。胞内膜泡运输沿微管运行，动力来自马达蛋白水解 ATP，在马达蛋白的作用下，将膜泡转运到特定的区域。

二、细胞通信

多细胞生物个体中，各个细胞通过信号分子进行信息传递，从而协调各自行为，保证生命活动的有序性。细胞信息传递主要有化学通讯、细胞间隙连接和膜表面分子接触通讯 3 种方式。化学通讯是指细胞分泌一些化学物质（如激素）至细胞外，作为信号分子作用于靶细胞，调节其功能。细胞间隙连接是细胞间的直接通讯方式，通过在细胞间形成间隙连接从而使细胞质相互沟通，交换信号分子来实现代谢耦联或电耦联。膜表面分子接触通讯是指细胞进行直接接触，通过其表面信号分子（受体）与另一细胞表面的信号分子（配体）选择性地相互作用，最终产生细胞应答的过程。

受体是一种能够识别和选择性结合某种配体（信号分子）的大分子物质，分为胞内受体和膜受体 2 类。膜受体根据其作用机制可以分为 3 类，即离子通道型受体、G 蛋白耦联受体和酶联受体。胞内受体位于胞液或胞核，结合信号分子后，受体表现为反式作用因子，可结合 DNA 顺式作用元件，活化基因转录及表达。

细胞通过多条信号通路的相互联系和相互作用，形成一种高度有序、相互协调、相互制约的信号网络，把细胞外信息分子的信号传递到细胞内或细胞核，产生许多生物学效应，从而确保人体正常的代谢活动。当信号转导出现异常时，可以引起细胞的增殖、分化、凋亡和各种代谢功能障碍，如肿瘤、心脑血管疾病、糖尿病等。

第七节 细胞的遗传

一、核酸和基因

（一）核酸

核酸是由核苷酸单体聚合而成的生物大分子，作为遗传信息的载体，与细胞及机体的生长、发育、遗传、变异和繁殖等有着密切的关系。它具备作为遗传物质的特点，即①储存并表达遗传信息；②能把遗传信息传递给子代；③物理和化学性质稳定；④有遗传变化的能力。

依据核酸的化学组成，将其分为脱氧核糖核酸（DNA）和核糖核酸（RNA）。DNA 主要分布于细胞核内（或类核区），线粒体和叶绿体中也含有 DNA，RNA 主要分布在细胞质内；非病毒的生命体中含有 DNA 和 RNA 两种核酸，病毒则仅含有其中一种：DNA 或 RNA。

核酸的基本组成单位是核苷酸，是由碱基、戊糖和磷酸三部分构成。组成核苷酸的碱基主要包括嘌呤和嘧啶，即腺嘌呤（A）、鸟嘌呤（G）、胞嘧啶（C）、胸腺嘧啶（T）及尿嘧啶（U），与两种戊糖（脱氧核糖和核糖）、磷酸分别组成脱氧核糖核苷酸和核糖核苷酸。

核酸的一级结构是指构成核酸的 4 种基本组成单位（脱氧核苷酸或核苷酸），通过 3′,5′-磷酸二酯键彼此连接起来的线型多聚体。DNA 的二级结构是指 2 条脱氧多核苷酸链按照碱基互补配对原则，反向平行盘绕所形成的双螺旋结构。双螺旋 DNA 进一步扭曲盘绕形成的特定空间结构为 DNA 的高级结构，超螺旋是 DNA 三级结构的主要形式。

天然 RNA 是单链线性分子，只有局部区域为双螺旋结构。RNA 分子包括信使 RNA（mRNA）、不均一核 RNA（hnRNA）、转运 RNA（tRNA）、核糖体 RNA（rRNA）、核内小 RNA（snRNA）和细胞质小 RNA（scRNA）等，各自结构和功能不同。真核生物的 mRNA 含有 5′-端帽子结构和 3′-多聚腺苷酸 polyA 尾巴（图 5-9）。

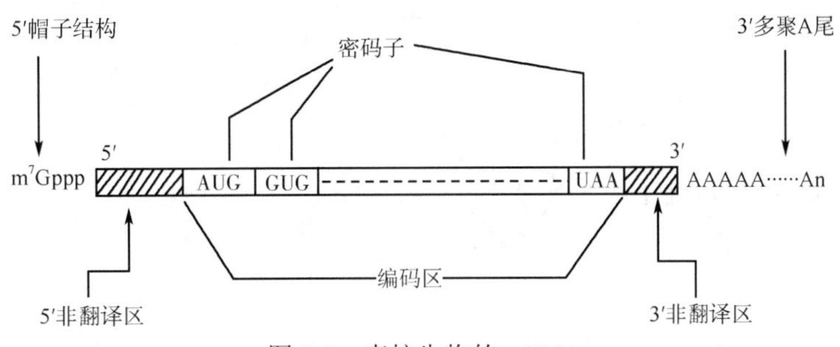

图 5-9　真核生物的 mRNA

1954 年，Crick 提出了中心法则，认为生命体的生命活动行为主要由蛋白质完成。蛋白质由其本身的遗传信息 DNA 决定，而 DNA 并不直接参与蛋白质的生物合成，而是将其遗传信息传递给 mRNA（转录），由 mRNA 在核糖体内指导蛋白质的合成（翻译）。mRNA 是生物细胞内能将遗传信息从 DNA 转录到功能蛋白上的信使或模板，其信息是以能够翻译成单个氨基酸的三联体密码形式存在的。进一步的研究发现，某些肿瘤病毒的 RNA 也可作为模板，合成 DNA，这个过程称为逆转录或反转录，有些 RNA 病毒中的 RNA 可以自我复制，这 2 个发现表明遗传信息的流向不是单向的，丰富了中心法则（图 5-10）。

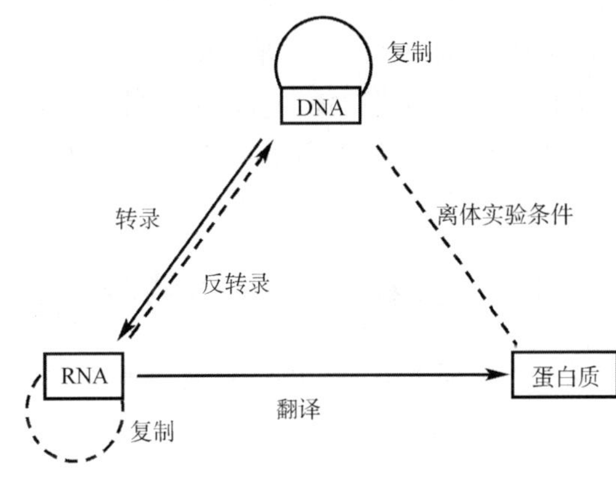

图 5-10　中心法则及其进展

变性和复性是双链核酸分子的 2 个重要物理特性。变性是指核酸分子由稳定的双螺旋结构松解为无规则线性结构的现象。复性是指变性 DNA 在适当条件下，两条互补链全部或部分恢复到天然双螺旋结构的现象，它是变性的一种逆转过程。复性发生于不同来源的核酸链之间，形成杂化双链，这个过程称为杂交。杂交可以发生于 DNA 与 DNA、RNA 与 RNA 及 DNA 与 RNA 之间。核酸杂交技术是目前研究核酸结构和功能的常用手段之一，与在其基础上发展起来的探针技术一起是许多分子生物学技术的基础。

（二）基因

基因是直线排列在染色体上的遗传颗粒，是生物的遗传物质，是遗传的基本单位。其本质是 DNA 或 RNA 分子上具有遗传信息的特定核苷酸序列。基因负载特定的遗传信息的 DNA 或 RNA 片段，在一定条件下，通过蛋白质或多肽的形式表达其功能。基因按其功能可分为 3 类：结构基因、调控基因和转录而不翻译的基因。真核生物和某些原核生物的基因组中存在断裂基因，编码序列为外显子，编码序列之间的非编码序列为内含子（图 5-11）。

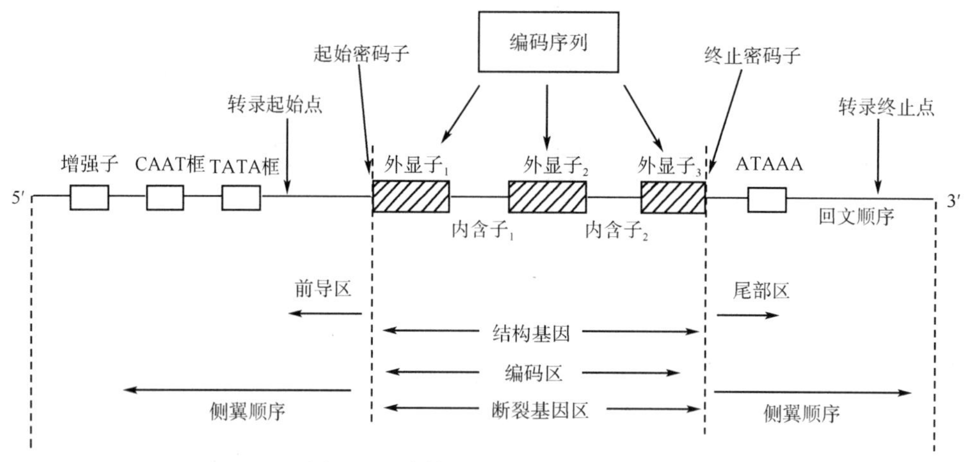

图 5-11　真核细胞基因结构示意图

原核生物与真核生物的基因各有特征。原核生物基因的特点是：①基因组较小，没有核膜包裹且形式多样；②是多顺反子；③不编码的 DNA 序列很少；④基因重叠；⑤基因是连续的；⑥结构基因重复序列少。真核基因结构特点为：①有两份同源的基因组；②为单顺反子；③存在大量重复序列；④基因组中不编码的区域多于编码区域；⑤基因是不连续的；⑥基因组远大于原核生物的基因组，具有许多复制起点，而每个复制子的长度较小；⑦基因大小差别很大；⑧真核细胞中的线粒体和叶绿体也能够携带遗传物质，并有特定的遗传方式。真核细胞中许多来源相同、结构相似、功能相关的基因，可组成基因家族或超基因家族。

二、基因表达及其调控

基因的复制和表达构成了生物细胞中遗传的信息流，基因通过转录和翻译来控制蛋白质的合成。

（一）DNA 复制

DNA 复制是指以原来的 DNA 分子为模板合成出相同分子的过程。遗传信息通过亲代 DNA 分子的半保留复制传递给子代，即新合成的子代 DNA 分子中一条链来自亲代 DNA，另一条链是新合成的。亲代的 DNA 双链，每股链都可作为模板，按碱基配对原则指导新链的合成。在 DNA 复制过程中，亲代 DNA 分子中一股以 3′→5′方向的母链作为模板指导新的链以 5′→3′方向连续合成，另一股则以 5′→3′为方向的母链指导新合成的链以 5′→3′方向合成许多不连续的片段（冈崎片段），这种复制方式称之为半不连续复制。

（二）转录及转录后加工

转录是遗传信息从 DNA 流向 RNA 的过程。即以双链 DNA 中的一条链为模板，以 ATP、CTP、GTP、UTP 4 种核苷三磷酸为原料，在 RNA 聚合酶催化下遵循碱基互补配对原则合成 RNA 的过程。此过程包括转录的起始、RNA 链的延长及转录的终止。由转录而产生的 RNA 包括携带蛋白质合成信息的 mRNA 分子、rRNA 分子、tRNA 分子和其他具有结构或催化作用的 RNA 分子。

在转录过程中，DNA 模板被转录方向是从 3′端向 5′端；RNA 链的合成方向是从 5′端向 3′端。RNA 的合成一般分 2 步，第一步合成原始转录产物（过程包括转录的启动、延伸和终止）；第二步转录产物的后加工，使无生物活性的原始转录产物转变成有生物功能的成熟 RNA。但原核生物 mRNA 的原始转录产物一般不需后加工就能直接作为翻译蛋白质的模板。

转录产物的后加工包括 RNA 的剪切、加工和编辑等。RNA 的剪切不仅可以除去内含子，而且还可以根据组织的功能需要或机体发育调节采用不同的剪切方式产生不同的 mRNA，由此产生多种不同的蛋白质。另外，mRNA 的加工还包括在 5′-端加上一个帽子结构（m^7GpppN）和 3′-端加上多聚腺苷酸 polyA 尾巴及 mRNA 内部的甲基化过程。

（三）蛋白质合成及修饰转运的调节

蛋白质合成是以 mRNA 作为模板，tRNA 作为运载工具，在有关酶、辅助因子和能量的作用下将活化的氨基酸在核糖体上装配为蛋白质多肽链的过程，这个过程称为翻译。过程大致可分为氨基酸的活化及与特异 tRNA 连接、蛋白质合成的起始、蛋白质合成的延长和蛋白质合成的终止几个阶段。蛋白质氨基酸序列是由 mRNA 中的核苷酸序列决定的。

由核糖体释放的新生肽链并不是一个完整的有生物学功能的蛋白质分子，必须经过修饰加工才具有生物学活性，蛋白合成产物的修饰加工方式包括 N 端的脱甲酰基、N 端乙酰化、多肽链磷酸化、糖基化和多肽链的切割等方式。另外，多肽链的正确折叠对于一个蛋白质功能也至关重要，在这个折叠过程中，往往需要分子伴娘的参与，以达到正确的构象折叠。

第八节　细胞增殖、分化及其调控

一、细 胞 分 裂

细胞进行一定物质准备后，进行细胞分裂，即由原来的一个亲代细胞变为两个子代细胞，这个连续的过程称为细胞增殖。细胞分裂具有周期性，即连续分裂的细胞，从一次分裂完成时开始，到下一次分裂完成时为止，称为一个细胞周期（图 5-12）。

一个细胞周期包括 2 个阶段：分裂间期和分裂期，分裂间期为分裂期进行活跃的物质准备，完成 DNA 分子的复制和有关蛋白质的合成，同时细胞有适度的生长。一般分裂间期占细胞周期的 90%～95%，可分为 G_1（DNA 合成前期）、S（DNA 合成期）、G_2（DNA 合成后期）3 个阶段，其中 G_1 期与 G_2 期进行 RNA 的复制与有关蛋白质的合成，S 期进行 DNA 的复制。在有丝分裂间期，染色质没有高度螺旋化形成染色体，而是以染色质的形式进行 DNA 单链复制。分裂期大约占细胞周期的 5%～10%，可分为分裂前期、分裂中期、分裂后期和分裂末期。

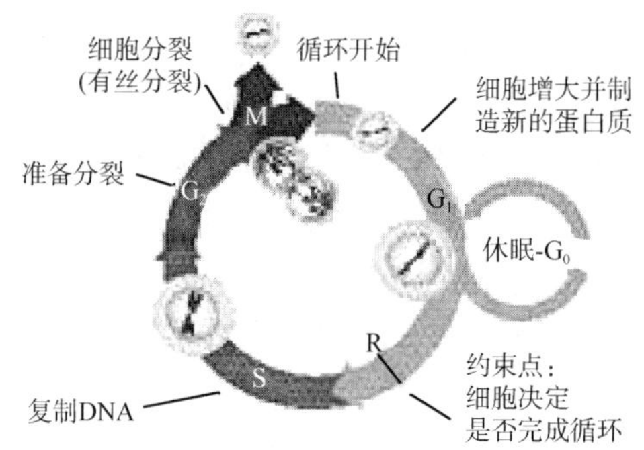

图 5-12　细胞周期分裂图

细胞种类不同，一个细胞周期的时间也不相同。其过程受到细胞内外各种因素的严格精密调控，而细胞内因是调控依据。研究发现，细胞周期蛋白依赖性蛋白激酶（cyclin-dependent protein kinases，CDKs）是细胞周期调控的重要因素。不同的 CDK 激酶对细胞周期的不同时期进行调节。影响细胞周期调控的因素包括生长因子及其受体、癌基因和抑癌基因和细胞信号传递系统等。

真核生物的细胞分裂有无丝分裂、有丝分裂和减数分裂 3 种类型。

（一）无丝分裂

无丝分裂是指处于间期的细胞核不经过任何有丝分裂时期，而分裂为大小大致相等的两部分的细胞分裂方式。因其分裂过程中没有纺锤丝与染色体的变化，所以叫做无丝分裂；又因为这种分裂方式是细胞核和细胞质的直接分裂，所以又叫做直接分裂。无丝分裂的过程比较简单，一般是细胞核先延长，从核的中部向内凹进，缢裂成为 2 个细胞核；接着，整个细胞从中部缢裂成两部分，形成两个子细胞。人体大多数腺体都有部分细胞进行无丝分裂，主要见于高度分化的细胞，如肝细胞、肾小管上皮细胞、肾上腺皮质细胞等。

（二）有丝分裂

有丝分裂又称为间接分裂，其特点是有纺锤体染色体的出现，子染色体被平均分配到两个子细胞中，这种分裂方式普遍见于高等动物和高等植物，是真核细胞分裂产生体细胞的过程。根据有丝分裂过程中细胞核的变化，可将其分裂期又人为地划分为 4 个时期，即前期、中期、后期和末期。每个时期均有其特定的结构和特点，经过有丝分裂过程，保证了机体所有细胞的染色体数目的恒定性（图 5-13）。

（三）减数分裂与配子的发生

减数分裂是生物细胞中染色体数目减半的分裂方式。性细胞分裂时，染色体只复制一次，细胞连续分裂两次，染色体数目减半的一种特殊分裂方式。减数分裂不仅是保证物种染色体数目稳定的机制，而且也是物种适应环境变化不断进化的机制。减数分裂可以分为 2 个阶段，间期和分裂期，其中分裂期又分为减数第一次分裂期和减数第二次分裂期（图 5-14）。

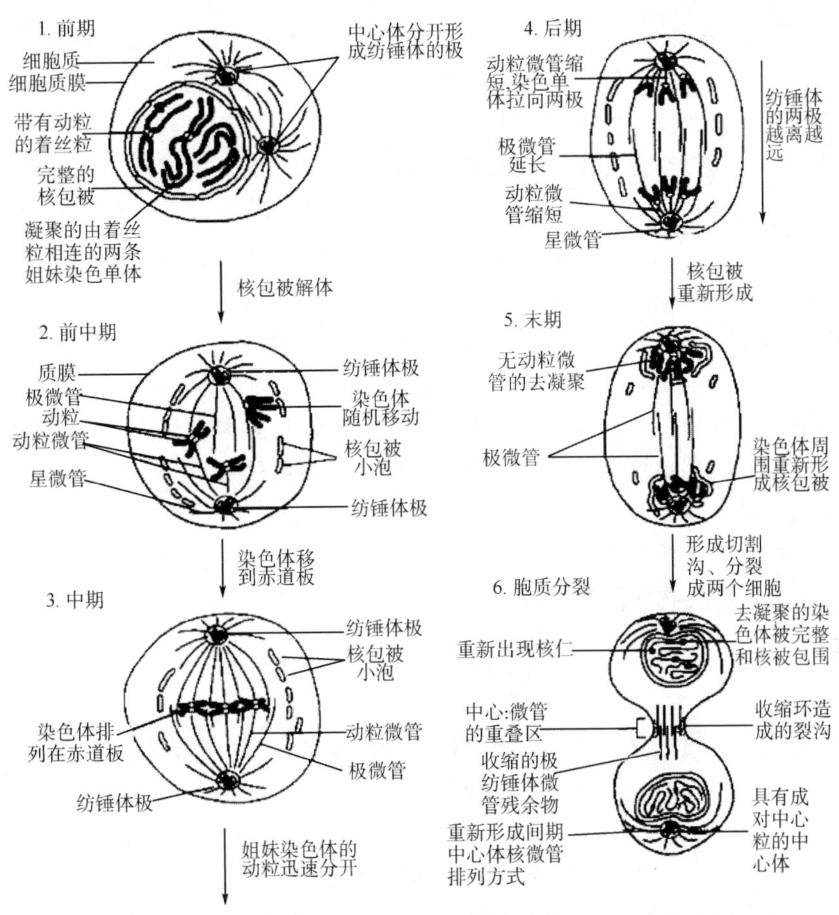

图 5-13　有丝分裂过程图解

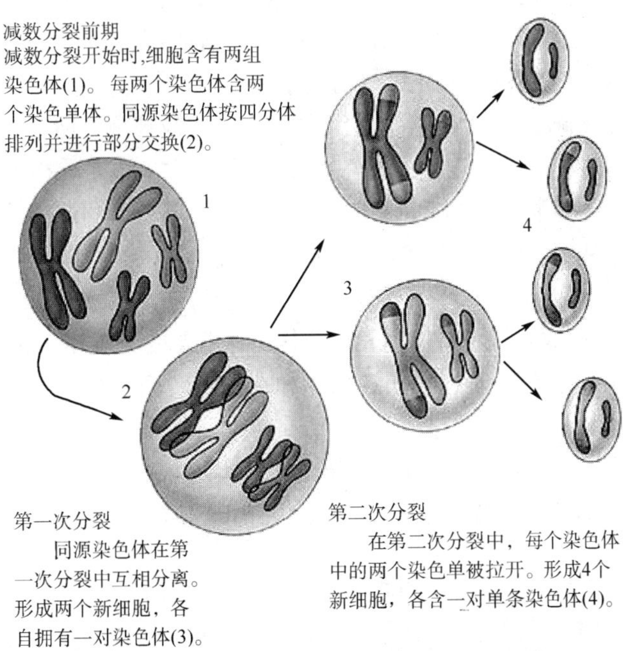

减数分裂
减数分裂前期
减数分裂开始时,细胞含有两组染色体(1)。每两个染色体含两个染色单体。同源染色体按四分体排列并进行部分交换(2)。
1
2
3
4
第一次分裂
同源染色体在第一次分裂中互相分离。形成两个新细胞，各自拥有一对染色体(3)。
第二次分裂
在第二次分裂中，每个染色体中的两个染色单被拉开。形成4个新细胞，各含一对单条染色体(4)。

图 5-14　减数分裂过程

1. 减数第一次分裂 根据染色体的形态，可将前期分为 5 个阶段：细线期、偶线期、粗线期、双线期和终变期。在此过程中，实现了同源染色体的联会，形成四分体及四分体中的非姐妹染色单体之间发生了 DNA 的片段交换，随后核膜、核仁消失，形成纺锤体；中期，各成对的同源染色体双双移向细胞中央的赤道板，着丝点成对排列在赤道板两侧，细胞质中形成纺锤体；后期，由纺锤丝的牵引，使成对的同源染色体各自发生分离，并分别移向两极；末期，到达两极的同源染色体又聚集起来，重现核膜、核仁，然后细胞分裂为 2 个子细胞。重新生成的细胞紧接着发生第二次分裂。

2. 减数第二次分裂 减数第二次分裂与有丝分裂过程基本相同，所不同的是，不再进行 DNA 的复制。这样通过减数第一次分裂，实现了同源染色体的分离，使染色体数目减半；通过减数第二次分裂，实现染色单体分离，分裂结果是染色体数目不变，DNA 分子数目减半。通过减数分裂导致了性细胞（配子）的染色体数目减半，即由体细胞的 $2n$（n 为一个染色体组中染色体数）条染色体变为 n 条染色体的雌雄配子，再经过两性配子结合，合子的染色体数目又重新恢复到亲本的 $2n$ 水平，使有性生殖的后代始终保持亲本固有的染色体数目，保证了遗传物质的相对稳定。

二、细胞分化及其调控

多细胞真核生物的每个个体都是由受精卵开始发育生长，形成胚胎，再由胚胎生长发育成个体，这个过程称为个体发育。在个体发育中，由一种相同的细胞类型经细胞分裂后逐渐在形态、结构和生理功能上发生差异，产生不同的细胞类群的过程称为细胞分化（cellular differentiation）。细胞分化的本质是基因选择性表达的结果。细胞分裂的不对称性和细胞间的相互作用是细胞分化的两个基本机制。细胞具有发育成完整个体的潜能称为细胞的全能性。高度分化的动物细胞的细胞核仍保留着物种的全套基因，因此其细胞核仍保持有全能性。细胞分化的特征为：①形态结构发生差异；②分化细胞的表型保持稳定；③细胞生理状态随分化程度不同而有所不同；④差别基因表达；⑤细胞分化方向的限定早于形态差异的出现；⑥存在去分化、转分化和再生。

基因表达（gene expression）是指基因组中特定的结构基因上所携带的遗传信息进行转录、翻译等的一系列过程。基因表达调控主要是指编码蛋白质的 mRNA 的形成和行使功能时的调节与控制。原核生物的转录和翻译是耦联的，基因表达的调节控制是以操纵子为单位的。真核基因表达从 DNA 转录为 RNA 进而合成蛋白质的途径具有不同层次、不同水平的调控，包括 DNA（基因组）水平、转录水平、转录后加工水平、翻译水平等。基因组控制主要是在 DNA 水平上调节基因的活性，其中 2 种重要的方式是 DNA 的甲基化和 DNA 重排。转录水平的调控主要是差别基因转录，即在特定时间通过差别基因转录选择性地合成蛋白质。转录后加工方面，在复杂的转录物加工中，经不同剪接产生不同的成熟 mRNA，表达不同的产物。翻译控制是在 mRNA 翻译成蛋白质的水平上进行控制，包括控制蛋白质起始合成的速率、mRNA 稳定性、mRNA 的结构和蛋白质合成的速率等。

三、细胞的衰老与死亡

细胞衰老又称老化，指细胞随着年龄的增加，其增殖能力逐渐减弱，功能和结构发生退行性变化，最终趋向死亡的不可逆的现象。细胞的衰老与死亡是新陈代谢的自然现象。根据哺乳动物体内细胞的增殖能力、分化程度和细胞寿命，可将其分为更新组织、稳定组织、恒久组织和可耗尽组织 4 类。

衰老细胞的各种形态结构呈退行性变化，主要表现在细胞皱缩、膜通透性、脆性增加，核膜内折，细胞器数量特别是线粒体数量减少，胞内出现脂褐素等异常物质沉积，最终出现细胞凋亡或坏死。衰老细胞中，DNA 的复制与转录受阻，甲基化程度、mRNA 和 tRNA 含量及蛋白质合成速度降低，不饱和脂肪酸被氧化，引起膜脂之间或与脂蛋白交联，降低细胞膜的流动性。

细胞死亡是指细胞生命现象的终结，其死亡方式有 2 种：一种为细胞坏死，是由外部的化学、物理或生物因素的侵袭而造成的细胞崩溃裂解；另一种为细胞程序性死亡（programmed cell death，PCD），是细胞在一定的生理或病理条件下按照自身的程序结束其生存，也被称为细胞凋亡（apoptosis）。细胞坏死和细胞凋亡在形态学、生化反应的改变、分子机制等方面有着本质的区别。细胞凋亡的生物学意义为：①个体发育模式形成的需要；②细胞数量和质量的调节；③保持成体器官的正常体积；④更新衰老耗损的细胞。

第九节　干　细　胞

干细胞（stem cells，SC）是一种未充分分化，尚不成熟的细胞，具有再生各种组织器官和人体的潜在功能，医学界称为“万用细胞”。具有几个显著的特点：①干细胞本身不是终末分化细胞，即干细胞不是处于分化途径的终端；②干细胞能无限地分裂；③干细胞分裂产生的子细胞或保持亲代特征，仍作为干细胞，或不可逆地向终末分化，没有第三条路。从功能上来讲，干细胞不是执行已分化细胞的功能，而是产生具有分化功能的细胞。

根据干细胞所处的发育阶段分为胚胎干细胞和成体干细胞。根据干细胞的发育潜能分为 3 类：全能干细胞、多能干细胞和单能干细胞。

一、胚胎干细胞

胚胎发育从受精卵开始，经历 2 细胞、4 细胞、8 细胞、16 细胞、桑椹胚、囊胚和孵化胚等阶段，随后发生附植，经原肠化作用形成 3 个胚层。一般认为，凡是取自早于囊胚期内细胞团之前的胚胎的干细胞及与它们结构、性质、功能一样的细胞我们都称它们为胚胎干细胞。胚胎干细胞可以无限传代和增殖而不失去其基因型和表现型，可作为生产克隆动物的高效材料。研究和利用胚胎干细胞是当前生物工程领域的核心问题之一。在未来几年，胚胎干细胞移植和其他先进生物技术的联合应用很可能在移植医学领域引发革命性进步。

二、成体干细胞

成体干细胞是一类成熟较慢但能自我维持增殖的未分化的细胞。成年动物的许多组织和器官，如表皮和造血系统，具有修复和再生的能力，成体干细胞在其中起着关键的作用。在特定条件下，成体干细胞或产生新的干细胞，或按一定的程序分化，形成新的功能细胞，从而使组织和器官保持生长和衰退的动态平衡（图 5-15）。

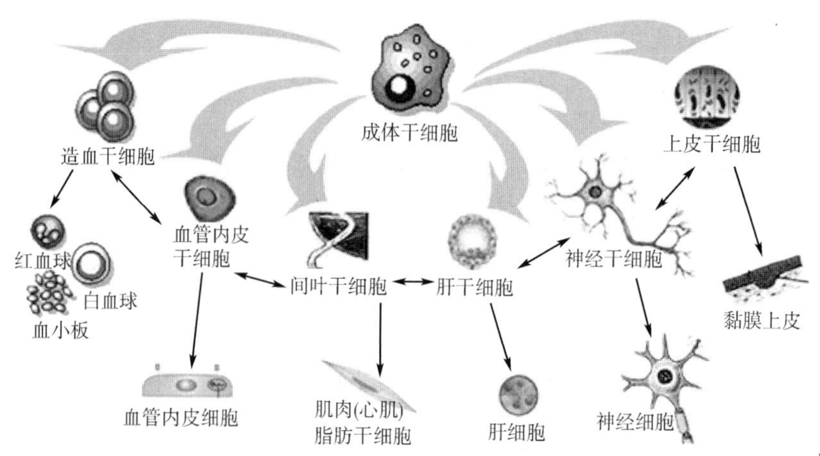

图 5-15　成体干细胞及其分化示意图

1. 造血干细胞（hemopoietic stem cell，HSC）　是指骨髓中的干细胞，具有自我更新能力并能分化为各种血细胞前体细胞，最终生成各种血细胞成分，包括红细胞、白细胞和血小板。HSC 具有良好的分化增殖能力，骨髓中的造血干细胞是骨髓移植的技术核心，用于治疗急性白血病、恶性淋巴瘤和重症贫血等。

2. 间充质干细胞（mesenchymal stem cell，MSC）　来源于发育早期的中胚层和外胚层，因其具有多向分化潜能、造血支持和促进干细胞植入、免疫调控和自我复制等特点而日益受到人们的关注。间充质干细胞在体内或体外特定的诱导条件下，可分化为脂肪、骨、软骨、肌肉、肌腱、韧带、神经、肝、心肌、内皮等多种组织细胞，连续传代培养和冷冻保存后仍具有多向分化潜能，可作为理想的种子细胞用于衰老和病变引起的组织器官损伤修复。

3. 神经干细胞（neural stem cell，NSC）　是一类具有分裂潜能和自我更新能力的母细胞，它可以通过不对等的分裂方式产生神经组织的各类细胞。神经干细胞主要有 2 类：一类是神经嵴干细胞，可发育为外周神经细胞、神经内分泌细胞和施旺细胞，也能分化为色素细胞和平滑肌细胞等；另一类一般是指存在于脑部的中枢神经干细胞，其子代细胞能分化成为神经系统的大部分细胞。

4. 表皮干细胞　皮肤是人体最大的器官，在抵御微生物入侵、紫外线辐射及防止水分的丢失、调节体温上起重要作用。皮肤外层的表皮终身不断自我更新，其基底部的干细胞持续增殖分化以取代外层终末分化细胞，从而进行组织结构的更新。外层细胞的死亡脱落与基底干细胞的分裂维持一定的平衡，这是维持正常的组织结构和细胞内环境稳定的基本要求。

5. 内皮祖细胞（endothelial progenitor cells，EPC）　是血管内皮细胞的前体细胞，亦称为成血管细胞，在生理或病理因素刺激下，可从骨髓动员到外周血，参与损伤血管的修复。

6. 脂肪干细胞（adipose-derived stem cells，ADSC）　是近年来从脂肪组织中分离得到的一种具有多向分化潜能的干细胞。ADSC 可以分化为间质类的细胞，如骨细胞、软骨细胞或脂肪细胞等。研究发现 ADSC 细胞能够在体外稳定增殖且衰亡率低，同时它具有取材容易、少量组织即可获取大量干细胞，适宜大规模培养，对机体损伤小等优点，而且其来源广泛，体内储备量大，适宜自体移植，逐渐成为近年来新的研究热点之一。

（冯文坡）

第六章　分子生物学

分子生物学是从分子水平研究生命现象、生命本质、生命活动规律的一门新兴边缘学科。以核酸和蛋白质等生物大分子的结构及其在遗传和细胞信息传递中的作用为研究对象，主要阐述：①生物大分子的结构与功能及分子间的相互作用；②基因信息的传递及调控；③细胞之间的信息传递机制；④细胞的识别；⑤细胞的增殖与分化；⑥分子生物学技术等。20 世纪 70 年代后，重组 DNA 技术迅速发展，基因工程产品逐步进入临床，疾病的诊断和治疗开始进入基因水平，DNA 序列分析技术建立并成熟，于 2003 年完成人类基因组序列图谱，使分子生物学得到了迅速的发展和完善。

医学分子生物学是分子生物学的一个重要分支，主要研究人体生物大分子和大分子体系的结构、功能，相互作用及其同疾病发生、发展的关系。医学分子生物学主要研究人体发育、分化和衰老的分子生物学基础，细胞增殖调控的分子基础，人体三大功能调控系统（神经、内分泌、免疫）的分子生物学基础，基因的结构异常或调控异常与疾病发生、发展的关系；同时，应用分子生物学理论和技术体系开展疾病的基因诊断和基因治疗、生物制药及卫生防疫等。

第一节　分子生物学基础理论

一、基因组的结构与功能

基因是遗传的物质基础，是 DNA 或 RNA 分子上具有遗传信息的特定核苷酸序列。细胞或生物体中，一套完整单体的遗传物质的总和，即某物种单倍体的总 DNA。对于二倍体高等生物来说，其配子的 DNA 总和即一组基因组，二倍体有 2 份同源基因组。

（一）病毒基因组

病毒是最简单的生物，完整的病毒颗粒包括外壳蛋白和内部的基因组 DNA 或 RNA。病毒不能独立地复制，必需进入宿主细胞中借助细胞内的一些酶类和细胞器才能使病毒得以复制。

（二）原核生物基因组

原核生物基因组多数由环状双链 DNA 分子组成，具有操纵子结构，结构基因中无内含子，DNA 绝大部分用于编码蛋白质，结构基因多为单拷贝，无重叠现象，基因组中存在重复序列，也存在可移动的 DNA 序列，如转座子和质粒等。

（三）真核生物基因组

真核生物基因组 DNA 与蛋白质结合形成染色体，储存于细胞核内，除配子细胞外，体细胞内的基因组是双份的（即二倍体），即有 2 份同源的基因组。

真核生物的基因组一般比较庞大，真核生物的基因组的结构基因是不连续的，被内含子隔断，称为断裂基因，其表达受顺式作用元件调控，包括启动子、上游启动元件、增强子。另外，也有一些蛋白质因子可通过与顺式作用元件结合而调节基因的转录活性，这些蛋白质因子称为反式作用因子。

真核细胞基因转录产物为单顺反子，具有许多复制起点。一个结构基因经过转录和翻译生成一个 mRNA 分子和一条多肽链。真核基因组的另一特点就是存在多基因家族。多基因家族是指由某一祖先基因经过重复和变异所产生的一组基因。在多基因家族中，某些成员并不产生有功能的基因产物，这些基因称为假基因。假基因与有功能的基因同源，原来可能也是有功能的基因，但由于缺失，倒位或点突变等，使这一基因失去活性，成为无功能基因。

（四）人类基因组的结构特征

真核基因组的结构特点基本上都适用于人类基因组。人类基因组 DNA 有 30 亿个碱基对，（2～3）万个基因，编码序列只占基因组总 DNA 量的 5%以下，非编码区占 95%以上，大量为重复序列。每个人之间基因组并不完全相同，也叫基因组的多态性，这个多态性表现在 DNA 的序列上。人类基因组中 DNA 序列多态性包括位点多态性和串联重复序列多态性。位点多态性又可造成限制性片段长度多态性；串联重复序列长度多态性主要发生在小卫星 DNA 和微卫星 DNA 中。

（五）基因组学与人类基因组计划

基因组学是研究生物基因组的组成，组内各基因的精确结构、相互关系及表达调控的科学。根据研究的重点，可将基因组学分为：以全基因组测序为目标的结构基因组学，来确定基因的组成和定位；功能基因组学代表基因分析的新阶段，是利用结构基因组学提供的信息系统地研究基因功能，它以高通量、大规模实验方法及统计与计算机分析为特征；而比较基因组学，则是将人类基因组与模式生物基因组进行比较，这一方面有助于根据同源性方法分析人类基因的功能，另一方面有助于发现人类和其他生物的本质差异，探索遗传语言的奥秘。

人类基因组计划是由美国科学家于 1985 年率先提出，于 1990 年正式启动。美国、英国、法兰西共和国、德意志联邦共和国、日本和我国科学家共同参与了这一预算达 30 亿美元的人类基因组计划。要揭开组成人体（2～3）万个基因的 30 亿个碱基对的秘密。人类基因组计划与曼哈顿原子弹计划和阿波罗计划并称为 3 大科学计划。人类基因组计划主要研究内容是完成遗传图谱、物理图谱、序列图谱、转录谱 4 种对人类基因组的结构分析。人类基因组计划的实施，极大地促进了医学的发展，促进了基因结构与功能的研究、基因组信息与疾病易感性的研究、基因组与癌症的研究、确定疾病的遗传学背景及药物基因组学的发展。在后基因组时代，开始研究功能基因组学和蛋白质组学，从基因的角度对疾病发生的分子机制、疾病诊断和治疗、药物的研发有了新的认识。

二、基因信息的传递

基因信息的传递包括 DNA 的生物合成（复制）、RNA 的生物合成（转录）、蛋白质的生物合成（翻译）、基因表达调控及基因重组与基因工程等几个方面。该部分内容参见生物化学的相关章节。

三、基因表达的调控

该部分内容参见生物化学章节。

四、癌基因、抑癌基因与生长因子

该部分内容参见生物化学章节。

五、细胞间信号转导

无论是高等生物还是低等生物都必须适应环境，单细胞生物可对外界环境的变化做出直接和较简单的反应而改变生命活动状态。多细胞生物对各种信息分子做出应答反应，需要细胞间复杂的信息传递系统进行传递，调节机体内相关细胞的代谢，从而协调、完善地发挥各自的功能，保证整个生命体各种生命活动的正常进行。这种细胞与细胞之间需要互相识别、联络和相互作用使机体功能协调统一的机制称为细胞通讯。细胞信号转导是指细胞外因子通过与受体结合，引发细胞内的一系列生物化学反应及蛋白间相互作用，直至细胞生理反应所需基因开始表达、各种生物学效应形成的过程。现已知道，细胞内存在着多种信号转导方式和途径，各种方式和途径间又有多个层次的交叉调控，是一个十分复杂的网络系统。

细胞间通讯方式有膜表面分子直接接触、细胞间隙连接和化学信号联系等方式。细胞信号分子是存在于生物体内外，具有调节细胞生命活动功能的化学物质。根据信号分子的作用和存在部位可分为细胞间信号分子和细胞内信号分子。细胞间信号分子由细胞分泌，调节靶细胞生命活动。可以分为内分泌信号（各种激素）、突触分泌化学信号（神经递质、神经调质）、旁分泌化学信号（各种细胞因子等）、膜表面信息分子。

受体是位于细胞膜上或细胞内、能特异性识别生物活性分子并与之结合，进而引起生物学效应的特殊蛋白质。受体在细胞信息传递过程中起极为重要的作用。根据存在的部位不同，可将受体分为膜表面受体和胞内受体 2 类。膜受体多为镶嵌糖蛋白，主要有离子通道型受体、跨膜 α-螺旋受体和单次跨膜受体。胞内受体全部为 DNA 结合蛋白，也叫核受体。受体与配体结合具有专一性、高亲和性、饱和性、可逆性和效应放大作用等特点。

第二节　常用分子生物学技术

一、基 因 工 程

基因工程（genetic engineering）又称基因拼接技术和 DNA 重组技术，是以分子遗传学为理论基础，以分子生物学和微生物学的现代方法为手段，在体外通过人工“剪切”和“拼接”等方法，对各种生物的核酸（基因）进行改造和重新组合，然后导入微生物或真核细胞内，使重组基因在细胞内表达，产生出人类需要的基因产物，或者改造、创造新特性的生物类型。

基本操作步骤包括：①获取目的基因，可采取直接从供体细胞的 DNA 中分离基因，也可以是人工合成基因；②目的基因与运载体结合，基因表达载体的构建（即目的基因与运载体结合）是实施基因工程的第二步，也是基因工程的核心。实际上是不同来源的 DNA 重新组合的过程；③将目的基因导入受体细胞；④目的基因的检测和表达（图 6-1）。

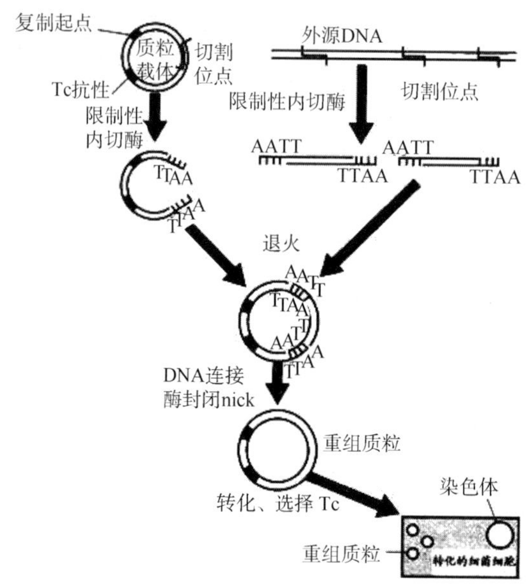

图 6-1　基因工程的基本操作步骤

二、聚合酶链式反应（polymerase chain reaction，PCR）

PCR 技术的基本原理类似于 DNA 的天然复制过程，其特异性依赖于与靶序列两端互补的寡核苷酸引物。PCR 由变性-退火-延伸 3 个基本反应步骤构成：①模板 DNA 的变性：模板 DNA 经加热至 93℃左右一定时间后，使模板 DNA 双链或经 PCR 扩增形成的双链 DNA 解离，使之成为单链，以便它与引物结合，为下轮反应作准备；②模板 DNA 与引物的退火（复性）：模板 DNA 经加热变性成单链后，温度降至 55℃左右，引物与模板 DNA 单链的互补序列配对结合；③引物的延伸：DNA 模板-引物结合物在 TaqDNA 聚合酶的作用下，以 dNTP 为反应原料，靶序列为模板，按碱基互补配对与半保留复制原理，合成一条新的与模板 DNA 链互补的半保留复制链，重复循环变性-退火-延伸 3 过程就可获得更多的“半保留复制链”，而且这种新链又可成为下次循环的模板（图 6-2）。

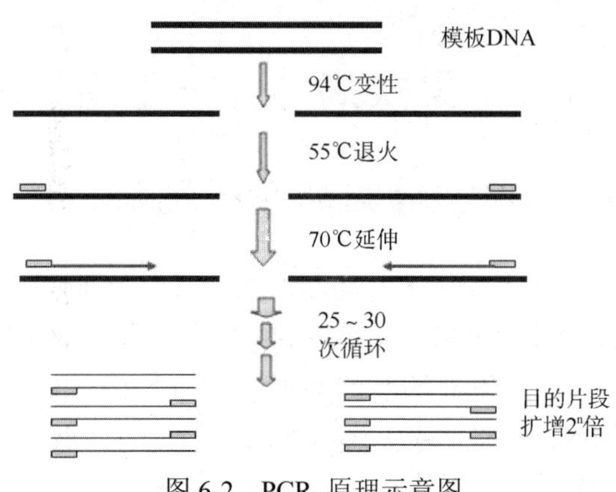

图 6-2　PCR 原理示意图

三、DNA 序列分析

DNA 序列分析的主要方法有 Sanger 的核酸链合成终止法及 Maxam 和 Gilbert 的化学降解法两大类。虽然它们的原理不同，但都可生成互相独立的若干组带放射性标记的寡核苷酸。每组寡核苷酸都有固定的起点，但却随机终止于特定的一种或多种残基上。由于 DNA 链上每一个碱基出现在可变终止端的机会均等，因而上述每一组产物都是一些寡核苷酸的混合物，这些寡核苷酸的长度由某一种特定碱基在原 DNA 片段上的位置所决定。然后在可以区分长度仅相差一个核苷酸的不同 DNA 分子的条件下，对各组寡核苷酸进行电泳分析，只要把几组寡核苷酸加样于测序凝胶中若干个相邻的泳道之上，即可从凝胶的放射自显影片上直接读出 DNA 上的核苷酸顺序。

四、核酸分子杂交

核酸分子杂交是核酸研究中一项最基本的实验技术。互补的核苷酸序列通过碱基互补配对形成稳定的杂合双链 DNA 分子的过程称为杂交。杂交过程是高度特异性的，可以根据所使用的探针已知序列进行特异性的靶序列检测。其基本原理就是应用核酸分子的变性和复性的性质，使来源不同的 DNA（或 RNA）片段，按碱基互补关系形成杂交双链分子（heteroduplex）。杂交双链可以在 DNA 与 DNA 链之间，也可在 RNA 与 DNA 链之间形成。

五、生物芯片技术

生物芯片技术是通过缩微技术，根据分子间特异性地相互作用的原理，将生命科学领域中不连续的分析过程集成于硅芯片或玻璃芯片表面的微型生物化学分析系统，以实现对细胞、蛋白质、基因及其他生物组分的准确、快速、大信息量的检测。按照芯片上固化的生物材料的不同，可以将生物芯片划分为基因芯片、蛋白质芯片、细胞芯片和组织芯片。

六、基因诊断与基因治疗

该部分内容参见生物化学章节。

第三节　常见疾病的分子生物学基础

一、肿瘤的分子机制

肿瘤是机体在各种致癌因素作用下，局部组织的某一个细胞在基因水平上失去对其生长的正常调控，导致其克隆性异常增生而形成的异常病变，分为良性和恶性两大类。

肿瘤在本质上是基因病。各种环境的和遗传的致癌因素以协同或序贯的方式引起DNA损害，从而激活原癌基因和（或）灭活肿瘤抑制基因，加上凋亡调节基因和（或）DNA修复基因的改变，继而引起表达水平的异常，使靶细胞发生转化。被转化的细胞先多呈克隆性的增生，经过一个漫长的多阶段的演进过程，其中一个克隆相对无限制的扩增，通过附加突变，选择性地形成具有不同特点的亚克隆，从而获得浸润和转移的能力，形成恶性肿瘤。

（一）肿瘤的分子生物学基础

1. 癌基因　癌基因是具有潜在的转化细胞的能力的基因。由于细胞癌基因在正常细胞中以非激活的形式存在，称为原癌基因，编码的蛋白质大都是对正常细胞生长十分重要的细胞生长因子和生长因子受体。原癌基因可被多种因素激活，基因水平的改变继而导致细胞生长刺激信号的过度或持续出现，使细胞发生转化。

2. 肿瘤抑制基因　肿瘤抑制基因的产物能抑制细胞的生长，其功能的丧失可能促进细胞的肿瘤性转化。肿瘤抑制基因的失活多是通过等位基因的两次突变或缺失的方式实现的。常见的肿瘤抑制基因有*Rb*基因、*p*53基因、*NF-l*、*APC*等。

3. 凋亡调节基因和DNA修复调节基因　凋亡调节基因是调节细胞进入程序性细胞死亡的基因，其产物在肿瘤的发生上起重要作用，如bcl-2可以抑制凋亡，Bax蛋白可以促进凋亡。DNA错配修复基因的缺失使DNA损伤不能及时被修复，积累起来造成原癌基因和肿瘤抑制基因的突变，形成肿瘤，如遗传性非息肉性结肠癌综合征。

4. 端粒与肿瘤　端粒随着细胞的复制而缩短，没有端粒酶的修复，体细胞只能复制50次。肿瘤细胞存在某种不会缩短的机制，几乎能够无限制的复制。实验表明，绝大多数的恶性肿瘤细胞都含有一定程度的端粒酶活性。

5. 多步癌变的分子基础　恶性肿瘤的形成是一个长期的多因素形成的分阶段的过程，要使细胞完全恶性转化，需要多个基因的转变，包括几个癌基因的突变和两个或更多肿瘤抑制基因的失活，以及凋亡调节和DNA修复基因的改变。

（二）致癌因素及机制

1. 化学致癌因素　化学致癌物引起人体肿瘤的作用机制很复杂。少数致癌物质进入人体后可以直接诱发肿瘤，这种物质称为直接致癌物，如烷化剂与酰化剂；而大多数化学致癌物进入人体后，需要经过体内代谢活化或生物转化，成为具有致癌活性的最终致癌物，方可引起肿瘤发生，这种物质称为间接致癌物，如多环芳烃、芳香胺类与氨基偶氮染料、亚硝胺类、真菌毒素。

2. 物理致癌因素　离子辐射引起各种癌症。长期的热辐射也有一定的致癌作用，金属元素镍、铬、镉、铍等对人类也有致癌的作用。临床上有一些肿瘤还与创伤有关，骨肉瘤、睾丸肉瘤、脑瘤患者常有创伤史。

3. 病毒与寄生虫　致瘤的病毒有 RNA 致瘤病毒和 DNA 致瘤病毒，寄生虫也可引起肿瘤发生。

二、感染性疾病的分子机制

感染是指细菌、病毒、真菌、寄生虫等病原体侵入人体所引起的局部组织和全身性炎症反应。

（一）病原菌致病

病原菌对机体的损伤取决于其在机体内的超额增殖能力及其对细胞结构的损伤力。在增殖过程中，细菌可以产生和释放导致细胞损伤的各种分子，这些分子多为热不稳定蛋白分子，称为外毒素。病原生物致病基因编码的外毒素进入细胞后，作用于宿主细胞内一些重要的功能调控分子，直接或间接作用于宿主细胞的膜结构及信号转导、基因表达等过程，使宿主细胞受损或功能丧失。而病原菌与宿主的相互作用始终影响着感染性疾病的转归，临床上广泛使用的抗生素使病原菌通过产生钝化酶、改变药物的作用靶点、改变细胞壁的通透性、主动外排机制或改变代谢途径，实现对抗生素的耐药。

（二）病毒致病

病毒侵入机体是否引起发病，取决于病毒的毒力和宿主的抵抗力（包括特异性和非特异性免疫因素），而且二者的相互作用受到外界各种因素的影响。病毒有高度的寄生性，完全依赖宿主细胞的能量和代谢系统，获取生命活动所需的物质和能量。病毒的复制过程叫做复制周期。病毒侵入机体后，在宿主细胞中复制会对宿主造成损伤，这种损伤可能是病毒复制并破坏细胞直接导致的结果，也可能是宿主的免疫系统识别受感染细胞后做出的过度反应引起的。病毒对宿主细胞的直接作用包括溶细胞感染、稳定感染和整合感染。而大部分病毒感染对宿主造成的损伤是病毒刺激宿主的免疫应答对机体造成的冲撞损伤，这种损伤也称为免疫病理损伤。

三、炎症的分子机制

炎症是十分常见而又重要的基本病理过程，体表的外伤感染和各器官的大部分常见病和多发病都属于炎症性疾病。

炎症是具有血管系统的活体组织对损伤因子所发生的防御反应。血管反应是炎症过程的中心环节。它可以是感染引起的感染性炎症，也可以不是由于感染引起的非感染性炎症。通常情况下，炎症是有益的，是人体的自动的防御反应，但是有的时候，炎症也是有害的。根据持续时间不同分为急性炎症和慢性炎症。

急性炎症以发红、肿胀、疼痛等为主要特征，即以血管系统反应为主所构成的炎症。局部血管扩张，血液缓慢，血浆及白细胞等血液成分渗出到组织内，渗出主要是以静脉为中心。慢性炎症的病程较长，数月至数年以上。可由急性炎症迁延而来，或由于致炎因子的刺激较轻并持续时间较长，一开始即呈慢性经过。如结核病或自身免疫性疾病等。慢性炎症时，局部病变多以增生改变为主，变质和渗出较轻；炎细胞浸润多以淋巴细胞、巨噬细胞和浆细胞为主。

四、动脉粥样硬化的分子基础

动脉粥样硬化是一组动脉硬化的血管病中常见的最重要的一种，其特点是受累动脉病变从内膜开始。一般先有脂质和复合糖类积聚、出血及血栓形成，纤维组织增生及钙质沉着，并有动脉中层的逐渐蜕变和钙化，病变常累及弹性及大中等肌性动脉，一旦发展到足以阻塞动脉腔，则该动脉所供应的组织或器官将缺血或坏死。由于在动脉内膜积聚的脂质外观呈黄色粥样，因此称为动脉粥样硬化。动脉粥样硬化就是动脉壁上沉积了一层像小米粥样的脂类，使动脉弹性减低、管腔变窄的病变。动脉粥样硬化是西方发达国家的主要死亡原因。

现在认为，本病变是多因素共同作用的结果，首先是病变处于平滑肌细胞、巨噬细胞及 T 淋巴细胞的聚集区；其次是包括胶原、弹性纤维及蛋白质多糖等结缔组织基质和平滑肌细胞的增生；第三是脂质，其中主要含胆固醇结晶及游离胆固醇和结缔组织。粥样硬化斑块中脂质及结缔组织的含量决定斑块的稳定性及是否易导致急性缺血事件发生。

五、衰老的分子机制

衰老是生物界的普遍现象，是指生物体达到生殖成熟后在各个水平显现出来的随机的、全身性的紊乱状。分子生物学认为衰老是分子水平出现微小变化的综合表现。目前国内外在衰老的分子生物学机制研究方面都取得了很大的发展，提出了多种学说，主要有程序衰老学说、自由基学说、端粒学说、错误成灾学说、基因调节学说、线粒体 DNA 损伤学说、糖基化衰老学说、交联学说、细胞凋亡学说等。

（一）线粒体 DNA 损伤学说

线粒体 DNA 损伤是近年来国际上研究衰老机制的热点，有学者认为它是细胞衰老与死亡的分子基础。线粒体是细胞的能量工厂，线粒体功能异常，将影响整个细胞的代谢而导致病变。已发现一些以 ATP 为主要能源，代谢旺盛的器官，如人心肌，骨骼肌，脑等将首先表现衰老。

（二）自由基学说

自由基是一类具有高度活性的物质，可以在细胞代谢过程中连续不断地产生，它可直接或间接地发挥强氧化作用，广泛参与机体的生理和病理过程。自由基对健康的作用具有双重性，低浓度自由基为维持健康所必须，过量自由基则对于不饱和脂肪酸、蛋白质分子、核酸分子、细胞外可溶性成分及膜脂质等具有十分有害的破坏性作用。正常人体内存在清除自由基的系统，如 SOD。但随年龄的增长，人体内 SOD 的活性逐渐下降，最后无力清除不断蓄积下来的活性氧和自由基，随着自由基的大量堆积，人体的衰老速度就不断加快。

（三）程序衰老学说

该学说认为衰老与生长、发育及成熟类似，都是由遗传决定，按时空顺序表现出来的生命现象。衰老是生命周期中已经安排好的程序，遗传信息按时激活退变过程，退变过程逐渐展开，最终导致衰老和死亡。

（四）端粒学说

衰老的分子水平研究还表明，端粒与衰老密切相关。人类体细胞端粒最初长度约为 17 000bp，细胞每分裂一次，端粒缩短 50～200bp，当端粒缩短到 2000～4000bp 时，体细胞失去分裂能力，开始衰老和死亡。

（五）细胞凋亡学说

细胞凋亡是机体更好地适应环境而主动死亡。细胞凋亡参与多种与衰老相关的病理过程，如骨质疏松、阿尔茨海默病等。细胞凋亡以 2 种形式对衰老起作用：一是清除已经受损的和功能障碍的细胞，继续保持内环境稳定；一是清除不能再生的细胞。通过以上机制，使体细胞特别是具有重要功能的细胞数量减少，造成其所组成的重要器官发生老年性进行性病理过程。

（六）错误成灾学说

该学说认为，基因在复制和表达中会出现错误，错误的积累和重复使错误不断扩大，使细胞乃至个体衰老。如 DNA 转录 mRNA 的过程发生微小的差异，带有该微小差异的 mRNA 会翻译出进一步偏离的蛋白质，该蛋白质如果属于 DNA 聚合酶，会合成差异程度更大的 DNA，这样的差错经过每一次信息传递都扩大一些，形成恶性循环，使细胞内积累许多差错分子造成灾难，细胞正常功能不能发挥，致使细胞衰老死亡。

（七）糖基化衰老学说

该学说认为，糖基化造成的蛋白质的交联损伤是衰老的主要原因，由此造成结构蛋白的硬化和功能酶如抗氧化酶和 DNA 修复酶等的损伤，还会造成能量供应的减少，代谢功能的降低，平衡功能的失调等老化过程。

（八）交联学说

该学说认为，衰老可能起因于生命所必需的主要成分（核酸和蛋白质）步步发生的化学交联反应的结果。某些化学物质可以使 DNA 双链的两股发生交联，并使动物寿命缩短。胶原纤维间的交联可使纤维结缔组织在正常交联的基础上过度交联，从而使对小分子物质的通透性降低，可能与结缔组织变性有关，从而影响了结缔组织的张力及韧性。蛋白质分子的交联对机体有更为严重的损伤，这是因为机体交联形成的复合物多半是蛋白质，这种致密的聚集物在细胞内外聚集，各种酶无法将其分解，妨碍了机体正常功能。故这种交联可能引起各种不良后果而导致衰老。

（梁高峰）

第七章 遗 传 学

遗传学是研究生物发育与功能信息的储存、传递和实现规律的一个科学分支。医学遗传学，亦称人类遗传学，是遗传学知识在医学领域中的应用，其研究对象是人类。医学遗传学主要由人类细胞遗传学和人类生化遗传学组成。它们分别用形态学和生物化学方法研究人类正常及变异性状的物质基础。而分子遗传学是生化遗传学的发展和继续；分子细胞遗传学则是细胞遗传学与分子遗传学结合的产物。它们互相补充，甚至正融为一体，使人们能从基因水平提示各种遗传病的本质，从而不断完善基因诊断、预防以至治疗遗传病的措施。

医学遗传学，研究人类的形态、结构、生理、生化、免疫、行为等各种性状在遗传上的类别、人类群体的遗传规律及人类遗传性疾病的发生机制、传递规律及预防等，着重于人类遗传性疾病的研究。当前，遗传病常见有染色体病、单基因病、多基因病、线粒体基因病和体细胞遗传病等类型。染色体病是由于染色体畸变即数目异常和（或）结构畸变所引起的染色体疾病。如果一种遗传病的发病涉及一对基因，则由它所导致的疾病就称为单基因病，它符合孟德尔遗传定律，所以又称为孟德尔式疾病。由于多个基因与环境因子共同作用所引起的遗传病为多基因病。线粒体基因病是由于线粒体上的基因突变所致的遗传病，呈母系遗传。体细胞遗传病是体细胞中遗传物质改变所致的疾病，因为它是体细胞中遗传物质的改变，所以一般并不向后代传递。

第一节 遗传的细胞学基础

细胞是人体结构和功能的基本单位，遗传信息的储存、复制、转录和翻译都在细胞中完成。遗传信息的载体是细胞核中的染色体，遗传物质的传递及其变异则通过繁殖来完成，而繁殖活动是以细胞分裂为基础进行的，所以细胞学中染色体和细胞增殖的相关知识就构成了遗传学的基础内容。

一、染色质与染色体

染色质指间期细胞核中可被碱性染料着色的物质，是呈伸展状态的蛋白纤维。染色体是细胞处于分裂期时由染色质高度盘绕、折叠而成的棒状结构。因此，染色质和染色体是同一物质在细胞周期不同时期不同形态结构的表现形式。染色质的基本结构单位是核小体。

间期核中染色质根据其形态特征、折叠盘曲程度和染色性能的不同，分为常染色质和异染色质 2 种类型。常染色质指在间期细胞核中着色浅而均匀、折叠压缩程度低、处于伸展状态的染色质纤维，含有单一或中度重复序列的 DNA 分子。异染色质是指间期细胞核中折叠压缩程度高、处于聚缩状态、着色较深的染色质纤维，其中的 DNA 是高度重复序列。

性染色质指性染色体（X-染色体和 Y-染色体）在间期核中呈现出的特殊结构，包括

X-染色质和 Y-染色质 2 种，它们在性别鉴定等方面具有重要作用。

二、人类染色体

正常人体细胞的全部染色体称为一个染色体组，具有一个染色体组的细胞称为单倍体，用 n 表示。若细胞中具有 2 个染色体组，则被称为二倍体，用 $2n$ 表示；如人的体细胞含有 46 条染色体，包括 2 个染色体组，因此是二倍体，$2n=46$。其中 44 条（22 对）为常染色体，另 2 条与性别分化有关，为性染色体。性染色体在女性为 XX，在男性为 XY。生殖细胞中卵细胞和精子各有 23 条染色体，分别为 22＋X 和 22＋Y。

三、细 胞 分 裂

细胞分裂是活细胞繁殖其种类的过程，是一个细胞分裂为两个细胞的过程。分裂前的细胞称母细胞，分裂后形成的新细胞称子细胞。一般包括细胞核分裂和细胞质分裂两步。真核细胞的分裂方式包括有丝分裂、减数分裂和无丝分裂。有丝分裂是真核细胞分裂的基本形式。减数分裂是在进行有性生殖的生物中导致生殖母细胞中染色体数目减半的分裂过程。它是有丝分裂的一种变形，由相继的两次分裂组成。

有丝分裂由于在分裂过程中出现了纺锤丝及细丝状染色质而得名，又被称为间接分裂。母细胞要通过核分裂和胞质分裂后才分裂成为两个完整的子细胞。有丝分裂是真核生物体细胞的正常分裂方式，特点是在 DNA 复制一次之后经过一次细胞分裂产生了两个子细胞，因此各代细胞的染色体数保持不变。

减数分裂又称为成熟分裂，仅发生于有性生殖细胞（配子）形成过程中的某个阶段，为生殖细胞所特有。减数分裂在染色质复制一次后，要经过两次分裂，结果子细胞所含的染色体数比亲代细胞减少了一半，故称为减数分裂。

人类的性别是由细胞中的性染色体，即 X 染色体和 Y 染色体所决定的。两个性染色体的形态、结构和大小都有明显的差别，男性的性染色体组成为 XY，而女性细胞中的性染色体组成为 XX，这种性别决定方式为 XY 型性别决定。配子发生时，男性可以产生含有 X 染色体和 Y 染色体的 2 种精子，2 种精子数目相等，而女性则只能形成一种含有 X 染色体的卵子。受精时，X 型精子与卵子结合，形成 XX 型受精卵，将来发育成女性；而 Y 型精子与卵子结合组成 XY 型受精卵，发育为男性。自然状态下，不同的精子与卵子的结合是随机的，因此人类男女性别比例大致保持 1:1。

第二节 遗传的分子基础

染色体是由脱氧核糖核酸和蛋白质组成。

一、DNA 与人类基因组

（一）DNA 的化学组成和分子结构

DNA 的化学组成和分子结构包括 DNA 分子和一级结构与二级结构，该部分内容参见生物化学部分。

（二）人类基因组

人体每个体细胞内含有两个染色体组，每个染色体组的 DNA 构成一个基因组。广义的基因组包括细胞或生物体的全套遗传物质，在人类包括通常意义上的细胞核染色体基因组和细胞质内的线粒体基因组。根据基因组 DNA 碱基排列顺序重复出现的程度不同，将基因组 DNA 碱基序列分为单一序列和重复序列。

1. 单一序列 在一个基因组中一般仅有单个或几个拷贝，大多数编码蛋白质和酶基因属于此类，称为结构基因。单一序列常常被重复序列所隔开。

2. 重复序列 重复序列是指在一个基因组中有很多拷贝。重复序列占人类基因组的 30% 以上，有些重复序列与染色体结构有关。又可分为几类：①高度重复序列，不能转录，它们参与染色体结构的维持，形成结构基因间隔，可能与减数分裂时同源染色体的联会配对有关；②中度重复序列一般都是不编码的序列，可能在基因调控中起重要作用，包括开启或关闭基因、促进或终止转录、DNA 复制的起始、参与前 mRNA 加工等；③多基因家族与假基因，真核基因组中有许多来源相同、结构相似、功能相关的基因，这组基因称为基因家族。基因家族的成员可以分布于几条不同染色体上，也可集中于一条染色体上。集中成簇的一组基因称为基因簇。在基因家族中的某些成员并不产生有功能的基因产物，称为假基因。

二、真核生物基因的分子结构

人类结构基因 4 个区域：①编码区，包括外显子与内含子；②前导区，位于编码区上游，相当于 RNA5′末端非编码区；③尾部区，位于 RNA3′编码区下游，相当于末端非编码区；④调控区，包括启动子和增强子等。

三、DNA 分子结构的改变——基因突变

突变是指遗传物质发生的可遗传的变异。广义的突变可以分 2 类：①染色体畸变，即染色体数目和结构的改变；②基因突变。狭义的突变，即一般所指的突变，仅指基因突变。基因突变是指基因的核苷酸序列或数目发生改变。仅涉及 DNA 分子中单个碱基改变者称点突变。涉及多个碱基的有增添、缺失、重复和插入，其中最常见的是碱基置换和缺失。

基因突变通常发生在 DNA 复制时期，即细胞分裂间期，包括有丝分裂间期和减数分裂间期；同时基因突变和脱氧核糖核酸的复制、DNA 损伤修复、癌变和衰老有关。基因突变也是生物进化的重要因素之一，所以研究基因突变除了本身的理论意义以外还有广泛的生物学意义。不论是真核生物还是原核生物，突变都具有随机性、低频性和可逆性等共同特性；另外基因突变还具有不定向性，多数情况下会产生不利的影响，能被淘汰或死亡，极少数会使物种增强适应性。

四、DNA 分子的损伤修复

DNA 分子的损伤修复在多种酶的作用下，生物细胞内的 DNA 分子受到损伤以后恢复结构的现象。细胞具有 3 种 DNA 修复系统，即①光修复，使损伤逆转，又称光逆转；②切除

修复，切除受损部位，然后通过复制予以置换；③复制后修复，通过重组完成修复。切除修复是人类 DNA 损伤的主要修复方式。

第三节　遗　传　病

一、单 基 因 病

单基因病是指由一对等位基因控制的疾病或病理性状，它的遗传符合孟德尔定律。由于基因是位于染色体上，而染色体有常染色体和性染色体之分，基因也有显性基因与隐性基因之别，故位于不同染色体上的致病基因，其遗传方式是不同的。因此，单基因病中又可分出常染色体显性遗传病（如短指症等）、常染色体隐性遗传病（如白化病等）、X 伴性显性遗传病（如抗维生素 D 缺乏病等）、X 伴性隐性遗传病（如色盲等）、Y 伴性遗传病（如耳郭长毛症等）等几类。另外还有一种遗传病，是由线粒体基因组缺陷引起的，属于细胞核外遗传。

（一）遗传学基本定律

1. 分离规律　是指在杂合子细胞中，位于一对同源染色体上的等位基因，具有一定的独立性；当细胞进行减数分裂时，等位基因会随着同源染色体的分离而分开，分别进入两个配子当中，独立地随配子遗传给后代。分离规律是遗传学中最基本的一个规律，它从本质上阐明了控制生物性状的遗传物质是以自成单位的基因存在的。

2. 自由组合定律　非等位基因自由组合是指一对染色体上的等位基因与另一对染色体上的等位基因的分离或组合是彼此间互不干扰的，各自独立地分配到配子中去。自由组合定律是在分离规律基础上，进一步揭示了多对基因间自由组合的关系，解释了不同基因的独立分配是自然界生物发生变异的重要来源之一。

3. 连锁互换定律　是在 1900 年孟德尔遗传规律被重新发现后，人们以更多的动植物为材料进行杂交试验而发现的。其中属于两对性状遗传的结果，有的符合独立分配定律，有的不符合。摩尔根以果蝇为试验材料进行研究，最后确认所谓不符合独立遗传规律的一些例证，实际上不属独立遗传，而属另一类遗传，即连锁遗传。于是继孟德尔的两条遗传规律之后，连锁遗传成为遗传学中的第三个遗传规律。即生殖细胞形成过程中，位于同一染色体上的基因是连锁在一起，作为一个单位进行传递，称为连锁律。在生殖细胞形成时，一对同源染色体上的不同对等位基因之间可以发生交换，称为交换律或互换律。

（二）常染色体遗传病

1. 常染色体显性遗传病　常染色体显性遗传病指致病基因位于常染色体上，按显性遗传规律所发之病。即无论致病基因为纯合状态（两个等位基因都是致病因）或杂合基因（等位基因中一个是致病基因，另一个是正常基因）都能导致发病（图 7-1）。其主要表现为特征：①每代都有患者出现，在连续世代中呈垂直分布；②遗传无性别差异。

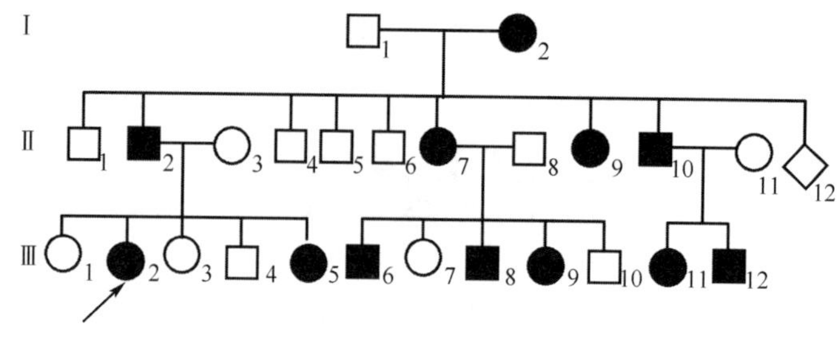

图 7-1　一例短指症系谱

2. 常染色体隐性遗传病　致病基因在常染色体上，基因性状是隐性的，即只有纯合子时才显示病状，如白化病（图 7-2）。此种遗传病父母双方均为致病基因携带者，故多见于近亲婚配者的子女。子代有 1/4 的概率患病，子女患病概率均等。

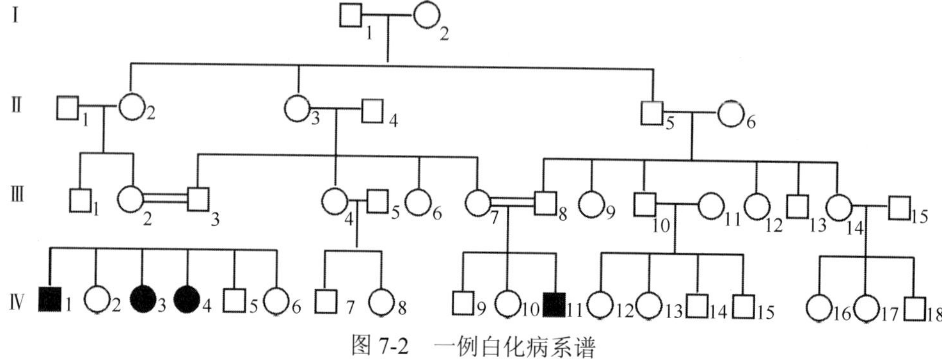

图 7-2　一例白化病系谱

（三）性染色体遗传

性染色体上的基因所控制的遗传性状或遗传病，在遗传上总是和性别相关的。目前已知的性连锁遗传的致病基因大都在 X 染色体上，与性别相关联的遗传方式称为性连锁遗传。性连锁遗传包括 X 连锁遗传和 Y 连锁遗传，其中前者又可分为隐性遗传和显性遗传。

一种性状或遗传病有关的基因位于 X 染色体上，这些基因的性质是隐性的，并随着 X 染色体的行为而传递，这种遗传方式称为 X 连锁隐性遗传，如常见的红绿色盲。一些性状或遗传病的基因位于 X 染色体上，其性质是显性的，这种遗传方式称为 X 连锁显性遗传。一种疾病的致病基因位于 Y 染色体上，它必将随 Y 染色体而传递，称为 Y 连锁遗传。Y 连锁遗传病的特点是男性传递给儿子，女性不发病。如一种外耳道多毛症就是 Y 连锁遗传病（图 7-3）。这种男性患者，到了青春期，外耳道中可长出 2～3cm 成丛的黑色硬毛，常可伸出耳孔之外（图 7-4）。因 Y 染色体上主要有男性决定因子方面的基因，也称为全男遗传。

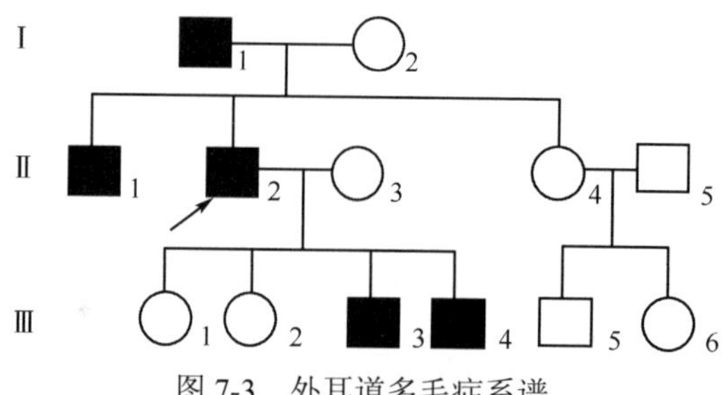

图 7-3　外耳道多毛症系谱

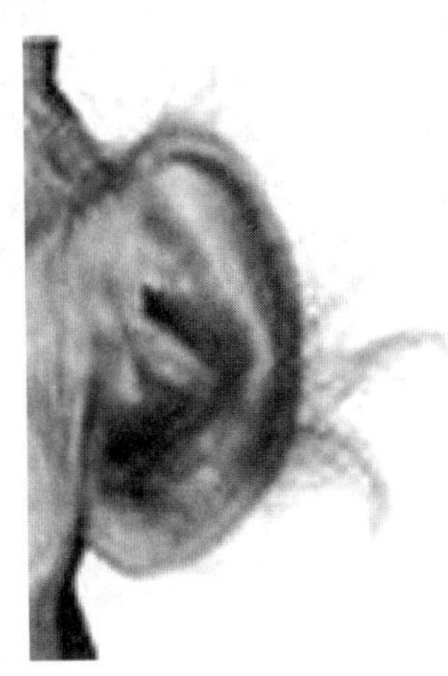
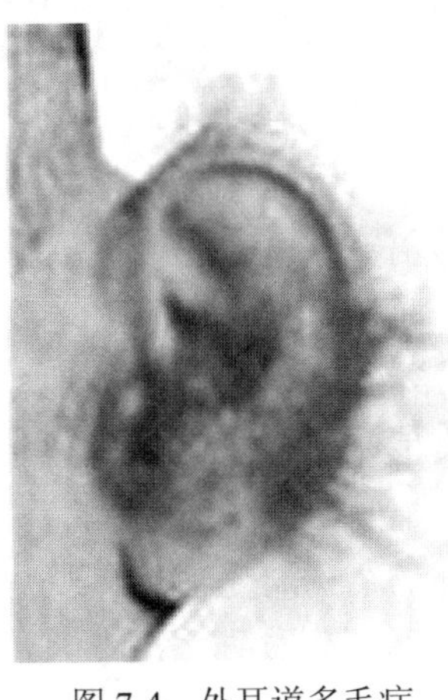
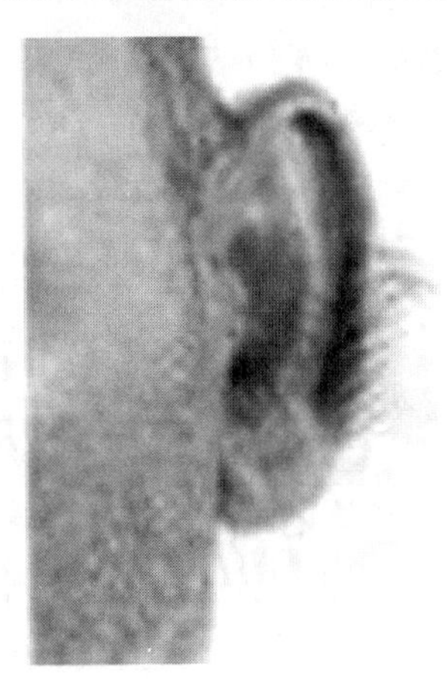

图 7-4 外耳道多毛症

（四）线粒体遗传病

线粒体是动物细胞核外唯一含有 DNA 的细胞器，其 DNA 是一个双链闭合环状分子。其遗传特征与核 DNA 不同，主要表现为：①mtDNA 具有半自主性，能独立地复制、转录和翻译，但又受核 DNA 的影响；②线粒体基因组所用的遗传密码和通用的密码不同，最显著的是 UGA 编码色氨酸而非终止信号；③mtDNA 为母系遗传；④因其 DNA 缺少组蛋白的保护，且没有 DNA 损伤的修复系统，因此 mtDNA 的突变率极高；⑤mtDNA 在有丝分裂和减数分裂期间都要经过复制分离；⑥mtDNA 具有阈值效应的特性，即当突变的 mtDNA 达到一定的比例时，才有受损的表现型出现。

从 1987 年发现第一个 mtDNA 突变以来，现已发现 100 多个与疾病相关的点突变、200 多种缺失和重排。

二、多 基 因 病

多基因遗传是指生物和人类的许多表型性状由不同座位的多基因协同决定，而非单一基因的作用，因而呈现数量变化的特征，故又称为数量性状遗传。常见的多基因遗传病有消化性溃疡、原发性高血压、先天性心脏病、哮喘、精神分裂症、糖尿病及先天畸形（唇腭裂、脊柱裂等）。

多基因遗传具有 3 个特点：①2 个极端变异（纯种）个体杂交后，子 1 代大部分为中间型，具有一定变异范围，受环境影响；②两个中间型子 1 代杂交后，子 2 代大部分为中间型，但其变异范围要比子 1 代广泛，也可出现极端的个体；③在随机杂交的群体中，变异范围很广，然而大多数个体接近中间型极端个体很少，环境与遗传因素都起作用。其遗传病存在着家庭聚焦现象，其发病率在不同种族之间存在差异，如果一个家庭有多个患病，再发风险就显著增高。

三、染 色 体 病

染色体病是先天性染色体数目异常或结构畸变而引起的疾病。染色体异常常表现为具有多种畸形的综合征，故又称染色体综合征。这些综合征症状包括多发畸形、智力低下和生长发育异常等。

1. 染色体的数目畸变 正常人的体细胞具有 46 条染色体（2n），配子细胞（精子和卵）具有 23 条染色体（n）。染色体偏离正常数目称为染色体数目异常或数目畸变。主要有：①多倍体和多倍体性，即体细胞染色体倍数超过 2 倍。在人类，全身三倍性是致死的，因而极为罕见，但在流产胎儿中较常见，是流产的重要原因之一；②异倍性或非整倍性，细胞的染色体数不是 23 的整倍时，称为异倍体细胞；③三体性和单体性，体细胞在减数分裂时如发生某号染色不分离，则导致该染色体增多一条（三体性）或减少一条（单体性）。

2. 染色体的结构畸变 导致染色体的结构畸变的基础是染色体发生断裂及断裂后的异常重接。临床上较常见的染色体的结构畸变主要有缺失、易位、倒位、环状染色体、插入、双着丝粒染色体、等臂染色体等。

常见的染色体病有 21 三体综合征、18 三体综合征、13 三体综合征、猫叫综合征等。21 三体综合征又称先天愚型，是人类中最常见的也是最早被确认的一种染色体病，其患者细胞中多了一条 21 号染色体。在性染色体病中常见的有 Turner 综合征、X 三体综合征、Klineflter 综合征、XYY 综合征及两性畸形等。

第四节 免疫遗传学

免疫遗传学以主要组织相容性复合体、免疫识别和抗体多样性的深入研究为发展的三大基石，主要揭示系统的免疫防御、免疫监视及自身稳定等功能及免疫病理的遗传基础和遗传调控，并可用于识别个体间的遗传差异（如血型、表面抗原等）以作为遗传分析的指标。免疫遗传学是现代医学临床实践的重要理论基础之一，是输血、器官移植、胎母不相容和亲子鉴定的理论基础，对阐明免疫系统的演化、人种差异和生物进化也有重要意义。

一、抗 原 遗 传

（一）红细胞抗原遗传

ABO 血型系统是人类中第一个被发现的血型系统，为单一座位上的 I^A、I^B 和 I 三个复等位基因所控制，构成 6 种基因型和 4 种表型（表 7-1）。人的 ABO 血型受控于 A、B、O 三个基因，但每个人体细胞内的第 9 对染色体上只有 2 个 ABO 系统基因，即为 AO、AA、BO、BB、AB、OO 中的一对等位基因，其中 A 和 B 基因为显性基因，O 基因为隐性基因。另外还有 Lewis 血型系统、Rh 血型系统、Xg 血型系统等。

表 7-1 ABO 血型系统的基因型和表型

基因型	红细胞抗原		表型
	A 抗原	B 抗原	
I^AI^A、I^Ai	+	–	A
I^BI^B、I^Bi	–	+	B
I^AI^B	+	+	AB
ii	–	–	O

（二）白细胞抗原

在组织或器官移植中，供者与受者之间相容还是不相容都是由它们组织特异性所决定的。这种代表个体特异性的组织抗原称组织相容性抗原，一套这样的抗原系统称为主要组织相容性系统（major histocompatibility system，MHS）。编码 MHS 的基因群称为主要组织相容性复合体（major histocompatibility complex，MHC）即指某一染色体上一群紧密连锁的基因群。

人的 MHC 称为 HLA（human leucocyte antigen），HLA 作为抗原研究时，称 HLA 抗原系统；HLA 作为基因研究时称 HLA 复合体，是迄今已知基因中等位基因多态性最高的基因复合体，其多态性与疾病的遗传易感性有明显关系。

二、抗 体 遗 传

免疫球蛋白分子的轻链和重链都是由若干被隔开的基因片段或称外显子编码的。在决定轻链的染色体上，有 L、V、J、C 四类基因片段。V 片段（可变片段）约有 150 种，J 片段（连接片段）约有 5 种，L 片段（引导片段）和 C 片段（恒定片段）各有 1 种。在淋巴细胞分化过程中，这些基因片段经过重排而连接在一起后才能被转录。重排时 V/J 接头有灵活性，估计有 10 种可能性。原始转录产物再经过加工拼接，才成为 L-V-J-C 连续的 mRNA。L 片段在翻译后被切去，V-J 片段翻译成为可变区，C 片段翻译成为恒定区。重排时的不同组合和 V/J 接头的灵活性可导致约 7500 种轻链基因。在决定重链子的染色体上，有 L、V、D、J、C 五类基因片段。其中 L 片段 1 种，估计 V 片段有 80 种，D 片段（多样性片段）有 50 种，J 片段有 6 种，C 片段有 8 种。V/D 和 D/J 接头估计各有 10 种可能性。8 种 C 片段决定免疫球蛋白的类别，即 lgM、lgD、lgG3、lgG1、lgG2b、lgG2a、lgE 或 lgA，它们针对同一种抗原决定簇而有同样的可变区。通过重排和接头的灵活性可导致 240 万种重链基因。轻链和重链组合起来可以产生 180 亿种免疫球蛋白分子。如果再加上可能产生的体细胞突变（估计突变率是 1/10 000 细胞/代），抗体的多样性还可以扩大。

第五节 肿瘤遗传学

肿瘤遗传学是遗传学和肿瘤学之间的边缘学科，着重研究恶性肿瘤的发生与遗传和环境间的关系的学科。主要包括三方面的研究内容：①恶性肿瘤易患性的遗传背景；②遗传物质的变化或遗传信息表达的异常同恶性肿瘤发生的关系；③以遗传学的方法分析环境中导致恶性肿瘤发生的因素。肿瘤遗传学的研究不仅可以为肿瘤的发生提供理论基础，也可以为恶性肿瘤的诊断和防治提供线索。

一、肿瘤的遗传背景

1. 单基因遗传的肿瘤 人类恶性肿瘤中只有少数种类是按单基因方式遗传的，这些单基因遗传的肿瘤的特点是发病年龄轻而且是双侧发生或多发性的，如遗传性的视网膜母细胞瘤、神经母细胞瘤、Wilm 瘤和嗜铬细胞瘤等肿瘤是以常染色体显性方式遗传的。

2. 多基因遗传的肿瘤 多基因遗传的肿瘤大多是一些常见的恶性肿瘤，这些肿瘤的发生是遗传因素和环境因素共同作用的结果。如多基因遗传的乳腺癌、胃癌、肺癌、前列腺癌、子宫颈癌等，患者的一级亲属的发病率显著高于群体的发病率。

3. 染色体畸变与肿瘤 先天性染色体异常疾病与恶性肿瘤的发生也密切相关，如先天愚型患者易患白血病、克氏综合征常伴发男性乳腺癌、特氏综合征易发卵巢癌。此外，还有一些具有自发性染色体断裂和重组为特征的常染色体隐性遗传疾病，如毛细血管扩张共济失调症、着色性干皮病、范可尼贫血和勃劳姆综合征等，这些患者极易发生皮肤癌、白血病和淋巴肉瘤。

二、肿瘤发生的遗传机制

1. 癌基因 在人和动物细胞中发现与病毒癌基因同源的 DNA 顺序，称为原癌基因。原癌基因有其正常的生物学功能，原癌基因编码的蛋白与细胞生长调控的许多因子有关，如生长因子、生长因子受体等，这些因子参与细胞生长、增殖、分化途径上环节的调控。只是当原癌基因发生突变后，才会在没有接收到生长信号的情况下仍然不断地促使细胞生长或使细胞免于死亡，最后导致细胞癌变。

2. 抑癌基因 又称抗癌基因，是指能够抑制细胞癌基因活性的一类基因。其具有对细胞分裂周期或细胞生长设置限制的功能。当抑癌基因的一对等位基因都缺失或都失去活性时，这种限制功能也就随之丢失，于是出现了细胞癌变。因此，抑癌基因反映了基因的功能丢失。抑癌基因与癌基因之间的区别在于癌基因只要有一个等位基因发生突变时就可引起癌变，而抑癌基因只要有一个等位基因是野生型时，就可抑制癌变。

3. 肿瘤转移基因 是指某基因改变和表达能够促进或导致肿瘤转移的基因。主要指一些编码细胞表面受体的基因，它们的突变或失活会导致细胞黏附能力的下降，促使肿瘤的发生和转移，因此称这类基因为肿瘤转移基因，如 *mstl* 基因。

4. 肿瘤转移抑制基因 是指一些基因编码的蛋白酶能够直接或间接地抑制具有促进转移作用的蛋白，从而降低癌细胞的侵袭和转移能力的一类基因。凡是能抑制肿瘤转移形成的基因均可命名为转移抑制基因。肿瘤抑制基因主要是抑制肿瘤细胞的恶性表型；而肿瘤转移抑制基因主要是抑制肿瘤细胞的转移表型。目前已经分离出几种能抑制肿瘤转移的基因如 *nm23*、*TIMP* 和 *WDNM1* 等。

第六节　遗传病的基因诊断和基因治疗

单基因遗传病的诊断主要靠临床观察和系列化学检查，但生物化学检查要求有相应基因表达产物的体液或细胞，并对基因产物或代谢异常机制有所了解。但对绝大多数遗传病而言，还远未达到这种认识。理想的诊断方法是对患者基因或 DNA 本身直接进行分析，因为这种分析摆脱了上述各种限制。机体各种组织的核细胞均有全套基因组 DNA，都可以作为分析的材料，而不必考虑表达问题。

一、基因诊断

基因诊断可分为 2 类：基因直接诊断和基因间接诊断。

1. 基因直接诊断 直接检查致病基因本身的异常。它通常使用基因本身或紧邻的 DNA 序列作为探针，或通过 PCR 扩增产物，以探查基因有无突变、缺失等异常及其性质，这称为直接基因诊断，它适用已知基因异常的疾病。

2. 基因间接诊断 当致病基因虽然已知，但其异常尚属未知时，或致病基因本身尚属未知时，也可以通过对受检者及其家系进行连锁分析，以推断前者是否获得了带有致病基因的染色体。连锁分析是基于紧密连锁的基因或遗传标记通常一起传给子代，因而考察相邻 DNA 是否传递给了子代，可以间接地判断致病基因是否传递给子代。连锁分析多使用基因组中广泛存在的各种 DNA 多态性位，特别是基因突变部位或紧邻的多态性位点作为标记。

二、基因治疗

遗传病的基因治疗是指应用基因工程技术将正常基因引入患者细胞内，以纠正致病基因的缺陷而根治遗传病。纠正的途径既可以是原位修复有缺陷的基因，也可以是用有功能的正常基因转入细胞基因组的某一部位，以替代缺陷基因来发挥作用。其目标主要有 2 个，一是治疗体细胞里的基因缺陷，使患者的症状消失或得到缓解；另一目标是治疗生殖细胞中的基因缺陷，这是根治遗传病的方法。不论哪个目标，都涉及将正常基因导入受体细胞，并使该基因在受体细胞中正确表达问题。所以，外源基因的安全导入和高效表达是基因治疗的两大关键。

（冯书营）

第八章 免 疫 学

免疫学是研究机体免疫系统结构和功能的科学，包括免疫系统的组织结构，免疫系统对自身和异己的识别及应答，免疫系统对非己的排异效应及其机制，免疫耐受的诱导、维持、破坏及其机制等。医学免疫学则在上述研究领域外，还探讨免疫功能异常所致的病理过程及其机制，以及免疫学理论、方法和技术在疾病预防、诊断和治疗中的应用等。

第一节 免疫系统的结构与功能

一、免疫系统的功能

现代免疫学认为，机体的免疫功能是对抗原刺激的应答，而免疫应答又表现为免疫系统识别自己和排除非己的能力。免疫功能根据免疫识别发挥作用。这种功能大致有：对外源性异物（主要是传染性因子）的免疫防御；去除衰退或损伤细胞的免疫，以保持自身稳定；消除突变细胞的免疫监视。

1. 免疫防御 是机体排斥外来抗原性异物的一种免疫保护功能。正常时可产生抗感染免疫的作用，防御功能过强会产生超敏反应，过弱则产生免疫缺陷（后 2 种情况均属异常反应）。

2. 免疫自稳 是机体免疫系统维持内环境相对稳定的一种生理功能。正常时，机体可及时清除体内损伤、衰老、变性的血细胞和抗原-抗体复合物，而对自身成分保持免疫耐受。异常时，发生生理功能紊乱、自身免疫病等。

3. 免疫监视 是机体免疫系统及时识别、清除体内突变、畸变和病毒干扰细胞的一种生理保护作用。免疫监视功能丧失，机体突变细胞失控，有可能导致肿瘤发生；或出现病毒的持续感染。

二、免疫系统的结构

免疫系统是由免疫器官、免疫细胞和免疫分子组成。

（一）免疫器官

根据它们的作用，可分为中枢免疫器官和外周免疫器官，二者通过血液循环及淋巴循环互相联系。中枢免疫器官发生较早，由骨髓及胸腺组成，多能造血干细胞在中枢免疫器官发育为成熟免疫细胞，并通过血液循环输送至外周免疫器官。外周免疫器官发生较晚，由淋巴结、脾及黏膜相关淋巴组织等组成，成熟免疫细胞在这些部位定居，并在接受抗原刺激后产生免疫应答。此外，黏膜免疫系统和皮肤免疫系统也是重要的局部免疫组织。

（二）免疫细胞

淋巴细胞和单核细胞经血液循环和淋巴循环进出外周免疫器官和组织，构成免疫系统的完整网络，其既能及时动员免疫细胞，使之聚集于体表及内脏各处病原体等抗原存在部位，又能使这些部位的抗原经抗原提呈细胞摄取并携带至相应外周免疫器官或组织，进而活化T淋巴细胞和B淋巴细胞，从而发挥特异性免疫应答及效应作用。

1. B淋巴细胞 亦称B细胞，又称骨髓依赖淋巴细胞。是由骨髓中的造血干细胞分化发育而来，主要介导特异性体液免疫。哺乳类动物B细胞的分化过程主要可分为前B细胞、不成熟B细胞、成熟B细胞、活化B细胞和浆细胞5个阶段。与T淋巴细胞相比，它的体积略大。这种淋巴细胞受抗原刺激后，会增殖分化出大量浆细胞。浆细胞可合成和分泌抗体并在血液中循环。

2. T淋巴细胞 又称T细胞，来源于骨髓的多能干细胞，在胸腺激素的诱导下分化成熟，成为具有免疫活性的T细胞。成熟的T细胞经血流分布至外周免疫器官的胸腺依赖区定居，并可经淋巴管、外周血和组织液等进行再循环，发挥细胞免疫及免疫调节等功能。

按免疫应答中的功能不同，可将T细胞分成：辅助性T细胞（Th），具有协助体液免疫和细胞免疫的功能；抑制性T细胞（Ts），具有抑制细胞免疫及体液免疫的功能；效应T细胞（Te），具有释放淋巴因子的功能；细胞毒T细胞（Tc），具有杀伤靶细胞的功能；迟发性变态反应T细胞（Td），有参与Ⅳ型变态反应的作用；放大T细胞（Ta），可作用于Th和Ts，有扩大免疫效果的作用。

（三）免疫分子

免疫分子可包括免疫细胞膜分子，如抗原识别受体分子、分化抗原分子、主要组织相容性分子及一些其他受体分子等，也包括由免疫细胞和非免疫细胞合成和分泌的分子，如免疫球蛋白分子、补体分子及细胞因子等。

1. 抗原及其特征 抗原（antigen，Ag）是指能与T细胞抗原受体及B细胞抗原受体结合，促使其增殖、分化，产生抗体或致敏淋巴细胞，并与之结合，进而发挥免疫效应的物质。

抗原一般具备2个重要特性：一是免疫原性（immunogenicity），即抗原刺激机体产生免疫应答，诱生抗体或致敏淋巴细胞的能力；二是抗原性（antigenicity），即抗原与其所诱生的抗体或致敏淋巴细胞有特异性结合的能力。同时具有免疫原性和抗原性的物质称免疫原，又称完全抗原，即通常所称的抗原；仅具备抗原性而不具备免疫原性的物质，称为不完全抗原，又称半抗原。

异物性是抗原的重要性质。一般来说，抗原与机体之间的亲缘关系越远，组织结构差异越大，异物性越强，其免疫原性就越强。抗原的特异性是指抗原刺激机体产生免疫应答及其与应答产物发生反应所显示的专一性，即某一特定抗原只能刺激机体产生特异性的抗体或致敏淋巴细胞，且仅能与该抗体或对该抗原应答的淋巴细胞有特异性结合。决定抗原特异性的结构基础是存在于抗原分子中的抗原表位。

有多种因素影响机体对抗原免疫应答的类型及强度，但主要取决于抗原物质本身的性质及其与机体的相互作用。影响抗原免疫应答的因素主要有：抗原分子的理化性质，包括化学性质、相对分子质量大小、结构的复杂性、抗原分子的空间构象、物理状态等。宿主方面，主要受宿主的遗传因素、年龄、性别与健康状态的影响。

抗原的分类，根据诱生抗体时是否需要 Th 细胞参与，可将抗原分为胸腺依赖性抗原和胸腺非依赖性抗原；根据抗原与机体的亲缘关系，可将抗原分为异嗜性抗原、异种抗原、自身抗原、独特型抗原；根据抗原是否在抗原提呈细胞内合成分为内源性抗原和外源性抗原。

2. 抗体及免疫球蛋白 抗体（antibody，Ab）是介导体液免疫的重要效应分子，是 B 细胞接受抗原刺激后增殖分化为浆细胞所产生的糖蛋白，主要存在于血清等体液中，能与相应抗原特异性地结合，显示免疫功能。

（1）免疫球蛋白的结构：免疫球蛋白分子的基本结构是由四肽链组成的。即由二条相同的相对分子质量较小的肽链称为轻链和二条相同的相对分子质量较大的肽链称为重链组成的。轻链与重链是由二硫键连接形成一个“Y”形结构的四肽链分子称为 Ig 分子的单体，是构成免疫球蛋白分子的基本结构。同一天然 Ig 分子中的两条重链 H 链和两条轻链 L 链的氨基酸组成完全相同。重链包括 μ 链、δ 链、γ 链、α 链和 ε 链，其组成的 Ig 分别为 IgM、IgD、IgG、IgA 和 IgE 5 类；轻链有 2 种，分别为 κ 链和 λ 链，据此可将 Ig 分为两型，即 κ 型和 λ 型。Ig 可分可变区、恒定区和铰链区。可变区为靠近 N 端的氨基酸序列变化较大的区域，共同组成 Ig 的抗原结合部位，决定着抗体的特异性，负责识别及结合抗原；恒定区则为靠近 C 端氨基酸序列相对稳定的区域，具有激活补体、结合 Fc 受体和穿过胎盘和黏膜的功能。铰链区位于 CH_1 与 CH_2 之间，含有丰富的脯氨酸，使 Ig 易伸展弯曲，也是木瓜蛋白酶和胃蛋白酶的水解部位。

（2）免疫球蛋白的功能：Ig 的功能与其结构密切相关。识别并特异性结合抗原是 V 区的主要功能，而 C 区则通过激活补体、结合 Fc 受体和穿过胎盘发挥作用。但各类 Ig 各有特点。IgG 在血清和胞外液中含量最高，是再次免疫应答产生的主要抗体，其亲和力高，分布广泛，可穿过胎盘屏障，是机体抗感染的“主力军”；IgM 有膜结合型和分泌型，是个体发育过程中最早合成和分泌的抗体，也是初次体液免疫应答中最早出现的抗体，是机体抗感染的“先头部队”；IgA 有血清型和分泌型，sIgA 是外分泌液中的主要抗体类别，参与黏膜局部免疫，是机体抗感染的“边防军”；血清 IgD 半寿期很短，膜结合型 IgD 构成 BCR，是 B 细胞分化发育成熟的标志；IgE 是正常人血清中含量最少的 Ig，为亲细胞抗体，与 Ⅰ 型超敏反应和机体抗寄生虫免疫有关。

3. 补体及补体系统 补体是存在于血清、组织液和细胞膜表面的一组不耐热的经活化后具有酶活性的蛋白质，包括 30 余种可溶性蛋白和膜结合蛋白，故被称为补体系统。补体广泛参与机体微生物防御反应及免疫调节，也可介导免疫病理的损伤性反应，是体内具有重要生物学作用的效应系统和效应放大系统。

补体系统各成分通常多以非活性状态存在于血浆之中，当其被激活物质活化之后，才表现出各种生物学活性。补体激活过程依据其起始顺序不同，可分为由抗原-抗体复合物启动激活的经典途径、由 MBL 结合于细菌表面糖结构，启动激活的 MBL 途径和由病原微生物等提供接触表面，而从 C3 开始激活的旁路途径这 3 条途径，它们具有共同的末端通路，即膜攻击复合物（membrane attack complex，MAC）的形成及其溶解细胞效应。

3 条补体激化途径通过末端通路于细胞膜表面组装 MAC，介导溶细胞效应。同时，补体激活过程中可生成多种裂解片段，通过与细胞膜表面相应受体结合而介导多种生物功能。

如细胞毒及溶菌杀菌作用、调理作用、免疫黏附作用、中和及溶解病毒作用、引起炎症反应等作用；另外，补体成分通过参与清除循环免疫复合物、清除凋亡细胞来维护机体内环境稳定。

4. 细胞因子 机体的免疫细胞和非免疫细胞能合成和分泌小分子的多肽类因子，它们调节多种细胞生理功能，这些因子统称为细胞因子。细胞因子包括淋巴细胞产生的淋巴因子和单核巨噬细胞产生的单核因子等。常见的细胞因子有白细胞介素、干扰素、集落刺激因子、肿瘤坏死因子、β-转化生长因子、趋化性细胞因子等。

天然的细胞因子由抗原、丝裂原或其他刺激物活化的细胞分泌，通过旁分泌、自分泌或内分泌的方式发挥作用。细胞因子具有多效性、重叠性、拮抗性和协同性等特点。细胞因子的主要生物学活性有：抗细菌作用、抗病毒作用、调节特异性的免疫反应、刺激造血、促进血管的生成等作用。

正常情况下，细胞因子表达和分泌受机体严格的调控，在病理状态下、细胞因子会出现异常性表达，表现为细胞因子及其受体的缺陷，细胞因子表达过高，以及可溶性细胞因子受体的水平增加等。目前，利用基因工程技术生产的重组细胞因子作为生物应答调节剂治疗肿瘤、造血障碍、感染等已收到良好的疗效，成为新一代的药物。

5. 白细胞分化抗原和黏附分子

（1）白细胞分化抗原：白细胞分化抗原是白细胞（还包括血小板、血管内皮细胞等）在正常分化成熟不同谱系和不同阶段及活化过程中，出现或消失的细胞表面标记。根据人白细胞分化抗原膜外区结构特点，可分为不同的家族或超家族，常见的有免疫球蛋白超家族、细胞因子受体家族、C 型凝集素超家族、整合素家族、肿瘤坏死因子超家族和肿瘤坏死因子受体超家族等。

白细胞分化抗原参与机体重要的生理和病理过程。例如：①免疫应答过程中免疫细胞的相互识别，免疫细胞抗原识别、活化、增殖和分化，免疫效应功能的发挥；②造血细胞的分化和造血过程的调控；③炎症发生；④细胞的迁移，如肿瘤细胞的转移。

（2）黏附分子：黏附分子是指介导细胞与细胞间或细胞与基质间相互接触和结合的一类分子。其大都为糖蛋白，分布于细胞表面或细胞外基质中。黏附分子以配体-受体相对应的形式发挥作用，导致细胞与细胞间、细胞与基质间或细胞-基质-细胞之间的黏附，并参与细胞的信号传导与活化、细胞的伸展和移动、细胞的生长及分化、肿瘤转移、创伤愈合、淋巴细胞的归巢等一系列重要生理和病理过程。

6. 主要组织相容性复合体 在不同种属或同种不同系的动物个体间进行正常组织或肿瘤移植会出现排斥，它是供者与受者组织不相容的反映。其后证明，排斥反应本质上是一种免疫反应，它是由组织表面的同种异型抗原诱导的。这种代表个体特异性的同种抗原称为组织相容性抗原（histocompatibility antigen）或移植抗原（transplantation antigen）。机体内与排斥反应有关的抗原系统多达 20 种以上，其中能引起强而迅速排斥反应者称为主要组织相容性抗原，其编码基因是一组紧密连锁的基因群，称为主要组织相容性复合体（major histocompatibility complex，MHC）。

MHC 结构十分复杂，其多样性由多基因性和多态性 2 方面构成。根据结构和功能，组成 MHC 的基因以 2 种类型加以概括：一是经典的 MHC Ⅰ类和Ⅱ类基因，它们的产物具有抗原提呈功能，并显示极为丰富的多态性，直接参与 T 细胞的激活和分化，调控特异性免疫应答。二是免疫功能相关基因，主要参与调控固有免疫应答，不显示或仅显示有限的多态性。

经典的MHCⅠ类和Ⅱ类分子通过提呈抗原肽而参与适应性免疫应答，因而MHC是抗原提呈分子的编码基因，这是MHC主要的生物功能。另外，它还作为调节分子，参与固有免疫应答。另外，长期的临床实践证明，器官移植的成败，取决于供、受者间的组织相容性，其中HLA等位基因的匹配程度尤为重要。

第二节 免疫应答、免疫耐受及免疫调节

一、免疫应答

免疫应答是指机体免疫系统对抗原刺激所产生的，以排除抗原为目的的生理过程。这个过程是免疫系统各部分生理功能的综合体现，包括了抗原递呈、淋巴细胞活化、免疫分子形成及免疫效应发生等一系列的生理反应。通过有效的免疫应答，机体得以维护内环境的稳定。

（一）抗原递呈细胞

抗原提呈细胞多指的是单核/巨噬细胞、树突状细胞、B细胞等能表达MHCⅡ类分子的细胞，即所谓的专职性的抗原提呈细胞。其他细胞如内皮细胞、成纤维细胞、各种上皮及间皮细胞等也具有一定的抗原提呈功能，又称这类细胞为非专职性抗原提呈细胞。抗原提呈细胞之所以在机体的免疫应答过程中发挥着十分重要的作用，与其本身的生物学特点有密切的关系，不同抗原提呈细胞之间的功能特点也有一定的差异。

（二）T细胞介导的细胞免疫应答

T细胞介导的免疫应答也称细胞免疫应答。细胞免疫应答是一个连续的过程，可分为3个阶段：①T细胞特异性识别抗原阶段；②T细胞活化、增殖和分化阶段；③效应性T细胞的产生及效应阶段。

T细胞通过TCR识别抗原提呈细胞提呈的抗原肽-MHC复合物，启动了T细胞的激活。在协同刺激分子提供的第二活化信号的协同作用下，T细胞进一步得到有效的活化。活化信号传至细胞内，首先活化PTK，继而启动细胞内信号转导的级联反应。参与特异性细胞免疫应答的效应细胞主要是$CD4^{+}$Th1细胞和$CD8^{+}$CTL细胞。前者在宿主抗胞内病原体感染中起重要作用；后者细胞通过分泌穿孔素及诱导细胞凋亡以杀死病毒感染细胞和肿瘤细胞。

（三）B细胞介导的体液免疫应答

外来抗原进入机体后诱导抗原特异性B细胞活化、增殖并最终分化为浆细胞，进而产生特异性抗体，存在于体液中，发挥重要的免疫效应作用，这个过程称为特异性体液免疫应答。

静息B细胞在抗原诱导下分化至分泌Ig的浆细胞，是一个复杂的过程。可分为活化、增殖及终末分化三个阶段。与T细胞相似，B细胞活化也需要双信号，即特异性抗原传递的第

一信号和协同刺激分子提供的第二信号，被 TD 抗原诱导活化的 B 细胞迅速进入细胞周期，大量增殖并进一步分化，最终形成浆细胞和记忆 B 细胞。在抗原诱导下，浆细胞产生的抗体经淋巴液和血液流向全身，血流中抗体的浓度随应答时间的持续而增高。在初次接受抗原刺激时，机体发生初次应答；再次接受相同抗原刺激，机体产生二次应答，或称回忆应答。

体液免疫应答的生物学效应主要体现在：抗体分子的中和病毒作用、抗体分子的调理作用、补体介导的细胞溶解作用及抗体依赖细胞介导的细胞毒性作用。

（四）固有免疫系统及其应答

固有免疫系统主要由组织屏障、固有免疫细胞、固有免疫分子组成，在个体出生时即具备，可对入侵的病原体迅速产生免疫应答，发挥非特异性抗感染效应。其特点主要有：①作用范围广：机体对入侵抗原物质的清除没有特异的选择性；②反应快：抗原物质一旦接触机体，立即遭到机体的排斥和清除；③有相对的稳定性：既不受入侵抗原物质的影响，也不因入侵抗原物质的强弱或次数而有所增减；④有遗传性：生物体出生后即具有非特异性免疫能力，并能遗传给后代。因此，非特异性免疫又称先天性免疫或物种免疫；⑤是特异性免疫发展的基础。

发挥保护功能的几道屏障，首先是外围屏障。皮肤黏膜是机体的第一道防线，包括：皮肤黏膜的机械阻挡作用和附属物（如纤毛）的清除作用；皮肤黏膜分泌物（如汗腺分泌的乳酸、胃黏膜分泌的胃酸等）的杀菌作用；体表和与外界相通的腔道中寄居的正常微生物丛对入侵微生物的拮抗作用等。其次是内部屏障。抗原物质一旦突破第一道防线进入机体后，即遭到机体内部屏障的清除，包括：淋巴和单核吞噬细胞系统屏障；正常体液中的一些非特异性杀菌物质；血脑屏障和胎盘屏障等。

二、免 疫 耐 受

免疫耐受是指对抗原特异性应答的 T 细胞与 B 细胞，在抗原刺激下，不能被激活，不能产生特异性免疫效应细胞及特异性抗体，从而不能执行正常的免疫应答的现象。引起免疫耐受的抗原称为耐受原。如自身组织抗原，引起天然免疫耐受；非自身抗原（如病原微生物和异种组织抗原等），在一定条件下可以是免疫原，也可以是耐受原。免疫耐受具有免疫特异性，即只对特定的抗原不应答，对不引起耐受的抗原，仍能进行良好的免疫应答。因而，在一般情况下，不影响适应性免疫应答的整体功能。

（一）固有免疫耐受

目前认为固有性免疫系统免疫耐受有 2 种机制：一是缺乏识别自身抗原的受体。如吞噬细胞表面表达的多糖受体不识别正常细胞，使自身抗原处于被忽视的状态。二是某些细胞表面存在抑制性受体或抑制性结构。当正常细胞由于某种因素发生结构改变时，可致上述 2 种细胞活化，对改变抗原结构的细胞发生应答，引起细胞破坏。

（二）适应性免疫耐受

适应性免疫耐受包括中枢耐受和外周耐受。中枢耐受是指在中枢免疫器官（胸腺和骨髓）内，T 和 B 细胞在发育中，尚未成熟前，能识别自身抗原的细胞克隆被清除或处于无反应性状态而形成的自身耐受。外周耐受是指在外周免疫器官，成熟的 T 和 B 细胞遇到自身或外源性抗原形成的耐受。

（三）免疫耐受与临床

免疫耐受与临床疾病的发生、发展及转归密切相关。生理性的免疫耐受对自身组织抗原不应答，不发生自身免疫病；病理性的免疫耐受，对感染的病原体或肿瘤细胞抗原不产生特异免疫应答，不能执行免疫防卫功能，则疾病发展及迁延。在临床的一些治疗中，希望建立免疫耐受，以达治疗目的。如对同种异体器官或异种器官的移植，若能使受者的 T 及 B 细胞对供者的器官组织特异性抗原不发生应答，则移植物可长期存活。免疫耐受的打破，会导致不同的临床后果。生理性的对自身组织抗原耐受的打破，则自身应答性 T 及 B 细胞克隆被活化，发生自身免疫病；反之，打破对感染性病原体及肿瘤的免疫耐受，使适宜的特异免疫应答得以进行，则会消灭病原体及肿瘤，疾病得以控制及治愈。

三、免 疫 调 节

免疫调节是机体本身对免疫应答过程做出的生理性反馈，是免疫系统中的免疫细胞和免疫分子之间，以及与其他系统如神经内分泌系统之间的相互作用，使得免疫应答以最恰当的形式维持在最适当的水平。

免疫调节的层次主要有自身调节、整体调节和群体调节。自身调节是免疫系统内部的免疫细胞、免疫分子的相互作用；整体调节是神经内分泌系统和免疫系统的相互作用；群体调节是 MHC 的种群适应性。另外，免疫调节是双向的，主要表现在：①在排除外来抗原异物时，激活并加强免疫应答反应；②外来抗原物质排除后，可使免疫应答自限减弱以至终止。因此，我们说，免疫系统既能排除外来因素（异己）的侵袭，从而保证了我们的生命，又能因免疫系统的阴差阳错导致疾病的发生。

在免疫调节功能紊乱时，对外来入侵物质不能正常反应、清除，会降低机体的抗感染、抗肿瘤能力，或者对“异己”抗原产生高免疫应答性从而导致超敏感性，易造成机体组织的免疫损伤，发生变态反应性疾病，我们把前者称为“抑制”，后者称为“超敏”。有时免疫系统也会打破对自身物质的不反应，而出现排斥自己的效应，则形成所谓自身免疫现象，如果造成了组织损伤，则可发生自身免疫性疾病，如类风湿关节炎、红斑狼疮，类风湿性心脏病等。

第三节　免疫异常与免疫缺陷

一、超 敏 反 应

超敏反应（hypersensitivity）即机体与抗原性物质在一定条件下相互作用，产生致敏淋巴细胞或特异性抗体，如与再次进入的抗原结合，可导致机体生理功能紊乱和组织损害的免疫病理反应，又称变态反应。

根据反应发生的速度、发病机制和临床特征，将超敏反应分 4 型：Ⅰ型超敏反应，即速发型超敏反应；Ⅱ型超敏反应，即细胞毒型或细胞溶解型超敏反应；Ⅲ型超敏反应，即免疫复合物型或血管炎型超敏反应；Ⅳ型超敏反应，即迟发型超敏反应。Ⅰ～Ⅲ型由抗体介导，可经血清被动转移。而Ⅳ型由 T 细胞介导，可经细胞被动转移，反应发生较慢，故称迟发型超敏反应。

1. Ⅰ型超敏反应 又称过敏反应，主要由特异性 IgE 抗体介导产生，可发生于局部，亦可发生于全身。其主要特征是：①超敏反应发生快，几秒钟至几十分钟内出现症状，消退亦快；②由 IgE 抗体所介导；③常引起生理功能紊乱，几乎不发生严重组织细胞损伤；④具有明显个体差异和遗传背景；⑤补体不参与此型反应。常见的Ⅰ型超敏反应有青霉素过敏反应，药物引起的药疹，食物引起的过敏性胃肠炎，花粉或尘埃引起的过敏性鼻炎、支气管哮喘等。

2. Ⅱ型超敏反应 由 IgG 或 IgM 类抗体与靶细胞表面相应抗原结合后，在补体、吞噬细胞和 NK 细胞参与下，引起的以细胞溶解或组织损伤为主的病理性免疫反应。如血型不符的输血反应，新生儿溶血反应和药物引起的溶血性贫血都属于Ⅱ型超敏反应。

3. Ⅲ型超敏反应 由可溶性免疫复合物沉积于局部或全身多处毛细血管基膜后，通过激活补体和在一些效应细胞参与作用下，引起的以充血水肿、局部坏死和中性粒细胞浸润为主要特征的炎症反应和组织损伤。属于Ⅲ型的疾病有链球菌感染后的部分肾小球肾炎、外源性哮喘、Arthus 反应。

4. Ⅳ型超敏反应 抗原诱导的一种细胞性免疫应答。效应 T 细胞与特异性抗原结合作用后，引起的以单个核细胞浸润和组织损伤为主要特征的炎症反应。常见的类型是：化学药品（如染料）与皮肤蛋白结合或改变其组成，成为抗原，能使 T 细胞致敏。再次接触该抗原后，T 细胞便成为杀伤细胞或释放淋巴因子引起接触性皮炎。另一个类型称为传染性变态反应，是由某些病原体作为抗原性刺激引起的，见于结核病、梅毒等。此外，器官移植的排斥反应、接种疫苗后的脑脊髓炎、某些自身免疫病等都属于此型。

除上述 4 种类型外，还有些学者提出Ⅴ型超敏反应（又称刺激型变态反应）。Ⅵ型超敏反应（又称抗体依赖性细胞毒性反应），甚至更多的类型。有些变应原（如青霉素）也可在同一个体引起不同型的超敏反应同时出现。

二、自身免疫性疾病

自身免疫是机体免疫系统对自身成分发生免疫应答的能力，存在于所有个体，在通常情况下不对机体产生伤害。自身免疫性疾病是机体对自身成分发生免疫应答而导致的疾病状态。自身免疫性疾病可分为器官特异性自身免疫性疾病和全身性自身免疫性疾病。器官特异性自身免疫性疾病，患者的病变局限于某一特定的器官，由对器官特异性抗原的免疫应答引起。典型的疾病有：桥本氏甲状腺炎，突眼性甲状腺肿和胰岛素依赖的糖尿病。全身性自身免疫性疾病，又称系统性自身免疫性疾病，患者的病变可见于多种器官和组织。系统性红斑狼疮（SLE）是典型的全身性自身免疫性疾病。

自身抗体和（或）自身反应性 T 细胞介导的对自身成分发生的获得性免疫应答是自身免疫性疾病发生的原因。通过控制微生物感染，应用免疫抑制剂、细胞因子抗体和细胞因子受体阻断剂等措施可以对自身免疫性疾病进行防治。

三、免疫缺陷病

免疫缺陷病是由于免疫器官、组织或细胞发育缺陷，使免疫细胞的发育、分化、增殖和代谢异常，并导致免疫功能障碍所出现的临床综合征。有 2 种类型：①原发性免疫缺陷病，又称先天性免疫缺陷病，与遗传有关，多发生在婴幼儿；②继发性免疫缺陷病，又称获得性免疫缺陷病，可发生在任何年龄，多因严重感染，尤其是直接侵犯免疫系统的感染、恶性肿瘤、应用免疫抑制剂、放射治疗和化疗等原因引起。

按免疫缺陷性质的不同，可将原发性免疫缺陷病分为体液免疫缺陷、细胞免疫缺陷及两者兼有的联合性免疫缺陷、补体缺陷、吞噬细胞缺陷等。继发性免疫缺陷病可以是暂时性的，当原发疾病得到治疗后，免疫缺陷可恢复正常；也可以是持久性的。继发性免疫缺陷常由多因素参与引起，如癌肿伴发的继发性免疫缺陷病可由于肿瘤、抗癌治疗和营养不良等因素所致。免疫缺陷病基本治疗原则为：尽可能减少感染并及时控制感染；通过过继免疫细胞或移植免疫器官以替代受损或缺失的免疫系统组分。

第四节　肿瘤免疫与移植免疫

一、肿瘤免疫学

研究肿瘤的抗原性、机体的免疫功能与肿瘤发生、发展的相互关系，机体对肿瘤的免疫应答及其抗肿瘤免疫的机制、肿瘤的免疫诊断和免疫防治的科学。

肿瘤抗原是指细胞恶性变过程中出现的新抗原物质的总称。细胞恶性变过程中，由于基因突变或正常静止基因的激活都可以产生新的蛋白分子。这些蛋白质在细胞内降解后，某些降解的短肽可与 MHC Ⅰ类分子在内质网中结合，并表达于细胞表面，成为被 $CD8^+$CTL 识别和杀伤的肿瘤特异抗原。此外，某些细胞在恶性变后，可使正常情况下处于隐蔽状态的抗原决定簇暴露出来，成为肿瘤相关抗原，可被 B 细胞识别产生抗肿瘤抗体，能诱导机体产生抗肿瘤免疫应答，是肿瘤免疫诊断和免疫防治的基础。

根据肿瘤抗原特异性，可将肿瘤抗原分为肿瘤特异抗原和肿瘤相关抗原。肿瘤特异抗原是指只存在于某种肿瘤细胞表面而不存在于正常细胞的新抗原。肿瘤相关抗原是指一些肿瘤细胞表面糖蛋白或糖脂成分，它们在正常细胞上有微量表达，但在肿瘤细胞表达明显增高。

一般认为，细胞免疫特异性抗原是机体抗肿瘤免疫效应的主要机制。肿瘤细胞通过抗原缺失、MHC Ⅰ类分子表达减少、共刺激信号缺乏，以及分泌免疫抑制性物质和诱导机体产生免疫抑制性细胞等方式，并利用宿主免疫系统存在的缺陷，逃避免疫系统的攻击。肿瘤抗原的检测及其水平的动态分析有助于肿瘤的诊断和预后判断。以瘤苗和基因工程抗体为代表的主动性和被动性免疫治疗具有良好的应用前景。

二、移 植 免 疫

在组织移植或器官移植中，受者接受供者的移植物后，受者的免疫系统与供者的移植物相互作用而发生的免疫应答，称为移植免疫。研究移植免疫的主要目的是了解移植排斥反应发生的机制，以预防和控制排斥反应的发生，使移植物能在受体内长期存活。

根据供、受者间免疫遗传背景的差异，可将移植术分为如下类型：①自体移植，指将受者自身的组织移植到受者；②同种同基因移植，指遗传背景完全相同个体间（同卵孪生子或近交系动物）的移植；③同种异基因移植，指同一动物种属内遗传背景不同个体间的移植；④异种移植，指不同动物种属个体间的移植。无论何种移植，只要移植物表达与受者不同的蛋白质或其他分子，移植物就会被排斥。若这种分子结构差异是同一动物种属内不同个体间差异所致，所引发的移植排斥反应被称为同种异型反应；若分子结构的差异是由不同动物种属间差异所致，其引发的排斥反应称为异种反应。

人类同种异基因移植又称同种异体移植，是临床上最常见的移植类型。同种异体移植排斥反应是由受者 T 细胞介导的针对移植抗原的免疫应答，由受者 T 细胞表面 TCR 识别移植物细胞表面同种异型抗原所引发。

移植能否成功，在很大程度上取决于供者与受者的组织相容性。所谓组织相容性，就是指不同个体间进行组织或器官移植时，移植物与宿主是否能相互“容忍”。如能“容忍”移植物就能存活，否则，移植物将被排斥或移植物使宿主受损。供体与受体两者的组织相容性如何，是由组织相容性抗原决定的。组织相容性抗原分为：主要组织相容性抗原、次要组织相容性抗原和其他参与排斥反应发生的抗原。移植排斥反应分为宿主抗移植物反应和移植物抗宿主反应。

（一）宿主抗移植物反应（host versus graft reaction，HVGR）

在进行同种移植后，移植抗原（即组织相容性抗原）可刺激受体的免疫系统发生免疫应答，通过细胞免疫和体液免疫的共同作用（一般以细胞免疫为主）使移植物受损，称为宿主抗移植物反应。HVGR 可表现为超急性排斥反应、急性排斥反应和慢性排斥反应等类型。

超急排斥反应可在移植物与受体的血管接通后的数分钟至数小时内发生。其发生机制是受者体内预存的抗供者组织的抗体与供者移植物的血管内皮细胞抗原和血细胞抗原形成的抗原-抗体复合物沉积在血管壁，引起局部的Ⅲ型超敏反应。可通过供者与受者的 ABO 血型配合试验和交叉细胞毒试验确定是否适合移植来避免超急排斥反应的发生。急性排斥反应是同种移植中最常见的排斥反应类型。发生原因是由于术后数日，移植物抗原从血管内皮释出，刺激受者的淋巴组织，引起免疫应答，从而发生对移植物的排斥。此反应在移植后最初几周较多见，一旦发生，进展很快。病情也较严重。若经及时适当的免疫抑制剂治疗，大多可缓解。慢性排斥反应多在移植数周、数月甚至数年后发生，呈缓慢进行性。其发生原因有人认为是次要组织相容性抗原不一致引起的。由于对次要组织相容性抗原不甚了解，不易防治。

（二）移植物抗宿主反应（graft versus host reaction，GVHR）

移植物中的免疫活性细胞针对宿主体内组织相容性抗原发生免疫应答，其结果使宿主受损，称为移植物抗宿主反应。GVHR 主要见于对原发生性或继发性免疫缺陷患者采用骨髓移植或反复大量输血治疗时。其发生主要是因为骨髓移植物中成熟 T 细胞被宿主的同种异型组织抗原（包括主要与次要相容性抗原）所激活，并增殖分化为效应 T 细胞。这些激活的效应细胞随血循环游走至受者全身，对宿主组织或器官发动免疫攻击。

同种异型移植排斥的防治措施主要为：①寻求与受者 HLA 相配的供者组织或器官，以降低移植物的免疫原性，从而提高移植物长期存活率；②使用免疫抑制剂，以抑制受者免疫系统的应答能力；③诱导受者产生针对供者移植抗原的免疫耐受。

第五节　免疫学检测与防治

一、免疫学检测

体外抗原-抗体检测的基本原理是抗原-抗体反应的特异性。根据这一原理，可用已知的抗原检测未知抗体或用已知的特异性抗体检测未知的抗原。体外抗原-抗体反应包括凝集反应、沉淀反应等。

免疫标记技术如酶标记技术、放射性核素标记技术、荧光标记技术及胶体金标记技术等，因其能够提高体外抗原-抗体反应的敏感性并具有定性、定量等优点而得以广泛地应用。根据不同类别的免疫细胞不同的理化性质和表面标记，可以通过不同的实验方法分离和鉴定不同的细胞群及其亚群和检测计数。根据免疫细胞在静止状态下或活化后具有不同的功能，进行功能检测有助于评价机体的细胞及体液免疫功能。免疫学技术不但可用于疾病的诊断、治疗及疗效的评价，同时也促进了免疫学理论及相关学科的发展。

二、免疫学防治

免疫治疗至少已有百多年的历史。近十多年来，由于单克隆抗体技术的发展及基因治疗和重组细胞因子疗法的兴起，免疫治疗已逐渐发展成为一门崭新的学科——免疫治疗学。机体受病原体感染后，能产生特异性抗体和效应 T 细胞，提高对该病原体的免疫力。根据这一基本原理，可采用人工方法使机体获得特异性免疫力，达到预防疾病的目的。目前，免疫预防已扩大到传染病以外的其他领域，未来疫苗的内涵及应用将进一步拓展。

特异性免疫的获得方式有自然免疫和人工免疫 2 种。自然免疫主要指机体感染病原体后建立的特异性免疫，也包括胎儿或新生儿经胎盘或乳汁从母体获得抗体。人工免疫则是人为地使机体获得特异性免疫，包括人工主动免疫和人工被动免疫。用人工免疫的方法可使机体获得特异性免疫，常用的制剂是疫苗和抗体制剂。未来疫苗的首要任务仍是抗传染，也广泛应用于非传染病领域；除用于预防外，还可用于治疗。

（冯书营）

第九章　生物统计学

生物统计学是数理统计在生物学研究中的应用，是用数理统计的原理和方法来分析和解释生物界各种现象和试验调查资料的科学。生物统计学的基本内容概括起来主要包括试验设计和统计分析两大部分。在试验设计中主要介绍试验设计的有关概念、基本原理、设计方案的制订、常用试验设计方法等。在统计分析中，主要包括数据资料的搜集和整理、数据特征的度量、统计推断、方差分析、回归和相关分析、协方差分析、主成分分析、聚类分析等。

第一节　常用统计学术语

1. 总体、个体与样本　总体是指研究对象的全体，而组成总体的基本单元称为个体。个体极多或无限多的总体称为无限总体，个体有限的总体称为有限总体。从总体中抽出的若干个个体称为样本。构成样本的每个个体称为样本单位，从总体中获得样本的过程称为抽样。样本个体数目的大小称为样本容量。一般在生物学研究中，样本容量在 30 个以下为小样本，30 个以上为大样本。在一些计算和分析检验方法上，大样本和小样本是不同的。

2. 参数与统计数　参数也称参量，是对一个总体特征的度量。如总体平均数、总体标准差等均为参数。因为总体一般都很大，有的甚至不可能取得，所以总体参数一般不可能计算出来。可通过对总体抽取样本，计算样本的特征数来估计总体参数。从样本中计算所得的数值称为统计数，是总体参数的估计值。

3. 变量与数据类型　变量是反映实验或观察对象生理、生化、解剖等特征的指标，变量的观测值称为数据。数据可分为定量数据、定性数据和有序数据 3 种类型。定量数据也称计量数据，其特点是能够用数值大小衡量其水平高低，一般有计量单位。定性数据也称计数资料，变量的观测值是定性的，表现为互不相容的类别或属性，如性别男和女。有序数据，也称半定量数据或等级资料。变量的观测值是定性的，但各类别（属性）之间有程度或顺序上的差别。如药物的疗效按效果可分为显效、有效、好转、无效等分类。

4. 效应与互作　引起试验差异的作用称为效应。互作是指两个或两上以上处理因素间的相互作用产生的效应，包括正效应和负效应。

5. 准确性与精确性　准确性是指观测值与其真值的接近程度，而精确性则是指对同一事物进行重复观测所得数值彼此接近（符合）的程度。

6. 误差与错误　在试验过程中，由于受到非试验因素的影响，从而使所得试验结果与客观真值之间产生偏差，这个偏差就是试验误差。试验中产生的误差依其引起的原因不同可分为系统误差、随机测量误差和抽样误差。错误是指由于工作上的粗心大意而造成的差错，如记录、测量、计算等都可能出现错误。只要工作上认真一些，加强责任心，错误是可以避免的。

7. 同质与变异 同质是指根据研究目的所确定的观察单位其性质应大致相同。观察单位是研究的基本单元，可以是一个人、一份生物样品等。然而即使性质相同的事物，如果观察同一指标，各观察单位之间由于存在个体差异，也会使测量结果不同，这种差异称为变异。

8. 概率 概率是描述某事件发生可能性大小的程度。事件 A 发生的概率可以写成 P（A），其取值范围为 $0 \leqslant P$（A）$\leqslant 1$。P（A）=0 表示该事件不可能发生，P（A）=1 表示该事件必然发生。

第二节 定量资料的统计描述

本部分主要学习频数表、直方图和统计指标。利用频数表和直方图可以清楚地揭示数据的分布类型和特征，统计指标则可以概括地描述一组数据的集中趋势或平均水平。

一、频数分布

通过实验或观察等各种方式得到的原始数据，如果是定量数据并观察的例数较多，可以对数据进行分组，然后制作频数表或绘制直方图，用以显示数据的分布规律。

频数表是统计表的一种，它同时列出观察指标的可能取值区间及其在各区间内出现的频数。这种数据表达方式较完整地体现了观察值的分布规律，因此也称为频数分布表（表 9-1）。根据频数分布表可以看出数据的分布情况，若绘制成直方图则更直观。直方图是以垂直条段代表频数分布的一种图形，条段的高度代表各组的频数，由纵轴标度，各组的组限由横轴标度，条段的宽度表示组距（图 9-1）。

表 9-1 某地 140 名正常男性红细胞计数的频数表

红细胞数（$\times 10^{12}$个/L）（1）	组中值（2）	频数（3）	累积频数（4）	频率（%）（5）	累积频率（%）（6）
3.80～	3.9	2	2	1.43	1.43
4.00～	4.1	6	8	4.29	5.71
4.20～	4.3	11	19	7.86	13.57
4.40～	4.5	25	44	17.86	31.43
4.60～	4.7	32	76	22.86	54.29
4.80～	4.9	27	103	19.29	73.57
5.00～	5.1	17	120	12.14	85.71
5.20～	5.3	13	133	9.26	95.00
5.40～	5.5	4	137	2.86	97.86
5.60～	5.7	2	139	1.43	99.29
5.80～6.00	5.9	1	140	0.71	100.00

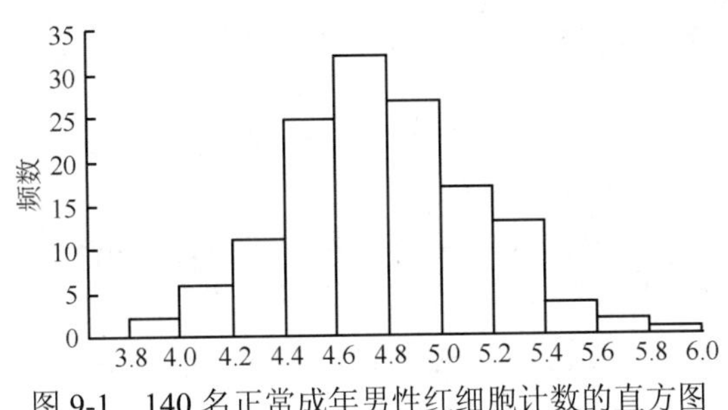

图 9-1　140 名正常成年男性红细胞计数的直方图

二、集中趋势的统计指标

平均数是描述一组观察值集中趋势的一项统计指标，它常作为一组数据的代表值用于分析和进行组间的比较。平均数有多种，常用的有算术均数、加权均数、几何均数和中位数等。众数是指在一组观察值中，出现频率最高的那个观察值。若为分组资料，则为频率最高组的组中值。适用于大样本，但粗糙。

三、变异程度的统计指标

衡量变异程度大小的指标有多种，但大体可以分为 2 类：一是按间距计算，有极差和四分位数间距；另一类则按平均差距计算，有离均差平方和方差、标准差和变异系数等。

极差又称全距，是观察值中最大值和最小值之差，用符号 R 表示，是变异指标中最简单的一种。极差大说明变异程度大，反之说明变异程度小。仅用于粗略地说明变量的波动范围。四分位数间距是指一组观察值按大小排序后，分成四个数目相等的段落，每个段落观察值的数目占总例数的 25%。去掉两端含有极端数值的 25%，取中间的 50%的观察值的数据范围即为四分位数间距。四分位数间距越大则数据变异越大。

四、正 态 分 布

正态分布又名高斯分布，是一个在数学、物理及工程等领域都非常重要的概率分布，在统计学的许多方面有着重大的影响力。其概率密度函数为正态分布的期望值 μ 决定了其位置，其标准差 σ 决定了分布的幅度。因其曲线呈钟形，因此人们又经常称之为钟形曲线。通常所说的标准正态分布是 μ=0，σ=1 的正态分布。

五、医学参考值范围

医学参考值是指包括绝大多数正常人的人体形态、功能和代谢产物等各种生理及生化指标常数，也称正常值。由于个体存在差异，生物医学数据，并不是常数，而是在一定范围内波动，故采用医学参考值范围作为判定正常还是异常的参考标准。

第三节　定性数据的统计描述

描述定性数据的数据特征通常需要计算相对数，根据不同的研究目的，常用率、构成比、相对比等指标来进行统计描述。

一、常用相对数

相对数是两个有关的绝对数之比，也可以是两个有关联的统计指标之比。常用的有：率、比值比、构成比。率表示在一定的范围内某现象的发生数与可能发生的总数之比。构成比表示某事物内部组成部分在总体中的比重。相对比表示 A、B 两有关联的指标之比，用以描述两者的对比水平，说明 A 是 B 的若干倍或百分之几，通常用倍数或百分数来表示。

二、医学中常用的相对数指标

主要有死亡统计指标和疾病统计指标，前者包含死亡率、年龄别死亡率、死因别死亡率、死因构成几项，后者包括发病率、患病率、病死率、治愈率等项目。

第四节　统计图表与统计分析方法

一、统计表和统计图

1. 统计表　是把统计资料和结果用表格的形式进行表达，其目的是简洁、清晰、直观，方便对比和阅读。统计表在编制时要重点突出、简单明了，主谓分明、层次清楚，数据表达要规范，文字的线条尽量从简。统计表的结构有：标题、标目（包括横标目、纵标目）、线条、数字和备注 5 部分。

2. 统计图　是把数据资料以图示的形式表达，使数据对比更加形象直观、一目了然。统计图的制作必须根据资料的性质、分析目的选用适当的统计图。一个图通常只表达一个中心内容和一个主题，即一个统计指标。在绘制图形时要注意准确、美观，图线粗细适当，定点准确，不同事物用不同线条（实线、虚线、点线）或颜色表示，给人以清晰的印象。统计图经常需要与统计表一起使用。统计图通常由标题、图域、标目、图例和刻度 5 个部分组成。

二、统计推断和统计检验

1. 参数估计　是指由样本统计量估计总体参数，是统计推断的重要内容之一。常用方法有点估计、区间估计。

2. 假设检验　又称显著性检验，是一种基本的统计推断形式，也是数理统计学的一个重要的分支，用来判断样本与样本，样本与总体的差异是由抽样误差引起还是本质差别造成的统计推断方法。其基本原理是先对总体的特征做出某种假设，然后通过抽样研究的统计推理，对此假设应该被拒绝还是接受做出推断。

3. *t* 检验　亦称 Student *t* 检验（Student's *t* test），主要用于样本含量较小（如 $n<30$），总体标准差 σ 未知的正态分布资料。根据研究设计和资料的性质有单样本 *t* 检验、配对样本 *t* 检验、两个独立样本 *t* 检验及在方差不齐时的 *t* 检验。

4. 方差分析　简称 ANOVA，又称“变异数分析”或“F 检验”，用于两个及两个以上样本均数差别的显著性检验。由于各种因素的影响，研究所得的数据呈现波动状，造成波动的原因可分成 2 类，一是不可控的随机因素，另一是研究中施加的对结果形成影响的可控因素。根据资料设计类型的不同，方差分析可分为单因素方差分析和两因素方差分析。

5. χ^2 检验　是英国统计学家 Person 提出的一种主要用于分析分类变量数据的假设检验方法，其主要目的是推断两个或多个总体率或构成比之间有无差别。其分析方法常用的有四格表资料的卡方检验、配对四格表资料的卡方检验和 $R\times C$ 列联表资料的卡方检验。

6. 回归与相关　在统计学中，线性回归是利用称为线性回归方程的最小平方函数对一个或多个自变量和应变量之间关系进行建模的一种回归分析。这种函数是一个或多个称为回归系数的模型参数的线性组合。只有一个自变量的情况称为简单回归，大于一个自变量情况的叫做多元回归。

回归分析中，只包括一个自变量和一个应变量，且二者的关系可用一条直线近似表示，这种回归分析称为一元线性回归分析，这样得出的直线方程叫做线性回归方程。对两变量关系的研究，有时并不要求由自变量来估计应变量，而是关系两变量之间是否具有直线相关关系，这种关系称为直线相关或简单相关。直线相关用于分析双变量正态分布资料。可分为正相关、负相关、无相关和非线性相关等几种情况（图 9-2）。

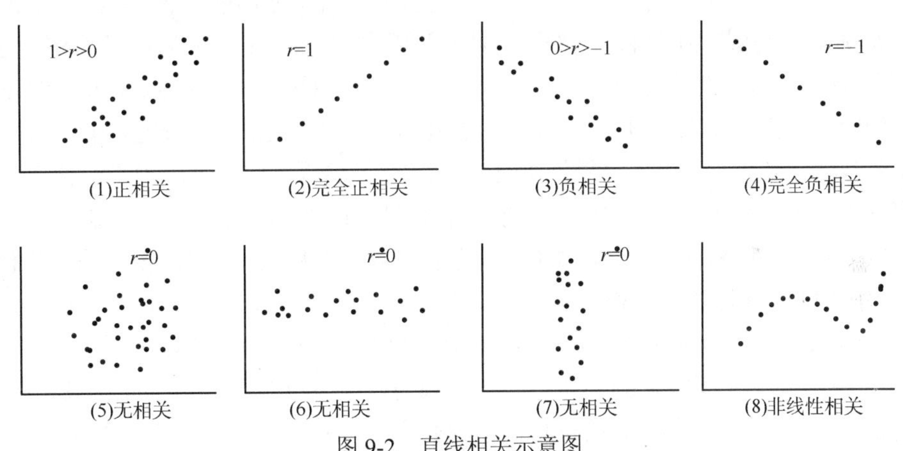

图 9-2　直线相关示意图

如果回归分析中包括两个或两个以上的自变量，且应变量和自变量之间是线性关系，则称为多元线性回归分析，可以对自变量的作用进行评价，也可以用作预测和判别。

7. 生存分析　在临床试验研究中，如对慢性病、恶性肿瘤等患者的随访观察，常常需要记录对象各时点上终点事件的发生情况，包括终点事件出现及观察对象达到终点所经历的时间长短，以比较和评价临床疗效。生存分析就是将事件的终点和出现这一终点所经历的时间结合起来分析的一类统计分析方法。

生存时间是指患者从发病到死亡所经历的时间长度。广义上，生存时间可定义为从规定的观察起点到某终点事件出现所经历的时间长度，观察起点可以是发病时间、第一次确诊时间或接受处理（治疗）的时间等，终点事件可以是某种疾病的发生、复发或死亡、某种处理的反应等。

第五节 实验设计与临床试验设计

一、实验设计的基本要素

实验设计是指研究者根据研究目的和条件，结合统计学要求，合理安排各种实验因素，严格控制实验误差，最大限度地获得丰富而可靠的数据。

实验研究的基本要素包括研究对象、处理因素和实验效应。研究对象是指根据研究目的而确定的观察总体，也称受试对象或实验对象。处理因素又称研究因素，是指根据研究目的而施加于研究对象的干预措施。实验效应是处理因素作用于受试对象产生的反应和结果，通过具体的观察指标来表达。如果指标选择不当，未能准确地反映处理因素的作用，所获得的研究结果就缺乏科学性。因此选择恰当的观察指标是关系研究成败的重要环节。

二、实验设计的原则

实验设计的原则包括对照原则、随机化原则和重复原则。

1. 对照原则 对照是指在实验中应设立对照组，其目的是通过对照组效应对比鉴别出实验组的效应大小。只有设立了对照组才能消除非处理因素对实验结果的影响，从而使处理因素的效应得以体现。处理因素的效应大小是通过与对照组对比所得到的差别显现。医学研究中常用的对照组形式主要有空白对照、安慰剂对照、标准对照、实验对照、自身对照、相互对照、历史对照等。

2. 随机化原则 随机化原则是指受试对象有相同的概率或机会被分配到不同的处理组，随机不等于随意。随机化分组可以使各处理组的受试对象具有很相近的特征，可比性好，避免研究者的主观因素对分组结果的影响。另外，随机化是所有统计方法的理论基础。目前采用的随机化方法包括简单随机化、区组随机化、分层随机化、分层区组随机化和动态随机化等。

3. 重复原则 重复是指在相同实验条件下重复进行多次观察。重复是消除非处理因素影响的一个重要方法，表现为样本量的大小和重复次数的多少。由于各种影响因素的存在，不同研究对象对同一处理因素的反应不同，表现为其效应指标的数值不同，只有在大量重复实验条件下，实验的效应才能反映其真正的客观规律性；反之，如果样本量不够，结果就不够稳定，得不到应有的结论。

三、临床试验设计及统计分析问题

临床试验从研究的性质划分，属于实验性研究范畴。临床试验设计也必须遵循实验设计的基本原理，其设计的基本要素也包括研究对象、处理因素和实验效应，同时必须遵循对照、随机化和重复的基本原则。但由于其研究对象为人，还应该考虑受试者的知情同意、心理因素、伦理道德等问题。

常用的临床试验的设计类型有平行组设计、交叉设计、析因设计等。但临床试验中根据比较的目的不同，对照组的设置不同，比较的类型也不有所不同，分为优效性试验、等效性试验和非劣效性试验 3 种。

（陈 莹）

第三篇　医学基础篇

第十章　医学概论

基础医学是研究人体的正常形态结构和功能活动规律及疾病状态下的生理功能变化及其机制的一门科学。基础医学是临床医学和预防医学的基础，其具体内容涉及人体解剖学、组织胚胎学、细胞生物学、生理学、生物化学、遗传学、微生物学、免疫学、病理学和药理学等多门学科。基础医学概论所涉及的内容均在以上各章节中进行了介绍，在此不再重复阐述。考虑到医学检验的专业性质，编写组认为临床医学概论有利于提高医学检验专业学生的临床医学知识和素质，为此，在本章中对临床医学概论进行简单介绍。

临床医学是研究和诊断疾病的学科群，属于应用科学领域。临床医学不是一般的应用科学，它具有自身固有的特点，如研究和服务对象的复杂性、临床工作的紧迫性、临床实践中重大课题和难题的出现及医学成果的实际工作检验等。这就要求学生在学习临床医学概论时遵循以下几点要求：尽量拓宽自身知识面，全面了解临床医学；要注重临床思维方法和分析解决问题能力的培养；注意临床医学与基础医学之间的密切联系，培养自身的自学能力等要求。

第一节　临床诊断技术

一、症　状　学

1. 发热　正常人在体温调节中枢的调控下，机体的产热和散热保持着动态平衡，将体温稳定于正常范围内。当体温调节功能发生障碍，体温超出了正常的范围，称为发热。发热大多数情况下是机体防御疾病的反应，疲乏感、盗汗、头痛或肌肉疼痛是发热时常见的伴随症状。发热时，常用腋窝、口腔和直肠等部位测定体温，腋窝测温最常见。通过测定人体不同时间段的体温变化，得到热型。常见的热型有稽留热、弛张热、间歇热、波浪热、回归热和不规则热等类型。

2. 呼吸困难　是指患者感到空气不足、呼吸费力，客观表现呼吸活动用力，重者鼻翼扇动、呼吸频率和深度异常等。临床上常见的呼吸困难有端坐呼吸及夜间阵发性呼吸困难，二者表现是伴有肺静脉和肺毛细血管压力升高的心力衰竭最为典型的表现，但并非心力衰竭所特有。

3. 呕血与咯血　呕血是指患者呕吐出鲜红色或暗褐色或咖啡渣样的血液。呕血是上消化道出血的结果，一般是因十二指肠空肠韧带以上部位出血，动脉或静脉血管破裂、毛细血管损害或凝血障碍所致。临床上最常见的呕血原因在于十二指肠溃疡、胃溃疡、糜烂性胃炎、食管静脉曲张和反流性食管炎等。

咯血是指从肺或气管支气管系统咯出血或带血的分泌物。由于坏死、糜烂、淤血或损伤等原因引起肺、气管或支气管的血管破裂，进而引流到气道内引起咯血。无论咯血多少，应倾向于考虑有一严重的潜在病变。大量咯血多见于肺部的恶性病变、肺结核或急性肺化脓症。

4. 腹痛 腹部的疼痛称为腹痛。在发生腹痛时，应分析什么部位疼痛？疼痛向何处放射？疼痛的性质和程度如何？诱发原因是什么？疼痛同时伴有何种症状？何种因素能够缓解疼痛等问题。腹腔任何部位和腹外各种器官组织的各种病理过程均可导致腹痛。腹痛时，对腹痛症状的细致分析最为重要。中上腹痛最常见的原因是胃、十二指肠、胆和胰的病变。胃源性的上腹痛位于中线附近，难以准确定位。

5. 水肿 人体组织间隙有过多的液体集聚使组织肿胀称为水肿。水肿分为全身性和局部性水肿。当液体在体内组织间隙呈弥漫性分布时称为全身性水肿；液体积聚在局部组织间隙时称为局部性水肿。水肿这一俗语不包括内脏器官局部的水肿，如脑水肿、肺水肿等。

6. 昏迷 是高级神经活动受到严重抑制的表现，是一种严重的意识障碍。依据运动、感觉和反射功能的障碍程度，将昏迷分为浅昏迷和深昏迷。浅昏迷指的是患者的随意运动丧失，对周围事情及声光等刺激全无反应，但对较强的疼痛刺激存在痛苦的表情和简单的防御动作。患者的吞咽、咳嗽及瞳孔对光反射仍然存在，呼吸、脉搏和血压等一般无明显改变。深昏迷指的是患者全身肌肉松弛，处于被动体位，对各种刺激全无反应，吞咽、咳嗽及瞳孔对光反射全部消失，大小便失禁，仅能够维持心跳和呼吸功能。

二、体格检查

（一）基本检查方法

1. 视诊 是医师用视觉来观察患者全身或局部的诊断方法。视诊能观察到全身一般状况和许多全身或局部的体征，如发育、面容、表情、体位等。视诊适用范围很广，有时仅凭视诊就能明确一些疾病的诊断。但视诊必须要有丰富的临床实践经验和医学知识作为基础，不然易发生视而不见的情况。

2. 触诊 是医师通过手的感觉进行判断的一种诊法。触诊的适用范围很广，可遍及身体各部，尤其以腹部为重要。触诊能够进一步明确视诊不能明确的特征。手的感觉以指腹和掌指掌面最为敏感，因此触诊多用此 2 个部位。进行触诊时，依据施压的力量不同，分为浅部触诊法和深部触诊法。

3. 叩诊 是用手指叩击身体表面某部，使之振动而产生声响，然后根据振动和声响的特点来判断被检查部位的脏器有无异常。叩诊多用于确定肺尖的宽度、肺下缘边界，胸膜的病变及胸膜腔中液体或气体的多少，肺部病变的大小与性质；心界的大小与形态；肝脾的边界，腹水的有无；以及卵巢、子宫和膀胱有无肿大情况等。依据叩击声响的频率和振幅，叩音分为清音、浊音、鼓音、过清音和实音等 5 种类型。

4. 听诊 是用听觉听取身体各部位发生的声音以判断正常与否的一种诊断方法。听诊分为直接听诊法和间接听诊法。当前主要用间接听诊法进行，即用听诊器进行人体部位的检查。用听诊器听诊是临床医师的一项基本功，是诊断心肺疾病的重要手段，常用以听取胸部正常或病理呼吸音、心脏杂音和异常心律。

5. 闻诊　是以嗅觉嗅闻来自患者的异常气味的诊断方法。这些异常气味多来自于皮肤、黏膜、呼吸道、胃肠道、呕吐物、排泄物、分泌物、脓液和血液等，在临床工作中通过闻诊能够迅速提供具有意义的诊断线索。

（二）一般检查

1. 性别和年龄　性别与某些疾病的发生率有关，如甲状腺病和系统性红斑狼疮多发生于女性，胃癌、食管癌多发生于男性。体格的生长发育状态可因年龄不同而变化，因此，疾病的发生和预后也与年龄有密切的关系。如麻疹、白喉多见于儿童，结核病和风湿热多见于青少年，动脉硬化多见于老年人。

2. 生命体征　包括脉搏、呼吸频率、体温和血压等指标，至今仍是所有检查项目中最常采用的。正常的成人呼吸频率为16～18次/分，呼吸与脉搏的频率比是1∶4。静止状态时，正常脉搏为60～100次/分，正常舒张压为＜90mmHg，正常收缩压为＜140mmHg。

3. 皮肤　皮肤的病变和反应有局部性的，也有全身性的。皮肤病变除表现为颜色、湿度、弹性改变外，还会出现皮疹、出血点、紫癜、水肿及瘢痕等情况。如出现皮肤黄染，主要见于黄疸，为胆道阻塞、肝细胞损伤或溶血性疾病的发生；皮肤出现蜘蛛痣，常见于急、慢性肝炎或肝硬化。

4. 淋巴结　分布于全身，主要分为5大组，即颈与面部、锁骨上、腋下、腹股沟和股区。淋巴结的检查主要通过触诊，主要感知其大小、部位、压痛、硬度、活动度、有无粘连等特征。

（三）头颈部检查

1. 头部　头部的检查主要有头发、头皮和头颅等检查。头发检查需要注意颜色、疏密度、脱发的类型与特点；头皮的检查需观察头皮的颜色、头皮屑、头癣、炎症、外伤及瘢痕等；头颅的检查应注意其大小、外形变化和运动时的异常。

2. 颜面部　颜面部的检查主要检查眼、耳、鼻、口等。检查眼部时，观察眼眉、眼睑、结膜、眼球、巩膜、角膜、虹膜和瞳孔等形态；耳部的检查包括外耳、耳郭、耳道和鼓膜等部位的检查；鼻的检查最好借助于鼻窥镜的观察，同时主要鼻外形、鼻翼扇动、鼻中隔和鼻窦的检查；而口的检查主要涉及口唇、口腔黏膜、牙齿、舌及扁桃体的观察。

3. 颈部　颈部痛的患者不应被忽视，它可能是骨骼肌功能障碍的表现，也可能伴发于脑膜炎或颅内出血。颈部的症状可能是位于颈部的各种器官（如甲状腺、气管、食管、肌肉）病理变化的表现；也可以是颈部、脑部或胸部疾病的信号，或是全身性疾病病理变化的表现。

（四）胸腹部检查

1. 肺部　肺部的检查可通过视诊、听诊、叩诊和触诊等方式进行检查。通过视诊，可观察呼吸运动的方式、呼吸频率和呼吸的节律；通过触诊可以检查胸廓的扩张度，也可以检查语音震颤情况；通过叩诊可以确定叩诊部位的肺内气体与实质的比例，确定器官的界限或肺内具有不同密度结构的界限部分；通过听诊可区分正常呼吸音和异常呼吸音，同时对啰音也可以进行鉴别。

2. 心脏 心脏的体检对于初步判断有无心脏病，了解其病因、性质、部位、病变程度等都有很大的帮助，特别是动态检查体征更有意义，多数心脏病依据视诊、触诊、叩诊、听诊检查便可予以诊断。通过视诊可以观察有无心前区隆起与凹陷、心尖搏动的轻度及位置情况；通过触诊能够准确的判断心尖搏动或其他搏动的位置、强弱和范围，同时对心脏震颤有积极作用；通过叩诊可确定心界、判定心脏和大血管的大小、形状及其在胸廓内的位置。听诊是心脏的检查的重要内容，常可获得极其重要的阳性体征，作为判断的依据。但心脏听诊需要反复实践，才能掌握这种较难的临床基本功。

3. 肝脏 通过触诊能够了解肝脏下缘的位置和肝脏的质地、表面边缘及搏动等，触及肝脏时，应注意肝脏大小、压痛、搏动和表面状态等特征。通过叩诊能够确定肝脏的上下界。肝浊音界扩大见于肝癌、肝脓肿、肝淤血等症；肝浊音界缩小见于急性肝坏死、肝硬化和胃肠胀气等症。如肝浊音消失代之以鼓音，多由肝表面覆盖气体所致，是急性胃肠穿孔的一个重要征象，也可见于其他术后表现。

4. 脾脏 正常情况下脾脏不能触及，如能触及脾脏提示脾脏肿大。触及脾脏后，注意脾脏的大小、质地、表面情况、有无压痛及摩擦感等。脾脏轻度肿大常见于急慢性肝炎、伤寒、急性疟疾、感染性心内膜炎及败血症等；脾脏中度肿大，且表面光滑见于慢性粒细胞性白血病、黑热病、慢性疟疾和骨髓纤维化症等。如脾脏表面不光滑而有结节者，多见于淋巴肉瘤和恶性组织细胞病。脾压痛见于脾脓肿、脾梗死等。当脾脏触诊不满意时，宜用叩诊进一步检查脾脏大小。

5. 胆囊 胆囊位于深处，被肝脏遮盖，不能用叩诊检查其大小，仅能检查胆囊有无叩击痛，胆囊区的叩击痛是胆囊炎的重要特征之一。正常情况下，胆囊不能触及，胆囊肿大超过肝缘及肋缘，此时可在右肋下腹直肌外缘触及到。胆囊肿大常见于胆囊炎、胆囊结石和胆囊癌。

（五）脊柱与四肢

1. 脊柱 脊柱是支持体重、维持躯体各种姿势的重要支柱，是躯体活动的枢纽。由骨与纤维组成的椎管可容纳并保护脊髓、马尾神经和神经根。脊柱的病变主要表现为疼痛、姿势或形态异常及活动受限等。检查时应注意其弯曲度、有无畸形、活动范围是否受限、有无压痛、有无叩击痛等。

2. 四肢与关节 四肢及其关节的检查常运用视诊与触诊，二者相互配合，观察四肢及其关节的形态、肢体位置、活动度或运动情况等。正常人四肢与关节左右对称，形态正常，无肿胀及压痛，活动不受限。关节保持特有的形态及一定范围的活动功能。某些病变可使关节发生不同程度的肿胀、变形、运动受限等。

（六）神经反射检查

1. 浅反射 刺激皮肤或黏膜引起的反应称为浅反射，主要有角膜反射、腹壁反射、提睾反射等。

2. 深反射 刺激骨膜、肌腱经深部感受器完成的反射称为深反射，又称腱反射。检查时，患者肢体放松，检查者叩击力量均等，两侧经对比，腱反射不对称是神经损害的重要定位体征。常见的有肱二头肌反射、肱三头肌反射、桡骨膜反射、膝反射、踝反射等。

3. 病理反射 锥体束病损时，大脑失去了对脑干和脊髓的抑制作用而出现的异常反射称为锥体束征。一岁半以内的婴幼儿由于发育未完善，也可出现这种反射，不属于病理性。病理反射能表现为 Babinski 征、Oppenheim 征、Gordon 征和 Chaddock 征。

4. 脑膜刺激征 为脑膜受刺激的特征，见于脑膜炎、蛛网膜下隙出血和颅内压升高等情况。表现为颈强直，Kerning 征和 Brudzinski 征。

三、器 械 检 查

（一）心电学检查

1. 心电图 是心肌电活动变化的体表记录。心脏在机械收缩之前先有生物电活动，所产生的动作电位可经体内组织传至体表。如果在两个体表部位放置电极板，用导线连接至心电图机，可以描述出心脏生物电活动的曲线图形，称为心电图（图 10-1）。心电图主要反映心脏激动的电学活动，可对各种心律失常做出判断，明确显示心肌受损、缺血和坏死；可观察某些药物对心肌的影响及对心律失常治疗的效果；观察某些电解质紊乱引起的心电图变化可作为治疗的参考资料。

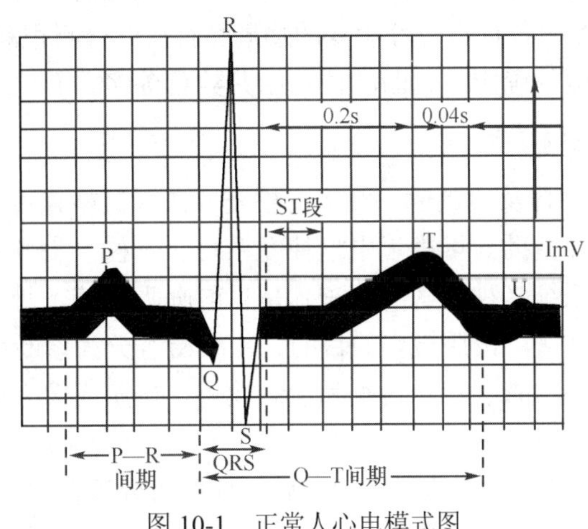

图 10-1 正常人心电模式图

2. 心音图 心音图是利用心音图机将心脏舒缩活动过程中心脏和大血管产生的震动声音转变为线条图形，它可以真实地记录正常心音、额外心音、心脏杂音。描记心音图时，依听诊部位放置心音探头，作低频、中频、高频和可听频率波段的记录，并同步描记心电图作为分析心音的时间标志。

3. 动态心电图 动态心电图又称为 Holter 监测，其可以连续监测 24h 的心电变化，并将患者在日常活动时主观感觉和心电变化进行对应分析，为临床提供可靠的诊断依据。监测时受检者可佩戴 Holter 记录器，记录器可记录受检者 24～48h 的心率、心律、ST 改变等心电图信息，监测结束后通过分析记录进行心电分析。Holter 监测还能应用在以下多个方面：心律失常的诊断和治疗效果的观察；心肌缺血的诊断和治疗效果的观察；评价人工心脏起搏的功能；进行心率变异性测定等。

4. 心率变异性 心率变异性是指窦性心律不齐的程度，是反映心脏自主神经功能调节的无创伤性指标。它是用计算机定量分析技术，测量动态心电图中连续出现的正常 QRS 波间期的变化，经运算和换算得出数据和图谱。心率变异性在临床的应用包括：预测心性猝死；了解自主神经系统与心脏病的关系；了解自主神经功能与其他系统疾病。

5. 心电向量图 心脏电激动过程中产生的既有强度，又具有方向性的电位幅度称为心电向量。由一个心动周期中循序出现的瞬时综合心电向量的顶端连接线所构成的环形轨迹，称为心电向量环，向量环在额面、横面、侧面上的投影记录为心电向量图。其可用于：心肌梗死的诊断及定位，特别是下壁及后壁的心肌梗死；室内传导阻滞的判定；对预激综合征的旁路定位；心房、心室肥大的诊断；作为解释心电图图形的基础。

（二）超声检查

1. 超声波的物理特性 超声诊断学是研究和应用超声的物理特性，以某种方式扫查人体、诊断疾病的科学。具有操作简便、可多次重复，对人体无损伤，无特殊禁忌证等优点。超声波是指频率大于 20kHz 超过人耳听阈的声波。一般诊断用的超声波频率为 1～10MHz。其种类主要有超声示波诊断法、二维超声显像诊断法、超声光电扫描法和多普勒超声诊法。

2. 超声检查的主要用途 超声波检查可检测实质性脏器的大小、形态及物理特性；可检测某些囊性器官的形态、走向和功能；可检测心脏、大血管和外周血管的结构、功能和血流动力学；可检测脏器内各种占位性病变的物理特性；可检测积液存在与否及量的多少；可应用于产科中进行妊娠的确定、判断胎位和胎儿数目等多方面的应用。

（三）X 线、CT 和 MRI 检查

1. X 线检查 是一种普及、迅速、经济的检查方法，其检查可获得永久性图像记录，对复查疾病的进展有重要帮助。可用于中枢神经系统、脊柱、头颈部、呼吸系统、消化系统、泌尿生殖系统等多系统多种疾病的检查，是目前呼吸系统、骨关节系统、消化系统等疾病的首选影像学检查方法。按照检查的目的，X 线检查分为诊断和治疗 2 种；按照检查手段，X 线检查分为普通检查、特殊检查和造影检查。按照成像方法不同，X 线检查分为透视检查和摄片检查。

2. CT 检查 是利用 X 线在人体层面扫描后经计算机处理重建的层面图像的成像方法。CT 图像为人体的组织断面像，其密度分辨率明显优于 X 线检查图像，能较好的显示人体内各部位的器官结构，不仅能够发现形态改变外，还能够检查出组织的密度变化，扩大了影像学的检查范围。按照检查时是否使用造影剂，CT 检查分为平扫、造影强化平扫和造影扫描。CT 检查可应用于中枢神经系统、脊柱、头颈部、腹部、盆部、四肢和循环系统等部位的多组织、多器官检查。

3. MRI 检查 磁共振成像（magnetic resonance lmaging，MRI）是人体氢核质子在巨大、恒定、均匀磁场中受射频脉冲激动后共振，经接受线圈接受经计算机处理后形成的人体断面图像。其具有多种优点：MRI 图像无射线损害，通过梯度场和射频场的更换可完成矢状、冠状、横切、斜切等多轴成像，且图像不受正常组织干扰等。依据是否使用造影剂，MRI 检查可分为平扫和强化平扫 2 种。MRI 检查可应用于中枢神经系统、脊柱、头颈部、腹部、盆部、四肢和呼吸系统等部位的多种组织器官检查。

（四）核医学检查

1. 核医学检查的定义 核医学是利用开放型核素诊断和治疗疾病的学科。诊断方法按照核素是否引入受检者体内分为 2 类：不引入体内者称为体外检查法或体外核医学，最具代表性的是放射免疫分析；将核素引入体内者称为体内检查法或体内核医学。依据最后是否成像分为显像和非显像。利用放射性核素实现脏器和病变显像的方法称作放射性核素显像，是一种独特的功能显像，为核医学的重要特征之一。

2. 核医学检查的原理和特点

（1）体外检查法的诊断原理：体外检查法主要利用放射性标记的配体为示踪剂，以竞争结合反应为基础，在试管内完成的微量生物活性物质检测技术。本法具有很高的灵敏度和特异性，已广泛用于临床诊断和医学研究。

（2）体内检查法的诊断原理：放射性核素被引入人体后，由于其能够发射穿透组织的核射线，利用放射性探测器就能在体表定量的检测到它们，进而把上述种种过程定位定量的用显像方式或非显像方式显示出来。核医学体内检测法实为一种脏器的功能和代谢检查法，与以显示形态结构为主的其他医学影像有很大不同，彼此有很好的互补性。

（3）放射性核素的治疗原理：放射性治疗属于内照射治疗，其治疗原理是通过高度选择性聚集在病变部位的放射性核素或其标记物所发射出的射程很短的 γ 粒子等，对病变部位进行集中照射，在局部产生足够的电离辐射生物学效应，达到抑制或破坏病变组织的目的，而临近的正常组织和全身辐射吸收剂量很低。

（五）脑电图和肌电图

1. 脑电图（EEC） 是大脑细胞电流活动的放大记录，用以研究大脑功能有无障碍。常规放置 4～8 对或更多的电极与头皮规定部位，应用单极或双极的连接方法描记。脑电图检查可发现脑部的弥漫或局限损害，对癫痫、脑炎、脑瘤及脑血管疾病等均有一定的诊断价值，对癫痫的诊断帮助最大。

2. 肌电图（EMC） 为肌肉活动时的微小电位差的放大记录，借以了解神经或肌肉的疾病。每个运动神经元及其所支配的肌纤维被称为一个运动单位。正常出现的肌肉活动最小单位是一个运动单位的收缩。检查时将同心圆针电极插入预检查的肌肉内，将两极间的电位差增幅，与阴极示波管显示波形，观察并记录。肌电图主要用于周围神经病和肌源性病变的诊断，同时对于确定病变位于脊髓或神经根、周围神经、神经末梢或神经肌肉接头处均有意义。

（六）穿刺术

1. 胸腔穿刺术 目的是了解胸腔积液的性质，协助确定病因，也可以用于抽液减压和给药治疗。穿刺选在胸部叩诊实音最明显部位进行，一般常取肩胛线或腋后线第 7～8 肋间进行。

2. 腹膜腔穿刺术 目的是了解腹水的性质，协助确定病因，也用于抽液减压和给药治疗等目的。穿刺部位可以选择适宜的位点：可在左下腹脐与髂前上棘连线中、外 1/3 交点，此处不易损伤腹壁动脉；也可在脐与耻骨联合连线中点上方 1cm、偏左或偏右 1cm 处，此处无重要器官且易愈合；也可采取侧卧位，在脐水平线与腋前线或腋中线相交处，此处常用于诊断性穿刺。

3. 骨髓穿刺术 骨髓穿刺主要进行细胞学、原虫和细菌学的检查。穿刺的部位可以选择髂前上棘穿刺点、髂后上棘穿刺点、胸骨穿刺点和腰椎棘突穿刺点均可。骨髓液取出后立即涂片，否则会发生凝固，使涂片失败。

4. 腰椎穿刺术 腰椎穿刺主要是了解脑脊液的性质，明确诊断；也可进行鞘内注射药物，还可以进行颅内压的测定和了解蛛网膜下隙是否阻塞等。穿刺时沿垂直背部的方向缓慢刺入穿刺点。当针头穿过韧带和硬脑膜时，可感到阻力突然消失有落空感。此时可将针芯慢慢抽出，可见脑脊液流出。

四、实验室检查

临床医师在诊断和处理患者的疾病时，对实验室检查结果的依赖性日渐增强。在使用这些高性能的仪器设备时，只需要一份标本就可以得到准确可靠的检验结果。此外，借助于新型的分析方法，能够对样品中含量很低的物质进行定量和定性检测。实验室检查的内容涉及很多方面，包括临床血液学检验、临床生物化学检验、临床免疫学检验、临床病理学检验和其他体液检查等，诸多内容在此不再一一介绍，在其他相关章节有详细的描述。

第二节 治 疗 学

一、非药物治疗

（一）合理饮食和运动

1. 合理饮食 饮食是人体最重要、最经常的一种行为，但由于物质条件的限制、无知和纵欲是合理饮食的三大障碍。要优化饮食，必须了解食物的营养结构和合理的饮食行为。食物的营养成分一般分为 5 类，即糖类、脂类、蛋白质、无机盐和维生素。三大营养物质即前 3 类是供给人体能量和构成组织的原料；无机盐既是人体的组成成分又是机体代谢过程必不可少的；维生素是维持人体生理、生化必需的。

由于每个个体所处的生长发育时期、生理状态、病理情况不同，其营养消耗也不同，而且还随着民族、区域和当地出产的食品不同而不同。所以，没有一种食物包含人体所需的全部营养物质，也没有一套固定的食谱和管理办法能适应每个人，要进行合理科学饮食活动。

2. 运动 是生命的一种形式，反过来又能促进生命活动。通常指的运动是锻炼性的运动，即体育活动。体育运动以增强体质、祛病延年为目的。随着人类现代化的发展，从各方面减少了人们体力活动的强度，久而久之，身体会发生诸多问题。同时，体育锻炼还能够提高人的反应灵敏性、准确性、协调性，对身体和对工作均有积极的作用。

（二）物理疗法

应用自然界和人工的各种物理因子作用于机体，达到预防、治疗和康复的目的，称为物理疗法。物理疗法的方法很多，在此仅介绍电疗、光疗和高压氧疗法。

1. 电疗　包括直流电疗法、直流电离子导入疗法、低频电脉冲疗法、中频正弦电流疗法和高频电流疗法等。其中，直流电流疗法是电疗中最早的一种。其治疗作用是用直流电作用于机体，刺激皮肤感觉神经末梢产生针刺样感觉。阳极下组织兴奋性降低，阴极下组织兴奋性增高。直流电可引起血管扩张，促进局部血液循环，且对周围神经的再生和骨折愈合都有良好的促进作用。

2. 光疗法　是利用阳光或人工产生的各种光辐射能（红外线、紫外线、可见光、激光）作用于人体，以治疗和预防疾病的一种物理疗法。目前，理疗学中光疗法一般是指利用人工光源辐射能防治疾病的方法，一般分为红外线、紫外线、可见光线、激光 4 种疗法。

3. 高压氧疗法　作用机制有：①提高机体氧含量；②对血管的收缩作用和促进侧支循环；③抑制厌氧细菌的生长繁殖；④增强放疗和化疗对恶性肿瘤的疗效；⑤对禁锢于体内气泡的吸收和排除作用。高压氧的治疗方法应根据不同疾病和年龄，选择适当的治疗方案，否则事与愿违。

（三）介入治疗

1. 定义和类型　介入治疗是指在医学影像的导向下，经特别的穿刺针将导管插入人体病变部位，通过药物、物理、化学等手段直接消除或减轻局部病变，从而达到治疗目的。依据涉及的临床范围，介入治疗可分为：①肿瘤的介入治疗；②非肿瘤病变的介入治疗；③心脏及大血管疾病的介入治疗；④神经系统疾病的介入治疗。

2. 介入治疗的常用技术　包括：选择性和超选择性血管插管技术；动脉内化疗术；经导管动脉栓塞术；经皮腔内血管成形术；经皮血管内导管药盒系统植入术；经颈静脉肝内门体支架分流术；经皮内外引流术等。

（四）放射治疗

1. 放射治疗的原理　当组成射线的离子穿过组织时，可以击中构成组织的原子核外电子，使这些原子失去电子或俘获电子，其结果使组织受到直接或间接的放射损伤。射线导致细胞死亡的形式有 2 种：①细胞被大剂量照射时，发生分裂间期死亡，即在细胞进行下一次分裂前死亡，这种情况在临床上不易遇到；②当细胞受到小剂量照射后，细胞经历一次或几次分裂，最后在分裂时死亡，这种情况在放疗时最常见。

2. 放射治疗的原则　明确诊断；制订综合治疗方案；选择治疗方案；确定照野，做好保护；放疗前的辅助工作；放疗过程中应对患者作定期检查。

（五）针灸和按摩

1. 针灸疗法　近代我国医学界对针灸进行了多方面的研究，发现针灸对全身各器官功能都具有良性的双向调整作用。当机体功能状态增高时，针灸可使之降低；当机体功能状态降低时，针灸可使之增高；不平衡时，针灸可使之趋于相对的平衡。这种调整作用可影响全身各个系统的生理功能，从而对机体健康产生良好的效果。主要包括：①扶正祛邪的作用；②止痛作用；③消除疲劳的作用。

2. 按摩和推拿疗法　按摩和推拿是中医学中的一门重要科学，也是人类古老的一种疗法。按摩是推拿的一种，又称为保健按摩。通过对体表某些部位进行按摩，以达到调和气血，顺达经脉，润泽肌肤的目的，对防治疾病及强壮机体有一定的保健作用。

推拿疗法是运用不同的手技作用于体表的病变部位，以调理机体生理、病理状态而达到治病的目的。推拿包括医疗推拿和保健推拿 2 类，也可根据对象或病症的不同，分为成人推拿、运动按摩、正骨推拿和气功推拿等。

二、药 物 治 疗

（一）临床药理学

临床药理学是从药理学科中发展起来的分支学科，主要研究药物在人体内作用的规律及人体与药物之间相互作用过程。其包括药物代谢动力学和药物效应动力学两部分。药物代谢动力学是定量的研究随时间变化的药物在体内的吸收、分布、代谢和排泄过程的一门学科；药物效应动力学是研究药物对机体的作用及其作用机制的一门分支学科。

1. 临床药理学的实际意义 临床药理学是以药理学与临床医学为基础，将二者密切结合并吸收利用其他临近学科的进展，使基础的理论与方法直接用于临床。临床药理学是以促使医药结合，基础与临床结合，推动医学与药学发展为目的的桥梁学科。

2. 临床药理学的任务 临床药理学的首要任务是新药的研究与评价、进行临床试验的规范管理、市场药物的再评价、药物不良反应监察、治疗药物的应用和患者会诊等方面，均属于临床药理学的任务。

（二）药物选择的原则

1. 依据疾病的严重程度选择用药 在疾病的治疗过程中，该点原则最为重要。病情较轻时，可选用作用较温和、起效不是很快、副作用轻微的口服药物；而病情较重时，或严重危及生命时，应选用作用强、起效快的静脉制剂。

2. 依据药物的代谢动力学和效应动力学的特点来选择药物 每一种类的药物其药代动力学的特性并不相同，药物的吸收、分布、代谢和排泄也不同，所产生的药理作用则会有所差异，在治疗疾病的过程中所实现的治疗作用就会不一样。因此，一定要掌握常用药物的药代动力学和药效动力学的特点，利用药效动力学和药代动力学的重要参数进行定性和定量的结合，选择有效、合理的药物。

3. 依据患者的个体差异选择用药 在疾病的治疗过程中，药物的作用对多数人来说是有效的，但因患者的个体差异性，其治疗效果有所差异。如不同年龄阶段的婴幼儿和老年人，因其代谢功能和整体反应不同，对药物的反应有很大的差别。

4. 依据药物的价格/效应来选择用药 该用药原则涉及卫生经济学的内容，着重评价药物治疗的成本-效果的关系。随着新药的开发和医疗技术的发展，医疗费用也在逐年增加。正确认识药物的效价比，不仅能够取得较好的治疗效果，而且可以节省很多的医疗费用。

（三）个体化原则

由于受到遗传因素的影响，药物在健康人体内的吸收、分布、代谢和排泄并不完全相同。当机体处于某种特殊的状态下，如妊娠、应激状态、肝肾功能不良等情况，及不同年龄阶段、不同性别、不同的精神因素和营养状态等条件下，其药代动力学的过程并不相同。因此，在用药的过程中，要充分考虑到患者的个体化情况，酌情选择用药。

（四）时辰药理学与治疗学

时辰药理学是研究药理作用节律问题的一门药理学分支，其主要研究时间的节律性对药代动力学和药效动力学的影响。不同药物在不同时间作用机体会产生不同的效果，主要与人体的生理活动、季节和时间节律性的变化相关。时辰药理学与普通药理学不同之处在于重视研究药物的实效性和时间药动学，以鉴别和阐明药物药理效应的时间节律变化。而时辰治疗学是综合运用了时辰生物学和时辰药理学的原理和方法，来预防和治疗疾病，以获得最佳疗效并减少不良反应。在药物作用最强、副作用最低的时候用药，达到最佳治疗效果。

（五）合理用药和治疗方案的制订

每一种药物都有其特定的药理作用、适应证和禁忌证，故在用药时应依据疾病的特点、患者的个体差异选择性的用药，并制订合适的治疗疗程。同时，依据药物的药代动力学和药效动力学特点制定合适的剂量、给药途径等内容。在临床的实际用药工作中，常常是多种药物联合用药，以增强药物的治疗效果，减少单一药物的治疗剂量和不良反应。

第三节　内科常见疾病

一、呼 吸 系 统

呼吸系统常见的疾病有急慢性支气管炎、阻塞性肺气肿、慢性肺源性心脏病、支气管哮喘、肺炎、肺结核、胸腔积液、原发性支气管肺癌和呼吸衰竭等，各种疾病的病因、发病机制、病理变化、临床表现、实验室检验和临床诊断等内容均在病理学章节进行了概括描述，在此不再赘述。

二、循 环 系 统

循环系统常见的疾病有心力衰竭、心律失常、心脏性猝死、原发性高血压、冠状动脉粥样硬化性心脏病、风湿性心脏瓣膜病和心肌病等。各种疾病的详细介绍见病理学章节内容。

三、消 化 系 统

消化系统疾病常见有急慢性胃炎、消化性溃疡、胃癌、肝硬化和消化道出血等，每种疾病的介绍见病理学章节。

四、血液系统等其他系统

血液系统、神经系统、内分泌系统等系统的常见疾病和临床常见的各种传染病均见本教材病理学章节内容。

五、中　　毒

中毒是指毒物进入人体引起机体损伤所致的疾病，其毒物来源主要由工业性毒物、药物、农药和有毒动植物等。短时间内吸收大量或剧毒物质引起急性中毒，长期吸收小剂量或低毒物引起慢性中毒，常见的类型有以下几种。

1. 有机磷杀虫药中毒　有机磷杀虫药是临床常见急性中毒的化学毒物，其毒性主要是对乙酰胆碱酯酶的抑制。毒物进入体内引起乙酰胆碱增多，而使胆碱能神经先兴奋后抑制甚至衰竭的临床表现称为有机磷杀虫药中毒。发生此类中毒时，应该采用迅速清除毒物的原则，同时及早使用特效的解毒剂。本病最为理想的治疗是复能剂和拮抗剂的使用。临床上常用的胆碱酯酶复能剂有解磷定、氯磷定，拮抗剂有阿托品等。

2. 急性一氧化碳中毒　是临床常见的生活型和职业性中毒。一氧化碳是无色、无臭、无味气体。一氧化碳中毒主要因为组织缺氧而致病。一氧化碳在体内与血液中红细胞的血红蛋白结合，形成稳定的碳氧血红蛋白，失去了携带氧气的能力而导致组织缺氧。人体血管吻合支少且代谢旺盛的器官如大脑和心脏，最易受累而引起中枢神经和心血管系统症状。针对该病的治疗措施是立即将患者脱离中毒现场，转移到空气新鲜的通风环境中。同时，迅速的纠正组织缺氧，进入高压氧舱进行治疗。

3. 铅中毒　是指铅及其无机化合物进入人体过量引起的中毒现象。中毒因素主要为工业生产，日常生活和大气污染等。铅在体内易与蛋白质的巯基结合，以致含巯基的酶活力受到抑制，特别是影响血红素合成的几种酶类。铅中毒时血嗜碱性点彩红细胞增多，高浓度的铅直接损伤红细胞膜，以致红细胞发生溶血。针对此病的治疗可采用螯合剂驱铅治疗。

4. 蛇毒中毒　毒蛇咬伤中毒主要有神经毒、心脏毒、血液毒和肌毒等。各种毒蛇咬伤后出现的临床症状表现不一。发生蛇毒中毒时，不能走到，需要安静原地等待，以防止蛇毒的吸收和扩散。对伤口上方的近心端肢体进行绷扎，以阻断回流，可延缓蛇毒扩散。同时，立即沿着牙痕做一字形切口，进行彻底清洗和吸毒。抗蛇毒血清是中和蛇毒的特效解毒药，应该在30min内使用。抗蛇毒的中药制剂对于抢救蛇毒中毒有较好的疗效。

第四节　外科常见疾病

一、普 通 外 科

1. 急性阑尾炎　是外科最常见的疾病之一，一般认为急性阑尾炎与阑尾腔梗阻、阑尾腔细菌感染、胃肠功能紊乱时引起的神经反射等因素有关。依据急性阑尾炎的病理变化不同，将其分为急性单纯性阑尾炎、急性化脓性阑尾炎和坏疽性阑尾炎。急性阑尾炎的最常见、最重要的症状是腹痛，开始于上腹部或脐周的隐痛，逐渐加重，一般经过数小时到24h，腹痛转移至右下腹，呈持续性疼痛。

2. 腹外疝　是指腹腔内器官或组织通过腹壁或盆壁的薄弱点向体表突出，体表可见到突出的肿块，是外科最常见的疾病之一。依据解剖部位，腹外疝可分为腹股沟疝、脐疝、切口疝、白线疝、半月线疝和腰疝等。

3. 肠梗阻 任何原因引起的肠腔内容物向远端运行发生障碍时，称为肠梗阻。依据发生的原因可将肠梗阻分为机械性肠梗阻、动力性肠梗阻和血运性肠梗阻等类型。发生肠梗阻时，出现一些共性的特征，如腹痛、呕吐、腹胀和不排便排气等。结合特征检查和 X 线检查，可以检测出肠梗阻的发生部位和类型。

4. 胆结石 目前认为胆结石主要和胆汁成分及其理化性质的改变有关，如局部因素的胆汁淤积，细菌感染和胆道异物等，也可由饮食习惯、营养条件、地理条件、肝脏疾病、全身性疾病等全身因素，引起代谢紊乱是胆汁分泌异常。胆汁中的某些成分理化性质改变或比例失调使之从溶解状态析出结晶沉积而形成结石，最常见的为胆固醇结石和胆色素结石。胆结石依据发生的位置常分为胆囊结石和胆管结石。

5. 急性胆囊炎 90%左右的急性胆囊炎为胆囊内结石所致，也可有其他原因引起，如胆道蛔虫、胆道肿瘤、胆囊扭转等。同时，肠道菌的感染也可引起急性胆囊炎，如果合并产气厌氧菌感染时，其病情发展迅速，不及时治疗可致人死亡。急性胆囊炎的主要症状是腹痛，发作时常为绞痛，剧烈不可忍受，位于右上腹或上腹中部，易伴有恶心、呕吐等胃肠道症状，绞痛过后转为持续性右上腹痛。急性胆囊炎的诊断主要依据临床表现和 B 超影像。

6. 急性胰腺炎 最常见的原因是由胆石症引起，也可由乙醇和局部肿瘤有关。急性胰腺炎分为水肿型和出血坏死型 2 种，水肿型胰腺炎胰腺呈局限或弥漫性水肿，体积增大变硬，炎性细胞浸润；出血坏死型胰腺炎胰腺有大片出血、形成血肿或坏死灶，严重时胰腺变黑，腹腔内有血性腹水等。急性胰腺炎的临床表现首要为腹痛，腹痛剧烈呈持续性并阵发加重，而后出现恶心和呕吐症状，且过后腹痛不减轻。腹痛部位压痛明显，并出现发热、腹胀等症状。

7. 脾破裂 在病理解剖上分为真性破裂、包膜下破裂和中央破裂。真性破裂指脾实质和被膜同时破裂，若脾脏大血管破裂则可引起急性大出血，迅速发生休克，甚至死亡；包膜下破裂指脾被膜完整，实质撕裂，血液积于被膜下，腹内无血；中央破裂在实质内破裂出血，临床上可无明显症状。脾破裂的诊断主要依据外伤史及出血的临床表现。

8. 急性乳腺炎和乳腺增生 急性乳腺炎主要由于乳汁过多未能排空，或乳汁淤积导致排乳障碍等原因导致细菌入侵所致。临床表现乳房局部发生红、肿、热、痛等炎性表现。

乳腺囊性增生是由于内分泌失调所致的导管、小叶结构发生退行性、进行性病变。病理变化表现为乳腺导管囊状扩张，导管上皮乳头状增生，小叶实质叶间结缔组织增生。触诊时显示结节圆韧，界欠清，可推移，有触痛。

9. 痔 痔实质是直肠下端黏膜下和肛管皮下的静脉丛扩大曲张而成的静脉团。在致病因素的作用下，直肠上静脉丛曲张成团块称为内痔，位于齿状线以上有直肠黏膜所覆盖；直肠下静脉丛扩张迂曲成团形为外痔，位于齿状线以下表面为肛管皮肤所覆盖；当直肠上下静脉丛曲张并相吻合沟通时，形成混合痔，并可发展呈环形痔。内痔早期可无症状，发展到一定程度出现便血，出血鲜红不与大便混，轻微时便后滴血，严重时有喷射状出血。

二、骨　　科

（一）骨折

骨折是指骨的完整性和连续性中断，是由直接暴力、间接暴力、肌力牵拉、疲劳和病理等原因造成。骨折后的急救要求是用最简单有效的方法抢救生命，保护患肢，安全而迅速的运送患者至医院。骨折的愈合过程分 3 个阶段：血肿机化演进期、原始骨痂形成期和骨痂改造塑形期。影响骨折愈合的因素主要有年龄、骨折部位、感染、软组织的损伤和嵌入、治疗方法和健康状况等。在骨折治疗时，基本的三大原则是复位、固定和功能锻炼。

（二）关节脱位

关节脱位是指关节面失去部分或正常的对合关系，常见的有肩关节脱位、桡骨小头半脱位和髋关节脱位。肩关节脱位好发于青壮年，多由间接暴力所致。当外力作用于肱骨头时，肱骨头撞击绷紧的关节囊，造成关节囊撕裂或关节囊从骨上撕脱。肩关节脱位是主要采用手法复位，复位时可给予适当麻醉。桡骨小头半脱位多见于 5 岁以下儿童。当儿童的前臂被用力向上提拉时，桡骨头即向远端滑移，牵拉停止后，肱桡关节已回复原位，但环状韧带上缘却卡在肱桡关节内，造成桡骨小头半脱位。该脱位主要采用手法复位为主，无需麻醉。髋关节脱位主要分为前脱位、后脱位和中心脱位等方式。新鲜髋关节后脱位时，应在全身麻醉和腰麻下手法整复。

（三）颈椎病

由于颈椎间盘退行性变所致脊柱失稳和压迫神经、脊髓、血管等产生的一系列症状和体征，称为颈椎病。引起颈椎病的原因常见于颈椎间盘退行性变、外部损伤和颈椎管狭窄等。依据受压组织的不同和临床表现，颈椎病分为神经根型颈椎病、脊髓型颈椎病、椎动脉型颈椎病和交感型颈椎病。

（四）腰椎间盘突出症

腰椎间盘突出症是因为椎间盘变性，纤维环破裂，髓核突出刺激或压迫神经根所表现出的一种综合征（图 10-2）。该病的病因源于纤维环和髓核含水量随着年纪的增长在逐渐减少，使得髓核张力下降，椎间盘变薄。同时，髓核失去弹性，椎间盘结构松弛。在此基础上，轻微的伤力即可撕裂纤维环，髓核流出压迫神经造成腰椎间盘突出症。该病的典型临床表现是腰痛伴有坐骨神经痛。

（五）骨肿瘤

骨肿瘤是发生于骨骼系统的肿瘤，分为原发性骨肿瘤和继发性骨肿瘤，在我国良性骨肿瘤多于恶性骨肿瘤。常见的骨肿瘤有骨软骨肿瘤、骨巨细胞瘤和骨肉瘤等类型。

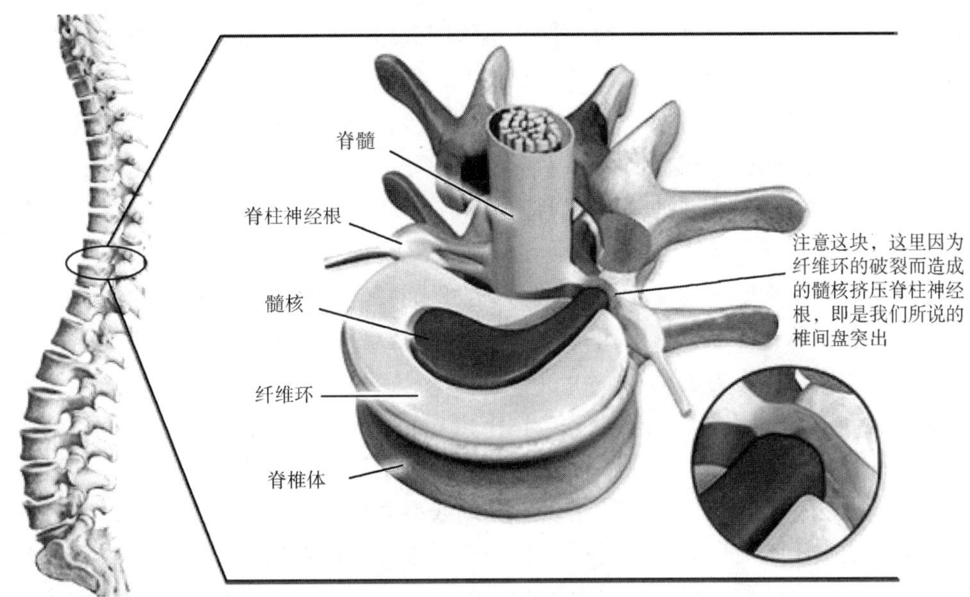

图 10-2 椎间盘及椎间盘突出

三、泌尿外科

（一）尿石症

尿石症依据结石的发生部位分为上尿路结石、膀胱结石和尿道结石。

上尿路结石指肾和输尿管结石，主要表现为活动后的血尿和疼痛。在对上尿路结石治疗时，依据结石的大小、数目、位置和肾功能情况等，确定具体的治疗方案。

膀胱结石分为原发性膀胱结石和继发性膀胱结石，前者主要与营养不良和低蛋白饮食有关，目前已明显下降，后者多见于膀胱口梗阻、膀胱憩室、异物及长期留置导尿管者。膀胱结石的典型症状为排尿突然中断，并感到疼痛，反射至阴茎头部和远端尿道，伴有排尿困难和膀胱刺激症状等。

尿道结石绝大多数来自肾和膀胱，其典型表现为急性尿潴留伴有会阴部剧痛，发生排尿困难，点滴状排尿及尿痛。

（二）泌尿系统梗阻

泌尿系统自肾小管开始，经肾盏、肾盂、输尿管、膀胱至尿道等部位，均可发生梗阻。梗阻的原因有机械性的，有动力性的，但以机械性的多见。自肾到尿道口，任何部位均可发生梗阻，最终将导致肾积水、肾功能损害，甚至肾衰竭。各部位梗阻的原因有：肾梗阻见于肾结石、肾肿瘤、炎症和结核等原因；输尿管梗阻见于输尿管结石、炎症、结核和肿瘤等；膀胱梗阻见于良性前列腺增生、纤维化、肿瘤和结石等；尿道梗阻常见的是尿道狭窄，尿道结石、肿瘤、憩室等也可引起尿道梗阻。

四、心胸外科

1. 风湿性心脏瓣膜病 常见的有二尖瓣狭窄、二尖瓣关闭不全、主动脉瓣狭窄和主动脉瓣关闭不全，其中二尖瓣狭窄是风湿性心脏瓣膜病最常见的病变。当心脏瓣膜发生狭窄或关闭不全时，即产生血流动力学改变。在初期，心肌代偿期增厚，药物治疗尚可维持其代偿功能。当病情出现反复，会引起心力衰竭的发生，这时需要手术扩张或更换瓣膜。临床上目前常用的人造瓣膜有机械瓣膜和生物瓣膜 2 种。

2. 冠状动脉粥样硬化性心脏病 简称冠心病，是由于冠状动脉粥样硬化性病变引起冠状动脉管腔狭窄或阻塞，导致心肌供血不足或缺氧。其临床主要表现为心绞痛，多在劳动、情绪激动、饱餐或受冷时突感心前区疼痛。一般疼痛在心尖区开始，向上、向左放射至左肩、左臂和左肘。急性心肌梗死时，可发生剧烈性持续性心绞痛，伴有恶心呕吐、大汗淋漓、心律失常、休克、心力衰竭等症状。

3. 食管癌 食管癌的发生目前认为与以下因素有关：嗜好烈性烟草；长期食物刺激；慢性食管炎；长期进食含亚硝胺量高的食物；遗传因素等。食管癌以中段食管癌常见，多系鳞癌，下段次之，上段较少。临床上食管癌的典型症状是进行性吞咽困难，先是硬食咽下缓慢，继而发生于半流食和流食，严重者滴水不进并频繁呕吐黏液，患者明显脱水。依据病程的长短、病变性质，可采用手术治疗、放射治疗、化学药物治疗和综合治疗。

第五节 妇 产 科

一、产　　科

（一）分娩

分娩是指妊娠满 28 周及以后的胎儿及其附属物由母体产道排出的全过程。妊娠满 28 周不足 37 周的分娩称为早产；妊娠满 37 周至不满 42 周的分娩称为足月产；妊娠满 42 周及以后的分娩称为过期产。决定分娩是否顺利的因素主要有产力、产道和胎儿 3 个方面。

产力是将胎儿及其附属物从子宫内逼出的力量，包括子宫收缩力，腹肌及膈肌收缩力和肛提肌收缩力。产道包括骨产道和软产道两部分，其中骨产道指耻骨联合上缘，两侧髂耻线至骶岬前缘连线以下的部分，其大小、形状与分娩关系密切；软产道是由子宫下段、子宫颈、阴道及骨盆底软组织组成的弯曲管道。胎儿对分娩的影响主要受胎儿的大小、胎位及胎儿有无畸形等因素。如果胎儿过大，胎位异常或胎儿畸形等情况的发生，使得胎儿不能顺利通过产道而造成难产，这时需要考虑剖宫产。

（二）分娩并发症

分娩并发症常见的有子宫破裂和产后出血。子宫破裂是威胁母子生命的严重分娩并发症，是发生于妊娠后期及分娩期的子宫体或子宫下段的裂伤。子宫破裂分为自发性破裂和损伤性破裂，以前者多见。子宫破裂的病因有先露下降受阻、子宫病变、手术损伤及外伤、催产素使用不当等。如发生子宫破裂，应立即补液输血，防止和纠正休克，同时给予大剂量广谱抗生素，尽快进行剖宫产取胎术。取出胎儿及附属物后，清洗腹腔羊水、积血和胎粪，防止感染的发生。

产后出血是指胎儿娩出后，24h 内出血量大于 500ml 的患者。产后出血同为分娩严重并发症之一，是产妇死亡的重要原因。产后出血主要与产后宫缩乏力、胎盘滞留、软产道裂伤和凝血功能障碍等因素有关。胎儿娩出 24h 后至整个产褥期内，阴道大量出血称为晚期产后出血，主要与胎盘胎膜残留、宫腔内感染、子宫内膜炎等发生有关，也可有剖宫术后子宫切口愈合不良、感染坏死裂开等原因引起。

（三）异位妊娠和前置胎盘

1. 异位妊娠　是指受精卵在子宫体腔以外的部位着床发育者，又称子宫外孕。依据着床部位不同，异位妊娠分为输卵管妊娠、卵巢妊娠、腹腔妊娠、宫颈妊娠等。其中，以输卵管妊娠最为常见，该类妊娠根据发生的部位又分为间质部、峡部、伞部和壶腹部妊娠，以伞部和壶腹部妊娠多见（图 10-3）。其在妊娠早期常发生破裂，造成腹腔内出血、休克，是妇产科常见的急腹症，如不及时处理可致人死亡。在明确输卵管妊娠破裂后，应立即手术，并给予相应的输液、输血、给氧等抗休克治疗。

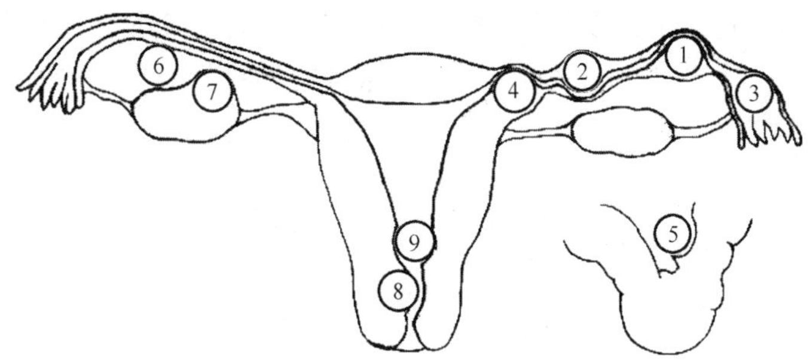

图 10-3　输卵管妊娠部位示意图

1. 输卵管壶腹部；2. 输卵管峡部；3. 输卵管伞部；4. 输卵管间质部；5. 腹腔内；6. 阔韧带；7. 卵巢；8. 宫颈；9. 部宫产切口处

2. 前置胎盘　是指胎盘附着在子宫下段或直接覆盖在子宫颈内口上，位置低于胎儿的先露部者。前置胎盘是妊娠晚期出血的重要原因，威胁母子的生命安全。其原因可能与胎盘面积过大、受精卵发育迟缓和子宫内膜不健全有关。胎盘发生前置的类型常见有完全性、部分性和边缘性前置胎盘（图 10-4）。前置胎盘的主要临床特征是在妊娠晚期或分娩开始后，突然发生无痛性无原因的阴道出血，并反复发作。

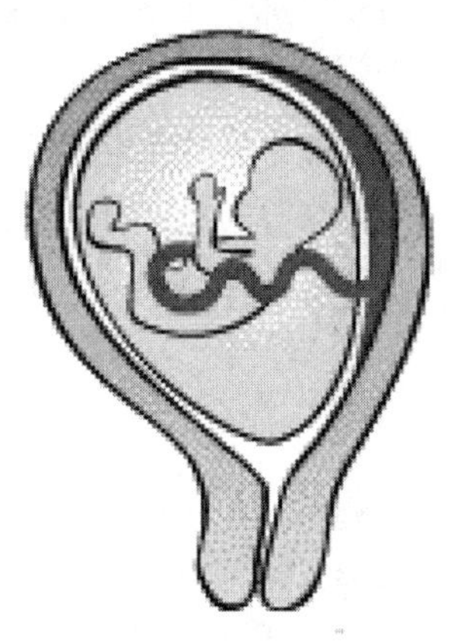

正常胎盘

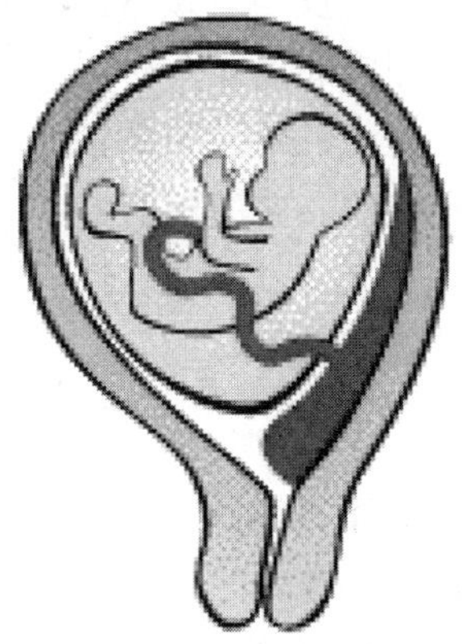

边缘性前置胎盘

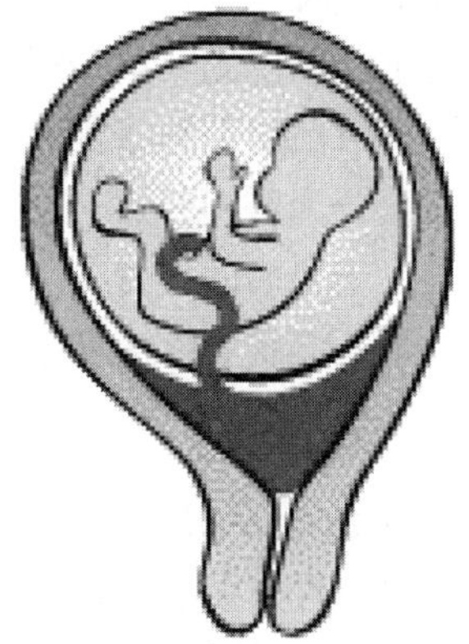

完全性前置胎盘

图 10-4　前置胎盘的类型

（四）产褥感染

产褥感染又称产褥热，是在产褥期间生殖道感染后引起的局部或全身性炎性变化。其感染来源有外来感染和自体感染 2 个方面，外来感染主要由不洁的多次阴道检查、性交、使用不洁的衣物和用品造成；自体感染来源于寄生于生殖道和其他病灶处的细菌蔓延，也可经淋巴系统和血液循环引起。

（五）围生医学

围生医学是以孕妇和胎儿作为主体进行管理和研究的医学体系，其包括胚胎、胎儿及新生儿的生理病理；孕产妇及新生儿的疾病防治；母婴保健与管理等内容。围生医学的具体实施方式即围生保健，应用围生医学的理论、技术与方法，对孕妇、胎儿、新生儿进行系统的保健管理和疾病防治。围生医学是一门涉及多学科的边缘学科，包括生理生化、内分泌、胎儿病理学，先天性遗传学、社会心理学和流行病学等学科，更涉及许多新技术的应用，包括胎儿宫内检测、产前诊断技术、羊水分析诊断、胎儿镜和羊膜腔内治疗、早产儿急救等内容。

二、妇　　科

（一）盆腔炎

盆腔炎是指女性内生殖器官及其周围结缔组织、盆腔腹膜等部位所发生的一系列炎症总称。按照发病部位可分为子宫炎（包括子宫内膜炎和子宫肌炎）、附件炎（输卵管炎和卵巢炎）、盆腔结缔组织炎和盆腔腹膜炎等，炎症可在一处或多处发生，四者常可同时并存。根据炎症的累及范围和临床表现，盆腔炎可分为急性和慢性盆腔炎，无论何种类型，其治疗原则是一致的，即一旦发病应彻底治疗，避免转成慢性炎症。

（二）子宫颈癌和子宫肌瘤

子宫颈癌是最常见的妇科恶性肿瘤之一，占女性生殖器官恶性肿瘤总数的一半以上。从组织发生来看，宫颈癌以鳞状细胞癌为主，约占 95%，腺癌仅占 5%。子宫颈鳞状上皮癌的始发部位位于子宫颈阴道部鳞状上皮与宫颈管柱状上皮的交界处，主要经历鳞状上皮不典型增生、原位癌、早期浸润癌和浸润癌 4 个时期。

子宫平滑肌瘤简称子宫肌瘤，是女性最常见的良性生殖器肿瘤。临床上依据肌瘤所在位置不同，分为壁间肌瘤、黏膜下肌瘤、浆膜下肌瘤和子宫颈肌瘤等类型。子宫肌瘤的临床表现取决于肌瘤的位置、大小、有无并发症及变性等因素，常见的症状有月经异常、下腹肿块、压迫症状、疼痛和不孕等。

（三）月经失调

正常月经周期的建立有赖于丘脑下部-垂体-卵巢轴的功能协调，无论任何一个环节异常均可导致月经失调。本病的致病因素也较广泛，包括全身性疾病和其他神经内分泌功能障碍。月经失调既可以是性腺轴功能障碍的表现，也可是全身功能状态异常的表现。临床上常见的月经失调有功能失调性子宫出血、闭经和痛经等类型。

（四）性传播疾病

性传播疾病是指以性接触为主要传播途径的一组疾病，传统观念包括梅毒、淋病、软下疳、性病性淋巴肉芽肿和腹股沟肉芽肿 5 种。目前在国外列入性传播疾病的病种多达 20 余种，其中包括传统的 5 种性病及非淋菌性尿道炎、尖锐湿疣、生殖器疱疹、艾滋病、细菌性阴道病、外阴阴道念珠菌病、阴道毛滴虫病、疥疮、阴虱和乙型肝炎等。我国目前要求重点防治的 8 种性传播疾病是梅毒、淋病、软下疳、性病性淋巴肉芽肿、生殖道沙眼衣原体感染、尖锐湿疣、生殖器疱疹和艾滋病等病种。

第六节　儿　　科

一、新生儿窒息和惊厥

1. 新生儿窒息　是指新生儿娩出后 1min 仅有心跳而无呼吸或者未建立有效的呼吸运动。新生儿窒息可发生于产前、产中和产后。窒息是新生儿最常见的症状，也是新生儿死亡的主要原因之一。严重的窒息可有不同程度的后遗症，如智商减低、惊厥等。引起新生儿窒息的因素有产前因素（包括母亲因素、胎盘因素和脐带因素）、生产和分娩因素、出生后不能建立有效的呼吸等因素有关。

2. 新生儿惊厥　新生儿时期常见的急症，可为良性或病情凶险的先兆。新生儿惊厥可以引起小儿脑发育障碍，产生神经系统后遗症。因此，一旦发生惊厥，必须查明原因，并立即给与处理。引起新生儿惊厥的原因很多，常见的原因有围生期窒息、损伤性颅内出血、感染、代谢异常、先天性神经系统畸形、药物和其他因素等。

二、先天性心脏病

先天性心脏病是由于某种原因导致胎儿时期血管发育障碍而致的畸形，是小儿时期常见的心脏病。不同类型先天性心血管畸形发病数因年龄而有明显差异，其中以室间隔缺损最常见，其余依次是房间隔缺损、大动脉转位、动脉导管未闭、法洛四联症等。引起先天性心脏病的因素主要有两大类，一是遗传因素的影响，二是环境因素的影响，如在妊娠期间，母亲受到病毒感染、辐射、药物和酗酒等影响因素，均能影响胎儿时期的心脏发育。

三、小儿肺部感染性疾病

1. 急性气管-支气管炎　是支气管黏膜发生炎症所致，常与气管同时受累，临床症状以咳嗽伴有/无支气管分泌物增加为特征。凡能引起上呼吸道感染的病原体皆可以引起气管支气管炎。常见的病原体有病毒、细菌、霉菌、支原体等，空气污染和化学刺激也能够引起气管支气管炎。

2. 肺炎　是由不同病原体或其他原因导致肺组织的炎症。以咳嗽、发热、气促、呼吸困难和肺部固定湿性啰音为其临床特点。肺炎一年四季均可发生，以冬春寒冷季节多见。依据感染的病原体可以分为病毒性肺炎、细菌性肺炎、真菌性肺炎、支原体肺炎、衣原体肺炎、原虫性肺炎和吸入性肺炎等类型。

四、病毒性心肌炎、脑炎和脑膜炎

1. 病毒性心肌炎 是由病毒感染引起的心肌间质局灶性或弥漫性的炎性渗出和心肌纤维不同程度的变形或坏死，从而导致的不同程度的心功能不全和相关的临床症状。本病的临床表现不一，可发生于任何年龄，但小儿多见。病毒性心肌炎以柯萨奇 A 组及 B 组病毒感染最为常见，其中 B 组感染者病情较重。心肌炎以柯萨奇病毒感染者占 50%，其他病毒还有埃可病毒、流感病毒、脊髓灰质炎病毒、腺病毒、腮腺炎病毒、疱疹病毒和水痘病毒等。

2. 病毒性脑炎和脑膜炎 病毒性脑炎是因病毒感染引起的脑实质炎症；病毒感染引起的脑膜炎症者又称为病毒性脑膜炎。如果二者同时发生，称为病毒性脑膜脑炎。这类疾病是儿科临床比较常见的，由病毒引起的中枢神经系统感染性疾病，病情轻重不一，重者可导致死亡和留下不同程度的后遗症。引起该类疾病的病毒很多，常见有肠道病毒、腺病毒、EB 病毒和流感病毒等。

五、婴幼儿腹泻

婴幼儿腹泻是由多种病原体或多种因素引起的以腹泻为主要表现的综合征，也称为腹泻病。引起婴幼儿腹泻的因素有非感染和感染性两大类。非感染因素主要有婴幼儿的胃肠道功能不全、免疫功能不全、人工喂养和季节因素等；感染性因素包括病毒感染、细菌感染和霉菌感染等因素。

六、风湿热和百日咳

1. 风湿热 是全身性结缔组织非化脓性的炎性病变，主要侵犯心脏和关节，其他器官如脑、血管等均可受累，但以心脏损害最常见，而且严重。本病目前认为主要与 B 型溶血性链球菌感染有关，多见于学龄儿童，90%发生在 7 岁以上。本病的基本病变为炎症和具有特征性的风湿小体，但其发病机制还不清楚。

2. 百日咳 是百日咳杆菌感染引起的急性呼吸道传染病，传染性很强，临床特点为咳嗽逐渐加重，呈阵发性痉挛性咳嗽，咳嗽结束时伴有较长的鸡鸣样吸气声。病程长达 2～3 个月，婴幼儿易发生窒息、肺炎或引起的脑炎而死亡。本病患者是唯一的传染源，其主要通过呼吸道传播，如咳嗽及喷嚏飞沫等，易感人群为任何年龄，但以学龄前儿童多见。在密切接触患儿的易患儿中，感染率可达 97%～100%，发病率可达 90%以上。

（冯书营）

第十一章 生 理 学

第一节 概 述

生理学（physiology），研究活机体的正常生命活动规律的生物学分支学科。活机体包括从最简单的微生物到最复杂的人体。因为研究对象不同，生理学可分为微生物生理学、植物生理学、动物生理学和人体生理学。动物生理学特别是哺乳动物生理学和人体生理学的关系密切，它们之间具有许多共同点，可结合在一起研究。通常所说的生理学主要是指人体和高等脊椎动物的生理学。

一、生理学和医学的关系

生理学的发展与医学有密切联系。在医疗实践中和对人体的一般观察中积累了关于人体生理功能的许多知识，更通过对于人体和动物的实验分析研究，进一步深入探索这些生理功能的内在机制和相互关系，逐渐形成关于人和动物机体功能的系统性理论科学。医学中关于疾病问题的理论研究是以人体生理学的基本理论为基础的；同时，通过医学实践又可以检验生理学理论是否正确，并不断以新的内容和新的问题丰富生理学理论和推动生理学研究。因此，生理学是医学的一门基础理论科学。

二、生理学的研究内容

在研究生命现象的机制时，需要从各个不同水平提出问题进行研究。根据研究的层次不同，生理学研究可以分成 3 个水平：①关于生命现象的细胞和分子机制的研究（细胞和分子水平）；②关于机体内各器官和系统的功能的研究（器官和系统水平）；③关于机体内各器官、系统的相互联系和相互影响，以及机体与环境之间相互联系和相互影响的研究（整体水平的研究）。

1. 细胞和分子水平的研究 生理活动的物质基础是生物机体，构成机体的最基本结构和功能单位是各种细胞，每一器官的功能都与组成该器官的细胞的生理特性分不开，然而，细胞的生理特性又决定于构成细胞的各个物质的物理化学特性，尤其是生物大分子的物理化学特性。这方面知识称为普遍生理学或细胞生理学。

2. 器官和系统水平的研究 着重于阐明器官和系统对于机体有什么作用，它是怎样进行活动的，它的活动受到哪些因素的控制等。这方面知识称为器官和系统生理学。

3. 整体水平的研究 由于人体生理学的研究对象是人的机体，整个人体的生理活动并不等于心、肺、肾等器官生理功能的简单总和，而是在各种生理功能之间体现着彼此相互联系、相互制约的完整而协调的过程。人的生理活动还具有个体的特点，并且随着个体生活条件的变异而不断变化发展着。机体内的这种联系制约、变化发展的规律也是需要加以研究的。在这里研究的对象是整个机体，可称为整体水平的研究。

生理功能虽然以细胞和分子特性为基础，并服从于物理化学的规律，但生理学毕竟不等同于物理学和化学，它们既有细胞和分子水平的研究和科学规律，还有器官、系统和整体水平的研究和科学规律。要全面地理解某一生理功能的机制，必须从细胞和分子、器官和系统整体 3 个水平进行研究。

三、内环境、稳态及其调节

（一）机体的内环境

人和动物体内含有大量的液体，称为体液，正常成年人的体液量占体重的 60%，其中约 2/3 分布于细胞内，称为细胞内液，其余的分布于细胞外叫细胞外液，又称为机体的内环境。

（二）稳态及其调节

稳态也称自稳态，指内环境的理化性质，如温度、pH、渗透压和各种液体成分等的相对恒定状态，是一种动态平衡。稳态是生理学中最重要的基本概念之一，是维持机体正常生命活动的必要条件，也是机体调节的结果，需要全身机体的血液循环、呼吸、消化、排泄等各系统和器官的共同参与和相互协调。

1. 神经调节 其基本过程是反射，由反射弧来完成。巴甫洛夫将反射分成非条件反射与条件反射 2 类。非条件反射是先天遗传的，同类动物都具有的，是一种初级的神经活动。条件反射是后天获得的，是个体在生活过程中按照它的生活条件而建立起来的，是一种高级的神经活动，是更具有适应性意义的调节。

2. 体液调节 就是机体某些细胞产生某些特殊的化学物质，借助于血液循环的运输，到达全身各器官组织或某一器官组织，从而引起该器官组织的某些特殊的反应。许多内分泌细胞所分泌的各种激素，就是借体液循环的通路对机体的功能进行调节的。也有些内分泌腺本身直接或间接地受到神经系统的调节，在这种情况下，体液调节是神经调节的一个传出环节，是反射传出道路的延伸。这种情况可称为神经-体液调节。例如，肾上腺髓质接受交感神经的支配，当交感神经系统兴奋时，肾上腺髓质分泌的肾上腺素和去甲肾上腺素增加，共同参与机体的调节。

3. 自身调节 是指组织、细胞在不依赖于外来的或体液调节情况下，自身对刺激发生的适应性反应过程。一般来说，自身调节的幅度较小，也不十分灵敏，但对于生理功能的调节仍有一定意义。

第二节 细胞生理学

细胞是人体和其他生物体的基本结构单位。体内所有的生理功能和生化反应，都是在细胞及其产物（如细胞间隙中的胶原蛋白和蛋白聚糖）的物质基础上进行的。细胞生理学的主要内容包括：细胞膜和组成其他细胞器的膜性结构的基本化学组成和分子结构；不同物质分子或离子的跨膜转运功能；作为细胞接受外界影响或细胞间相互影响基础的跨膜信号转换功能；以不同带电离子跨膜运动为基础的细胞生物电和有关现象；以及肌细胞如何在细胞膜电变化的触发下出现机械性收缩活动。

细胞膜的结构和物质转运功能、细胞的跨膜信号传递部分参见第五章细胞生物学的相关内容，这里主要说明以下几个方面的内容。

一、细胞的电活动

细胞膜的电活动就是细胞膜内外离子的运动而产生的电位差，是细胞的一个生理特性，与细胞收缩，兴奋传导等密切相关。细胞的电位大体上有两种表现形式，即安静状态下相对平稳的静息电位及受到刺激时发生的可传播的、迅速波动的动作电位。静息时，质膜两侧存在着外正内负的电位差，称为静息电位，其产生的根本原因是离子的扩散。在静息电位的基础上，给细胞一个适当的刺激，可触发其产生可传播的膜电位波动，称为动作电位，其产生是细胞兴奋的标志。动作电位有 2 个重要的特征，即它的“全或无”特性和可传播性。细胞的电活动主要是由于某些带电离子在细胞膜两侧的不均衡分布，以及膜在不同情况下对这些离子的通透性发生改变所造成的。

二、肌细胞及其收缩

肌细胞亦称肌肉细胞。是动物体内能动的、收缩性的细胞的总称。肌细胞的结构特点是细胞内含有大量的肌丝，具有收缩运动的特性，是躯体和四肢运动和体内消化、呼吸、循环、排泄等生理活动的动力来源。

根据形态学特点，可以将肌肉分为横纹肌和平滑肌，根据肌肉的功能特性，可将肌肉分为平滑肌、骨骼肌和心肌。

骨骼肌的收缩是在中枢神经系统的控制下完成的，每个肌细胞都受到来自运动神经元轴突分支的支配，只有当支配肌肉的神经纤维发生兴奋时，动作电位经神经-肌接头传递给肌肉，才能引起肌肉的兴奋和收缩。其收缩机制目前公认的主要是肌丝滑行理论，即骨骼肌的肌原纤维是由粗、细两组与其走向平行的蛋白丝组成，肌肉的缩短和伸长均通过粗、细肌丝在肌节内的相互滑动而发生，肌丝本身的长度不变（图 11-1）。

平滑肌受自主神经支配，为不随意肌，除小动脉平滑肌外，一般都接受交感神经和副交感神经的双重支配。该肌收缩缓慢、持久，主要分布于血管、气管、胃、肠等壁内。平滑肌纤维可单独存在，绝大部分是成束或成层分布的。

目前认为，平滑肌纤维和横纹肌一样都是以“肌丝滑动”原理进行收缩，但平滑肌细胞的细肌丝中不含肌钙蛋白，只有肌动蛋白和原肌球蛋白。当肌纤维收缩时，不但细肌丝沿着粗肌丝的全长滑动，而且相邻的细肌丝的滑动方向是相对的。因此平滑肌纤维收缩时，粗、细肌丝的重叠范围大，纤维呈螺旋形扭曲而变短和增粗。

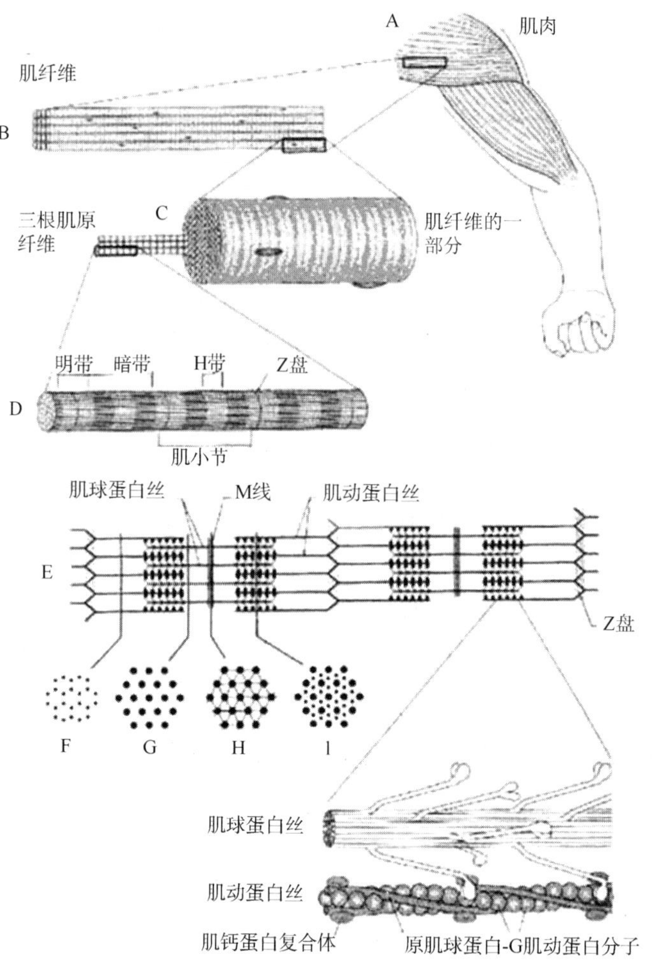

图 11-1 骨骼肌结构示意图

第三节 血液及血液循环

一、血 液

血液又称为外周血，是在循环系统中，心脏和血管腔内循环流动的一种组织，是结缔组织的一种，由血浆和血细胞组成。血浆内含血浆蛋白（白蛋白、球蛋白、纤维蛋白原）、脂蛋白等各种营养成分及无机盐、氧、激素、酶、抗体和细胞代谢产物等。血细胞主要由骨髓生成，有红细胞、白细胞和血小板。血常规是指血细胞形态、数量、百分比和血红蛋白含量的测定结果。哺乳类的血液具有凝血机制，血小板破裂时，会将血浆中原本可水溶的血纤维蛋白和血细胞等凝固成为血饼，剩余的透明液体就称作血清。抗凝血静止或离心后分为 3 层：上层为淡黄色的血浆；中间为白细胞和血小板；下层为红细胞。

（一）血液的基本功能与理化性质

1. 血液在人体生命活动中的功能

（1）运输功能：是血液的基本功能，自肺吸入的氧气及由消化道吸收的营养物质，都依靠血液运输才能到达全身各组织。同时组织代谢产生的二氧化碳与其他废物也赖血液运输到肺、肾等处排泄，从而保证身体正常代谢的进行。血液的运输功能主要是靠红细胞来完成的。

（2）参与体液调节：激素分泌直接进入血液，依靠血液输送到相应的靶器官，使其发挥一定的生理作用。可见，血液是体液性调节的联系媒介。此外，如酶、维生素等物质也是依靠血液传递才能发挥对代谢的调节作用的。

（3）保持内环境稳态：由于血液不断循环及其与各部分体液之间广泛沟通，故对体内水和电解质的平衡、酸碱度平衡及体温的恒定等都起决定性的作用。

（4）防御功能：机体具有防御或消除伤害性刺激的能力，涉及多方面，血液体现其中免疫和止血等功能，而血液凝固对血管损伤起防御作用。

（5）调节体温。

2. 血液的理化性质

（1）血液的比重：为 1.050～1.060，血浆的比重为 1.025～1.030。血液中红细胞数愈多则血液比重愈大；血浆中蛋白质含量愈多则血浆比重愈大。

（2）血液的黏度：通常是在体外测定血液或血浆与水相比的相对黏滞性，这时血液的相对黏滞性为 4～5，血浆为 1.6～2.4。全血的黏滞性主要决定于所含的红细胞数，血浆的黏滞性主要决定于血浆蛋白质的含量。

（3）血浆渗透压：约为 313mmol/kg H_2O，相当于 7 个大气压或 708.9kPa（5330 mmHg）。血浆的渗透压主要来自溶解于其中的晶体物质，特别是电解质，称为晶体渗透压。由蛋白质所形成的渗透压称为胶体渗透压，主要来自白蛋白。

（4）血浆的 pH：正常人血浆的 pH 为 7.35～7.45。血浆 pH 主要决定于血浆中主要的缓冲对，即 $NaHCO_3/H_2CO_3$ 的比值。

（二）血细胞生理

1. 血细胞的生成 血细胞包括红细胞、白细胞和血小板 3 类细胞，它们均起源于造血干细胞（图 11-2）。造血过程，也就是各类血细胞的发育、成熟的过程，是一个连续而又区分为阶段的过程，即造血干细胞（hemopoietic stem cells）阶段、定向祖细胞阶段和形态可辨认的前体细胞阶段。

2. 红细胞生理 红细胞（erythrocyte）是血液中数量最多的一种血细胞，正常男性每微升血液中平均约 500 万个，女性较少，平均约 420 万个，红细胞含有血红蛋白，我国成年男性血红蛋白的浓度为 120～160g/L，成年女性血红蛋白的浓度为 110～150g/L。正常人红细胞数量和血红蛋白的浓度不仅有性别差异，而且还因年龄、生活环境和机体功能状态不同而有差异。若血液中红细胞的数量或血红蛋白的浓度低于正常，则称为贫血。正常红细胞呈双凹圆碟形，平均直径约 8μm，周边稍厚。具有塑性变形、悬浮稳定性和渗透脆性等生理特征，这些生理特征都与红细胞的双面凹碟形有关。

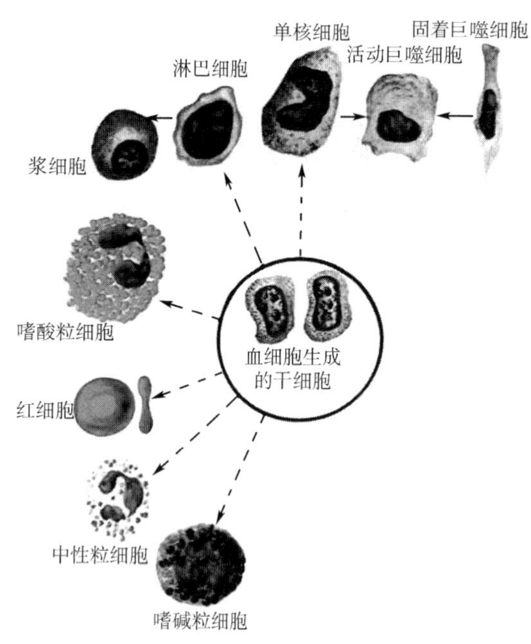

图 11-2 各种血细胞示意图

红细胞的生成，需要一些重要的物质，其中包括了氨基酸、脂肪、糖类及铁和叶酸与维生素 B_{12} 等。红细胞主要在人体的骨髓内生成（特别是红骨髓），受促红细胞生成素调节。红细胞的平均寿命约为 120 天。每天约有 80%的衰老红细胞被破坏，90%的衰老红细胞被巨噬细胞吞噬。

红细胞的发生主要经以下过程：原红细胞→早幼红细胞（血红蛋白出现）→中幼红细胞→晚幼红细胞→脱去细胞核→网织红细胞→成熟红细胞。

3. 白细胞生理 白细胞旧称白血球，也被称为免疫细胞，人和动物血液及组织中的无色细胞，能吞噬异物或产生抗体，以帮助机体防御感染。白细胞一般有活跃的移动能力，它们可以从血管内迁移到血管外，或从血管外组织迁移到血管内。因此，白细胞除存在于血液和淋巴中外，也广泛存在于血管、淋巴管以外的组织中。

白细胞无色呈球形，有细胞核，体积比红细胞大，直径为 7～20μm。正常人白细胞计数在 4000～10 000 个/mm^3 范围内，平均为 7000 个/mm^3。血涂片中白细胞，经复合染料染色后，可根据其形态差异和细胞质内有无特有的颗粒可分为两大类 5 种细胞。按照体积从小到大是：淋巴细胞，嗜碱粒细胞，中性粒细胞，单核细胞和嗜酸粒细胞。粒细胞的发生过程为：原粒细胞→早幼粒细胞（出现嗜天青颗粒和特殊颗粒）→中幼粒细胞→晚幼粒细胞→成熟粒细胞。中性粒细胞数量最多，嗜碱粒细胞数量最少。

淋巴细胞包括小淋巴细胞、中淋巴细胞、大淋巴细胞，血液中以小淋巴细胞为主，有部分中淋巴细胞，大淋巴细胞存在于淋巴组织中，可分为胸腺依赖淋巴细胞、骨髓依赖淋巴细胞和自然杀伤细胞。具有参与免疫应答，抵御疾病的功能。

白细胞是机体防御系统的一个重要组成部分，所具有的变形、游走、趋化、吞噬和分泌等特性是其执行防御功能的生理基础。它通过吞噬和产生抗体等方式来抵御和消灭入侵的病原微生物。

白细胞也起源于骨髓中的造血干细胞，粒细胞的分化和增殖受到集落刺激因子（colony stimulating factor，CSF）的调节。粒细胞和单核细胞主要是在组织中发挥作用的；淋巴细胞则往返循环于血液-组织液-淋巴之间，而且尚可增殖分化。因此，白细胞的寿命较难准确判断。

4. 血小板生理 血小板（platelets，thrombocyte）是体内最小的血细胞。在循环血中能存活 7～10 天。是从骨髓成熟的巨核细胞胞质裂解脱落下来的小块胞质，呈双凸圆盘状，受刺激后伸出突起，在血涂片上常聚集成群。主要功能是促进止血和加速凝血，同时血小板还有维护毛细血管壁完整性的功能。血小板在止血和凝血过程中，具有形成血栓、堵塞创口、释放与凝血有关的各种因子等功能。

生成血小板的巨核细胞也是从骨髓中的造血干细胞分化发展来的，其发生过程为：原巨核细胞→幼巨核细胞→巨核细胞→血小板。巨核细胞增殖、分化的调节机制类似于红细胞系生成的调节，至少受 2 种调节因子分别对 2 个分化阶段进行调节。这 2 种调节因子是：巨核系集落刺激因子和促血小板生成素。血小板进入血液后，只在开始两天具有生理功能，但平均寿命可有 7～14 天。衰老的血小板是在脾、肝和肺组织中被吞噬的。

（三）生理性止血

小血管损伤后血液将从血管流出，但在正常人，数分钟后出血将自行停止，称为生理性止血。生理性止血是机体重要的保护机制之一。

生理止血过程包括三部分功能活动。首先是小血管于受伤后立即收缩，若破损不大即可使血管封闭；其次，更重要的是血管内膜损伤，内膜下组织暴露，可以激活血小板和血浆中的凝血系统；接着，在局部又迅速出现血凝块，即血浆中可溶的纤维蛋白原转变成不溶的纤维蛋白分子多聚体，并形成了由血纤维与血小板一道构成的牢固的止血栓，有效地制止了出血。血液凝固是一系列复杂的酶促反应过程，需要多种凝血因子的参与。该过程可以分为凝血酶原酶复合物的形成、凝血酶的激活和纤维蛋白的生成 3 个基本步骤。该过程在时间和空间上受到严格的调控，是一个多因素综合作用的结果，其中血管内皮细胞在防止血液凝固反应的蔓延中起着重要作用。

在生理止血过程中，小血管内的血凝块常可成为血栓，填塞了这一段血管。在出血停止、血管创伤愈合后，构成血栓的血纤维可逐渐溶解，先形成一些穿过血栓的通道，最后可以达到基本畅通。血纤维溶解的过程，称为纤维蛋白溶解（简称纤溶）。纤维蛋白溶解（纤溶）系统包括 4 种成分，即纤维蛋白溶解酶原（纤溶酶原，血浆素原）、纤维蛋白溶解酶（纤溶酶，血浆素）、纤溶酶原激活物与纤溶抑制物。纤溶的基本过程可分 2 个阶段，即纤溶酶原的激活与纤维蛋白（或纤维蛋白原）的降解。

因血管创伤而失血时，血小板在生理止血过程中的功能活动大致可以分为 2 段：第一段主要是创伤发生后，血小板迅速黏附于创伤处，并聚集成团，形成较松软的止血栓子；第二段主要是促进血凝并形成坚实的止血栓子。

（四）血型和输血

血型（blood group）通常是指红细胞膜上特异性抗原的类型，若将血型不相容的两个人的血滴放在玻片上混合，其中的红细胞即聚集成簇，这种现象称为凝集（agglutination）。造成红细胞凝集的机制是抗原-抗体反应。凝集原的特异性完全取决于镶嵌于红细胞膜上的一些特异性糖蛋白，或在凝集反应中糖蛋白起着抗原的作用，因而称它们为凝集原（agglutinogen）。能与红细胞膜上的凝集原起反应的特异抗体则称为凝集素（agglutinin）。

1. 红细胞血型

（1）ABO 血型系统：ABO 血型系统是发现的第一个血型系统。根据红细胞膜上存在的凝集原 A 与凝集原 B 的情况而将血液分成 4 型。凡红细胞只含 A 凝集原的，即称 A 型；如存在 B 凝集原的，称为 B 型；若 A 与 B 两种凝集原都有的称为 AB 型；这两种凝集原都没有的，则称为 O 型。不同血型的人的血清中各含有不同的凝集素，即不含有对抗他自身红细胞凝集原的凝集素。在 A 型人的血清中，只含有抗 B 凝集素；B 型人的血清中，只含有抗 A 凝集素；AB 型人的血清中没有抗 A 和抗 B 凝集素；而 O 型人的血清中则含有抗 A

和抗 B 凝集素（如表 11-1）。ABO 血型的正确测定是保证输血安全的基础。

表 11-1 ABO 血型系统中的凝集原和凝集素

血型	凝集原	凝集素
A 型	A 型凝集原	抗 B 凝集素
B 型	B 型凝集原	抗 A 凝集素
AB 型	A 型凝集原和 B 型凝集原	无
O 型	无	抗 A 和抗 B 凝集素

血型是先天遗传的。ABO（H）系统中控制 A、B、H 抗原生成的基因在染色体二倍体上只可能出现上述三个等位基因中的两个，其中一个来自父体，另一个来自母体，这两个等位基因就决定了子代血型的基因型(genotype)，也决定了这个人的血型表型(phenotype)。

（2）Rh 血型系统：可能是红细胞血型中最为复杂的一个血型系。分为 Rh 阳性和阴性 2 种。凡是人体血液红细胞上有 Rh 抗原（又称 D 抗原）的，称为 Rh 阳性。Rh 阳性血型在我国汉族及大多数民族人中约占 99.7%，个别少数民族约为 90%。在国外的一些民族中，Rh 阳性血型的人约为 85%，其中在欧美白种人钟，Rh 阴性血型人约占 15%，在我国，Rh 阴性血型只占千分之三到四。

Rh 阴性者不能接受 Rh 阳性者血液，因为 Rh 阳性血液中的抗原将刺激 Rh 阴性人体产生 Rh 抗体。如果再次输入 Rh 阳性血液，即可导致溶血性输血反应。但是，Rh 阳性者可以接受 Rh 阴性者的血液。

2. 输血 已经成为治疗某些疾病、抢救伤员生命和保证一些手术得以顺利进行的重要手段。但是，由于输血发生差错，造成患者严重损害，甚至死亡的事故并不鲜见。为了保证输血的安全性和提高输血的效果，必须注意遵守输血的原则。

输血以输同型血为原则。在紧急情况下，AB 血型的人可以接受任何血型，O 型血可以输给任何血型的人。如果异血型者之间输血输得太快太多，输进来的凝集素来不及稀释，可能引起红细胞凝集现象。因此，输血时应该以输入同型血为原则。异血型者之间输血，只有在紧急情况下，不得已才采用。

通常情况下，由于考虑到人类的血型系统种类较多，为了慎重起见，即使在 ABO 血型相同的人之间进行输血，也应该先进行交叉配血实验，即不仅把献血者的红细胞与受血者的血清进行血型配合实验，还要把受血者的红细胞和献血者的血清进行血型配合实验，只有在 2 种血型配合都没有凝集反应，才是配血相合，才可以进行输血。

二、血液循环

心脏和血管组成机体的循环系统，血液在其中按一定方向流动，周而复始，称为血液循环。血液循环的主要功能是完成体内的物质运输，运输代谢原料和代谢产物，使机体新陈代谢能不断进行；体内各内分泌腺分泌的激素，或其他体液因素，通过血液的运输，作用于相应的靶细胞，实现机体的体液调节；机体内环境理化特性相对稳定的维持和血液防卫功能的实现，也都有赖于血液的不断循环流动。

人血液循环是封闭式的，由体循环和肺循环 2 条途径构成的双循环。血液由左心室射出经主动脉及其各级分支流到全身的毛细血管，在此与组织液进行物质交换，供给组织细胞氧和营养物质，运走二氧化碳和代谢产物，动脉血变为静脉血；再经各级静脉汇合成上、下腔静脉流回右心房，这一循环为体循环（又称大循环）。血液由右心室射出经肺动脉流到肺毛细血管，在此与肺泡气进行气体交换，吸收氧并排出二氧化碳，静脉血变为动脉血；然后经肺静脉流回左心房，这一循环为肺循环（又称小循环）（图 11-3）。

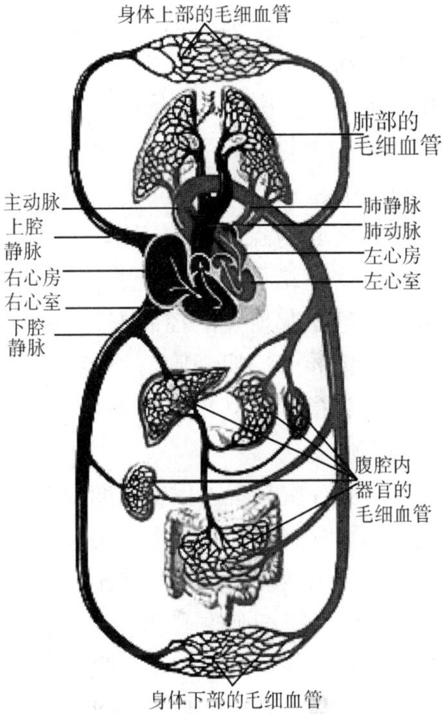

图 11-3　血液循环示意图

（一）心脏的泵血功能

心脏是一个由心肌组织构成并具有瓣膜结构的空腔器官，是血液循环的动力装置。生命过程中，心脏不断做收缩和舒张交替的活动，舒张时容纳静脉血返回心脏，收缩时把血液射入动脉，为血液流动提供能量。通过心脏的这种节律性活动及由此而引起的瓣膜的规律性开启和关闭，推动血液沿单一方向循环流动。心脏的一次收缩和舒张构成一个机械活动周期，称为心动周期。心动周期的长短与心率有关。正常人心动周期为 0.8s，其中心房收缩 0.1s，舒张 0.7s；心室收缩 0.3s，舒张 0.5s。在每一个心动周期中心房和心室收缩是交替的；两侧心房和心室的活动几乎同步的；当心率加快时，心动周期缩短，收缩和舒张期均相应缩短，但舒张期缩短的比例大。

心脏泵血包括充盈和射血 2 个过程，不仅依靠心脏的节律性收缩和舒张造成心室和心房相连的动、静脉之间的压力差，成为推动血液的动力；还靠心脏瓣膜有规律的启闭，以控制血流方向，使血液按一定的方向流入和流出心脏。心脏的泵血功能主要靠心室完成。心室舒缩活动是心脏射血和充盈的动力，而瓣膜的开闭则在血液单向流动方面起关键作用。

评价心脏泵血功能是评价心脏功能的主要指标，具有重要的生理意义和临床实用价值。常用的评价指标有心排血量、心脏做功量，前者又包括每搏输出量、射血分数、每分输出量与心指数。每搏输出量和心率是影响心脏泵血的很重要因素。心力储备指心排血量随机体代谢的需要而增加的能力受心率储备、收缩期储备、舒张期储备等因素的影响，其反映心脏的健康和健壮程度。

（二）心肌的生物电现象和生理特性

心肌的收缩和舒张交替活动，实现了心脏的泵血功能、推动血液循环，但心房和心室之所以能不停地进行有序的、协调的收缩和舒张交替活动，归根结底是由于心肌细胞动作电位的规律性发生与扩布而引起的。

心肌细胞的结构特征决定了心肌的生理特性，主要有以下特点。

1. 自律性　心脏在适宜的离子浓度、渗透压、酸碱度、温湿度及充分的氧气和能源供应等条件下，即使除去所有的神经，甚至在离体条件下，它仍然能够保持其固有的节律性收缩活动。即心肌本身具有自动节律性，简称自律性。这种自律性是肌源性的，而不是神经源性的。

2. 兴奋性及兴奋时的电位变化 心肌细胞兴奋时与骨骼肌和神经细胞一样，会产生动作电位，其兴奋性也经历一系列的时相性变化，这种电位变化与骨骼肌、神经细胞的动作电位大致相似。都可以表现为静息电位和兴奋时的动作电位。

3. 传导性 心肌细胞具有传导兴奋的特性。正常心脏的节律起搏点是窦房结，它所产生的自动节律性兴奋，可依次通过心脏的起搏传导系统，而先后传到心房肌和心室肌的工作细胞，使心房和心室依次产生节律性的收缩活动。

4. 收缩性 是心肌的一种机械特性，也是由动作电位触发，通过兴奋-收缩耦联使肌丝滑行而引起。

正常起搏点——窦房结，以其为起搏点的心脏节律性活动称为窦性心律；潜在起搏点——房室结等传导系统，以窦房结以外的部位为起搏点的心脏活动称为异位心律。窦房结对潜在起搏点的控制方式有抢先占领和超速驱动压抑。心肌细胞兴奋是以局部电流的方式传导。心肌细胞与神经、骨骼肌细胞一样均是可兴奋组织，其兴奋性高低也是用阈值作为指标，其兴奋性不是一成不变的，当受刺激而产生扩布性兴奋时，兴奋性会发生周期性变化。

心肌一次兴奋过程中周期变化包括绝对不应期和有效不应期、相对不应期、超长期。决定和影响兴奋性的因素主要包括静息电位和阈电位之间的差距及离子通道的活性。心肌细胞在受刺激发生兴奋时首先是膜产生动作电位，然后通过兴奋收缩耦联，引起肌丝滑行，从而使整个肌细胞收缩。影响心肌收缩的因素主要有血浆中 Ca^{2+}的浓度、低氧和酸中毒、交感神经和儿茶酚胺等。心肌细胞的电活动和生理特性都和离子活动有关。因此，离子浓度的改变必将影响心肌的功能活动，其中以 K^+、Ca^{2+} 和 Na^+的作用最为重要。

（三）血管生理

不论体循环或肺循环，由心室射出的血液都流经由动脉、毛细血管和静脉相互串联构成的血管系统，再返回心房。在体循环，供应各器官的血管相互间又呈并联关系且在动脉、毛细血管和静脉之间，体循环和肺循环之间呈串联关系。从生理功能上，可以将血管分为弹性储器血管、分配血管、毛细血管前阻力血管、毛细血管前括约肌、交换血管（真毛细血管）、毛细血管后阻力血管（微静脉）、容量血管、短路血管等。

血液在心血管系统中流动的一系列物理学问题属于血流动力学的范畴。其基本的研究对象是流量、阻力和压力之间的关系。由于血管是有弹性和可扩张性的而不是硬质的管道系统，血液是含有血细胞和胶体物质等多种成分的液体，而不是理想液体，因此血流动力学除与一般流体力学有共同点外，又有它自身的特点。

单位时间内流过血管某一截面的血量称为血流量，也称容积速度，其单位通常以 ml/min 或 L/min 来表示。血液中的一个质点在血管内移动的线速度，称为血流速度。血液在血管内流动时，其血流速度与血流量成正比，与血管的截面积成反比。

血液在血管内流动时所遇到的阻力，称为血流阻力。血流阻力的产生，是由于血液流动时因摩擦而消耗能量，一般是表现为热能。血液黏滞度是决定血流阻力的另一因素。

血压是指血管内的血液对于单位面积血管壁的侧压力，也即压强。血压的形成，首先是由于心血管系统内有血液充盈。循环系统中血液充盈的程度可用循环系统平均充盈压来表示。形成血压的另一基本因素是心脏射血。

动脉血压的形成中，循环系统内足够的血液充盈和心脏射血是形成血压的基本因素。在动脉系统，影响动脉血压的另一因素是外周阻力。外周阻力主要是指小动脉和微动脉对血流的阻力。

动脉血压除存在个体差异外，还有性别和年龄的差异。一般说来，女性在更年期前动脉血压比同龄男性的低，更年期后动脉血压升高。男性和女性的动脉血压都随年龄的增长而逐渐升高，收缩压的升高比舒张压的升高更为显著。

动脉脉搏是在每个心动周期中，随着心脏的收缩和舒张，动脉内的压力发生周期性的波动。这种周期性的压力变化可引起动脉血管发生搏动，称为动脉脉搏。动脉脉搏所反映压力变化能以波的形式从主动脉开始沿着动脉管壁依次向外周传播，一般在身体的浅表动脉均可摸到。由于动脉脉搏与心排血量、动脉弹性及外周阻力等密切相关，因此，切脉可在一定程度上反映心血管的状态。

静脉在功能上不仅仅是作为血液回流入心脏的通道。由于整个静脉系统的容量很大，而且静脉容易被扩张，又能够收缩，因此静脉起着血液储存库的作用。静脉的收缩或舒张可有效地调节回心血量和心排血量，使循环功能能够适应机体在各种生理状态时的需要。

微循环是指微动脉和微静脉之间的血液循环（图 11-4）。血液循环最根本的功能是进行血液和组织之间的物质交换，这一功能就是在微循环部分实现的。它是组织液和淋巴液生成、血液与组织液进行物质交换的唯一场所。它在实现血液循环功能，调节循环血量方面有重要作用。典型的微循环由微动脉、后微动脉、毛细血管前括约肌、真毛细血管、通血毛细血管（或称直捷通路）、动-静脉吻合支和微静脉等部分组成。直接通路是指血液从微动脉经后微动脉和通血毛细血管进入微静脉的通路。

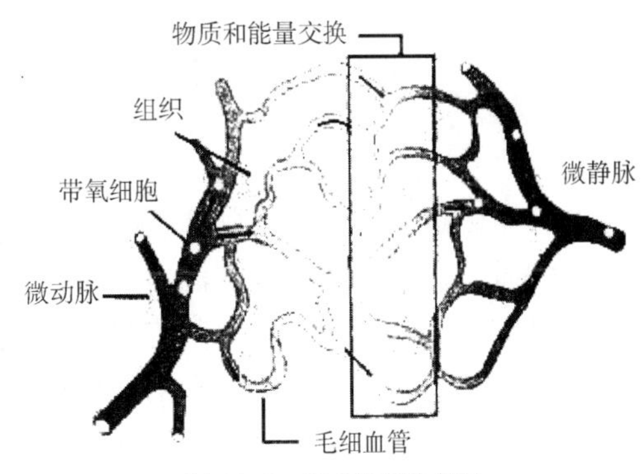

图 11-4 微循环模式图

组织液是血浆滤过毛细血管壁而形成的，同时它又通过重吸收回到毛细血管。液体通过毛细血管壁移动的方向取决于跨血管壁液体移动力量的对比，以及有效滤过压的大小。正常情况下，组织液的生成与回流维持着动态平衡，因而保证了血管内与组织细胞间液体含量的相对稳定。一旦由于某种原因，这种动态平衡受到破坏，就有可能在组织间隙中缺少或潴留过多的液体，临床上称为脱水或水肿。根据组织液和回流的原理，凡影响有效滤过压和毛细血管壁通透性的各种因素，都可以影响组织液的含量与回流。组织液是组织细胞生活的直接环境，血液与组织细胞之间的物质交换是通过组织液这个中间环节进行的。血液与组织液之间，通过毛细血管壁而进行物质交换的方式包括扩散、滤过和重吸收、吞饮。

组织液进入淋巴管，即成为淋巴液。组织液和毛细淋巴管内淋巴液的压力差是组织液进入淋巴管的动力。组织液压力升高时，能加快淋巴液的生成速度。毛细淋巴管汇合形成集合淋巴管。全身的淋巴液经淋巴管收集，最后由右淋巴导管和胸导管导入静脉。淋巴循环不仅是组织液回流入血液的一条辅助通路，而且还具有防御和屏障功能及回收蛋白质和脂肪的作用。

人体在不同的生理状况下，各器官组织的代谢水平不同，对血流量的需要也不同。机体的神经和体液机制可对心脏和各部分血管的活动进行调节，从而适应各器官组织在不同情况下对血流量的需要，协调地进行各器官之间的血流分配。

冠脉循环是营养心脏本身的血管系（即冠脉系统）中的血液循环；肺循环的功能是使血液在流经肺泡时和肺泡气之间进行气体交换。脑循环是大脑、小脑、脑干和脊髓血液循环的统称。存在血-脑脊液屏障和血-脑屏障。

第四节 呼 吸

机体与外界环境之间的气体交换过程，称为呼吸。通过呼吸，机体从大气摄取新陈代谢所需要的 O_2，排出所产生的 CO_2。因此，呼吸是维持机体新陈代谢和其他功能活动所必需的基本生理过程之一，一旦呼吸停止，生命也将终止。

一、呼吸运动

呼吸过程由 3 个相互衔接并且同时进行的环节来完成：外呼吸或肺呼吸，包括肺通气（外界空气与肺之间的气体交换过程）和肺换气（肺泡与肺毛细血管之间的气体交换过程）；气体在血液中的运输；内呼吸或组织呼吸，即组织换气（血液与组织、细胞之间的气体交换过程）（图 11-5）。

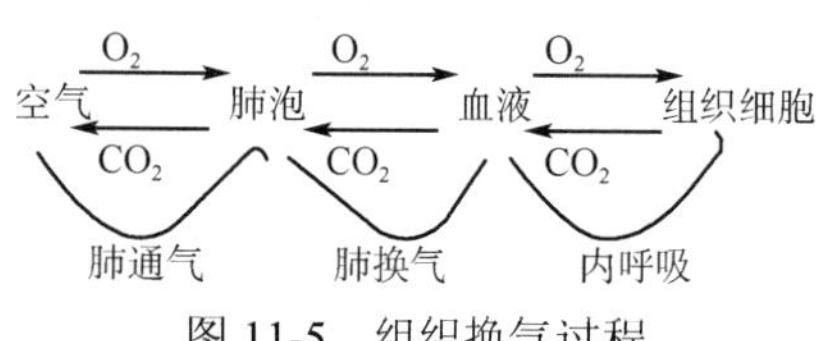

图 11-5 组织换气过程

呼吸过程不仅靠呼吸系统来完成，还需要血液循环系统的配合，这种协调配合，以及它们与机体代谢水平的相适应，又都受神经和体液因素的调节。

（一）肺通气及其评价

肺通气（pulmonary ventilation）是肺与外界环境之间的气体交换过程。实现肺通气的器官包括呼吸道、肺泡和胸廓等。呼吸道是沟通肺泡与外界的通道，同时还具有加温、加湿、过滤和清洁吸入气体及引起防御反射（咳嗽反射和喷嚏反射等）等保护功能；肺泡是肺泡气与血液气进行交换的主要场所；而胸廓的节律性呼吸运动，即呼吸肌的收缩和舒张所引起的胸廓扩大和缩小是实现肺通气的原动力，由于胸膜腔和肺的结构功能特征，肺随胸廓的张缩而张缩，肺容积也随之变化，进而建立肺内压和大气压之间的压力差为肺通气提供了直接动力，推动气体进出肺，实现肺通气。肺通气过程中所遇到的阻力有 2 种：弹性阻力（肺和胸廓的弹性阻力），是平静呼吸时的主要阻力，约占总阻力的 70%；非弹性阻力，包括气道阻力，惯性阻力和组织的黏滞阻力，约占总阻力的 30%，其中又以气道阻力为主。

根据参与活动的呼吸肌的主次、多少和用力程度不同，呼吸运动可分为腹式呼吸和胸式呼吸、平静呼吸和用力呼吸，用力呼吸也叫深呼吸。

对于肺通气的评价，有几个概念介绍。

1. 肺容积 肺内气体的容积称为肺容积，通常肺容积可分为：①潮气量：每次呼吸时吸入或呼出的气量为潮气量（tidal volume，TV）。平静呼吸时，潮气量为 400～600ml，一般以 500ml 计算。运动时，潮气量将增大；②补吸气量或吸气储备量：平静吸气末，再尽力吸气所能吸入的气量为补吸气量（IRV），正常成年人为 1500～2000ml；③补呼气量或呼气储备量：平静呼气末，再尽力呼气所能呼出的气量为补呼气量（ERV），正常成人为 900～1200ml；④余气量或残气量：最大呼气末尚存留于肺中不能再呼出的气量为余气量（RV），只能用间接方法测定，正常成人为 1000～1500ml。

2. 肺容量 是肺容积中两项或两项以上的联合气量，包括：①深吸气量，即从平静呼气末做最大吸气时所能吸入的气量为深吸气量，它是潮气量和补吸气量之和，是衡量最大通气潜力的一个重要指示；②功能余气量，即平静呼气末尚存留于肺内的气量为功能余气量（FRC），是余气量和补呼气量之和。正常成年人约为 2500ml，其作用是缓冲呼吸过程中肺泡气 O_2 和 CO_2 分压（P_{O_2} 和 P_{CO_2}）的过度变化。

3. 肺活量 即最大吸气后，从肺内所能呼出的最大气量称作肺活量（VC），是潮气量、补吸气量和补呼气量之和。肺活量有较大的个体差异，与身材大小、性别、年龄、体位、呼吸肌强弱等有关。正常成年男性平均约为 3500ml，女性为 2500ml。反映了肺一次通气的最大能力，在一定程度上可作为肺通气功能的指标。

4. 肺总量 即肺所能容纳的最大气量为肺总量（total lung capacity，TLC），是肺活量和余气量之和。其值因性别、年龄、身材、运动锻炼情况和体位而异。成年男性平均为 5000ml，女性 3500ml。

5. 肺通气量 是指每分钟进出肺的气体总量，等于呼吸频率乘潮气量，随性别、年龄、身材和活动量的不同而有差异。

6. 肺泡通气量（alveolar ventilation） 是每分钟吸入肺泡的新鲜空气量，等于（潮气量–无效腔气量）×呼吸频率。

（二）肺换气和组织换气

肺通气使肺泡气不断更新，保持了肺泡气 P_{O_2}、P_{CO_2} 的相对稳定，这是气体交换得以顺利进行的前提。气体交换包括肺换气和组织换气。

气体分子不停地进行着无定向的运动，其结果是气体分子从分压高处向分压低处发生净转移，这一过程称为气体扩散，于是各处气体分压趋于相等。机体内的气体交换就是以扩散方式进行的。影响肺换气的因素有气体的分压差、气体的相对分子质量和溶解度、温度、扩散系数、呼吸膜的厚度、呼吸膜的扩散面积和扩散距离及通气/血流比值等。组织换气的机制和影响因素与肺换气相似，不同的是气体交换发生于液相（血液、组织液、细胞内液）介质之间，且扩散膜两侧 O_2 和 CO_2 的分压差随细胞内氧化代谢的强度和组织血流而异。

（三）气体在血液中的运输

从肺泡扩散入血液的 O_2 必须通过血液循环运送到各组织，从组织扩散入血液的 CO_2 也必须由血液循环运送到肺泡。它们以 2 种形式存在于血液：物理溶解和化学结合的形式。在溶液中溶解的量与分压和溶解度成正比，和温度成反比。溶解的量极少，结合形式是氧合血红蛋白（HbO_2），它们的结合具有快速和可逆性，而且它们的结合与解离呈“S”形曲线，受 pH 和 P_{CO_2}、温度、2,3-二磷酸甘油酸及其他因素的影响。

血液中 CO_2 也以溶解和化学结合的 2 种形式运输。化学结合的 CO_2 主要是碳酸氢盐和氨基甲酸血红蛋白。溶解的 CO_2 约占总运输量的 5%，结合的占 95%（碳酸氢盐形式的占 88%，氨基甲酸血红蛋白形式占 7%）。

二、呼吸运动的调节

呼吸运动是一种节律性的活动，其节律性起源于呼吸中枢，而呼吸中枢分布在大脑皮质、间脑、脑桥、延髓和脊髓等部位。脑的各级部位在呼吸节律产生和调节中所起的作用不同。

正常呼吸运动是在各级呼吸中枢的相互配合下进行的，其呼吸运动的频率、深度和样式等活动都受来自呼吸器官本身及血液循环、骨骼肌、其他器官系统感受器传入冲动的反射性调节，主要有化学感受性呼吸反射、肺牵张反射、呼吸肌本体感受性反射、防御性呼吸反射等。

第五节　消化、吸收与排泄

一、消　　化

人的消化系统由消化道和消化腺组成，消化道包括口腔、咽、食管、胃、小肠和大肠（图 11-6）。消化器官的主要生理功能是对食物进行消化和吸收，从而为机体新陈代谢提供了必不可少的物质和能量来源。

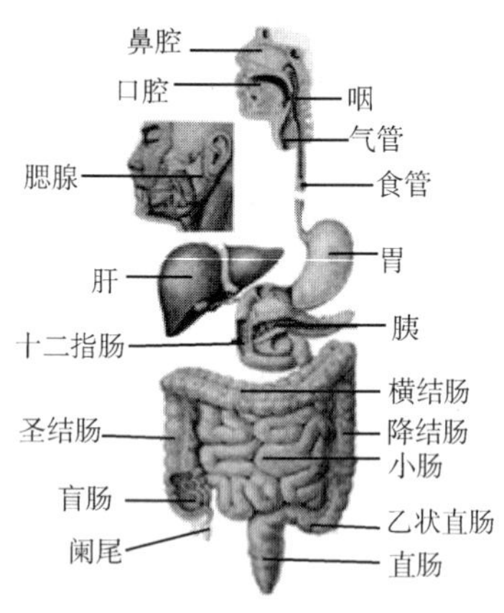

图 11-6　消化系统组成

消化（digestion）是机体通过消化管的运动和消化腺分泌物的酶解作用，使大块的、分子结构复杂的食物，分解为能被吸收的、分子结构简单的小分子化学物质的过程。其中，通过机械作用，把食物由大块变成小块，称为机械消化；通过消化酶的作用，把大分子变成小分子，称为化学消化。消化有利于营养物质通过消化管黏膜上皮细胞进入血液和淋巴，从而为机体的生命活动提供能量。消化和吸收是两个相辅相成、紧密联系的过程。不能被消化和吸收的食物残渣，最后以粪便的形式排出体外。

（一）消化道的特点与功能

消化道平滑肌具有兴奋性、自律性、传导性和收缩性等肌组织的共同特征，也有自己的一些特点：舒缩迟缓、富有伸展性、具有紧张性、能进行节律性收缩及对电刺激不敏感性等，而且消化道平滑肌电活动的形式要比骨骼肌复杂得多，其电生理变化大致可分为 3 种，即静息膜电位、慢波电位和动作电位。

1. 消化腺的分泌功能　人体消化道黏膜内分布着许多大小不同的消化腺，消化腺分泌的消化液，其作用主要是有：①稀释食物，使之与血浆的渗透压相等，以利于吸收；②改变消化腔内的 pH，使之适应于消化酶活性的需要；③水解复杂的食物成分，使之便于吸收；④通过分泌黏液、抗体和大量液体，保护消化道黏膜，防止物理性和化学性的损伤。消化液的分泌过程是腺细胞主动活动的过程，它包括由血液内摄取原料、在细胞内合成分泌物，以及将分泌物由细胞内排出等一连串的复杂活动。

2. 消化道的神经支配 支配消化道的神经有分布于消化道内壁的内在神经系统和外来神经系统。内在神经系统的神经纤维（包括进入消化管壁的交感和副交感纤维）把胃肠壁的各种感受器及效应细胞与神经元互相连接，起着传递感觉信息、调节运动神经元的活动和启动、维持或抑制效应系统的作用。支配胃肠的自主神经被称为外来神经，包括交感神经和副交感神经。此外胃肠的反射活动还可通过迷走神经的传入和传出纤维来完成。

3. 消化道的内分泌功能 在胃肠的黏膜层内，不仅存在多种外分泌腺体，还含有数十种内分泌细胞，这些细胞分泌的激素统称为胃肠激素，最主要的有胃泌素、缩胆囊素、促胰液素、抑胃肽和胃动素等。它们的分泌方式主要有远距分泌或经典的内分泌、旁分泌、神经分泌、腔分泌、自分泌等。其作用主要体现在：调节消化腺的分泌和消化道的运动；调节其他激素的释放及刺激消化道组织的代谢和促进生长的营养作用。

（二）口腔内消化

消化过程是从口腔内开始的。人的口腔内有 3 对大的唾液腺：腮腺、颌下腺和舌下腺，还有无数散在的小唾液腺。唾液就是由这些大小唾液腺分泌的混合液。

唾液可以湿润与溶解食物，以引起味觉并易于吞咽；唾液还可清洁和保护口腔，含有唾液淀粉酶，具有弱的化学性消化作用。唾液分泌的调节完全是神经反射性的，包括非条件反射和条件反射 2 种。引起非条件反射性唾液分泌的正常刺激是食物对口腔机械的、化学的和温度的刺激。人在进食时，食物的形状、颜色、气味，以及进食的环境，都能形成条件反射，引起唾液分泌。

口腔通过咀嚼运动对食物进行机械性加工。吞咽使口腔内食团经咽和食管进入胃的过程，经过口腔期、咽期和食管期等过程。

（三）胃内消化

胃是消化道中最膨大的部分。具有暂时储存食物的功能；食物入胃后，还受到胃液的化学性消化和胃壁肌肉运动的机械性消化。

1. 胃液及其分泌 胃黏膜是一个复杂的分泌器官，含有 3 种管状外分泌腺和多种内分泌细胞。其外分泌腺有：①贲门腺，为黏液腺，分泌黏液；②泌酸腺，分泌盐酸、胃蛋白酶原和黏液；③幽门腺，是分泌碱性黏液的腺体。而胃黏膜内还含有多种内分泌细胞，如分泌胃泌素的 G 细胞、分泌生长抑素的 D 细胞和分泌组胺的肥大细胞等。

纯净的胃液是一种无色而呈酸性反应的液体，pH 为 0.9～1.5。正常人每日分泌的胃液量为 1.5～2.5L。胃液的成分包括无机物如盐酸、钠和钾的氯化物等，以及有机物如黏蛋白、消化酶等。

胃液分泌受许多因素的影响，其中有的起兴奋性作用，有的则起抑制性作用。进食是胃液分泌的自然刺激物，它通过神经和体液因素调节胃液的分泌。促进胃酸分泌的内源性物质主要有乙酰胆碱、胃泌素、组胺。生长抑素抑制胃酸的分泌，在消化期内，抑制胃液分泌的因素除精神、情绪因素外，抑制胃酸分泌的内源性物质主要有盐酸、脂肪和高张溶液 3 种。

2. 胃的运动 胃运动的形式主要胃的容受性舒张、紧张性收缩、蠕动等。容受性舒张是由进食动作和食物对咽、食管等处感受器的刺激反射性地引起胃底和胃体肌肉的舒张，通过迷走-迷走反射来实现。

食物由胃排入十二指肠的过程称为胃的排空，不同食物的排空速度不同。3 种主要食物中，糖类的排空时间较蛋白质为短，脂肪类食物排空最慢。对于混合食物，胃完全排空通常需要 4～6h。排空率受来自胃和十二指肠两方面因素的控制。

（四）小肠内消化

食糜由胃进入十二指肠后，即开始了小肠内的消化。小肠内消化是整个消化过程中最重要的阶段。在这里，食糜受到胰液、胆汁和小肠液的化学性消化及小肠运动的机械性消化。许多营养物质也都在这一部位被吸收入机体。因此，食物通过小肠后，消化过程基本完成。未被消化的食物残渣，从小肠进入大肠。食物在小肠内停留的时间，随食物的性质而有不同，一般为 3～8h。

1. 胰液 是无色无嗅的碱性液体，pH 为 7.8～8.4，渗透压约与血浆相等。胰液中含有无机物和有机物。在无机物成分中，碳酸氢盐的含量很高，它是由胰腺内的小的导管细胞分泌的。胰液中的有机物主要是蛋白质，由多种消化酶组成，主要有胰淀粉酶、胰脂肪酶、胰蛋白酶和糜蛋白酶，另外胰液中还含有羧基肽酶、核糖核酸酶、脱氧核糖核酸酶等水解酶。

在非消化期，胰液几乎是不分泌或很少分泌的。进食开始后，胰液分泌即开始。所以，食物是兴奋胰腺的自然因素。进食时胰液分泌受神经和体液双重控制，但以体液调节为主。

2. 胆汁 是由肝细胞不断生成的，生成后由肝管流出，经胆总管至十二指肠，或由肝管转入胆囊管而存储于胆囊，当消化时再由胆囊排出至十二指肠。胆汁和胰液、肠液一起，对小肠内的食糜进行化学性消化。

胆汁的成分很复杂，除水分和钠、钾、钙、碳酸氢盐等无机成分外，其有机成分有胆盐、胆色素、脂肪酸、胆固醇、卵磷脂和黏蛋白等。胆汁中没有消化酶。其作用主要有在乳化脂肪，促进脂肪消化、吸收及促进脂溶性维生素的吸收等；另外，它还可以中和胃酸，防止因胆固醇析出而形成胆固醇结晶结石的作用。胆汁的分泌与排放受神经和体液因素的调节，但以体液调节为主。

3. 小肠液的分泌 小肠内有 2 种腺体，十二指肠腺和肠腺。其分泌液构成了小肠液的主要部分。小肠液是一种弱碱性液体，pH 约为 7.6，渗透压与血浆相等。在对小肠液分泌的调节作用中，最重要的是局部神经反射，特别是由食糜及其消化产物对肠黏膜局部机械性或化学性刺激所引起的肠神经系统的局部反射。

4. 小肠的运动 小肠的运动功能是靠肠壁的两层平滑肌完成的，包括紧张性收缩、分节运动和蠕动 3 种。其调节受内在神经丛、交感、副交感神经及体液的作用，其中内在神经丛对小肠的运动起主要作用。

（五）大肠的功能

大肠的主要功能在于吸收肠内容物中的水分和无机盐，参与机体对水和电解质平衡的调节；吸收由结肠内微生物合成的维生素 B 复合物和维生素 K；完成对食物残渣的加工，形成并暂时储存粪便，以及将粪便排出体外。

二、吸　　收

消化管不同部位的吸收能力和吸收速度是不同的。在口腔和食管内，食物实际上是不被吸收的。在胃内，食物的吸收也很少，可吸收乙醇和少量水分。小肠是吸收的主要部位，一般认为，糖类、蛋白质和脂肪的消化产物大部分是在十二指肠和空肠吸收的，回肠吸收胆盐和维生素 B_{12}。大肠主要吸收水分和盐类，结肠可吸收进入其内的 80% 的水和 90% 的 Na^+ 和 Cl^-。作为重要的吸收部位，小肠长 4～5m，其黏膜有许多环形皱褶，并拥有大量的绒毛，在绒毛上又含有大量的微绒毛，使小肠的吸收面积达到 $200m^2$ 左右；绒毛内含有大量毛细血管、毛细淋巴管、平滑肌纤维和神经纤维网等结构。进食可引起绒毛产生节律性的伸缩和摆动。这些运动可加速绒毛内血液和淋巴的流动，有助于吸收。另外，食物在小肠内停留的时间较长（3～8h），以及食物在小肠内已被消化到适于吸收的小分子物质，这些都是小肠在吸收中发挥作用的有利条件。

营养物质和水可以通过 2 条途径进入血液或淋巴：一为跨细胞途径，即通过绒毛柱状上皮细胞的腔面膜进入细胞内，再通过细胞底-侧面膜进入血液或淋巴；另一为旁细胞途径，即物质或水通过细胞间的紧密连接，进入细胞间隙，然后再转入血液或淋巴。营养物质通过膜的机制主要包括自由扩散、协助扩散、主动转运及胞饮等。

三、排　　泄

排泄是指机体把新陈代谢的终产物、多余的水分、无机盐类及进入人体内的异物等排出体外的过程。排泄的途径主要有由呼吸器官以气体形式排出、由大肠排出胆色素和一些无机盐、皮肤汗腺的分泌、由肾脏以尿液的形式排出。由于从肾脏排出物质的种类最多，数量很大，而且可随着机体的不同情况而改变尿量和尿中物质的排出量，从而在维持机体水、电解质平衡和酸碱平衡，以及保持内环境相对稳定中起重要作用。

尿的生成包括肾小球的滤过，肾小管和集合管的重吸收及它们的分泌 3 个基本过程。

（一）肾

肾为成对的实质性器官，分为肾实质和肾盂两部分。肾实质分内外 2 层：外层为皮质，内层为髓质。肾皮质由一百多万个肾单位组成。肾单位是肾的基本功能单位，每个肾单位由肾小体和肾小管组成。肾单位是肾的结构和功能单位，由肾小体和肾小管组成，它们与集合管共同行使泌尿功能。

肾小体主要由肾小囊和血管球组成。血管球是一种独特的动脉性毛细血管网，含有毛细血管袢和血管系膜，称为肾小球。肾小球外有肾小囊包绕，为双层上皮囊，两层之间有囊腔与肾小管的管腔相通。滤过屏障由有孔内皮、基膜和足细胞裂孔膜构成，选择性通透血浆成分，形成原尿。

肾小管为单层上皮性小管，近端接肾小囊，远端接集合管，有重吸收原尿中大部分成分和排泄的作用。主要分为近端小管、细段和远端小管，具有重吸收原尿成分和排泄等作用。肾小管汇成集合管。若干集合管汇合成乳头管，尿液由此流入肾小盏（图 11-7）。

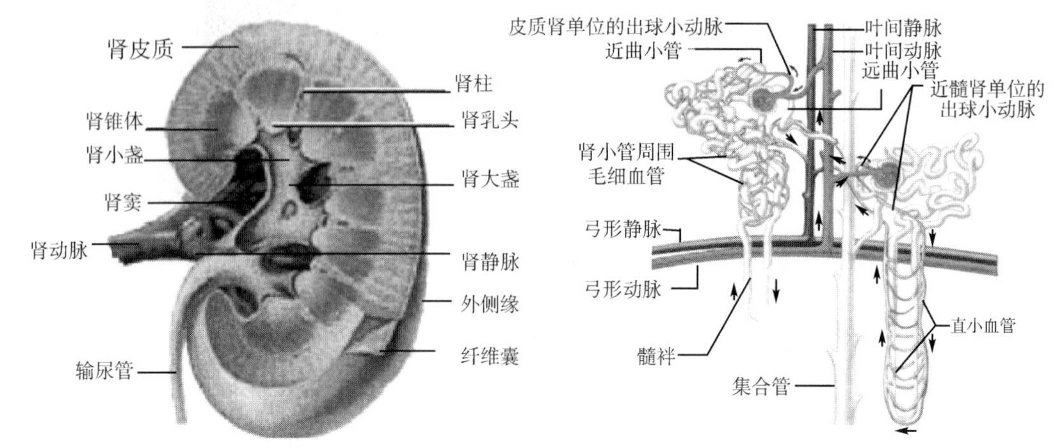

图 11-7 肾（左）及肾单位（右）

（二）肾小球的滤过作用

循环血液经过肾小球毛细血管时，血浆中的水和小分子溶质，包括少量相对分子质量较小的血浆蛋白，可以滤入肾小囊的囊腔而形成滤过液。单位时间内（每分钟）两肾生成的超滤液量称为肾小球滤过率（glomerular filtration rate，GFR）。不同物质通过肾小球滤过膜的能力决定于被滤过物质的分子大小及其所带的电荷。滤过膜的通透性还决定于被滤过物质所带的电荷。

肾小球滤过膜是肾小球毛细血管内的血液与肾小囊超滤液之间的隔膜（图 11-8）。其由 3 层组成，即内层毛细血管内皮细胞层，中间层是非细胞的基膜层，外层是肾小囊的上皮细胞层。血浆从肾小球滤除时，必须一次由内向外通过上述 3 层结构，才能滤除到囊腔中。滤过膜有一定的通透性，它既能让血浆中的水分和小分子物质滤出，同时又有使组织血液中有形成分和血浆中大分子物质滤出的屏障作用。

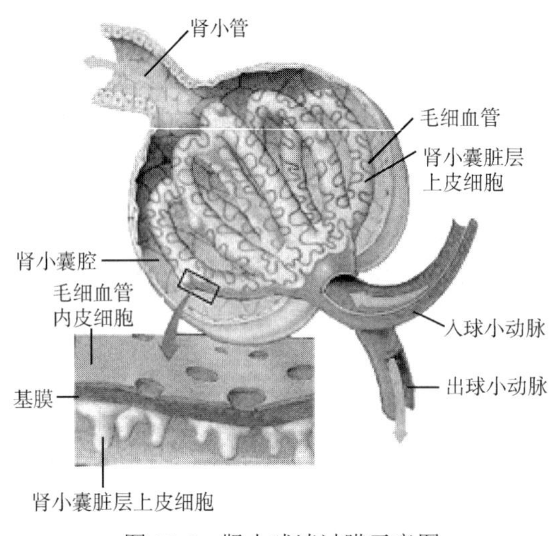

图 11-8 肾小球滤过膜示意图

肾小球滤过作用的动力是有效滤过压。肾小球有效滤过压=（肾小球毛细血管血压+囊内液胶体渗透压）–（血浆胶体渗透压+肾小囊内压）。

肾小球毛细血管血压、血浆胶体渗透压、囊内压和肾血浆流量变化都影响肾小球的滤过功能。

（三）肾小管与集合管的转运功能

人每天生成的肾小球滤过液中约 99%的水被肾小管和集合管重吸收，只有约 1%被排出体外。滤过液中的葡萄糖已全部被肾小管重吸收回血；钠、尿素等被不同程度地重吸收；肌酐、尿酸和 K^+等还被肾小管分泌入管腔中。

肾小管和集合管的转运包括重吸收和分泌。重吸收是指物质从肾小管液中转运至血液中，而分泌是指上皮细胞将本身产生的物质或血液中的物质转运至肾小管腔内。肾小球滤过液进入肾小管后称为小管液。由于肾小管和集合管各段的结构和功能不同，小管液的成分也不同，因此肾小管各段的物质转运方式、转运量和转运机制也不相同。

肾小管的重吸收功能具有选择性，不同肾小管段的重吸收功能不同，同时也具有局限性。肾小管重吸收的基本方式可分为被动吸收和主动重吸收 2 类。如水、尿素、Cl^-、HCO_3^-等的重吸收是被动的；葡萄糖、氨基酸和大部分 Na^+重吸收都是主动的，是肾小管上皮细胞主动活动的结果。另外通过胞饮作用重吸收的蛋白质和多肽也属于主动重吸收过程。重吸收过程实际是以细胞内液为中间媒介的两次跨膜转运。

（四）肾小管和集合管的分泌和排泄功能

肾小管和集合管的分泌功能是指小管上皮细胞通过新陈代谢所产生的物质分泌到小管液中的过程。排泄功能是指肾小管上皮细胞将血液中原有的某些物质直接排入小管液的过程，如机体产生的肌酐和对氨基马尿酸及进入机体的青霉素、酚红等主要通过近端小管排泄。这 2 种过程有时也难以分别，故往往把两者统称为肾小管的分泌功能。能从肾小管和集合管上皮细胞分泌的物质主要有 H^+、K^+和 NH_3 等。

（五）尿液的浓缩和稀释

尿的渗透浓度可由于体内缺水或水过剩等不同情况而出现大幅度的变动。当体内缺水时，机体将排出渗透浓度明显高于血浆渗透浓度的高渗尿，即尿被浓缩。而体内水过剩时，将排出渗透浓度低于血浆渗透浓度的低渗尿。

尿液的稀释是由于小管液中的溶质被重吸收而水不易被重吸收造成的。尿液的浓缩是由于小管液中的水被重吸收而溶质仍留在小管液中造成的。

（六）肾尿生成的调节

尿的生成有赖于肾小球的滤过作用和肾小管、集合管的重吸收和分泌作用。因此，机体对尿生成的调节也就是通过对滤过作用和重吸收、分泌作用的调节来实现的。通常情况下肾脏主要通过自身调节，维持正常泌尿功能；但在应激状况下，通过交感神经和肾上腺素等作用重新分配血液，使肾血流量减少，以改善心、脑重要器官或肌肉、皮肤等活动器官的血液供应。肾小管和集合管功能的调节包括肾内自身调节和神经、体液调节，主要是血管升压素作用与合成释放调节、醛固酮的作用与合成分泌排泄、甲状旁腺素对肾小管的作用及心房钠尿肽的作用。血管升压素合成和释放的有效刺激是血浆晶体渗透压的增高和循环血量的减少；醛固酮的分泌主要受肾素-血管紧张素-醛固酮系统和血中 K^+、Na^+浓度两方面的调节；体内 Ca^{2+}、PO_4^{3-}的排出主要受甲状旁腺激素的调节。心房钠尿肽是体内调节水盐代谢、维持血容量稳定、保持内环境相对稳定是一个重要因素。

（七）尿的排放

1. 膀胱和尿道的神经支配 膀胱是一个中空的肌性器官，主要由平滑肌构成，大部分形成逼尿肌。膀胱与尿道连接处有两道括约肌，即紧连着膀胱的为内括约肌，属平滑肌组织；在其外的为尿道外括约肌，属骨骼肌组织。支配膀胱逼尿肌和内括约肌的是盆神经和腹下神经；支配外括约肌的是阴部神经，属躯体神经。这些神经分别含有传出神经纤维和传入神经纤维。

2. 膀胱内压和尿量的关系 膀胱能储存尿液，在正常情况下，由于副交感神经的紧张性作用，膀胱逼尿肌处于持续的轻度收缩状态，使膀胱内压保持在 0.98kPa 以下。当膀胱内尿量增加到 200～300ml 时，膀胱内压才略有升高，但也不会超过 0.98kPa，因为膀胱有较大的伸展性，其容积随尿量的增加而增大，故内压基本保持稳定。当膀胱内尿量增加到 400～500ml 时，膀胱内压升高明显。当尿量增加到 700ml，内压增高达到 3.34kPa 时，逼尿肌出现节律性收缩而引起排尿活动。但此时仍可由大脑皮质有意识的控制。当膀胱内压达到 6.9kPa 以上时，便会出现痛感而必须进行排尿。

3. 排尿反射 排尿是一种反射活动。排尿反射的感受器是膀胱壁的牵张感受器；传入神经是盆神经的传入神经；排尿初级中枢在脊髓骶段，受高级中枢的支配；传出神经是盆神经的传出神经和阴部神经；效应器是膀胱逼尿肌和尿道括约肌。贮尿或排尿发生障碍时，可出现尿频、尿潴留或尿失禁等。

第六节 能量代谢和体温

一、能 量 代 谢

新陈代谢是机体生命活动的基本特征。生物体内物质代谢过程中所伴随的能量释放、转移和利用等，称为能量代谢（energy metabolism），是人体与外界环境之间的能量交换和人体内能量转移的过程。能量代谢是伴随着物质代谢过程进行的，人体生命活动所需的能量来自食物中含有丰富能量的糖类、脂肪和蛋白质。人体所需能量的 50%～70%是由糖类物质，主要是葡萄糖的氧化分解提供；脂肪在体内的主要功能是储存和供给能量；蛋白质的基本组成单位是氨基酸，不论是由肠道吸收来的氨基酸还是由机体自身蛋白质分解所产生的氨基酸都主要用于重新合成蛋白质，成为细胞的构成成分，以实现组织的自我更新，或用于合成酶、激素等生物活性物质。

机体所需的能量来源于食物中的糖、脂肪和蛋白质。这些能源物质分子结构中的碳氢键蕴藏着化学能，在氧化过程中碳氢键断裂，生成 CO_2 和水，同时释放出蕴藏的能量。这些能量的 50%以上迅速转化为热能，用于维持体温，并向体外散发。其余不足 50%则以高能磷酸键的形式储存于体内，供机体利用。体内最主要的高能磷酸键化学物是三磷酸腺苷（ATP）。此外，还有高能硫酯键等。

能量代谢的测定原理是测定在一定的时间内机体所消耗的食物，或者测定机体所产生的热量与所做的外功，都可测算出整个机体的能量代谢率。测定整个机体在单位时间内发散的总热量，通常有 2 类方法：直接测热法和间接测热法。影响能量代谢的因素有肌肉活动、精神活动、食物的特殊动力作用和环境温度等。

二、体 温

人和高等动物机体都具有一定的温度，这就是体温。体温是机体进行新陈代谢和正常生命活动的必要条件。正常情况下，体温可随昼夜、年龄、性别等因素而有变动。在一昼夜中，清晨 2～6 时体温最低，午后 1～6 时最高。

对机体产热影响有关的器官主要是肝和骨骼肌。产热形式有多种，如基础代谢产热、骨骼肌运动产热、食物的特殊动力效应产热、寒战和非寒战产热等，受体液调节和神经调节。基础代谢是机体产热的基础。

人体的主要散热部位是皮肤。当环境温度低于体温时，大部分的体热通过皮肤的辐射、传导和对流散热，一部分热量通过皮肤汗液蒸发来散发，呼吸、排尿和排粪也可散失一小部分热量。

人体体温的相对恒定有赖于自主性体温调节和行为性体温调节的功能活动。自主性体温调节是在体温调节中枢的控制下，通过增减皮肤的血流量、发汗或寒战等生理调节反应，维持产热和散热过程的动态平衡，使体温保持相对稳定的水平，该过程是依靠负反馈系统实现的。行为性体温调节是指有意识的调节体热平衡的活动，即通过在不同环境中采取的姿势和发生的行为来调节体热的平衡。

第七节 感觉器官

一、感 受 器

感受器指分布在体表或组织内部的一些专门感受机体内、外环境改变的结构或装置。感受器的组成形式是多种多样的，简单的感受器就是外周感觉神经末梢本身，复杂的感觉器官如眼、耳等。高等动物中最重要的感觉器官，如眼、耳、前庭、嗅、味等器官，都分布在头部，称为特殊感官。

感受器的一般生理特性主要有以下几点：

1. 感受器的适宜刺激 用某种能量形式的刺激作用于某种感受器时，只需要极小的强度（即感觉阈值）能引起相应的感觉。这一刺激形式或种类，就称为该感受器的适宜刺激。

2. 感受器的换能作用 把作用于感受器的各种刺激形式，转变成为相应的传入神经末梢或特殊的感受细胞的电反应。

3. 感受器的编码作用 感受器在把外界刺激转换成神经动作电位时，不仅仅是发生了能量形式的转换；更重要的是把刺激所包含的环境变化的信息，也转移到了新的电信号系统即动作电位的序列之中，即编码作用。

4. 感受器的适应现象 当刺激作用于感受器时，经常看到的情况是虽然刺激仍在继续作用，但传入神经纤维的冲动频率已开始下降，这一现象称为感受器的适应（adaptation）。

二、躯 体 感 觉

躯体通过皮肤及其附属的感受器接受不同的刺激，产生各种类型的感觉，称为躯体感觉。一般认为，躯体感觉包括浅感觉和深感觉两大类，浅感觉又包括触-压觉、温觉和痛觉；浅感觉即为本体感觉，主要包括位置觉和运动觉。

1. 本体感觉 本体感觉是指肌、腱、关节等运动器官本身在不同状态（运动或静止）时产生的感觉（例如，人在闭眼时能感知身体各部的位置）。因位置较深，又称深部感觉。本体感觉的传入对躯体平衡感觉的形成具有一定作用。位于肌肉、肌腱和关节等处的感受器称为本体感受器。

2. 触-压觉 触-压觉是触觉和压觉的统称。它们是皮肤受到触或压等机械刺激时所引起的感觉。两者在性质上类似。触点和压点在皮肤表面的分布密度及大脑皮质对应的感受区域面积与该部位对触-压觉的敏感程度呈正相关。人触压觉感受器在鼻、口唇和指尖分布密度最高。触-压觉感受器可以为游离神经末梢、毛囊感受器、迈斯纳小体、鲁菲尼小体和梅克尔盘等。

3. 温觉 皮肤受到外界温度的刺激而产生的感觉。皮肤的温度感觉受皮肤的基础温度、温度的变化速度及被刺激皮肤的范围等因素的影响。无论是热感受器还是冷感受器都是游离的神经末梢。

4. 痛觉 有机体受到伤害性刺激所产生的感觉。有重要的生物学意义，是有机体内部的警戒系统，能引起防御性反应，具有保护作用。但是强烈的疼痛会引起机体生理功能的紊乱，甚至休克。伤害性刺激总是先在感觉神经末梢引起跨膜内向电流，造成膜的去极化，然后才有可能在传入神经纤维上诱发动作电位。

三、眼的视觉功能

视觉是人和动物最重要的感觉。通过视觉，人和动物感知外界物体的大小、明暗、颜色、动静，获得对机体生存具有重要意义的各种信息，至少有 80%以上的外界信息经视觉获得。

脊椎动物的视觉系统通常包括视网膜，相关的神经通路和神经中枢，以及为实现其功能所必需的各种附属系统（图 11-9）。引起视觉的外周感受器官是眼，它由含有感光细胞的视网膜和作为附属结构的折光系统等部分组成。

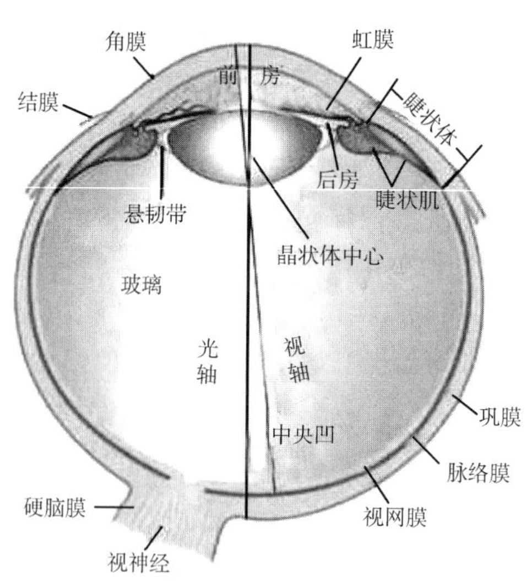

图 11-9 眼球的水平切面

除了控制眼球运动的眼外肌和起保持、营养作用的巩膜、脉络膜等结构外，眼内与视觉传入信息的产生直接有关的功能结构，是位于眼球正中线上的折光系统和位于眼球后部的视网膜。由角膜经房水、晶状体、玻璃体直至视网膜的前表面，都是一些透明而无血管分布的组织，它们构成了眼内的折光系统，使来自眼外的光线发生折射，最后成像在视网膜上，视网膜具有同神经组织类似的复杂结构，其中包含有对光刺激高度敏感的视杆和视锥细胞，能将外界光刺激所包含的视觉信息转变成为电信号，并在视网膜内进行初步处理，最后以视神经纤维的动作电位的形式传向大脑。

人眼的调节亦即折光能力的改变，主要是靠晶状体形状的改变，这是一个神经反射性活动。另外，瞳孔的大小主要由环境中光线的亮度决定，当环境较亮时瞳孔缩小，环境变暗时瞳孔放大。瞳孔对光反射与视近物无关，是眼的一种重要的适应功能。

眼的折光能力异常包括近视眼、远视眼和散光眼。与视觉有关的若干生理现象包括视敏度、暗适应和明适应、视野、视后像和融合现象及双眼视觉和立体视觉等。

四、耳的听觉

外界声波通过介质传到外耳道，再传到鼓膜。鼓膜振动，通过听小骨传到内耳，刺激耳蜗内的纤毛细胞而产生神经冲动。神经冲动沿着听神经传到大脑皮质的听觉中枢，形成听觉。听觉是仅次于视觉的重要感觉通道。它在人的生活中起着重大的作用。

听觉的外周感受器官是耳，由外耳、中耳和内耳的耳蜗组成。外耳由耳廓和外耳道组成。耳廓的形状有利于收集声波，起采音作用，还可帮助判断声源的方向。外耳道是声波传导的通路，具有保护中耳，预防鼓膜干燥等作用。中耳由鼓室、咽鼓管、乳突窦和乳突小房组成。内含由 3 块听小骨形成的骨链，自鼓膜联至前庭窗，并将振动传递至内耳。中耳的主要功能是将空气中的声波振动能量高效地传递到内耳淋巴，其中鼓膜和听骨链在声音传递过程中起重要作用。声音传入内耳，即气传导和骨传导的方式（图 11-10）。

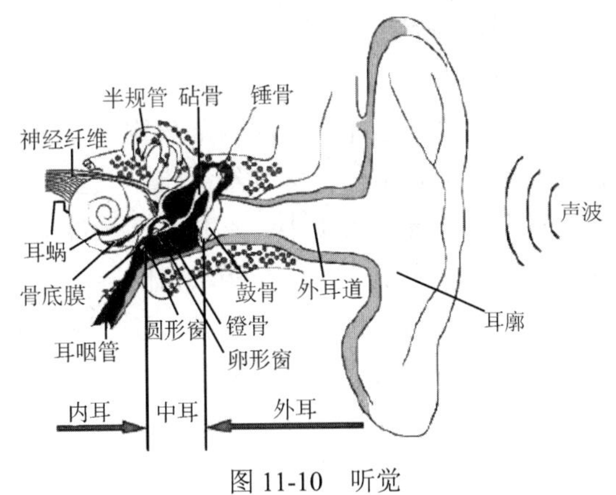

图 11-10 听觉

内耳又称迷路，由耳蜗和前庭器官组成，其主要作用是把传递到耳蜗的机械振动转变为听神经纤维的神经冲动。前庭器官包括 3 个半规管、椭圆囊和球囊，是人体对自身姿势和运动状态及头部在空间位置的感受器，在保持身体的平衡方面起着重要的作用。

当机体进行旋转或直线变速运动时，速度的变化（包括正、负加速度）会刺激 3 个半规圆或椭圆囊中的感受细胞；当头的位置和地球引力的作用方向出现相对关系的改变时，就会刺激球囊中的感受细胞。这些刺激引起的神经冲动沿第八脑神经的前庭支传向中枢，引起相应的感受和其他效应。

五、嗅觉和味觉

嗅觉感受器位于上鼻道及鼻中隔后上部的嗅上皮，不同动物的嗅觉敏感程度差异很大，同一动物对不同有气味物质的敏感程度也不同。通常把人与动物对气味的敏感程度称为嗅敏度。

味觉的感受器是味蕾，主要分布在舌背部表面和边缘，口腔和咽部黏膜的表面也有散在的味蕾存在。舌表面不同部分对不同味刺激的敏感程度不一样。在人，一般是舌尖部对甜味道比较敏感，舌两侧对酸味比较敏感。舌两侧前部对咸味比较敏感，而软腭和舌根部对苦味比较敏感。味觉的敏感度往往受食物或刺激物本身温度的影响。在 20～30℃时，味觉的敏感度最高。

第八节　神 经 系 统

神经系统是人体内起主导作用的功能调节系统。体内各系统和器官的功能活动都是在神经系统的直接或间接调控下完成的，通过神经调节，各系统和器官还能对内、外环境的变化做出迅速而完善的适应性反应，调整其功能状态，满足当时生理活动的需要，以维持整个机体的正常生命活动。

一、神经系统的组成

神经系统由中枢神经系统及外周神经系统组成（图 11-11）。中枢神经系统包括脑和脊髓。外周神经分布于全身，把脑和脊髓与全身其他器官联系起来，使中枢神经系统既能感受内外环境的变化（通过传入神经传输感觉信息），又能调节体内各种功能（通过传出神经传达调节指令），以保证人体的完整统一及其对环境的适应。神经系统的基本结构和功能单位是神经元（神经细胞），而神经元的活动和信息在神经系统中的传输则表现为一定的生物电变化及其传播。

1. 神经细胞　神经元是一种高度特化的细胞，是神经系统的基本结构和功能单位，它具有感受刺激和传导兴奋的功能。

神经元由细胞体和突起两部分构成（图 11-12）。神经元较长的突起（主要由轴突）及套在外面的鞘状结构，称神经纤维，其主要功能是传导兴奋。神经胶质细胞，广泛地分布于中枢和周围神经系统中，不具有传导冲动的功能。神经胶质对神经元起着支持、绝缘、营养和保护等作用，并参与构成血脑屏障。

按神经元的突起数量分 3 类：多极神经元，一个轴突和多个树突（最多）；双极神经元，一个树突和一个轴突（很少）；假单极神经元，从胞体发出一个突起，然后呈“T”形分为 2 支，周围突（分布到周围器官，接受刺激，为树突；结构与轴突相似）和中枢突（进入中枢神经系统，传出冲动，为轴突）。

按神经元的功能分为 3 类：感觉神经元，又称传入神经元，多为假单极神经元；运动神经元，又称传出神经元，一般为多极神经元；中间神经元，主要为多极神经元，位于前两种神经元之间，加工和传递信息，占神经元总数 99%。

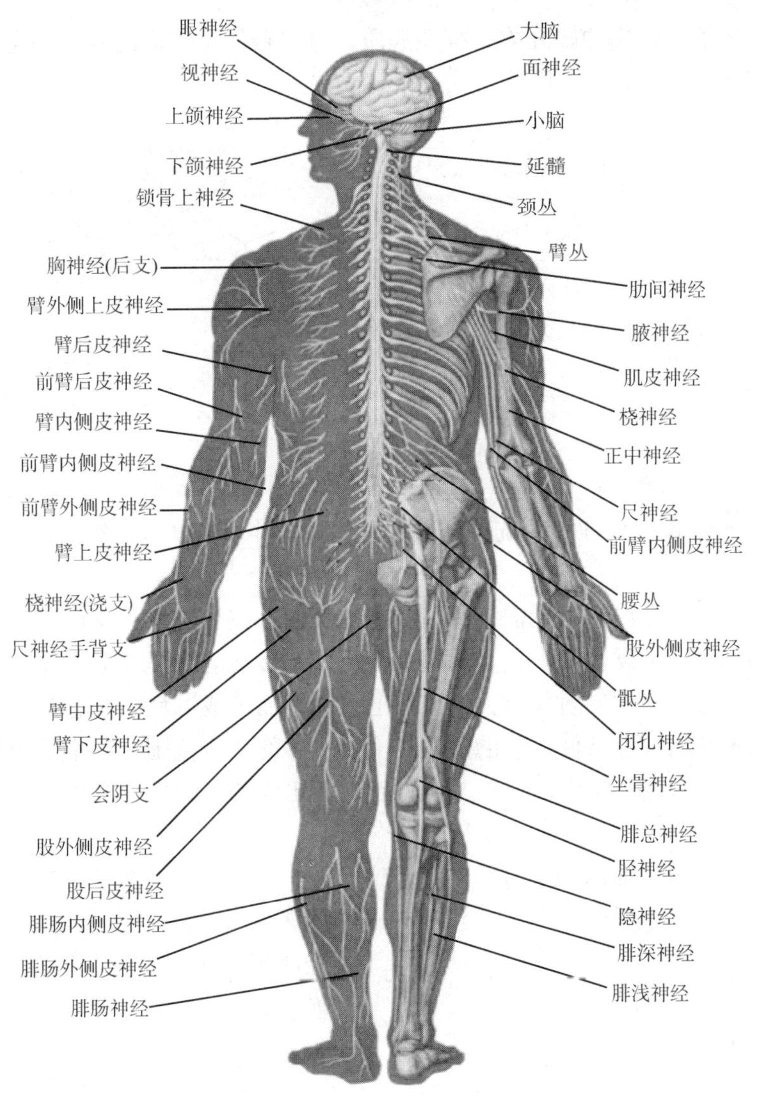

图 11-11 神经系统

按神经元轴突的长短分为 2 型：高尔基Ⅰ型神经元是具有长轴突（可长达 1m 以上）的大神经元；高尔基Ⅱ型神经元具有短轴突（仅数微米）的小神经元。

按神经递质和神经调质的化学性质分为：胆碱能神经元（乙酰胆碱）；去甲肾上腺素能神经元（去甲肾上腺素）；胺能神经元；氨基酸能神经元；肽能神经元；一氧化氮（NO）也是一种神经递质。

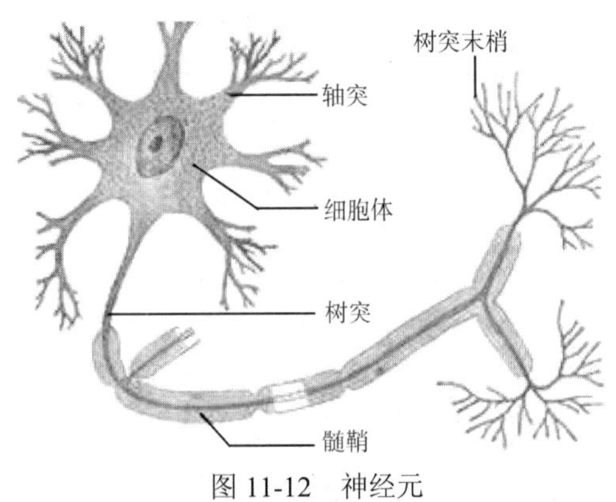

图 11-12 神经元

2. 突触 是 2 个神经元之间或神经元与效应器细胞之间相互接触、并借以传递信息的部位（图 11-13）。根据突触传递媒介物性质的不同，可将突触分为化学性突触和电突触 2

类。化学性突触信息传递的媒介物是神经递质，电突触信息传递的媒介物是局部电流。由突触前膜、突触后膜及突触间隙构成。

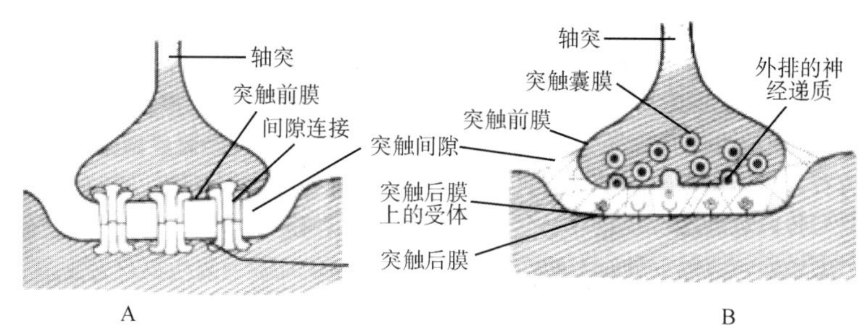

图 11-13 突触

A. 电突触；B. 化学突触

3. 反射 是指在中枢神经系统参与下的机体对内外环境刺激的规律性应答，分为非条件反射和条件反射。

非条件反射是指在出生后无需训练就具有的反射。按生物学意义的不同，它可分为防御反射、食物反射、性反射等。这类反射能使机体初步适应环境，对个体生存与种系生存有重要的生理意义。条件反射是指在出生后通过训练而形成的反射。它可以建立，也能消退，数量可以不断增加。条件反射的建立扩大了机体的反应范围，当生活环境改变时条件反射也跟着改变。因此，条件反射较非条件反射有更大的灵活性，更适应复杂变化的生存环境。

反射活动的结构基础称为反射弧，包括感受器、传入神经、神经中枢、传出神经和效应器（图 11-14）。感受器一般是神经组织末梢的特殊结构，它能把内外界刺激的信息转变为神经的兴奋活动变化，所以感受器是一种信号转换装置。

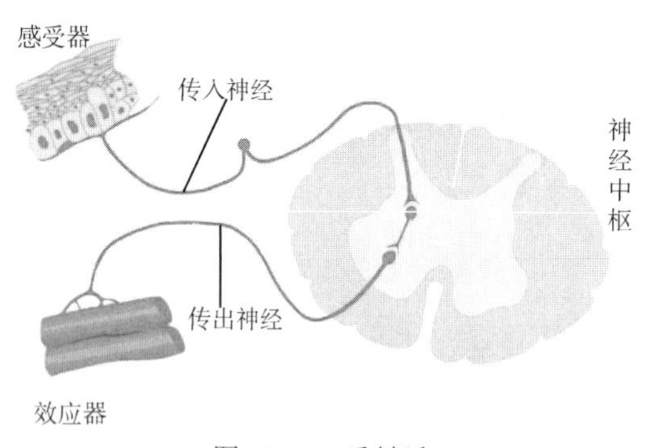

图 11-14 反射弧

二、神经系统的感觉分析功能

体内、外各种刺激，首先由感受器感受，然后被转换成传入神经上的神经冲动，并通过特定的神经通路传向特定的中枢加以分析。

一般认为，躯体感觉的投射需要通过三级神经元接替才能完成。第一节神经元位于脊髓神经节或有关脑神经节内，第二级神经元位于脊髓后角或脑干有关神经核内，第三级神经元在丘脑的感觉接替核内。丘脑内有许多核团，按其功能特性大体可分为三类。一类是感觉接替核，第二类是联络核，第三类是非特异性核群。根据投射路径和功能的不同，感觉投射系统可分为特异性感觉投射系统和非特异性感觉投射系统。

（一）特异性感觉投射系统

特异性感觉投射系统是指由感受器发出的冲动，沿着特定的传入通路投射到大脑特定区域，产生特定感觉的传导系统。刺激不同的感受器，可引起性质不同的感受，而每种感觉都有专门的感觉投射途径。例如，皮肤的温、痛、触觉，肌肉的本体感觉及视觉、听觉、嗅觉、味觉等均属于特异投射系统。

（二）非特异性感觉投射系统

非特异性感觉投射系统是由各种特异性投射纤维途经脑干时，发出侧支与脑干网络结构内的神经元发生突触联系，并通过短轴突多次换元后到达丘脑，在丘脑的非特异性核群换元后，再弥散地投射到大脑皮质广泛区域的传导系统。所以，非特异性感觉投射系统是各种不同感觉的共同上行通路。

三、神经系统对姿势和运动的调节

1. 脊髓对躯体运动的调节 脊髓是中枢神经系统的低级部位，它具有两个方面的功能，即传导功能和反射功能。脊髓最基本的躯体反射有牵张反射和屈肌反射等。整体中，这些反射接受高级中枢的调节，从而完成许多复杂的躯体运动。

（1）脊休克：脊髓突然横断失去与高位中枢的联系，断面以下脊髓暂时丧失反射活动能力进入无反应状态，这种现象称为脊休克。其特点是反射活动暂时丧失，随意运动永久丧失。表现为脊休克时断面下所有反射均暂时消失，发汗、排尿、排便无法完成，同时骨髓肌由于失去支配神经的紧张性作用而表现紧张性降低，血管的紧张性也降低，血压下降。

（2）屈肌反射与对侧伸肌反射：在脊椎动物的皮肤接受伤害性刺激时，受刺激一侧的肢体出现屈曲的反应，关节的屈肌收缩而伸肌弛缓，称为屈肌反射。屈肌反射具有保持性意义。

（3）牵张反射：指肌肉在外力或自身的其他肌肉收缩的作用下而受到牵拉时，由于本身的感受器受到刺激，诱发同 肌肉产生收缩的 类反射。有神经支配的骨骼肌，如受到外力牵拉使其伸长时，能引起受牵拉肌肉的收缩，这种现象称为牵张反射。感受器为肌梭，效应器为梭外肌。本体反射可以看作与此牵张反射是同种反射。

2. 脑干对肌紧张和姿势的调节 高级中枢对肌肉运动的调节，一方面是通过兴奋或抑制脊髓 α 运动神经元，直接控制肌肉的运动；另一方面是通过 γ 环路改变肌梭敏感性而调节肌紧张。脑干网状结构主要是通过易化或抑制 γ 环路而发挥其对肌紧张和姿势的调节作用。

（1）去大脑僵直：在中脑上丘与下丘之间及红核的下方水平面上将麻醉动物脑干切断，称为去大脑动物。手术后动物立即出现全身肌紧张加强、四肢强直、脊柱反张后挺现象，称为去大脑僵直（强直）。

（2）状态反射：头部在空间的位置改变及头部与躯干的相对位置改变时，可以反射性地改变躯体肌肉的紧张性，这种反射称为状态反射。状态反射包括迷路紧张反射与颈紧张反射两部分。

（3）翻正反射：正常动物可保持站立姿势，如将其推倒则可翻正过来，这种反射称为翻正反射。

3. 小脑对躯体运动的调节 小脑可分为三部分，包括绒球小结叶、小脑蚓部，后者包括小脑前叶和后叶的后部。小脑对调节躯体运动有重要作用，它通过大量的传入与传出纤维与大脑皮质、丘脑、脑干网状结构、红核和脊髓等部位保持着广泛的联系。小脑调节躯体运动的主要功能表现在维持身体平衡、调节肌紧张、协调随意运动方面。

4. 基底神经节对躯体运动的调节 基底神经节是大脑半球深部的神经核团，为锥体外系的主要结构。基底神经节主要由尾状核、壳核和苍白球组成，称旧纹状体；尾状核和壳核较新，称为新纹状体。在基底神经节内的复杂联系中，苍白球是联系的中心。

5. 大脑皮质对躯体运动的调节 高等动物和人类的随意运动是受大脑皮质控制的。大脑皮质运动区最基本的功能单位为运动柱。一个运动柱可以控制同一关节的多块肌肉，从而控制某一运动。大脑皮质的主要运动区包括中央前回运动区、辅助运动区和第二运动区。椎体系和锥体外系是大脑皮质两大传出功能系统，它们协调活动，共同实现对躯体运动的调节。

四、神经系统对内脏活动、本能行为和情绪的调节

1. 自主神经系统 是指调节内脏功能的神经装置，也可称为植物性神经系统或内脏神经系统。实际上，自主神经系统还是接受中枢神经系统控制的，并不是完全独立自主的。其主要功能是通过控制心肌、平滑肌和腺体的活动来调节机体的循环、呼吸、消化、代谢、排泄、内分泌和生殖等多方面的功能，以维持内环境的相对稳定，并支持躯体行为方面的活动。自主神经系统的功能特点主要包括拮抗、协调作用和紧张性作用。按一般惯例，自主神经系统仅指支配内脏器官的传出神经，而不包括传入神经，并将其分成交感神经和副交感神经两部分。

交感神经系统的活动范围较广，常以整个系统参加反应。当机体的内外环境发生变化，交感神经系统的活动明显增强，同时肾上腺髓质也增加，从而促进循环、呼吸和分解代谢等多方面的功能。副交感神经系统兴奋时，引起的活动范围不如交感神经系统那么广泛。但迷走神经兴奋时，可以引起消化管道运动加强和消化液分泌增多，还伴有胰岛素分泌增加，因而组成迷走-胰岛素功能活动系统，该系统对机体有积极的生理意义。交感-肾上腺髓质系统和迷走胰岛素系统是机体调节内脏活动的两大功能系统，从效应器官活动来看，两大系统的作用是拮抗的；但从维持整体活动的稳态来看，却是协同的。

2. 中枢对内脏活动的调节 交感神经和部分副交感神经发源于脊髓的外侧柱及相当于外侧柱的部位，因此脊髓可以成为内脏反射活动的初级中枢。血管张力反射、发汗反射、排尿反射、排便反射、阴茎勃起反射等都可在脊髓水平完成。

许多基本生命现象（如循环、呼吸等）的反射调节在延髓水平已初步完成，因此延髓有“生命中枢”之称。下丘脑可以完成体温调节、水平衡调节、生物节律控制、对腺垂体和神经垂体激素分泌的调节等。

3. 本能行为和情绪 本能行为主要包括摄食行为、饮水行为、性行为等；情绪主要有恐惧和发怒、愉快和痛苦等。

五、脑电活动及觉醒和睡眠

大脑皮质的神经元具有生物电活动，因此大脑皮质经常有持续的节律性电位改变，称为自发脑电活动。在感觉传入冲动的激发下，脑的某一区域可以发生较为局限的电位变化，

称为脑诱发电位。

觉醒和睡眠都是生理活动所必要的过程，只有在觉醒状态下，人体才能进行劳动和其他活动；而通过睡眠，可以使人体的精力和体力得到恢复，于睡眠后保持良好的觉醒状态。成年人一般每天需要7～9h，儿童需要睡眠的时间比成年人长，而老年需要睡眠的时间就比较短。

与觉醒对比，睡眠时许多生理功能发生了变化，一般表现为：①嗅、视、听、触等感觉功能暂时减退；②骨骼肌反射运动和肌紧张减弱；③伴有一系列自主神经功能的改变。例如，血压下降、心率减慢、瞳孔缩小、尿量减少、体温下降、代谢率减低、呼吸变慢、胃液分泌可增多而唾液分泌减少、发汗功能增强等。

六、脑的高级功能

大脑皮质的神经元具有电活动，因此大脑皮质常有持续的节律性的电位变化，称为自发电活动。临床上在头皮用双电极或单电极记录法来观察皮层的电位变化记录到的脑电波称为脑电图。正常脑电波图形近似正弦波，根据其频率和振幅不同，可以分出α、β、θ、δ 4 种基本波形（图 11-15）。一般频率慢者波幅较大，频率快者波幅较小。各波在头皮不同部位均可引出，但在某些部位比较明显。

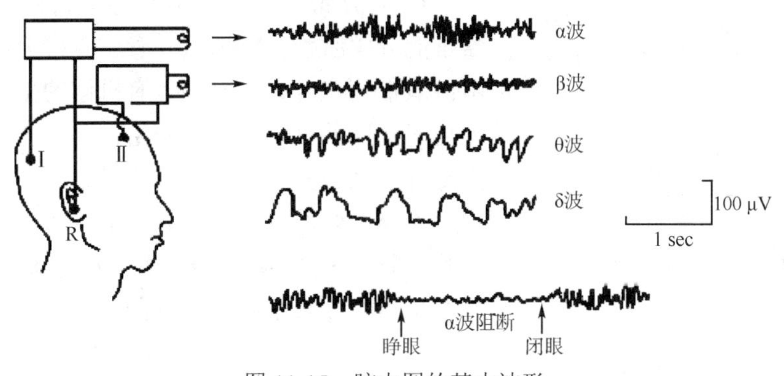

图 11-15 脑电图的基本波形

1. 睡眠 觉醒和睡眠是人和动物的正常活动，它们随昼夜节律发生周期性转换。人在觉醒状态下与环境发生着极其复杂的联系。进入睡眠后，代谢率降低，能量聚集，可使机体的体力和精力得以恢复，并在睡眠后保持良好的觉醒状态。觉醒和睡眠的周期性转换发生障碍或睡眠发生异常，可造成中枢神经系统损害，特别是引起大脑皮质功能障碍和内脏功能紊乱。根据睡眠过程中脑电波的特点和生理活动的不同，睡眠可分为慢波和快波睡眠2种时相。

2. 学习和记忆 是2个相联系的神经活动过程。学习指人和动物依赖于经验来改变自身行为以适应环境的神经活动过程。记忆则是学习到的信息“储存”和“读出”的神经活动过程。

简单学习不需要在刺激和反应之间形成某种明确的联系，又称为非联合型学习。习惯化和敏感化属于这种类型的学习。联合型学习经典条件反射和操作式条件反射均属于联合型学习。

根据记忆的储存和回忆方式，记忆可分为陈述性记忆和非陈述性记忆。陈述性记忆与知觉或意识有关，非陈述性记忆与知觉或意识无关。人类的记忆过程可细分为感觉性记忆、第一级记忆、第二级记忆和第三级记忆。遗忘是对识记过的材料不能再认与回忆，或者错误的再认与回忆。分为暂时性遗忘和永久性遗忘，前者指在适宜条件下还可能恢复记忆的遗忘；后者指不经重新学习就不可能恢复记忆的遗忘。

3. 语言和其他认知功能 人类两侧大脑半球的功能是不对等的，语言活动功能主要在左侧大脑皮质管理，而与右侧皮层无明显关系，左侧皮层在语言活动功能上占优势，故称为优势半球。

第九节 内分泌系统

内分泌系统是由内分泌腺和分散存在于某些组织器官中的内分泌细胞组成的一个体内信息传递系统。它与神经系统密切联系，相互配合，共同调节机体的各种功能活动，维持内环境相对稳定。

一、内分泌与激素

1. 内分泌 人或其他高等动物体内有些腺体或器官能分泌激素，不通过导管，直接分泌到体液中，由血液带到全身，从而调节有机体的生长、发育、生理功能，这种分泌叫做内分泌。进行内分泌的腺体称为内分泌腺，其内分泌物称为激素。

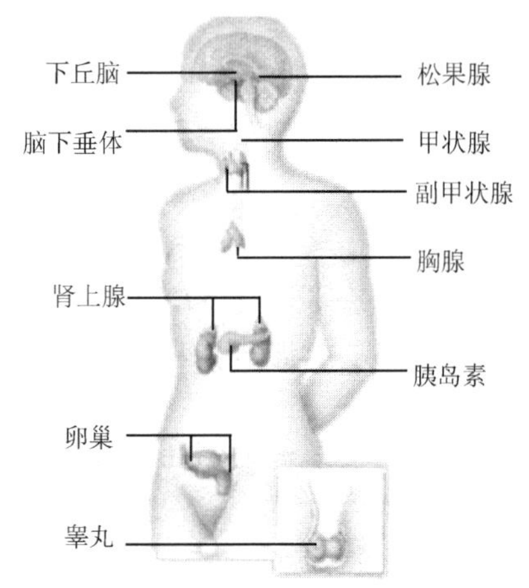

图 11-16 人体主要的内分泌腺

人体主要的内分泌腺有：甲状腺、甲状旁腺、肾上腺、垂体、松果体、胰岛、胸腺和性腺等(图 11-16)。散在于组织器官中的内分泌细胞比较广泛，如消化道黏膜、心、肾、肺、皮肤、胎盘等部位均存在于各种各样的内分泌细胞；此外，在中枢神经系统内，特别是下丘存在兼有内分泌功能的神经细胞。

内分泌系统通过激素发挥调节作用，作用方式主要有远距分泌、旁分泌、自分泌和神经分泌（图 11-17）。

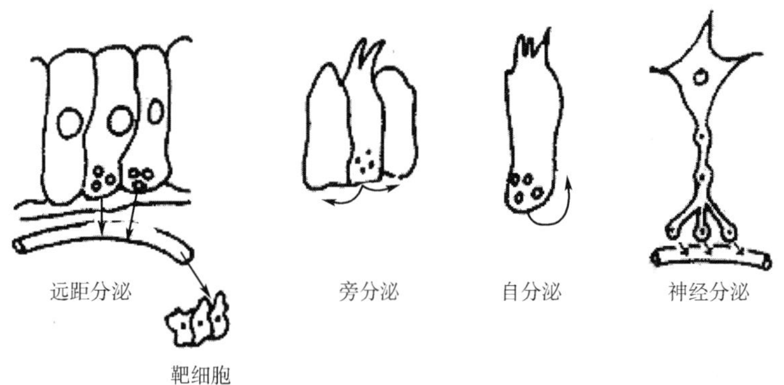

图 11-17 激素的作用方式

激素是内分泌细胞分泌的传递生物信息的化学物质，既不能供给机体代谢原料，也不能供给机体能量。它只是将信息从一个细胞传递给另一个细胞，通过影响细胞膜的通透性、cAMP 的形成、酶的激活及染色体基因表达等对机体的生长发育、组织分化及细胞的代谢活动进行调节。其调节作用主要有：①整合机体的稳态。参与水电解质平衡、酸碱平衡、体温、血压等调节过程，还通过直接参与应激反应等，与神经系统和免疫系统协调、互补、全面整合机体功能，适应环境变化；②调节新陈代谢。多数激素都参与调节组织细胞的物质代谢和能量代谢，维持机体的营养和能量平衡，为机体的各项生命活动奠定基础；③维持生长发育。促进全身组织细胞的生长、繁殖、分化和成熟，参与细胞凋亡过程，确保并影响各系统器官的生长发育和功能活动；④维持生殖过程。维持生殖器官的正常发育成熟和生殖的全过程，维持生殖细胞的生成直到妊娠和哺乳过程，以保证个体生命的绵延和种系的繁衍。

2. 激素的化学性质 激素的种类繁多，来源复杂，按其化学性质可分为以下几种：

（1）肽类和蛋白质激素，主要有下丘脑调节肽、神经垂体激素、腺垂体激素、胰岛素、甲状旁腺激素、降钙素及胃肠激素等。

（2）胺类激素，包括肾上腺素、去甲肾上腺素和甲状腺激素。

（3）类固醇（甾体）激素，是由肾上腺皮质和性腺分泌的激素，如皮质醇、醛固酮、雌激素、孕激素及雄激素等。另外，胆固醇的衍生物维生素 D_3 也被作为激素看待。

（4）前列腺素广泛存在于许多组织之中，由花生四烯酸转化而成，主要在组织局部释放，可对局部功能活动进行调节，因此可将前列腺素看作一组局部激素。

3. 激素作用的机制

（1）含氮激素的作用机制——第二信使学说，认为激素是第一信使，与受体结合后，激活细胞内腺苷酸环化酶，在 Mg^{2+}作用下，催化 ATP 转变成 cAMP，作为第二信使，继续活化细胞内的功能蛋白，最终引起细胞的生物效应。

（2）类固醇激素作用机制——基因表达学说，认为固醇激素进入细胞后，先与胞质受体结合形成激素受体复合物，再进入细胞核，即经过 2 个步骤影响基因表达而发挥作用，故把此种作用机制称为二步作用原理，或称为基因表达学说。

4. 激素作用的一般特性 激素虽然种类很多，作用复杂，但它们在对靶组织发挥调节作用的过程中，具有某些共同的特点：激素信息的传递使用、激素作用的相对特异性、激素的高效能生物放大作用、激素间的相互作用。

二、下丘脑、垂体和松果体内分泌

下丘脑是位于脑基底部的重要脑区，与神经垂体和腺垂体的联系非常密切。

腺垂体是体内最重要的内分泌腺，属于腺组织。腺垂体由 5 种不同类型的腺细胞分泌 7 种激素。主要有生长素、催乳素、促激素和促黑素细胞激素等。

神经垂体属神经组织，不含腺样细胞，不合成激素。所谓神经垂体激素，是视上核合成的血管升压素和视旁核合成的催产素沿下丘脑-垂体束通过轴质运输储存在神经垂体，在适宜刺激下释放入血液。

下丘脑与神经垂体的联系，是通过下丘脑的视上核和室旁核的神经元轴突延伸至神经垂体，形成下丘脑-垂体束（下丘脑-神经垂体系统）。在下丘脑与腺垂体之间通过垂体门脉系统发生功能联系。下丘脑的一些神经元既分泌激素（神经激素），具有内分泌细胞的作用，又保持典型神经细胞的功能，所以称为神经内分泌细胞。它们可将从大脑或中枢神经系统其他部位传来的神经信息，转变为激素的信息，起着换能神经元的作用，从而以下丘脑为枢纽，把神经调节与体液调节紧密联系起来。所以，下丘脑与垂体一起组成下丘脑-垂体功能单位，是内分泌系统的调控中枢，可分为下丘脑-腺垂体系统和下丘脑-神经垂体系统。

松果体细胞是由神经细胞演变而来的，接受颈上交感神经节后纤维支配。儿童松果体较发达，7 岁后逐渐萎缩，成年人大多钙化。它分泌的激素主要有褪黑素和肽类激素，前者以褪黑激素为代表，后者以 8-精催产素为代表。来自颈上交感神经节后神经末梢与松果体细胞形成突触联系，通过释放去甲肾上腺素来控制松果体细胞的活动。

三、甲　状　腺

甲状腺是人体内最大的内分泌腺（图 11-18），主要功能是合成甲状腺激素，调节机体代谢。

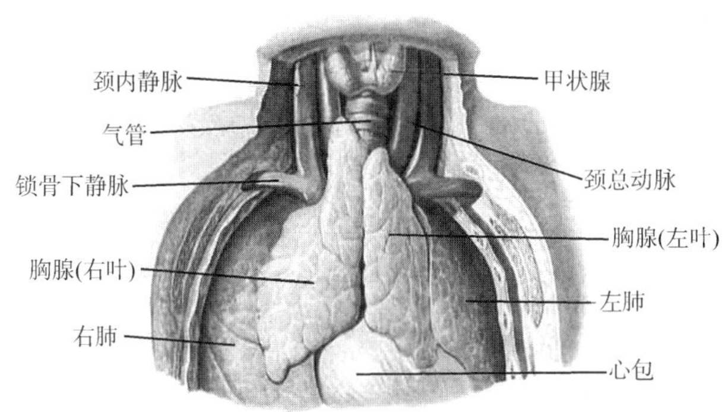

图 11-18　甲状腺与胸腺

合成甲状腺激素的主要原料是甲状腺蛋白和碘。甲状腺蛋白（TG）在腺泡细胞内合成，碘由食物提供。甲状腺激素合成包括 3 个过程：腺泡聚碘、碘的活化、酪氨酸碘化与甲状腺激素的合成。合成的 T_3、T_4、MIT（单碘酪氨酸）和 DIT（双碘酪氨酸）仍与 TG 结合，储存在甲状腺原泡腔内。它的储存量很大，即使用药物完全阻断甲状腺激素的合成，在 2 周之内甲状腺激素的水平仍可保持基本不变，这有利于适应碘供应的经常变化。因此临床上应用抗甲状腺药物治疗时，需要较长时间才能奏效。

甲状腺激素几乎作用于机体的所有组织，调节新陈代谢与生长发育，是维持机体功能活动的基础性激素，甲状腺激素的作用主要是促进生长发育和调节物质代谢，此外还可对神经系统、心血管系统和其他激素产生一定的作用。其作用范围广泛、缓慢和持久。

甲状腺的功能活动主要受下丘脑与垂体的调节。下丘脑、垂体和甲状腺 3 个水平紧密联系，组成下丘脑-垂体-甲状腺轴。此外，甲状腺还可进行一定程度的自身调节。

四、甲状旁腺和甲状腺C细胞

甲状旁腺是位于甲状腺背面上下端的 4 个腺体。甲状旁腺分泌的甲状旁腺激素（parathyroid hormone，PTH）与甲状腺C细胞分泌的降钙素（calcitonin，CT）及 1,25-二羟维生素 D_3 共同调节钙磷代谢，控制血浆中钙和磷的水平。

PTH 由甲状旁腺主细胞合成，是含有 84 个氨基酸残基的单链多肽大分子。PTH 是调节血钙水平的最重要激素，它有升高血钙和降低血磷含量的作用。PTH 对靶器官的作用是通过 cAMP 系统而实现的。

PTH 的分泌主要受血浆钙浓度变化的调节，还受其他一些因素的影响，如血磷升高可使血钙降低而刺激 PTH 的分泌。血 Mg^{2+}浓度很低时，可使 PTH 分泌减少。另外，生长抑素也能抑制 PTH 的分泌。

降钙素（CT）由甲状腺的腺旁细胞分泌，胸腺也有分泌 CT 的功能。其主要作用是降低血钙和血磷，其主要靶器官是骨，对肾也有一定的作用。对骨的作用主要体现在抑制破骨细胞活动，减弱溶骨过程，对肾的作用主要是降钙素能抑制肾小管对钙、磷、钠及氯的重吸收，使这些离子从尿中排出增多，使血钙降低。它的分泌主要受血钙浓度的调节。当血钙浓度升高时，降钙素的分泌亦随之增加。

维生素 D_3 不是内分泌细胞合成的激素，但在体内经修饰活化后可成为参与骨代谢调节的重要激素。

五、胰　　岛

人类的胰岛细胞主要分为 A 细胞、B 细胞、D 细胞及 PP 细胞。A 细胞约占胰胰岛细胞的 20%，分泌胰高血糖素（glucagon）；B 细胞占胰岛细胞的 60%～70%，分泌胰岛素（insulin）；D 细胞占胰岛细胞的 10%，分泌生成抑素；PP 细胞数量很少，分泌胰多肽。

胰岛素是含有 51 个氨基酸的小分子蛋白质，半衰期仅 5 min，分泌入血后 10 min 迅速被清除，主要在肝内灭活。其主要作用是促进外周组织对糖的利用，促进糖原合成，抑制糖原异生，总之是使血糖去路增加，来路减少，从而降低血糖水平；促进氨基酸进入细胞内，直接作用于核糖体，增加 DNA 与 RNA 的形成，促进蛋白质合成与储存，同时能抑制蛋白质分解；促进脂肪合成与储存，使血中游离脂肪酸减少，并能抑制脂肪酸的分解氧化。它的分泌主要受血糖的作用、氨基酸和脂肪酸的作用和激素的作用。

胰高血糖素是由 29 个氨基酸组成的直链多肽，相对分子质量为 3485，它也是由一个大分子的前体裂解而来。主要在肝灭活，肾也有降解作用。与胰岛素作用相反，主要是促进糖原分解和糖异生作用，使血糖明显升高，可通过激活脂肪酸促进脂肪分解，又能加强脂肪酸氧化，引起酮体生成增多。另外，胰高血糖素可促进胰岛素和胰岛生长抑素的分泌。影响胰高血糖素分泌的因素很多，血糖浓度是重要的因素。

六、肾　上　腺

肾上腺包括中央部的髓质和周围部的皮质 2 个部分，两者在发生、结构与功能上均不相同，实际上是 2 种内分泌腺。

（一）肾上腺皮质

肾上腺皮质分泌的激素属类固醇激素，其基本结构为环戊烷多氢菲。按其生理作用不同分为 3 类。第一类由球状带细胞分泌的，以调节水盐代谢为主的称盐皮质激素，以醛固酮为主；第二类由束状带细胞分泌以调节糖代谢为主的称糖皮质激素，以皮质醇为主；第三类由网状带分泌的性激素，包括脱氢表雄酮及微量雌二醇。其分泌受到下丘脑-腺垂体-肾上腺皮质功能轴、促肾上腺皮质激素（adreno cortico tropic hormone，ACTH）分泌呈日夜周期波动的影响。胆固醇是合成肾上腺皮质激素的原料，主要来自血液。

糖皮质激素是一种亲脂性激素，其作用有调节物质代谢、影响水盐代谢、影响器官系统功能、参与应激等。糖皮质激素受促肾上腺皮质激素（adrenocorticotropin hormone，ACTH）的调节。

盐皮质激素主要为醛固酮，对水盐代谢的作用最强，其次为脱氧皮质酮。醛固酮是调节。机体水盐代谢的重要激素，它促进肾远曲小管及集合管重吸收钠、水和排出钾，即保钠、保水和排钾作用。醛固酮的分泌主要受肾素-血管紧张素系统的调节。另外，血钾、血钠浓度也影响醛固酮的分泌。

肾上腺雄激素主要是由睾丸合成和分泌，肾上腺和卵巢也能少量分泌。天然的雄性激素为睾丸素（睾酮），具有雄激素活性，并有一定的蛋白质同化作用。

雄激素受脑垂体和下丘脑的调节，下丘脑、脑垂体及性腺激素之间存在相互联系、相互制约的复杂关系，它们一起参与控制和调节生殖活动，称为下丘脑-垂体-性腺轴。

（二）肾上腺髓质

肾上腺髓质起源于外胚层，由嗜铬细胞组成，受交感神经节前纤维支配。在功能上嗜铬细胞相当于交感神经节后神经元。嗜铬细胞储存和分泌肾上腺素和去甲肾上腺素，二者都是儿茶酚胺的单胺类化合物，统称儿茶酚胺。其作用主要是调节物质代谢、参与应激整合，受到交感神经、ACTH 与糖皮质激素的调节。

七、性　　腺

性腺的内分泌作用包括睾丸的内分泌功能、卵巢的内分泌功能和胎盘的内分泌功能，其相关内容参见本章生殖部分。

八、组织激素和功能器官

组织激素是指那些分布广泛，而又不专属某个特定功能系统器官的组织所分泌的激素。

1. 前列腺素（prostaglandin，PG）　是广泛存在于动物和人体内的一组重要的组织激素。PG 的化学结构是具有五元环和两条侧链的二十碳不饱和脂肪酸。根据其分子结构的不同，可把 PG 分 w 为 A、B、D、E、F、H、I 等类型。

PG 的生物学作用极为广泛而复杂，几乎对机体各个系统的功能活动均有影响。例如，由血小板产生的 TXA_2，能使血小板聚集，还有能使血管收缩的作用。相反，由血管内膜产

生 PHG_2，能抑制血小板聚集，并有舒张血管的作用。PGE_2 有明显的抑制胃酸分泌的作用，它可能是胃液分泌的负反馈抑制物，PGE_2 可增加肾血流量，促进排钠利尿。此外，PG 对体温调节、神经系统及内分泌与生殖均有影响。

2. 瘦素（leptin，LP） 是由白色脂肪组织合成和分泌的一种蛋白质类激素，是一种由脂肪组织分泌的激素，人们之前普遍认为它进入血液循环后会参与糖、脂肪及能量代谢的调节，促使机体减少摄食，增加能量释放，抑制脂肪细胞的合成，进而使体重减轻。

3. 胸腺（thymus） 是淋巴器官兼有内分泌功能（图 11-18）。新生儿胸腺较发达，性成熟后开始退化，45 岁后开始萎缩。胸腺能合成分泌多种肽类激素，如胸腺素、胸腺生长素等。其主要作用是促进 T 淋巴细胞分化成熟，参与细胞免疫。

4. 功能器官的分泌 功能器官主要指直接维护内环境稳态的循环、呼吸、消化和泌尿等系统的器官及其组织，这些器官除人们已认识的特有功能外，还多有内分泌功能。如心脏是血液循环的动力器官，而普通心房肌细胞还能参与分泌心房钠尿肽，参与机体水平衡调节。

第十节 生 殖

生物体生长发育到一定阶段后，能够产生与自己相似的子代个体，这种功能称为生殖（reproduction），是动物绵延和繁殖种系的重要生命活动。在高等动物，生殖是通过两性生殖器官的活动来实现的，生殖过程包括生殖细胞（精子和卵子）的形成过程，交配和受精过程及胚胎发育等重要环节。

一、男 性 生 殖

男性主要生殖器官为睾丸，此外还有附睾、输精管、精囊腺、前列腺、尿道球腺、阴茎等附属性器官（图 11-19）。

1. 睾丸的功能

（1）睾丸的生精作用：精子生成的过程依次经历精原细胞、初级精母细胞、次级精母细胞、精子细胞、精子。

（2）睾丸的内分泌主要分泌雄激素——睾酮（testosterone，T），其生理作用主要有：①维持生精作用；②刺激生殖器官的生长发育，促进男性副性征出现并维持其正常状态；③维持正常的性欲；④促进蛋白质合成，特别是肌肉和生殖器官的蛋白质合成，同时还能促进骨骼生长与钙磷沉积和红细胞生成等。

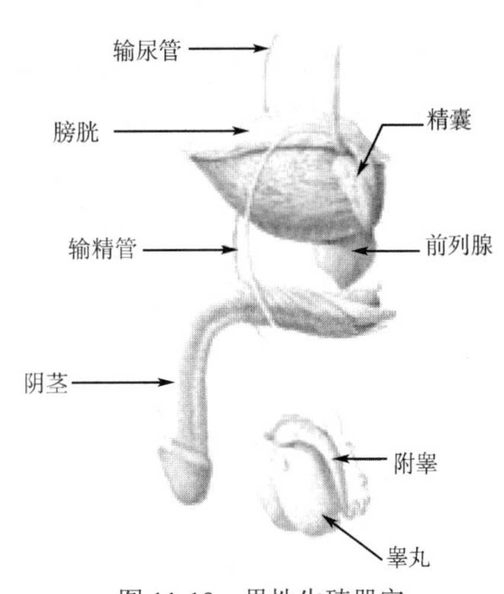

图 11-19 男性生殖器官

（3）抑制素（inhibin）是睾丸支持细胞分泌的糖蛋白激素，由 α 和 β 两个亚单位组成，相对分子质量为 31 000～32 000。抑制素对腺垂体的卵泡刺激素（FSH）分泌有很强的抑制作用，而同样生理剂量的抑制素对黄体生成素（LH）分泌却无明显影响。

2. 睾丸功能的调节 睾丸曲细精管的生精过程和间质细胞的睾酮分泌均受下丘脑-垂体的调节。下丘脑分泌的促性腺激素释放激素（gonadotropin-releasing hormone，GnRH），GnRH经垂体门脉到达腺垂体，促进腺垂体促性腺激素细胞合成和分泌卵泡刺激素（follicle-stimulating hormone，FSH）和黄体生成素（luteinizing hormone，LH）。即一方面下丘脑-垂体调节睾丸的功能；另一方面睾丸分泌的激素又能反馈调节下丘脑和垂体的分泌活动。

二、女 性 生 殖

女性的主要生殖器官是卵巢，此外还有输卵管、子宫、阴道及外阴等附属性器官（图11-20）。卵巢的功能是产生卵子和分泌激素。

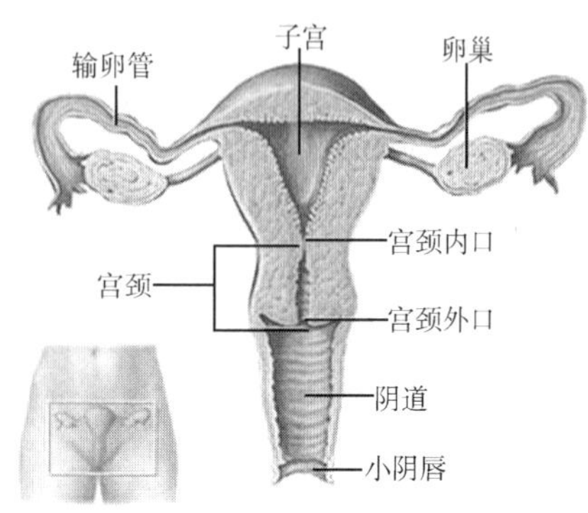

图 11-20　女性生殖器官

1. 月经与排卵及激素调节 卵巢与子宫的周期性变化，是在下丘脑-垂体-卵巢轴的调控下完成的。卵巢的周期性变化是月经周期形成的基础。习惯上将卵巢周期分为卵泡期与黄体期 2 个阶段。卵泡的生长发育从原始卵泡开始。人每次月经周期通常只有一个原始卵泡在激素的调控下发育成熟，原始卵泡经初级卵泡期与次级卵泡期，最后发育为排卵前卵泡（成熟卵泡）。卵细胞排出后，残余的卵泡壁内陷，血管破裂，血液进入腔内凝固，形成血体。血液被吸收后，大量新生血管长入，血体转变为一个血管丰富的内分泌腺细胞团，外观呈黄色，故称黄体（corpus luteum）。

2. 卵巢的内分泌功能 卵巢分泌的雌激素主要为雌二醇，孕激素主要为孕酮。此外，卵巢还分泌少量的雄激素。雌二醇是 C-18 类固醇激素，孕酮是 C-21 类固醇激素。

雌激素的主要作用是促进女性生殖器官的发育和副性征的出现，并维持在正常状态。此外，雌激素对代谢也有明显的影响。孕激素主要作用于子宫内膜和子宫肌，适应孕卵着床和维持妊娠。由于孕酮受体含量受雌激素调节，因此孕酮的绝大部分作用都必须在雌激素作用的基础上才能发挥。另外，女子体内有少量的雄激素，是由卵泡内膜细胞和肾上腺皮质网状带细胞产生。

3. 妊娠 是新个体产生的过程，包括受精、着床、妊娠的维持、胎儿的生长及分娩。精子与卵子在输卵管壶腹部相遇而受精，精子与卵子相融合时称为受精卵。受精卵在输卵管的蠕动和纤毛的作用下，逐渐运行至子宫腔。受精卵在运行途中，一边移动，一边进行细胞分裂，经胚球和桑椹期阶段，发育为胚泡。着床是胚泡植入子宫内膜的过程，经过定位、黏着和穿透 3 个阶段。着床成功的关键在于胚泡与子宫内膜的同步发育与相互配合。正常妊娠的维持有赖于垂体、卵巢和胎盘分泌的各种激素相互配合。

4. 胎盘 是由母体子宫蜕膜和子体绒毛膜结合形成的，是妊娠期间一个重要的内分泌器官。它可实现母体与胎儿之间的物质交换，还构成母体与胎儿的免疫屏障。它能分泌大量蛋白质激素、肽类激素和类固醇激素，以适应妊娠需要和胎儿生长。胎盘分泌的激素主要有人绒毛膜促性激素、人绒毛膜生长素、雌激素和孕激素。

（陈　莹）

第十二章 病 理 学

病理学是研究疾病的发生病因、发病机制、病理变化、结局和转归的医学基础学科。学习病理学的目的在于通过对上述内容的学习，来认识和掌握疾病本质和发生发展的规律，为疾病的诊治和预防提供理论基础。在临床医疗实践中，病理学又是许多疾病的诊断并为其治疗提供依据的最可靠方法。

病理学可分为人体病理学和实验病理学两部分。人体病理学是通过尸体解剖、活体组织检查和细胞学检查所获得的材料对疾病做出最后诊断。实验病理学是以疾病的动物模型或在体外培养的细胞为材料进行的医学研究。在医学教育中，病理学是基础医学和临床医学之间的桥梁。在学习该课程过程中，要注意形态与功能、局部与整体、病理变化与临床病理之间的有机联系。

第一节 病理学总论

一、细胞与组织的适应与损伤

（一）细胞与组织的适应

细胞与组织的适应是细胞和由其构成的组织、器官，对内外环境中各种有害因子和刺激作用而产生的非损伤性应答反应。适应在形态学上一般表现为萎缩、肥大、增生和化生等现象。

1. 萎缩 是已发育正常的细胞、组织或器官的体积缩小。组织器官的萎缩不仅自身实质细胞内物质丧失、体积缩小，而且伴有实质细胞的数量减少。萎缩有生理性萎缩和病理性萎缩 2 种类型。生理性萎缩常见于胸腺青春期萎缩和生殖系统中卵巢、子宫和睾丸的更年期后萎缩；病理性萎缩常见有营养不良萎缩、压迫性萎缩、失用性萎缩、神经性萎缩和内分泌性萎缩。

2. 肥大 是由于功能增加、合成代谢旺盛，使细胞、组织或器官体积增大。肥大通常由于实质细胞体积增大所致，也有伴有实质细胞数量增多的情况。肥大按照性质不同分为生理性肥大和病理性肥大，按照原因不同可分为代偿性肥大和内分泌性肥大等类型。

3. 增生 是组织或器官内实质细胞数目增多，导致组织或器官的体积增大。依据性质的不同，增生可分为生理性增生和病理性增生 2 种。

4. 化生 是一种分化成熟的细胞类型被另一种分化成熟的细胞类型所取代的过程。化生并不是由原来的成熟细胞直接转变所致，而是该处具有分裂增殖和多向分化能力的幼稚未分化细胞或干细胞横向分化所致，是环境因素引起细胞某些基因活化或受到抑制而重新编程表达的产物，是组织细胞成分成熟和生长调节紊乱的形态学表现。

（二）细胞与组织的损伤

当机体内外环境改变超过组织和细胞的适应能力后，能够引起受损细胞和细胞间质发生物质代谢、组织化学、超微结构和肉眼可见的异常变化，称为损伤。损伤的结果不仅取决于引起损伤因素的性质、持续时间和强度，而且取决于受损细胞的种类、所处状态、适应性和遗传性等。

细胞与组织的损伤在形式上表现为可逆性损伤和不可逆性损伤。可逆性损伤在细胞形态学上表现为细胞水肿、脂肪变、玻璃样变、淀粉样变、黏液样变、病理学色素沉着和病理学钙化等。不可逆性损伤主要有细胞凋亡和细胞坏死 2 种形式。细胞凋亡主要见于细胞的生理性死亡，而坏死常见于凝固性坏死、液化性坏死和纤维素样坏死类型。

（三）细胞凋亡与细胞衰老

活体内个别细胞的程序性死亡表现形式，是由体内外因素触发细胞内预存的死亡程序而导致的细胞主动性死亡方式，在形态和生化特征上都有别于坏死。凋亡在生物胚胎发生发育、成熟细胞新旧交替、激素依赖性生理退化、萎缩和老化及自身免疫性疾病和肿瘤发生进展中，都发挥着不可替代的重要作用，并非仅是细胞损伤的产物。

凋亡的形态学特征是细胞皱缩、胞质致密逐渐形成了凋亡小体，而被巨噬细胞和相邻的其他实质细胞吞噬、降解，但凋亡细胞的胞质和细胞器膜大都是完整的。调控凋亡的因素包括抑制因素和诱导因素，前者有生长因子、细胞基质、性甾体激素、某些病毒蛋白等，后者有生长因子缺乏、基质附着物丢失、糖皮质激素、自由基和电离辐射等。参与凋亡的相关基因有几十种，凋亡也可被细胞表面 Fas 配体和 TNF-α 受体所激发。需要指出的是，在细胞死亡的诱发机制、形态学表现和生物化学特征上，坏死与凋亡也有一些相似之处，有些特征可在两者中交叉出现，并非凋亡或坏死所独有的。

二、损伤的修复

（一）再生

1. 再生的分类 再生是指为“损耗”的实质细胞而发生的同种细胞的增生，可以分为生理性再生和病理性再生。在生理情况下，有些细胞和组织不断老化、凋亡，由新生的同种细胞和组织不断补充，始终保持着与原有的结构与功能，维持组织、器官的完整和稳定，称生理性再生。在病理状态下，细胞和组织坏死或缺损后，如果损伤程度较轻，损伤的细胞又有较强的再生能力，则可由损伤中的同种细胞增殖、分化，完全恢复原有的的结构与功能，称为病理性再生。在此所指的再生指的是病理性再生。按照再生能力的强弱，可将人体细胞分为不稳定细胞（如表皮细胞、黏膜被覆细胞、间皮细胞）、稳定细胞（如软骨母细胞、平滑肌细胞）和永久性细胞（如心肌细胞、骨骼肌细胞）三大类。

2. 各种组织的再生过程 组织损伤后，实质细胞的再生程度和过程，既取决于该细胞的再生能力强弱，也依赖于组织结构，特别是基膜、实质细胞支架结构的完好程度。在上皮组织的再生中分为被覆上皮、腺上皮的再生。体表的复层扁平上皮损伤较轻时，可由此处的干细胞再生，向缺损处伸展，随后增生分化为复层扁平上皮；而损伤较轻的腺上皮可由残留的腺上皮细胞分裂增生；损伤较重时则难以实现再生性修复，往往发生瘢痕式修复。

纤维结缔组织的再生依赖于该处残存的成纤维细胞的分裂和增生。中小血管的再生主要是以毛细血管再生为起点，以出芽方式再生。大血管的再生涉及了再生性修复和瘢痕性修复。由于神经细胞属于成熟细胞，所以其修复只能同周围的神经胶质细胞及其纤维填补而形成胶质瘢痕。其他的组织修复还包括神经纤维的再生、骨组织的再生、脂肪组织的再生等。

（二）纤维性修复

1. 瘢痕性修复 又称为纤维性修复，是在组织细胞不能进行再生修复的情况下，由损伤局部的间质新生的肉芽组织溶解吸收异物并填补缺损，继之肉芽组织逐渐成熟，转变为瘢痕组织使组织缺损得以修复。其典型特点是不可完全恢复至原有的功能。

2. 肉芽组织 是指新生的富含毛细血管的幼稚阶段的纤维结缔组织。肉眼观呈颗粒状、鲜红色，柔软湿润，触之易出血但无痛感。镜下可见肉芽组织主要由毛细血管、成纤维细胞和炎性细胞等组成。

3. 瘢痕组织 是肉芽组织成熟转变而来的老化阶段的纤维结缔组织。镜下可见大量平行或交错分布的胶原纤维束组成。

（三）创伤愈合

1. 创伤愈合的基本过程 创伤愈合是指机体遭受外力作用，皮肤等组织出现离断或损伤后的修复过程，包括了各种组织的再生和肉芽组织增生、瘢痕形成的复杂组合，表现出各种修复过程的协同过程。创伤愈合的基本过程包括伤口的早期变化、伤口收缩、肉芽组织增生和瘢痕形成、表皮及其他组织再生。根据组织损伤程度及有无感染，创伤愈合可分为一期愈合、二期愈合和痂下愈合。

2. 骨折愈合 骨折愈合过程可分为以下几个阶段：血肿的形成、纤维性骨痂形成、骨性骨痂形成和骨痂的改造或再塑。对于影响骨折愈合的因素主要有：①骨折断端及时、正确的复位；②骨断端及时、牢固的固定；③早日进行全身和局部功能锻炼，保持局部良好的血液供应。

3. 影响创伤愈合的因素 损伤的程度及组织的再生能力决定修复的方式、愈合的时间及瘢痕的大小。损伤组织的再生与修复是机体在生物进化过程中获得的，因此机体的全身因素和局部因素，均可影响组织的再生和修复。全身因素包括年龄、营养和内分泌因素；局部因素涉及感染和异物、局部血液循环、神经支配和电离辐射。

三、局部血液循环障碍

（一）充血和淤血

1. 充血 指局部组织血管内血液含量的增多。可分为动脉性充血和静脉性充血 2 种类型。动脉性充血又称主动性充血，简称充血，指器官或局部组织小动脉和毛细血管扩张，血液输入量增多。

引起充血的原因很多，多是通过神经体液的作用实现，常见的有生理性充血、炎症性充血、减压后充血，后两者属于病理性充血。动脉性充血多是短暂的血管反应，原因消除后局部血量恢复正常，对机体无不良影响，但在某些疾病时可造成严重损害。

2. 淤血 静脉性充血又称被动性充血，简称淤血，指器官或局部组织由于静脉回流受阻使血液淤积于小静脉和毛细血管内而发生淤血。主要有静脉受压、静脉阻塞和心力衰竭引起。其后果可是局部出现水肿和漏出性出血、实质细胞萎缩、变性及坏死、间质纤维组织增生，最终形成淤血性硬化。

3. 临床上常见的有肺淤血和肝淤血 肺淤血和水肿主要发生于左心衰竭时。慢性肺淤血，肺泡壁增厚和纤维化，大量巨噬细胞渗出，有些巨噬细胞吞噬了红细胞并将其分解，在胞质内形成棕黄色颗粒状的含铁血黄素，称为心力衰竭细胞。肺质地变硬，肉眼呈棕褐色，称为肺褐色硬化。

肝淤血常见于右心衰竭。肉眼观，淤血、脂肪变性相间存在，使肝切面出现红黄相间的似槟榔样的条纹，称为槟榔肝（图 12-1）。长期严重的肝淤血，小叶中央肝细胞萎缩消失，网状支架塌陷，间质纤维组织明显增生，可形成淤血性肝硬化。

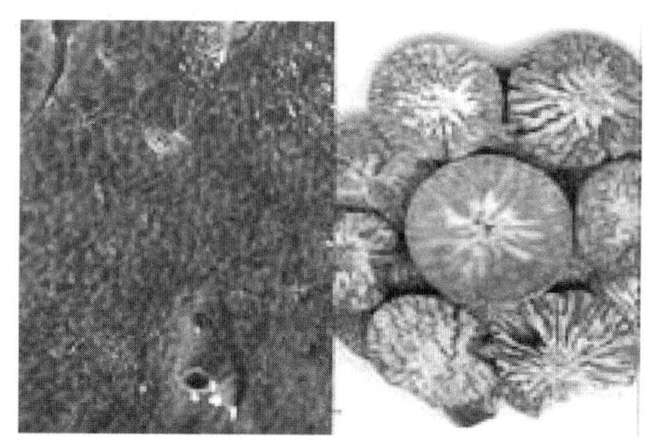

图 12-1 槟榔肝

肝的切面上出现红（淤血区，左图）黄（肝脂肪变区，右图）相间的条纹，状似槟榔切面

（二）出血

红细胞从血管或心脏溢出，称为出血。出血过多，在局部形成肿块称血肿。发生于皮肤、黏膜和浆膜的少量点状出血称瘀点；较大的出血灶称瘀斑；若血液积聚于体腔内，称体腔积血。出血可分为生理性出血和病理性出血 2 类。前者如正常月经的子宫内膜脱落出血，后者多由创伤、血管病变及出血性疾病引起。按血液溢出的机制可分为破裂性出血和漏出性出血。

机体具有止血功能，缓慢的小量出血，多可自行止血，局部组织内的血肿或体腔内的血液，可通过吸收、机化或纤维包裹而逐渐清除。迅速的破裂出血或广泛的漏出性出血会引起出血性休克。重要的器官的少量出血，亦可引起严重的后果，脑出血尤其是脑干出血，压迫重要的神经中枢可导致死亡。局部组织或器官出血，可导致相应的功能障碍，慢性出血可引起贫血。

（三）血栓和栓塞

1. 血栓的定义及形成机制 在活体的心血管内，血液发生凝固或血液中某些有形成分析出、凝集形成固体质块的过程，称为血栓形成。所形成的固体质块称为血栓。生理状态下，机体的凝血系统和纤维蛋白溶解系统保持动态平衡，如果某些因素破坏了这些平衡，触发内源性或外源性凝血系统，便可引起血栓形成。

血栓形成的条件目前公认是由魏尔啸提出的 3 个条件：心血管内皮细胞损伤、血流状态改变、血液凝固性增加。血栓黏附于内膜裸露的胶原是心血管各部位血栓形成的开始，血小板黏集堆的形成是血栓形成第一步，以后血栓形成的过程及血栓的组成、形态、大小都取决于血栓发生的部位和局部血流速度。

2. 血栓的类型 心血管系统各部位均可形成血栓，血栓按类型可分为白色血栓、红色血栓、混合血栓、透明血栓。

白色血栓又称血小板血栓，多发生于血流较快的部位，构成延伸性血栓的头部，主要由血小板和少量纤维素构成，电镜下可见血小板轮廓，颗粒消失。混合血栓多见于血流缓慢的静脉，构成延伸性血栓的体部。由血小板小梁和梁与梁之间的凝固的血液组成。镜下血小板小梁呈淡红色无结构的不规则状（图 12-2）。红色血栓为阻塞性血栓，主要见于静脉，肉眼上呈暗红色、湿润、有弹性，与血管壁无粘连。透明血栓又称微血栓，发生于微循环的小血管内，主要由嗜酸性同质性的纤维素形成，最常见于弥漫性的血管内凝血。

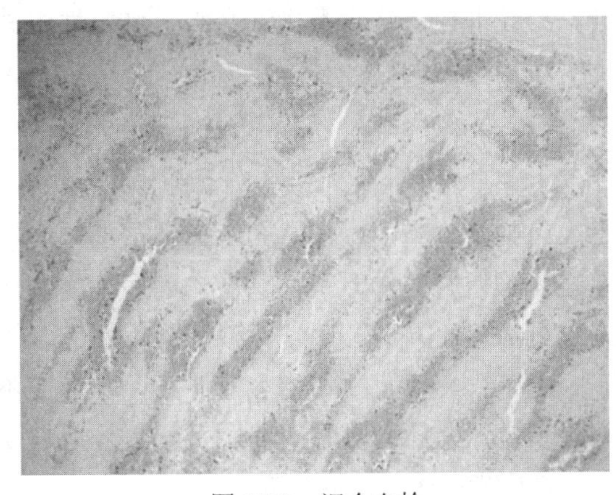

图 12-2 混合血栓

血小板凝集成小梁状，小梁之间血液凝固，充满大量凝固的纤维蛋白和红细胞

血栓的结局包括溶解、吸收，机化和再通，钙化。血栓形成可以堵塞血管裂口起到止血作用，对机体有利，但大多数情况下，血栓形成可对机体造成不同程度的影响，如可产生阻塞血管、栓塞、心瓣膜病和出血等。

3. 栓塞 在循环血液中出现的不溶于血液的异常物质，随血流运行阻塞血管腔的现象称为栓塞。阻塞血管的物质称为栓子。临床上以脱落的栓子引起的栓塞最常见。一般情况下，栓子运行途径与血流方向一致。

血栓栓塞是血栓脱落引起的栓塞，是栓塞中常见的一种，包括肺动脉栓塞和体循环动脉栓塞。此外还有脂肪栓塞、气体栓塞和羊水栓塞等栓塞类型会对机体产生不同程度的影响。

（四）梗死和水肿

1. 梗死的原因 局部组织因血流中断引起的缺血性坏死称为梗死。梗死的形成原因包括：①血管阻塞。局部组织血管栓塞是绝大多数梗死形成的原因，血栓形成和动脉栓塞最常见；②血管受压闭塞，如肠扭转、肠套叠和嵌顿疝；③动脉痉挛，在冠状动脉粥样硬化的基础上，血管发生持续性痉挛，可引起心肌梗死；④有效侧支循环未能建立。有效侧支循环的建立是血管阻塞后是否发生梗死的决定性因素，通过侧支循环的代偿，通常不易发生梗死；⑤局部组织对缺血的耐受性和全身血液循环障碍。贫血或心功能不全时，可促进梗死的发生。

2. 梗死的类型 梗死大多为血管闭塞远端区域组织发生凝固性坏死，其形态特征因不同组织器官而有所差异，其中该器官的血管分布方式和梗死灶内的组织含血量多少决定了梗死灶的形状和颜色。根据梗死灶内含血量的多少和有无合并细菌感染，将梗死分为 3 种类型：①贫血性梗死：发生于组织结构较致密，侧支循环不充分的实质器官，如脾、肾、心肌和脑组织；②出血性梗死：发生于肺、肠等具有双重血液循环，组织结构疏松，伴有严重淤血的情况下；③败血性梗死：由含有细菌的栓子阻塞血管引起。化脓性细菌感染时，梗死可继发脓肿形成。

3. 梗死对机体的影响 对机体的影响取决于梗死的器官、梗死灶的大小和部位等因素。重要器官的梗死常导致功能障碍：肾、脾的梗死一般影响较小，仅引起局部症状；四肢、肺、肠梗死等继发腐败菌的感染可造成坏疽，后果严重。小的梗死灶可被肉芽组织完全取代，并逐渐变为纤维瘢痕；大的梗死灶不能完全机化时，则由周围肉芽组织加以包裹，日后转变为瘢痕组织包裹，其中的坏死物可发生钙化。

4. 水肿 是指组织间隙内的体液增多。毛细血管内压增加、血浆胶体渗透压降低、淋巴液回流受阻或毛细血管壁通透性增加等因素，均能导致组织间液增加形成水肿。任何组织器官都可发生水肿，但以皮下、肺和脑最常见。按发病的原因可分为肾性水肿、肝性水肿、心性水肿、营养不良性水肿、淋巴性水肿、炎性水肿等。

四、炎 症

炎症是指具有血管系统的活体组织对各种损伤因子刺激所发生的一种以防御为目的的局部血管反应为中心环节和主要特征的病理过程。其本质是以防御为主的反应。任何外源性或内源性的损伤因素都是炎症的原因，按致炎因子的性质和类型的不同，可将炎症的原因归为物理性因子、化学性因子、生物性因子和免疫反应 4 类。

由于致炎因子的类型和性质不同、强度不同和作用时间不同，以及机体的反应及耐受力的差异，炎症局部的病理性变化是复杂多变的。可概括为 3 种基本病理变化：变质、渗出和增生。

炎症局部的组织和细胞发生的变性和坏死称为变质，分为变性和坏死，常发生于炎症早期，在急性炎症时明显。它可以是由致炎因子的直接损伤所致，或因炎症局部血液循环障碍和有害产物的共同作用造成。

炎症局部组织血管内的液体、蛋白和细胞成分通过血管壁进入组织间、体腔、黏膜表面和体表的过程称为渗出。渗出的过程包括 3 个相关联的时间：血管口径改变和血流量增加，血管通透性增高和白细胞游出和聚集。渗出是炎症的重要标志，发挥防御功能。

增生发生在炎症后期和慢性炎症，具有限制炎症扩散和损伤修复的积极作用，但也可以产生对机体不利的影响。

炎症可分为 2 个基本临床类型：急性炎症和慢性炎症。急性炎症往往以渗出性和变质性病变为主，而慢性炎症则以增生性改变为主。

急性炎症持续时间短，常常仅数天或数周，基本是以液体或蛋白等成分渗出为主，是以渗出性病变为主的炎症，一般在损伤后即刻发生，或见于炎症的早期。反应渗出的过程，包括 3 组重要的改变：血管改变、液体渗出和细胞渗出。炎症反应最重要的环节是白细胞被诱导到炎症局部。白细胞在局部的作用包括吞噬作用、免疫作用和损伤反应。

慢性炎症的病程长，可达数月至数年以上，可由急性炎症迁延而来，也可以因为低毒性或低强度的致病因子的长期持续性作用所致，一开始即呈慢性经过。慢性炎症的基本特征是局部病变以增生为主。常见的病因包括病毒感染、持续的细菌和真菌感染、长期接触有潜在毒性的物质，自身免疫病也是其重要原因之一。根据病变特点，慢性炎症可分为非特异性慢性炎症和肉芽肿性炎症 2 种。

五、肿 瘤

肿瘤是机体在致瘤因子刺激下，局部组织的细胞发生基因调控的异常，导致异常增生而形成的新事物。

肿瘤的分类主要依据肿瘤的组织类型、细胞类型和生物学行为，包括各种肿瘤的病理特征及预后情况。确定肿瘤的类型，除了依靠其临床表现、影像学和形态学特点，还借助于检测肿瘤细胞表面或细胞内的一些特定分子。

肿瘤按其形态学和生物学行为可分为良性肿瘤和恶性肿瘤。良性肿瘤分化较成熟，生长缓慢，在局部生长，不浸润，不转移，故一般对机体的影响相对较小，主要表现为局部压迫和阻塞症状。恶性肿瘤分化不成熟，生长迅速，浸润并破坏器官的结构和功能，还可发生转移，对机体的影响严重，治疗效果尚不理想，患者的死亡率高。

（一）肿瘤的生长和扩散

1. 肿瘤的生长方式 有些肿瘤仅限于机体的某一部位生长，而有些肿瘤还可发生扩散。具有局部浸润和远处转移能力是恶性肿瘤细胞最重要的两大生物学特性，并且是恶性肿瘤威胁患者生命的主要原因。

肿瘤的生长方式有多种，主要包括膨胀性生长、外生性生长和浸润性生长等。这些方式与肿瘤部位、类型和良恶性有关，是肿瘤生物学行为的一部分，对机体产生不同的影响。膨胀性生长是大多数良性肿瘤所表现的生长方式，但恶性肿瘤也可存在这种生长方式，如肉瘤。良、恶性肿瘤都可呈现外生性生长，浸润性生长为大多数恶性肿瘤的生长方式，但也有良性肿瘤以这种方式生长，如良性血管瘤。

2. 恶性肿瘤特征 恶性肿瘤不仅可以在原发部位继续生长，而且还可以发生肿瘤的扩散，这是恶性肿瘤的重要特征。肿瘤的扩散包括侵袭和转移。侵袭即直接蔓延，指恶性肿瘤不断浸润、破坏周围组织和器官的过程。恶性肿瘤细胞从原发部位侵入淋巴管、血管或体腔，迁徙到他处继续生长，可以形成与原发瘤同样类型的肿瘤，称为转移。

3. 肿瘤转移途径 有淋巴道转移、血道转移和体腔（种植）转移。在临床上最常见的癌转移淋巴结是左锁骨上淋巴结，其原发部位多位于肺和胃肠道。血道转移尤其多见于肉瘤，血道转移的途径与栓子运行途径相同。血道转移最常见的是肺，其次是肝和骨。经体腔转移常伴有肿瘤性体腔积液和脏器间粘连。

（二）良性肿瘤与恶性肿瘤的区别

主要从以下几个方面予以区别。

1. 分化程度 良性肿瘤的分化程度好，与起源组织和细胞的形态相似；而恶性肿瘤的分化不好，与其起源组织和细胞的形态差别很大。

2. 生长方式 良性肿瘤常呈膨胀性生长或外生性生长，前者常有包膜形成，与周围组织一般分界清楚，故通常可推动；恶性肿瘤常呈外生性生长或浸润性生长，前者包膜不明显，与周围组织分界不清楚，通常不能推动，后者常伴有浸润性生长。

3. 转移性 良性肿瘤不转移，而恶性肿瘤常会转移。

4. 复发 良性肿瘤切除后不复发或很少复发，但恶性肿瘤手术难以彻底切除，治疗后易复发。

5. 对机体的影响 良性肿瘤对机体的影响较小，主要为局部压迫或阻塞作用。仅发生于重要器官时才引起严重后果。临床上，恶性肿瘤对机体影响较大，除压迫、阻塞外，还可破坏邻近组织和器官，引起坏死、出血、合并感染，并可出现发热和恶病质。

（三）环境致瘤因素

环境致癌因素包括化学致癌因素、物理性致癌因素、病毒和细菌等。到目前为止，已经确定对动物有致癌作用的化学致癌物质有 1000 多种，其中有些可能与人类癌瘤密切相关。主要的化学致癌因素有多环芳烃、芳香胺类与氨基偶氮染料、亚硝胺类、真菌毒素、烷化剂与酰化剂等。现已证实的物理致癌因素主要是电离辐射。此外，紫外线、热辐射、慢性炎症刺激、创伤和异物亦可能与促癌有关。病毒和细菌致癌因素包括 RNA 致瘤病毒、DNA 致瘤病毒及幽门螺杆菌。

第二节　病理学常用技术原理及应用

一、组织和细胞病理学技术

1. 组织病理学观察　将肉眼确定为病变的组织取材后，以甲醛溶液固定和石蜡包埋制成切片，用不同的方法染色后用光学显微镜观察。通过分析、综合病变的特点，做出疾病的病理诊断。苏木素-伊红染色法是目前诊断和研究疾病最基本和最常用的方法。

2. 细胞病理学观察　通过采集病变处的细胞，涂片染色后进行观察、诊断。细胞的来源可以运用各种采集器在相应的部位获得合适的标本。细胞学检查除了用于患者外，还可用于肿瘤的普查。该方法设备简单，患者痛苦少易于接受，但恶性病变的确诊还依赖于活检。此外，细胞学检查还可用于对激素水平的测定及为细胞培养和 DNA 提取等提供标本。

二、组织化学与免疫组化技术

1. 组织化学染色　是通过应用某些能与组织或细胞的化学成分进行特异性结合的显色试剂，定位地显示病变组织、细胞的特殊化学组分，同时又能保存组织原有的形态改变，达到形态与代谢的组合。如用过碘酸雪夫反应（PAS）显示细胞内糖原的变化。临床上也将特殊的染色方法用于肿瘤诊断和鉴别诊断，如用 PAS 染色可区分出骨 Ewing 肉瘤和恶性淋巴瘤，前者含有糖原而呈阳性，后者不含糖原呈阴性。

2. 免疫组织化学染色　是利用抗原抗体的特异性结合反应来检测和定位组织中某种化学物质的一种技术，由免疫学和传统的组织化学相结合而形成，具有高度的敏感性和特异性（图 12-3）。结合先进设备和技术，还可对被监测的物质进行定量分析。免疫组化染色的方法很多，按标记物的性质可分为荧光法、酶法、免疫金银及铁标记技术等；按染色步骤可分为直接法和间接法。

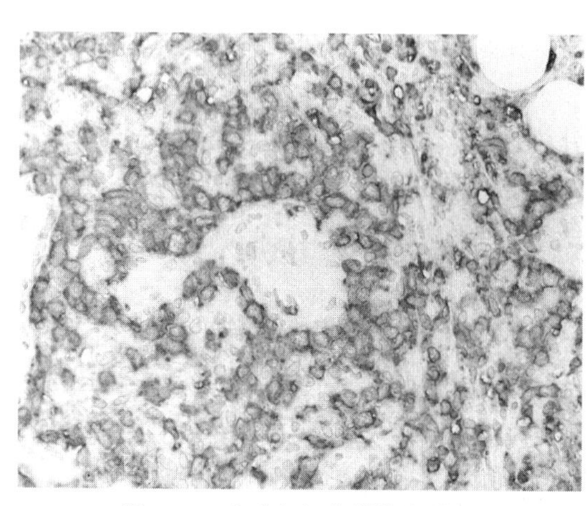

图 12-3　免疫组织化学染色结果

免疫组化染色最常用的监测显示系统是辣根过氧化物酶（HRP）-二甲基联苯胺（DAB）系统，阳性信号呈棕色细颗粒状。在进行免疫组化试验时，应高度注意可能的影响因素，如前期的取材、抗体的质量、规范的技术操作和对照的设立等。

免疫组化染色可用于各种蛋白质和肽类物质表达水平的检测、细胞属性的判定、淋巴细胞的免疫表型分析、细胞增殖和凋亡研究、激素受体和耐药基因蛋白表达的检测及细胞周期和信号转导的研究等。

三、电子显微镜技术

电镜技术使病理学对疾病的认识从组织、细胞水平深入到细胞内超微结构水平，观察到了细胞膜、细胞器和细胞核的细微结构及其病理变化，大大开阔了人们的视野，并由此产生了亚细胞结构病理学，又称超微结构病理学。电镜技术在生命科学领域可用于配套的组织发生学方面的观察和研究；在临床上可用于多种疾病亚细胞结构病变的观察和诊断；疑难肿瘤的组织来源和细胞属性的判定。

四、显微切割技术

显微切割技术是从组织切片或细胞切片上的任一区域内切下几百个、几十个同类细胞，甚至单个细胞，再进行有关的分子水平研究。用于显微切割的组织切片可以是冷冻切片、石蜡包埋的组织切片或细胞涂片。染色可用普通的方法，也可选用免疫组化染色。在进行显微切割时，既可用手工操作法也可采用激光捕获显微切割法。

五、激光扫描共聚焦观察

激光扫描共聚焦显微镜（LSCM）是将光学显微镜、激光扫描技术和计算机图像处理技术相结合而形成的高科技设备。共聚成像利用照明点与探测点共轭这一特性，可有效抑制同一聚焦平面上非测量点的杂散荧光及来自样品的非焦平面荧光，从而获得普通光学显微镜无法达到的分辨率，同时具有深度识别能力及纵向分辨率，因而能看到较厚生物样品中的细节。

LSCM 的主要功能包括细胞、组织光学切片；三维立体空间结构重建；对活细胞的长时间观察；细胞内酸碱度及细胞离子的定量测定；荧光漂白恢复技术间通讯的研究；细胞膜流动性测定和光活化技术等。用于 LSCM 的样品最好是培养细胞样品，也可以是冷冻组织切片，但石蜡包埋组织切片不适于该技术。荧光标记的探针或抗体的质量将直接影响实验的结果。

六、核酸原位杂交技术

原位杂交（ISH）是将组织化学与分子生物学技术相结合以检测和定位核酸的技术。ISH的生物化学基础是 DNA 变性、复性和碱基互补配对结合。根据所选用的探针和待检测靶序列的不同，有 DNA-DNA 杂交、DNA-RNA 杂交和 RNA-RNA 杂交。用于原位杂交的探针有双链 cDNA 探针、单链 cDNA 探针及合成的寡核苷酸探针等。一般而言，探针的长度以 50～300bp 为宜。原位杂交的主要程序包括杂交前准备、预处理、杂交、杂交后处理和杂交体的检测等。

原位杂交可用于细胞特异性 mRNA 转录的定位；受感染组织中病毒 DNA/RNA 的检测

和定位；癌基因、抑癌基因及各种功能基因在转录水平的表达及其变化的检测；基因在染色体上的定位；染色体变化的检测；分裂间期细胞遗传学的研究。

七、流式细胞术

流式细胞术（FCM）是利用流式细胞仪进行的一种单细胞定量分析和分选技术。流式细胞术是免疫组化技术、激光和电子计算机科学等综合利用的技术。流式细胞仪包括传感系统、计算机系统和电路、光路、水路系统。流式细胞仪具有精密、准确、快速和高分辨力等特性，因此在临床上有着广泛的用途，如外周血细胞的免疫表型测定和定量分析；某一特定细胞群的筛选和细胞收集；细胞多药耐药基因的检测；癌基因和抑癌基因的检测；细胞毒功能检测及细胞内蛋白质和核酸的定量分析等。

第三节　心血管系统疾病

一、动脉粥样硬化

动脉粥样硬化（AS）的病因至今仍不清楚，但研究已确认了几个危险因素。首先是高脂血症被称为是引起动脉粥样硬化的主要危险因素。血脂会在血液循环中以脂蛋白的形式转运，高血脂实际上就是高脂蛋白血症。与动脉粥样硬化密切相关的主要成分 LDL 胆固醇，但并非所有的脂蛋白都是动脉粥样硬化的危险因素，如 HDL 和 HDL 胆固醇具有很强的抗动脉粥样硬化和冠心病的作用。另外，高血压也能促进动脉粥样硬化的发生和发展。吸烟被称为动脉粥样硬化的主要独立危险因子。此外，还有糖尿病和高胰岛素血症、年龄、性别、缺乏体力劳动和紧张的生活方式，同型半胱氨酸，C-反应蛋白和感染等因素。

动脉粥样硬化的基本病变是在动脉内膜形成粥样斑块，主要有 3 种成分：细胞、细胞外基质和细胞外脂质。典型的病变需要经过 3 个阶段：脂纹（光镜下可见病灶处内皮细胞下有大量泡沫细胞聚集）、纤维斑块和粥样斑块。另外，AS 也可引起继发病变，常见有斑块内出血、斑块破裂、血栓形成、钙化和动脉瘤形成。

二、冠状动脉粥样硬化症和冠状动脉粥样硬化性心脏病

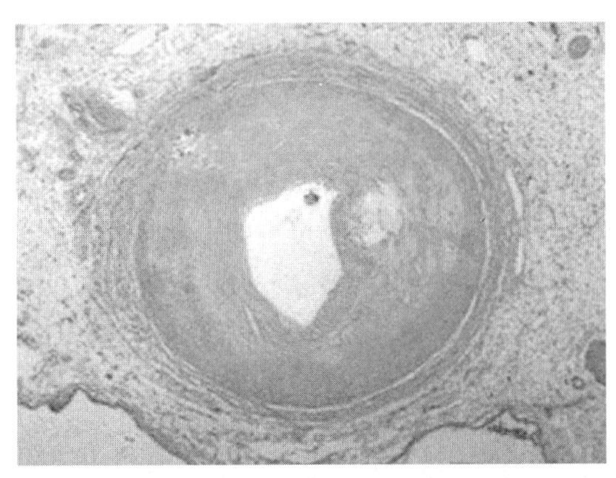

图 12-4　冠状动脉粥样硬化（内膜不规则增厚，粥样斑块形成）

1. 冠状动脉粥样硬化症　是动脉硬化中对人类威胁最大的疾病，其特点一般是左侧分支多于右侧；大支多于小支；同一支的近端多于远端。据病变检出率及严重程度的统计结果显示，以左冠状动脉前降支最多，其余依次为右主干、左主干或左旋支、后降支。冠状动脉粥样硬化（图 12-4）常伴冠状动脉痉挛，引起心肌缺血及相应的心脏病变，如心绞痛、心肌梗死等，并成为冠状动脉性猝死的原因。

2. 冠状动脉粥样硬化性心脏病 是指因冠状动脉狭窄、供血不足而引起心肌功能障碍或器质性病变，又称缺血性心脏病。其原因和机制涉及冠状动脉供血不足和心肌耗氧量剧增。冠心病临床表现为心绞痛、心肌梗死、心肌纤维化和冠状动脉性猝死。

3. 心肌梗死 尤其是透壁性心肌梗死，可合并以下病变：乳头肌功能失调或断裂、心脏破裂、室壁瘤、附壁血栓形成、急性梗死后综合征。

三、原发性高血压

目前多认为，高血压主要是受多基因遗传的影响，在多种环境因素作用下，使正常血压调节机制失衡而致的疾病，其发病机制主要涉及功能性的血管收缩、钠水潴留和结构性的血管肥厚。

高血压可分为良性原发性高血压和恶性原发性高血压。

良性高血压又称为缓进型原发性高血压，按病变的发展可分为 3 期：①功能紊乱期：是高血压发病的早期阶段，基本变化是全身细小动脉间歇性痉挛，并可伴有高级中枢神经的功能失调等，但无器质性病变；②动脉病变期：又分为细动脉硬化、肌型小动脉硬化和大动脉硬化，细动脉硬化是原发性高血压的最主要病变特征；③内脏病变期：这一期涉及的内脏主要是心脏、肾、脑和视网膜。

恶性高血压又称为急进性高血压，多见于青少年，血压显著升高，常超过 230/130mmHg，病变发展迅速，可发生高血压脑病，或较早出现肾衰竭。此型高血压多为原发性的，部分为继发于良性原发性高血压。

四、感染性心内膜炎和心瓣膜病

感染性心内膜炎是由病原微生物经血行直接侵袭心内膜、心瓣膜或临近大动脉内膜而引起的内膜炎症，伴赘生物形成，可分为急性和亚急性 2 种。最常累及的部位是二尖瓣和主动脉瓣，瓣膜的损害可导致急慢性心瓣膜病，临床上可听到相应的杂音变化，并引起心力衰竭。

心瓣膜病是指心瓣膜因先天性发育异常或后天性疾病造成的器质性病变。表现为瓣膜口狭窄或关闭不全，引起血流动力学变化，最后导致心功能不全，是最常见的慢性心脏病之一。其可发生于二尖瓣狭窄、二尖瓣关闭不全、主动脉瓣关闭不全、主动脉狭窄，以前两个较为重要。

五、心肌病、心肌炎和心包炎

心肌病指合并有心脏功能障碍的心肌疾病，包括扩张性心肌病、肥厚性心肌病、限制性心肌病、致心律失常性右室心肌病、未分类的心肌病及特异性心肌病。

心肌炎是指各种原因引起的心肌炎症，伴心肌细胞变性坏死，炎症可累及心肌细胞、间质及血管、心瓣膜、心包，甚至整个心脏。包括病毒性心肌炎、细菌性心肌炎、孤立性心肌炎、免疫反应性心肌炎 4 种，但以病毒性和细菌性心肌炎最常见。

心包炎指脏、壁层心外膜发生的炎症反应，可有病原微生物和毒性代谢产物引起。原发性者主要是病毒性心肌炎合并心包炎，心包炎可分为急性和慢性 2 种。急性心包炎常为急性渗出性炎症，慢性心包炎多是由急性心包炎转变而来。

第四节　呼吸系统疾病

一、上呼吸道炎症性疾病

1. 鼻炎及鼻窦炎　鼻炎是鼻的常见疾病，有急性鼻炎和慢性鼻炎 2 种类型。急性鼻炎根据病因又可分为急性病毒性鼻炎和过敏性鼻炎。前者多是由各种呼吸道病毒引起，最常见的是鼻病毒。过敏性鼻炎属于Ⅰ型超敏反应，最常见的是吸入花粉及草类、谷类和某些树木的粉尘等引起。慢性鼻炎分为慢性单纯性鼻炎、慢性肥厚性鼻炎、慢性萎缩性鼻炎和特异性鼻炎。

鼻窦炎是较常见的疾病，以上颌窦炎的发病率最高，多由鼻源性细菌感染引起。当鼻窦炎病变严重时，可扩散并侵犯邻近组织，引起骨髓炎、眼眶蜂窝织炎、软脑膜炎和脑脓肿等，甚至导致败血症。

2. 咽炎及喉炎　咽炎是咽部黏膜及淋巴组织的炎症，急性咽炎常为上呼吸道感染的一部分，多由柯萨奇病毒、腺病毒和副流感病毒引起。病变可表现为单纯性咽炎和急性化脓性咽炎。慢性咽炎是由急性咽炎迁延不愈、反复发作引起，也可由长期吸烟或吸入有害气体引起，包括慢性单纯性咽炎、慢性肥厚性咽炎和慢性萎缩性咽炎。

喉炎可分为急性喉炎和慢性喉炎。急性喉炎大多由病毒和细菌感染引起，常继发于感冒之后，病变因病原体的不同而有所差异。另外，某些理化因素等也可引起急性喉炎。慢性喉炎可有急性喉炎迁延而来，也可由吸烟、粉尘吸入，用声过度或发音不当及鼻炎慢性炎症等长期慢性刺激而引起。患者主要症状为声嘶，咽部干燥，发音时喉痛，时有痉挛性咳嗽。

3. 鼻咽癌　是鼻部上皮组织发生的恶性肿瘤。临床表现为涕中带血、鼻出血、鼻塞、耳鸣、听力减退、头痛、复视，颈部肿块等症状。其致病原因至今仍不清楚，但研究发现与某些因素有关，如 EB 病毒感染，环境致癌物质和遗传因素。鼻咽癌的病理变化常见于鼻咽顶部，其次为侧壁和咽隐窝，前壁最少见，有时可多发。鼻咽癌可呈结节型、菜花型、黏膜下浸润型、溃疡型 4 种形态，其中以结节型最常见。鼻咽癌绝大多数起源于鼻咽黏膜柱状上皮的储备细胞，组织学类型可分为角化性鳞状细胞癌、非角化性癌和基底样鳞状细胞癌，扩散的途径主要有直接蔓延、淋巴道转移和血道转移。

4. 喉癌　是来源于喉黏膜上皮组织的恶性肿瘤，其发生与吸烟、酗酒、长期吸入有害物质及乳头状瘤病毒感染等因素有关。喉癌中以声带癌最多见，组织学上喉癌以鳞状细胞癌最常见，依其发展程度可分为原位癌、早期浸润癌和浸润癌 3 种类型。喉癌多经淋巴道转移至颈部淋巴结，血道转移较少见。

二、肺部疾病

1. 急性支气管炎　是呼吸道常见的疾病，常在寒冷季节继上呼吸道感染后发生。气管和支气管的病变相同，且两者常常联合发生。肉眼可见黏膜红肿，表面黏附白色或淡黄色黏性分泌物，重症病例可出现黏膜坏死和溃疡形成。根据病变特点可形成急性卡他性气管支气管炎、急性化脓性气管支气管炎和急性溃疡性气管支气管炎。特殊类型的气管支气管炎见于白喉时的假膜性炎和麻疹时的巨细胞支气管炎。

2. 慢性支气管炎 是指气管、支气管黏膜及其周围组织的慢性非特异性炎症。临床上以反复发作的咳嗽、咳痰或伴有喘鸣音为特征。上述临床症状每年持续 3 个月，连续发生 2 年以上，即可诊断为慢性支气管炎。慢性支气管炎往往是多种因素长期综合作用的结果，包括呼吸道感染、大气污染、气候变化、过敏因素等均为常见的外源性因素；机体的抵抗力下降，尤其是呼吸道局部防御功能受损是本病发生的重要内在因素，综合评价病因以外源性因素为主。慢性支气管炎不断发展，可并发肺气肿，进而发展为慢性肺源性心脏病。

3. 肺炎 主要是肺的急性渗出性炎症，是呼吸系统常见病和多发病。根据病变累及的部位和范围将肺炎分为大叶性肺炎、小叶性肺炎和间质性肺炎；根据病因分为细菌性、病毒性、支原体性、真菌性、及寄生虫性引起的肺炎等；根据病变性质可分为浆液性、纤维素性、化脓性、干酪性和肉芽肿性肺炎等，以细菌性肺炎为主。

4. 肺尘埃沉着症 简称尘肺，是因长期吸入有害粉尘并沉积于肺，引起以肺广泛性纤维化为主要病变的肺疾病。本病伴有肺功能损害，为职业性肺疾病。常见的有肺硅沉着症和肺石棉沉着症。前者简称硅肺，是由吸入大量的游离二氧化硅粉尘引起。根据肺内硅结节的数量、分布范围和直径大小及肺纤维化程度，将硅肺分为 3 期：Ⅰ期硅肺、Ⅱ期硅肺和Ⅲ期硅肺。硅肺患者可并发肺结核病、肺源性心脏病、肺部感染、肺气肿和自发性气胸。肺石棉沉着症也称石棉肺，是因长期吸入石棉粉尘而引起的以肺间质纤维化为主要病变的职业性尘肺。其致病原因是吸入的大量石棉纤维沉积于呼吸细支气管和肺泡壁所致。并发症包括恶性肿瘤和肺结核及肺心病。

5. 肺癌 致病原因可分为吸烟、大气污染、职业因素和分子遗传学改变 4 种。绝大多数肺癌起源于支气管黏膜上皮，故肺癌实为支气管癌。根据肺癌的发生部位可将其分为中央型、周边型和弥漫型 3 种类型，以中央型最多见。肺癌可分为多种类型，如小细胞癌、鳞状细胞癌、腺癌、大细胞癌、腺鳞癌等类型，每种类型中又包括了多种亚型。肺癌的扩散途径有直接扩散和转移 2 种类型。肺癌的临床症状因其发生部位、肿瘤大小、浸润转移范围而异。早期多无症状，以后常有咳嗽、咳痰带血、胸痛等。

三、胸 膜 疾 病

1. 胸膜炎 最常见的原因是肺的炎症性疾病蔓延至胸膜，按原因可分为感染性胸膜炎和非感染性胸膜炎。胸膜炎大多表现为渗出性炎症，根据渗出物的性质可分为浆液性胸膜炎（主要表现为多量的淡黄色浆液）、纤维素性胸膜炎（渗出物多为纤维素，伴有不等量的中性粒细胞浸润）及化脓性胸膜炎（常继发于化脓性细菌引起的肺炎、肺脓肿）。

2. 胸腔积液 由胸膜炎症时渗出的液体聚集而成，也可由非炎症性疾病时胸膜的漏出液引起。胸腔积液的细胞学诊断常有助于诊断病因，如血性胸水中检出瘤细胞，结合临床症状，有助于确定恶性肿瘤的诊断。

3. 胸膜间皮瘤 原发于胸膜间皮的肿瘤，系由被覆胸膜的间皮细胞发生。根据肿瘤的性质可将间皮瘤分为良性和恶性 2 类。前者常呈局限性生长，此瘤生长缓慢，易于手术切除，复发少。恶性胸膜间皮瘤多见于老年人，已证明其发病与吸入石棉粉尘密切相关。典型的病例表现为气急、胸痛和胸腔积液，胸腔积液常为血性。

第五节　消化系统疾病

一、食管疾病

1. 食管炎　食管炎症大致可分为急性和慢性食管炎。急性食管炎较少见，由细菌、病毒、真菌等多种病原微生物引起，常继发于严重的全身性感染、恶性肿瘤等，病变处可见食管黏膜充血、水肿、糜烂和溃疡，伴有不同程度的中性粒细胞浸润。慢性食管炎多由急性食管炎迁延而来，病变处黏膜鳞状上皮增生，可伴有不同程度的不典型增生，若伴有纤维化可导致食管狭窄。

反流性食管炎是一种特殊类型的慢性食管炎，是由于胃和（或）十二指肠液及胆汁反流入食管，刺激食管黏膜引起的损伤。Barrett 食管是指食管远端黏膜的鳞状上皮被化生的腺上皮所替代的现象，长期的胃食管反流是其主要原因。目前认为 Barrett 食管是一种癌前病变，化生的腺上皮可转化为腺癌。

2. 食管狭窄与扩张　食管狭窄可分为先天性和后天性。在狭窄部位的上方常伴有食管的扩张和肥厚。后天性狭窄有多种原因，如食管黏膜上皮因炎症破坏或化学药品腐蚀，修复后形成瘢痕性狭窄等。食管扩张可分为原发性和继发性 2 种。前者又包括广泛性扩张和局限性扩张。广泛性扩张是由食管神经肌肉功能障碍引起全段食管扩张引起。继发性扩张是发生在食管狭窄部上方的扩张。

3. 食管癌　食管黏膜上皮和腺体发生的恶性肿瘤，病因不明，但环境、饮食和病毒感染均可能是重要的相关因素。食管癌以食管中段最常见，可分为早期和中晚期癌 2 类。早期癌病变较局限，多为原位癌或黏膜内癌。有隐伏型、糜烂型、斑块型和乳头型。中、晚期癌又称进展期癌，已出现明显的症状，可分为 4 型：髓质型、蕈伞型、溃疡型和缩窄型。食管癌的扩散和转移主要有直接蔓延、淋巴道转移和血道转移。早期的食管癌症状不明显，仅表现为咽下哽噎感，食物滞留感或异物感等，易被忽视；中晚期癌则会出现进行性吞咽困难，食物反流，也可累及周围组织、器官而出现相应的症状。

二、胃部疾病

1. 胃炎　胃黏膜保护屏障受到破坏而导致的炎症性病变，分为急性和慢性两类。急性胃炎以中性粒细胞浸润为主要特征，慢性胃炎则以淋巴细胞、浆细胞浸润为主。急性胃炎病因多但较明确，但也有病因不明的，如特发性胃炎。按照病因和病变可分为急性刺激性胃炎，急性出血性胃炎，急性腐蚀性胃炎和急性感染性胃炎。慢性胃炎的致病因素有很多，主要为幽门螺杆菌感染、自身免疫损伤、十二指肠液反流和慢性刺激。根据慢性胃炎的病理类型和病变可将其分为慢性表浅性胃炎、慢性萎缩性胃炎、肥厚性胃炎和特殊类型胃炎。

2. 消化性溃疡　指胃和十二指肠自身消化所引起的慢性溃疡，多见于青少年，十二指肠溃疡较胃溃疡多见。其发病机制目前不明确，但认为主要和胃液的消化作用，幽门螺杆菌感染和神经内分泌失调所致的胃黏膜自身屏障破坏有关。消化性溃疡的结局和并发症包括愈合、出血、穿孔、幽门狭窄和癌变，其中以出血多见。临床上出现剧烈疼痛常提示发生穿孔，胃溃疡表现为进食后痛，十二指肠溃疡多为空腹痛。

3. 胃癌 致病因素目前认为有幽门螺杆菌、环境因素和饮食因素。胃癌好发于胃窦部，依据癌组织侵犯的深度，可分为早期胃癌和进展期胃癌。进展期胃癌的组织学类型分为乳头状腺癌，高、中、低分化的管状腺癌、黏液腺癌等。胃癌的扩散途径有直接扩散、淋巴道转移、血道转移和种植性转移。在临床症状上，早期胃癌多无明显症状，进展期胃癌可出现食欲不振、消瘦、无力、贫血等。肿瘤侵及血管引起大便潜血、呕血或便血。扩散或转移可引起如腹水、黄疸等相应症状。

三、肠 部 疾 病

1. 阑尾炎 临床表现为转移性右下腹痛、体温升高、呕吐和右下腹麦氏点有固定而明显的压痛，外周血中性粒细胞数量增多。阑尾炎发病的主要原因是细菌感染和阑尾腔的阻塞。急性阑尾炎主要有 3 种类型：急性单纯性阑尾炎、急性蜂窝织性阑尾炎和急性坏疽性阑尾炎。慢性阑尾炎多为急性阑尾炎迁延而来，但也有开始即成慢性感染的病理。急性阑尾炎和慢性阑尾炎经外科治疗效果良好，少数可出现并发症，最常见的并发症为阑尾穿孔引起的腹膜炎和阑尾周围脓肿。

2. 非特异性肠炎 病因大多不明，在病理学上无特异性变化。①局限性肠炎，是一种侵犯消化道的全身性疾病。本病呈慢性经过，治疗后可缓解，易复发；②慢性溃疡性结肠炎，可累及结肠各段，多认为本病是一种自身免疫病。本病可合并肠癌，癌变率取决于病程长短和病变范围；③急性出血性坏死性肠炎，是一种以小肠急性出血性坏死炎症为主要病变的儿科急症，可引起休克死亡；④菌群失调性肠炎，又名抗生素性肠炎，多因长期使用广谱抗生造成肠道菌群失调所致。

3. 大肠癌 大肠癌的发生是环境因素和遗传因素共同作用的结果，大肠癌从分子遗传学角度可分为遗传性和非遗传性两大类。前者又可分为家族性腺瘤性息肉病和遗传性非息肉性大肠癌。非遗传性大肠癌与环境因素的关系密切相关。大肠癌的好发部位是直肠，有早期大肠癌和进展期大肠癌之分。大肠癌可因局部扩散、淋巴道转移、血道转移和种植性转移而发生扩散和转移。大肠癌的早期同样也没有明显的临床症状，随肿瘤增大而出现各种不同的症状，以便血最多见。

四、肝 部 疾 病

1. 病毒性肝炎 病毒性肝炎是一组由肝炎病毒引起的以肝细胞变性、坏死和凋亡为主要病变的传染病。涉及的病毒有甲、乙、丙、丁、戊型肝炎病毒，庚型肝炎病毒尚未充分证明能引起肝炎。各类型肝炎病毒致病的机制不尽相同，但它们的病变基本相同，都是以细胞的变性、坏死和凋亡为主，同时伴有不同程度的炎细胞浸润、肝细胞再生和纤维组织增生。

病毒性肝炎从临床病理角度分为普通型和重型两大类。普通型中又分为急性黄疸型、急性无黄疸型、慢性轻度/中度/重度肝炎。重型肝炎分为急性重型肝炎和亚急性重型肝炎。这些肝炎分类中，以急性普通性肝炎和重型病毒性肝炎的临床病理最为重要。

2. 酒精性肝炎 为慢性酒精中毒的主要表现之一。发病机制有多种，如 NADH/ NAD^+ 值增高、乙醛和自由基的损害作用、刺激贮脂细胞产生胶原、乙醇的肝损害作用等。慢性肝损伤主要引起酒精性脂肪肝、酒精性肝炎和酒精性肝硬化三种损伤。

3. 肝硬化 肝细胞弥漫性变性坏死，继而出现纤维组织增生和肝细胞结节状再生，这三种病变反复交错进行，导致肝小叶结构和血液循环途径逐渐被改建，使肝变小、变硬、变形引发门脉高压症和肝功能障碍。假小叶的形成是诊断肝硬化的依据。门脉性肝硬化在临床上与门脉高压症和肝功能不全相联系。坏死后性肝硬化是在肝实质发生大片坏死的基础上形成的，此型肝硬化的癌变率较高。胆汁性肝硬化是因胆道阻塞，胆汁淤积而引起的肝硬化，较少见，分为继发性和原发性 2 类。此外还有其他类型的肝硬化如淤血性肝硬化、色素性肝硬化等。

4. 肝癌 由肝细胞或肝内胆管上皮细胞发生的恶性肿瘤。研究发现，病毒性肝炎、肝硬化、真菌及其毒素和亚硝胺类化合物与肝癌的发生有关。其分型有巨块型、多结节型和弥漫型（图 12-5）。肝癌的转移首先在肝内蔓延和沿门静脉分支转移，肝外转移主要通过淋巴道转移至肝门淋巴结、上腹部淋巴结和腹膜后淋巴结。肝癌患者以进行性消瘦、肝区疼痛、肝迅速增大、黄疸及腹水等为主要临床表现。患者多因肝昏迷，消化道或腹腔内大出血及合并感染而死亡。

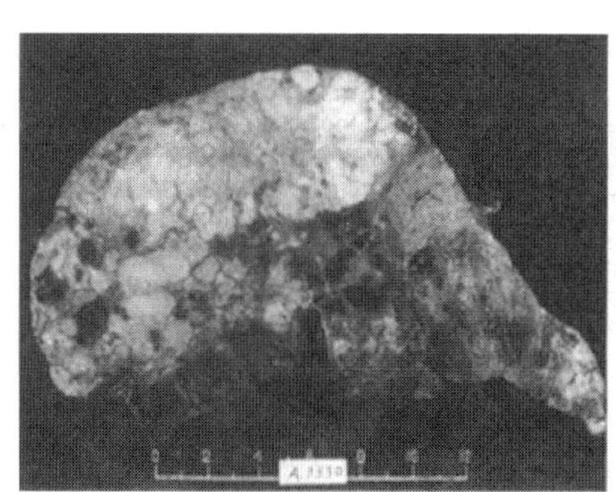
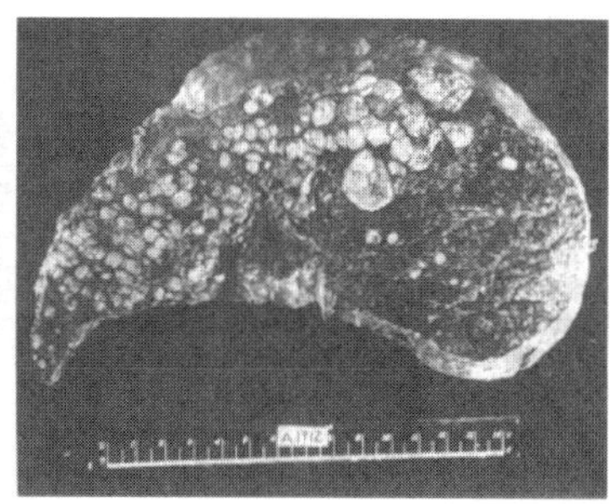
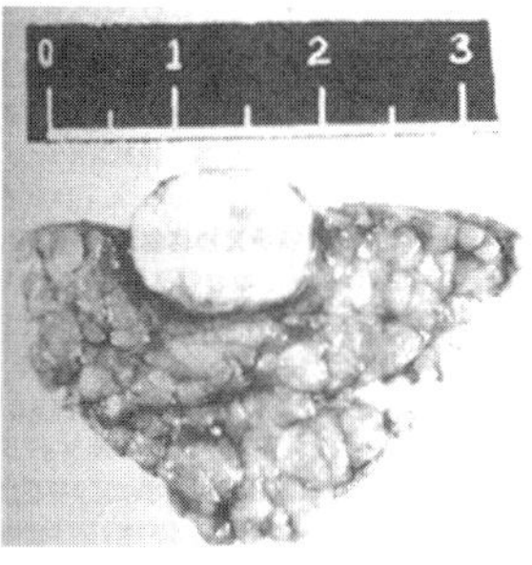

图 12-5 原发性肝癌（左：块状型；中：结节型；右：弥散型）

五、胆、胰疾病

1. 胆囊炎 多由细菌引起，且多由胆汁淤滞作为发病的基础，主要的感染菌是大肠杆菌。若累及胆管者称为胆管炎。急性胆管炎和胆囊炎的黏膜充血水肿，上皮细胞变性、坏死脱落，管壁内有不同程度的中性粒细胞浸润。慢性胆管炎和胆囊炎多由急性者反复发作迁延所致。此时胆管和胆囊黏膜多发生萎缩，各层组织中均有淋巴细胞、单核细胞的明显浸润和纤维化。

2. 胆结石 发生于各级胆管内的结石。其发病机制涵盖胆汁理化性状的改变、胆汁淤滞和感染。胆石的种类多种多样，有色素性胆石、胆固醇性胆石和混合性胆石。

3. 胰腺癌 为胰腺外分泌腺体发生的恶性肿瘤，较少见。胰腺癌可发生于胰腺的头、体、尾部或累及整个胰腺，但以胰头部最多。胰腺癌可分为腺癌、未分化癌和鳞状细胞癌。

第六节 淋巴免疫系统疾病

一、淋巴结良性增生

淋巴结良性增生包括 2 种：淋巴结反应性增生和淋巴结的特殊感染。淋巴结反应性增生是淋巴结最常见的良性增生，一般发生在炎症的引流淋巴结。病变的淋巴结肉眼观一般为轻度肿大，组织学表现为淋巴滤泡增生、副皮质区增生、窦组织细胞增生 3 种模式及以上 3 种模式的混合存在。淋巴结的特殊感染有淋巴结结核和淋巴结真菌感染，是由特殊的病原微生物引起、有特殊的病理改变、经特殊染色在病变组织、分泌物或体液中可找到相关的病原微生物，且需特殊的药物治疗。

二、淋巴组织肿瘤

淋巴结肿瘤是原发于淋巴结和结外淋巴组织等处的恶性肿瘤。根据瘤细胞的形态、免疫表型和分子生物学特点，可将淋巴样肿瘤分为两大类，即霍奇金淋巴瘤和非霍奇金淋巴瘤，后者包括前体 B 和 T 细胞肿瘤、成熟（外周）B 细胞肿瘤、成熟（外周）T 细胞和 NK 细胞肿瘤。非霍奇金淋巴瘤的 2/3 发于淋巴结，其诊断依赖于对病变的淋巴结或相关组织活检。霍奇金淋巴瘤（HL）具有典型的特点，如通常累及淋巴结，以儿童和青少年多见，肿瘤细胞（R-S 细胞核、H/R-S 细胞）数量少，并散在分布与炎性细胞之中等。HL 有由以结节性淋巴细胞为主型 HL 和经典型 HL。

三、髓 系 肿 瘤

髓系肿瘤来源于多能髓细胞样干细胞的克隆性增生，可以向粒细胞、单核细胞、红细胞和巨核细胞系统分化。髓样肿瘤主要有三大类：急性粒细胞白血病、慢性髓性增生性白血病和骨髓异常增生综合征。

四、自身免疫性疾病

自身免疫性疾病是指由机体自身产生的抗体或致敏淋巴细胞破坏，损伤自身的组织和细胞成分，导致组织损害和器官动能障碍的原发性免疫性缺陷病。免疫耐受的终止和破坏是自身免疫病发生的根本机制，确切的原因尚未完全阐明。但发现与下列因素有关：免疫耐受、遗传因素和微生物因素。自身免疫性疾病可分为器官或细胞特异性和系统性自身免疫性疾病 2 种类型，前者的病理损害和功能障碍仅限于抗体或致敏淋巴细胞所针对的某一器官或某一类细胞。后者的自身抗原为多器官、组织的共有成分。常见的系统性自身免疫性疾病有系统性红斑狼疮、类风湿关节炎、口眼干燥综合征、炎性肌病和系统性硬化。

五、免疫缺陷症

免疫缺陷症是一组由于免疫系统发育不全或遭受损害所致的免疫功能缺陷引发的疾

病，包括原发性免疫缺陷病和继发性免疫缺陷病。原发性免疫缺陷病按免疫缺陷性质的不同，可分为体液免疫缺陷为主、细胞免疫缺陷为主及两者兼有的联合性免疫缺陷三大类。继发性免疫缺陷病较为常见，它可因机会性感染引起严重后果，这之中的获得性免疫缺陷综合征（AIDS）因其发病率日增和死亡率极高而最重要。

六、器官和骨髓移植

在同种异体细胞、组织和器官移植时，受者的免疫系统常对移植物产生移植排斥反应，供者和受者的 HLA 差异程度决定了排斥反应的轻重。实体器官移植排斥反应按其形态变化及发病机制的不同，可分为超急性排斥反应、急性排斥反应和慢性排斥反应。急性排斥反应较常见。骨髓移植可纠正受者造血系统及免疫系统不可逆的严重疾病，它所面临的 2 个主要问题是移植物抗宿主病（GVHD）和移植排斥反应。GVHD 可发生于具有免疫活性细胞或其前体细胞的骨髓，可分为急性和慢性 2 种。

第七节　泌尿、生殖系统疾病

一、肾 脏 疾 病

（一）肾小球疾病

肾小球疾病也称肾小球肾炎，是以肾小球损害为主的一组疾病。主要临床表现为蛋白尿、血尿、水肿和高血压等症状。肾小球疾病可分为原发性或继发性，原发性肾小球疾病指原发于肾的独立性疾病，多数类型是抗原-抗体反应引起的免疫性疾病。继发性肾小球疾病的肾病变或继发于其他疾病或作为全身性疾病的一部分。

研究表明，大部分肾小球疾病是Ⅲ型变态反应或免疫复合物沉积性变态反应引起。如循环免疫复合物沉积、原位免疫复合物形成、细胞免疫在肾小球肾炎发生中的作用和肾小球发生中的炎症介质。肾小球肾炎在临床上有 8 个综合征，比较重要的是肾病综合征。其临床表现为大量蛋白尿、低蛋白血症、高度水肿和高脂血症。

原发性肾小球疾病有很多种：①轻微肾小球病变；②局灶性节段性肾小球硬化；③膜性肾小球肾炎；④系膜增生性肾小球肾炎；⑤毛细血管内增生性肾小球肾炎；⑥膜增生性肾小球肾炎；⑦新月体性肾小球肾炎；⑧IgA 肾病；⑨硬化性肾小球肾炎。

（二）肾小管-间质性肾炎

1. 急性肾小管坏死　急性肾缺血或中毒引起的肾小管上皮细胞广泛性坏死，最常见的原因是急性肾循环衰竭，是引起急性肾功能不全的原因之一。

2. 急性肾盂肾炎　化脓菌感染引起的肾盂、肾间质和肾小管的急性化脓性炎症，多见女性。主要是由革兰阴性菌引发，大肠杆菌最多见，由血源性感染和上行性感染 2 种途径。

3. 肾小管间质性肾炎　是一组病因不同、但具有共同形态改变和临床特征的疾病。有急性肾小球间质性肾炎和慢性肾小球间质性肾炎之分。

（三）肾脏肿瘤

1. 肾细胞癌　多以无症状血尿为始发症状，渐出现腰痛能触及肿物。肾细胞癌来源于肾小管上皮细胞，在光镜下它有 3 种类型：透明细胞癌、乳头状癌和嫌色细胞癌。

2. 肾母细胞瘤　来源于肾胚基，是典型的胎儿型肿瘤。根据肿瘤所含成分的不同，可分为 3 型，未分化癌肾母细胞占优势的肾母细胞型；肾小球和肾小管样结构占优势的上皮型；横纹肌等间叶组织占优势的间叶型。

3. 尿路上皮肿瘤　发生于肾盂、输尿管、膀胱黏膜上皮和尿道的部分上皮的肿瘤。遗传学上可将其分为遗传稳定型，包括低级别非浸润性乳头状尿路上皮肿瘤；遗传不稳定型，包括高级别非浸润性尿路上皮乳头状肿瘤和浸润癌。

二、子 宫 疾 病

1. 子宫颈疾病　包括慢性子宫颈炎、子宫颈上皮内肿瘤和子宫颈癌。①慢性子宫颈炎常由链球菌、肠球菌、大肠杆菌和葡萄球菌引起，临床表现以白带增多为主。临床上常见的子宫颈糜烂，实际上是子宫颈损伤的鳞状上皮被子宫颈管黏膜柱状上皮增生下移取代，并非真性糜烂；②子宫颈上皮内肿瘤属于癌前病变，子宫颈上皮细胞呈现不同程度的异质性。子宫颈非典型性增生的确诊仍依赖于脱落细胞学和组织病理学检查；③子宫颈癌肉眼观分为 4 型：糜烂型、外生菜花型、内生浸润型和溃疡型。在镜下可见大量的鳞状细胞，而子宫颈鳞状细胞癌按其进展过程，可分为早期浸润癌和浸润癌。在子宫腺癌中则有高分化、中分化和低分化 3 型，可通过直接蔓延、淋巴道转移和血道转移扩散。临床上依据子宫颈癌的累及范围分为了 0 期、Ⅰ期、Ⅱ期、Ⅲ期和Ⅳ期。对于已婚的妇女，定期做子宫颈脱落细胞学检查，是发现早期子宫颈癌的有效措施。

2. 子宫体疾病　包括子宫内膜异位症、子宫内膜增生症和子宫肿瘤。①子宫内膜异位症是指子宫内膜腺体和间质出现在子宫内膜以外的部位。病因目前不明，病理变化上受卵巢分泌激素的影响，异位子宫内膜产生周期性反复出血。由于出血可机化，所以和周围器官发生纤维性粘连；②子宫内膜增生症是由于内源性或外源性雌激素增高引起的子宫内膜腺体或间质增生，临床主要表现为功能性子宫出血。分为单纯性增生、复杂性增生和非典型增生；③子宫内膜癌是由子宫内膜上皮细胞发生的恶性肿瘤，病因不明。分为弥漫型（图 12-6）和局限型。子宫平滑肌瘤有一定的遗传倾向，雌激素可促进其生长，多数肿瘤仅发生于平滑肌肌层。镜下肿瘤与周围正常平滑肌界限清楚。该病手术切除后具有高复发性。

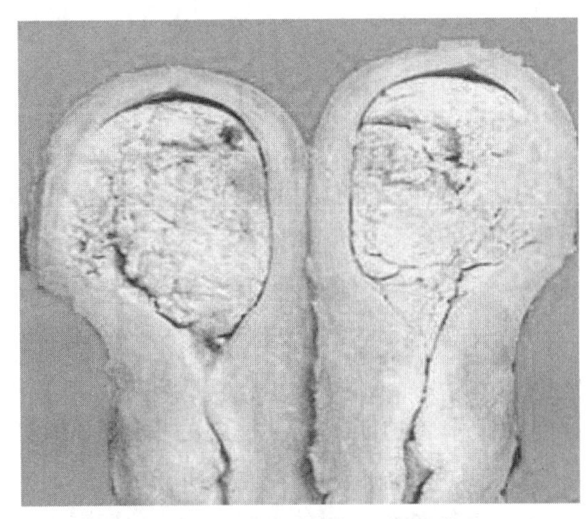

图 12-6　子宫内膜癌（弥漫型）

3. 滋养层细胞疾病　滋养层细胞疾病包括葡萄胎、侵蚀性葡萄胎、绒毛膜癌、胎盘部位滋养细胞肿瘤等。①葡萄胎是胎盘绒毛的一种良性病变，发病具有地域性差别。

完全性葡萄胎均为男性遗传起源，由于缺乏卵细胞染色体，故胚胎不能发育。病变仅局限于子宫腔内，并不侵入肌层；②侵蚀性葡萄胎是介于葡萄胎和绒毛膜上皮癌之间的交界性肿瘤，其与良性葡萄胎的最主要区别是水泡状绒毛侵入子宫肌层内形成紫蓝色出血坏死结节，甚至经血管栓塞阴道、肺、脑等远方器官。镜下可见其滋养层细胞增生程度和异型性比良性葡萄胎显著；③绒毛膜癌是滋养层细胞的高度恶性肿瘤，癌结节可呈单个或多个而存在于子宫的不同部位。镜下癌细胞的异型性明显，核分裂象易见。绒毛膜癌侵袭破坏血管能力很强，血道转移是它的主要特点，出现在不同部位的转移灶可引起相应的疾病。

三、其 他 疾 病

1. 卵巢肿瘤 卵巢肿瘤种类繁多，依据其组织发生可分为上皮性肿瘤、生殖细胞肿瘤和性索间质肿瘤。①卵巢上皮性肿瘤最为常见，大致有良性、交界性和恶性 3 种之分。绝大多数上皮肿瘤来源于卵巢的表皮细胞，依据上皮的类型可将卵巢上皮肿瘤分为浆液性、黏液性和子宫内膜样 3 种，其中又以浆液性最多见；②卵巢生殖细胞肿瘤，根据原始生殖细胞分化的不同方向有畸胎瘤、无性细胞瘤、胚胎性癌和卵黄囊瘤；③卵巢性索间质肿瘤，起源于原始性腺中的性索和间质组织，在女性中称为颗粒细胞，男性中称为支持细胞和间质细胞。因此，其可以分为颗粒细胞瘤、卵泡膜细胞瘤和支持-间质细胞瘤。

2. 前列腺疾病 前列腺增生的发生和雄激素有关，其增生的主要成分是纤维、平滑肌和腺体。前列腺增生多发生在前列腺的中央群和移行区，发展严重者可导致肾衰竭，但一般认为，前列腺增生极少发生恶变。

前列腺癌是源自前列腺上皮的恶性肿瘤，多数为分化较好的腺癌。前列腺发生局部浸润和远方转移的比例不超过 20%，经血道转移到骨。

3. 睾丸和阴茎肿瘤 睾丸肿瘤比较少见。阴茎鳞状细胞癌是起源于阴茎鳞状上皮的恶性肿瘤，通常发生在阴茎龟头或包皮内接近冠状沟的区域，早期肿瘤可转移至腹股沟和髂淋巴结，除非到晚期，广泛播散极其少见。疣状癌是发生在男女性外阴黏膜的高分化鳞癌，低度恶性，仅在局部浸润，很少发生转移。

第八节 内分泌系统疾病

一、垂 体 疾 病

1. 下丘脑及垂体后叶疾病 下丘脑-垂体后叶轴的功能性或器质性病变，均可引起其内分泌功能异常而出现各种综合征，如因抗利尿激素缺乏或减少而出现的尿崩症；中枢神经系统疾病或遗传异常而使下丘脑-垂体过早分泌释放促性腺激素所致的性早熟等。

2. 垂体前叶功能亢进与低下 垂体前叶功能亢进是由于前叶的某一种或多种激素分泌增加所致，一般由前叶功能性肿瘤引起；而任何原因造成垂体前叶 75%以上组织的破坏都能引起垂体功能低下。常见的垂体前叶功能性疾病有垂体性巨人症及肢端肥大症、催乳素过高血症、垂体性侏儒症、Simmond 综合征和 Sheehan 综合征。

3. 垂体肿瘤 垂体部位发生的肿瘤较多，常见的有垂体腺瘤、垂体腺癌、颅咽管瘤等。

垂体腺瘤是来源于垂体前叶上皮细胞的良性肿瘤，在垂体肿瘤中最为常见。

二、甲状腺疾病

（一）弥漫性毒性与非毒性甲状腺肿

1. 弥漫性毒性甲状腺肿 指血中甲状腺素过多，作用于全身各组织引起的临床综合征，临床上统称为甲状腺功能亢进症，简称“甲亢”。临床主要表现是甲状腺肿大、基础代谢率和神经兴奋性增高，T_3、T_4 高，吸碘率高。一般认为，该病的发生是一种自身免疫病，并与遗传因素和精神创伤有关(图 12-7)。

2. 弥漫性非毒性甲状腺肿 亦称为单纯性甲状腺肿，是由于缺碘使甲状腺素分泌不足，促甲状腺激素分泌增多，甲状腺滤泡上皮增生，滤泡内胶质堆积而使甲状腺肿大。根据其发生、发展过程和病变特点，可分为增生期、胶质贮积期和结节期；病因多方面：缺碘、致甲状腺肿因子作用、高碘、遗传和免疫等。

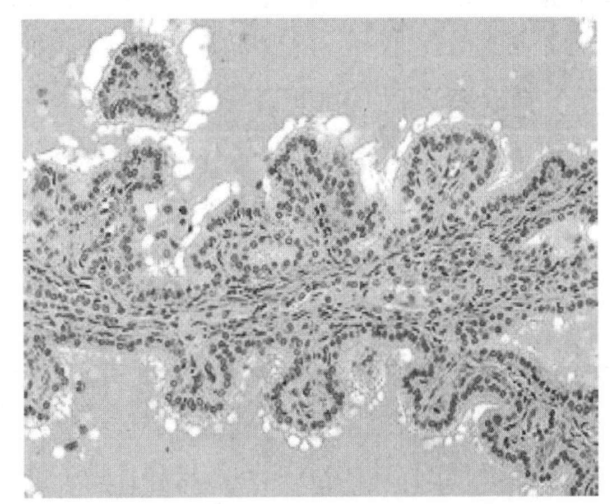

图 12-7 弥漫性毒性甲状腺肿

滤泡腔内有上皮细胞的吸收空泡，间质淋巴组织增生

（二）甲状腺功能低下

1. 甲状腺功能低下 是由于甲状腺素合成和释放减少或缺乏而出现的综合征。根据年龄不同可表现为克汀病或黏液水肿。克汀病又称呆小症，其表现为生长发育障碍；黏液水肿是组织间质内出现大量类黏液积聚。

2. 甲状腺功能低下的主要原因 有：①甲状腺肿瘤、炎症、外伤、放射等实质性损伤；②甲状腺发育异常；③缺碘、药物及先天或后天性甲状腺素合成障碍；④自身免疫性疾病；⑤垂体或下丘脑病变。

（三）甲状腺炎和甲状腺肿瘤

1. 甲状腺炎 分为急性、亚急性和慢性 3 种。急性甲状腺炎是由细菌感染引起的化脓性炎症。亚急性甲状腺炎一般是与病毒感染有关的巨细胞性或肉芽肿性炎症。慢性淋巴细胞性甲状腺炎是一种自身免疫性病，常为甲状腺无毒性弥漫性肿大，患者体内出现多种自身抗体。

2. 甲状腺腺瘤 是甲状腺滤泡上皮发生的一种常见的良性肿瘤，中青年女性多见。根据其形态学特点可分为：单纯型瘤腺瘤、胶样型腺瘤、胎儿型腺瘤、胚胎型腺瘤、嗜酸细胞型腺瘤和非典型腺瘤。

3. 甲状腺癌 是一种较常见恶性肿瘤。各类型的甲状腺癌生长规律有很大差异，有的生长缓慢似腺瘤；有的原发灶很小，而转移灶较大，有的短期内生长很快，浸润周围组织引起临床症状。主要组织学类型有乳头状癌、滤泡癌、髓样癌和未分化癌。乳头状癌是最常见的类型。

三、肾上腺疾病

（一）肾上腺皮质功能亢进

肾上腺分泌三大类激素，即盐皮质激素、糖皮质激素和肾上腺雄激素或雌激素。由于这些激素中一种或多种分泌过多导致的临床疾病，主要有 Cushing 综合征和醛固酮增多症。

Cushing 综合征是由于长期分泌过多的糖皮质激素，促进蛋白质异化、脂肪沉积所导致。病因有垂体性、肾上腺性、异位性和医源性。醛固酮增多症分为原发性和继发性 2 种。前者多是由功能性肾上腺肿瘤引起，少数为肾皮质增生所致；后者指由各类疾病引起的肾素-血管紧张素分泌过多，刺激球状带细胞增生而引起继发性醛固酮分泌增多的疾病。

（二）肾上腺皮质功能低下

肾上腺皮质功能低下分为急性和慢性 2 类。急性肾上腺皮质功能低下主要原因是皮质大片出血或坏死、血栓形成或栓塞、重症感染或应急反应及长期使用皮质激素治疗后突然停药。慢性肾上腺功能低下，主要由于双肾上腺结核和特发性肾上腺萎缩引起。

（三）肾上腺肿瘤

1. 肾上腺皮质腺瘤　是肾上腺皮质细胞发生的一种良性肿瘤，分为无功能性和功能性 2 种。肿瘤一般较小，由大量富含脂质的透明细胞构成。大多数皮质腺瘤是非功能性的，少数为功能性的，可引起醛固酮增多症或 Cushing 综合征。

2. 肾上腺皮质腺癌　多为功能性的，易发生局部浸润和转移。功能性和无功能性肾上腺皮质肿瘤的鉴别主要依靠临床表现、生化和激素测定。

3. 肾上腺髓质肿瘤　来自神经嵴，可发生神经母细胞瘤、神经节细胞瘤和嗜铬细胞瘤。临床上嗜铬细胞瘤与病理联系最为密切，免疫组化检验嗜铬蛋白 A 和神经微丝有助于嗜铬细胞瘤的诊断。

四、胰 岛 疾 病

1. 糖尿病　是一种体内胰岛素相对或绝对不足或靶细胞对胰岛素敏感性降低，或胰岛素本身存在结构上的缺陷而引起的糖类、脂肪和蛋白质代谢紊乱的一种慢性疾病，其主要特点是高血糖、糖尿。临床上表现为多饮、多食、多尿和体重减轻。一般分为原发性糖尿病和继发性糖尿病，而原发性糖尿病又分为胰岛素依赖型糖尿病（IDDM）和非胰岛素依赖型糖尿病（NIDDM）2 种。继发性糖尿病指已知原因造成胰岛分泌功能不足所致的糖尿病，其病理变化涉及多个组织器官，导致胰岛病变、血管病变、肾病变、视网膜病变和神经系统病变和其他组织或器官病变。

2. 胰岛细胞瘤　好发部位是胰尾、体、头部。肿瘤多为单个，可大可小，境界清楚。胰岛细胞瘤在 HE 染色切片上不能区别细胞种类，常需特殊染色、电镜及免疫组化学加以鉴别。

第九节 神经系统疾病

一、中枢神经系统疾病常见并发症

1. 颅内压升高及脑疝的形成 颅内压升高是指侧卧位时脑脊液压持续超过 2kPa，它是由于颅内内容物的容积增加，超过了颅腔所能代偿的极限所致。颅内压增高的主要原因是颅内占位病变和脑积液循环障碍所致的脑积水，颅内压增高可分为 3 个时期：代偿期、失代偿期和血管运动麻痹期。

颅内压升高可引起脑移位和脑室变形，使部分脑组织嵌入颅脑内的分隔和颅骨孔道导致脑疝形成。常见的脑疝类型有扣带回疝、小脑天幕疝和小脑扁桃体疝。

2. 脑水肿 指脑组织内液体过多贮积而引起脑体积增大的一种病理状态，也是颅内压升高的原因之一。脑组织易发生水肿与其解剖生理特点有关：血-脑屏障的存在限制了血浆蛋白通过脑毛细血管的渗透性运动；脑组织无淋巴管以运走过多的液体。常见的脑水肿类型有血管源性脑水肿和细胞毒性脑水肿。

3. 脑积水 指脑室系统内脑脊液含量异常增多伴脑室持续性扩张状态。其发生的主要原因有脑积液循环通路阻塞、脑脊液产生过多或吸收障碍。脑积水的病理变化依其部位和程度不同而有所差异。

二、中枢神经系统感染性疾病

（一）细菌性感染疾病

1. 脑膜炎 分为硬脑膜炎和软脑膜炎。一般可分为 3 种基本类型：化脓性脑膜炎、淋巴细胞性脑膜炎和流行性脑膜炎。其致病机制是患者感染了脑膜炎双球菌，并在体内大量繁殖，产生内毒素，引起短期的菌血症或败血症。根据病情的发展，脑膜炎可分为 3 期：上呼吸道感染期、败血症期和脑膜炎期。临床表现为脑膜刺激症状阳性、颅内压升高和脑脊液的改变。该病由于治疗及时有效，多可痊愈，但也应该注意少数患者产生并发症的可能性。

2. 脑脓肿 致病菌多为需氧菌，近半年来也有厌氧菌治病的病例出现。其发生部位与感染途径有关。血源性感染者常为多发性，可分布于大脑各部，而由局部感染灶直接蔓延所致者常为单个。在病理变化上，急性脓肿发展快，境界不清，无包膜形成，严重时引起脑室积脓，可迅速致死。慢性脓肿边缘可形成炎性肉芽组织和纤维包膜，境界清楚。

（二）病毒性感染疾病

病毒感染性疾病主要由种类繁多的病毒引起，临床上流行性乙型脑炎多见，因此也最重要。流行性乙型脑炎是一种由乙型脑炎病毒感染引起的急性传染病，当机体免疫力强时，病毒不可穿过血-脑屏障进入脑组织致病，从而发展为隐性感染。多数患者经治疗后可痊愈，但也有少数脑组织病变严重而恢复较慢，甚至无法恢复而产生后遗症的病例，因此诊治时不可掉以轻心。

（三）海绵状脑病

海绵状脑病是一组以中枢神经系统慢性海绵状退行性变为特征的疾病，包括克-雅病，库鲁病、致死性家族性失眠症等。该病的致病因子是朊蛋白，病变主要累及大脑皮质，有时基底核、丘脑和小脑皮质等也可受累。光镜下可见脑组织出现大量空泡呈海绵状，并伴有不同程度的神经元缺失和反应性胶质化，但无炎症反应。

三、缺氧与脑血管病

1. 缺血性脑病 是由于低血压、心搏骤停、失血、低血糖和窒息等原因引起的脑损伤。其发生的原因既与不同脑组织对缺氧的耐受有关，也与局部血管分布和状态有关。此外，脑损伤程度也取决于缺血（氧）的程度和持续时间及患者的存活时间。本病轻度缺氧往往无明显的病变，中度缺氧仅存活数小时者，尸检时也无明显的病变。只是在重度缺氧，存活时间在 12h 以上者才出现典型病变。

2. 脑梗死 是由于血管阻塞引起局部血供中断所致，可以是血栓性阻塞，也可以是栓塞性阻塞。可表现为贫血性或出血性，对于局部动脉血中断引起的梗死一般为贫血性。矢状窦等大静脉血栓形成首先引起组织严重淤血，继而发展为淤血性梗死，属于出血性梗死。随时间的延长，梗死区会有不同颜色的变化。

3. 脑出血 包括脑内出血、蛛网膜下隙出血和混合性出血。脑内出血最常见的原因是高血压；蛛网膜下隙出血常见原因为先天性球性动脉瘤破裂，好发于基底动脉环的前半部，常呈多发性。

四、神经系统肿瘤

（一）中枢神经系统肿瘤

中枢神经系统肿包括起源于脑、脊髓或脑脊膜的原发性和转移性肿瘤，前者常有一些相同的生物学特征和临床症状。

1. 胶质瘤 具有相对特异的不同于身体其他部位肿瘤的一些生物学特性：良恶性的相对性、局部浸润和转移。这类肿瘤主要有星形细胞瘤、少突胶质细胞瘤和室管膜瘤。

2. 髓母细胞瘤 指中枢神经系统中最常见的原始神经外胚层肿瘤，起源于小脑蚓部的远视神经上皮细胞或小脑皮质的胚胎性外颗粒层细胞。本病以发生脑脊液播散，恶性程度高，预后差。

3. 神经元肿瘤 主要有节细胞瘤和中枢神经细胞瘤，前者是一种分化好、生长缓慢的神经上皮肿瘤；后者最好发于侧脑室前部，可长入侧脑室或第三脑室，该型肿瘤完全切除后预后较好，偶有复发和恶变。

4. 脑膜瘤 起源于蛛网膜帽状细胞，常为单发，偶可多发，与肿瘤发生部位有一定关系。大多数脑膜瘤易于切除，预后良好。

（二）外周神经肿瘤

周围神经肿瘤一般可分为两大类，一类来源于神经鞘膜，包括神经鞘瘤和神经纤维瘤；

另一类是伴有不同程度的神经细胞分化，主要发生于交感神经节和肾上腺髓质。

1. 神经鞘瘤 是起源于胚胎期神经嵴来源的神经膜细胞或施万细胞的良性肿瘤。镜下可见神经鞘瘤有 2 种组织构象：束状型和网状型。临床表现视肿瘤大小和部位而异，小肿瘤可无症状，较大者因受累神经受压而引起麻痹或疼痛，并沿神经放射。大多数肿瘤能手术根治，极少数与脑干或脊髓等紧密相连。

2. 神经纤维瘤 多发于皮肤和皮下组织，可单发或多发。多发性神经纤维瘤是神经纤维瘤病Ⅰ型的特点，并发皮肤牛奶咖啡色斑和腋窝斑点。

（三）转移性肿瘤

中枢神经系统的转移性肿瘤约占全部临床肿瘤的 1/5，恶性肿瘤死亡病例中有 10%～50%可有脑转移。最易发生脑转移的恶性肿瘤是肺癌、乳腺癌、黑色素瘤、结肠癌等，转移常发生于脑白质和灰质交界处。灶状的占位症状可有可无，有的肿瘤细胞沿蛛网膜下隙弥漫性浸润，有的弥漫性血管周围瘤细胞浸润可形成局限性结节。转移瘤与原发瘤组织形态相似，常伴有出血、坏死、囊性变及液化。

第十节 传染病与寄生虫病

一、传 染 病

传染病是由病原微生物通过一定的传播途径进入易感人群的个体所引起的一组疾病，并能在人群中流行。传染病的发生必须具备传染源、传播途径和易感人群 3 个主要环节。传染病的病原体侵入机体，往往定位在一定的组织或器官中。在许多发展中国家中，传染病仍是最主要的健康问题。在我国，有些传染病已经消灭或接近消灭，如天花、麻风、脊髓灰质炎等，但有些传染病呈现上升趋势，如梅毒、淋病、结核病、艾滋病、SARS 等。关于这些传染病的详细阐述见本书第二十一章内容。

二、寄 生 虫 病

寄生虫病是由寄生虫病原引起的一类疾病。寄生虫病是世界范围内的常见病。寄生虫病主要见于热带和亚热带地区，在一些经济和生活条件落后的发展中国家，某些寄生虫病还十分猖獗。过去我国曾是寄生虫病严重流行的国家之一，建国后经过全面防治，取得了举世瞩目的防控成绩，一些寄生虫病基本消灭，许多寄生虫病的感染率和发病率已明显下降。但近年来，一些寄生虫病的发病率有回升趋势，值得重视。人体寄生虫病有许多种，如阿米巴病、血吸虫病、卫氏并殖吸虫病、华支睾吸虫病、丝虫病和包虫病等，关于这些寄生虫病的详细描述参考本书第二十三章内容。

（于海川）

第十三章 药 理 学

药理学是研究药物与机体（含病原体）相互作用及作用规律的学科。它既研究药物对机体的作用和作用机制，又研究药物在机体的影响下所发生的变化及其规律。药理学是以基础医学中的生理学、生物化学、病理学、病理生理学、微生物学、免疫学、分子生物学等为基础，为防治疾病、合理用药提供基本理论、基本知识和科学的思维方法，是基础医学与临床医学及医学与药学的桥梁。通过对不同类别的药物学习，掌握该类药物共性的基本理论和知识，培养科学的思维方法，为总体掌握药物知识和将来的深入学习奠定基础。

药理学承担的任务有以下几点：阐明药物的作用及作用机制，为临床合理用药、发挥药物最佳疗效、防止不良反应提供理论依据；研究开发新药、发现药物新途径；为其他生命科学的研究探索提供重要的科学依据和研究方法。目前，进行药理学实验的方法有实验药理学方法、实验治疗学方法和临床药理学方法。

第一节 药理学总论

一、药物代谢动力学

药物代谢动力学是研究药物在机体内的吸收、分布、代谢和排泄过程，并运用数学原理和方法阐述药物在机体内的动态变化规律的一门学科。

（一）药物分子的跨膜转运

1. 药物的跨膜方式 药物分子通过细胞膜的方式有滤过（水溶性扩散）、简单扩散（脂溶性扩散）和载体转运（包括主动转运和易化扩散）。药物分子借助于流体静压或渗透压随体液通过细胞膜的一侧到达另一侧称为滤过，是被动转运方式。绝大多数药物通过简单扩散的方式通过细胞膜，非极性药物分子以其所具有的脂溶性溶解于细胞膜的脂质层，顺浓度差通过细胞膜称为简单扩散，又称为被动扩散。载体转运主要有主动转运和易化扩散的方式，主动转运需要耗能，易化扩散不需要能量。

2. 影响药物跨膜的因素 药物通过细胞膜的速度与可利用的膜面积大小有关。膜面积越大药物通过速度越快。药物以简单扩散的方式通过细胞膜时，除了药物的解离度和体液pH影响外，药物通过细胞膜的速度与膜两侧的药物浓度差、膜面积、药物分子的通透系数和细胞膜的厚度等均有关系。

（二）药物的体内过程

1. 吸收 药物自用药部位进入血液循环的过程称为吸收。不同的给药途径有着不同的药物吸收特点。其中口服是最常用的给药途径，但易产生首过消除。所谓首过消除，是指从胃肠道吸收入门静脉系统的药物在到达全身血液循环前必先通过肝脏，如果肝脏对其代谢能力强，或由胆汁排泄的量大，则使进入全身血液循环内的药物量明显减少，这种作用称为首过消除。

气态麻醉药和一些治疗性气体经吸入给药，容易气化的药物也可采取吸入途径给药。只要具有一定溶解度的气态药物均能经肺迅速吸收。局部给药的目的是在皮肤、眼、鼻、喉和阴道等部位产生局部作用。舌下给药可避免口服后被肝脏迅速代谢。静脉注射避开了吸收屏障而直接入血，故作用发挥快。但因其具有很高的浓度、极快的速度到达靶器官，故也最危险。药物经肌内注射时，既可以通过简单扩散方式通过毛细血管上皮细胞膜的脂质层，又可以通过滤过方式入血，故吸收较快。

2. 分布 药物吸收后从血液循环到达机体各个部位和组织的过程称为分布。药物在体内的分布受血浆蛋白结合率、器官血流量、组织细胞结合、体液的 pH、药物的解离度和体内屏障的影响。

大多数药物在血浆中均可与血浆蛋白不同程度的结合而形成结合型药物，影响药物在体内的分布、转运速度、作用强度和消除速率。药物由血液向器官组织的分布速度主要决定于组织器官的血流量和膜的通透性，血流量越大，药物分布越快。药物与某些组织的亲和力强是药物具有选择性的重要原因。升高血液 pH 可使弱酸性药物由细胞内向细胞外转运，降低 pH 可使弱酸性药物向细胞内转运，弱碱性药物则相反。

3. 代谢 药物经代谢作用后一般降低或完全消失。但也有经代谢后药理作用或毒性反而增高。肝脏是最主要的药物代谢器官。

4. 排泄 药物及其代谢产物主要经尿排泄，其次经粪排泄，挥发性药物主要经肺随呼出气体排泄。汗液和乳汁排泄也是药物的排泄途径。

（三）药物消除动力学

1. 一级消除动力学 是体内药物在单位时间内消除的药物百分率不变，也就是单位时间内消除的药物量与血浆药物浓度成正比。

2. 零级消除动力学 是药物在体内以恒定的速率消除，即不论血浆药物浓度高低，单位时间内消除的药物量不变。

（四）药物代谢动力学的重要参数

1. 药物消除半衰期 是药物血浆浓度下降一半所需要的时间。其长短可反映体内药物消除速度。根据半衰期可确定给药间隔时间。

2. 清除率 机体消除器官在单位时间内清除药物的血浆容积，也就是单位时间内有多少毫升血浆中所含药物被机体清除。

3. 表观分布容积 当血浆和组织内药物分布达到平衡后，体内药物按照此时的血浆药物浓度在体内分布时所需体液容积称表观分布体积。

4. 生物利用度 经任何给药途径给予一定剂量的药物后到达全身血液循环内药物的百分率称生物利用度。

二、药物效应动力学

（一）药物的基本作用

1. 药物作用与药理效应 药物作用是指药物对机体的初始作用，是动因。药理效应是药物作用的结果，是机体反应的表现。药理效应是机体器官原有功能水平的改变，功能提高称兴奋，功能降低称抑制。药物的作用还有其选择性，药物作用特异性强并不一定引起选择性高的药理效应。

2. 治疗效果 也称疗效，是指药物作用的结果有利于改变患者的生理、生化功能或病理过程，使患者机体恢复正常。根据治疗作用的效果，可将治疗作用分为对因治疗和对症治疗。祖国医学提倡“急则治其标，缓则治其本，标本兼治”。

3. 不良反应 凡与用药目的无关，并为患者带来不适或痛苦的反应称为药物不良反应。包括副作用、毒性反应、后遗效应、停药反应、变态反应、特异质反应等。其中，由于选择性低，药理效应涉及多个器官，当某一效应作治疗目的时，其他效应就成为副作用。毒性反应是指在剂量过大或药物在体内蓄积过多时发生的危害性反应，一般较严重。后遗效应是指停药后血药浓度已降至阈浓度以下时残存的药理效应。停药反应是指突然停药后原有疾病加剧，又称回跃反应。变态反应是一类免疫反应，又称为过敏反应。特异质患者对某些药物反应特别敏感，是一类先天遗传异常所致的反应。

（二）药物剂量与效应关系

药物效应与剂量在一定范围内成比例，这就是剂量-效应关系，即量效曲线（图 13-1）。最大效应随剂量或浓度的增加，效应也增加，当效应增加到一定程度后，若继续增加药物浓度或剂量而其效应不再继续增强，这一药理效应的极限称为最大效应，也称效能。在量-效曲线中的特定位点为半数有效量，即能引起 50%的实验动物出现阳性反应时的药物剂量，通常将药物的 LD_{50}/ED_{50} 的比值称为治疗指数，用于表示药物的安全性。治疗指数越大的药物相对较治疗指数小的药物安全。

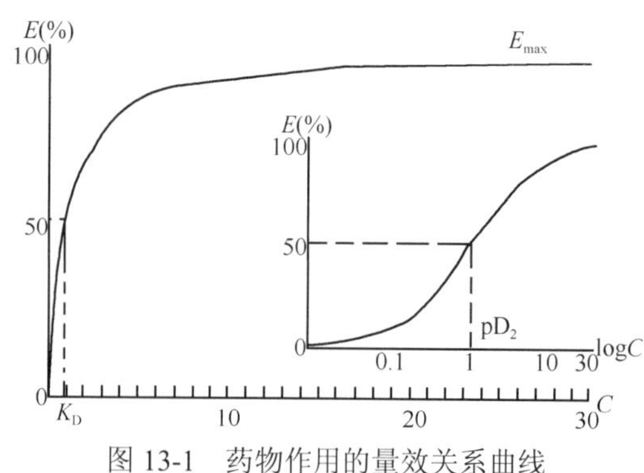

图 13-1 药物作用的量效关系曲线

（三）药物与受体

受体是一类介导细胞信号转导的功能蛋白，能识别周围环境中某些微量化学物质，首先与之结合，并通过中介的信息放大系统，触发后续的生理反应或药理效应。受体具有以下特性：①灵敏性，受体只需与很低浓度的配体结合就能产生显著效应；②特异性，引起某一类型受体兴奋的配体的化学结构非常类似；③饱和性，配体与受体结合的剂量反应曲线具有饱和性，作用于同一受体的配体间存在竞争现象；④可逆性，配体与受体复合物可以解离；⑤多样性，同一受体可分布于不同的细胞而产生不同效应，受体多样性是亚型分类的基础。

1. 受体与药物的相互作用　受体占领学说：受体只有与药物结合才能被激活产生效应，而效应的强度与被占领的受体数目成正比，当受体全部被占领时出现最大效应。且药物与受体结合不仅需要亲和力，还需要内在活性，且后者决定药物与受体结合时产生效应大小的性质。

2. 作用于受体的药物类别　根据药物与受体结合后所产生效应的不同，习惯上将作用与受体的药物分为激动药、部分激动药和拮抗药。激动药为既有亲和力又有内在活性的药物，它们能与受体结合并激动受体产生效应。拮抗药能与受体结合，具有较强亲和力而无内在活性的药物（α=0），根据拮抗药与受体结合是否具有可逆性将其分为竞争性拮抗药和非竞争性拮抗药。

3. 受体的类型　根据受体蛋白结构、信号转到过程、效应性质、受体位置等特点，受体大致分为下列 5 类：G 蛋白耦联受体、配体门控离子通道受体、酪氨酸激酶受体、细胞内受体、其他酶类受体等。

4. 受体的调节　受体的调节是维持机体内环境稳定的一个重要因素，其调节方式有脱敏和增敏 2 种类型。受体脱敏是指在长期使用一种激动药后，组织或细胞对激动药的敏感性下降的现象。受体增敏是与受体脱敏相反的一种现象，可因受体激动药水平降低或长期应用拮抗药而造成的。

三、影响药物效应的因素

药物在机体内产生的药理作用和效应是药物和机体相互作用的结果，受到药物自身和机体多种因素的影响。药物因素主要有药物的剂型和剂量、不同的给药途径、合并用药和药物的相互作用等；机体因素有年龄、性别、种族、遗传因素、心理、病例和生理因素等。这些因素均能够引起不同个体对药物的吸收、分布和消除程度不同，导致药物在作用部位的浓度不同，表现为药物代谢动力学差异和个体反应差异。这种差异性有时表现为量的差异，即药物产生的作用大小或时间长短不一致，也可以表现为质的差异，即同类药物产生了不同的临床反应。

第二节　传出神经系统药理学

传出神经依据末梢释放的递质不同分为以乙酰胆碱为递质的胆碱能神经和以去甲肾上腺素为递质的去甲肾上腺素能神经。胆碱能神经主要包括全部交感神经和副交感神经的节前纤维、运动神经、全部副交感神经的节后纤维和极少数交感神经节后纤维。去甲肾上腺素能神经包括全部的交感神经节后纤维。

作用于传出神经系统的药物，主要是作用靶位在于传出神经系统的递质和受体。传出神经系统的受体主要有 M 胆碱受体、N 胆碱受体和肾上腺素受体等。传出神经系统药物通过直接作用与胆碱受体或肾上腺素受体，产生激动和拮抗 2 种反应。

一、胆碱受体激动药和阻断药

（一）M 胆碱受体激动药

1. 胆碱酯类 包括乙酰胆碱和合成的胆碱酯类如醋甲胆碱、卡巴胆碱和贝胆碱。

乙酰胆碱为胆碱能神经递质，性质不稳定，极易被体内乙酰胆碱酯酶水解，且作用广泛，选择性差，故无临床应用价值，在研究中作为工具药使用。乙酰胆碱可明显兴奋胃肠道平滑肌，使泌尿道平滑肌蠕动增加，腺体分泌增加，神经骨骼肌收缩等。

醋甲胆碱对心血管系统作用明显，临床上主要用于口腔黏膜干燥症；卡巴胆碱对膀胱和肠道作用明显，可用于术后腹气胀和尿潴留；贝胆碱可兴奋胃肠道和泌尿道平滑肌，可用于术后腹气胀、胃张力缺乏症及胃滞留等治疗。

2. 生物碱类 主要包括天然生物碱如毛果芸香碱、毒蕈碱等，主要通过兴奋 M 胆碱受体而发挥拟胆碱作用。

毛果芸香碱又称匹鲁卡品，能直接作用于副交感神经节后纤维支配的效应器官的 M 胆碱受体，尤其对眼和腺体作用明显。滴眼后可引起缩瞳、降低眼压和调节痉挛的作用等；可用于治疗青光眼、虹膜炎等。还可用于抗胆碱药阿托品中毒的解救。

毒蕈碱虽不作为治疗性药物，但具有重要的药理活性。毒蕈碱是经典的 M 胆碱受体激动药，其效应与节后胆碱能神经兴奋症状相似。

（二）N 胆碱受体激动药

N 胆碱受体有 N_N 和 N_M 2 种亚型。N_N 受体分布于交感神经节、副交感神经节和肾上腺髓质；N_M 受体分布于骨骼肌。N 胆碱受体激动药有烟碱、洛贝林等。烟碱兴奋自主神经节 N_N 胆碱受体的作用呈双相性，即给药后首先对神经节产生短暂的兴奋作用，随后对该受体呈持续性抑制作用。由于烟碱作用广泛、复杂，故无临床使用价值，仅具有毒理学意义。

（三）M 胆碱受体阻断药

M 胆碱受体阻断药包括：①天然形成的生物碱，如阿托品和东莨菪碱；②天然生物碱的半合成衍生物；③合成生物碱。

1. 阿托品及阿托品类生物碱 天然生物碱和大多数的叔胺类胆碱受体阻断药极易由肠道吸收，并可通过眼结膜。阿托品口服可迅速吸收，亦可经黏膜吸收，可进入中枢神经系统，而季胺类药物不可进入中枢。

阿托品作用机制为竞争性拮抗乙酰胆碱（Ach）或胆碱受体激动药对 M 胆碱受体的激动作用，能阻断 Ach 或胆碱受体激动药与受体的结合。阿托品对 M 受体有较高的选择性，但大剂量时对神经节的 N 受体也有阻断作用。

东莨菪碱在治疗剂量时可引起中枢神经系统抑制，主要用于麻醉前给药，不仅能抑制腺体分泌，而且具有中枢抑制作用。还可用于晕动病治疗。其抑制腺体分泌作用强于阿托品，扩瞳及调节麻痹作用较阿托品弱，对心血管作用较弱。

山莨菪碱可对抗 Ach 所致的平滑肌痉挛和抑制心血管作用，但对血管痉挛的解痉作用选择性相对较高，主要用于感染性休克，也可用于内脏平滑肌绞痛。

2. 合成、半合成代替品 阿托品用于眼科疾病时，作用时间久，副作用多，针对这些缺点合成很多代替品，包括合成扩瞳药、合成解痉药、选择性 M 受体阻断药。合成扩瞳药主要用于临床的有后马托品、托吡卡胺、环喷脱脂等，它们扩瞳时间缩短，适合于一般的眼科检查。

（四）N 胆碱受体阻断药

1. 神经节阻断药 又称 N_N 受体阻断药，能与神经节的 N_N 受体结合，竞争性的阻断 Ach 与受体结合，使 Ach 不能引起神经节细胞除极化，从而阻断了神经冲动在神经节中的传递。可用于麻醉时控制血压，以减少手术区出血，也可用于主动脉瘤手术，尤其是当禁忌使用 β-肾上腺素受体阻断药，此时应用神经节阻断药不仅能降低血压，而且能有效地预防因手术剥离而撕拉组织所造成交感神经反射，使患者血压不致明显增高。现仅使用美卡拉明（美加明）和樟磺咪芬（阿方那特）。

2. 骨骼肌松弛药 又称 N_M 受体阻断药，能作用于神经肌肉接头后膜的 N_M 胆碱受体，产生神经肌肉阻滞的作用，故称神经肌肉阻滞药，为全麻用药的重要组成部分。按作用机制可分为 2 类，即除极化型肌松药和非除极化型肌松药。肌松药只能使骨骼肌麻痹，而不产生麻痹作用，不能使患者的神智和感觉消失，也不产生遗忘作用。

除极化肌松药又称非竞争型肌松药，与神经肌肉接头后膜的胆碱受体有较强的亲和力，且在神经肌肉接头处不易被胆碱酯酶分解，因而产生与 Ach 相似但较持久的除极化作用，使神经肌肉接头后膜的 N_M 胆碱受体不能对 Ach 起反应。目前临床应用的除极化型肌松药只有琥珀胆碱，主要用于器官内插管、气管镜、食管镜检查等短时操作，辅助麻醉，不良反应有窒息、眼内压升高、肌束颤动、血钾升高等。

非除极化型肌松药能竞争性阻断 Ach 的除极化作用，使骨骼肌松弛。抗胆碱酯酶药可拮抗其肌松作用，故过量可用适量的新斯的明解救。常见的药物有筒箭毒碱等。

二、抗胆碱酯酶药和胆碱酯酶复活药

（一）抗胆碱酯酶药

抗胆碱酯酶药与 Ach 一样也能与乙酰胆碱酯酶（AchE）结合，但结合较牢固，水解较慢，使 AchE 活性受抑制，从而导致胆碱能神经末梢释放 Ach 堆积，产生拟胆碱作用（其作用机制如图 13-2 所示）。抗 AchE 药可分为易逆性抗 AchE 和难逆性抗 AchE 药。后者主要为有机磷酸酯类，具有毒理学意义。

常用的易逆性抗 AchE 药有新斯的明、吡斯的明、依酚氯铵、安贝氯铵、毒扁豆碱等，多数分子结构中含有带正电荷的季胺基团和酯结构。

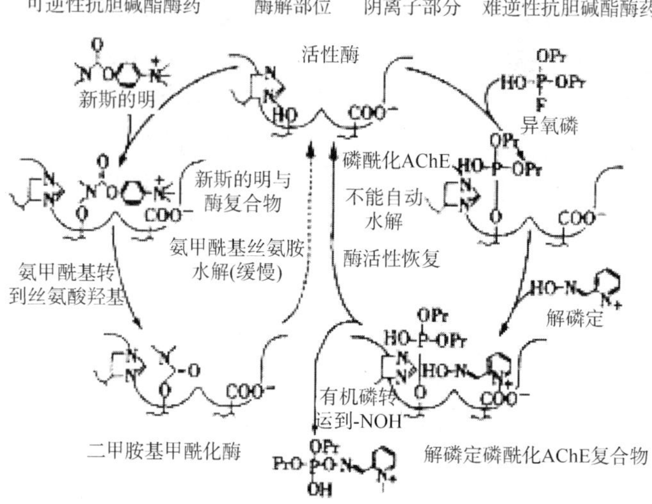

图 13-2 抗胆碱酯酶药的作用机制

（二）胆碱酯酶复活药

胆碱酯酶复活药是难逆性的抗胆碱酯酶药——有机磷酸酯类，如氯解磷定、碘解磷定等。有机磷酸酯类的磷原子具有亲电子性，与 AchE 酯解部分丝氨酸羟基上具有亲和性的氧原子以共价键结合，形成磷酰化 AchE，该磷酰化酶不能自行水解，从而使 AchE 丧失活性，造成 AchE 在体内大量堆积，引起一系列中毒现象，主要表现为毒蕈碱样（M 样）和烟碱样（N 样）症状。

急性中毒主要表现为对胆碱能神经突触、胆碱能神经肌肉接头和中枢神经系统的影响。

慢性中毒多发生于长期接受农药的人员，主要表现为血中 AchE 活性持续明显下降，临床体征为神经衰弱综合征、腹胀、多汗、偶见肌束颤动及瞳孔缩小。对怀疑有轻度中毒的人，应测定其红细胞和血浆中的 AchE 的活性，一般能明确诊断。对于已发现有中毒的患者，应消除毒物，并用阿托品及时的对症治疗和用 AchE 复活药对因治疗。

氯解磷定可恢复 AchE 的活性，起直接解毒的作用，明显缓解 N 样症状，对骨骼肌痉挛抑制最为明显，迅速抑制肌束震颤。解毒药物的应用原则：联合用药、尽早用药、足量用药、重复用药等。

三、肾上腺素受体激动药与阻断药

（一）肾上腺素受体激动药

1. α-肾上腺素受体激动药 包括去甲肾上腺素、间羟胺、去氧肾上腺素、甲氧明等。去甲肾上腺素一般采用静脉滴注，外源性不易通过血脑屏障，主要作用有血管收缩、心率加快等。用于治疗早期神经源性休克及嗜铬样细胞切除后或药物中毒时的低血压。稀释后口服可使食管和胃内血管收缩产生局部止血作用。

2. α、β-肾上腺素受体激动药 包括肾上腺素、多巴胺、麻黄碱等。药理作用为加快心肌收缩、加速传导、提高心肌兴奋性；激动平滑肌上的 α 受体，血管及平滑肌收缩，激动 β_2 受体，血管及平滑肌舒张；对血压表现为双相作用，即给药后迅速出现明显的升压作用，而后出现微弱的降压作用，后者持续时间较长；提高代谢；不易通过血脑屏障。临床上主要用于心搏骤停、过敏性疾病、与局麻药配伍及局部止血、治疗青光眼等。多巴胺具有排钠利尿作用，与利尿药联合应用于急性肾衰竭。麻黄碱可通过血脑屏障，可用于预防支气管哮喘发作和轻症的治疗。

3. β-肾上腺素受体激动药 包括异丙肾上腺素和多巴酚丁胺等。异丙肾上腺素临床上主要用于支气管哮喘、房室传导阻滞、心脏骤停和感染性休克等。

（二）肾上腺素受体阻断药

1. α-肾上腺素受体阻断药 包括非选择性 α 受体阻断药和选择性 α 受体阻断药。非选择性阻断药主要包括酚妥拉明和妥拉唑林、酚苄明等。有肾上腺素作用的翻转作用，可选择性阻断与血管收缩有关的 α 受体，与血管舒张有关的 β 受体未能被阻断。酚妥拉明可扩血管、兴奋心脏等，用于治疗外周血管痉挛性疾病、去甲肾上腺素滴注外漏、抗休克、治疗急性心肌梗死和药物引起的高血压等。选择性 α 受体阻断药有坦洛新和育亨宾等。

2. β-肾上腺素受体阻断药 能与去甲肾上腺素能神经递质或肾上腺素受体激动药竞争 β 受体，从而拮抗其 β 型拟肾上腺作用。临床上主要用于心律失常、心绞痛、心肌梗死、高血压、充血性心力衰竭等。非选择性 β 受体阻断药包括普萘洛尔、纳多洛尔等，选择性阻断药包括阿替洛尔和美托洛尔。

3. α、β-肾上腺素受体阻断药 包括拉贝洛尔、阿罗洛尔和卡维地洛等。本类药物对 α、β 受体的阻断作用选择性不强，临床主要用于高血压的治疗，以拉贝洛尔为代表。

第三节 中枢神经系统药理学

一、中枢神经系统药理学概论

1. 中枢神经系统的细胞学基础 中枢神经系统的细胞学基础由神经元、神经胶质细胞、神经环路、突出与信息传递四部分组成。神经元是中枢神经系统的基本结构和功能单位，由树突、胞体和轴索三部分组成。神经胶质细胞填充在神经元间的空隙处，主要功能是发挥支持和绝缘作用，并维持神经组织的内环境的稳定，在中枢神经系统发育过程中具有引导神经元走向的作用。神经元参与神经调节活动大多数是通过不同的神经元组成的各种环路进行的，通过这些环路对大量复杂的信息进行处理和整合。神经元之间或神经元与效应细胞之间信息传递往往通过突触。

2. 中枢神经递质及其受体 神经递质是由神经末梢释放的、作用于突触后膜受体、导致离子通道开放并形成兴奋性突触后电位的化学物质，特点是传递信息快、作用强、选择性高。乙酰胆碱、γ-氨基丁酸、兴奋性氨基酸、去甲肾上腺素、多巴胺、5-羟色胺、组胺、神经肽等均属于中枢神经递质，都能与相应的受体结合。

3. 中枢神经系统药理学特点 将作用于中枢神经系统的药物分为中枢兴奋药和中枢抑制药两大类。绝大多数中枢药物的作用方式是影响突触化学传递的某一环节，引起相应的功能变化，凡是使抑制性递质释放增多或激动抑制性受体，均可引起抑制性效应，反之则引起兴奋。药物的效应除随剂量增加外，还表现为作用范围的扩大。

二、全身麻醉药

全身麻醉药又称全麻药，是一类作用与中枢神经系统、能可逆的引起意识、感觉和反射消失，骨骼肌松弛，辅助进行外科手术的药物。其分为吸入性麻醉药和静脉麻醉药。

1. 吸入性麻醉药 是一类挥发性的液体或气体，通过生物膜经肺泡进入血液，然后分布转至中枢神经系统。当中枢神经系统的吸入麻醉药达到一定的分压时，临床就产生全麻状态。浓度越高，全麻状态越深。常用的全麻药有麻醉乙醚、氟烷、恩氟烷等。

2. 静脉麻醉药 常用的静脉麻醉药有硫喷妥钠、氯胺酮、丙泊酚等。硫喷妥钠为短时的巴比妥类药物，临床主要用于诱导麻醉、基础麻醉和脓肿的切开引流、骨折、脱臼的闭合复位等短时手术。

3. 复合麻醉 指同时或先后应用两种以上麻醉药物或其他辅助药物，以达到完善的手术中或术后镇痛及满意的外科手术条件。

三、局部麻醉药

局部麻醉药又称局麻药，是一类作用于局部神经末梢或神经干周围的药物。该类药物能暂时、可逆和完全的阻断神经冲动的产生和传导，在意识清醒的条件下使局部痛觉丧失，局麻作用消失后，神经功能可完全恢复，同时对各类组织无损伤性影响。

1. 局麻作用和作用机制 局麻药可用于神经，提高产生神经冲动所需的阈电位，抑制动作电位去极化上升的速度，延长动作电位的不应期，甚至使神经细胞产生兴奋性及传导性。神经动作电位的产生是由于神经受刺激时引起膜通透性的改变，产生钠离子内流和钾离子外流。局麻药的作用是阻止这种通透性的改变，使钠离子在其作用期间内不能进入细胞。

2. 常用的局麻药 有普鲁卡因、利多卡因、丁卡因、丁哌卡因、罗哌卡因等。

3. 局麻药的临床应用 主要用于表面麻醉、浸润麻醉、传导麻醉、蛛网膜下隙麻醉、硬膜外麻醉、区域麻醉等。常见的不良反应有毒性反应、变态反应等。

四、镇静催眠药

镇静催眠药是一类对中枢神经系统有抑制作用的药物，小剂量可引起安静或嗜睡状态，即镇静作用，较大剂量能引起类似生理性睡眠的催眠作用。更大剂量时能够引起昏迷、呼吸衰竭、甚至死亡。常用的镇静催眠药主要有苯二氮䓬类、巴比妥类及其他类。

五、抗癫痫药和抗惊厥药

癫痫是一种反复发作的神经系统疾病，发作时出现脑局部病灶神经元阵发性异常高频放电，并向四周扩散，导致大脑功能短暂失调。依据发作的临床表现分为局限性发作和全身性发作。常用的抗癫痫药物有苯妥英钠、卡马西平、扑米酮、乙琥胺、丙戊酸钠、苯二氮䓬类、氟桂利嗪、抗痫灵、拉莫三嗪和托吡酯等。

惊厥是中枢神经系统过度兴奋的一种表现，体现在全身骨骼肌不由自主的强烈收缩，多见于小儿高热、破伤风、癫痫大发作和中枢兴奋药中毒等。常用的抗惊厥药物有巴比妥类、苯二氮䓬类中的部分药物、水合氯醛和硫酸镁等。

六、治疗中枢神经系统退行性疾病药

中枢神经系统退行性疾病是指一组由慢性进行性中枢神经组织退行性变形而产生的疾病总称。主要包括帕金森病、阿尔茨海默病、亨廷顿病、肌萎缩侧索硬化症等。

1. 抗帕金森病药 帕金森病又称震颤麻痹，是一种主要表现为进行性的锥体外系功能障碍的中枢神经系统进行性疾病。经典的抗帕金森病药主要包括多巴胺（dopamine，DA）类药物和抗胆碱药 2 类。前者通过直接补充多巴胺前体物或抑制多巴胺降解而产生作用；后者通过拮抗相对过高的胆碱能神经功能而缓解症状。多巴胺类药物包括多巴胺的前体药（左旋多巴）、左旋多巴的增效药（卡比多巴、苄丝肼、司来吉兰、硝替卡朋）、多巴胺受体激动药（溴隐亭、利舒脲、培高利特等）、促多巴胺释放药（金刚烷胺），抗胆碱药包括苯海索、苯扎托品等。

2. 治疗阿尔茨海默病药 原发性老年痴呆症又称阿尔茨海默病，是一种与年龄高度相关的、以进行性认知障碍和记忆力损害为主的中枢神经系统退行性疾病。目前采用的比较特异性的治疗措施是增加中枢胆碱能神经功能，其中胆碱酯酶抑制药效果相对肯定，主要有他克林、多奈哌齐、利凡斯的明、加兰他敏、石杉碱甲等。

七、抗精神失常药

精神失常是由多种原因引起的精神活动障碍的一类疾病，包括精神分裂症、躁狂症、忧郁症和焦虑症。治疗这类疾病的药物称为抗精神失常药（如表 13-1 所示常见药物）。根据临床用途分为抗精神病药物或神经安定剂、抗躁狂症药物、抗抑郁症药物和抗焦虑症药物。常见的抗精神病药物有吩噻嗪类（氯丙嗪）、硫杂蒽类（氯普噻吨、氟哌噻吨）、丁酰苯类（氟哌啶醇、氟哌利多、匹莫齐特）、其他抗精神病药物（五氟利多、舒必力、氯氮平、利培酮）。抗躁狂症药主要有碳酸锂。目前使用的抗抑郁症药包括三环类抗抑郁症药（丙米嗪、地昔帕明、阿米替林、多赛平）、NA 再摄取抑制剂（地昔帕明、马普替林、去甲替林）、5-HT 再摄取抑制药（氟西汀、帕罗西汀）及其他抗抑郁药（曲唑酮、米安舍林）。

表 13-1 常见抗精神病药物的作用比较

药物	抗精神病剂量（mg/d）	副作用		
		镇静作用	锥体外系反应	降压作用
氯丙嗪	300 ~ 800	+++	++	+++（肌内注射），++（口服）
氟奋乃静	2.5 ~ 20	+	+++	+
三氟拉嗪	6 ~ 20	+	+++	+
奋乃静	8 ~ 32	++	+++	+
硫利达嗪	200 ~ 300	+++	+	++

注：+++强；++次强；+弱。

八、镇 痛 药

镇痛药是通过激动中枢神经系统特定部位的阿片受体而产生镇痛作用，并同时缓解疼痛引起的不愉快情绪的药物。由于易产生药物依赖性，故称阿片类镇痛或麻醉性镇痛。根据药理作用机制，阿片类镇痛药可分为 3 类：①吗啡及其相关的阿片受体激动药；②阿片受体部分激动药和激动-拮抗药；③其他镇痛药。吗啡及其相关的阿片受体激动药包括吗啡、可待因、哌替啶、美沙酮芬太尼及同系物等。吗啡对中枢神经系统主要为镇痛作用，抑制呼吸，镇咳缩瞳，对平滑肌起收缩作用，扩血管等，临床用于镇痛、心源性哮喘、止泻等。阿片受体部分激动药和激动-拮抗药包括喷他佐辛、布托啡诺、丁丙诺啡、纳布啡等，本类药物以镇痛作用为主，呼吸抑制作用较弱，成瘾性较小。其他的镇痛药还有曲马朵、布桂嗪等。常见的阿片受体拮抗药有纳洛酮等。

九、解热镇痛抗炎药

解热镇痛抗炎药是一类具有解热、镇痛，而且大多数还有抗炎、抗风湿作用的药物。阿司匹林是这类药物的代表，共同机制是抑制体内环氧化酶活性而减少局部组织前列腺素的生物合成。常见的不良反应的胃肠道反应、皮肤反应、肾损害、肝损伤，心血管系统不良反应、血液系统反应等。通常将此类药分为 2 类：①非选择性 COX 抑制药；②选择性环氧酶-2 抑制药。

前者分为水杨酸类（阿司匹林和水杨酸钠）、苯胺类（对乙酰氨基酚，又称扑热息痛）、吲哚类（吲哚美辛）、芳基乙酸类（双氯芬酸）、芳基丙酸类（布洛芬）、烯醇酸类（吡罗昔康、美洛昔康）等。选择性环氧酶-2 抑制药包括塞来昔布、罗非昔布、尼美舒利等。临床常用的抗痛风药有别嘌醇、丙磺舒、苯磺吡酮、秋水仙碱等。

第四节　离子通道及钙通道阻滞药

一、离 子 通 道

离子通道是细胞膜中的跨膜蛋白分子，在脂质双分子层膜上构成具有高度选择性的亲水性通道，对某些离子能选择通透，其功能是细胞生物电活动的基础。离子通道有两大共同特征，即离子选择性及门控特性。

离子通道按激活方式分为 2 类：①电压门控离子通道，即膜电压变化激活的离子通道按通过的离子命名，包括电压依赖性钠通道、钙通道、钾通道和氯通道；②配体门控通道，由递质与通道分子上的结合位点相结合而开启，按递质或受体命名，如 N 型乙酰胆碱受体、γ-氨基丁酸受体。

离子通道是细胞活性至关重要的成分，生理功能有：①决定细胞的兴奋性、不应性和传导性；②介导兴奋-收缩耦联和兴奋分泌耦联；③调节血管平滑肌的舒缩活动；④参与细胞跨膜信号转导过程；⑤维持细胞正常形态和功能完整性。

作用于钠通道的药物主要是钠通道阻滞药，临床上常用的有局部麻醉药，抗癫痫药和

Ⅰ类抗心律失常；作用于钾通道的药物包括钾通道阻滞药和钾通道开放药，它们通过阻滞或促进细胞内钾外流而产生各种药理作用。

二、钙通道阻滞药

钙通道阻滞药又称钙拮抗药，是一类选择性阻滞钙通道，抑制细胞外钙离子内流，降低细胞内钙离子的浓度。目前用于临床的钙通道阻滞药主要是选择性作用于电压依赖性钙通道 L 亚型的药物，根据其化学结构特点，分为 3 类：二氢吡啶类（硝苯地平、尼卡地平、尼群地平、氨氯地平、尼莫地平等）、苯并噻氮卓类（地尔硫卓、克伦硫卓）、苯烷胺类（维拉帕米、加洛帕米）等。其中对心脏的负性频率和负性传导作用以维拉帕米和地尔硫卓的作用最强，而硝苯地平扩张血管作用强，对窦房结和房室结的作用弱，能反射性加快心率。同时，能够舒张血管、抗动脉粥样硬化，保护肾脏。临床上用于高血压、心绞痛、心律失常、脑血管疾病等。

第五节 作用心血管系统的药物

一、肾素-血管紧张素系统药理

肾素-血管紧张素系统（RAS）是由肾素、血管紧张素及其受体构成的重要体液系统，在调节心血管系统的正常生理功能与高血压、心肌肥大、充血性心力衰竭等的病理过程中具有重要作用。RAS 不仅存在于体液系统，而且在肾脏、心脏、血管与脑组织中也有 RAS，协同激肽系统调节局部的生理病理过程。

1. 血管紧张素转化酶抑制药物 不同的血管紧张素转化酶（ACE）抑制药有共同的药理作用，目前已成为临床上治疗高血压、慢性心功能不全等心血管疾病的重要药物。它的基本药理作用是阻止 AngⅡ生成、保持缓激肽活性、保护血管内皮细胞、抗心肌缺血与心肌保护、增敏胰岛素受体等方面。临床用于治疗高血压、充血性心力衰竭与心肌梗死、糖尿性肾病和其他肾病等。常用的 ACE 抑制药有卡托普利、依那普利、赖诺普利、贝那普利、福辛普利等。

2. 血管紧张素Ⅱ受体拮抗药 血管紧张素Ⅱ受体（AT_1 受体）拮抗药，在受体水平阻断 RAS，与 ACE 抑制药相比较，其具有作用专一的特点。常见的 AT_1 受体拮抗药有氯沙坦、缬沙坦、伊白沙坦等。

二、抗高血压药

凡能降低血压而用于高血压治疗的药物称为抗高血压药。根据各种药物的作用和作用部位可将抗高血压药物分为以下几类：利尿药，如氢氯噻嗪；肾上腺素受体阻断药，如普萘洛尔；血管紧张素转化酶抑制药，如卡托普利；钙拮抗药，如硝苯地平等。国内外应用最广泛的第一线抗高血压药是利尿药、钙拮抗药、β 受体阻断药和血管紧张素转化酶抑制药。

三、抗心率失常药

心律失常的发生原因是冲动形成异常或冲动传导异常或二者兼有，因此对心律失常的治疗就是要减少异位起搏活动、调节折返环路的传导性或有效不应期以消除折返。能达到以上目的并能治疗心律失常的机制有：①阻滞钠通道；②拮抗心脏的交感效应；③调节钠通道，适度延长有效不应期；④阻滞钙通道。

常用抗心律失常药物主要包括Ⅰ类钠通道阻滞药（奎尼丁、普鲁卡因胺、利多卡因、苯妥英美西律、普罗帕酮、氯卡尼等）、Ⅱ类β-肾上腺素受体拮抗药（普萘洛尔、阿替洛尔、艾司洛尔）、Ⅲ类延长动作电位时程药（胺碘酮、索他洛尔、多非利特）、Ⅳ类钙通道阻滞剂（维拉帕米）。

四、治疗心力衰竭的药物

心力衰竭是各种心脏疾病导致心功能不全的一种综合征，根据药物的作用机制，可将治疗心力衰竭的药物分为以下几类：血管紧张素Ⅰ转化酶抑制药，如卡托普利；利尿药，如氢氯噻嗪和呋塞米；强心苷类药物，如地高辛，这三类药物是治疗心力衰竭的第一线用药。

五、抗心绞痛药

从心绞痛的病理生理基础可见降低心肌耗氧量、扩张冠状动脉、改善冠脉供血是缓解心绞痛的主要治疗对策。用于治疗心绞痛的药物有硝酸酯类（硝酸甘油、硝酸异山梨酯等）、β-肾上腺素受体阻断药、钙通道阻滞剂、其他抗心绞痛药物（卡维地洛、尼可地尔）等。

六、调节血脂药与抗动脉粥样硬化药

1. 调节血脂药物 降低TC和LDL的药物有他汀类（洛伐他汀、辛伐他汀）、胆汁酸结合树脂（考来烯胺、考来替泊）等；降低TG及VLDL的药物有贝特类（吉非贝齐、非诺贝特）、烟酸（阿昔莫司）等；降低LP的水平可防止动脉粥样硬化，如烟酸、烟酸戊四醇酯等。各种脂蛋白在血浆中有基本恒定的浓度以维持相互间的平衡，如果比例失调出现脂代谢失常。某些血脂或脂蛋白超出了正常范围称为高脂血症，常见的原发性高脂血症类型及其特点如表13-2所示。

表13-2 原发性高脂血症分型特点

类型	病名	脂蛋白				血脂	
		CM	LDL	VLDL	HDL	TC	TG
Ⅰ	家族性高乳糜微粒血症	明显升高	降低	正常或降低	降低	常升高	升高
Ⅱ	家族性高胆固醇血症Ⅱa	无	升高	正常或降低	正常	升高	正常
	Ⅱb	无	升高	升高	正常	升高	升高
Ⅲ	家族性异常β脂蛋白血症	无或少量	—	升高	—	升高	升高
Ⅳ	高前β脂蛋白血症	无	正常或降低	升高	正常或降低	升高	升高
Ⅴ	混合型高脂血症	有	降低	升高	降低	升高	升高

2. 抗动脉粥样硬化药物 氧自由基影响动脉粥样硬化病变发生和发展的多个过程。目前防止氧自由基脂蛋白的氧化修饰，已成为阻止动脉粥样硬化发生和发展的重要措施。常用的抗动脉粥样硬化的药物有普罗布考和维生素 E。

七、作用于血液及造血器官的药物

1. 抗凝血药 是通过影响凝血因子，从而阻止血液凝固过程的药物。常见的抗凝血药有：肝素，其抗凝作用主要依赖于抗凝血酶Ⅲ，与凝血酶形成复合物使酶灭活，在体内外均能起作用；其他的抗凝血药有依诺肝素、香豆素类等，香豆素主要在体内用药，口服即可。

2. 纤维蛋白溶解药物与纤维蛋白溶解抑制药物 纤维蛋白溶解药可使纤维蛋白原转变为纤维蛋白酶，纤维酶通过降解纤维蛋白和纤维蛋白原而限制血栓增大和溶解血栓，故又称血栓溶解药。主要有链激酶、尿激酶、阿尼普酶、组织性纤溶酶原激活剂等。而常见的纤维蛋白溶解抑制药包括氨甲苯酸等。

3. 抗血小板药物 抗血小板药物即抑制血小板黏附、聚集及释放等功能的药物，根据作用机制可分为：①抑制血小板代谢的药物，如阿司匹林、磺吡酮、呋唑氧苯等；②阻碍 ADP 介导的血小板活化的药物；③凝血酶抑制药；④GP $Ⅱ_b$/$Ⅲ_a$受体阻断药。

4. 促凝血药物 促凝血药最常用的是维生素 K，其主要作用是参与凝血因子的活化过程，活化后与钙离子结合，再与有大量负电荷的血小板磷脂结合，使血液凝固正常进行。临床主要用于梗阻性黄疸、胆瘘、慢性腹泻、早产儿、新生儿出血等患者。

5. 抗贫血药物及造血细胞生长因子 根据病因及发病机制的不同，贫血可分为由铁缺乏所致的缺铁性贫血、由叶酸或维生素 B_{12} 缺乏所致的巨幼细胞性贫血和骨髓造血功能低下所致的再生障碍性贫血。对贫血的治疗采用对因及补充疗法，缺铁性贫血可补充铁剂，巨幼细胞性贫血补充叶酸和维生素 B_{12}。造血细胞生长因子常见的包括红细胞生成素、非格司亭和沙格司亭等，这些因子不仅能够促进血细胞的分化增殖，而且具有抗癌、抗炎等作用。

6. 血容量扩充药 理想的人工合成血容量扩充剂应能维持血浆胶体渗透压，作用持久，无毒性，无抗原性。常用的是右旋糖酐，主要用于低血容量性休克。

第六节 影响自体活性物质的药物

一、膜磷脂代谢产物类药物及拮抗药

自体活性物质的共同的特征是均有其自身作用的靶组织形成，也称为局部激素。膜磷脂可衍生两大类自体活性物质为廿碳烯酸类和血小板活化因子，具有广泛、高效的生物活性。常见药物有花生四烯酸、前列腺素、血栓素、白三烯及其拮抗药、血小板活化因子等。

二、5-羟色胺类药物及拮抗药

5-羟色胺又称血清素，作为自体活性物质，约 90%合成或分布于肠嗜铬细胞，通常与 ATP 等物质一起储存于细胞颗粒内，受刺激时释放出到血液中。作为一种神经递质，常见

的受体激动药有舒马普坦、丁螺环酮、西沙必利等，常见的拮抗药有赛庚啶、苯噻啶、昂丹司琼、酮色林、氯氮平等。

三、组胺和抗组胺药

组胺是由组氨酸经特异性的组氨酸脱羧酶脱羧产生，对心血管的作用有明显的种属特异性，对心肌、平滑肌均有作用，主要用于鉴别胃癌和恶性贫血患者是否发生真性胃酸缺乏症，常见药物有培他司汀、英普咪定等。组胺受体有 H_1、H_2、H_3 3 种，常见的 H_1 受体阻断药有苯海拉明、异丙嗪、曲吡那敏、氯苯那敏等，H_2 受体阻断药如西咪替丁、雷尼替丁、法莫替丁等，H_3 受体阻断药正在研究中。

四、多　肽　类

包括激肽类、内皮素、利尿钠肽、P 物质、血管紧张素和其他等。激肽可扩张血管、收缩平滑肌和提高毛细血管通透性等，影响激肽释放酶-激肽系统的药物有抑肽酶和激肽受体阻断剂等；内皮素受体阻断药有内皮素受体阻断剂、内皮素转化酶抑制剂。

五、一氧化氮及其供体与抑制剂

一氧化氮（NO）是由血管内皮细胞产生并释放的，参与体内多种生理病理过程。NO 与受体结合后，激活鸟苷酸环化酶，催化 GTP 生成 cGMP，后者刺激 cGMP 激酶，导致细胞内钙离子浓度下降，从而使血管平滑肌松弛，血管扩张、血压下降。NO 主要用于舒张血管平滑肌、抗动脉粥样硬化，治疗呼吸窘迫等。

六、腺苷与药理性预适应

在短暂缺血之后，组织细胞和血管内皮细胞释放出腺苷，腺苷通过激动腺苷受体调节细胞代谢，对随后的缺血损伤产生保护作用。腺苷受体可分为 A_1、A_{2A}、A_{2B}、A_3 等，腺苷通过相应的受体发挥作用，其中 A_1、A_2 受体与预适应关系最为密切。

第七节　作用于呼吸系统的药物

一、平　喘　药

支气管哮喘是一种慢性变态反应性炎症性疾病，临床常用的平喘药按作用方式可分为抗炎平喘药、支气管扩张药和抗过敏平喘药。抗炎平喘药通过抑制气道炎症反应，达到长期防治哮喘发作的效果，是平喘药中的一线药，包括糖皮质激素，如丙酸倍氯米松、布地尔德等。支气管扩张药（β_2-肾上腺素受体激动药、茶碱类、抗胆碱药等）可缓解支气管平滑肌痉挛，缓解哮喘症状。抗炎平喘药的主要作用是抗过敏作用和轻度的抗炎作用。其平喘作用起效较慢，不宜用于哮喘急性发作期的治疗，临床上主要用于预防哮喘的发作，常见的有色甘酸钠、酮替芬和扎鲁斯特纳等。

二、镇　咳　药

咳嗽是一种保护性反射，具有促进呼吸道的痰液和异物排出，保护呼吸道清洁和通畅的作用。目前常用的镇咳药，根据作用机制分为 2 类：①中枢性镇咳药，直接抑制延髓咳嗽中枢而发挥镇咳作用，依赖性中枢性镇咳药有磷酸可待因，非依赖性中枢性镇咳药有氢溴酸右美沙芬和枸橼酸喷托维林；②外周性镇咳药，通过抑制咳嗽反射弧中的感受器、传入神经、传出神经或效应器中任何一环节而发挥镇咳作用，常见药物有盐酸那可汀。

三、祛　痰　药

祛痰药包括刺激性祛痰药和黏液溶解剂。前者刺激胃黏膜引起恶心，反射性刺激支气管腺体分泌，稀释痰液使易于排出，常见药物有氯化铵；后者使痰液中黏液分解或黏度下降，使易于排出，包括盐酸溴己新和盐酸氨溴索。

第八节　作用于消化系统的药物

一、抗　酸　药

抗酸药为弱碱性物质，口服后在胃内直接中和胃酸，升高胃内容物 pH，降低胃蛋白酶活性，具有缓解溃疡病的疼痛的作用。常见药有碳酸钙、氧化镁、氢氧化镁、三硅酸镁等。抗酸药不良反应严重，不是治疗消化性溃疡的首选药物。

二、抑制胃酸分泌药

胃酸的分泌受中枢和外周的诸多因子的复杂调控。其中包括迷走神经释放的递质乙酰胆碱，旁分泌细胞释放的组胺，以及内分泌细胞释放的胃泌素。H_2受体和质子泵是抑制胃酸分泌药物的主要作用靶点，H_2受体阻断药有西咪替丁、雷尼替丁、法莫替丁、尼扎替丁等；质子泵抑制药包括奥美拉唑、兰索拉唑等。

三、增强胃黏膜屏障功能的药物

胃黏膜屏障包括细胞黏膜和黏液碳酸氢根离子屏障。胃黏膜屏障功能受损时，可导致溃疡病发作，所以增加胃黏膜屏障的药物可以抗溃疡发作。常见的增强胃黏膜的药物有米索前列醇、硫糖铝等。

四、抗幽门螺杆菌药

幽门螺杆菌与感染及消化性溃疡有关，因此在抗酸治疗的同时必须根除幽门螺杆菌感染，一般用抗生素治疗。临床上常用的幽门螺杆菌检测方法如表 13-3 所示。目前，已经发现幽门螺杆菌对硝咪唑类和大环内酯类产生耐药性，但对四环素和阿莫西林的耐药性尚不多见。

表 13-3 常用幽门螺杆菌检测方法的敏感性和特异性对比

检验项目	敏感性（%）	特异性（%）
细菌培养	70～92	100
组织学检查（银染或改良 Giemsa 染色）	93～99	95～99
尿素呼气试验	90～98.9	89～99
快速尿素酶试验	75～98	70～98
粪便抗原检测	89～96	87～94

五、助 消 化 药

助消化药多为消化液中成分或促进消化液分泌的药物，能促进食物消化，如胃蛋白酶、胰酶、乳酶生等。

六、止 吐 药

呕吐是一种复杂的反射活动，也是一种保护性反应，参与呕吐的中枢部位包括呕吐中枢和化学催吐感受区。止吐药可分为 4 类：①H_1 受体阻断药，包括苯海拉明、茶苯海明、美可洛嗪等有中枢镇静作用和止吐作用；②M 胆碱能受体阻断药，如东莨菪碱、阿托品、苯海索等，通过阻断呕吐中枢的和外周反射途径中的 M 受体，预防恶心和呕吐；③多巴胺受体阻断药，如硫乙拉嗪、甲氧氯普胺、多潘立酮等，通过阻断多巴胺受体，降低呕吐中枢的神经活动，减轻恶心和呕吐；④5-HT_3 受体阻断药，如阿洛司琼、昂丹司琼等，对肿瘤放疗和化疗导致的呕吐有较好作用。

七、增强胃肠动力药

增强胃肠动力药物直接或间接激活胃肠道平滑肌上的 M_3 受体，增强胃肠道的蠕动和收缩。其中 M 胆碱受体激动药和胆碱酯酶抑制药除了能增强胃肠动力外，还能使涎液、胃液、胰液分泌增加，且能增加胃排空；多巴胺 D_2 受体拮抗剂增加食管下部括约肌的张力，增加胃收缩力，改善胃十二指肠蠕动的协调性，促进胃排空；5-HT_4 受体激动剂增加食管下部括约肌的张力，增强胃收缩力并且增加胃十二指肠的协调性。

八、止泻药与吸附药

对腹泻的患者的治疗应以对因治疗为主，但对腹泻剧烈而持久的患者，可适当给予止泻药物。临床常用的止泻药有阿片制剂、地芬诺酯等。

九、泻 药

促进排粪便的药物，按作用机制可分为：①刺激性泻药，刺激结肠推进蠕动产生作用，药物有酚酞、蒽醌类大黄等；②渗透性泻药，口服后很少吸收，增加肠容积而促进肠道推进性蠕动，产生泻下作用，常见药物有硫酸镁和硫酸钠、乳果糖、甘油和山梨醇等；③润滑性泻药，通过局部润滑并软化粪便发挥作用，如液态石蜡等。

十、利 胆 药

利胆药是具有促进胆汁分泌或胆囊排空的药物。常用的许多利胆药的作用涉及胆汁酸，如去氢胆酸、熊去氧胆酸、鹅去氧胆酸、硫酸镁、桂美酸等。

第九节 作用于内分泌系统药物

一、肾上腺皮质激素类药物

1. 糖皮质激素 在机体应激时大量分泌，通过允许作用等，使机体能适应内外环境变化所产生的强烈刺激。除了影响物质代谢外，还具有抗感染、抗过敏和抑制免疫反应等多种药理作用。临床主要用于治疗严重急性感染、自身免疫性疾病、器官移植排斥反应和过敏性疾病、抗休克、血液病和替代疗法等。

2. 盐皮质激素 主要有醛固酮和去氧皮质酮 2 种，对维持机体正常的水、电解质代谢起重要作用。

3. 促皮质素及皮质激素抑制药 促皮质激素是由垂体前叶嗜碱细胞合成分泌，受到下丘脑促皮质素释放激素的调节，对维持机体肾上腺正常形态和功能具有重要作用。由于口服后在胃内被胃蛋白酶破坏而失效，只能注射应用。临床上可将此效应应用于诊断脑垂体前叶-肾上腺皮质功能状态及检测长期使用糖皮质激素的停药前后的皮质功能水平，以防止因停药而发生皮质功能不全。

皮质激素抑制药可替代外科的肾上腺皮质切除术，临床常用的有米托坦和美替拉酮等。

二、胰岛素及其他降血糖药

1. 胰岛素 是一种蛋白质，主要促进肝脏、脂肪、肌肉等靶组织糖原和脂肪的储存，注射用的普通胰岛素制剂是治疗 1 型糖尿病的最重要药物。

2. 口服降血糖药物 目前常用的口服降糖药包括：胰岛素增敏剂、磺酰脲类、双胍类、α-葡萄糖苷酶抑制剂及餐时血糖调节剂。

3. 其他新兴降糖药物 主要包括：以胰高血糖素样肽-1 为作用靶点的药物，如依克那肽等；胰淀粉样多肽类似物，如醋酸普兰林肽等。

三、甲状腺激素及抗甲状腺药

1. 甲状腺激素 是维持机体正常代谢、促进生长发育所必需的激素，包括甲状腺素和三碘甲状腺原氨酸，主要生理功能是维持正常生长发育、促进代谢和产热、提高机体交感-肾上腺系统的反应性。临床用于治疗甲状腺功能低下、单纯甲状腺肿等。

2. 抗甲状腺药 目前常用的抗甲状腺药有硫脲类、碘和碘化物、放射性碘和 β 受体阻断药 4 类。硫脲类是最常用的抗甲状腺药，可分为 2 类：①硫氧嘧啶类，包括甲硫氧嘧啶和丙硫氧嘧啶；②咪唑类，包括甲巯咪唑和卡比马唑。硫脲类主要作用是抑制甲状腺激素的合成，抑制外周组织的 T_4 转化为 T_3，免疫抑制作用等，临床用于甲状腺功能亢进症的内科治疗，甲状腺的手术前准备和甲状腺危象的治疗。碘及碘化物主要是抑制甲状腺激素的释放，临床用于甲状腺功能亢进症的手术前准备和甲状腺危象的治疗。β 受体阻断剂适用于不宜用抗甲状腺药、不宜手术及 I^{131} 治疗的甲状腺功能亢进症患者；放射性碘适用于不宜用手术或手术后复发及硫脲类无效或过敏的甲状腺功能亢进症者。

第十节　作用于泌尿、生殖系统药物

一、利尿药和脱水药

1. 利尿药　作用于肾脏，增加钠离子、氯离子等电解质和水的排出，产生利尿作用，临床主要用于治疗各种原因引起的水肿，常用的利尿药有：碳酸酐酶抑制药，作用于近曲小管，代表药为乙酰唑胺；渗透性利尿药，作用于髓袢及肾小管其他部位，代表药为甘露醇；袢利尿药又称高效能利尿药，主要作用于髓袢升支粗段，代表药为呋塞米；噻嗪类利尿药，又称中效能利尿药，作用于远曲小管近端，如氢氯噻嗪；保钾利尿药，低效能利尿药，作用于远曲小管远端，如螺内酯。

2. 脱水药　又称渗透性利尿药，该类药经静脉注射后不易通过毛细血管进入组织，易经肾小球滤过，不易被肾小管再吸收。代表药为甘露醇，是治疗脑水肿、降低颅内压安全而有效的首选药物。

二、性激素类药物及避孕药

1. 雌激素类药物及雌激素拮抗药　卵巢分泌的天然雌激素主要是雌二醇，常用的雌激素类药物多以雌二醇为母体，人工合成的高效衍生物，主要有炔雌醇、炔雌醚及戊酸雌二醇等。对于未成年女性可维持第二性征，对成年女性主要是形成月经周期等，临床主要用于治疗绝经期综合征、卵巢功能不全和闭经、功能性子宫出血、乳房胀痛及退乳等、晚期乳腺癌等。

雌激素拮抗药物能够竞争性拮抗雌激素受体，从而抑制或减弱雌激素的作用。常用的有氯米芬、他莫西芬、雷洛昔芬等。

2. 孕激素类药物　孕激素主要由黄体分泌，妊娠 3～4 个月后，黄体即萎缩而由胎盘分泌，直至分娩。临床应用的孕激素均系人工合成及其衍生物。按化学结构，孕激素类药可分为 2 类：17α-羟孕酮类、19-去甲睾丸酮类。主要用于功能性子宫出血、痛经和子宫内膜异位症、先兆流产和习惯性流产、子宫内膜腺癌、前列腺肥大和前列腺癌等。

3. 雄激素类药物和同化激素类药　天然雄激素主要是由睾丸间质细胞分泌的睾酮。临床多用人工合成的睾酮衍生物，如甲睾酮、丙酸睾酮和苯乙酸睾酮等。主要用于治疗睾丸功能不全、功能性子宫出血、晚期乳腺癌、贫血和虚弱等。

雄激素有较强的同化作用，但用于女性或非性腺功能不全的男性，常出现男性化，男性化作用较弱的睾酮衍生物有苯丙酸诺龙、司坦唑醇及美雄酮。

4. 避孕药物　生殖是一个复杂的生理过程，包括精子和卵子的形成、成熟、排放和受精、着床及胚胎发育等多个环节，阻断任何一环节均可达到避孕或终止妊娠的目的。主要抑制排卵的避孕药是甾体避孕药，主要抑制排卵、抗着床、使宫颈黏液黏稠度增加不利于精子进入宫腔。其他的避孕药有抗着床避孕药、男性避孕药、外用避孕药和抗早孕药等。

三、子宫平滑肌兴奋药和抑制药

1. 子宫平滑肌兴奋药　可引起子宫节律性或强直性收缩，分别用于催产、引产、产后出血及产后子宫复原。常用药物有缩宫素、垂体后叶素、麦角生物碱、前列腺素等。

2. 子宫平滑肌抑制药　又称分娩药，主要用于治疗痛经和早产。常用的子宫平滑肌抑制药有 β_2-肾上腺素受体激动药、硫酸镁、钙拮抗药、前列腺素合成酶抑制药吲哚美辛等。

第十一节　抗生素类药物

一、抗菌药物概论

（一）抗菌药物的作用机制

抗菌药物的作用机制主要是通过特异性干扰细菌的生化代谢过程，影响其结构和功能，使其失去正常的生长繁殖功能而达到抑制或灭菌的作用（图 13-3）。抗菌药物的作用机制归纳为以下几点。

（1）抑制细菌细胞壁的合成，如青霉素类、头孢菌素类、万古霉素类等通过抑制细胞壁的合成来发挥作用。

（2）改变胞浆膜的通透性，如多肽类抗生素等。

（3）抑制蛋白质的合成，如四环素、氯霉素、红霉素等。

（4）影响核酸和叶酸的代谢，如喹诺酮类抑制细菌 DNA 回旋酶，抑制细菌的 DNA 复制产生杀菌作用。

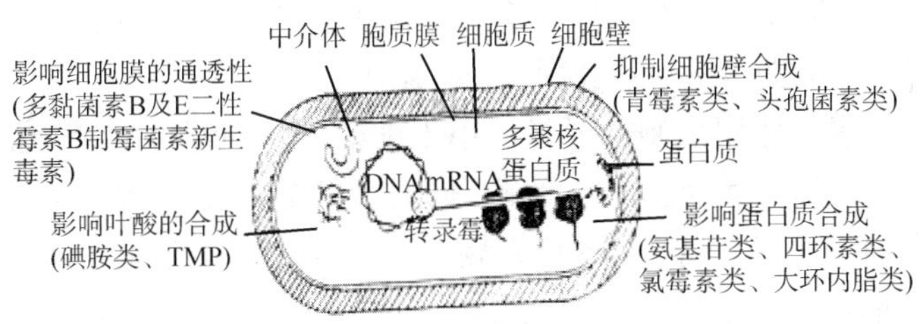

图 13-3　结构与抗菌药作用部位示意图

（二）细菌耐药性

1. 耐药性产生　细菌耐药性是细菌产生对抗生素不敏感的现象，产生原因是细菌在自身生存过程中的一种特殊表现形式。抗生素是细菌产生的，用于抵抗其他微生物的，保护自身安全的化学物质。

2. 耐药性的种类　耐药性可分为固有耐药和获得性耐药。固有耐药是细菌染色体基因决定，获得性耐药是由于细菌与抗生素接触后，由质粒介导，通过改变自身的代谢途径，使其不被抗生素杀灭。

3. 耐药机制 产生耐药的机制有：①产生灭活酶，使抗菌药物在作用于细菌之前即被酶破坏而失去抗菌作用；②抗菌药物作用靶位改变；③改变细菌外膜通透性；④影响主动流出系统。

4. 多重耐药的产生 多重耐药是细菌对多种抗菌药物耐药，又名多药耐药。为了避免和减少耐药性的产生，可遵循以下原则使用抗菌药物：能用一种抗菌药物控制的感染绝不使用多种抗生素联合；窄谱抗菌药可控制的感染不用广谱抗菌药；严格遵守抗菌药的适应证和应用，避免滥用。

（三）抗菌药物合理应用原则

1. 尽早确定病原菌 分离后进行体外抗菌药物敏感试验，从而有针对性地选择抗菌药物。

2. 按适应证选药 各种抗菌药物有不同的抗菌谱，即使有相同抗菌谱的药物还存在药效学和药动学差异，故各种抗菌药物的临床适应证亦有不同。

3. 抗菌药物的预防作用 预防是为了防止细菌可能引起的感染，但易于产生耐药性，使用局限。

4. 抗菌药物的联合应用 联合用药的目的是利用药物的协同作用而减少用药剂量和提高疗效，从而降低药物的毒性和不良反应。按作用性质分为：繁殖期杀菌药、静止期杀菌药、快速抑菌药和慢速抑菌药。

5. 防止抗菌药物的不合理使用 过小剂量达不到治疗目的且易产生耐药性，剂量过大，易产生严重的不良反应，疗程过短可致疾病复发或转为慢性感染。

6. 患者的其他因素与抗菌药物的应用 在患者有肝、肾功能减退时，应避免使用主要经肝、肾排泄的药物；对于儿童、孕妇和哺乳期妇女等用药时要谨慎，使用安全的抗菌药物。

二、β-内酰胺类抗生素

β-内酰胺类抗生素是指化学机构中含有 β-内酰胺环的一类抗生素，包括青霉素类，头孢菌素类，非典型 β-内酰胺类和 β-内酰胺酶抑制剂等。

β-内酰胺类抗生素的作用机制主要是作用于细菌体内的青霉素结合蛋白，抑制细菌细胞壁合成，菌体失去渗透屏障而膨胀、裂解，同时借助细菌的自溶酶溶解而产生抗菌作用。

1. 青霉素类抗生素 青霉素类按抗菌谱和耐药性分为：窄谱青霉素类，耐酶青霉素类，广谱青霉素类，抗铜绿假单胞菌广谱青霉素类，抗革兰阴性菌青霉素类。

2. 头孢菌素类抗生素 与青霉素有相似的理化活性、作用机制和临床应用，可分为四代，第一代主要有头孢噻吩、头孢唑林等，二代包括头孢呋辛、头孢孟多等，三代包括头孢噻肟、头孢曲松等，四代主要有头孢匹罗等。

3. 其他 β-内酰胺类抗生素 主要包括青霉烯类、头霉烯类、氧头孢烯类、单环 β-内酰胺类。

三、氨基糖苷类抗生素

氨基糖苷类抗生素的抗菌机制主要是抑制细菌蛋白质合成，还能破坏细菌胞浆膜的完整性。常见药物有链霉素、庆大霉素、卡那霉素、妥布霉素、阿米卡星等。临床主要用于敏感需氧革兰阴性菌所致的全身感染。常见不良反应有耳毒性、肾毒性、神经肌肉麻痹、过敏反应等。

四、四环素类及氯霉素类

1. 四环素类 属于快速抑菌药，和土霉素曾长期作为临床抗感染治疗的主要抗生素。主要作用机制是与核糖体 30S 亚基的 A 位点特异性结合，抑制肽链延长和蛋白质合成。常见药物有四环素、多西环素、米诺环素等。

2. 氯霉素类 作用机制是与细菌核糖体 50S 亚基上的肽酰转移酶作用位点可逆性结合，使蛋白质合成受阻。主要包括氯霉素、甲砜霉素等。

五、大环内酯类、林可霉素及多肽类抗生素

1. 大环内酯类抗生素 主要是抑制细菌蛋白质合成。主要包括红霉素类、克拉霉素、阿奇霉素和酮内酯类抗生素。

2. 林可霉素类抗生素 包括林可霉素和克林霉素。作用机制与大环内酯类相同，能不可逆的结合到细菌核糖体 50S 亚基上，抑制细菌蛋白质合成。易与革兰阳性菌的核糖体结合形成复合物，对革兰阴性菌无作用。

3. 多肽类抗生素 包括万古霉素类、多黏菌素类、杆菌肽类等。万古霉素类作用机制是与细胞壁前体肽聚糖结合，阻断细胞壁合成，造成细胞壁缺陷而杀灭细菌，尤其对正在分裂增殖的细菌呈现快速杀菌作用。

六、人工合成抗菌药

1. 喹诺酮类抗菌药物 通过抑制 DNA 回旋酶从而达到杀菌作用，常见的药物有诺氟沙星、环丙沙星、氧氟沙星、洛美沙星、氟罗沙星等。

2. 磺胺类抗菌药物 磺胺药属广谱抑菌药，主要是通过阻止细菌二氢叶酸合成，从而发挥抑菌作用的，常见药物有磺胺嘧啶和磺胺甲噁唑、柳氮磺吡啶等。

3. 其他合成类抗菌药物 主要有甲氧苄啶、复方磺胺甲噁唑、呋喃妥因与呋喃唑酮、甲硝唑等。其中甲氧苄啶是细菌二氢叶酸合成酶抑制剂，复方磺胺甲噁唑通过双重阻断二氢蝶酸合酶和二氢叶酸还原酶，协同阻断细菌四氢叶酸合成。

七、抗真菌药物

1. 抗生素类抗真菌药 包括多烯类抗生素，包括两性霉素 B、制霉素等抗生素，和非多烯类抗生素如灰黄霉素。其中两性霉素 B 抗真菌活性最强，是唯一可用于治疗深部和皮下真菌感染的多烯类药物。

2. 唑类抗真菌药 可分为咪唑类和三唑类。咪唑类包括酮康唑、咪康唑、益康唑、克霉唑和联苯苄唑等，酮康唑等可作为治疗表浅部真菌感染首选药。三唑类包括伊曲康唑、氟康唑和伏立康唑等，可作为治疗深部真菌感染首选药。

3. 丙烯胺类抗真菌药 包括萘替芬和特比萘芬，可影响真菌细胞膜的结构和功能进而发挥抗真菌作用。

4. 嘧啶类抗真菌药 代表药为氟胞嘧啶，是人工合成的广谱抗真菌药，主要影响 DNA 的合成。

八、抗结核病药物和抗麻风病药物

1. 抗结核病药 结核病是由分枝杆菌引起的慢性传染病，主要的抗结核药按作用机制的不同分为：①阻碍细菌细胞壁合成的药物，如环丝氨酸、乙硫异烟胺；②干扰结核杆菌代谢的药物，如对氨基水杨酸钠；③抑制 RNA 合成药，如利福平；④抑制结核杆菌蛋白合成药，如链霉素、卷曲霉素和紫霉素；⑤多种作用机制共存或机制未明的药物，如异烟肼、乙胺丁醇。抗结核治疗的应用原则是早期用药、联合用药、适量和坚持全程规律用药。

2. 抗麻风病药 主要药物是氨苯砜，是治疗麻风的首选药物。其他抗麻风药有氯法齐明、巯苯咪唑等。

第十二节　影响免疫功能的药物

一、免疫应答和免疫病理反应

免疫系统的主要生理功能是识别、破坏和清除异物，以维持机体内环境的稳定。免疫反应可分为特异性免疫和非特异性免疫。机体免疫系统在抗原刺激下所发生一系列变化称为免疫应答反应，可分为 3 期：感应期、增殖分化期和效应期。

当免疫功能异常时可出现免疫病理反应，包括变态反应、自身免疫性疾病、免疫缺陷病和免疫增殖病等，表现为机体免疫功能低下或免疫功能过度增强。

二、免疫抑制剂

免疫抑制剂是一类具有免疫抑制作用的药物。临床主要用于器官移植排斥反应和自身免疫反应性疾病。免疫抑制药物可分为以下 4 类：①抑制 IL-2 生成及其活性的药物如环孢素、他克莫司等；②抑制细胞因子基因表达的药物如糖皮质激素；③抑制嘌呤或嘧啶合成的药物如硫唑嘌呤等；④阻断 T 细胞表面信号分子如单克隆抗体。

三、免疫增强剂

免疫增强剂是指单独或同时与抗原使用时能增强机体免疫应答的物质，主要用于免疫缺陷病和慢性感染性疾病。免疫增强剂种类繁多，包括提高巨噬细胞吞噬功能的药物，如卡介苗；提高细胞免疫功能的药物，如左旋咪唑、转移因子及其他免疫核糖核酸、胸腺素等；提高体液免疫功能的药物，如丙种球蛋白等。

第十三节 其他类药物

一、抗病毒药物

1. 抗病毒药物的作用机制 病毒包括 DNA 和 RNA 病毒，抗病毒的主要机制是：①竞争细胞表面受体，阻止病毒吸附；②阻止病毒传入和脱壳；③阻止病毒的生物合成；④增强宿主抗病毒能力。

2. 抗 HIV 药物 HIV 是一种反转录病毒，当前药物主要是通过抑制反转录酶或 HIV 蛋白酶发挥作用，包括核苷反转录酶抑制剂、非核苷反转录酶抑制剂和蛋白酶抑制剂 3 类。其中核苷反转录酶抑制剂主要包括齐多夫定、扎西他滨、司他夫定、拉夫米定等。

3. 抗疱疹病毒药物 主要药物有阿昔洛韦、伐昔洛韦、更昔洛韦、膦甲酸、曲氟尿苷和碘苷等。阿昔洛韦是广谱高效的抗病毒药，是目前最有效的抗Ⅰ型和Ⅱ型单纯疱疹病毒的药物，对水痘、带状疱疹病毒等其他疱疹病毒也有效。伐昔洛韦是阿昔洛韦二异戊酰胺酯，其抗病毒活性、作用机制和耐药性同阿昔洛韦。其优点在于减少了服药次数。更昔洛韦主要应用于巨细胞病毒的治疗，但具有较强的骨髓抑制作用。

4. 抗流感病毒药 主要包括金刚乙烷和金刚烷胺、利巴韦林、奥塞米韦和扎那米韦等。金刚乙烷和金刚烷胺均可特异性的抑制 A 型流感病毒，大剂量也可抑制 B 型流感病毒、风疹和其他病毒。利巴韦林是一种广谱的抗病毒药物，对多种 DNA 和 RNA 病毒有效，如甲肝病毒、丙肝病毒、腺病毒、疱疹病毒和呼吸道合胞病毒等。奥塞米韦和扎那米韦主要对流感病毒具有抑制作用。

5. 抗肝炎病毒药物 常用药物有干扰素和拉夫米定。干扰素具有广谱的抗病毒作用，除用于病毒性乙肝的治疗外，也可用于对病毒性心肌炎、流行性腮腺炎、乙型脑炎等疾病的治疗、拉夫米定是目前治疗乙肝最为有效的药物之一，能够抑制 HBV 的复制，有效治疗 HBV 的感染。

二、抗恶性肿瘤药物

（一）细胞毒类抗肿瘤药物

1. 影响核酸生物合成的药物 又称抗代谢药，根据药物主要干扰的生化步骤或所抑制的靶酶的不同，进一步分为：①二氢叶酸还原酶抑制剂如甲氨蝶呤；②胸苷酸合成酶抑制剂如氟尿嘧啶；③嘌呤核苷酸互变抑制剂如巯嘌呤等；④核苷酸还原酶抑制剂如巯基脲等；⑤DNA 多聚酶抑制剂如阿糖胞苷等。

2. 影响 DNA 结构与功能的药物 药物分别通过破坏 DNA 结构或抑制拓扑异构酶活性，影响 DNA 结构和功能。包括：①DNA 交联剂，如氮芥、环磷酰胺和塞替派等；②破坏 DNA 的铂类配合物，如顺铂；③破坏 DNA 的抗生素，如丝裂霉素和博来霉素；④拓扑异构酶抑制剂，如喜树碱类等。

3. 干扰转录过程和阻止 RNA 合成的药物 药物可嵌入 DNA 碱基对之间，干扰转录过程，组织 mRNA 的合成，属 DNA 嵌入剂，如多柔比星等蒽环类抗生素和放线菌素 D。

4. 抑制蛋白质合成和功能的药物 药物可干扰微管蛋白聚合作用、干扰核蛋白体的功能或影响氨基酸供应，从而抑制蛋白质合成与功能。包括：①微管蛋白活性抑制剂，如长春碱类和紫杉醇类等；②干扰核蛋白体功能的药物，如三尖杉生物碱类；③影响氨基酸供应的药物，如L-门冬酰胺酶。

（二）非细胞毒类抗肿瘤药物

1. 调节体内激素平衡药物 某些肿瘤如乳腺癌、前列腺癌、甲状腺癌、宫颈癌和睾丸肿瘤与相应的激素失调有关。故用某些激素或其拮抗药来改变激素平衡失调状态，以抑制这些激素依赖肿瘤的生长。常用药物有雌激素类、雄激素类、甲羟孕酮酯、糖皮质激素等。

2. 单克隆抗体 常见药物有曲拓珠单抗、利妥昔单抗。曲拓珠单抗主要用于治疗人表皮生长因子受体蛋白-2 过度表达的转移性乳腺癌。利妥昔单抗主要用于治疗复发或化疗耐药的 B 淋巴细胞型非霍奇金淋巴瘤。

3. 信号转导抑制剂 常见药物有伊马替尼、吉非替尼。伊马替尼主要用于治疗费城染色体阳性的慢性髓细胞白血病。吉非替尼主要用于铂类抗肿瘤药治疗失败后的晚期非小细胞肺癌的治疗。

4. 细胞分化和细胞凋亡诱导剂 细胞分化诱导剂主要是维 A 酸，细胞凋亡诱导剂如亚砷酸，二者主要用于治疗急性早幼粒细胞白血病的治疗。

5. 新生血管抑制剂 主要是重组人血管内皮抑素。该药物主要抑制肿瘤血管的生成、诱导肿瘤细胞的死亡，同时克服了化疗过程中的耐药性。其联合化疗可提高非小细胞肺癌患者的生存率。

三、基因治疗药物

1. 基因治疗的定义与类型 基因治疗是改变细胞遗传物质为基础的医学治疗。通过一定基因转移载体将正常或有治疗价值的目的基因或核酸分子导入靶细胞，从而到达防治疾病的效果。基因治疗按基因操作方式分为 2 类，一类为基因增强和基因失活，另一类为基因修正和基因置换；基因治疗按靶细胞类型又可分为生殖细胞基因治疗和体细胞基因治疗。

2. 基因治疗的应用 基因治疗主要用于以下几种疾病的治疗：①遗传病的基因治疗；②恶性肿瘤基因治疗；③溶瘤腺病毒；④自杀基因治疗；⑤辅助性基因治疗；⑥其他疾病治疗如高血压、糖尿病、冠心病等。

（于海川）

第十四章　组织胚胎学

组织学是研究机体微细结构及其相关功能的科学，是建立在解剖学基础上向微观方向发展形成的。解剖学主要是在系统和器官水平上研究机体的结构，而组织学则是在组织、细胞、亚细胞和分子水平对机体进行研究。对初学者来讲，组织学的学习内容主要在于组织和细胞的学习。要掌握机体各系统的主要器官由表及里或由内向外是由什么组织、以何种方式构成的，其微细结构和细胞组成如何，结构与功能的关系等内容。进行组织学研究的技术当前主要有光镜技术和电镜技术、组织化学、免疫组化、放射自显影、图像分析术、细胞培养术和组织工程等方法。

第一节　人体四大组织

一、上 皮 组 织

上皮组织是由密集排列的上皮细胞及极少量的细胞外基质组成。上皮细胞具有明显的极性，它们朝向身体的表面或有腔器官的腔面，称为游离面；与游离面相对的一面称为基底面；上皮细胞之间的连接面是侧面。上皮基底面附着于基膜上，并借此与结缔组织相连。上皮内大多无血管，所需营养依靠结缔组织内的血管提供，营养物质透过基膜渗入上皮细胞间隙。

上皮组织依据其功能不同分为被覆上皮和腺上皮。被覆上皮依据其构成细胞的层数和细胞在垂直切面上的形状分为单层上皮（单层扁平上皮、单层立方上皮、单层柱状上皮、假复层纤毛和柱状上皮）和复层上皮（复层扁平上皮、复层柱状上皮和变异上皮）。此外，还有特化的上皮，如感受特定理化刺激的感觉上皮和具有收缩能力的肌上皮。被覆上皮具有保护、吸收、分泌和排泄等功能，腺上皮具有分泌功能。

二、结 缔 组 织

结缔组织由大量细胞外基质和细胞构成。细胞外基质包括丝状的纤维、无定形的基质和不断循环更新的组织液。而细胞散在地分布于细胞外基质内，无极性。结缔组织由胚胎时期的间充质演化而来，其中间充质由间充质细胞和无定型的基质构成，不含纤维，间充质细胞分化程度低、增殖分化能力强。在胚胎时期可分化为多种结缔组织细胞、肌细胞和内皮细胞等。

结缔组织分布广泛，形态多样，可分为疏松结缔组织、致密结缔组织、脂肪组织、网状组织 4 种。

疏松结缔组织又称蜂窝组织，主要由细胞（成纤维细胞、巨噬细胞、浆细胞、肥大细胞、脂肪细胞、未分化的间充质细胞、白细胞）、纤维（胶原纤维、弹性纤维、网状纤维）、基质（蛋白多糖、纤维粘连蛋白、组织液）等组成。具有连接、支持、防御、修复等功能。

致密结缔组织又分为规则致密结缔组织、不规则致密结缔组织、弹性组织三大类。规则致密结缔组织主要构成肌腱，其大量密集平行排列的粗大胶原纤维之间有腱细胞；不规则致密结缔组织主要构成真皮、器官被膜等，其粗大的胶原纤维纵横交错，形成致密板层结构，其间有成纤维细胞；弹性组织主要构成韧带、弹性膜等，其粗大的弹性纤维或平行排列或编织成膜状。

脂肪组织主要由大量脂肪细胞群集构成，被疏松结缔组织分隔为脂肪小叶。脂肪组织又分为由单泡脂肪细胞构成的黄色脂肪组织及由多泡脂肪细胞构成的棕色脂肪组织，具有贮能、维持体温、保护的作用。

网状组织由网状细胞和网状纤维构成，主要构成造血组织和淋巴组织的基本成分，为血细胞发生和淋巴细胞发育提供微环境。

三、肌 肉 组 织

肌组织主要由具有收缩功能的肌细胞构成，及细胞间有少量结缔组织、血管、淋巴管和神经。由于肌细胞呈细长纤维形，故又称为肌纤维。肌细胞膜称肌膜，肌细胞质称肌浆。

肌肉组织主要分为骨骼肌、心肌、平滑肌 3 种，前 2 种属于横纹肌；骨骼肌受躯体神经支配，为随意肌；心肌和平滑肌受自主神经支配，为不随意肌。

1. 骨骼肌 存在于骨骼肌不同位置的结缔组织分为肌外膜、肌束膜、肌内膜。结缔组织对骨骼肌有支持、连接、营养的作用。还有一种扁平、有突起的肌卫星细胞，位于骨骼肌纤维表面，肌损伤时可增殖分化，子细胞融合入受损肌细胞，参与肌纤维的修复。骨骼肌纤维的超微结构有肌原纤维、横小管和肌质网。

2. 心肌 主要分布于心脏，具有收缩自动节律性，无肌卫星细胞。一般认为心肌无再生能力，损伤的心肌纤维由瘢痕组织代替。

3. 平滑肌 广泛分布于中空性器官管壁内。

四、神 经 组 织

神经组织由神经细胞和神经胶质细胞组成，为神经系统最主要的组织成分。神经细胞也称神经元，具有接受刺激、整合信息和传导冲动的功能；神经胶质细胞对神经元起支持、保护、营养和绝缘等作用。

1. 神经细胞 即神经元，具有胞体、树突、轴突等结构（图 11-12）。参见第十一章的相关内容。

2. 神经胶质细胞 在神经元与神经元之间，神经元与非神经细胞之间，除突触部位以外，都被神经胶质细胞分隔、绝缘，以保证信息传递的专一性和不受干扰。主要分为中枢神经系统的神经胶质细胞和周围神经系统的神经胶质细胞。

3. 神经纤维和神经 神经纤维由神经元的长轴及包绕它的神经胶质细胞构成，根据神经胶质细胞是否形成髓鞘可分为有髓神经纤维和无髓神经纤维。周围神经系统的神经纤维集合在一起，构成神经，分布到全身各器官。

4. 神经末梢 是周围神经纤维的终末，遍布全身。按功能分为感觉神经末梢和运动神经末梢。运动神经末梢是运动神经元的轴突在肌组织和腺体的终末结构，支配肌纤维的收缩和腺体的分泌，分为具有支配骨骼肌收缩功能的躯体运动神经末梢和控制、调节肌细胞收缩、腺体分泌功能的内脏运动神经末梢。

第二节　血液及循环系统

有关血液及血液循环已经在前面第十一章做了相关介绍，在此不再重复。下面主要介绍循环系统的结构特征。

循环系统是连续而封闭的管道系统，包括心血管系统和淋巴管系统。心血管系统包括心脏、动脉、毛细血管和静脉；淋巴管系统包括毛细淋巴管、淋巴管、淋巴导管。

1. 心脏

（1）心壁的结构：从内向外依次为心内膜、心肌膜和心外膜。还有一种心瓣膜，位于房室孔和动脉口处，具有阻止心房和心室收缩时血液倒流的作用。患风湿性心脏病时，心瓣膜内胶原纤维增生，瓣膜变硬、变形，可发生粘连，不能正常关闭和开放。

（2）心脏传导系统：其位于心壁内，由特殊心肌细胞组成，包括窦房结、房室结、房室束、室间隔两侧的左右房室束及其分支。当发生冲动时，将冲动传导到心脏各部分，使心房肌和心室肌有节律收缩。组成心脏传导系统的细胞有 3 种：起搏细胞、移行细胞和浦肯野纤维。其中起搏细胞是心肌兴奋的起搏点。

2. 动脉　包括大动脉、中动脉、小动脉和微动脉 4 种，管壁从内向外均可分为内膜、中膜和外膜 3 层。

3. 静脉　分为大静脉、中静脉、小静脉和微静脉。其中管径大于 2mm 的静脉常有静脉瓣，可以阻止血液的逆流。与相伴的动脉相比，静脉数量多、管径粗，管腔不规则，3 层膜的分界不明显，中膜薄、外膜厚，中膜结缔组织较多，平滑肌纤维和弹性组织较少。

4. 毛细血管和微循环　毛细血管是管径最细、分布最广的血管，管壁由一层内皮和基膜组成。可分为连续毛细血管、有孔毛细血管和窦状毛细血管即血窦。

微循环指微动脉到微静脉之间的血循环，是血液循环的基本功能单位。不同组织中的微循环血管的组成各具特点，但一般有以下几部分组成：微动脉、毛细血管前微动脉和中间微动脉、真毛细血管、直捷通路、动静脉吻合和微静脉。

5. 淋巴管系统　人体内除了神经组织、软骨、骨、骨髓、眼球等处没有淋巴管分布外，其他各组织和器官大多有淋巴管。淋巴管系统主要由毛细淋巴管、淋巴管和淋巴导管组成，其功能是将组织液中的水、电解质和大分子物质等输送入血液中。

第三节　免 疫 系 统

参见第八章的相关内容。

第四节　内分泌系统

参见第十一章的相关内容。

第五节 消化系统

消化系统由消化管和消化腺组成，主要对食物进行物理性和化学性消化。一般来说，机械消化是初步的，它只使食物发生物理性状的变化；而化学性消化则是彻底的，它使食物发生本质的变化，最后完成消化的全过程。在整个消化过程中，机械性消化与化学性消化是同时进行的，它们互相配合，共同完成对食物的消化作用。消化管是从口腔到肛门的连续性管道，依次分为口腔、咽、食管、胃、小肠和大肠。消化腺对食物进行化学性消化，包括大消化腺和小消化腺，前者主要有 3 对唾液腺、胰腺和肝脏等；后者主要有小唾液腺、食管腺、胃腺等。消化腺所分泌的消化液总量每天达 6～8L。消化腺的分泌是腺细胞主动分泌活动的结果，消化液中主要成分为有机物、无机离子和水。

一、消化管壁的基本结构

消化管壁自内向外分为黏膜、黏膜下层、肌层与外膜 4 层。

1. 黏膜 由上皮、固有层和黏膜肌层组成，是消化管各段结构差异最大、功能最重要的部分。

2. 黏膜下层 为较致密的结缔组织，含有小动脉、小静脉和淋巴管。其中黏膜与黏膜下层共同突起形成皱襞，黏膜下层中的黏膜下神经丛具有调节黏膜肌收缩和腺体分泌的功能。

3. 肌层 除了食管上段和肛门处的肌层为骨骼肌外，其余大部分为平滑肌。一般为内环外纵两层（而胃为 3 层）。

4. 外膜 包括纤维膜和浆膜，纤维膜主要分布在食管、十二指肠大部和大肠末段；浆膜分布在胃、大部分小肠和大肠。

二、口、咽和食管

1. 口腔 是消化管的起始部，包括口唇、颊、腭、牙、舌和唾液腺。牙按其形态可分为牙冠、牙颈和牙根三部分，是人体内最坚硬的器官，有咬切、撕裂、磨碎食物和协助发音等作用。唾液腺有清洁和帮助消化食物的功能，分为大唾液腺和小唾液腺，前者有 3 对即腮腺、下颌下腺和舌下腺，后者有唇腺、颊腺、腭腺和舌腺。

2. 咽 是消化道和呼吸道的共同通道，分为由上皮和固有层组成的黏膜、肌层和富含血管及神经纤维的外膜三部分组成。

3. 食管 是输送食团的肌性管道，全长 25cm，主要由黏膜、黏膜下层、肌层和外膜组成。

三、胃、肠和肛管

1. 胃 是消化管最膨大的部分，上连食管，下续十二指肠，可分为四部即贲门部、胃底、胃体和幽门部。胃由黏膜（包括上皮、固有层和黏膜肌层）、黏膜下层、肌层和外膜构成，起到储存和初步消化食物的作用。

胃的固有层包括贲门腺、幽门腺和胃底腺三部分。胃底腺又称为泌酸腺，分布于胃体和胃底部，是胃黏膜中数量最多、功能最重要的腺体。主要分泌胃蛋白酶原、盐酸、内因子等功能。胃黏膜肌层由内环外纵的 2 层平滑肌组成，胃黏膜的自我保护机制主要依赖黏液-碳酸氢盐屏障。如果胃酸分泌过多可能导致胃溃疡，而胃上皮细胞具有快速更新和修复损伤的能力。

2. 小肠　是消化和吸收的主要部位，是消化管中最长的一段，分为十二指肠、空肠和回肠。其结构组成由黏膜、黏膜下层、肌层和外膜组成。

3. 大肠　全长约 1.5cm，大肠分为盲肠、阑尾、结肠、直肠和肛管，主要功能是吸收水分和电解质，将食物残渣形成粪便。

四、消　化　腺

（一）大唾液腺

大唾液腺主要有腮腺、下颌下腺和舌下腺 3 种。腮腺为浆液性腺，分泌物含大量唾液淀粉酶；下颌下腺为混合性腺，浆液性腺泡较多，分泌物含唾液淀粉酶和黏液；舌下腺为混合性腺，以黏液性腺泡为主，分泌物以黏液为主。

唾液主要含有水、黏液、唾液淀粉酶、溶菌酶、干扰素和 sIgA 等，具有润滑口腔、分解淀粉、抵抗细菌和病毒及免疫保护的作用。

（二）肝脏

肝是人体最大、血管最丰富的腺体，肝呈楔形，分为左右两端、前后两缘和上下两面，具有极其复杂多样的生物化学功能：分泌胆汁、参与机体新陈代谢、储存糖原、解毒、吞噬、防御等功能，被称为机体的化工厂。

肝小叶是肝结构和功能的基本单位，主要由中央静脉、肝板、肝血窦、窦周隙、胆小管五部分组成。

（三）胰腺

胰是人体第二大消化腺，由外分泌部和内分泌部组成。

外分泌部分泌胰液，含胰蛋白酶原、胰糜蛋白酶原、胰淀粉酶、胰脂肪酶、核酸酶等消化酶，分别消化食物中的营养成分；内分泌部即胰岛，主要分泌胰岛素，调节血糖浓度。

（四）胆囊与胆管

胆囊分为底、体、颈三部分，胆囊壁由黏膜、肌层和外膜 3 层组成，胆囊的主要功能是储存和浓缩胆汁。肝外胆管壁分黏膜、肌层和外膜。由肝分泌的胆汁经左右肝管、肝总管、胆囊管进入胆囊储存，胆囊储存的浓缩胆汁经胆囊管、胆总管排入十二指肠。

第六节　泌尿、生殖系统

一、泌　尿　系　统

泌尿系统包括肾、输尿管、膀胱和尿道。肾产生尿液，其余为排尿器官。主要起到排泄、调节水和电解质平衡、调节酸碱平衡、分泌生物活性物质等功能。泌尿系统与生殖系统联系非常紧密，二者的概观图如图 14-1 所示。见第十一章的有关内容

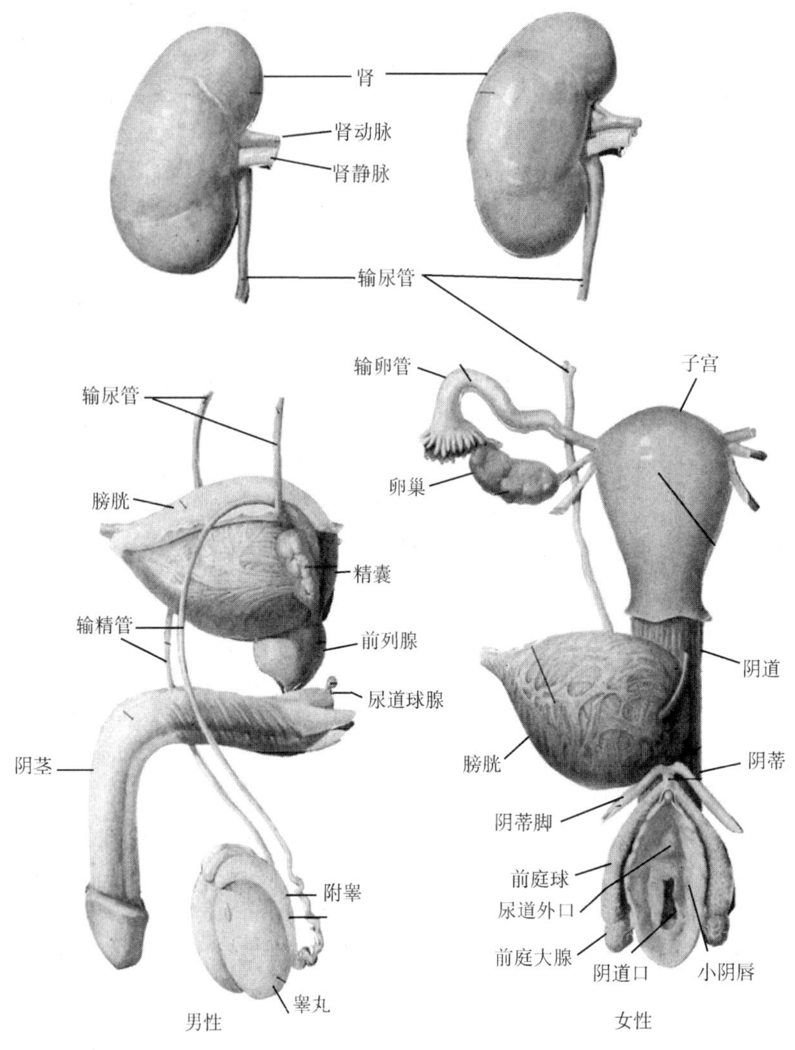

图 14-1　泌尿生殖系统概观图

二、男性生殖系统

男性生殖系统由睾丸、生殖管道、附属腺及外生殖器组成。睾丸是产生精子和分泌雄性激素的器官。生殖管道具有促进精子成熟，营养、储存和运输精子的作用。附属腺与生殖管道的分泌物参与精液的组成。

（一）睾丸

睾丸表面覆盖浆膜，即鞘膜脏层，深部为致密结缔组织构成的白膜，于睾丸后缘形成睾丸纵隔。睾丸纵隔将睾丸实质分为许多的睾丸小叶，其内有弯曲细长的生精小管。

1. 生精小管　生精小管由生精上皮构成，后者由生精细胞和支持细胞组成，上皮基膜外有肌样细胞，该细胞有助于精子的排除。

从精原细胞到形成精子的过程，称精子发生。精子的发生须低于体温 2～3℃的环境。精子分为头、尾两部分，头由细胞核、顶体（溶酶体，含顶体素、透明质酸酶等）构成；尾部分为颈段、中段、主段和末段四部分。支持细胞起到支持、营养生精细胞，分泌雄激素结合蛋白和抑制素，产生睾丸液，吞噬精子细胞的残余胞质，参与血-睾屏障的构成的作用。

2. 睾丸间质　睾丸间质细胞成群分布，具有类固醇激素分泌细胞的超微结构特征。主要功能是分泌雄激素、促进精子发生和男性生殖器官发育、维持男性第二性征和性功能。

（二）生殖管道

男性生殖管道包括附睾、输精管及尿道，为精子的成熟、储存和输送提供有利的条件。附睾分为头、体、尾三部，主要起分泌和吸收的功能。输精管由黏膜（假复层柱状上皮、富含弹性纤维的固有层）、肌层（内纵、中环、外纵平滑肌纤维）、外膜（纤维膜）组成。在射精时，肌层强力收缩，将精子迅速排除。

（三）阴茎

阴茎主要有 2 条阴茎海绵体、1 条尿道海绵体、白膜和皮肤构成。海绵体主要由小梁和血窦构成，白膜为质地坚韧的致密结缔组织。

（四）附属腺

附属腺包括前列腺、精囊和尿道球腺。附属腺和生殖管道的分泌物和精子共同组成精液。其中前列腺呈栗形，被膜富含弹性纤维和平滑肌纤维的结缔组织，其深入实质形成支架。其分泌物参与构成精液，分泌活动受雄激素的调控。

三、女性生殖系统

女性生殖系统由卵巢、输卵管、子宫、阴道和外生殖器组成。卵巢产生卵细胞，分泌女性激素；输卵管输送生殖细胞，是受精部位；子宫是产生月经和孕育胎儿的器官。

（一）卵巢

卵巢呈扁椭圆形，表面包被单层立方或扁平上皮，称为表面上皮；下方为致密结缔组织构成的白膜。卵巢实质分为皮质和髓质，皮质含不同发育阶段的卵泡、黄体和白体，其间有特殊的结缔组织（由基质细胞、网状纤维和平滑肌构成）；髓质有许多血管和淋巴管。近卵巢处的结缔组织中有少量的门细胞，分泌雄激素。

1. 卵泡的发育和成熟　卵泡从胚胎时期开始发育，以后数量逐渐减少；青春期后在垂体分泌的卵泡刺激素和黄体生成素刺激下，每个月经周期有一个卵泡发育成熟并排卵；绝经期后，排卵停止。卵泡的发育分为原始卵泡、初级卵泡、次级卵泡、成熟卵泡 4 个阶段。

2. 排卵　是指成熟卵泡破裂，次级卵母细胞从卵巢排出的过程。排卵后 24h，次级卵母细胞若不受精，即退化消失；若受精，则继续完成第二次减数分裂，形成单倍体的卵细胞和 1 个第二极体。

3. 黄体　排卵后，残留在卵巢内的卵泡颗粒层和卵泡膜向腔内塌陷，演化成具有内分泌功能的细胞团，新鲜时呈黄色，称之为黄体。黄体内的颗粒细胞增殖分化为颗粒黄体细胞，主要分泌孕激素。膜细胞转变为膜黄体细胞，与颗粒黄体细胞协同作用分泌雌激素。

若卵未受精，黄体维持 12～14 天后退化，称月经黄体；若受精，黄体继续发育，直径可达 4～5cm，称妊娠黄体；分泌大量孕激素、雌激素和松弛素；妊娠黄体存在 4～6 个月后退化。黄体退化后被致密结缔组织取代，成为瘢痕样的白体。

（二）输卵管

输卵管分为子宫部、峡部、壶腹部和漏斗部，其管壁由内向外依次分为黏膜、肌层和浆膜。黏膜向管腔突出形成皱襞，故管腔不规则，由单层柱状上皮和固有层构成；上皮由分泌细胞和纤毛细胞构成，受卵巢激素的作用而出现周期性变化；固有层由薄层结缔组织构成；肌层由内环外纵的平滑肌构成。

（三）子宫

子宫为厚壁的肌性器官，分底部、体部和颈部；子宫壁由外向内分为外膜、肌层和内膜（黏膜）。

1. 子宫底部和体部 外膜为浆膜。肌层由成束或成片的平滑肌构成，肌束间以结缔组织分隔；在妊娠期，平滑肌纤维增大、增殖，肌层明显增厚。内膜由单层柱状上皮和固有层构成。单层柱状上皮由分泌细胞和散在的纤毛细胞组成；固有层含子宫腺，结缔组织含大量低分化的基质细胞，血管丰富。

子宫内膜可分为表浅的功能层和深部的基底层，功能层较厚，在卵巢激素的作用下，发生周期性剥脱出血，即为月经；基底层较薄，不参与月经形成，在月经期后能增生、修复功能层。

在卵巢雌激素和孕激素的周期性作用下，子宫底部和体部的内膜功能层发生周期性变化，即每 28 天左右发生一次内膜剥脱、出血、修复和增生，称为月经周期，分为增生期、分泌期和月经期 3 期。

2. 子宫颈部 由外膜（纤维膜）、肌层（平滑肌和富含弹性纤维的结缔组织）和黏膜（由上皮和固有层构成），由纵行皱襞发出多个不规则的斜行皱襞，皱襞间裂隙为腺样隐窝，为子宫颈腺。

上皮为单层柱状上皮，由分泌细胞、纤毛细胞和储备细胞组构成。其中分泌细胞多，雌激素促进其分泌，分泌物为清亮透明的碱性黏液，利于精子通过；在孕激素作用下，细胞分泌量减少，分泌物黏稠，起屏障作用。纤毛细胞较少，散在分布，游离面有纤毛，向阴道方向摆动，有利分泌物排出。储备细胞为干细胞，较小，位于上皮深部，参与上皮的更新和损伤的修复。

（四）阴道

阴道壁由黏膜、肌层和外膜构成。黏膜由未角化的复层扁平上皮和富含毛细血管和弹性纤维的固有层组成；肌层较薄，为左右螺旋相互交织成格子状的平滑肌束；外膜是富含弹性纤维的致密结缔组织。

（五）乳腺

女性乳腺于青春期开始发育，分为静止期乳腺和活动期乳腺。女性乳腺随年龄和生理状况发生明显的变化。其实质被结缔组织分隔为叶，每叶又分为若干小叶，每个小叶为一个复管泡状腺。

静止期乳腺是指为未孕女性的乳腺，腺体不发达，仅有少量小的腺泡和导管，脂肪组织和结缔组织丰富。活动期乳腺为妊娠期和哺乳期的乳腺。妊娠期，受雌激素和孕激素作用，腺体增生，腺泡增大；结缔组织和脂肪组织减少，出现较多巨噬细胞和浆细胞。妊娠后期，受催乳素作用，腺泡开始分泌。分泌物含脂滴、乳蛋白、乳糖、sIgA 和吞噬有脂肪的巨噬细胞。

第七节　呼 吸 系 统

呼吸系统由鼻、咽、喉、气管、主支气管和肺组成，包括导气部和呼气部（图 14-2）。其中从鼻腔到肺内的终末细支气管负责传到气体，称之为导气部；从肺内的呼吸性细支气管至末端的肺泡，是气体交换的部位，称为呼吸部。

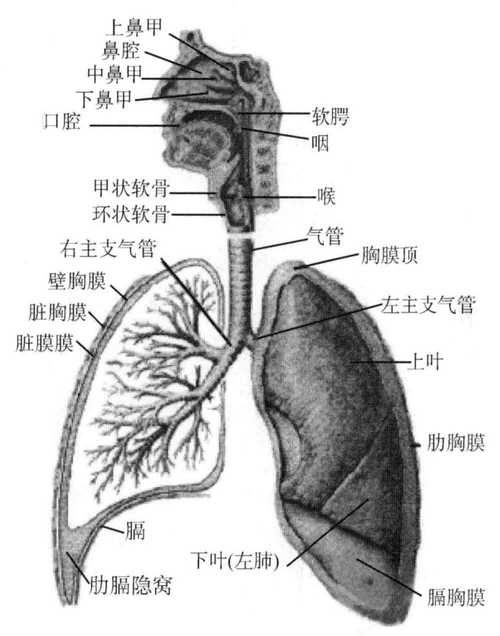

图 14-2　呼吸系统概观图

一、鼻　　腔

鼻是呼吸道的起始部，也是嗅觉器官，分为外鼻、鼻腔和鼻旁窦三部分。鼻腔由软骨和骨作支架，内覆皮肤和黏膜。鼻黏膜分为前庭部、呼吸部和嗅部。前庭部邻近鼻孔，有鼻毛和皮脂腺，鼻毛能阻挡空气中的尘埃等异物；呼吸部占大部分，含有丰富的静脉丛与淋巴组织，其中丰富的血流通过散热和渗出而对吸入的空气加热或加湿；嗅部位于鼻中隔上部、上鼻甲及鼻腔顶部，含有嗅细胞、支持细胞和基细胞，特称为嗅上皮。

二、喉　　部

喉即是呼吸道，也是发音器官，由软骨、软骨间连结、喉肌和黏膜构成。喉以软骨为支架，软骨之间以韧带和肌肉相连。会厌表面为黏膜，内部为会厌软骨。会厌舌面及喉面上部的黏膜上皮为假复层纤毛柱状上皮。固有层的疏松结缔组织中有较多的弹性纤维，并有混合性腺和淋巴组织。

三、气管与支气管

气管位于食管前方，上接环状软骨下缘，向下至胸骨角平面分为左右主支气管。气管由气管软骨、平滑肌和结缔组织构成。气管的管壁由内向外分黏膜、黏膜下层和外膜 3 层。

四、肺

肺位于胸腔内，纵隔两侧，膈的上方，是机体进行气体交换的器官。肺表面覆盖浆膜，肺组织分为实质和间质。肺门是纵隔面一椭圆形的凹陷，是主支气管、肺动脉、肺静脉、淋巴管和神经等出入的门户。主支气管进入肺内后其顺序分支为：叶支气管、段支气管、小支气管、细支气管、终末细支气管、呼吸性细支气管、肺泡管、肺泡囊和肺泡。每一个细支气管连同它的分支和肺泡，组成一个肺小叶。呼吸性细支气管是肺进行气体交换的场所。

气-血屏障是肺泡与血液之间进行气体交换所通过的结构，包括肺泡表面液体层、Ⅰ型肺泡细胞与基膜、薄层结缔组织和连续的毛细血管基膜与内皮。

五、胸　　膜

胸膜是一层薄而光滑的浆膜，分为脏胸膜与壁胸膜两部分。壁胸膜贴附于胸壁内面、膈上面和纵隔两侧，分为肋胸膜、膈胸膜、纵隔胸膜和胸膜顶四部；脏胸膜被覆肺的表面，与肺实质紧密结合，并伸入各肺裂内。胸膜腔是脏、壁胸膜之间密闭的潜在性腔隙，左右各一，互不相通。深吸气时肺缘不能伸入其内的部位称为胸膜隐窝，肋膈隐窝是最大的胸膜隐窝。胸膜前界是肋胸膜与纵隔胸膜前缘的折返线，而胸膜下界是肋胸膜与膈胸膜的折返线。

六、纵　　隔

纵隔是两侧纵隔胸膜之间全部器官、结构与结缔组织的总称，常以胸骨角平面将纵隔分为上纵隔和下纵隔。上纵隔的内容由前向后有胸腺、大血管、神经以及气管、食管等；下纵隔以心包为界分为上纵隔、中纵隔和后纵隔三部。

第八节　皮肤、骨与软骨

一、皮　　肤

皮肤是人体面积最大的器官，由表皮和真皮构成，借皮下组织与深层组织相连。皮肤有毛发、汗腺、皮脂腺、指甲等附属器。皮肤的功能主要是阻挡外界异物和病原体入侵，防止体液丢失，感受外界刺激，调节体温等。

表皮是皮肤的浅层，由角化的复层扁平上皮构成，可分为厚皮和薄皮，厚皮仅位于手掌和足底，其他部位的则均为薄皮。表皮细胞分为两大类：一类是角质形成细胞，占表皮细胞的绝大多数；另一类是非角质形成细胞，散在于角质形成细胞之间，包括黑素细胞、朗格汉斯细胞和梅克尔细胞。

真皮位于表皮下方，分为乳头层和网织层，二者间无明确的界限。乳头层由疏松结缔组织向表皮凸入，形成真皮乳头，有丰富的毛细血管和游离神经末梢；在手指等部位含较多触觉小体。网织层为较厚的致密结缔组织，由粗大胶原纤维交织成网，有弹性纤维。含血管、淋巴管、神经；深层有环层小体。真皮下方为皮下组织及浅筋膜，由疏松结缔组织和脂肪组织构成。使皮肤具有一定的活动性，还具有缓冲、保温、能量储存等作用。

二、骨

骨是由骨组织、骨膜和骨髓等构成的坚硬器官，有 206 块骨参与构成运动系统。在机体中主要起到支持、运动和保护的作用，所含的骨髓是血细胞发生的部位，并且骨也是钙、磷的储存库。

（一）骨组织

骨组织是骨的结构主体，由细胞和钙化的细胞外基质组成，其特点是细胞外基质中有大量的骨盐沉积，使骨组织成为机体最坚硬的组织之一。

1. 骨基质　简称骨质，是钙化的细胞外基质，其有机成分为胶原纤维（90%）和基质（蛋白多糖、骨钙蛋白、骨桥蛋白、骨粘连蛋白、钙结合蛋白）；无机成分又称为骨盐，其存在形式主要是羟基磷灰石结晶。密质骨分布于长骨骨干、短骨和扁骨表层。松质骨是数层不规则排列的骨板形成针、片状骨小梁，交错成为多孔的网格样结构，分布于长骨骨骺、短骨中心。

2. 骨组织的细胞　骨祖细胞是骨干组织的干细胞，可增殖分化为成骨细胞，分布于骨膜内，骨祖细胞呈梭形，较小。成骨细胞分布在骨组织表面，通常单层排列。具有分泌类骨质、释放基质小泡、促进类骨质钙化的功能。成骨细胞被自身产生的骨质包埋，转变为骨细胞，分散于骨板内或骨板间。成骨细胞具有一定的溶骨和成骨作用，参与调节钙、磷平衡。破骨细胞是一种巨大的多核细胞，一般认为是多个单核细胞融合而成。能够释放多种水解酶和有机酸，起到溶解、吞噬、消化的作用。

（二）长骨的结构

长骨是多种骨类型中最复杂的一种。长骨由骨干和骨骺组成，表面覆盖有骨膜和关节软骨，内部为骨髓腔，骨髓充满其中。

1. 骨干　主要由密质骨构成，内侧有少量松质骨形成的骨小梁。密质骨在骨干的内外表层形成环骨板，在中层形成哈弗斯系统和间骨板。哈弗斯系统又称为骨单位，由哈弗斯骨板和中央管构成。其中哈弗斯骨板有 4～20 层，以中央管为中心呈同心圆排列；中央管内有小血管、神经及少量结缔组织，并与穿通管相通。间骨板是骨单位间或骨单位与环骨板间的骨板，形状不规则，是骨生长和改建过程中未被吸收的残留骨板。

2. 骨骺　主要由松质骨构成，表面有薄层密质骨，与骨干的密质骨相连续；关节面有关节软骨，透明软骨。骨松质内的小腔隙和骨干中央的腔相连通，共同构成骨髓腔。

3. 骨膜　由骨内膜和骨外膜组成。骨内膜由骨祖细胞和少量结缔组织构成；骨外膜又分为外层和内层，外层包含致密结缔组织和穿通纤维，内层包含疏松结缔组织和骨祖细胞。能营养骨组织和为骨生长和创伤修复提供骨祖细胞。

三、软　骨

软骨由软骨组织和表面的软骨膜构成，软骨组织内无血管，其中软骨组织由软骨细胞和软骨基质构成。软骨是胚胎早期的主要支架，随着胎儿发育大部分被骨取代，成人体内有少量分布。根据软骨基质所含纤维的不同，软骨分为 3 种：透明软骨、弹性软骨和纤维软骨。

软骨细胞是软骨组织中唯一的细胞类型，能够产生软骨基质。软骨基质即软骨细胞分泌的细胞外基质，由纤维和无定型的基质组成。基质的主要成分为蛋白多糖和水；纤维层埋于基质中，使软骨具有韧性和弹性。软骨膜是软骨表面被覆的薄层致密结缔组织，分为内层和外层。外层胶原纤维多，起保护作用；内层有较多梭形的骨祖细胞，可增殖分化为成软骨细胞，由血管为软骨提供营养。

四、关　节

关节可分为可动关节和不可动关节 2 类，前者结构较复杂，由关节软骨、关节囊及滑液构成。关节软骨为薄层透明软骨，有加固作用，靠近骨组织的软骨基质出现钙化；关节囊分 2 层，外层为致密结缔组织，内层较疏松，称为滑液；滑液为关节囊内的液体，含大量水和少量透明质酸、黏蛋白和淋巴细胞等。

第九节　胚　胎　学

一、胚胎发生总论

胚胎学是研究从受精卵发育为新生个体的过程及其机制的科学，研究内容包括生殖细胞的发生、受精过程、胚胎发育、胚体与母体的关系、先天性畸形等。个体出生后，许多器官的结构和功能还远未发育成熟，还需要相当长的一段时间发育成长，最后衰老死亡。胚胎学主要涉及以下几方面的分支学科：描述胚胎学、比较胚胎学、实验胚胎学、化学胚胎学、分子胚胎学、畸形学和生殖工程学等多个方面，其中描述胚胎学主要是观察胚胎发育的形态演变过程，是胚胎学的基础内容部分。

1. 生殖细胞与受精　生殖细胞又称为配体，包括精子和卵子。受精是指精子和卵子结合形成受精卵的过程，一般发生于输卵管壶腹部。受精过程分为 3 期：精子释放顶体酶，解离放射冠的卵泡细胞；精子与精子受体 ZP3 结合，释放顶体酶，在透明带形成孔道；精卵融合。

2. 受精的意义　精子与卵子的结合恢复了二倍体核型，且受精卵发育的新个体的遗传性状为双亲的混合；受精决定新个体的遗传性别；精子进入卵子后启动卵子代谢和细胞分裂。

（一）胚泡形成与植入

1. 卵裂和卵泡形成　卵裂为受精卵的有丝分裂，其子细胞称卵裂球。卵裂到第 3 天，卵裂球数达到含 12～16 个，共同组成一个实心胚，外观如桑椹，故称之为桑椹胚。到第 4 天，约含 100 个细胞，此时称为胚泡，胚泡中心为胚泡腔。胚泡壁由单层细胞构成，与吸收营养有关，称为滋养层，位于胚泡腔内一侧的细胞群称为内细胞群。

2. 植入　又称为着床，是指胚泡进入子宫内膜的过程，发生于受精后第 5～12 天，着落于子宫体部和底部（图 14-3）。其主要机制为滋养层细胞分泌蛋白水解酶在子宫内膜溶蚀一缺口。前置胎盘是指胎泡植入于近子宫颈处而形成的胎盘，若植入到子宫以外的部位称为异位妊娠，异位妊娠最常发生于输卵管。

（二）胚层形成

1. 二胚层的形成　在第 2 周胚泡植入过程中，内细胞群增殖分化，逐渐形成圆盘状的胚盘，由 2 个胚层组成，故也称之为二胚层胚盘。临近滋养层的一层单层柱状细胞称为上胚层；下胚层为单层立方细胞。

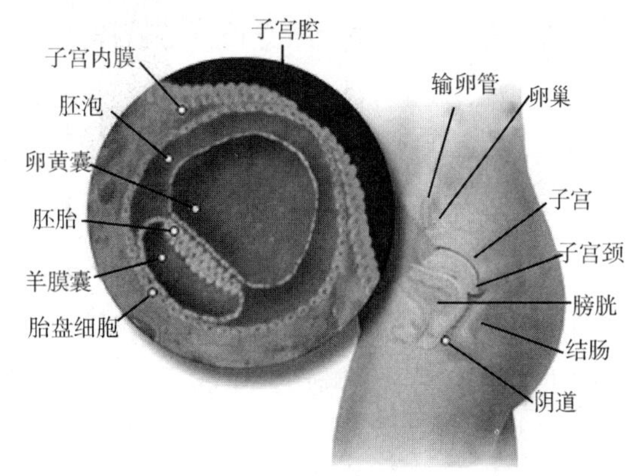

图 14-3　胚胎的着床

羊膜腔是由于上胚层细胞增殖，其内出现的充满液体的小腔隙，腔内的液体为羊水；贴近细胞滋养层的一层上胚层细胞形状扁平称之为成羊膜细胞，形成的囊为羊膜囊。下胚层的周缘细胞形成卵黄囊。卵黄囊和羊膜囊对胎盘起保护和营养的作用。

2. 三胚层的形成　到第 3 周，上胚层细胞形成原条，继而形成原沟，发展成中胚层和内胚层，上胚层改称外胚层。

（三）三胚层分化和胚体形成

1. 三胚层的分化　在第 4～8 周，3 个胚层逐渐分化形成各种器官的原基。

（1）外胚层的分化：神经板形成神经沟，神经褶融合，前、后神经孔闭合为神经管，演化为中枢神经系统的脑、脊髓和神经垂体等。神经板外侧缘的细胞形成神经嵴，分化为周围神经系统（脑、脊、自主神经节，周围神经），肾上腺髓质等。表面外胚层分化为表皮及皮肤附属器、口鼻肛门上皮、腺垂体等。

（2）中胚层的分化：轴旁中胚层裂为块状的细胞团（体节），分化为背侧的真皮、骨骼肌和中轴骨。间介中胚层分化为泌尿、生殖系统。体壁中胚层主要分化为胸腹、四肢的真皮、骨骼、骨骼肌；脏壁中胚层分化为消化、呼吸系统的肌组织、结缔组织；胚内体腔分化为心包腔、胸膜腔、腹膜腔；间充质分化为结缔组织、肌组织、血管。

（3）内胚层的分化：内胚层形成原始消化管，分化为咽喉以下的消化管、消化腺、气管和肺的上皮。

2. 胚体形成　伴随三胚层的分化，胚盘边缘向腹侧卷着形成头褶、尾褶和左右侧褶，扁平形胚盘演变为圆柱形的胚体。外胚层生长迅速、中胚层向背侧隆起、内胚层被包入体内、胚体凸入羊膜腔。

（四）胎膜和胎盘

胎膜和胎盘是对胚胎起保护、营养、呼吸、排泄等作用的附属结构，不参与胚胎本体的形成。有的结构还具有分泌的功能。胎儿出生后，胎膜、胎盘即与子宫壁分离，并被排出体外，总称为衣胞。

胎膜主要包括绒毛膜、羊膜、卵黄囊、尿囊和脐带。胎盘是由胎儿的丛密绒毛膜与母体的基蜕膜共同组成的圆盘形结构，起到物质交换和内分泌的功能。

（五）胎盘和胎龄计算

胎盘龄的推算通常有 2 种方法：一是通过月经龄，二是通过受精龄。临床上常以月经龄推算，胚胎学常用受精龄推算。胎龄的推算主要根据颜面、皮肤、毛发、四肢和外生殖器等的发育情况，并参照身长、足长和体重等。

二、不同系统的发生

（一）消化系统的发生

消化系统的发生包括原始咽的发生及咽囊的演变、甲状腺的发生、食管和胃的发生、肠的发生、直肠的发生与泄殖腔的分隔、肝胆的发生和胰腺的发生。在消化系统发生的过程中主要会出现以下畸形：甲状舌管囊肿、消化管狭窄或闭锁、先天性脐疝、梅克尔憩室和脐粪瘘等。

（二）呼吸系统的发生

呼吸系统的发生主要包括喉、气管和肺的发生。原始咽尾端底壁正中出现的纵沟称为喉气管沟，其发展成喉气管憩室，其上端发展成喉；中段发展成气管；下端两个分支形成肺芽。肺芽是主支气管和肺的原基，其反复分支形成了肺叶支气管、段支气管，直至呼吸性细支气管、肺泡管和肺泡囊。在第 7 个月肺泡数量增多，出现Ⅱ型肺泡细胞，并开始分泌表面活性物质。呼吸系统的主要畸形有气管食管瘘和透明膜病等。

（三）心血管系统的发生

心血管系统的发生包括原始心血管系统的建立和心脏的发生。心脏发生于生心区，主要包括原始心脏的形成、心脏外形的建立和心脏内部的分隔。

心血管系统的畸形主要有房间隔缺损、室间隔缺损、动脉干与心球分隔异常和动脉导管未闭。

（四）泌尿系统的发生

泌尿系统的主要器官发生于间介中胚层，包括肾和输尿管的发生、膀胱和尿道的发生。泌尿系统的畸形主要有多囊肾、肾缺如、异位肾、马蹄肾、双输尿管、脐尿瘘和膀胱外翻等。

（五）生殖系统的发生

生殖系统的主要器官也发生于间介中胚层。胚胎早期两性生殖系统的发生类似。包括睾丸和卵巢的发生、生殖管道的发生与演化、外生殖器的发生。其主要畸形有隐睾、先天性腹股沟疝、尿道下裂、双子宫和双角子宫、阴道闭锁和两性畸形和雄激素不敏感综合征等。

（六）神经系统的发生

神经系统起源于神经外胚层，神经外胚层先形成神经管和神经嵴，前者演变为脑、脊髓、神经垂体、松果体和视网膜等，后者则分化为神经节、周围神经和肾上腺髓质等。主要包括神经管和神经嵴的早期分化、脊髓的发生、脑的发生和神经节、周围神经的发生及垂体的发生等。主要的畸形为神经管畸形和脑积水。

三、其他部位的发生

（一）眼的发生

包括眼球的发生及眼睑和泪腺的发生。眼球的发生包括视网膜的发生、视神经的发生、晶状体的发生和角膜、虹膜、眼房的发生及血管膜和巩膜的发生。眼的发生过程中主要的畸形有先天性白内障、先天性无虹膜、先天性青光眼和瞳孔残留膜。

（二）耳的发生

耳分为内耳、中耳和外耳三部分，分别由头部表面外胚层形成的耳板、内胚层来源的第一咽囊和外胚层来源的第一鳃沟及围绕鳃沟的 6 个耳结节演变而来。主要包括内耳的发生、中耳的发生和外耳的发生。主要的耳畸形有先天性耳聋、副耳廓和耳瘘。

（三）颜面部和四肢的发生

颜面部的发生包括鳃器的发生、颜面的形成、腭的发生、舌的发生、牙的发生、颈的形成；四肢的发生起源于胚体左右外侧体壁的上肢芽和下肢芽。颜面部的畸形主要有唇裂、面斜裂和腭裂，其中唇裂是最常见的颜面畸形。四肢畸形主要有无肢畸形、短肢畸形和四肢分化障碍。

（冯金顺）

第十五章　人体机能学

人体是由既定的化学物质按既定的模式构成。人的生命活动是构成人体的化学物质、细胞器、细胞、组织、器官、系统和整体的规律性的机能活动。人体机能学既是从分子水平、细胞水平和整体水平上研究人体生理、病理过程中的机能变化及其规律的基础理论学科，也是人体生理学、生物化学、免疫学、生理学和病理学等相关学科内容的有机整合，是一门重要的医学基础课程。

人体机能学通常由基础的总论部分和不同系统机能介绍的各论部分组成。基础部分主要涉及的内容有细胞的基本功能、生物氧化、生命物质的基本代谢、血液、体温和免疫机能等组成，这些内容都涵盖于细胞生物学、生物化学、免疫学和生理学等基础生命科学中，在此不再重复描述。对于不同系统的机能介绍，本章将在下文逐一介绍。

第一节　循环系统机能

心脏生理、血管生理参见第十一章的有关内容。

一、心血管活动的调节

（一）神经调节

在机体中，心脏受心迷走神经和心交感神经的双重支配。其中心迷走神经属于副交感神经，释放乙酰胆碱心率减慢，心房肌收缩减弱，房室传导减慢。而心交感神经的作用则与其相反。

心血管中枢是指中枢神经系统中与调节心血管活动有关的神经元集中部位。它分布于中枢神经系统的各个部位，但最基本的中枢在延髓。神经系统对心血管活动的调节是通过各种心血管反射实现的。机体内、外环境的变化都可以刺激心血管相应的感受器，产生传入冲动，影响心血管活动。各种心血管反射的意义在于使循环功能适应当时机体所处的状态或环境的变化。

（二）体液调节

心血管活动的体液调节，是指体液中所含有的一些化学物质，如激素、组织代谢产物等对心血管活动的调节。按其作用范围可分为全身性和局部性体液调节因素两大类。

（三）自身调节

自身调节指将调节血管活动的外部神经和体液因素都排除，在一定血压变动范围内，器官组织的血流量仍然能得到适当的调节。

二、休　　克

（一）休克的定义及原因

休克是指机体受到强烈刺激后发生的一种危机状态。它是临床常见的、严重的病理过程。引起休克的原因很多，在临床上亦有多种分类方法，包括病因学分类和发病学分类。病因学分类中包括失血失液性休克、创伤性休克、感染性休克、心源性休克、过敏性休克及神经源性休克等。发病学分类中包括低血容量性休克、高血容量性休克；低排高阻型休克、高排低阻型休克。

（二）休克的发展过程及机制

虽然引起休克的原因很多，且不同休克的发病机制也不完全相同，但休克发生的始动环节主要有血容量减少、心排血量急剧减少、外周血管容量的扩大等。尽管休克的始动环节不同，但在其发展过程中都将引起微循环障碍。因此，微循环障碍是各种休克的共同发病环节。

（三）休克时机体的病理变化

休克时机体的病理变化表现为血液流变学的变化、休克时细胞的代谢变化和结构损害、器官功能的改变。休克时血液流变学改变的主要表现是红细胞聚集力增强、白细胞黏着和嵌塞、血小板黏附和聚集、血液黏度增大。休克时细胞的代谢障碍和功能、结构损害既是组织低灌流、微循环血液流变学改变和各种毒性物质作用的结果，又引起各种器官功能衰竭和造成不可逆性休克的原因。器官的改变包括心功能的改变、肾功能的改变、肺功能的改变、脑功能的改变及肝和胃肠功能的改变。

三、心力衰竭

（一）心力衰竭的原因及分类

引起心力衰竭的原因很多，可概括为：原发性心肌舒缩功能障碍和心肌负荷过重。约90%心力衰竭的发作都有诱因，最常见的诱因有感染、心律失常及其他诱因。

（二）心力衰竭发生的基本机制

心力衰竭发生的基本机制有心肌结构的破坏、心肌能量代谢障碍、兴奋-收缩耦联障碍与 Ca^{2+} 的转运失常。

（三）心力衰竭时机体的主要代谢功能改变

心力衰竭时机体的主要代谢功能改变有心脏及血流动力学变化、呼吸功能变化、肝和胃肠功能的变化以及水、电解质和酸碱平衡紊乱。

四、缺血-再灌注损伤

（一）再灌注损伤的定义

组织器官经一定时间缺血后，恢复血流供应时器官组织的损伤进一步加重的现象即为再灌注损伤。目前认为器官组织缺血后的早期再灌注肯定是有益的。主要见于心、脑、肠的缺血-再灌注损伤。

（二）再灌注损伤的机制

缺血-再灌注损伤的发生机制，目前认为主要有 3 个方面因素：氧反常和自由基的作用、钙反常和细胞内钙超载、无复流现象。心肌细胞在缺氧灌注一定时间后，再用富氧灌流液灌注时，心肌损伤不仅未能恢复，反而加重即为氧反常。氧反常和再灌注损伤与氧自由基的作用有关。以无钙生理溶液灌流离体大鼠心脏数分钟后，再以含钙生理溶液灌注时，心脏发生严重的结构和功能变化，这种现象称为钙反常。阻断冠状动脉血流一段时间后，即使进行再灌注，也有一部分心肌无血流进入，这种现象称为无复流现象，不仅见于心肌，也见于脑、肾、骨骼肌缺血后再灌注时。

第二节　消化系统机能

一、消 化 机 能

（一）口腔内消化

食物的消化过程是从口腔开始的。食物在口腔内停留时间很短，一般仅 15～20s。但口腔内消化可以为胃肠消化创造条件。食物在口腔内被咀嚼，在舌的搅拌下与唾液充分混合，湿润，变成食团，便于吞咽。由于唾液的作用，食物中的某些成分还在口腔内发生化学变化。

（二）胃内消化

胃是消化道中最膨大的部分，有暂时储存食物和消化食物的功能。进入胃内的食团，通过胃的机械性消化和化学性消化后形成食糜。食糜借助胃的运动被逐步推向十二指肠。

（三）小肠内消化

小肠内的消化是整个消化过程中最为重要的阶段。在小肠内，食物受到胰液、胆汁和小肠液的化学性消化及小肠运动的机械性消化后，消化过程基本完成，未被消化的食物残渣进入大肠。

（四）大肠内消化

大肠黏膜分泌少量黏稠的碱性大肠液，其主要成分是黏液和碳酸氢盐。大肠液的主要作用是保护肠黏膜和润滑粪便。大肠内的细菌主要有大肠杆菌、葡萄球菌，细菌产生的酶能分解食物残渣。细菌还能利用食物残渣合成维生素 B 复合物和维生素 K，它们经肠壁吸收后，对人体有利。长期应用抗生素可导致肠道内菌群紊乱和维生素缺乏。

二、吸 收 机 能

1. 吸收的部位和机制　消化道不同部位，吸收的物质及能力不同，这主要取决于该部分消化道的组织结构及食物在此处被消化的程度和存留时间。口腔和食管内的食物基本上不能被吸收，但某些药物如硝酸甘油含在舌下可被口腔黏膜吸收；胃的吸收能力很弱，仅能吸收乙醇、少量水分和某些药物；大肠主要吸收水分和无机盐，此外还能缓慢吸收某些药物。营养物质吸收的机制有被动和主动转运 2 种方式，呈现单纯扩散、易化扩散、主动转运、胞饮等多种形式。

2. 主要营养物质的吸收　小肠内吸收的营养物质主要是水、无机盐、糖、蛋白质、维生素等。消化道内的水绝大部分在小肠吸收。水分主要靠渗透作用而被动吸收。各种溶质尤其是 NaCl 的主动吸收所产生的渗透液压差是促进水分吸收的主要动力。小肠对不同盐类吸收率不同，Na^+在消化道内可被完全吸收（图 15-1）；食物中的钙仅有一小部分被吸收，铁主要在小肠上部以 Fe^{2+}的形式被吸收；糖只有分解为单糖时，才能被小肠上皮细胞所吸收，主要在十二指肠和空肠吸收；蛋白质需被分解为氨基酸后才能被吸收；而脂肪的水解产物则有不同的吸收方式；水溶性维生素通过扩散方式被吸收，如维生素 B_{12} 必须与胃黏膜分泌的内因子结合成复合物，才能在回肠末端被吸收；脂溶性维生素因溶于脂肪，其吸收机制可能与脂类物质相似。

三、消化系统活动的调节

1. 神经调节　与其他内脏器官一样，消化器官也受自主神经系统支配。除自主神经外，还有位于消化管壁内的壁内神经丛。在正常情况下，它们受自主神经调节；当切断自主神经后，食物对消化管壁感受器的机械性或化学性刺激，可通过壁内神经丛的局部反射引起消化管的运动和消化腺的分泌。调节消化器官活动的中枢在延髓、下丘脑、边缘叶及大脑皮质等处。消化活动的反射性调节包括非条件反射和条件反射。

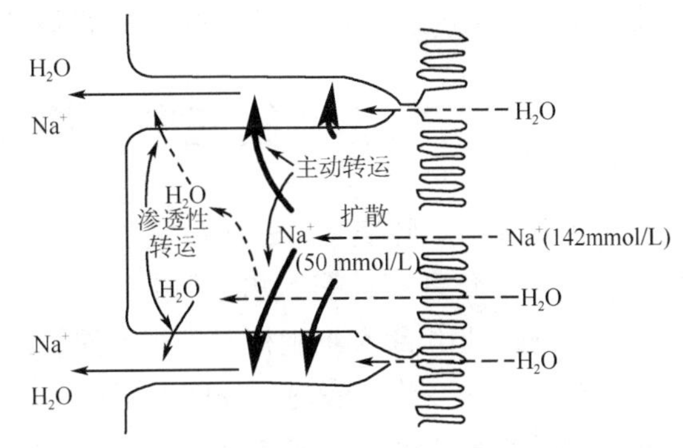

图 15-1　小肠黏膜对钠和水的吸收

2. 体液调节　消化系统的功能除受神经控制外，还受激素调节，其中主要是胃肠道本身分泌的肽类激素。胃肠道黏膜内分泌细胞分泌的激素，称为胃肠激素。主要的胃肠激素有促胃液素、促胰液素、缩胆囊素、胰高血糖素、生长抑素、血管活性肽等。其他一些体液因素，如组胺、盐酸、胆盐等。

四、肝胆生化功能

1. 胆汁与胆汁酸代谢　胆汁是肝细胞分泌的一种液体，通过胆管系统进入十二指肠。生成胆汁是肝脏的一种基本功能。胆汁既是消化液，也是排泄液。胆汁中的胆汁酸盐和多种酸参与消化，特别是脂类的消化。胆汁的其他成分多属排泄物。

胆汁酸按其结构可分为游离胆汁酸和结合胆汁酸；按其来源可以分为初级胆汁酸和次级胆汁酸。初级胆汁酸是肝细胞以胆固醇为原料合成的是肝脏清除胆固醇的主要方式。进入胆道的初级胆汁酸协助脂类消化吸收后，在回肠和结肠上段细菌的作用下水解释放出游离胆汁酸，进一步 7-位脱羟基，形成次级胆汁酸。排入肠道的胆汁酸 95%以上被重吸收，即胆汁酸的肠肝循环。未被肠道吸收的少量胆汁酸在肠道细菌作用下，生成各种胆烷酸衍生物从粪便排出。

2. 胆色素的代谢　胆色素是铁卟啉化合物的主要分解代谢产物，包括胆红素、胆绿素、胆素原和胆素等多种化合物，主要随胆汁及粪便排出。胆红素是胆汁的主要色素，呈橙黄色，其来源主要有衰老红细胞的血红蛋白和组织细胞中含血红素蛋白的分解。胆红素主要生成部位是肝、脾和骨髓。含血红素蛋白分解产生血红素，血红素在微粒体血红素加氧酶作用下转变为胆绿素，胆绿素在胆绿素还原酶作用下形成胆红素。生成的胆红素与清蛋白结合在血液中运输。当游离胆红素-清蛋白复合物随血液运输至肝脏后，被肝细胞膜上特殊受体结合，游离胆红素被摄入细胞内进行代谢。正常情况下，胆红素代谢的各个环节相互联系、彼此协调，使胆红素的来源和去路保持动态平衡，当某个环节发生障碍时必然导致胆红素代谢紊乱，引起溶血性黄疸、梗阻性黄疸和肝细胞性黄疸。

3. 肝脏的生物转化功能 肝脏可以将一些外源性或内源性非营养物质进行转变，增加其极性，使其易于随胆汁或尿排出，这种体内变化称为生物转化。生物转化的主要器官是肝脏。生物转化过程包括许多化学反应，有反应的连续性、反应的多样性、解毒和致毒的两重性等特点，也受年龄因素、肝脏病变的影响、药物或毒物的诱导、药物之间的转化抑制作用。

第三节 呼吸系统机能

有关肺通气、肺换气、气体在血液中的运输及呼吸运动的调节部分参见第十一章相关部分，此处仅介绍一下呼吸功能障碍。

1. 缺氧 当组织和细胞得不到充足的氧或不能充分利用氧时，组织和细胞的功能、代谢甚至形态结构变化的病理过程称为缺氧。缺氧在临床上极为常见，是多种疾病引起死亡的最重要的直接原因。根据缺氧的原因及发病环节不同，一般将缺氧分为乏氧性缺氧、血液性缺氧、循环性缺氧、组织性缺氧。缺氧时机体的功能和代谢变化是机体对缺氧的代偿性适应和损伤性改变的综合反应。轻度缺氧主要引起代偿性反应，严重缺氧而机体代谢不全时，出现的变化以功能和代谢障碍为主，甚至可发生组织细胞坏死或机体死亡。

2. 呼吸衰竭 完整的呼吸功能包括外呼吸、内呼吸和气体运输 3 个环节。由于各种原因外呼吸功能严重障碍，导致肺吸入氧气和排除二氧化碳功能不足，出现动脉血氧分压降低或伴有二氧化碳分压升高的病理过程，称为呼吸衰竭。按照血中气体变化特点，呼吸衰竭可分为低氧血症型和高碳酸血症型；按照发病机制，可分为通气性障碍型和换气型障碍型；按照原发病变部位，可分为中枢性和外周性；按照病程经过，又可分为急性和慢性呼吸衰竭。

呼吸衰竭时，低氧血症和高碳酸血症可引起机体各系统代谢和功能的改变，首先是引起一系列代偿反应，以改善组织的供氧、调节酸碱平衡和改变组织器官的功能代谢，以适应新的环境。在代偿不全时，可出现各系统严重的代谢和功能障碍。

第四节 泌尿系统机能

泌尿系统的构成、排泄、肾单位、肾小球的结构与功能等内容参见第十一章的有关部分。

一、肾脏的内分泌功能

1. 肾素-血管紧张素系统 肾素是一种特殊的蛋白质水解酶，是由肾脏球旁细胞分泌的。主要通过肾素-血管紧张素原系统而起作用。血管紧张素在血浆中以血管紧张素原的形式存在，是肝脏合成的一种 α_2 球蛋白。肾素可以使血管紧张素原的第 10 和第 11 个亮氨酸之间的结合打开，形成十肽，即血管紧张素Ⅰ。血管紧张素Ⅰ的作用很弱，在转换酶的作用下水解为八肽，形成血管紧张素Ⅱ，生理活性很强。血管紧张素Ⅱ可进一步被氨基肽酶水解为血管紧张素Ⅲ。

2. 促红细胞生成素 肾脏可分泌促红细胞生成素。促红细胞生成素是一种蛋白类激素，其相对分子质量较大不被透析，不能通过滤过器，胰蛋白酶、胃蛋白酶可使之失活，故不能口服。无论是在体内还是体外，促红细胞生成素均能促进 DNA 的合成，继而血红蛋白合成增加。促红细胞生成素作用于尚未分化的原始血细胞，激活核内 DNA 的特殊部位，产生一特殊的信息，这时细胞才能合成红系定向祖细胞所特有的血红蛋白，从而使原始血细胞向红系定向祖细胞的分化。肾移植后促红细胞生成素的水平增高，红细胞的生成增多。临床上应用促红细胞生成素治疗可以缓解贫血症状。

3. 维生素 D_3 羟化系统 1,25-二羟维生素，是在体内转变成的一种具有高度活性的代谢产物。它的产生与肾脏有密切关系。它和甲状旁腺激素、降钙素一起，控制着钙的吸收和骨质的形成。

二、肾功能不全

1. 急性肾衰竭 急性肾衰竭是指由各种病因引起的肾功能在短期内急剧下降的临床综合征，临床表现为少尿、氮质潴留症状及水盐代谢紊乱。急性肾衰竭的病因可分为：肾前性、肾后性和肾实质性。其发病机制主要有肾血流动力学改变，肾小管堵塞、反漏，肾小管上皮细胞的黏附改变、能量代谢紊乱、钙离子内流，以及表皮生长因子对急性肾衰竭修复的重要作用等理论。肾缺血和肾毒性物质引起的急性肾衰竭及急性肾小管坏死为临床最常见。

2. 慢性肾衰竭 各种慢性肾脏疾病使肾实质遭到严重破坏，以致肾脏不能维持内环境稳定而出现多种功能和代谢障碍的病理过程称为慢性肾衰竭。因为肾组织的破坏是逐渐发生的，加之肾脏有较大的代偿能力，故慢性肾衰竭常常是隐蔽的、渐进的过程，病程可迁延数月、数年或更长。病情较复杂，最后可导致尿毒症。任何泌尿系统病变能破坏肾的正常结构和功能者，均可引起慢性肾衰竭。

3. 尿毒症 尿毒症是指急性或慢性肾衰竭发展到严重阶段，代谢产物和毒性物质在体内潴留，水、电解质和酸碱平衡发生紊乱及某些内分泌功能失调所引起的一系列全身性功能和代偿障碍的综合症状。尿毒症的发生是多种因素综合作用的结果。尿毒症时，除了肾功能不全的各种变化进一步加重外，还存在机体各系统和器官的病变和功能障碍，其中神经系统的改变比较明显。

第五节 内分泌系统机能

参见第十一章的有关内容。

第六节　神经系统机能

神经系统的感觉功能，神经系统对躯体运动、内脏活动的调节及脑的高级功能部分参见第十一章的相关内容。

一、神经组织的化学组成和代谢特点

神经组织同其他组织一样，含有糖类、脂类、蛋白质、核酸、水和无机盐。神经组织中的固体成分主要是脂质和蛋白质，此外还有少量其他有机物和无机物。神经组织的代谢包括糖代谢、脂代谢、氨基酸代谢、核酸代谢。脑中糖原的储备很少，而经脑的动静脉血流中的葡萄糖浓度相差很大，由此说明脑组织能利用大量的葡萄糖作为其能量来源，葡萄糖被完全氧化为 CO_2 和水；神经组织中脂质含量丰富，但其代谢很不活跃，胆固醇、磷脂酰乙醇胺、神经鞘磷脂、脑苷脂等的代谢都很慢，只有磷脂酰胆碱和磷脂酰肌醇在活动较强的神经组织中转换迅速；脑中氨基酸除了由血液供给之外，还从糖代谢转变而来，其不能直接通过血脑屏障，需要特殊载体，在 Na^+存在下耗能转运进入脑中；神经细胞合成核酸的功能非常旺盛。

二、神经纤维的功能和活动特征

（一）神经纤维的兴奋传导

神经纤维的功能是传导兴奋，兴奋传导的实质是动作电位沿细胞膜向周围扩布（图 15-2）。

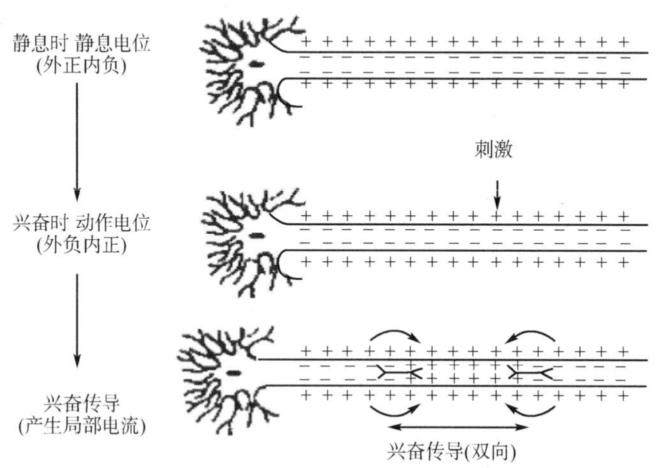

图 15-2　神经冲动在神经纤维上的传导

在反射活动中，传入神经纤维将感受器的兴奋传导到神经中枢，传出神经纤维则把神经中枢的兴奋传到效应器。神经纤维兴奋传导具有生理完整性、绝缘性、双向性、相对不疲劳性的特点。神经纤维的传导速度有种属差异，当周围神经损伤或病变时，传导速度减慢。因此测定神经纤维的传导速度，对诊断神经纤维疾病和评价预后具有一定的临床价值。

（二）神经纤维的分类

电生理分类主要根据传导速度和后电位的差异，将哺乳动物的周围神经纤维分为 A、B、C 三类；A 类包括有髓鞘的躯体神经纤维和传出纤维，B 类为有髓鞘的自主神经的节前纤维，C 类包括无髓鞘的躯体传入纤维及自主神经节纤维。根据纤维直径及来源分类，将传入纤维分为Ⅰ、Ⅱ、Ⅲ、Ⅳ四类。Ⅰ类包括Ⅰa 和Ⅰb 2 类。

（三）神经纤维的轴质运输

轴突内所含的细胞质称为轴质。轴质在轴突内经常流动，称为轴质流动，它具有运输物质的作用。轴质流动是双向的，有顺向和逆向 2 种。顺向流是指轴质由胞体向轴突末梢流动，可以分为快速流和慢速流 2 种。逆向流是指轴质由轴突末梢流向胞体。实验证明，轴质流以顺向流为主，物质的运输速度也不一样。

（四）神经纤维的营养效应

神经纤维对其所支配的组织、器官具有 2 方面的作用，即功能性作用和营养作用。功能性作用是指神经纤维传导的冲动到达末梢时，神经末梢释放递质，递质经过与效应器的相应受体结合后，便能改变所支配组织或器官的功能活动，产生一定的效应。除此之外，神经末梢还经常释放一些营养物质，以调整所支配的组织、器官的代谢活动，影响其生理生化过程。

三、神经元之间的信息传递

（一）化学突触传递

化学性突触传递是哺乳动物类和人类神经系统内信息传递的主要方式，它是一种以释放化学物质为中介的突出传递。突触是指一个神经元与另一个神经元相接触的特殊化学部位。根据突触接触部位的不同主要可分为轴-树突触、轴-体突触和轴-轴突触 3 类（图 15-3）；根据突触对后神经元效应的不同分为兴奋性突触和抑制性突触 2 种。化学性突触传递是指突触前神经元通过释放化学递质引起突触后神经元活动的过程。它包括突触前膜去极化，前膜 Ca^{2+}通道开放；Ca^{2+}内流，突触小泡前移；胞裂外排，释放递质；递质与后膜受体结合，改变后膜通透性，产生突触后电位；后电位总和等步骤。

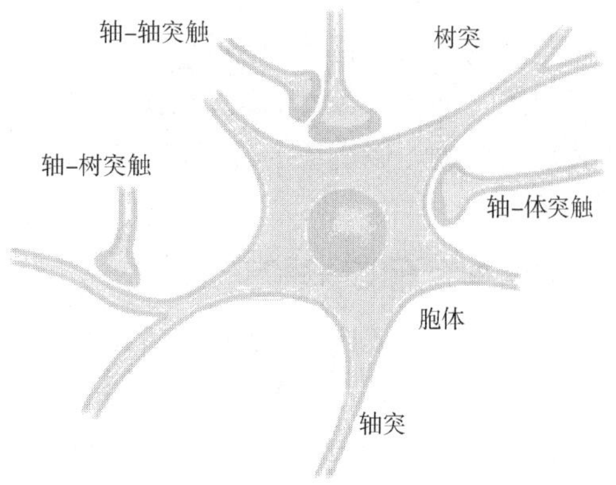

图 15-3　化学突触的类型

（二）缝隙连接

中枢神经元之间除了化学突触传递外，还存在电突触传递。电突触传递发生在缝隙连接处，因缝隙连接处的电阻值较低，信息可直接扩布，做双向信息传递，这种传递方式在中枢神经系统中普遍存在，其传递速度明显快于化学性突触传递，因而使中枢神经系统内的一些神经元得以同步活动。

（三）非突触性化学传递

这是一种无特定突触结构的传递，称为空间传递形式。它不存在突触的对应关系，曲张体囊泡内所释放的生物活性物质是向周围扩散发挥作用，有的通过细胞间液影响临近神经元，有的通过脑脊液传送很远的距离。故其所支配的范围较广，作用距离较远，出现效应的潜伏期较长。因此，这种传递方式对于实现神经系统的复杂调节功能有重要意义。

（四）神经递质

突触传递必须通过突触前膜释放的神经递质才能完成。所谓神经递质是指由突触前膜释放、具有携带和传递神经信息功能的一些特殊化学物质。外周神经递质包括乙酰胆碱、去甲肾上腺素和一些肽类；中枢神经递质主要包括乙酰胆碱、单胺类、氨基酸类及肽类。

（五）受体

受体一般指存在于突触后膜或效应器细胞膜上的一些特殊蛋白质，它能选择性的与某种神经递质结合，产生一定的生理效应。受体的种类很多，一般根据其结合的神经递质命名，如凡能与乙酰胆碱结合的受体称胆碱能受体；凡能与去甲肾上腺素结合者称肾上腺素能受体。胆碱能受体主要有 2 种：M 型受体和 N 型受体，N 型又可以分为 N_1、N_2 2 种亚型。肾上腺素受体分为 α 型受体和 β 型受体。

四、神经中枢活动的基本规律

（一）反射活动和反射中枢概念

神经元是神经系统的结构和功能单位。但在整体情况下，神经系统实现其功能活动，必须由一系列神经元相互联系组合起来，并按一定规律进行活动才能完成，亦即通过反射活动才能完成。因此，反射是中枢神经系统活动的基本方式，它的结构基础是反射弧。反射中枢是反射弧的中枢神经部分，它通过传入神经随时接受来自内外感受器传来的冲动，并经过对各方面传入信息的综合处理后再通过传出神经向效应器发出传出指令，使效应器发生相应的活动，以适应内外环境的变化。因此，反射中枢是实现和协调机体各项活动的重要环节。

（二）中枢神经元的联系方式

在中枢神经系统内，神经元之间的联系极为广泛和复杂，但其基本的联系方式有单线式、分散式、会聚式和环路式。这些方式往往交错存在，是完成神经系统复杂生理功能的结构基础。此外，在中枢神经系统内还存在大量短轴突神经元，它们并不投射到远隔部位，只在某一中枢局部联系作用，称局部回路神经元。

（三）神经中枢内兴奋传递的特征

神经中枢内兴奋的传递比神经纤维上兴奋的传导要复杂得多，因为在神经系统内兴奋的传递必须通过突触。由于突触结构的特点，突触类型的多种多样和中间神经元之间复杂的联系方式，使兴奋在中枢内传递具有单向传递、中枢延搁、总和、兴奋节律的改变、后发放、对内环境变化的敏感性和易疲劳性等特点。

（四）中枢抑制的形式和机制

神经中枢除有兴奋活动外，还有抑制活动。抑制也是中枢神经系统的重要生理过程，而且是一种主动活动过程。中枢抑制过程与兴奋过程相比更为复杂，其产生的部位既有在轴突后，也有在轴突前；在其产生机制方面既有超极化，也有去极化。因此，根据产生部位的不同，中枢抑制可分为突触后抑制和突触前抑制。根据抑制中间神经元联系方式和功能的不同，突触后抑制又可分为传入侧支抑制和回返性抑制。

（五）神经中枢内兴奋和抑制的相互作用

兴奋和抑制是中枢神经系统内的 2 种基本活动过程。兴奋是神经元活动的基础，抑制则有调控兴奋强度和范围的作用。两者相互依存，缺一不可；相互制约、对立统一，从而实现神经中枢活动的协调。机体根据各种反射活动相互配合，有序进行，以应答相应的刺激，精确适应内外环境的变化，称为反射活动的协调。反射活动协调的功能活动基础是神经中枢内相应神经元的兴奋和抑制活动过程在空间、时间及强度等方面恰当配合和制约的结果。中枢活动的协调主要表现为拮抗性活动的协调、调整反射活动的强度和广度及反馈作用等。

第七节　运动系统机能

一、骨的代谢

骨由骨的细胞、骨盐和有机质组成。骨含水 20%～30%，大部分为固体成分，其中 60%以上为骨盐，其余为有机质。

骨的生成有 2 个过程：首先，成骨细胞粗面内质网合成胶原，后经高尔基体释放到细胞外的骨基质中，并在基质中汇集成胶原纤维，构成骨盐沉积的骨架。其二是骨盐沉积于基质中，形成坚硬的骨质，即钙化。

骨的吸收又叫溶骨作用，包括骨基质的水解与骨盐的溶解，后者又称脱钙。常常把尿中羟脯氨酸的排泄量作为溶骨程度的参考指标。骨的重建是指人类从少儿时期骨骼形成开始，既有新骨的形成，又有旧骨不断吸收的过程。影响骨重建的因素有多种，因为骨基质主要成分是蛋白质，许多影响蛋白质代谢的因素都会影响骨的重建。

二、钙磷代谢

1. 钙磷的含量及功能　钙盐和磷酸盐是人体内含量最多的无机盐。约 99%的钙和 86%的磷存在于骨骼和牙齿中，构成骨和牙的主要成分，其余的钙磷分布于体液及软组织中。钙的主要生理功能为降低毛细血管和细胞膜的通透性，降低肌肉和神经的兴奋性，促进心肌收缩，与钾相拮抗，作为凝血因子Ⅳ参与凝血，作为第二信使对代谢起重要作用等。血液中的磷是血液缓冲系统的重要组成成分之一。细胞内的磷酸盐是许多酶促合成、转移和分解反应的底物或产物，并与许多化合物结合形成代谢中间物，直接参与各种代谢反应。

2. 钙磷的吸收与排泄　钙的主要吸收部位在小肠上段，吸收方式主要是肠黏膜细胞的主动转运，也有少量经扩散作用被吸收。影响钙吸收的主要因素有活性维生素 D、肠道 pH、植物性食物中含有的酸性成分、钙磷比例、年龄等。正常成年人每日进出体内的钙大致相等，多吃多排、少吃少排，保持动态平衡。磷的吸收部位在小肠，以空肠吸收最快，影响磷吸收因素与钙大致相似。钙磷均主要是经肠和肾脏排出。

3. 血钙与血磷 血钙几乎全部存在于血浆中，所以血钙主要指血浆钙。在机体多种因素作用下，血钙浓度比较稳定，正常人血钙浓度保持在2.25～2.75mmol/L的范围内，儿童较高，常处于其上限。血钙分为结合钙和离子钙两部分。结合钙不具生理活性，而离子钙是血钙中直接发挥生理作用的部分。血浆中的结合钙虽然没有直接的生理作用，但它与离子钙之间处于动态平衡，并受血液pH的影响。血磷主要是指血中的无机磷，它以无机磷酸盐的形式存在。正常成年人血磷浓度为0.79～1.61mmol/L，儿童稍高，无性别差异。血浆中钙和磷的浓度保持一定的数量关系。Ca^{2+}浓度与HPO_4^{2-}浓度的乘积为常数，称为容度积。

4. 钙磷代谢调节 维生素D、甲状旁腺素和降钙素是体内调节钙磷代谢的3种重要物质。三者通过合成和分泌的变化影响肠内钙磷的吸收、钙磷在骨组织与体液间的平衡及肾脏的排泄，从而维持钙磷代谢的正常进行。

三、肌肉组织生化

1. 肌细胞结构 骨骼肌是由许多肌细胞组成的，肌细胞为圆柱状，长而多核，通常在末端与结缔组织构成的纤维性膜或腱相融合。骨骼肌细胞由许多肌原纤维、横小管与肌质网系统组成。肌原纤维的重要蛋白质主要有肌球蛋白、肌动蛋白、原肌球蛋白、肌钙蛋白等。粗丝主要由肌球蛋白组成，细丝是由肌动蛋白、原肌球蛋白和肌钙蛋白3种蛋白质组成的复合物。

2. 骨骼肌的收缩和舒张 一般认为，肌纤维的收缩是由于细肌丝向M膜方向移动，使Ⅰ带长度缩短引起，这种移动不是细肌丝自己滑进去的，而是由粗肌丝的横桥把细肌丝拉进去的。也就是说，肌纤维的收缩是肌球蛋白分子向膜带方向转动的结果。

第八节 听觉、视觉和前庭感觉机能

一、视　　觉

（一）眼折光系统的功能

眼的折光系统由角膜、房水、晶状体和玻璃体组成。当光线由空气进入另一介质时，发生折射。其折射的程度不仅取决于介质的折光指数，还决定于界面的曲率。正常眼视远物时，入眼的平行光线无需晶状体做任何调整，即晶状体处于静息状态，经折射后聚焦在视网膜上，形成清晰地物象。随着物体的移近，眼球可发生相应的变化，使来自物体的分散光线通过折射成像在视网膜上，这种功能称为眼的调节。它包括晶状体变凸、瞳孔缩小及两眼视轴会聚3方面，其中晶状体曲度的改变是主要变化。

（二）视网膜的感光功能

视网膜的厚度只有0.1～0.5mm，但结构复杂。它的主要部分在个体发生上来自前脑泡，故属于神经系统结构，其中细胞通过突触相互联系。视网膜的最外层是色素细胞层，细胞之内含有黑色素颗粒，具有吸收光线和保护感光细胞的作用；并且还储存维生素A，参与视紫红质的形成。感光细胞能接受光线刺激，并把光能转换成神经冲动。这种功能的物质基础是感光细胞中所含的感光色素。感光色素在光的作用下可发生化学变化，然后释放出能量，可激动感光细胞发放神经冲动，经视神经传至视觉中枢，产生视觉。此外视网膜还具有调节暗适应和明适应、色觉和色觉异常的作用。

（三）双眼视觉和立体视觉

两眼同时看一物体时产生的视觉，称为双眼视觉。双眼视觉的优点：扩大单眼视觉的视野；弥补单眼视野中的盲点缺陷；增强判断物体大小和距离的准确性；形成立体视觉。立体视觉是指两眼视物时，能看到物体的高度、宽度和深度。它主要是两眼的视差造成，同一物体在两眼视网膜上形成的像并不完全相同，右眼从右方看到物体的右方较多，左眼从左方看到物体的左侧面较多，经过中枢神经系统的综合，就能得到一立体形象。

（四）视觉机能的检测

视觉机能的检测主要包括视敏度、视野和眼压。视敏度又称为视力，指眼对物体细小结构的分辨能力。一般以眼能分辨两点间的最小距离为衡量标准。检查视敏度用视力表。视野是指单眼固定注视正前方一点不动时，该眼所能看到的空间范围。临床上通过视野的检查可诊断疾病，是了解视网膜疾病、视觉传导通路及视皮层病变的重要方法之一。眼压相对稳定对保持眼球，特别是角膜的正常形状和眼的正常折光能力有着重要意义。

二、听觉和前庭感觉机能

（一）传音系统的功能

外耳和中耳均具有传音功能。外耳包括耳郭和外耳道，耳郭对声波收集和方向辨别有辅助作用。中耳包括鼓膜、鼓室、听小骨、中耳肌及咽鼓管等主要结构，它们在声波传导上起一定作用，其中鼓膜通过听小骨内耳卵圆窗相连，构成了声音由外耳传向耳蜗的最有效通路。

（二）感音系统的功能

感音功能主要通过耳蜗发挥作用。耳蜗分为 3 个腔，分别称前庭阶、鼓阶和蜗管。频率或振幅不同的声波可引起耳蜗的不同反应，所以耳蜗对声音的音调和响度具有初步分析的功能。

（三）前庭器官的功能

内耳迷路中除耳蜗外，还有 3 个半规管、椭圆囊及球囊，后三者合称为前庭器官。椭圆囊和球囊中各有一囊斑，冲动可以沿前庭神经传入延髓和小脑，引起姿势反射，以保持身体平衡。同时也有冲动传至大脑皮质的躯体感觉区，引起机体在空间的位置及变速感觉。半规管共 3 条，开口于前庭，其功能在于感受旋转性的变速运动。

（四）听力测定

正常人耳辨别声强的范围很广，在声频为 1000～4000Hz 时最为敏感。对于每一种频率，都有一个刚好能引起听觉的最小振动强度，称为听阈。听阈越低，表示听力越好。在听阈以上，当声音强度超过一定限度时，它会刺激鼓膜和中耳产生压觉和痛觉等感觉，这一刚好能引起感觉的声音强度称为感觉阈。听阈和感觉阈为听觉感受区。

（王艳鸽　王维新）

第十六章　人体解剖学

人体解剖学又被称为大体解剖学，狭义地讲局限于切割、肉眼观察和记述人体的结构特征，以探讨它们的功能。我国医学院校常将人体解剖学内容分为系统解剖学和局部解剖学。系统解剖学是按照人体的功能系统，如运动系统、消化系统、内脏系统、神经系统等，来学习人体各器官结构的正常形态、位置、血供、神经支配、生长发育规律及其功能的一门科学，是医学课程中最为基础的课程之一。局部解剖学是在学习了系统解剖学之后，就人体的某一局部，由浅至深侧重学习其组成结构、相互位置、毗邻关系的人体解剖学。两者同样主要用肉眼观察人体的结构，但各自强调的方面有所不同。它们是认识人体结构的 2 个阶段，互为补充。能从不同的角度增强医学生对人体结构的理解和记忆深度，同时也促进培养学生分析归纳能力。为此，本书在此仅介绍系统解剖学相关内容，以达到简明扼要的学习解剖学的目的。

在学习解剖学知识方面，需要注意的方面很多。除了自己用手、眼辨认各结构器官的形态特征，做到书本知识和实物标本相结合之外，还要理解所听到的、看到的、摸到的和感受到的，并在理解的基础上记忆。不仅如此，从学习解剖学开始，就要练习用标准的解剖学术语来描述人体结构器官，做到能用已掌握的知识经口与同行交流。此外，在学习的过程中，应具备以下几个基本的观点：进化的观点、发育、成熟和衰老的观点、结构与功能相适应的观点、系统与整体统一的观点和理论联系实际的观点。

第一节　运 动 系 统

运动系统由骨、关节和骨骼肌三部分组成，在神经系统的调节和其他各系统的配合下，运动系统具有支持、保护和运动的功能。全身各骨通过关节相连接成骨骼，组成了人体的支架，与肌肉共同赋予人体的基本形态，并构成了体腔的壁，以支持和保护脑、心、肝、脾等内脏器官。骨骼肌附着于骨，在神经系统支配下收缩和舒张，收缩时通过关节产生运动。在运动中骨起到杠杆作用，关节位运动的枢纽，骨骼肌为动力器官。

一、骨　　学

1. 骨的组成　骨是一种器官，主要由骨组织组成。每一块骨都有一定的形态、构造和功能，外被骨膜，内容骨髓，含有丰富的血管、淋巴管及神经，能不断地进行新陈代谢和生长发育，并有改进、修复和再生的能力。骨质中有大量的钙盐和磷酸盐沉积，是人体钙、磷的储备库，参与体内钙、磷代谢，同时骨髓还有造血功能。

骨来源于胚胎时期的间充质，间充质以 2 种方式发育成骨，即膜内成骨和软骨内成骨。骨的基本形态是由遗传因素决定的，但体内外环境对骨的生长发育有密切关系，影响骨生长发育的因素包括分泌、营养、神经、疾病及物理、化学因素等。

2. 骨的形态和分类　成人有206块骨，按部位可分为颅骨、躯干骨和四肢骨；按形态可分为长骨、短骨、扁骨和不规则骨。长骨呈长管状，分布于四肢，分一体两端。骨内有容纳骨髓的骨髓腔，骨干表面有滋养孔，骨两端膨大成为骺，骨骺与骨干连接形成干骺端，幼年时保留骺软骨，它可以使细胞不断分裂增殖和骨化，使骨不断加长，而成年骺软骨全部骨化，形成骺线；短骨呈立方形，多成群分布于承受压力较大而运动复杂的部位，如腕骨和跗骨；扁骨呈板状，主要构成颅腔、胸腔和盆腔的壁，起保护腔内器官的作用，如颅盖骨、胸骨和肋骨；不规则骨形状不规则，有含气骨和籽骨，前者骨内有含气的腔，后者是某些肌腱内的颗粒状小骨，它在运动中起减少摩擦和改变肌牵引力方向的作用。

3. 骨的表面形态　骨表面常因肌肉牵拉或血管、神经的走形及邻近器官的接触等影响，使骨形成不同的表面形态。骨的突起会形成突、棘、粗隆、结节和线，这些突起常与肌、腱和韧带的附着有关；骨的凹陷会形成窝、小凹、沟和压迹，这些凹陷与受邻近器官的压迫有关；骨的空腔称为腔、窦或房，小空腔称为小房，长形空腔称为管或道，腔或管的开口称为口或孔，不整齐的口为裂口，这些空腔与容纳某些结构或与通过某些结构有关；骨端的膨大有参与组成关节的头，头下略细的颈和椭圆形膨大的髁，此外，平滑的骨面称面，骨的边缘称缘，边缘上的缺陷称切迹。

4. 骨的结构与功能　骨主要有骨质、骨膜、骨髓构成，此外还有血管、淋巴管和神经。骨质是骨的主要组成部分，有骨密质和骨松质之分，前者质地致密耐压性较大，分布于骨的表面，后者呈海绵状，由相互交织的骨小梁排列而成，分布于骨的内部。颅盖骨表层的密质，分别称为外板和内板，内外板之间的松质称板障；骨膜覆盖在除关节面以外的新鲜骨的表面，由致密结缔组织构成，含有丰富的神经、血管和淋巴管，对骨的营养、再生和感觉有重要作用。它可分为内、外两层，外层有使骨质固着于骨面的胶原纤维，内层有成骨细胞和破骨细胞。此外还有骨内膜，即衬覆在骨髓腔内面和骨松质间隙内的骨膜；骨髓充填于骨髓腔和骨松质间隙内，分为红骨髓和黄骨髓，前者含有不同发育阶段的红细胞和某些白细胞，有造血功能，后者是红骨髓被脂肪组织代替，失去了造血功能，值得注意的是长骨的骺、短骨、扁骨和不规则骨等骨松质内的骨髓终身都是红骨髓；骨的血管、淋巴管和神经，长骨的动脉包括滋养动脉、干骺端动脉及骨膜动脉等，骨膜上的淋巴管很丰富，骨膜的神经最丰富，对张力和撕扯的刺激较为敏感。

（一）中轴骨

1. 躯干骨　属于中轴骨，包括24块椎骨、1块骶骨、1块尾骨、1块胸骨和12对肋骨，它们分别参与构成脊柱、骨性胸廓和骨盆。

椎骨包括7块颈椎、12块胸椎、5块腰椎、5块骶椎和3-4尾椎。椎骨由椎体和椎弓构成，前者呈短圆柱形位于椎骨前方，是椎骨负重的主要部分，椎体上有锥孔和椎管；后者呈弓形骨板位于椎骨的后方，椎弓上有椎弓根、椎间孔和椎弓板，由椎弓可发出7个突起即棘突1个、横突1对、关节突2对。颈椎的椎体较小，横断面呈椭圆形，上、下关节突的关节面几乎呈水平位，其中第1颈椎又称寰椎，呈环状，无椎体、棘突和关节突，由前弓、后弓及2个侧块组成。第2颈椎又称枢椎，其特点是有齿突。第7颈椎又称隆椎，常作为计数椎骨序数的标志；胸椎椎体从上向下逐渐增大，横断面呈心形，有上下肋凹和横突肋凹，且棘突较长；腰椎椎体粗壮，横断面呈肾形，锥孔大呈三角形，上下关节突粗大，

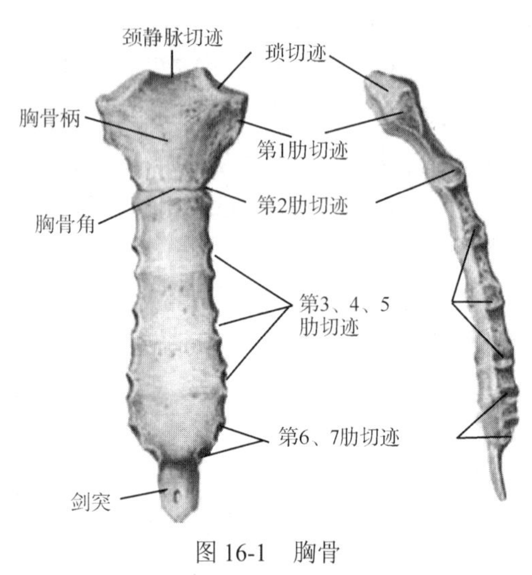

图 16-1 胸骨

而棘突短而宽，临床可在此做腰椎穿刺。

成年后 5 块骶椎融合为一块骶骨，呈三角形，可分为底、尖、盆面、背面及侧缘。骶管由骶椎的椎孔连接而成，上端连与椎管，下端开口称骶管裂孔，其两侧有向下突出的骶角，临床上进行骶管麻醉常以骶角来确定骶管裂空的位置。

尾骨由 3～4 块退化的尾椎融合而成，上接骶骨，下端游离为尾骨尖。

胸骨位于胸前壁正中，扁而长，上宽下窄，前面微凸，后面稍凹，自上而下分为柄、体和剑突三部分（图 16-1）。胸骨柄与胸骨体连接处形成胸骨角，它在体表可扪及，胸骨角两侧平对第 2 肋，是计数肋的重要标志，其向后平对第 4 胸椎体下缘；胸骨体呈长方形，外侧缘有肋切迹，分别接第 2～7 肋软骨；剑突扁而薄，形态差异大，下端游离。

肋由肋骨与肋软骨组成，共 12 对，有真肋、假肋和浮肋之分。肋骨呈长条形，属扁骨，分为体和前、后两端，相应的为肋头、肋颈和肋体。其中肋体长扁而弯曲，分为内、外两面和上下两缘，内面下缘处有肋沟，肋体的后份向前急转处称肋角；肋软骨由透明软骨构成，位于各肋骨的前端，终生不骨化。

2. 颅骨 也是躯干骨的一种，颅位于脊柱上方，由 23 块扁骨和不规则骨组成（不计入 3 对听小骨），它可分为后上部的脑颅和前下部的面颅（图 16-2）。

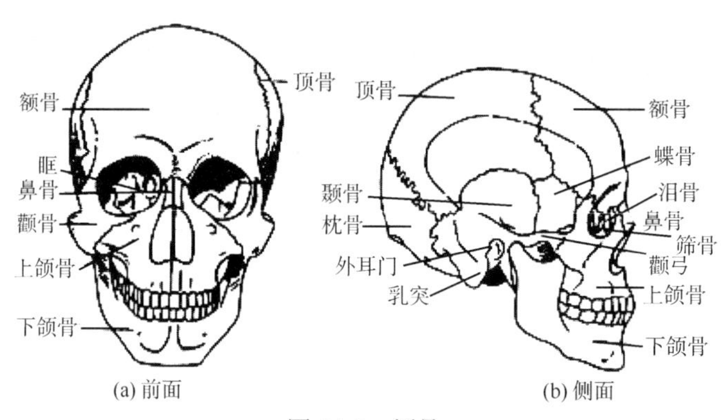

图 16-2 颅骨

脑颅由 8 块骨组成，其中成对的有颞骨和顶骨，不成对的有额骨、筛骨、蝶骨和枕骨。颅盖由额骨、顶骨及枕骨构成。额骨位于颅的前上部，分为额鳞、眶部、鼻部三部，其中额鳞呈瓢形状的扁骨，内含的空腔为额窦。眶部为水平的薄骨板，构成眶上壁，鼻部位于两侧眶部之间；筛骨位于两眶之间，蝶骨体的前方，构成鼻腔的前上部和外侧壁，为脆弱的含气骨，分为筛板、垂直板和筛骨迷路三部分；蝶骨形似蝴蝶，位于颅底中央，分为蝶骨体、大翼、小翼和翼突四部；颞骨参与构成颅底和颅腔侧壁，以外耳门为中心分为鳞部、鼓部和岩部三部；枕骨位于颅的后下部，呈勺状，前下部有枕骨大孔，枕骨借枕骨大孔分为四部即前方的基底部、后方的枕鳞及两侧的侧部；顶骨呈四边形的扁骨，位于颅顶中部，左右各一。

面颅有 15 块，其中成对的有上颌骨、腭骨、颧骨、鼻骨、泪骨及下鼻甲，不成对的有犁骨、下颌骨和舌骨。面颅骨围成眶腔、骨性鼻腔和口腔。下颌骨位于面部前下份，近似马蹄形，分一体两支即下颌体和下颌支；舌骨位于下颌骨的下后方，呈马蹄铁形，中间部分称体，体向后外延伸的长突为大角，而向上后方伸出的短小突起为小角，舌骨的大角和体在体表均可扪及；上颌骨成对，构成颜面的中央部，几乎与全部面颅骨相接，分为一体和四个突起即上颌体、额突、颧突、牙槽突和腭突；腭骨呈“L”形，位于上颌骨腭突与蝶骨翼突之间，分水平板和垂直板两部；泪骨为方形的小薄骨片，位于眶内侧壁的前份，前接上颌骨，后连筛骨迷路的眶板；下鼻甲为薄而卷曲的小骨板，附于骨性鼻腔外侧壁的下部；颧骨位于眶的外下方，呈菱形，形成面颊部的骨性突起；犁骨为斜方形骨板，组成鼻中隔的后下份。

颅的整体观：顶面观有冠状缝、矢状缝和人字缝；后面观可见人字缝和枕鳞，枕鳞中央最突出的部分是枕外隆凸。内面观，颅盖内面凹陷，有许多与脑的沟回相对应的压迹与骨嵴，如上矢状窦沟、颗粒小凹，颅底内面高低不平，呈阶梯状，形成窝，即颅前窝、颅中窝和颅后窝。外面观，颅底外面高低不平，神经血管通过的孔裂甚多，可见牙槽骨、骨腭、腭中缝、切牙管、腭大孔、鼻后孔、枕骨大孔、枕髁、舌下神经管外口、髁管及颈动脉管外口等；侧面观有额骨、蝶骨、顶骨、颞骨、枕骨及面颅的颧骨和上、下颌骨构成，侧面有外耳二门、颧弓和乳突，颧弓可将颅侧面分为颞窝和颞下窝；前面观，颅前面可分为额区、眶、骨性鼻腔和骨性口腔四区，额区位于眶以上，有额鳞组成，其上有眉弓和眉间，它们都是重要的体表标志。眶为四棱锥形深腔，容纳眼球及附属结构，有一尖、一底和四壁，骨性鼻腔位于面颅中央。骨性鼻中隔将其分为左、右两半，鼻旁窦是上颌骨、额骨、蝶骨及筛骨内含气的腔隙，开口于鼻腔，包括额窦、蝶窦、筛窦、上颌窦。新生儿颅顶各骨未完全发育，有颅囟，其在出生后不久闭合。

（二）四肢骨

四肢骨包括上肢骨和下肢骨，上下肢骨分别由肢带骨和自由骨组成，自由骨借肢带骨与躯干相连接。上肢骨每侧有 32 块，共 64 块，形体较轻，包括上肢带骨和自由上肢骨；下肢骨每侧有 31 块，共 62 块，形体粗大坚实，包括下肢带骨和自由下肢骨。

1. 上肢骨

（1）上肢带骨包括锁骨和肩胛骨（图 16-3）。锁骨呈“～”形弯曲，横架于胸廓前上方，全长可在体表扪及，分胸骨端和肩峰端，它支撑肩胛骨与胸廓之外，以增加上肢的运动范围；肩胛骨为三角形扁骨，贴于胸廓后外侧的上份，介于第 2～7 肋骨之间，分为二面、三缘和三个角。两面即前面有肩胛下窝，后面有肩胛冈；三缘即上缘短而薄

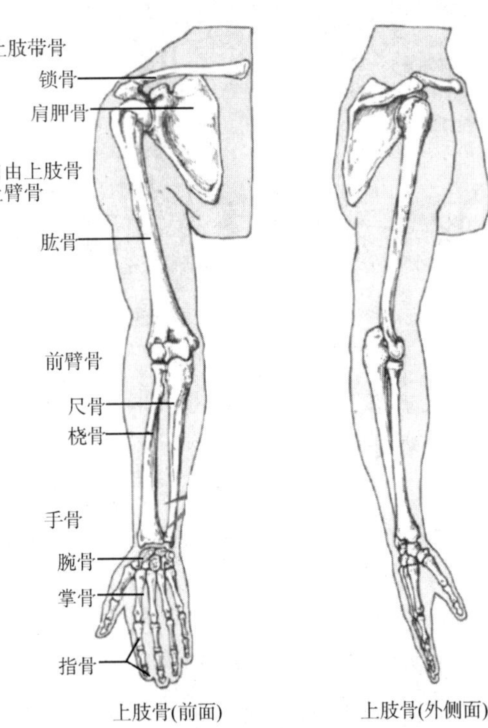

图 16-3　上肢骨

有喙突，内侧缘又称脊柱缘，外侧缘又称腋缘；三个角即上角、下角和外侧角，上角平对第2肋，下角平对第7肋或第7肋间隙，外侧角为腋缘于上缘会合处。肩胛冈、肩峰、下角、内侧缘及喙突都可在体表扪及。

（2）自由上肢骨包括上臂骨（肱骨）、前臂骨（桡骨、尺骨）和手骨（腕骨、掌骨和指骨）。肱骨为上臂的长骨，分为1体及上下两端，上端为有肱骨头，肱骨体上有三角肌粗隆和桡神经沟，肱骨下端有肱骨小头与桡骨相关节、肱骨滑车与尺骨形成关节；桡骨位于前臂外侧，分为一体两端，上端有桡骨头，桡骨体呈三棱柱形，内侧缘为薄锐的骨间缘，下端外侧向下突出的为茎突，内侧有尺切迹与尺骨头相关节，下面有腕关节面与腕骨相关节，桡骨茎突和桡骨头在体表都可扪及；尺骨位于前臂内侧，分为一体两端，上端有滑车切迹，鹰嘴、冠突，尺骨体上段粗，下段细，外缘锐利与桡骨相对称骨间缘，下端为尺骨头，尺骨鹰嘴、尺骨后缘全长、尺骨头和尺骨茎突都可在体表扪及；手骨包括腕骨、掌骨和指骨，腕骨为8 块小型短骨，于腕部排列成近侧和远侧二列，近侧列由桡侧向尺侧依次为手舟骨、月骨、三角骨和豌豆骨，远侧列依次为大多角骨、小多角骨、头状骨和钩骨。掌骨为小型长骨，共5块。指骨也是小型长骨，共14块，其中拇指为2节指骨，其余各指均为3节。

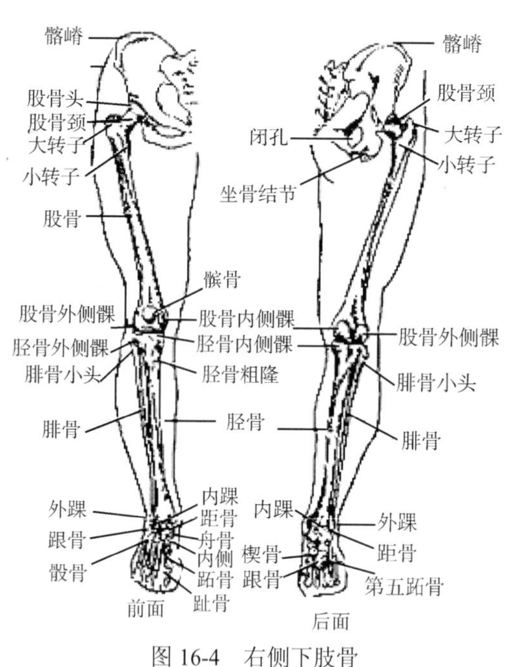

图16-4 右侧下肢骨

2. 下肢骨

（1）下肢带骨有髋骨，是不规则骨，包括髂骨、耻骨和坐骨，三骨会合于髋臼（图16-4）。髂骨构成髋骨的上部，分为髂骨体和髂骨翼；髂骨体构成髋臼的上2/5，髂骨翼上缘形成髂嵴；坐骨构成髋骨的下部，分为坐骨体和坐骨支，坐骨体组成髋臼的后下2/5，坐骨体下端向前、上、内延伸为较细的坐骨支，坐骨的最底部为坐骨结节，在体表可扪及；耻骨构成髋骨的前下部，分为体和上、下两支，耻骨体构成髋臼的前下1/5，髂耻隆起向前内伸出耻骨上肢，末端急转向下成为耻骨下支；髋臼由髂、坐、耻三骨的体合成。

（2）自由下肢骨包括大腿骨（股骨）、小腿骨（胫骨、腓骨、髌骨）和足骨（跗骨、跖骨和趾骨）。股骨是全身最粗大的长骨，分为一体两端，上端有股骨头，股骨体略弓向前，上段呈圆柱形，中段呈三菱形，下段前后略扁，股骨下端有内侧髁和外侧髁；髌骨是人体最大的籽骨，位于股骨下端前面，股四头肌腱内，上宽下尖，前面粗糙，后面为关节面，与股骨髌面相关节，可在体表扪及；胫骨位于小腿内侧，是粗大的长骨，分为一体两端，上端形成内侧髁和外侧髁，胫骨体呈三棱柱形，前缘和内侧面直接位于皮下，胫骨下端有内踝，可在体表扪及；腓骨细长，位于小腿外侧，分一体两端，上端有腓骨头，腓骨体内侧缘有骨间缘，有小腿骨间膜附着，腓骨下端有外踝，腓骨头和外踝都可在体表扪及；足骨包括跗骨、跖骨和趾骨，跗骨共7块属于短骨，有前、中、后三列，前列由内侧向外侧依次为内侧楔骨、中间楔骨和外侧楔骨以及骰骨，中列为足舟骨，后列有距骨和跟骨；跖骨属长骨共5块，位于跗骨和趾骨之间，其中第5跖骨粗隆可在体表扪及；趾骨属长骨共14块，拇趾为2节，其余各趾均为3节。

二、关 节 学

骨与骨之间借纤维结缔组织、软骨或骨组织相连，形成骨连结，骨连结的形式可分为直接连结和间接连结。

1. 直接连结 骨与骨之间借纤维结缔组织、软骨或骨组织直接相连，其特点为骨间无间隙，活动范围小，但稳固性大。按连结两骨之间的组织不同，分为纤维连结、软骨连结和骨性结合三大类。纤维连结是骨与骨之间以纤维结缔组织直接相连，有缝和韧带连结2种形式；软骨连结是骨与骨之间借软骨相连，有纤维软骨联合和透明软骨结合2种形式；骨性连结是骨与骨之间以骨组织相连，此骨组织常由纤维结缔组织或透明软骨骨化而成。

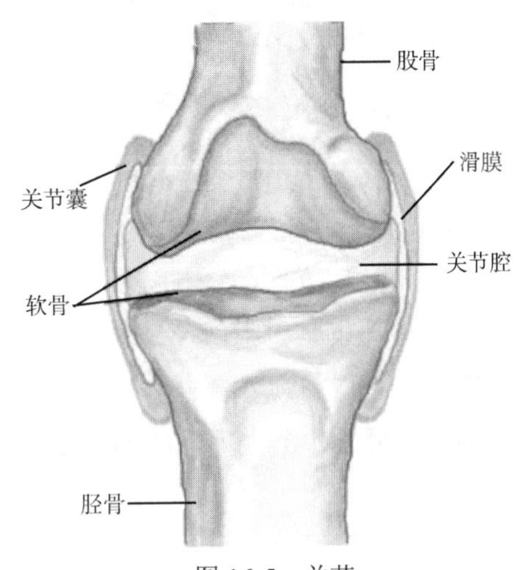

图16-5 关节

2. 间接连结 又称滑膜关节，简称关节，其特点为组成关节的相对骨面互相分离，有间隙，相对骨面周围被结缔组织囊包裹，骨间活动度大（图16-5）。

关节的构造有基本结构和辅助结构之分。基本结构有关节面、关节囊和关节腔。关节面上覆盖有关节软骨，可减少运动时的摩擦，并能缓冲震荡；关节囊由外层的纤维膜和内层的滑膜构成，纤维膜可增强关节的稳固性，限制关节的过度运动，滑膜有助于关节软骨的新陈代谢和增加润滑减少摩擦；关节腔内含有少量滑液，可减少关节运动时关节面之间的摩擦，同时其内呈负压，对维持关节的稳固性有一定作用。辅助结构有韧带、关节内软骨、滑膜囊和滑膜襞等，这些结构有助于增加关节的稳固性或灵活性。

关节的运动可根据运动轴的方位不同分为屈和伸、内收和外展、旋转和环转等形式。关节的分类方法很多，常用的关节分类是按关节运动轴的数目及关节面的形态，可分为单轴关节，双轴关节和多轴关节。单轴关节有屈戌关节和车轴关节两种形式；双轴关节也有2种形式，即椭圆关节和鞍状关节；多轴关节包括球窝关节和平面关节。

（一）躯干骨的连接

躯干骨的连结包括由椎骨、骶骨和尾骨互相连结起来形成的脊柱，以及由胸椎、肋及胸骨互相连结起来构成的胸廓。

1. 脊柱 由椎骨、骶骨和尾骨借椎间盘、韧带和关节连结而成，椎骨的连结有椎体间的连结和椎弓的连结。

椎体间的连结是各椎体之间借椎间盘、前纵韧带和后纵韧带相连，椎间盘是连结相邻两个椎体的纤维软骨盘，分髓核和纤维环两部分；前纵韧带是位于椎体前面的宽而坚韧的纵行纤维束，其纤维牢固地附于椎体及椎间盘，有防止脊柱过度后伸及椎间盘向前脱出的作用；后纵韧带为一窄而坚韧的纵长韧带，位于椎管前壁，有限制脊柱过度前屈的作用（图16-6）。

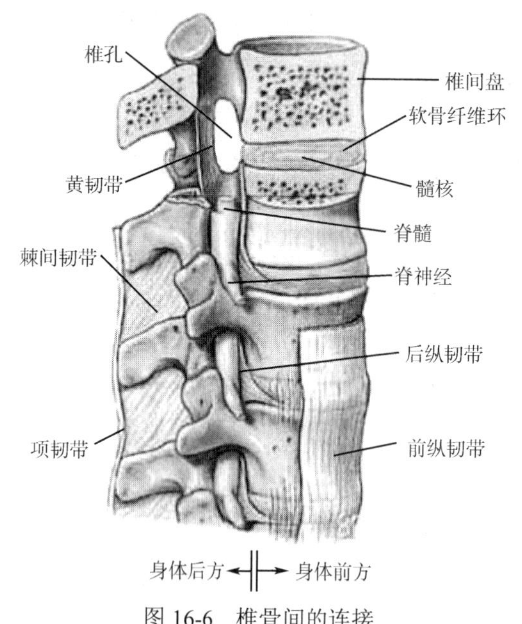

图 16-6 椎骨间的连接

椎弓间的连结包括椎弓板、棘突、横突之间的韧带连结和上、下关节突之间的滑膜关节连结。黄韧带为连结相邻两椎弓板之间的韧带，参与围成椎管，并且有限制脊柱过度前屈的作用。棘间韧带为连结相邻两棘突之间的短韧带，可限制脊柱过度前屈；棘上韧带为连结胸、腰、骶椎各棘突尖之间的纵长韧带，有限制脊柱前屈的作用，同时项韧带起肌间隔的作用和供项部肌附着；横突间韧带为连结相邻椎骨横突之间的韧带，可限制脊柱过度侧曲；关节突关节由相邻椎骨的上、下关节突的关节面构成，只做轻微滑动。寰枕关节由寰椎侧块的上关节凹与枕髁构成的联合关节，属于椭圆关节。寰枢关节包括两个寰枢外侧关节和一个寰枢正中关节。

脊柱的整体观和运动：前面观椎体从上到下逐渐加宽；后面观椎骨棘突在后正中线上连贯成纵脊，有颈椎棘突、胸椎棘突和腰椎棘突；侧后观可见 4 个生理弯曲即颈曲、胸曲、腰曲和骶曲（图 16-7）。脊柱可做屈、伸、侧

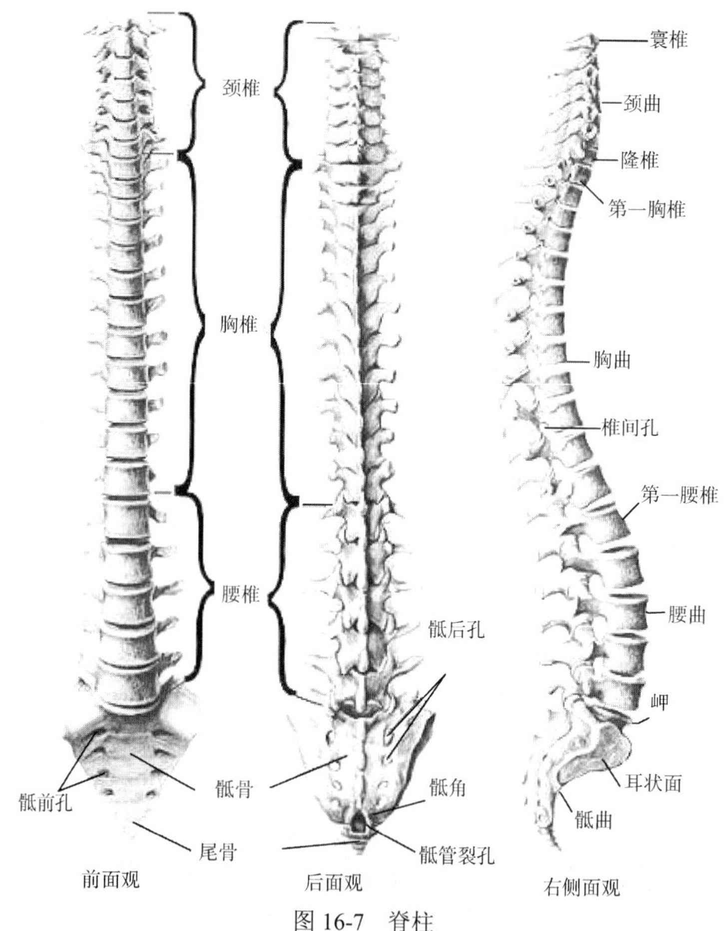

图 16-7 脊柱

曲、旋转和环转等运动。

2. 胸廓　由 12 块胸椎、12 对肋、1 块胸骨和它们之间的连结共同组成（图 16-8）。构成胸廓的关节主要有肋椎关节和胸肋关节。肋椎关节为肋骨后端与胸椎之间构成的关节，包括肋头关节和肋横突关节；胸肋关节由第 2～7 肋软骨与胸骨相应的肋切迹构成，属于微动关节。成人胸廓呈前后略扁的圆锥形，上窄下宽，容纳并保护胸腔脏器，它的功能主要是保护胸腔脏器和参与呼吸运动。

（二）颅骨的连接

颅骨的连结可分为纤维连结、软骨连结和滑膜关节连结 3 种。颅骨的纤维连结和软骨连结，各颅骨之间多借缝、软骨和骨连结，彼此之间结合较牢固；颅骨的滑膜关节为颞下颌关节，又称下颌关节，由下颌骨的下颌头与颞骨的下颌窝和关节结节构成。

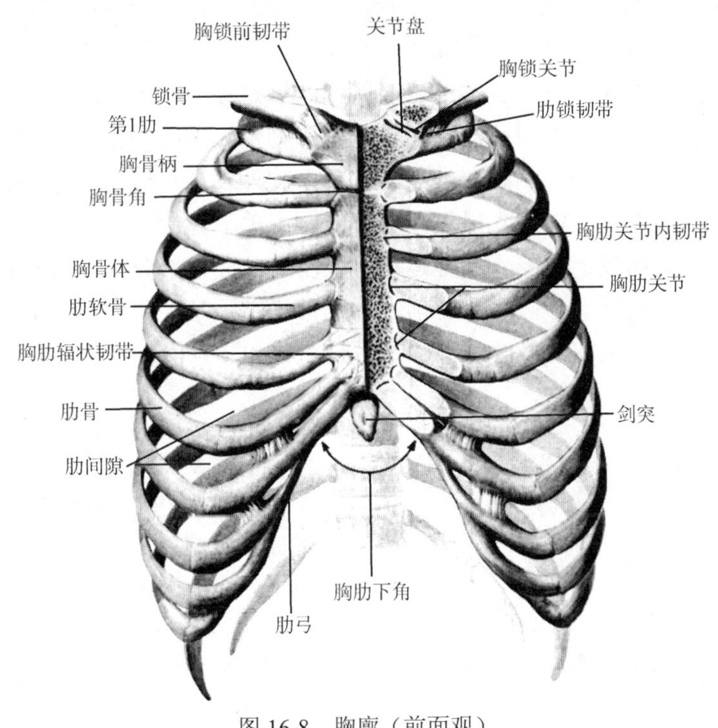

图 16-8　胸廓（前面观）

（三）四肢骨的连接

四肢骨的连结以关节为主，包括上肢关节和下肢关节，前者以运动的灵活性为主，后者以稳固性为主。

1. 上肢骨的连结包括上肢带的连结和自由上肢骨的连结　上肢带连结以胸锁关节、肩锁关节和喙肩韧带为主。胸锁关节是上肢骨与躯干骨连结的唯一关节，肩锁关节由锁骨的肩峰端与肩峰的关节面组成，是肩胛骨活动的支点。喙肩韧带为三角形的扁韧带，连于肩胛骨喙突与肩峰之间，与喙突、肩峰共同构成喙肩弓，有防止肱骨头向上脱位的作用。

自由上肢骨的连结以肩关节、肘关节、桡、尺骨连结和手关节为主。肩关节由肱骨头与肩胛骨的关节盂构成，其关节头大，关节盂小而浅，是典型的球窝关节，运动幅度大，为全身最灵活的关节，可作前屈、后伸、内收、外展、旋内、旋外和环转运动。肘关节由肱骨下端与桡、尺骨上端构成，包括肱尺关节、肱桡关节和桡尺近侧关节 3 个关节。它们包在一个关节囊内，肘关节的韧带有桡侧副韧带、尺侧副韧带和桡骨环状韧带，可作屈伸运动和旋内、旋外运动。桡、尺骨连结是桡、尺骨借前臂骨间膜、桡尺近侧关节和桡骨远侧关节相连结；手关节包括桡腕关节、腕骨间关节、腕掌关节、掌骨间关节、掌指关节和指骨间关节。

2. 下肢骨的连结包括下肢带的连结和自由下肢骨的连结　下肢带连结有骶髂关节、髋骨与脊柱间的韧带连结、耻骨联合、闭孔膜和骨盆。骶髂关节由骶骨和髂骨的耳状面构成，活动性极小，但十分稳固，适应下肢支持体重的功能。髋骨与脊柱间的韧带连结以髂腰韧带、骶结节韧带和骶棘韧带为主。耻骨联合由两侧的耻骨联合面借耻骨间盘连结而成，其活动甚微，但在分娩时，耻骨间盘内的裂隙增宽，以增大骨盆的径线，有利于血管及神经通过。闭孔膜为封闭的闭孔结缔组织膜，有血管和神经通过。骨盆由骶骨、尾骨和左、右髋骨及其间的骨连结构成，分为大骨盆和小骨盆，通常指的骨盆为小骨盆且男女有差别。

自由下肢骨连结有髋关节、膝关节、胫腓连结、足关节和足弓。髋关节由髋臼和股骨头构成，关节囊周围的韧带主要有髂股韧带、耻股韧带、坐股韧带、股骨头韧带和轮匝韧带。髋关节可做前屈、后伸、内收、外展、旋内、旋外及环转运动。膝关节由股骨下端、胫骨上端及髌骨构成，是人体最大最复杂的关节，由关节囊、关节腔、囊内外韧带、半月板和滑膜襞与滑膜囊组成，主要作屈伸运动。胫腓连结分三部分，上端有胫腓关节，两骨干之间有小腿骨间膜连结，下端借胫腓前、后韧带连结；足关节包括小腿关节、跗骨间关节、跗跖关节、跖趾关节和趾骨间关节；足弓是跗骨和跖骨借骨连结形成凸向上的弓。

三、肌　　学

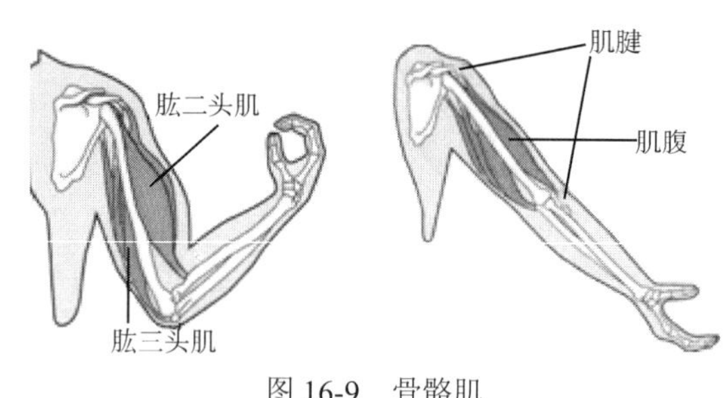

图 16-9　骨骼肌

肌组织可分为骨骼肌、心肌和平滑肌，运动系统中的肌为骨骼肌，在人体内分布广泛。每块骨骼肌由腹肌和肌腱组成（图 16-9），按其外形可分为长肌、短肌、阔肌、轮匝肌 4 种。肌在固定骨上的附着点被认为是肌的起点，而在移动骨上的附着点被认为是肌的止点。它的配布与关节的运动轴有关，按形态、大小、位置、起止点、肌束方向以及作用等命名。肌的辅助结构包括筋膜、滑膜囊和腱鞘等，它们位于肌的周围，具有保持肌的位置、减少运动时的摩擦和保护等功能。肌有血管、淋巴管和神经并行，每块肌的神经多与主要的血管束伴行。

（一）头颈肌

1. 头肌包括面肌和咀嚼肌两部分　面肌为位置浅表的皮肌，包括颅顶肌、眼轮匝肌和口周围肌。颅顶肌主要为左右枕额肌，它由两个肌腹和中间的帽状腱膜组成，其作用是枕肌收缩时向后牵拉帽状腱膜，额肌收缩时可提眉，并促使额部皮肤出现皱纹。眼轮匝肌呈扁椭圆形，围绕眼裂周围，使眼裂闭合。口周围肌位于口裂周围，包括环形肌和辐射状肌。

咀嚼肌包括咬肌、颞肌、翼内肌和翼外肌，分布在双侧颞下颌关节的周围，参与咀嚼运动。咬肌位于下颌支的外面，起上提下颌骨的作用。颞肌位于颞窝，也起上提下颌骨的作用。翼内肌位于下颌支的内面，其作用是一侧翼内肌收缩使下颌骨向对向运动，两侧同时收缩，可上提下颌骨，并牵拉下颌骨向前。翼外肌位于颞下窝内，它的作用是一侧翼外肌收缩使下颌骨向对侧运动，两侧同时收缩，可牵拉下颌骨向前。

2. 颈肌可分为颈浅肌、颈前肌和颈深肌　颈浅肌包括颈阔肌和胸锁乳突肌。颈阔肌位于颈部浅筋膜中的皮肤，其作用是紧张颈部皮肤，拉口角向下；胸锁乳突肌斜于颈部两侧，其作用是一侧收缩使头像同侧屈，脸转向对侧并上仰，两侧收缩可使头后仰。颈前肌包括舌骨上群肌和舌骨下群肌，舌骨上群肌位于舌骨与下颌骨之间，参与构成口底，包括二腹肌、茎突舌骨肌、下颌舌骨肌和颏舌骨肌4对；舌骨下肌群位于舌骨下方和正中线的两侧，其浅层自正中线向外侧为胸骨舌骨即和肩胛舌骨肌，深层由上而下为甲状舌骨肌和胸骨甲状肌。舌骨下群肌的作用是下拉舌骨和喉。颈深肌可分为内外侧两群，外侧群有前斜角肌、中斜角肌和后斜角肌；内侧群有头长肌和颈长肌，统称为椎前肌，起屈头和屈颈的作用。

（二）躯干肌

躯干肌分为背肌、胸肌、膈、腹肌和会阴肌。

1. 背肌　可分为深、浅2群（图16-10）。背浅肌多为阔肌，主要有斜方肌、背阔肌、菱形肌和肩胛提肌。斜方肌位于项部和背部的浅层，为三角形的阔肌，左右两侧会合呈斜方形，其作用使肩胛骨向脊柱靠拢，上部肌束可上提肩胛骨，下部肌束可下拉肩胛骨；背阔肌位于腰背下部及胸的后外侧，为全身最大的三角形阔肌，它的作用是使肱骨内收、旋内和后伸，并且可以引体向上；肩胛提肌位于项部两侧，斜方肌深面，起上提肩胛骨的作用；菱形肌位于背上部斜方肌深面，呈菱形，它使肩胛骨向脊柱靠拢，并略向上。背深肌在脊柱两侧排列，可分为长肌和短肌，长肌位置较浅，短肌位置较深。长肌主要是竖脊肌，其作用是使脊柱后伸和仰头。

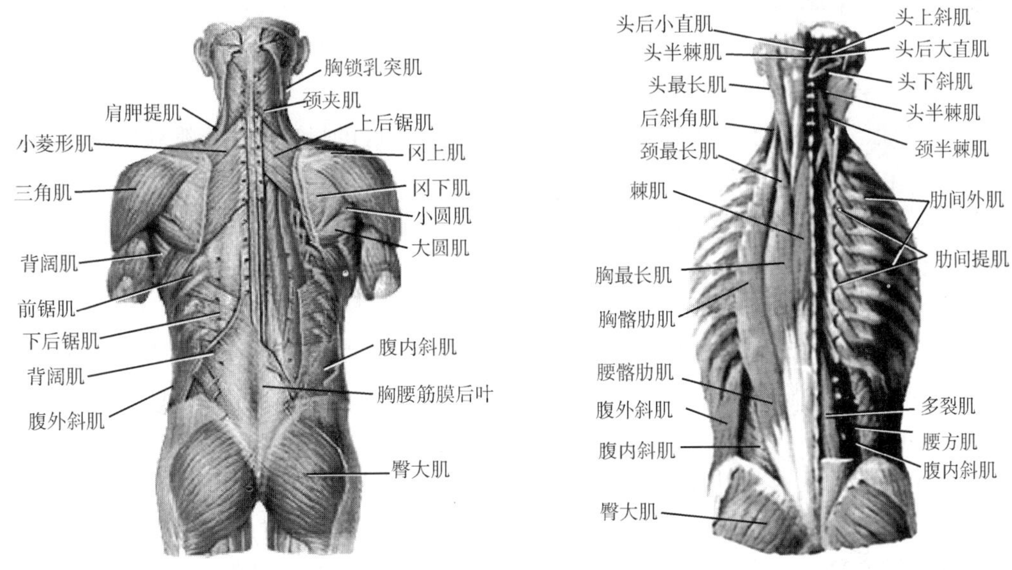

图16-10　背肌

2. 胸肌　分为胸上肢肌和胸固有肌。胸上肢肌包括胸大肌、胸小肌和前锯肌。胸大肌位于胸前壁前层，呈扇形，使肱骨内收、内旋和前屈，上肢固定时可上提躯干，也可提肋助吸气；胸小肌位于胸大肌深面，它的作用是拉肩胛骨向前下方；前锯肌位于胸侧壁，为扁肌，它的作用是拉肩胛骨向前紧贴胸廓。胸固有肌位于肋间隙内，参与构成胸壁，包括肋间外肌、肋间内肌和肋间最内肌。肋间外肌共 11 对，作用是提肋，助吸气；肋间内肌共 11 对，作用是降肋，助吸气；肋间最内肌位于肋间隙的中部，作用也是降肋，助吸气。

3. 膈肌 膈位于胸腔和腹腔之间，为向上膨隆呈穹窿状的扁肌。膈中央的腱膜为中心腱，其周边的肌性部分为胸骨部、肋部和腰部。膈上有 3 个孔裂即腔静孔裂、食管孔裂和主动脉孔裂。膈是重要的呼吸机，收缩时，膈穹窿下降，胸腔容积扩大助吸气；舒张时，膈穹窿上升而助呼气，同时，膈与腹肌联合收缩，可增加腹压，以利于排便、呕吐、咳嗽及分娩。

4. 腹肌 参与构成腹前壁、侧壁及后壁，分为腹前外侧肌群和腹后肌群。前外侧肌群包括腹外斜肌、腹内斜肌、腹横肌、腹直肌等，构成腹腔的前外侧壁，保护腹腔脏器，维护腹内压，协助排便、分娩、咳嗽和呕吐等功能，还可降肋助呼气，也可以使脊柱前屈、侧屈和旋转。腹后肌群有腰方肌，它使脊柱腰部侧屈，也可降肋协助呼气。与腹肌相关的结构有腹直肌鞘、腹股沟管、腹股沟三角和白线。腹部筋膜包括浅筋膜、深筋膜和腹内筋膜。

（三）四肢肌

1. 上肢肌 包括上肢带肌、臂肌、前臂肌和手肌。上肢的局部结构有腋窝、三边孔和四边孔、肘窝及腕管。

上肢带肌有 6 块，包括三角肌、冈上肌、冈下肌和小圆肌，位于肩关节周围，作用是运动肩关节。

臂肌覆盖肱骨，分前、后两群。前群肌包括肱二头肌、喙肱肌及肱肌。臂肌的后群只有肱三头肌。

前臂肌位于尺、桡骨的前后方，分为前后两群。前肌群位于尺、桡骨的前面，共 9 块，分 4 层排列，后群共 10 块肌，分深浅 2 层。

手肌位于手的掌侧，分为外侧群、内侧群和中间群。外侧群肌位于拇指侧，内侧群肌位于小指侧，中间群肌位于手掌的中间部。

2. 下肢肌 分为髋肌、大腿肌、小腿肌和足肌。下肢的局部结构有梨状肌孔和梨状肌下孔、股三角、收肌管和腘窝。

髋肌起自骨盆的内面和外面，止于股骨上部，可分为前、后两群。前群包括髂腰肌和阔筋膜张肌；后群肌主要位于臀部，也称臀肌，它包括臀大肌、臀中肌、臀小肌、梨状肌、闭孔内肌、股方肌和闭孔外肌。

大腿肌分为前群、内侧群和后群。前群有缝降肌和股四头肌，股四头肌是全身最大的肌；内侧群肌位于大腿内侧，有耻骨肌、长收肌、骨薄肌、短收肌和大收肌 5 块肌；后群位于大腿后面，有 3 块肌即股二头肌、半腱肌和半膜肌。

小腿肌可分为前群、外侧群和后群。前群肌位于小腿骨间膜的前面，有胫骨前肌、趾长伸肌和拇长伸肌 3 块肌；外侧群肌位于腓骨的外侧，有腓骨长肌和腓骨短肌；后群分浅层和深层，浅层有腓肠肌和比目鱼肌，深层有腘肌、趾长屈肌、拇长屈肌和胫骨后肌 4 块肌。

足肌分足背肌和足底肌，前者有拇短伸肌和趾短伸肌，后者分内侧、中侧和外侧 3 群。

（四）体表的肌性标志

体表的肌性标志，头颈部的有咬肌、颞肌和胸锁乳突肌；躯干部的有：斜方肌、背阔肌、竖脊肌、胸大肌、前锯肌和腹直肌；上肢的有三角肌、肱二头肌、肱三头肌、掌长肌、桡侧腕屈肌、尺侧腕屈肌腱、鼻烟窝和指伸肌腱；下肢的有：臀大肌、股四头肌、股二头肌、半腱肌、半膜肌、拇长伸肌、胫骨前肌、趾长伸肌和小腿三头肌。

第二节　内　脏　学

内脏学包括消化、呼吸、泌尿和生殖 4 个系统，这些系统中有很多器官即内脏器官，它们的主要功能是进行新陈代谢与繁殖后代。内脏各器官按其基本结构可分为中空性器官和实质性器官，中空性器官呈管状或囊状，内部均有空腔，其管壁有 3～4 层组织构成，其中呼吸道、泌尿道和生殖道的管壁有 3 层构成，而消化道有 4 层构成，由内向外依次为黏膜、黏膜下层、肌层和外膜；实质性器官内无特有的空腔，但均有一个凹陷的区域，是该器官的血管、淋巴管、神经和导管的出入之处。

为了描述胸、腹腔内各器官的位置及其在体表的投影，通常在胸、腹部体表确定一些标志线和若干分区。胸部标志线有前正中线、胸骨线、锁骨中线、胸骨旁线、腋前线、腋后线、腋中线、肩胛线和后正中线；腹部分区常用两条水平线和两条垂直线将腹部分为 9 个区，但在临床上常用的是过脐各做一条水平线和一条垂直线，将腹部分为左上腹、右上腹、左下腹和右下腹 4 个区。

一、消 化 系 统

参见第十四章的相关内容。

二、呼 吸 系 统

参见第十四章的相关内容。

三、泌尿生殖系统

（一）泌尿系统

1. 肾脏　肾形如蚕豆，可分为上下两端，前后两面，内侧、外侧两缘。其中内侧缘的凹陷为肾门，是肾的血管、淋巴管、神经和肾盂出入的门户。肾为实质性器官，其实质可分为肾皮质和肾髓质。

2. 输尿管　为一对细长的肌性管道，起于肾盂下端，终于膀胱，可分为三部分，即腹部、盆部和壁内部。

3. 膀胱　储存尿液的囊状肌性器官，位于盆腔的前部，前方是耻骨联合。空虚的膀胱呈三棱锥形，可分为膀胱尖、膀胱底、膀胱体和膀胱颈四部。

4. 尿道　是膀胱与体外相通的一段管道，男性女性差异很大。女性尿道比男性尿道短、宽、直，仅有排尿功能，尿道内口被膀胱括约肌环绕，由于女性尿道短、宽、直，故易引起逆行尿路感染。

（二）男性生殖系统

男性生殖系统由内生殖器、外生殖器和尿道组成。

男性内生殖器由睾丸、输精管道（附睾、输精管、射精管、男性尿道）和附属腺（精囊、前列腺、尿道球腺）组成。睾丸的功能产生精子和分泌雄性激素，前列腺、精囊和尿道球腺分泌的体液参与组成精液，并提供精子营养及有利于精子的活动。

男性外生殖器包括阴囊和阴茎，前者容纳睾丸和附睾。后者为男性的交接器官，主要由 2 个阴茎海绵体和一个尿道海绵体组成。

男性尿道兼有排尿和排精功能，起于膀胱的尿道内口，终于阴茎头的尿道外口，全长分为三部，即前列腺部、膜部和海绵体部。

（三）女性生殖系统

1. 内生殖器 女性内生殖器由生殖腺（卵巢）、输送管道（输卵管、子宫和阴道）及附属腺（前庭大腺）组成。卵巢是产生卵子和分泌女性激素的器官。

2. 外生殖器 女性的外生殖器即女阴，包括阴阜、大阴唇、小阴唇、阴道前庭、阴蒂和前庭球。

第三节 脉 管 系 统

一、心血管系统

心血管系统由心脏和血管组成，血管包括动脉、毛细血管和静脉。血液由心室射出，经动脉、毛细血管和静脉返回心，这种周而复始的循环流动称为血液循环，它包括体循环和肺循环。血管吻合有动脉间吻合、静脉间吻合、动静脉吻合和侧支吻合。

（一）心脏

心脏主要由心肌构成，是连接动、静脉的枢纽和心血管系统的“动力泵”。心脏具有重要的内分泌功能，位于胸腔中纵隔内。心脏被心间隔分为左、右两半心，左、右半心又分为心室和心房。心壁由心内膜、心肌层和心外膜组成。心传导系统具有自律性和传导性，主要功能是产生和传导冲动，控制心的节律性活动，它包括窦房结、房室结、房室束和左、右束支。心的动脉供应主要来自左冠状动脉和右冠状动脉，静脉分 3 个途径回心即冠状窦、心前静脉和心最小静脉。

（二）动脉

动脉是运送血液离心的血管，由心室发出后不断分支，愈分愈细，最后移行为毛细血管。全身的动脉分为肺循环的动脉和体循环的动脉。

（三）静脉

静脉是引导血液回心的血管，包括肺循环静脉和体循环静脉（图 16-11）。肺循环静脉即肺静脉。体循环的静脉包括上腔静脉系、下腔静脉系和心静脉系。上腔静脉系包括头颈部静脉、上肢的静脉、胸部的静脉；下腔静脉系包括下肢的静脉、盆部的静脉和腹部的静脉。

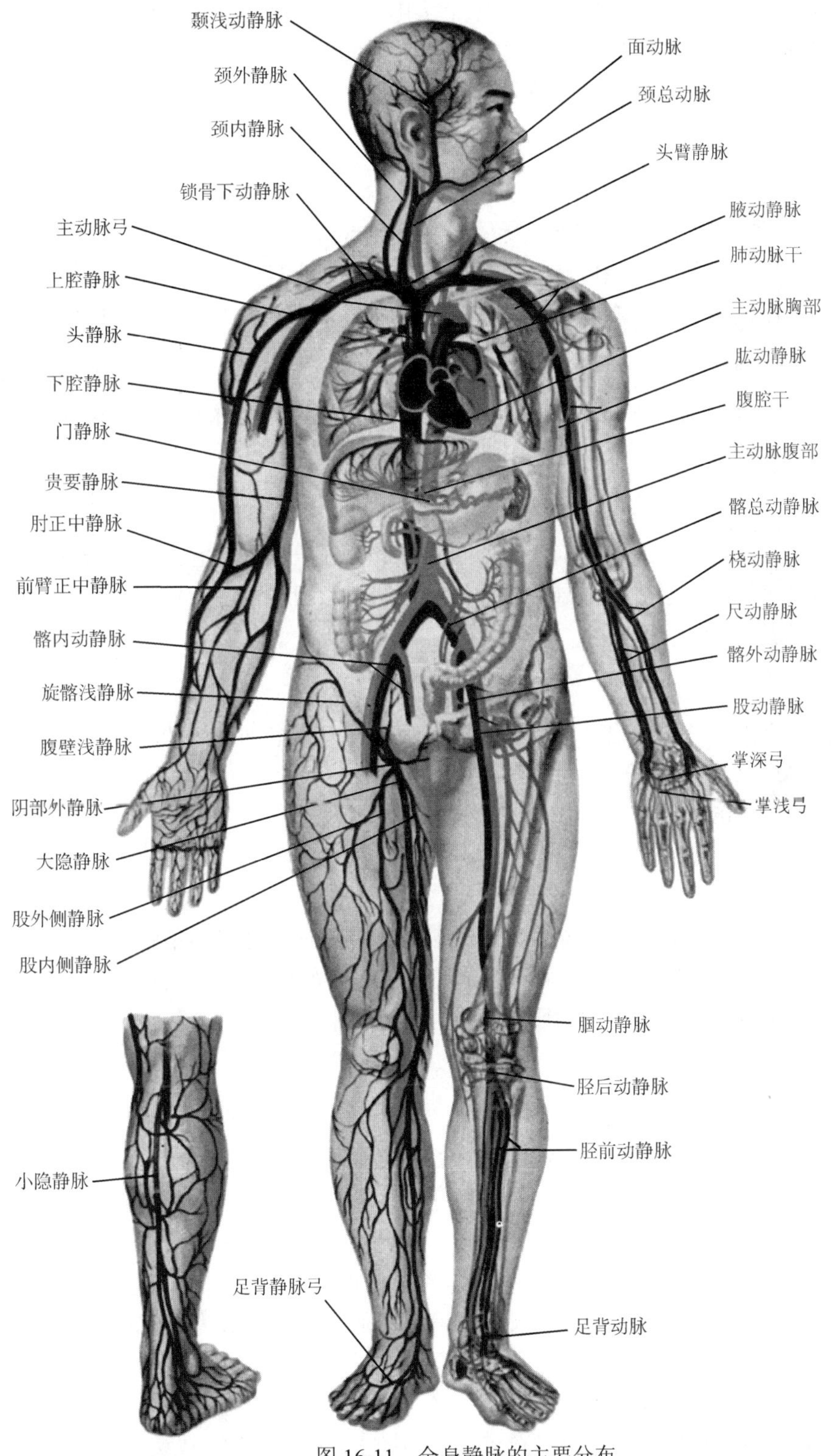

图 16-11　全身静脉的主要分布

二、淋巴系统

淋巴系统由淋巴管道、淋巴器官和淋巴组织组成。淋巴管道包括毛细淋巴管、淋巴管、淋巴干和淋巴导管。淋巴组织是指含有大量淋巴细胞的网状结缔组织，主要分布于消化道、呼吸道的黏膜内，构成防止有害因子入侵机体的屏障。淋巴器官包括淋巴结、胸腺、脾和扁桃体。

（二）淋巴导管

淋巴导管包括胸淋巴导管和右淋巴导管。胸淋巴导管是全身最粗的淋巴管，它引流下肢、盆部、腹部、左胸部、左上肢和左头颈部的淋巴，即全身 3/4 部位的淋巴。右淋巴导管为一短干，它引流右上肢、右胸部和右头颈部的淋巴，即全身 1/4 部位的淋巴。

（三）淋巴结

淋巴结分头部淋巴结、颈部淋巴结、上肢的淋巴结、胸部的淋巴结、下肢淋巴结、盆部的淋巴结和腹部的淋巴结。

（四）胸腺

胸腺位于胸骨柄后方，上纵隔前部，心包上方和大血管前面，它是淋巴器官兼有内分泌功能。胸腺分泌的胸腺素可使来自骨髓等处的原始淋巴细胞转化为具有免疫能力的 T 淋巴细胞，参与细胞免疫反应。

（五）脾脏

脾是最大的淋巴器官，具有造血、储血、滤血和清除衰老细胞的功能，它位于左季肋区，胃底和膈之间，左侧第 9～11 肋的深面。

第四节 感觉器

感觉器也称为感官，是由感受器及其辅助装置共同组成。感受器是感觉神经末梢的特殊装置，能接受机体内外环境的各种刺激，并将其转化为神经冲动，经感觉神经传至中枢。根据感受器所在部位和接受刺激的性质，可分为 3 类：外感受器、内感受器和本体感受器。

一、视器

所谓视器，也称为眼，能接受光波的刺激，由眼球和眼副器两部分组成。

眼球位于眼眶内，呈球形，后以视神经连于脑。其前面的正中点称为前极，后面的称为后极，两极间的连线称为眼轴。眼球由眼球壁和眼球内容物组成。眼球壁分为外膜、中膜和内膜三部分。其中外膜也称为纤维膜，主要包括角膜、巩膜；中膜又称之为血管膜，含丰富的血管和色素细胞，包括虹膜、睫状体和脉络膜；内膜又称为视网膜，衬于中膜的内面，分为 2 层：外层为单层的色素上皮，内层由 3 层神经细胞组成。

眼球内容物主要包括房水、晶状体和玻璃体。这些结构不含血管、无色透明、具有屈光作用，它们和角膜一起称之为眼的屈光装置。其中房水循环受阻时易发生继发性青光眼；

晶状体因为某些原因变浑浊时称为白内障；玻璃体不仅具有屈光作用，还具有支撑视网膜的作用。

眼副器包括眼睑、结膜、泪器、眼球外肌及眶脂体和眼球筋膜，对眼球起保护、运动和支持作用。眼睑俗称眼皮，分为上、下睑，主要由皮肤、皮下组织、肌层、睑板和睑结膜组成。泪器包括泪腺和泪道。眼球外肌由七块骨骼肌组成。

二、前庭蜗器

前庭蜗器由感受体位变化的前庭器和感受声波刺激的蜗器组成，可分为外耳、中耳和内耳三部分。外耳包括耳郭和外耳道，具有收集和传递声波的功能。中耳位于外耳和内耳之间，包括鼓室、咽鼓管和乳突小房三部分。内耳位于颞骨岩部内、鼓室与内耳道底之间，又称为迷路，包括骨迷路和膜迷路两部分。骨迷路右前向后分为三部分，即耳蜗、前庭和骨半规管；膜迷路包括蜗管、椭圆囊和球囊、膜半规管，其中含有位置觉和听觉感受器。

第五节　神经系统和内分泌系统

神经系统由脑、骨髓及其与它们相连并遍布全身各处的神经组成，控制和调节其他各系统的活动，使人体成为一个有机的整体。神经系统通过感受器接受内外环境各种变化产生的刺激，经传入神经传递到脑和脊髓的各级中枢，中枢将传入的刺激信息进行复杂的分析整理，再发出行动指令，由传出神经传导到全身各处的效应器，使人体产生相应的变化以适应环境的变化。人类的神经系统，是复杂的高级神经活动，如情感，语言，思考等各种思维和意思行为的物质基础。

一、中枢神经系统

（一）脊髓

脊髓位于椎管内，外包被膜，呈稍扁的圆柱形，下端逐渐变细呈圆锥形，称为脊髓圆锥。再向下为终丝，止于尾骨的背面。

脊髓各阶段的基本特征是一致的。中间有细长的中央管，周围是灰质，其外面是白质。脊髓的灰质，其横断面呈“H”形，由前角、后角和侧角组成。每侧的灰质前部扩大为前角，后部狭细为后角。前后之间称为中间带。脊髓的白质分为前、后和外侧 3 个索。包括薄束和楔束、脊髓丘脑束、皮质脊髓束和其他纤维束（图 16-12）。脊髓具有传导信息和执行反射的功能。

（二）脑

脑位于颅腔内，形态和功能复杂，可分为端脑、间脑、中脑、脑桥、延髓和小脑，延髓下端在枕骨大孔处连接脊髓（图 16-13）。

1. 脑干　由延髓、脑桥和中脑三部分组成，延髓和脑桥的背面与小脑相连，它们之间的室腔称为第四脑室。延髓位于脑干的下面，其腹侧与脑桥之间有延髓脑桥沟。

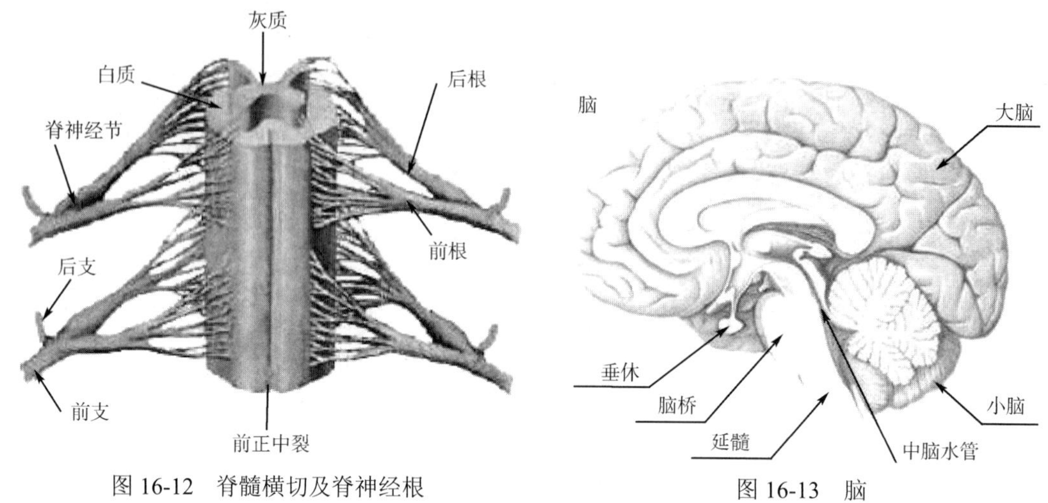

图 16-12 脊髓横切及脊神经根

图 16-13 脑

2. 小脑 位于颅后窝，以 3 对小脑脚连接于脑干的背面。其中间称为小脑蚓，两侧为小脑半球，由小脑髓质和小脑皮质构成。具有维持身体平衡、调节肌张力和协调肌群运动的能力。

3. 间脑 位于中脑与端脑之间，可分为上丘脑、背侧丘脑、后丘脑、底丘脑和下丘脑五部分。两侧之间的矢状位的室腔为第三脑室。由许多核团组成，其中最重要的是特异性中继核团。

4. 端脑 包括左右大脑半球，是脑的最发达部分，大脑半球表面有 3 条恒定的沟，即外侧沟、中央沟和顶枕沟。大脑半球表面的灰质称大脑皮质，皮质深部的白质为髓质，髓质内的灰质团块称基底核。

二、周围神经系统

（一）脊神经

脊神经共 31 对，每对脊神经借前根和后根与脊髓相连，它们根据处出椎管部位分为五部分，即颈神经、胸神经、腰神经、骶神经和尾神经。

（二）脑神经

脑神经是与脑相连的周围神经，共 12 对，即嗅神经、视神经、动眼神经、滑车神经、三叉神经、展神经、面神经、前庭蜗神经、舌咽神经、迷走神经、副神经和舌下神经。

（三）内脏神经系统

内脏神经系统是神经系统的重要组成部分之一，它包括内脏运动神经和内脏感觉神经。前者调节内脏、心血管的运动，控制腺体的分泌，包括交感神经和副交感神经；后者将内脏的感觉冲动传入中枢，中枢通过内脏运动神经或间接通过体液调节各内脏器官的活动，其特点是痛阈较高和定位不准。牵涉性痛是当某些内脏器官发生病变时，常在体表一定区域产生感觉过敏或疼痛的现象。

三、神经系统的传导通路

（一）感觉传导通路

最重要的感觉传导通路有本体感觉、浅感觉、视觉和听觉传导通路。

本体感觉又称深感觉，是指肌、肌腱、关节等运动器官本身在运动或静止时产生的感觉，包括位置觉、运动觉和振动觉；该传导通路还传导皮肤的精细触觉。躯干和四肢的本体感觉传导通路有 2 条：一条是传至大脑皮质，产生意识性感觉，称意识性本体传导感觉通路；另一条是传至小脑，不产生意识性感觉，而是形成反射，调节肌张力和协调运动，故称为非意识性本体传导通路。

痛觉、温觉和粗触觉传导通路又称为浅感觉传导通路，传导皮肤、黏膜的痛觉、温度觉和粗略触觉冲动，由三级神经元组成。

视觉传导通路由三级神经元组成，即眼球视网膜神经部最外层的视锥细胞和视杆细胞为光感受器细胞，中层的双极细胞为第Ⅰ级神经元，最内层的节细胞为第Ⅱ级神经元，其轴突在视神经盘处集合成视神经。

听觉传导通路由四级神经元组成，即第Ⅰ级神经元为蜗螺旋神经节内的双极细胞，其周围突分布于内耳的螺旋器；中枢突组成蜗神经，与前庭神经一起起于延髓脑桥沟如脑，止于蜗神经前核和后核。第Ⅱ级神经元胞体在蜗神经前核和后核，由此二核发出纤维大部分在脑桥内形成斜方体并交叉到对侧至上橄榄核外侧折向上行，称外侧丘系。第Ⅲ神经元胞体在下丘，由此发出纤维经下丘臂止于内侧膝状体。第Ⅳ级神经元胞体在内侧膝状体，发出纤维组成听辐射，经内囊后肢后份，止于大脑皮质的听中枢。

（二）运动神经通路

运动神经通路是指从大脑皮质至躯体运动效应器的神经联系，主要管理骨骼肌运动，包括上运动神经元和下运动神经元。上运动神经元为大脑皮质运动神经元胞体及其脑神经运动核和脊髓前角的运动神经元相连的轴突。下运动神经元为脑神经运动核和脊髓前角的运动神经元，它们的胞体和轴突构成传导运动冲动的“最后公路”。躯体运动传导通路包括椎体系和椎体外系两部分。

四、被膜、血管和脑脊液循环

（一）脑和脊髓的被膜

脑和脊髓的表面包有 3 层被膜，由外向内依次为硬膜、蛛网膜和软膜，对脑和脊髓有保护、支持和营养的作用。脊髓的被膜自外向内依次为硬脊膜、蛛网膜和软脊膜；脑的被膜由外向内依次为硬脑膜、蛛网膜和软脑膜。

（二）脑和脊髓的血管

脑是体内代谢最旺盛的部位，因此血液供应很丰富。脑的血管有颈内动脉、椎动脉、大脑动脉环、浅静脉、深静脉；脊髓的血管有脊髓前动脉、阶段性动脉，脊髓的静脉较动脉多而粗。

（三）脑脊液及其循环

脑脊液是充满脑室系统、蛛网膜下隙和脊髓中央管内的无色透明液体，主要由脑室脉络丛产生，经室间孔流至第三脑室，然后与第三脑室产生的脑脊液一起流入第四脑室，之后再流入蛛网膜下隙，经蛛网膜下隙颗粒渗透到硬脑膜窦，最后流入静脉。

（四）脑屏障

中枢神经系统内神经元的正常活动需要保持稳定的微环境，这个微环境的轻微变化都可影响神经元的正常活动，而维持这种微环境稳定性的结构称脑屏障，它包括血-脑屏障、血-脑脊液屏障和脑脊液-脑屏障。

血-脑屏障位于血液与脑、脊髓的神经细胞之间、毛细血管内皮细胞之间的紧密连接，是构成血-脑屏障的主要结构基础。

血-脑脊液屏障位于脑室脉络丛的血液与脑脊液之间，由脉络丛部的毛细血管内皮、基膜和脉络丛的上皮细胞共同构成。脉络丛上皮细胞之间有闭锁小带相连，但脉络丛的毛细血管内皮细胞有窗孔，因此该屏障仍有一定的通透性。

脑脊液-脑屏障位于脑室和蛛网膜下隙的脑脊液与脑、脊髓的神经细胞之间，其结构基础为：室管膜上皮、软脑膜和软膜下胶质膜。

通常情况下，脑屏障能使脑和脊髓免受内、外环境各种物理、化学因素的影响，以维持脑内微环境的相对稳定。脑屏障损伤时，脑屏障的通透性发生改变，使脑和脊髓的神经细胞受到各种致病因素的影响，导致脑水肿、脑出血、免疫异常等严重后果。

五、内分泌系统

内分泌系统是神经系统以外的另一个重要调节系统，与神经系统共同维持机体内环境的平衡和稳定，对机体的新陈代谢、生长发育和生殖活动等进行体液性调节。内分泌系统由内分泌腺和内分泌组织组成，内分泌腺有垂体、甲状腺、甲状旁腺、肾上腺和松果体。内分泌组织是以细胞团块的形式分散存在于其他器官内，如胰腺内的胰岛，睾丸内的间质细胞，卵巢内的卵泡和黄体等。

内分泌腺无导管，其分泌物为激素，激素直接进入血液或淋巴液，经血液循环运送到全身，作用于特定的靶器官或靶细胞。内分泌腺的体积和重量都很小，但对人体的新陈代谢、生长、发育等发挥重要的调节作用。内分泌的血液供应非常丰富，这与其旺盛的新陈代谢和激素的运送有关。激素的作用具有特异性，一种激素通常只作用于某种特定的细胞或组织，才能实现其功能。

内分泌系统与神经系统的关系密切，内分泌系统的活动是在神经系统的调节下进行的，神经系统通过对内分泌腺的作用，间接地调节人体各器官的功能，这种调节称为神经体液性调节。另一方面，内分泌系统也可影响神经系统的功能，如甲状腺分泌的激素可影响脑的发育和正常功能。

（冯金顺）

第十七章　分子病毒学

分子病毒学即为一个广义的概念，指在分子水平的病毒学，是一门研究与病毒相关的蛋白质与蛋白质、蛋白质与核酸及蛋白质与脂类之间的相互作用（包括病毒粒子的结构、病毒基因组的合成与表达、病毒对宿主细胞的影响等）的学科。分子病毒学的主要内容包括病毒的分子结构与功能、病毒感染的分子机制、基因表达调控原理、抗病毒多肽物质的研制、病毒转基因载体的研究、病毒蛋白质工程、病毒性疾病的诊断和新病毒的发现等。目前，分子病毒学承担两大任务：一是采用现代分子生物学技术，阐明病毒及病毒感染的本质；二是分子病毒学原理的应用，两者相互依存、互相促进。

在本章中，扼要介绍了病毒概论、病毒的复制、病毒基因组的表达调控、病毒感染的特点、病毒致瘤的分子机制、病毒免疫、病毒疾病的预防与治疗、病毒载体与基因治疗、分子病毒学实验方法等内容，关于人体常见病毒性疾病的学习，包括人类免疫缺陷性病毒、流行性感冒病毒、肝炎病毒、疱疹病毒、SARS 冠状病毒、轮状病毒、腺病毒、汉坦病毒、人乳头瘤病毒和朊病毒等内容，将在本教材临床微生物学检验章节中进行阐述。

第一节　病 毒 概 述

一、病毒的定义与分类

病毒是介于生命和非生命之间的一种物质形式，是由一个或多个核酸分子组成的基因组、有一层蛋白或脂蛋白的保护性外壳、可在一定宿主细胞中自我复制的感染性因子。

病毒结构简单，体积小，通常使用电子显微镜对其进行观察，许多病毒呈螺旋形或球形颗粒；病毒属于专性的寄生生物，其必须依赖于活的宿主才能繁殖。

目前用于病毒分类的主要依据有以下几个方面：病毒基因组性质和结构，病毒衣壳对称性，有无包膜，病毒粒子的大小和形状，病毒对理化因素的敏感性，病毒脂类、糖类、结构蛋白和非结构蛋白质的特征，病毒的抗原性和病毒的生物学特性（如繁殖方式、宿主范围、传播途径和致病性）等。

国际病毒分类委员会 2001 年公布了病毒分类和命名报告，其分类和命名主要原则如下。

（1）国际病毒分类系统采用目、科、亚科、属、种分类单元，其中亚病毒感染因子采用任意分类。

（2）病毒种是具有多原则分类特性、构成一个复制谱系、拥有一个特定小生境的一组病毒。

（3）属是一群具有某些共同特性的种。

（4）亚科是一群具有某些共同特性的属。

（5）科是一群具有某些共同特性的属或亚科。

（6）目是一群具有某些共同特性的科。

（7）病毒目、科、亚科和属的接受名一律用斜体，第一个字母大写，种名用斜体，首词第一个字母大写，其他词一律小写。

（8）种以下的血清型、基因型、毒株、变异株和分离株的名称由国际专家小组确定。

二、病毒的结构组成与功能

（一）病毒衣壳

病毒衣壳是由单一的亚单位组成的经折叠成特殊构型的中空状颗粒，病毒的基因组位居其内。常见的病毒衣壳类型有螺旋状、二十面体和复合体等形态。

1. 病毒的螺旋状衣壳 烟草花叶病毒是螺旋状衣壳病毒的典型代表。螺旋状衣壳是一种最为简单的螺旋方式，将不规则却均一的蛋白亚基按特定的规律排列成一种内部空心的旋转的对称体，病毒基因组被置于其中，受到保护。

2. 病毒二十面体衣壳 腺病毒是二十面体衣壳的代表。

3. 复合体病毒衣壳 T_4噬菌体是复合体衣壳的典型代表。噬菌体的头部为二十面体对称结构，衣壳内含线状双链 DNA。噬菌体的尾部呈现螺旋结构，由尾鞘、尾管、基板、尾钉和尾丝等结构组成。

（二）包被（膜）病毒

病毒在离开感染细胞时被一层感染细胞的膜所包裹（如细胞膜、内质网膜和高尔基体膜等），即形成包膜病毒。其机制是病毒颗粒逸出细胞时，由于出芽等方式披载了一层膜。包膜形成后，对病毒起到保护作用，能够不被酶解或宿主细胞受体所识别。同时，病毒合成数种蛋白质修饰其脂膜，完成其他必要的生理功能。包膜病毒常见的有正黏病毒、反转录病毒、疱疹病毒和弹状病毒等种类。

（三）病毒的蛋白质

病毒蛋白质是由病毒基因组编码的，分为结构蛋白和非结构蛋白。

1. 结构蛋白质 无论病毒的形状、大小和复杂程度如何，结构蛋白保护病毒基因组及参与宿主之间的传递过程，还参与病毒粒子的装配过程。病毒的结构蛋白可分为以下 3 类：核衣壳蛋白、基质蛋白、跨膜糖蛋白。核衣壳蛋白不仅具有保护病毒核酸的功能，而且参与装配成一定形态结构的病毒粒子；基质蛋白的主要功能是将内部核衣壳蛋白与包膜联系起来；跨膜糖蛋白是包被病毒的主要抗原。

2. 非结构蛋白质 非结构蛋白或许存在于病毒颗粒内或者只存在于被感染细胞内。此类蛋白的数量与功能因病毒不同而不同。有些非结构蛋白具有酶活性，有些参与调控过程，有的参与核酸合成及复合物的形成，而终止宿主细胞大分子的合成是病毒非结构蛋白最常见的功能。

三、病毒的基因组及分类

病毒基因组可分为 DNA 病毒、RNA 病毒、具双链 DNA 中间体的单链 RNA 病毒和具有 RNA 中间体的 DNA 基因组病毒。

1. DNA 病毒 DNA 病毒具有双链和单链 DNA 病毒之分，且大多数属于双链 DNA 病毒。双链 DNA 病毒称为大基因组病毒，包括痘病毒科、疱疹病毒科和腺病毒科。而单链的 DNA 病毒称为小基因组病毒，大部分的 DNA 位于病毒粒子内部且呈现负链形式。

2. RNA 病毒　RNA 病毒也有单链和双链之分，单链 RNA 病毒比较复杂，有正负链形式。正链 RNA 病毒基因组可以直接作为蛋白合成的模板，病毒在正常情况下没有核衣壳蛋白，如小 RNA 病毒科和冠状病毒科。负链 RNA 病毒基因组只有在具备核衣壳蛋白反转录酶的情况下，才具有感染能力。这种酶首先把负链 RNA 转录成互补的 cRNA 才能作为 mRNA 合成所需的蛋白，如杆状病毒科，副黏病毒科。双链 RNA 病毒基因组为分节段基因组，如呼肠弧病毒科。

3. 具双链 DNA 中间体的单链 RNA 病毒　反转录病毒只有单链的 RNA 基因组，但它们在感染周期中会形成一种双链 DNA 中间体，这一过程是由病毒粒子本身所携带的反转录酶进行的。

4. 具有 RNA 中间体的 DNA 基因组病毒　肝炎病毒科的 DNA 基因组在肝细胞内复制周期中存在一个 RNA 中间体的过程。

四、病毒学的历史及进化

(一) 病毒学的历史

1. 病毒的发现　显微镜的出现帮助了人们看到了肉眼看不到的微生物，其中包括我们今天熟知的细菌。1901 年，科学家证实了黄热病的病原体是一种可滤过的病毒。到 1909 年，人们又发现了引起脊髓灰质炎的病原体，即脊髓灰质炎病毒。随后人们发现了噬菌体，并不断地发展和了解到了各种类型的病毒。表 17-1 为病毒学史上的一些重大事件。

表 17-1　病毒学发展史上的一些重大事件

主要成就	作者
接种牛痘预防天花	E. Jenner
制成狂犬疫苗	L. Pasteur
发现烟草花叶病病原的滤过性	Iwanowski
发现烟草花叶病的滤过性病原	M. W. Beijerinck
发现口蹄疫病原的滤过性	F. Loeffler 等
发现人类疣组织的无细胞超滤物可在人与人之间传播	G. Cuiffo
发现鸡白血病病原可用无细胞滤液感染鸡来传代	V. Ellerman 等
分离 Polio 病毒	Landsteiner 等
发现 RSV	P. Rous
发现噬菌体	F. W. Twort
用鸡胚进行病毒传代	Goodpasture 等
鉴定了兔乳头瘤病毒	R. E. Shope
纯化噬菌体	M. Schlesinger
获得 TMV 次结晶	W. M. Stanley
阐明了植物病毒的核壳体	F. C. Bawden 等

续表

主要成就	作者
研制出黄热病减毒活疫苗	M. Theiler
测定了各种病毒颗粒的大小	W. J. Elford
电镜下观察到 TMV	G. A. Kausche 等
阐明了噬菌体的复制周期	M. Delbruck
发现第一个哺乳动物 RNA 肿瘤病毒（小鼠腺瘤病毒）	J. J. Bittner
利用单层细胞培养脊髓灰质炎病毒	J. J. Enders 等
阐明了溶原性噬菌体诱导的原理	A. Lwoff 等
鉴定了一株引起小鼠白血病的病毒	L. Gross
证明一种噬菌体 DNA 具有感染性	A. D. Harris 等
揭示了 TMV 外壳蛋白的化学性质	J. I. Harris 等
发现转导现象	N. D. Zinder 等
发现溶原性噬菌体	E. Wollman 等
利用细胞单层培养进行蚀斑试验	Dulbecco
制备脊髓灰质炎减毒活疫苗	Sabin
成功地将 TMV 的核酸及其蛋白亚单位重建出感染性 TMV	H. Fraenkel-Conrat 等
获得脊髓灰质炎病毒的结晶	F. L. Schaffer 等
证明 TMV RNA 分子具有感染性	H. Fraenkel-Conrat 等
成功从 Mengo 脑炎病毒颗粒内提取出感染性核酸	Colter
发现干扰素	Isaacs 等
用细胞培养分离出多瘤病毒	Stewart 等
通过化学诱变获得 TMV 突变体	A. Gierer 等
测定了 TMV 外壳蛋白的氨基酸序列	A. Tsugita 等
在体外翻译噬菌体 RNA	D. Nathans 等
成功地在体外复制 Q β 噬菌体 RNA	S. Spiegelman 等
成功地在体外复制 αX174 噬菌体	M. Goulian 等
阐明类病毒的本质	T. O. Diener 等
揭示 EBV 与传染性单核细胞增多症及 Burkitt 淋巴瘤有关	G. Henle 等
阐明流感病毒的多节段 RNA 基因组	P. H. Duesberg
发现反转录酶	H.M. Temin，D. Baltimore 等
取得大鼠细胞遗传信息稳定转录到小鼠肉瘤病毒的证据	E. M. Scolnik 等
发现正常细胞中含有与 RSV 癌基因（SRC）相对应的基因	D. Stehelin 等
测定了 αX174 的 DNA 全序列	F. Sanger
研究腺病毒基因转录时发现 RNA 剪接	Philip Sharp，L.T. Chow
测定了 SV40 的全序列	W. Fiers，V. B. Reddy
证明 Qβ cDNA 具有感染性	T. Taniguchi 等
证明 RNA 肿瘤病毒转化基因 SRC 的产物是磷酸激酶	M. S. Colett 等
用载体成功地表达人干扰素基因	T. Taniguchi 等
发现一株与白血病相关的人类反转录病毒	B. J. Poiesz 等

续表

主要成就	作者
发现 HDV	M. Rizzetto
发现乙型肝炎病毒 DNA 复制中有反转录过程	J. Summers 等
痘苗病毒作为载体表达外源基因	B Moss，E. Paoletti
分离到与 AIDS 相关的人类反转录病毒	Montagnier，R.C. Gallo
利用反转录病毒为载体将外源基因导入小鼠	H. vonder Patte 等
在 3Å 以下阐明了鼻病毒的晶体结构	M.G. Rossmann 等
将 Moloney 鼠白血病病毒反义序列导入受精卵，培育出抗病毒转基因小鼠	Han 等
发现疯牛病的致病因子是朊病毒	S. Prusine

2. 病毒学研究方法的发展 病毒学的发展在很大程度上依赖于实验技术和实验体系的发展，病毒学实验技术的发展，开创了生物学研究的新领域。病毒学的研究方法主要包括活的宿主体系、组织培养技术、血清学/免疫学方法、病毒超微结构的研究等。

3. 分子病毒学的发展 Watson 和 Crick 的 DNA 双螺旋结构理论揭示了遗传物质的基本规律，为现代分子生物学研究开创了序幕。分子生物学的发展又催生了分子病毒学，并极大地推动了分子病毒学的发展。以核酸为核心的技术不仅为病毒感染和病毒性疾病的诊断提供了先进的检测方法，还促进了第三代病毒疫苗的诞生。体外蛋白质合成与表达技术的应用、核酸与蛋白质、蛋白质与蛋白质之间相互作用的研究、生物芯片和人类疾病蛋白质组学的兴起等均极大促进了分子病毒学的发展。

（二）病毒的进化

目前关于病毒的起源主要有 3 种假说：①退化假说：认为病毒是由较高级的细胞内寄生生物退化形成的；②细胞来源假说：认为病毒是由细胞某些成分脱离了细胞的调控系统而自成体系形成的一组能在细胞内复制的生物；③第三种假说是认为病毒是通过与细胞生物体平行的进化途径，由生命产生进化之前的 RNA 进化而成的。

病毒以最少的基因组合产生最大的多样性。病毒基因突变和自然选择是病毒进化的基础，也是病毒多样化的基础。此外，还包括病毒遗传信息的交换，该交换在病毒进化中起着积极的作用。

病毒进化比一般生物快，基因突变表现出一定的“量子”特征；新病毒基本上是从另一种宿主的病毒演化而来的；新病毒或跨越宿主后的旧病毒在新的宿主中以较快的速度分化变异，充分增加其多样性；由于自然选择的原因，新病毒稳定后其毒力大多处于中等水平；病毒的进化既呈现一定的随机性，也有一定的规律性和稳定性。

第二节 病毒的复制

一、病毒吸附宿主细胞及其内化过程

（一）细胞表面的结构特征

1. 细胞外基质 是细胞维持正常生长、发育、分裂和分化的物质基础，并且在组织中或组织间起支持和保护作用。如胶原赋予组织抗张能力；弹性蛋白和蛋白多糖为组织提供弹性和耐压力。除此之外，细胞外基质成分还能对整个机体的生理功能产生较大影响。细胞外基质主要分为两大类：黏多糖和纤维蛋白，后者具有结构性和黏附性。

2. 细胞膜 由磷脂和糖脂双分子层及膜蛋白组成，脂质双分子层由具有亲水性的头部和疏水性尾部的两性分子组成；其中极性基团与水接触，非极性基团朝内，避免与水接触，起到稳定膜结构的作用。极性基团与水分子及膜蛋白之间的氢键和静电作用也起稳定作用。形成细胞膜的磷脂及膜蛋白都具有明显的流动性。

3. 细胞膜蛋白 分为整合蛋白和外周蛋白两大类。整合蛋白内部的亲水性基团和疏水性氨基酸残基分布不均，使分子内部分别形成亲水的和疏水的区域；外周蛋白黏附于膜的外表面或内表面，是一类亲水性蛋白质。

（二）病毒与细胞受体的相互作用

1. 病毒受体类型 单一型受体是指不需借助其他蛋白的作用，其本身就足以介导病毒吸附相应的受体。常见的单一型受体有鼻病毒受体、脊髓灰质炎病毒受体和流感病毒受体。需要共受体的病毒受体是指某些病毒要成功的感染细胞，不仅依赖合适的受体和宿主细胞，还需要另一种表面分子来协助受体进行病毒的识别。常见需要共受体的病毒受体包括 HIV-1 受体、腺病毒受体和疱疹病毒甲亚科受体等。

2. 病毒对受体的吸附 动物病毒表面通常具有多个受体结合位点，有包膜病毒受体结合位点是一些糖蛋白，而无包膜病毒则通过衣壳蛋白或突起吸附于受体。前者主要包括流感病毒、HIV-1；后者主要包括纤突介导的吸附、大裂隙和环状结构介导的吸附。

3. 细胞对病毒的内吞作用 细胞外液中的某些分子可以通过受体介导的胞吞作用被选择性的摄入细胞。有包膜病毒的包膜与细胞膜的融合是病毒核酸进入宿主细胞的第一步，这种融合过程可以发生在细胞膜，也可以发生在内吞泡膜。在膜的融合过程中，融合蛋白具有形成融合孔开口的作用。

（三）病毒侵入宿主细胞的分子机制

1. 病毒通过细胞膜的融合侵入宿主细胞 许多有包膜的病毒通过包膜上的整合蛋白直接与细胞表面的受体结合，然后通过其他介导蛋白将诱导病毒包膜与细胞膜的融合，常见的介导蛋白有融合蛋白介导、Env-A 介导和共受体介导等形式。

2. 病毒通过内吞作用侵入宿主细胞 某些有包膜的病毒通过受体介导的内吞作用来完成病毒包膜与细胞膜的融合，有些通过酶催化作用介导二者融合，有些通过半融合过程介导融合。

3. 无包膜病毒侵入宿主细胞的过程 无包膜的病毒在侵入宿主细胞时，可以通过破坏细胞的内吞泡膜、在细胞膜上形成小孔、通过溶酶体的消化作用和形成无包膜的小囊泡（即卡维莱作用）等机制来实现病毒的侵入。

4. 参与病毒脱壳的分子 在病毒侵入细胞后，其脱壳过程由 cyclophilin A 和脂质等成分协助完成，如 cyclophilin A 对 HIV 的病毒感染性有关，脂质与脊髓灰质炎病毒的稳定性有关。

（四）病毒基因组进入宿主细胞核的分子机制

外源性的蛋白质被输入到宿主细胞核的过程通常为：含有核定位信号的蛋白先与可溶

性胞质受体蛋白结合，形成复合体后经核孔复合体移位入核。入核后，受体-配体复合体解体，含有核定位信号的蛋白被释放出来。但不同的病毒有着不同的入核机制，常见的不同入核机制有 DNA 病毒、反转录病毒和流感病毒等。

二、DNA 病毒基因组的复制

（一）DNA 病毒基因组的复制特点

1. 半保留复制　双链 DNA 病毒一般通过半保留复制将遗传信息传给子代（图 17-1）。

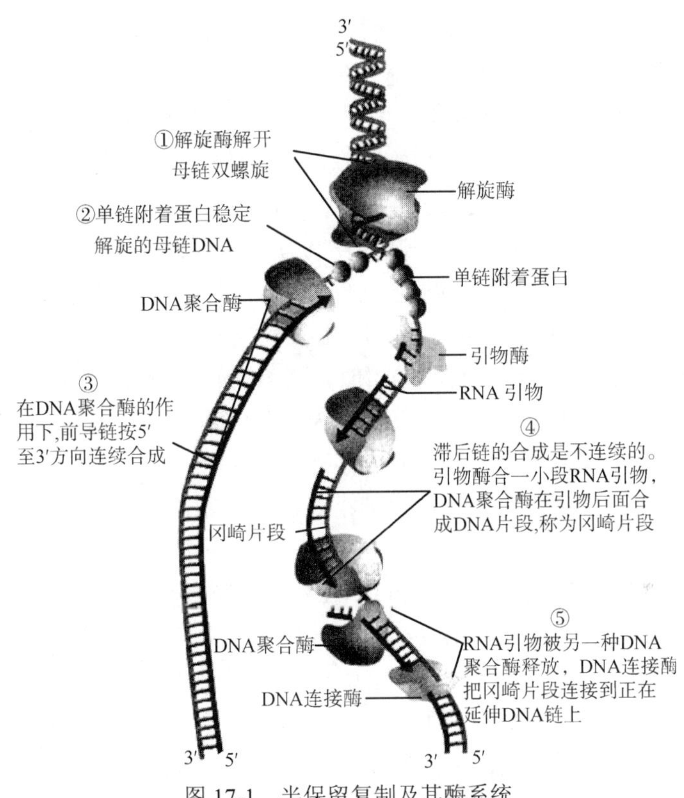
3′
5′
①解旋酶解开
母链双螺旋
解旋酶
②单链附着蛋白稳定
解旋的母链DNA
单链附着蛋白
DNA聚合酶
引物酶
RNA 引物
③
在DNA聚合酶的作
用下,前导链按5′
至3′方向连续合成
④
滞后链的合成是不连续的。
引物酶合一小段RNA引物，
DNA聚合酶在引物后面合
成DNA片段,称为冈崎片段
冈崎片段
⑤
RNA引物被另一种DNA
聚合酶释放，DNA连接酶
把冈崎片段连接到正在
延伸DNA链上
DNA聚合酶
DNA连接酶
3′ 5′
3′ 5′

图 17-1　半保留复制及其酶系统

2. 复制原点及复制方向　真核细胞染色体的复制通常从多个复制原点同时开始，而多数 dsDNA 病毒基因组每一次复制仅从一个特定的复制原点开始。复制原点即 DNA 复制的起始位点，为染色体或病毒基因组上可被原点识别蛋白特异性结合的 DNA 序列。dsDNA 的复制可分为单向和双向复制 2 种方式。线性双链病毒 DNA，如腺病毒 DNA 为单向复制，而闭合环状双链病毒基因组则为双向复制。

3. 连续复制与不连续复制　DNA 复制过程中新生链的延伸方向始终是 5′→3′。因此，对 dsDNA 病毒来讲，从亲本单链 3′末端模板起始合成的子代互补链为一条连续的先导链，而以另一条亲本单链为模板合成的是不连续的后随链。

4. 复制酶及附属蛋白　SV40 是目前研究最深入的复制系统，与 DNA 病毒复制所需的复制酶系统相似，所以以 SV40 为代表来阐述。主要包括以下内容：原点结合蛋白、单链 DNA 结合蛋白、解旋酶、引物酶、DNA 聚合酶、增殖细胞核抗原、复制因子-C、拓扑异构酶Ⅰ和Ⅱ、FEN-1蛋白、成熟因子1、连接酶Ⅰ。

5. 复制的触发机制 病毒DNA合成的触发机制比较独特，RNA、DNA及蛋白质均可作为引物。①RNA作为引物：双链闭合环状DNA病毒如SV40、乳头瘤病毒等，其复制的触发机制均是由于细胞的DNA聚合酶α与引物酶形成复合物，并在复制原点合成RNA引物；②DNA作为引物：细小病毒的单链DNA基因组复制要经过一个自我引发过程；③蛋白质作为引物：利用蛋白质作为引物引发DNA合成的效率较高，但只有腺病毒及噬肝DNA病毒采用此种方式。

（二）病毒DNA复制的多样性

1. 病毒DNA复制方式 dsDNA病毒的复制方式根据其基因组结构形态可分为θ复制、滚环复制、滚卡复制及链置换复制。复制方向依复制形式而异，可分为单向或双向2种。

（1）θ复制：也称之为复制叉复制，主要为某些闭合环状双链病毒基因组如SV40、乳头瘤病毒等采用，为双向复制。复制开始后原点处双链DNA首先解旋为单链，形成2个向相反方向移动的复制叉，形状犹如字母θ，故称之为θ复制。

（2）滚环复制：为单向复制方式。这种复制方式通常为原点及原点蛋白非依赖性。某些线性双链DNA病毒如单纯疱疹病毒进入受感染细胞后，线性双链末端发生重组环化。

（3）滚卡复制：细小病毒如痘病毒、腺相关病毒和鼠微小病毒的基因组为线性单链DNA，其DNA复制形式与滚环复制形式相似，以ssDNA为模板，通过形成末端发夹的回文结构进行自我引发，称作滚卡复制。其特点为复制的对称性、先导链的合成导致ssDNA置换，并且复制的起始和终止都要经过原点序列。

（4）链置换复制：腺病毒、痘病毒及细小病毒的复制以链置换方式进行，腺病毒基因组的复制尤为典型。

2. 双链闭环病毒DNA的复制 SV40 DNA复制机制：包括SV40的复制原点及其识别、先导链合成、后随链合成、复制终结及产物的转换等多个过程。

乳头瘤病毒基因组DNA复制分为增殖型和非增殖型2种，主要与受感染细胞的分化状态有关。人乳头瘤病毒DNA复制所需的病毒编码蛋白仅能识别复制原点序列，并参与启动子的起始，而复制所需的其他蛋白及复制酶须由宿主细胞提供。

EB病毒的复制可分为潜伏期与溶原期。EB病毒在潜伏期随B细胞增殖而复制，并且一个细胞周期只复制一次。oriP是潜伏期EB病毒的复制原点，其由2个功能各异的部分组成，一个是双联体对称区域，是功能性复制子；另一个是重复序列家族，oriP对病毒DNA以附加体形式存在于细胞内及其复制至关重要。

（三）宿主细胞对病毒DNA复制的影响

宿主细胞对病毒DNA复制的影响主要有以下方面：病毒基因组通常在受感染细胞内进行增殖性复制，病毒基因产物诱导宿主细胞复制蛋白的合成；对于借助宿主合成系统进行复制的DNA病毒来说，激发细胞进入增殖状态有利于病毒的复制，特别是关卡阶段控制细胞周期将是调控病毒感染的最有效途径；*p*53活化对病毒增殖是不利的，其可反式激活细胞生长抑制基因，使病毒丧失复制所需的细胞蛋白因子，并可直接阻断RPA的活性，使病毒DNA不能复制；某些DNA病毒编码的大量蛋白直接或间接参与病毒DNA的合成；病毒通过与宿主细胞建立一种长期的关系，使病毒基因组在宿主细胞内的复制拷贝数受到限制。

三、RNA 病毒的基因复制

在感染动物的 RNA 病毒中，可分为双链 RNA 病毒和单链 RNA 病毒，而单链 RNA 病毒又可分为单股正链 RNA 病毒、单股负链 RNA 病毒及反转录病毒。RNA 病毒的基因组一般线状，极少数为环状，大部分 RNA 病毒的基因组为单一组分，少数 RNA 病毒为多组分或分阶段的。RNA 病毒的基因复制包括其 mRNA 合成和基因组 RNA 合成 2 个过程。

1. RNA 病毒基因组结构特征　对于核酸来说，双链比单链稳定，所以 DNA 病毒以双链 DNA 为基因组的病毒种类多于单链 DNA 基因组病毒。但是，RNA 病毒与之相反，其基因组为单链的种类多于双链 RNA 基因组病毒，比例为 10∶1。在单链的 RNA 病毒中，其基因组 RNA 的极性不同，分为正链和负链。正链 RNA 基因组满足细胞翻译系统对模板的要求，而负链 RNA 病毒的基因组只发生复制，而不参与翻译。大多数 RNA 病毒基因组为线状结构，以共价闭环 RNA 为基因组的病毒只有丁型肝炎病毒和一些感染植物的类病毒及 RNA 亚病毒。病毒基因组分段形成多组分基因组，有利于在真核细胞中产生多个基因产物。

2. RNA 病毒的复制特征　RNA 病毒基因组结构的多样性导致 RNA 病毒复制方式的不同。轮状病毒是双链 RNA 病毒复制的最好模型。一般双链 RNA 病毒只有负链发生可作转录模板，产生的新正链 mRNA 释放到胞质。产生的正链 mRNA 即可作为蛋白合成的模板，又可作为包装后形成病毒粒子前体。单链正链 RNA 病毒的复制见于脊髓灰质炎病毒、负链 RNA 病毒复制见于流感病毒、反转录病毒的复制见于 HIV 的复制，其各种的复制过程均有所不同。

3. RNA 病毒基因的多样性形成　RNA 病毒基因的多样性形成见于核苷酸错配、重配、RNA 重组、缺陷干扰 RNA 的产生、RNA 编辑等原因。几乎所有核酸多聚酶在合成延长时都可能出现错误，将不正确的核苷酸插入。RNA 复制的错配率高达 $1/10^4$，错配会导致氨基酸发生改变，从而使病毒失去感染性。重配是指遗传性相关的多组分基因组病毒间的整条 RNA 分子进行交换。由于重配只是 RNA 片段的简单交换，所以发生的频率很高，如人和动物流感病毒之间的重配会产生新的病毒株。重组是指不同基因组 RNA 分子的核苷酸序列的交换，许多 RNA 病毒均可发生重组。此外，缺陷干扰 RNA 的产生和 RNA 编辑的发生也是形成 RNA 病毒基因多样性的原因之一。

4. 病毒 RNA 依赖的 RNA 合成的启动机制　RNA 病毒起始 RNA 合成主要有 2 种机制，一种是不依赖引物从 RNA 模板末端起始，称为 de novo 起始；另一种为引物依赖起始。RNA 转录酶和大部分病毒的 RDRP 采用不需要引物的 de novo 机制，DNA 多聚酶和病毒的反转录酶采用有引物参与的起始机制。

四、病毒粒子的装配、成熟和释放

病毒子代核酸基因组和结构蛋白在受染细胞内组装成结构完整的子代病毒粒子的过程，称为装配。病毒异常复制时，核酸和蛋白质在细胞内组装成结构或功能缺陷的病毒颗粒。病毒粒子装配结束后，从细胞内转移到细胞外的过程称为释放。

（一）病毒核衣壳的装配

病毒的装配是病毒复制和增殖的重要步骤，其装配方式和过程因病毒差异而不同。无包膜病毒的装配需经历衣壳构建和核衣壳形成 2 个步骤。有包膜病毒的装配过程包括核衣壳的形成和包膜的形成。在病毒粒子的装配过程中，各组分在细胞中被转运到装配位点，按照特定机制聚集、装配，各步骤呈现高度特异性，互相协调，产生具有侵染性的病毒粒子。

病毒衣壳装配方式有 2 种，即自我装配和指导装配。自我装配是指构建病毒衣壳的蛋白质亚基自发地构建衣壳。指导装配是指病毒在病毒编码的形态发生因子指导下进行衣壳装配。如烟草花叶病毒为自我装配，T_4噬菌体、脊髓灰质炎病毒和腺病毒等属于指导装配。大多数 RNA 病毒，如正黏病毒、副黏病毒、反转录病毒和烟草花叶病毒等在细胞质中进行装配，而大多数 DNA 病毒，如单纯疱疹病毒和腺病毒等在细胞核中进行装配。

（二）子代病毒粒子的成熟

1. 病毒蛋白的水解加工 有些病毒装配后的颗粒不具有感染性，称为未成熟病毒颗粒。该颗粒经特定蛋白酶水解转变成为具有感染性的病毒颗粒，该种水解加工也是产生感染性颗粒所必需的。病毒蛋白的水解加工发生于病毒颗粒的装配后期或在未成熟病毒颗粒从宿主细胞中释放之后，由病毒催化。这种加工是装配途径中的不可逆反应，有助于病毒装配和病毒入侵细胞协调进行。

2. 其他成熟反应 除了蛋白水解加工作用外，新装配的病毒颗粒很少需要共价修饰。但 A 型流感病毒除外，其需要去除复合低聚糖上末端的唾液酸残基，通过脂膜运输将唾液酸残基加到包膜糖蛋白 HA 和 NA 上。HA 蛋白特异性的识别 A 型流感病毒的唾液酸，新合成的病毒颗粒聚集在宿主细胞表面，这种聚集依赖于病毒颗粒中 HA 分子与另一病毒颗粒包膜蛋白或宿主细胞表面唾液酸蛋白的结合。

（三）病毒包膜的获得

大部分有包膜病毒的装配依赖于新病毒颗粒出芽或成熟之前发生于细胞膜上各病毒颗粒组分间特定的相互作用。病毒在细胞内获取包膜的部位是不同的，有的来源于细胞核膜，有的来源于细胞质内膜（如内质网膜、高尔基体膜等），有的来源于细胞膜。病毒采取何种途径获得包膜，主要受病毒蛋白在细胞中的定位决定。

（四）病毒粒子的释放

病毒粒子的释放方式因病毒而异，按照病毒自身的特定方式释放。大多数无包膜病毒感染细胞后导致细胞死亡和裂解，释放出大量子代病毒粒子。在病毒粒子释放之前，装配好的病毒粒子会在受感染细胞中积累数小时或数天。包膜病毒从宿主细胞的释放与获得包膜的出芽过程相耦联。大多数病毒的装配和出芽都在质膜上进行，最后芽膜融合，新的病毒释放到细胞外。有些病毒则从细胞内膜获得包膜，病毒颗粒转运到细胞表面后，随即出芽。在多数情况下，非破坏性的出芽机制与宿主细胞建立了长期稳定的关系。

第三节　病毒基因表达调控原理

参见本教材第四章的相关内容。

第四节　病毒感染的特点

病毒感染是指病毒以一定的方式进入宿主，在宿主的易感细胞中进行复制和基因表达，并在宿主机体内进一步扩散的过程。病毒感染与其他微生物的感染不同之处在于其专性的细胞内寄生。病毒感染是病毒与机体的相互作用、相互抗衡的动态过程。一方面，病毒充分利用自身的和宿主的各种机制，完成自我增殖的过程，产生大量的子代病毒颗粒；另一方面，机体在尽可能地利用一切力量来对抗病毒感染，将病毒清除体外，以保护机体免疫病毒的伤害。

一、病毒感染的类型

病毒的感染具有较高的复制性，其感染类型也多样化。依临床表现症状，可分为显性感染和隐性感染；按照感染累及部位分为局部感染和全身感染；按照病毒在机体内的滞留时间可分为急性感染和持续性感染等。

（一）急性感染

急性感染是指病毒感染机体后，短时间内即被清除或导致机体死亡的过程。临床上表现为起病急、发病快，症状迅速加重然后又迅速减轻直至康复。常见的急性感染有鼻病毒引起的急性病毒性上呼吸道感染，其他病毒也可造成急性感染，如麻疹病毒、流脑病毒、水痘病毒、流感病毒和脊髓灰质炎病毒等。

（二）持续性感染

持续性感染是指病毒在体内存活时间长，可长达数月、数年或终生，伴随或不伴随症状，包括慢性感染、潜伏感染和慢发感染等情况。

1. 慢性感染　属于持续性感染的一种常见类型，是指病毒长期在机体内存在，病程长，症状有或无反复发作，最终病毒清除或发生致命等结果。如 HBV 感染属于此类型。

2. 潜伏感染　病毒侵入机体后，并不引起明显的症状，也不复制出大量的病毒粒子，仅在一定的组织中潜伏存在。潜伏期中，如果机体发生生理性或病理性改变时，潜伏的病毒可被激活引起相应的症状。常见的潜伏感染如水痘-带状疱疹病毒的感染。

3. 慢发感染　又称为迟发感染，指病毒在感染机体后可出现或不出现急性症状，在机体免疫系统的作用下，病毒大部分被清除，仍留少量病毒维持较低浓度，不表现出临床症状。在后期的急性发作时，呈进行性加重，引起宿主的死亡或其他严重后果。此类型常见的有慢病毒、黄病毒和风疹病毒的感染。

（三）其他类型感染

1. 流产感染　病毒感染宿主或细胞后，不能进行有效复制，并随着感染细胞的死亡而被清除。与持续性感染相比，此类型的感染对机体损害较轻，甚至是甚微。

2. 转化感染　病毒感染细胞后，细胞的生长调控机制出现紊乱，表现为细胞增殖速度明显加快。在转化感染中，病毒往往整合在细胞的基因组中，随细胞复制而复制，是病毒致癌的重要原因。

3. 整合感染　病毒的全部或部分核酸插入到了宿主细胞的基因组中，从而导致了宿主细胞的遗传性状改变。整合的宿主细胞不复制期间为潜伏期，在适宜条件下可转化癌细胞。常见的病毒有 HBV、HPV 和 EBV 等。

二、病毒在宿主体内的播散

（一）病毒侵入机体的途径

1. 呼吸道途径 呼吸道直接与外界相通，是与外界接触面最广的通道，是呼吸道病毒感染的常见途径。沙粒病毒、鼻病毒、流感病毒、腺病毒、冠状病毒是经呼吸道感染的常见病毒。该类病毒一般通过咳嗽、打喷嚏等飞沫传播。

2. 消化道途径 经消化道侵入机体的病毒。一般先侵入消化道黏膜细胞，并能够抵抗消化道酶类的消化作用。经消化道侵入的病毒有肠道病毒、轮状病毒、冠状病毒、呼肠孤病毒和腺病毒等。

3. 泌尿生殖道途径 通过泌尿生殖道传播疾病的病毒。有 HIV、HBV、单纯疱疹病毒和人乳头瘤病毒等。

4. 皮肤、角膜、结膜途径 皮肤在正常情况下具有很强的防御功能，一般情况下不容易被病毒感染。但在受损的情况下，可发生感染，如人乳头瘤病毒、痘病毒等都可造成皮肤的局部感染。角膜和结膜出现损伤后容易被病毒感染，且一般为局部感染，如 HSV。

（二）病毒在体内的播散

1. 病毒的局部播散 通常情况下，病毒侵入机体后，首先在局部进行增殖、复制，当病毒达到一定数量后，可感染邻近的细胞，病毒即开始扩散。感染呼吸道的病毒多为局部播散。病毒的局部感染是否播散除了与机体的防御功能有关外，还与病毒本身的特性有关，尤其是与病毒的定向释放特征有关。

2. 血源性播散 血源性播散是病毒感染扩散的常见类型。局部感染的病毒可通过进入血液形成血源性播散。有的病毒通过其他方式，如蚊虫叮咬或污染针头等，直接进入血液造成散播。病毒一旦进入血液便可以几乎进入机体的各个组织器官。

3. 神经传播 病毒能够感染神经细胞的特性被称为病毒的嗜神经组织性。一般来说，嗜神经性病毒能够感染不止一种细胞。多数情况下，病毒要侵入神经细胞，必须先在其他细胞内复制和繁殖，复制出的病毒通过支配感染部位的神经末梢进入神经细胞，并可通过突触进行神经细胞间的传播，如狂犬病毒、疱疹病毒等。

（三）病毒的组织亲嗜性

绝大多数病毒只能感染某些特定类型的细胞、组织和器官，该特性称为病毒的组织亲嗜性，能被病毒感染的组织类型称为病毒感染的组织谱。有的病毒组织亲嗜性较窄，能感染的细胞种类较少，有的较广，可感染多种组织细胞，该类细胞称为泛嗜性细胞。病毒的组织亲嗜性可能与病毒受体、调节病毒转录的细胞蛋白和细胞蛋白酶的作用有关。

（四）病毒的排出和传播

病毒从宿主体内的释放过程称为病毒的排出。一般来说，病毒的排出是维持其种类持续性的必要步骤。病毒的传播是指病毒从已感染的宿主到再感染新宿主的过程。常见的病毒排出和传播途径有呼吸道分泌物、唾液、粪便、血液、尿液、精液、乳汁和皮肤等。

三、病毒感染对宿主的损伤作用

1. 杀细胞效应　病毒复制直接对细胞造成的杀伤作用常常是病毒对宿主造成损害的重要原因。病毒通过抑制宿主细胞的大分子合成、使宿主细胞膜功能发生障碍及影响溶酶体及细胞器的功能等作用，影响细胞的正常代谢，最终导致细胞的死亡。病毒的杀细胞效应将宿主细胞破坏到一定程度时，机体会出现严重的病理变化，若累及重要器官，则会危及生命或留下严重的后遗症。

2. 非杀细胞效应　一些病毒感染宿主后并不引起明显的细胞病变，它们致病的主要原因是通过其他一些非杀伤细胞的机制间接造成的。除了免疫系统引起的免疫病理损伤外，还包括影响细胞的正常合成和分泌功能，造成细胞的转化，引起致癌或致瘤作用。

3. 免疫病理损伤　大部分病毒感染对宿主造成的损害并不是由于病毒的致细胞病变效应直接引起，而是病毒抗原刺激宿主的免疫应答对机体造成的间接损害，即免疫病理损伤，它是宿主清除病毒所引起的免疫应答对机体造成的间接损伤，又称为免疫病理损伤。对于非杀伤细胞的病毒来说，该免疫病理损伤是造成机体损伤的唯一原因。免疫病理损伤一般由 T 细胞介导，少部分由抗体介导。

四、病毒感染与细胞凋亡

细胞凋亡又称为细胞的程序性死亡，是指在一定生理或病理条件下，机体为了维护内环境的稳定，通过有序的基因调控而诱导的细胞自杀过程。细胞凋亡在维持组织、器官的正常功能和稳定上起着非常重要的作用。

病毒侵入机体后，受感染的细胞可能因检测到病毒蛋白诱导非正常细胞周期激活而直接启动凋亡程序，或被免疫系统识别后在细胞毒性 T 淋巴细胞的作用下产生凋亡。这是机体对抗病毒感染的防御机制。一方面，细胞凋亡使病毒的复制提前终止，病毒产生的数量减少；另一方面，感染细胞的凋亡还能避免邻近正常细胞的进一步感染，限制了病毒的扩散。相应地，病毒在与宿主进行长期抗争的进化过程中形成了各种抑制细胞凋亡的机制，来保证自己能够在细胞凋亡前产生足够数量的子代病毒及逃避宿主的免疫监视系统。这些机制包括抑制干扰素的产生与消减其效应作用、病毒作为抑制物或类似物的形式从不同位点阻断细胞凋亡途径。

病毒及其产物既能通过各种机制抑制细胞凋亡，也能破坏细胞的正常生理功能而诱导细胞凋亡。很多病毒在感染末期利用细胞凋亡裂解细胞并释放子代病毒，该过程是很多病毒引起宿主疾病的重要原因之一。在凋亡过程中，胞内成分及子代病毒都被包进凋亡小体被周围细胞清除，大大减少因释放病毒而引起的炎症反应，有利于病毒的免疫逃避和子代病毒的扩散。其次，病毒包裹在凋亡小体中有利于减少机体对病毒发挥的中和灭活作用，增加对病毒的保护作用。此外，有些病毒能够直接诱导免疫细胞的凋亡，有利于病毒逃避免疫清除，进行子代病毒的传播或建立持续感染大为有利。

五、宿主对病毒性疾病的易感性

不同机体暴露于相同的病毒环境中，其结果不一样。有的对病毒具有高度的抵抗力，病毒无法感染；有的却很容易感染，而且在感染后，不同机体的表现症状又不一样，有的无症状，有的症状明显，甚至死亡。宿主对病毒的易感性的方面，其中较为重要的一方面是受遗传因素的影响。较为重要的遗传因素包括宿主的组织相容性复合物、趋化因子受体和甘露糖结合蛋白等。另外一方面，影响机体对病毒易感性的因素是非遗传因素，包括年龄、营养状况及其他因素等诸多方面。一般来说，婴幼儿和老年人易遭受病毒感染，因为婴幼儿的免疫系统发育不成熟，老年人身体功能和免疫功能下降，均易发生感染病毒事件；并非所有的病毒都容易侵犯儿童和老年人，有的病毒同样对成人易感，如脊髓灰质炎病毒感染后引起瘫痪的比例在成人中高于儿童。此外，营养不良、受孕、情绪压力过大和肾上腺皮质激素摄入过多等因素均会增加宿主对病毒的易感性。

第五节　病毒致瘤的分子机制

肿瘤的形成是在多种因素作用下、多个基因改变，经历多个阶段发展而成的疾病。在致瘤因素中，病毒是一类非常重要的因素。目前在病毒瘤基因的克隆与功能的基础上，进一步从信号转导、细胞周期和细胞凋亡的角度探索致瘤病毒的致瘤分子机制。

一、具有致瘤作用的病毒类型

1. 致瘤性 RNA 病毒　致瘤性的 RNA 病毒主要包括白血病增生性病毒和肉瘤病毒。根据病毒的形态，致瘤性 RNA 病毒又可分为 A、B、C、D 4 种类型。与肿瘤有病因学联系的反转录病毒主要是 C 型，其次是 B 型。A 型可能是 B 型和 C 型的不成熟形式，D 型还没有证明其致瘤作用。依据病毒基因组是否完整，致瘤性的 RNA 病毒又可分为非缺陷性和缺陷性 RNA 致瘤病毒。前者无需辅助病毒即可产生完整的病毒颗粒。后者需要辅助病毒的协助才能产生完整的病毒粒子。

2. 致瘤性 DNA 病毒　目前认为与人类肿瘤发病相关的病毒 DNA 致瘤病毒主要为 EBV、HBV、HPV 和 HHV8 等。EB 病毒（EBV）是一种与多种肿瘤发生发展密切相关的外部致病因子，它可引起多种瘤的发生，包括淋巴瘤类（霍奇金病、非霍奇金病、原发性中枢神经系统淋巴瘤、移植后淋巴增生性紊乱淋巴瘤）、上皮性肿瘤类（鼻咽癌、胃腺癌、肺癌、大肠癌、乳腺癌）和胸腺瘤、胆管瘤、平滑肌瘤、肝肉瘤等。乳头状瘤病毒（HPV）是一类在脊椎动物中广泛存在的病毒，它与多种生殖系统肿瘤（宫颈癌、外阴癌、阴道癌、卵巢癌、子宫内膜癌、阴茎癌、肛门癌）、口腔恶性肿瘤、皮肤恶性肿瘤等发病密切相关。

二、病毒编码产物调控细胞周期的机制

1. 细胞周期调节网络　典型的细胞周期分为四期：即 G_1 期、S 期、G_2 期和 M 期。细胞周期素、细胞周期依赖性蛋白激酶和细胞周期依赖性蛋白激酶抑制因子及其相关的调节因子所组成的网络体系能够精确调控细胞周期的运行（图 17-2）。细胞周期的调控除外源性调控因素外还有内源性调控，它主要是通过以磷酸化和去磷酸化为基础的 cyclin-CDK-CKI 途径实现的，其调控网络的核心是 CDKs。

细胞周期的驱动机制和监控机制是细胞周期调控的两大生物学机制。驱动机制主要是 G_1/S 期限制点，控制着细胞从静止状态进入 DNA 合成期的调控。细胞周期内固有的监控机制由检测点来完成，以保证细胞复制的忠实性。在肿瘤细胞中，致癌和促癌因素使细胞周期调控基因及其产物发生异常，导致细胞周期驱动机制和监控机制的破坏。其实质过程是细胞周期驱动机制不断加强、监控机制不断减弱的过程。

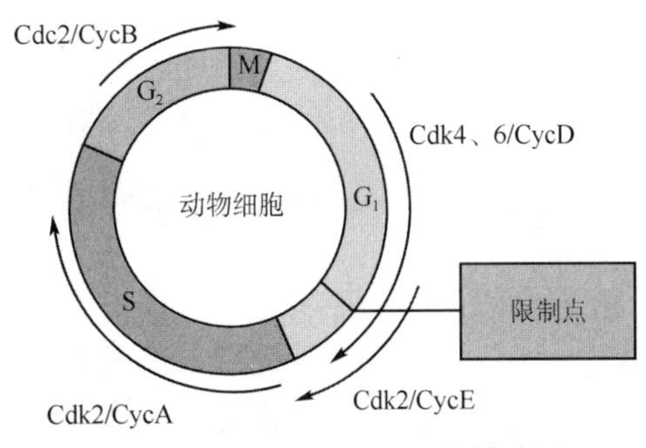

图 17-2　动物细胞周期调控模式图

2. 病毒编码产物对细胞周期的调控　不同种类的病毒通过其编码的产物作用于 cyclin/CDK/CKIs 及其相关的调节因子所组成的调控网络从而实现对细胞周期的调节。根据病毒编码的产物与细胞周期蛋白的同源性，将其分为 2 类：一类是病毒编码的细胞周期蛋白；一类是病毒编码的致瘤蛋白。在病毒编码的细胞周期蛋白中，DNA 和 RNA 病毒均可编码与宿主细胞周期素同源的细胞周期蛋白（v-cyclin 或 rv-cyclins）调节宿主细胞的周期。病毒除编码具有同源的细胞周期蛋白外，还编码不具同源性的致瘤蛋白。DNA 和 RNA 致瘤病毒均能够编码相关的致瘤蛋白，使细胞周期的 Rb-E2F 通路过度激活和以 *p*53 为主的监控机制的减弱，促进肿瘤的演进。

三、病毒编码产物调控细胞凋亡的机制

1. 细胞凋亡和 caspase　caspase 是凋亡信号传递链中最重要的成员，许多凋亡诱导因素能够激活 caspase 而引起凋亡。有 2 条激活的途径可以调控细胞凋亡，一条是由各种各样的应激信号引发而改变线粒体的完整性，称为线粒体途径；而另一条是由细胞表面死亡受体引发的，称为死亡受体途径。

2. 病毒编码产物对细胞凋亡的抑制　病毒编码产物对细胞凋亡的抑制有干扰死亡受体途径、干扰线粒体途径和直接抑制 caspase 等 3 条途径进行。病毒编码的 RLICE 抑制蛋白干扰死亡受体途径，抑制 Fas 介导的凋亡。病毒通过线粒体途径抑制细胞凋亡，多表现在降低线粒体膜的渗透性，抑制细胞色素 C 的释放。深入研究发现这些起抑制作用的病毒编码产物大部分与 Bcl-2 家族有关。直接抑制 caspase 的凋亡抑制蛋白家族能够抑制各种各样的凋亡刺激因子所引起的细胞凋亡，作用范围的广泛性超过了迄今发现的所有抑凋亡蛋白。

3. 病毒编码产物对细胞凋亡的诱导　在病毒感染细胞的早、中期，病毒颗粒尚未包装，暂无感染能力。细胞凋亡的诱导可能会严格限制病毒的复制量，减少或清除子代病毒，阻止其在宿主体内的扩散。因此，病毒多在感染细胞的早、中期表达抑制凋亡的编码产物。而在感染后期，病毒通过编码特定的蛋白诱导宿主细胞的凋亡。因此，在病毒感染后期借助于此机制，既能够促进细胞死亡利于传播后代，又能限制炎症反应和免疫反应的发生。

第六节 病 毒 免 疫

一、抗病毒免疫的细胞和分子机制

病毒感染的第一步是进入宿主，进入的部位主要是皮肤、尿道、结膜、呼吸道和消化道等，进入机体后，部分病毒的感染仅局限于进入的部位，另有一些则散至全身，病毒在体内的感染部位对于抗病毒免疫的产生有重要影响。一般来说，局部感染诱导机体所产生的免疫保护作用持续时间较短，而全身感染后机体产生的免疫保护作用持续时间大大延长。病毒进入机体开始复制后，大部分病毒会在细胞之间扩散，也有一些病毒从感染局部引流至淋巴结。但通过淋巴结的传播比较局限，血液才是病毒播散的主要途径。病毒进入血液后，随血液传播到全身的各个组织器官。不同病毒在不同组织器官中繁殖后，形成的大量病毒进入血液，形成二次病毒血症。

抗病毒感染的免疫学机制包括非特异性免疫和特异性免疫 2 类，此二者分别在病毒感染的不同时期发挥着不同作用（图 17-3）。除了皮肤黏膜等生理屏障及吞噬细胞作用外，机体内的 I 型干扰素和 NK 细胞的水平会在病毒感染后数天内明显升高。在病毒感染早期，非特异性免疫虽不能有效清除病毒，但对于控制病毒在体内的复制和扩散具有很重要的作用。由于非特异性免疫早于特异性免疫，其抗病毒作用对于机体能否有效抵御感染显得更为重要。特异性免疫一般在病毒感染后一周至数周产生，在机体清除病毒的过程中起着十分关键的作用。特异性免疫分为细胞免疫和体液免疫 2 类，一般来说，在病毒感染得到有效控制后，T 细胞介导的抗病毒细胞免疫反应会逐渐减弱，而在病毒抗原诱导后抗体的产生则会持续数月乃至数年。

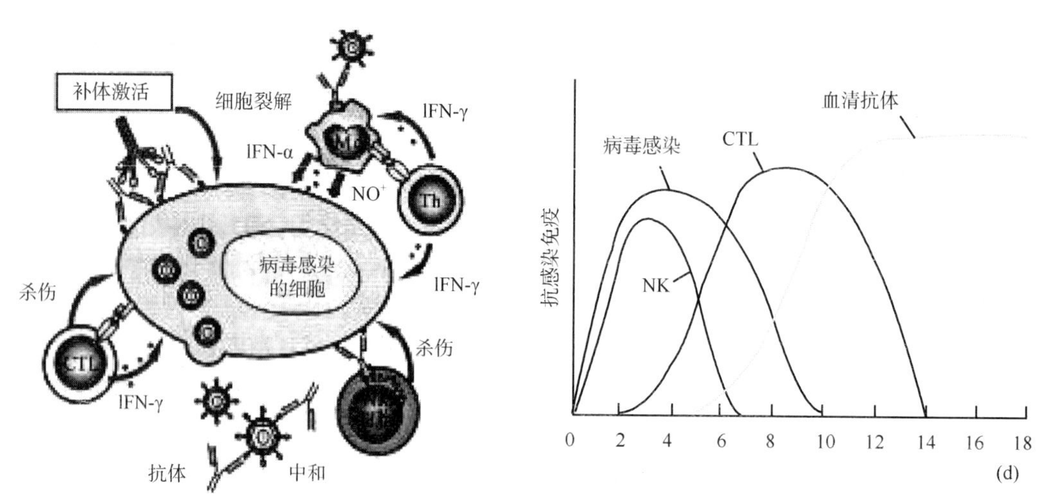

图 17-3 抗病毒感染的免疫机制

二、病毒免疫逃逸的机制

1. 限制病毒基因的表达 病毒通过限制自身基因的表达而逃避宿主免疫杀伤，最典型的病毒为疱疹病毒和反转录病毒。在疾病潜伏期，HSV 感染神经细胞时，病毒基因表达完全关闭，没有病毒蛋白的表达，此时病毒对于免疫系统是隐形的，是逃避免疫系统的理想途径。

2. 感染免疫特赦部位 机体内存在一些免疫系统触及不到的免疫特赦部位，如眼前房、睾丸、中枢神经系统等，病毒可以通过感染这些部位而逃避免疫系统的作用。由于血脑屏障的作用，限制了淋巴细胞进入中枢神经系统，同时中枢神经系统低表达甚至不表达 MHC Ⅰ类和Ⅱ类分子，使 T 细胞难以识别，因此中枢神经系统是多种病毒的感染部位。肾脏是另一个病毒易于隐藏的器官，CMV 及人多瘤病毒等能在肾脏复制并长期存活。

3. 逃避抗体的识别 病毒能通过对病毒蛋白上关键的抗体识别位点的突变而有效地逃避抗体的中和作用。最为典型的例子是流感病毒，其抗原性由于其表面的 2 种糖蛋白的突变而易于改变。

4. 逃避 T 细胞的识别 病毒蛋白抗原性的改变也会使 T 细胞对病毒难以识别，理论上 $CD4^+$细胞和 $CD8^+$细胞均可能出现这种现象，但主要集中在 $CD8^+$细胞上。通过对 LCMV 感染体系的研究表明，单个氨基酸的改变就会阻断 CTL 的识别，从而导致变异病毒在体内的长期存在。

5. 抑制细胞表面免疫分子的表达 有些病毒通过抑制 MHC Ⅰ类和Ⅱ类分子、黏附分子等细胞表面的免疫分子而逃避 T 细胞的免疫识别。如腺病毒和 CMV 的感染能够抑制 MHC Ⅰ类分子；CMV、HIV 和麻疹病毒能够抑制细胞的 MHC Ⅱ类分子；EBV 能够抑制细胞表面的黏附分子 LFA-3 和 ICAM-1 的表达。

6. 阻碍抗原提呈 HSV 能够干扰 MHC Ⅰ类途径的抗原提呈，HSV 病毒蛋白 ICP47 通过与抗原加工相关的转运蛋白 TAP 结合，从而阻断多肽向内质网运输的通道，因此，病毒多肽不能有效装配至 MHC 分子，也就不能以 MHC Ⅰ类分子形式表达于细胞表面，进而不能被 CTL 细胞识别和杀伤，病毒能够在细胞内得以存活。

7. 干扰细胞因子和趋化因子的作用 目前已有证据表明，多种病毒感染能干扰细胞因子的作用。如腺病毒蛋白 E1B、E3 能够保护病毒感染细胞免受 TNF 的杀伤。痘病毒 T2 蛋白也能够抑制 TNF 的活性，进而抑制了抗病毒功能。另有一些病毒的基因与趋化因子或其受体相似，其表达产物具有结合趋化因子的活性，因而能影响趋化因子的功能，从而干扰正常的抗病毒免疫反应。

8. 免疫耐受 最有效的免疫逃避途径可能是通过免疫耐受的方式使体内的免疫效应机制不再对病毒抗原产生免疫应答，从而使病毒在体内长期存在。在人类最为典型的病毒免疫耐受例子是 HBV 感染。如果母体感染了 HBV，90%的新生儿将成为阳性携带者，其原因主要在于新生儿体内的 HBV 特异性 T 细胞克隆在其发育过程中在胸腺中被克隆排除，进而造成了免疫耐受。

第七节 病毒性疾病的预防和治疗

病毒性疾病是人类的主要传染病，可侵犯人体不同组织器官，感染各种细胞而导致各种疾病。针对于病毒性疾病的防治包括预防和治疗 2 个方面，在预防方面主要依赖于各种病毒疫苗的应用，在治疗方面主要依赖于各种化学药物。随着生物技术的发展，免疫治疗和基因治疗在病毒性疾病的治疗中有着较好的前景。

一、病毒疫苗

利用病毒疫苗对机体预防接种，是增强机体免疫力、预防病毒感染的首要有效方法。常见的病毒疫苗类型有活疫苗、灭活疫苗、亚单位疫苗、DNA 疫苗和多肽疫苗等。需要指出是，并不是所有病毒疫苗都是预防性的，有很多疫苗是起治疗作用的。

1. 活疫苗 具有以下特点：具有良好的免疫力，能诱导细胞免疫，又能激发体液免疫，且免疫力持久，单剂量注射即可获得持久甚至终生免疫；该类疫苗的制备简单，费用低廉；对此类疫苗的制备、保藏和运输条件要求苛刻，整个环节需要低温环境，以保证疫苗的感染和复制能力；活疫苗的安全性差，有恢复毒力的潜在危险，或可能由于某些个体免疫力低下而导致感染。常见的活疫苗包括减毒活疫苗、异源疫苗和重组活疫苗等类型。表 17-2 所示我国规定纳入计划免疫的疫苗种类及免疫程序。

表 17-2 我国规定纳入计划免疫的疫苗种类及免疫程序

接种时间	接种疫苗	次数	可预防的传染病
出生 24h 内	乙型肝炎疫苗	第一针	乙型病毒性肝炎
	卡介苗	初种	结核病
1 月龄	乙型肝炎疫苗	第二针	乙型病毒性肝炎
2 月龄	脊髓灰质炎糖丸	第一次	脊髓灰质炎（小儿麻痹）
3 月龄	脊髓灰质炎糖丸	第二次	脊髓灰质炎（小儿麻痹）
	百白破疫苗	第一次	百日咳、白喉、破伤风
4 月龄	脊髓灰质炎糖丸	第三次	脊髓灰质炎（小儿麻痹）
	百白破疫苗	第二次	百日咳、白喉、破伤风
5 月龄	百白破疫苗	第三次	百日咳、白喉、破伤风
6 月龄	乙型肝炎疫苗	第三针	乙型病毒性肝炎
	A 群流脑疫苗	第一针	流行性脑脊髓膜炎
8 月龄	麻疹（或麻风腮）	第一针	麻疹（风疹、腮腺炎）
	乙脑疫苗	非活第一、二次	流行性乙型脑炎
9 月龄	A 群流脑疫苗	第二针	流行性脑脊髓膜炎
1.5～2 岁	百白破疫苗	第四次	百日咳、白喉、破伤风
	麻疹（或麻风腮）	第二次	麻疹（风疹、腮腺炎）
	脊髓灰质炎糖丸	加强	脊髓灰质炎（小儿麻痹）
	乙脑疫苗	加强	流行性乙型脑炎
3 岁	A 群流脑疫苗，也可用 A+C 流脑加强	第三针	流行性脑脊髓膜炎
4 岁	脊髓灰质炎疫苗	加强	脊髓灰质炎（小儿麻痹）
6 岁	麻疹（或麻风腮）	第三针	麻疹（风疹、腮腺炎）
	精白破	第一次	百日咳、白喉、破伤风
	乙脑疫苗	初免两针	流行性乙型脑炎
	A 群流脑疫苗	第四针	流行性脑脊髓膜炎
12 岁	卡介苗	加强农村	结核病

2. 灭活疫苗 在获得安全活疫苗困难时，使用灭活疫苗是一个合适的选择。人类常用的灭活疫苗有脊髓灰质炎疫苗、流感病毒疫苗、甲肝疫苗和狂犬疫苗等。虽然灭活疫苗的生物安全性好，但存在活病毒没有完全灭活或污染有潜在感染性病毒核苷酸的安全隐患。与活疫苗相比，灭活疫苗具有以下特点：免疫力较活疫苗弱，只能诱导产生抗体，且免疫力不持久，需要多次注射；疫苗的制备过程相对复杂，费用较高；疫苗发挥作用不依赖于病毒的活力，疫苗的制备、保藏和运输没有特殊要求；此类疫苗的安全性好，病毒在机体内不能复制和致病。

3. 佐剂 是以增强病毒疫苗免疫反应的一类物质，有助于采用较少抗原获得更有效的免疫效果。佐剂在发挥作用时，常采取以下方式：以颗粒形式包裹抗原，起到缓释的作用；使得抗原在接种部位聚集，激活抗原提呈细胞分泌细胞因子，以最大限度地增加抗原特异性 T 细胞和 B 细胞；直接激发免疫反应，增强病毒疫苗的免疫效果。

4. 亚单位疫苗 利用病毒的组分而不是全病毒制备的疫苗为亚单位疫苗。通常情况下，病毒亚单位疫苗是以病毒的结构蛋白为靶蛋白制备而成，少数也有非结构蛋白。可以利用 DNA 重组技术把病毒的结构蛋白或非结构蛋白克隆入真核或原核表达系统，取其纯化的蛋白产物作为病毒亚单位疫苗。在使用亚单位疫苗时，注意佐剂的使用、疫苗的剂量、免疫程序、接种者的年龄和健康状况等情况。

5. DNA 疫苗 作为亚单位疫苗的一种变化形式，它采用的是裸露 DNA 而不是蛋白质作为疫苗成分。最简单的 DNA 疫苗就是一个含有免疫原性病毒蛋白基因的重组质粒。DNA 疫苗在使用时，不需要特殊的佐剂，而且较低剂量的疫苗就足以产生持久的免疫反应。但目前 DNA 疫苗的研发仅限于动物实验，还没有应用人体实验。

6. 多肽疫苗 也是亚单位疫苗的一种特殊形式。利用长度为 20 个氨基酸左右的合成肽与载体蛋白耦合后，导入机体产生特异性的抗体保护反应。但多肽疫苗至今未获得商业成功，其主要原因是合成成本高、且多肽疫苗的免疫反应弱且持续时间短。

二、病毒性疾病的化学治疗

1. 抗病毒化疗药物的研发策略 早期进行抗病毒药物的筛选采取了盲筛方式，即把各种随机化合物和天然产物混合物在细胞培养体系中检测其阻断不同病毒复制的能力，不考虑病毒的特性和复制机制，药物研发收效甚微。随着分子病毒学和重组 DNA 技术的发展，盲筛机制被弃之，取而代之的是机制筛选、细胞筛选、高通量筛选、组合化学、药物结构设计和生物信息学等一系列现代药物筛选方法。

2. 核苷类似物 是目前使用的特异性抗病毒药物中最多的一类。核苷类似物是一类合成与核苷类似的化合物，但其核糖基或脱氧核糖基不完全或不正常。核苷类似物是以前药的形式存在，其发挥作用时需要被磷酸化。在感染的细胞内以磷酸化的三磷酸形式存在的核苷类似物，与正常的核苷竞争性整合入病毒 DNA 或 RNA，结果导致核酸链的延伸终止。

3. 新型抗病毒化疗药物 在病毒复制的各个阶段，如吸附、侵入、脱壳、蛋白合成、装配、出芽释放等过程，都是抗病毒药物的作用靶点。由此产出的新型抗病毒药物有侵入抑制剂、反转录酶抑制剂、蛋白酶抑制剂、神经氨酸酶抑制剂等。还有抗 HIV 感染的整合酶抑制剂、抗 HCV、RSV 感染的 5′-肌苷-磷酸脱氢酶抑制剂、抗 RNA 出血热病毒感染的

S-腺苷高半胱氨酸水解酶抑制剂等。

4. 抗病毒化疗药物的抗性和组合疗法 病毒在负载过程中存在高度的变异性，因而摄入的任何抗病毒药物都有可能产生对该药的抗性。为此，可以采用不同药物的替换治疗、两种或多种药物的联合治疗及与其他药物的组合疗法等途径，提高抗病毒药物的疗效，降低病毒耐药性的产生。

三、病毒性疾病的免疫治疗

1. 细胞疗法 细胞免疫在抗病毒免疫治疗中起着重要的作用。参与抗病毒感染的免疫细胞主要包括特异性的 CTL、抗原提呈细胞、巨噬细胞和 NK 细胞等。各种免疫细胞的作用机制不同，其中以 CTL 的作用最大。一般认为 CTL 对某些病毒感染的恢复起着重要作用，应用 HBV、EBV 和 CMV 等感染动物模型证实，回输有病毒特异性的 CTL 可彻底清除体内的病毒，用特异性 CTL 过继免疫治疗骨髓移植后严重 CMV 感染患者，可完全恢复机体对 CMV 的特异性 T 细胞反应，且不产生任何免疫病理反应和中毒作用。

2. 细胞因子疗法 当前，用于抗病毒治疗的细胞因子有干扰素、白细胞介素-2、白细胞介素-8、白细胞介素-10、白细胞介素-12 和肿瘤坏死因子等。各类细胞因子可单独使用，也可联合使用。

3. 抗体疗法 传统的抗病毒血清和丙种免疫球蛋白用来中和病毒的方法早已应用于临床，但其来源有限，效能不高。应用现代细胞融合技术、基因工程手段，生产制备抗病毒的特异性抗体，为病毒性疾病的治疗提供了高效的免疫制剂。新型抗体类型有双重特异性抗体、嵌合抗体、抗独特型抗体、双功能抗体、单链抗体、单结构域抗体、人源化单克隆抗体等。特异性抗体的抗病毒作用主要体现在 2 个方面：一是抗游离的病毒，通过对病毒的中和反应而实现，二是作用于感染细胞，主要通过抗体依赖细胞介导的细胞毒作用及与补体协同对靶细胞的杀伤作用来实现。

四、病毒性疾病的基因治疗

用于基因治疗的策略有基因置换、基因修正、基因修饰、基因失活、免疫调节等多种形式，其中以基因失活最为重要。目前病毒性疾病的基因治疗主要是艾滋病的基因治疗和病毒性肝炎的基因治疗。用于基因治疗的分子或基因有反义核酸、负显性抑制剂、细胞自杀基因、诱饵 RNA、抗体及各种细胞因子、衣壳-核酸酶杂合蛋白等。

1. 反义核酸技术 是应用反义核酸分子抑制或封闭特定基因表达功能的技术，它是基因失活策略的具体形式（图 17-4）。反义核酸是指与靶基因组 DNA/RNA 互补的核苷酸序列，包括反义寡聚核苷酸、反义 RNA 和核酶，它们均能裂解或封闭靶 DNA/RNA，使基因失活，从而抑制基因的复制和表达。反义核酸已成功地应用于治疗流感病毒、Rouse 肉瘤病毒、人类 T 细胞白血病病毒、HIV、单纯疱疹病毒及各种肝炎病毒等。

2. 负显性抑制剂 利用突变基因转入机体后，产生重组的突变蛋白，这种突变蛋白干扰病毒的正常蛋白功能，从而发挥抗病毒作用。该突变基因表现出负显性效应。当野生型蛋白以多聚体而非单聚体形式发挥作用时，就可以通过表型为负显性突变的病毒基因产物来抑制病毒的复制。

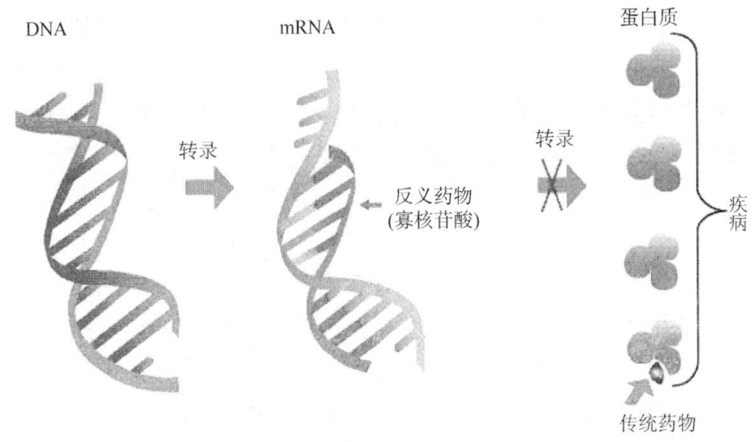

图 17-4　反义核酸技术原理示意图

3. 细胞自杀　通过细胞自杀方法清除已感染病毒的细胞，是抗病毒基因治疗的一种有效途径。将毒素基因、前药基因等导入细胞并选择性的表达，从而杀死病毒感染的细胞。此外，还可以利用各种免疫细胞如 $CD4^+$、CTL 等来清除病毒感染的细胞。

4. 诱饵 RNA　基因的转录和表达是实现基因功能的重要途径，因而对病毒基因的转录和表达进行调控，是抗病毒基因治疗的一种重要方式。诱饵 RNA 法是通过特异性的抑制病毒基因的转录因子和启动子调控序列的集合，从而抑制基因的转录。

5. 抗病毒免疫基因治疗　免疫基因治疗是一种重要的抗病毒基因治疗技术，属于免疫调节的范畴。细胞内抗体基因治疗和细胞因子基因治疗是最常见的两种免疫基因治疗方法。细胞内的抗体基因治疗主要体现在 HIV 的治疗上，细胞内抗体以单链抗体为主，其所针对的靶蛋白有 Tat、Rev、Env 和 gp120 等。细胞内细胞因子的转移和表达可增强机体的免疫力，有助于病毒的清除和防止机会性感染。日前常用于病毒性疾病的基因治疗细胞因子有 IL-2、IFN 等。

第八节　病毒载体与基因治疗

一、概　　述

1. 基因治疗　是指以改变人遗传物质为基础的生物医学治疗，即通过一定方式将人正常或具有治疗作用的核酸片段导入人体靶细胞以矫正或置换致病基因的治疗方法。在此过程中，目的基因被导入靶细胞内，与宿主细胞染色体整合或独立于宿主染色体以外，但都可以在宿主细胞内表达基因产物蛋白质，起到治疗作用。

将治疗性的基因转入细胞的方法有非病毒方法和病毒方法两大类，其中非病毒方法，如脂质体法、磷酸钙沉淀法、电穿孔法、基因枪法等，转化效率较低，在很多情况下不能满足治疗的需要，因此，病毒方法成为当前的一大开发领域。

2. 常见的病毒载体　DNA 病毒和 RNA 病毒均可以作为基因治疗的载体。目前用作基因载体的 RNA 病毒均属于反转录病毒科，包括 γ 反转录病毒、慢病毒、泡沫病毒等，用做基因载体的 DNA 病毒包括腺病毒、腺相关病毒、单纯疱疹病毒、痘苗病毒、禽痘病毒等。

病毒基因组的编码区基因主要为其衣壳蛋白、酶和调控蛋白编码，而非编码区中则含有病毒进行复制和包装等功能所必需的顺式作用元件。病毒基因组必须经过切除改造，无致病作用后才可以作为治疗载体使用。改造的方法是切除病毒复制必需的基因和致癌基因，或将其复制必需的基因置于特异调控序列的操作之下。经过改造的病毒保留了感染性、去除了致病性，成为介导治疗性基因进入细胞的良好载体。

3. 病毒载体的特点 病毒载体用于基因治疗有诸多优点。其转移效率高；能够将外源基因整合到细胞染色体上或作为染色体以外的遗传物质进行表达等两种途径，前者途径能够使基因在细胞中稳定表达，后者途径能够避免由于插入突变导致的不良效应；能够将外源基因作为病毒微染色体的一部分，并能进行分离；有可能将外源治疗基因置于病毒调节信号的控制下进行表达。

虽然病毒载体在临床上应用取得了一定疗效，但它还存在一些不足，包括宿主狭窄、基因导入效率低、外源基因表达不稳定、表达缺乏有效调控、调控的靶向问题及对机体的毒性等。

二、反转录病毒载体

1. 反转录病毒载体的特性 在病毒自身基因组编码的反转录酶和整合酶的作用下，反转录病毒基因组 RNA 被反转录成双链 DNA，随后随机整合在宿主细胞的染色体 DNA 上，并长期存在于宿主细胞基因组中，这是反转录病毒作为载体区别于其他病毒载体的最突出优势。依据反转录病毒载体对感染细胞的专一性，可将反转录病毒分为 3 类：①单嗜性病毒，其仅能感染小鼠细胞；②双嗜性病毒，其能感染小鼠和其他动物细胞；③兼嗜性病毒，其能感染多种不同种属的动物细胞。为使反转录病毒更有效且又专一的感染某种靶细胞，可以将病毒外膜糖蛋白进行各种不同的修饰，重新决定其亲嗜性。

2. 反转录病毒载体在临床中的应用 反转录病毒载体是临床基因治疗中应用最为广泛的载体之一，约有 27%的临床基因治疗应用了该载体。反转录病毒载体主要应用于基因长期表达的遗传性疾病和肿瘤的治疗方面。在遗传性疾病中，反转录病毒载体已应用到了严重复合性免疫缺陷病、高歇病、范康尼贫血、赫尔勒综合征等临床治疗。在肿瘤治疗中，反转录病毒载体已应用到黑色素瘤、肾癌、神经胶质细胞瘤等疾病的治疗。

三、DNA 病毒载体

1. 腺病毒载体 与其他基因转移载体相比，腺病毒载体的主要优势包括：基因转移效率高，宿主细胞类型广泛，既可以感染分裂期细胞，又可以感染非分裂期细胞；产生的病毒滴度高；外源基因容量大，可达 7～8kb；外源基因独立于靶细胞染色体之外表达，不会引起细胞基因组的突变等。但腺病毒在应用中存在以下不足：其免疫原性较强，体内应用容易引起炎症反应和系统毒性；腺病毒载体携带的外源基因只能在靶细胞中瞬时表达，不能作为治疗剂长期发挥作用。迄今已有 260 多个使用腺病毒载体的基因治疗方案进入临床试验，占全部方案的 26%。在已进入Ⅱ期或Ⅲ期的 29 个基因治疗临床试验中，52%的使用了腺病毒载体，这充分说明了腺病毒载体在基因治疗中的安全性和有效性。图 17-5 显示了腺病毒的构建流程。

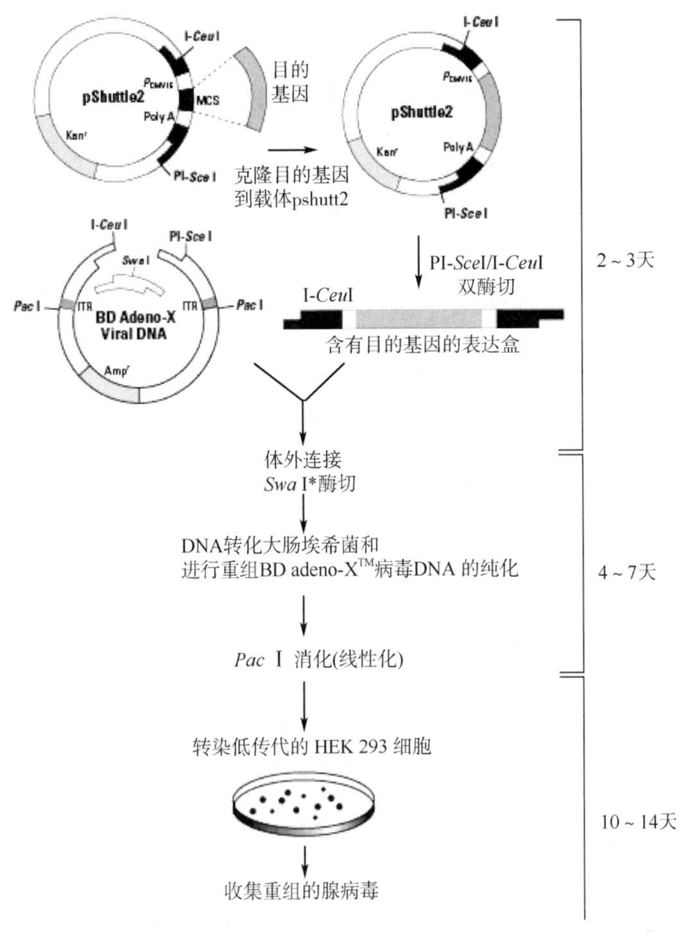

图 17-5 重组腺病毒的构建过程示意图

2. 腺相关病毒载体 腺相关病毒作为基因转移载体具有以下特点：载体介导的外源基因可以整合到人类染色体上并进行长期稳定表达；可感染多种类型的细胞；免疫原性和毒性低，致病性弱。存在的缺点有：难以制备高滴度的腺相关病毒；病毒对外源基因的容量较小，仅有 4.1～4.9kb。研究表明，腺相关病毒可以用于体外或体内感染肌肉、神经、脑、肝和造血细胞，适合作为单基因遗传病基因治疗的载体。目前正在开展的腺相关病毒介导基因治疗的临床前研究有 β-地中海贫血、范康尼贫血、镰刀状红细胞贫血、帕金森病、高歇病、囊性纤维化等疾病。

3. 疱疹病毒载体 疱疹病毒载体目前的研究涉及两类病毒，即Ⅰ型单纯疱疹病毒（HSV-1）和 EBV 病毒（*Epstein Barr*）。HSV 载体在遗传病和癌症的基因治疗中应用较多，由于 HSV 具有天然的向神经性，因此它在神经系统疾病的基因治疗中具有独特的作用。目前应用 HSV 载体进行基因治疗的疾病有神经胶质细胞瘤、头颈部肿瘤、黑色素瘤等。而 EBV 病毒作为载体仅见于 B 细胞淋巴瘤的治疗研究。

4. 痘病毒载体 痘病毒载体是继反转录病毒载体、腺病毒载体之后，在基因治疗临床研究中使用最多的病毒载体。用于基因治疗的痘病毒载体包括痘苗病毒载体和痘病毒载体。采用痘病毒载体构建的重组基因治疗性疫苗在临床应用中能够有效激发机体的抗肿瘤、抗感染免疫反应。目前已有 6 项实用痘病毒载体进行 HIV 或胰腺癌的基因治疗性疫苗进入了

Ⅲ期临床研究。

四、其他病毒载体

在人们不断对已知病毒进行研究的同时，新的用于基因治疗的病毒也在不断开发，其中在临床前研究中已经证实可以作为外源基因转移和表达的病毒载体有：辛培斯病毒（*sindbis virus*, SIN）、西门利克森林病毒（SFV）、麻疹病毒（*measles virus*, MV）、VEE 病毒（*venezuelan equine encephalitis*）等，此外还有巨细胞病毒、流感病毒等作为载体也在开发中。

五、嵌合病毒载体

由于现有病毒载体在基因治疗中有些不尽人意，为此，可将两种或两种以上的病毒载体加以组合，充分利用这些病毒的优点，提高基因转移和表达效率。目前正在研究之中的有腺病毒/反转录病毒嵌合载体、腺病毒/腺相关病毒嵌合载体、单纯疱疹病毒/腺相关病毒嵌合载体和单纯疱疹病毒/埃巴二式病毒嵌合载体等。

第九节　分子病毒学实验方法

一、细 胞 培 养

（一）细胞培养的分类

细胞培养依据来源和染色体特性主要分为以下 4 类。

1. 原代细胞培养　用胰蛋白酶将人胚或动物组织分散成单细胞，加入一定量的细胞培养液，经过培养在培养瓶的底部形成单层细胞即为原代细胞。原代细胞培养存在各种类型的分化细胞，对大多数人类病毒都是敏感的。

2. 二倍体细胞培养　通过原代培养的细胞，多数退化，少数细胞能继续传代下来，并且保持染色体数为二倍体，称为二倍体细胞。二倍体细胞系多用于病毒疫苗的制备。

3. 传代细胞培养　通常由癌细胞或二倍体细胞突变而来，染色体数为非整倍体，细胞生长迅速，可无限制的传代，目前广泛应用于病毒的实验室诊断。

4. 病毒基因转染细胞系　该细胞系是由传代细胞经过特定病毒基因转染后建立起来的，它是带有某种病毒的全部或部分基因组，能够表达病毒的全部或部分成分，是细胞培养家族中的一个新成员。

（二）细胞培养的基本条件

细胞培养的基本条件包括接种的细胞量、适合的培养基、无菌条件、适合的温度和湿度等。其中培养基的要求较高，要求含有适宜的各种营养成分和生长因子等。培养基的选择要根据细胞的特性而定。

（三）细胞培养的方法

细胞培养的方法有静置培养、悬浮培养、旋转培养、混合培养、克隆培养和胶原层培养等。原代细胞培养和传代细胞培养常用静置培养法。旋转培养主要用来增加病毒分离的敏感性，用于病毒的分离。

二、病毒的分离与鉴定

1. 标本的采集与送检　病毒性疾病通常采集的标本包括血液、鼻咽分泌液、痰液、粪便、脑脊液、疱疹内容物、活检组织和尸检组织等。在进行这些样品采集时，要尽可能在发病初期采集，如此才易检出病毒。采集后尽可能冷藏输送。

2. 病毒的分离　主要方法有细胞培养、动物实验和鸡胚培养等。细胞培养适合绝大多数病毒生长，是病毒实验室的常规技术；动物实验是最原始的病毒分离培养方法，常用的动物有小白鼠、田鼠、豚鼠、家兔和猴等。动物接种途径依据病毒对组织的嗜性而定，可接种于鼻内、皮下、颅内、皮下、腹腔或静脉等多种。

3. 分离病毒的鉴定　依据病毒在细胞内增殖的指征，包括病毒对细胞的致病作用、红细胞吸附现象和干扰现象，分离病毒进行初步鉴定；依据病毒的空斑形成单位和 50%组织细胞感染量的测定实验，来确定病毒感染性的定量测定；对病毒粒子进行负染后电镜观察，观察病毒的形态大小，进行病毒的检查、分类和鉴定；可以利用已知的诊断血清进行病毒的血清学诊断，进行病毒的科属、种型和亚型的鉴定。

三、病毒基因的扩增与检测

1. PCR 技术　在病毒性疾病的诊断或治疗中应用较为广泛，主要用来诊断患者体内存在极少量的病原体和动态监测病毒载量的变化。PCR 技术与传统的病毒检测技术相比，在以下情况时更具有应用价值：标本中病毒被灭活，已无感染性的病毒或仅有缺陷性的病毒；标本被其他类型的病毒污染；所检测病毒无法进行体外培养时；缺乏特异性的免疫学检测方法；进行确定人体慢性携带病毒时；鉴别组织内何种病毒感染时。

2. 分子杂交技术　核酸分子杂交具有很强的特异性和灵敏度，该技术目前在分子病毒学领域中已广泛地应用于克隆基因的筛选、酶切图谱的制作、基因组中特定基因序列的定性和定量检测、疾病的诊断等多个领域。

四、病毒抗原抗体测定

（一）病毒特异性抗原检测

进行病毒抗原的特异性检测方法有免疫荧光法、免疫酶法、放射免疫测定法和酶联免疫吸附试验等。免疫荧光法适合细胞培养病毒的鉴定，也可适用检测临床标本中病毒抗原；免疫酶法的原理和应用范围同免疫荧光法，其可以在普通光学显微镜下观察；放射免疫测定法是免疫学中最为敏感的方法，其使用了放射性物质进行标记，能够检测非常微量的病毒抗原；酶联免疫吸附试验的敏感性接近放射免疫测定法，但其不接触放射性物质，目前已被多数实验室采用，是使用最为普遍的一项技术。

（二）病毒特异性抗体检测

病毒感染后产生一种或多种特异性的抗体，检测该抗体及其效价对临床诊断具有重要意义。检测病毒特异性抗体的方法有补体结合试验、中和试验、血凝抑制试验和 IgM 抗体捕捉 ELISA 法等。在补体结合试验中，由于补体产生早、消失快，适合近期病毒感染的诊断；中和试验适用于流行病学调查或人群免疫水平研究，但因其方法繁杂、耗时费力，一般不做常规使用；血凝抑制试验具有简便、快速、特异性高的优点，常用于流行病学调查；IgM 抗体捕捉 ELISA 法是检测样品中 IgM 抗体是否存在的原理，是实验室早期诊断病毒感染的可靠方法。

五、病毒的动物模型

（一）RNA 病毒敏感动物

1. 黄病毒科 黄热病毒对所有灵长类动物易感，最为敏感的是恒河猴，试验可用中国猴和断尾猴。小白鼠对黄热病毒也敏感，纯血清接种小白鼠能很好地存活，但稀释后血清接种小白鼠却短期死亡。小白鼠，特别是新生小白鼠，是登革病毒最常用的动物模型，很多种猕猴、长尾猴、食蟹猴和狒狒等，感染病毒后多为无症状的隐性感染。对于乙脑病毒，乳鼠和成年小鼠经脑内接种后发生致死性脑炎。

2. 沙粒病毒科 豚鼠为胡宁病毒感染常用研究动物，乳鼠实验感染时产生典型的病毒性脑炎，成年小鼠有抵抗力。成年小鼠常用于拉沙病毒的接种，小白鼠常用于淋巴细胞脉络丛脑膜炎病毒的接种实验。

3. 小 RNA 病毒科 脊髓灰质炎病毒常接种于猴子和啮齿动物，猴子不易得，多用小白鼠、田鼠和棉鼠接种。柯莎奇病毒常用 4～5 日龄的乳鼠接种。

4. 正黏病毒和副黏病毒科 对于流感病毒，最好的动物模型是雪貂，也可以用小白鼠、金黄地鼠、豚鼠、猴和猪等。灵长类动物对麻疹病毒易感，包括猿、恒河猴、崇猴、倭猴等。猩猩和雪貂对呼吸道合胞病毒敏感，易建立动物感染模型。

5. 弹状病毒科 依照敏感性程度的不同（由高至低），狂犬病毒可在中国地鼠、小白鼠、豚鼠和家兔等动物进行感染实验研究。

（二）DNA 病毒及其他病毒的敏感动物

天花病毒对猴及家兔敏感，易建立动物模型。家兔是单纯疱疹病毒感染最适宜的动物，豚鼠、小白鼠和地鼠也可用。甲型肝炎病毒对狨猴、黑猩猩、红面猴易感，黑猩猩对乙肝病毒也易感。

六、病毒的结构及基因表达调控分析

（一）病毒的结构分析

病毒的结构分析采用双脱氧链末端终止法和化学降解法对病毒的核酸序列进行测序分析。采用聚丙烯酰胺凝胶电泳及免疫印记法对病毒的结构蛋白和非结构蛋白进行分析。

（二）病毒基因表达调控分析

1. 染色质和基因活化的方法 利用间接末端标记法对染色质 DNase Ⅰ 敏感位点进行

检测，采用 Southern 印记杂交和 PCR 的方法进行 DNA 甲基化的研究。

2. DNA 结合蛋白的检测 采用检测转录因子及其结合序列、体外 DNase Ⅰ保护印迹法、蛋白质-核酸紫外交联法、DNA 结合蛋白的滤膜分离法和 South-Western 印迹法等方法，对 DNA 结合蛋白的相对分子质量、结合位点、纯度等多项指标进行检测。

3. 反式作用因子和顺式作用元件的研究方法 采用酵母双杂交体系、共转染技术、细胞特异性基因表达研究方法等对反式作用因子进行检测，采用 5′-端缺失系列分析法和接头扫描突变法来测定基因调控区的调控元件。

4. 基因敲除技术 利用同源重组技术建立基因定点灭活动物或基因定点灭活细胞系。

（冯书营）

第四篇　专业基础篇

第十八章　临床检验基础

临床检验基础课程的主要任务是利用先进的检验技术，包括物理学、化学、生物学、自动化等技术对临床的血液、尿液、粪便、生殖系统分泌物、羊水、脑脊液、浆膜腔液、关节腔积液和脱落细胞等标本进行理学、化学、病理学、生物学等方面的检查，以满足临床诊断和筛检的需要。

临床检验基础在临床上的应用主要体现在以下方面：为人类疾病的诊断和鉴别提供客观依据；为疾病疗效检测和预后判断提供动态变化依据；为预防疾病提供检测依据；为健康咨询提供依据；为科学研究提供基本数据、基本检验方法和技能操作等应用。学习本章的基本要求是掌握检验的基础理论和操作技能，掌握检验方法学的评价，熟悉检验项目的参考区间和临床意义，努力提高自身的职业道德修养。

第一节　血 液 检 验

一、血液标本的采集

（一）血液标本的采集方法

正确的血液标本的采集是获得准确可靠检验结果的关键环节。常见的血液标本类型有全血、血清、血浆和血细胞等。血液标本的采集方法按照采血部位的不同分为皮肤采血法、静脉采血法和动脉采血法等。

皮肤采血法主要用于需要微量血液的检验项目和婴幼儿血常规检验。皮肤采血法获得的标本是微动脉血、微静脉血和毛细血管血混合的末梢全血。常选部位是耳垂或手指。而目前较为先进的是激光皮肤采血法则属于非接触式采血法。

静脉采血法在临床应用最为广泛。血样可以反映全身血液的真实情况，分为普通采血法和负压采血法。普通采血法一般选择肘正中静脉，采用碘伏消毒静脉血穿刺部区域，扎紧压脉带，右手持针沿静脉走向，使针头与皮肤成30°迅速刺入血管壁进入静脉腔。松开压脉带，缓缓抽动注射器内芯至所需血量后，取下针头，注入准备好的容器内。负压采血法：又称真空采血法，常用的是软接式双向采血针的采血方法，其采血方法的前期步骤同普通采血方法，当需要多管血样时，将刺塞针拔出后再刺入另一血管即可。加有抗凝剂的采血管需要立即颠倒混匀 8 次，含有分离胶或促凝剂的标本需要颠倒混匀 5～8 次。

动脉采血法选择桡动脉最为方便，采集血液前常规消毒，然后以左手绷紧皮肤，右手持注射器，以左手食指和中指触摸动脉搏动最明显处，并固定，以 30°～45°进针，采血完毕后立即用软木塞或橡皮塞封闭针头，隔绝空气，搓动注射器，使血液与肝素混合，并立即送检。

（二）血液标本的处理、运输及保存

标本的处理主要是适宜添加剂的选择，依据检测的目的不同加入的添加剂也不同，如加入乙二胺四乙酸盐，用于全血细胞计数，离心法 HCT 测定；加入枸橼酸钠用于红细胞沉降率、凝血试验；加入肝素用于血气分析等。标本的运输遵循三原则有唯一标识原则（最好应用条形码系统）、生物安全原则和及时运送原则。标本的保存按要求分为室温保存、冷藏保存和冷冻保存。对于不能及时检验或需保留以备复查的标本，一般于 4℃冰箱内保存；需保存一个月的置–20℃冰箱内保存；保存 3 个月以上的标本分离后置于–70℃冰箱保存；标本应避免反复冻融。

（三）检测后血液标本的处理

对于不能立即处理的标本，应根据标本的性质和要求、按照规定时间保存，以备复查需要。检测后的标本处理应根据《实验室生物安全通用要求》进行。

二、血涂片的制备与染色

血涂片制备和染色的质量直接影响血细胞形态的检验结果。良好的血涂片的“标准”为血膜由厚到薄逐渐过渡，应厚薄均匀，头、体、尾分明，分布均匀，两侧留有空隙，边缘整齐。注意：推片时，角度越大，则越厚越短。血涂片的染色的过程分为标记血涂片、加 Wright 染液、加缓冲液、冲洗染液、判断染色结果等步骤。Wright 染色法（由伊红和亚甲蓝溶解于甲醇制成）是最常用的染色方法，尤其对于胞质成分及中性颗粒等染色；Giemsa 染色法对胞核和寄生虫着色较好。

三、血液的一般检验

血液检验项目中最基础和最常用的检验，主要包括手工法和仪器法，其检测内容包括血细胞的计数与分类、血细胞的形态学观察、止血凝血筛检试验、血型鉴定和交叉配血等。

（一）红细胞检查

1. 红细胞计数　方法有显微镜法和血液分析仪法。显微镜法主要采用等渗稀释液将血液标本稀释一定倍数（200 倍）后，充入血细胞计数板中，在显微镜下计数一定区域（体积）内的红细胞数量，经换算求出每升血液中红细胞的数量。利用显微镜法可进行血液分析仪异常检查结果的复查；血液分析仪法缺点是成本高，环境条件要求高。

红细胞的数量变化主要有生理性变化和病理性变化。生理性变化如长期重度吸烟使机体处于缺氧状态，造成 RBC 增多；长期饮酒使肝功能减弱，造成 RBC 减少。病理性变化常见于红细胞的病理性增多和病理性减少 2 种情况。

病理性增多主要包括：①相对性增多：如呕吐、高热、腹泻、大面积烧伤等血容量减

少，RBC 相对性更多；②绝对性增多：继发性绝对增多是由于组织缺氧，EPO 代偿性增高。病理性减少常见于各种原因引起的贫血，按病因不同可将贫血分为三大类。第一类为红细胞生成减少，主要见于骨髓功能衰竭、造血物质缺乏或利用障碍；第二类为红细胞破坏增多，主要见于红细胞内在的缺陷、红细胞外在的缺陷、红细胞丢失等。

2. 血红蛋白测定　血红蛋白包括还原血红蛋白、氧合血红蛋白、高铁血红蛋白和碳氧血红蛋白等。当前检查血红蛋白的主要方法为氰化高铁血红蛋白测定法。正常血红蛋白的参考区间为：①成年：男性 120～160g/L，女性 110～150g/L。②新生儿：170～200g/L。

3. 红细胞的形态检查　显微镜法主要用于红细胞形态的识别，特别是异常形态的鉴别，也是仪器检测法的复查方法。红细胞形态检查常作为追踪贫血线索的一项重要内容。正常形态的红细胞特征为双凹圆盘状，大小相对均一。Wright 染色后为粉红色，向心性淡染，胞质内无异常结构。

4. 血细胞比容测定（HCT）　是指一定体积的全血中细胞所占体积的相对比例（图 18-1）。HCT 的临床意义与 RBC 相似，HCT 减少是诊断贫血的指标。若 RBC 正常，血浆量增加，为假性贫血；HCT 增加可因 RBC 绝对增加或血浆量减少所致。

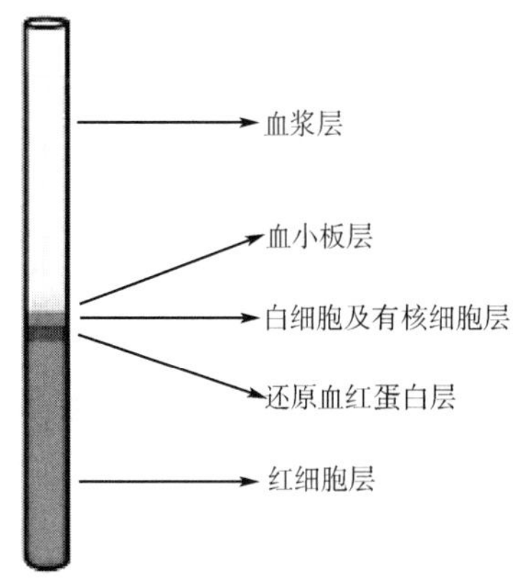

图 18-1　血细胞比容结果判断

5. 网织红细胞计数　网织红细胞（RET）是介于晚幼红细胞和成熟红细胞之间的过渡细胞，略大于成熟红细胞，其胞质中残存有嗜碱性物质 RNA。该 RNA 经碱性染料活体染色后，形成蓝色或紫色的点粒状或丝网状沉淀物。ICSH 及我国卫生部临床检验中心推荐使用 Miller 窥盘法进行网织红细胞计数。网织红细胞计数是反映骨髓造血功能的重要指标。利用 RET 的计数，可以进行：①评价骨髓增生能力，判断贫血类型；②评价贫血疗效；③放疗和化疗的监测；④药物影响。

6. 红细胞沉降率测定　红细胞沉降率简称血沉，是指在规定条件下，离体抗凝全血中的红细胞自然下沉的速率。血沉是一项常规筛检试验，虽然特异性差，但仍然具有一定的临床参考价值。临床上，血沉主要用于观察病情的动态变化、区别功能性与器质性病变、鉴别良性与恶性肿瘤等。

（二）白细胞检查

白细胞包括粒细胞、淋巴细胞和单核细胞三大类。其中粒细胞分为中性粒细胞、嗜酸粒细胞和嗜碱粒细胞。中性粒细胞因胞核的分叶情况不同又可分为中性分叶核粒细胞和中性杆状核粒细胞。

1. 白细胞计数　是指测定单位容积的外周血液中白细胞总数，其结果仅反映了循环池的粒细胞数量变化。进行白细胞计数方法有显微镜法和血液分析仪法，每种方法各有优缺点。

显微镜法是采用白细胞计数稀释液（如冰乙酸）将血液标本稀释一定倍数，同时破坏红细胞和固定白细胞，充入血细胞计数板，在低倍镜下计数一定区域（体积）内的白细胞数量，经换算求出每升血液中白细胞总数。该方法是 WHO 的推荐方法，可用于校准血液分析仪及其计数结果异常的复查。而血液分析仪法具有标本用量少、操作便捷，适用于大批量样品普查等优点。

2. 白细胞分类计数　是在显微镜下观察染色后血涂片上白细胞的形态（图 18-2），并进行分类计数，以求得各种白细胞的比值（百分率）和绝对值。白细胞的分类计数方法有显微镜法和血液分析仪法，显微镜法的优点是 DLC 的推荐方法，能及时发现各种细胞形态的病理性变化。而血液分析仪法是 DLC 筛检的首选方法，其具有检测速度快、分离细胞多、重复性好、准确性高、易于标准化、报告形式多样，有异常结果报警，提示诊断方向等优点，但不能准确识别细胞类别和病理性变化，只能做筛检。

利用显微镜进行白细胞分类计数的原理为：将血液制备成血涂片，经 Wright 染色后，在油镜下，根据白细胞形态特点逐个分类计数白细胞（一般计数 100～200 个），并观察其形态变化，然后求得各种白细胞的比值（百分率）。根据白细胞计数的结果，求得每升血液中各种白细胞的绝对值（绝对值=白细胞计数值×该种白细胞分类计数的百分率）。

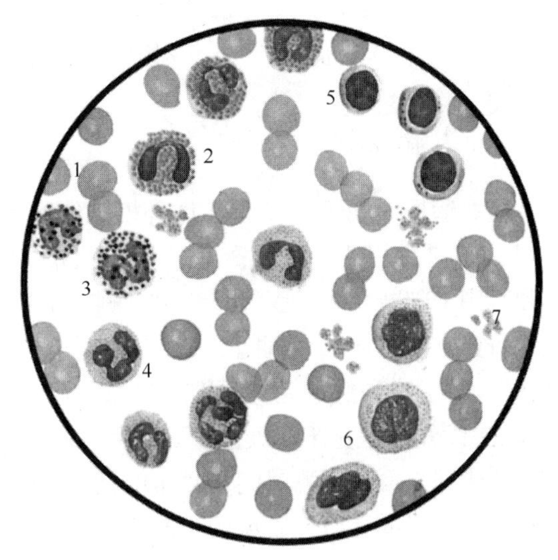

图 18-2　各种血细胞的形态

1. 红细胞；2. 嗜酸粒细胞；3. 嗜碱粒细胞；4. 中性粒细胞；5. 淋巴细胞；6. 单核细胞；7. 血小板

在外周血液中，由于中性粒细胞占白细胞总数的 50%～70%，故其数量的增多或减少可直接影响白细胞总数的变化。因此，白细胞总数变化的临床意义与中性粒细胞数量变化的临床意义基本一致。白细胞或中性粒细胞生理性增多一般为暂时性的，去除影响因素后则可恢复正常。中性粒细胞病理性增多的原因很多，大致上可归纳为两大类：反应性增多和异常增生性增多。某些药物也可引起中性粒细胞增多。中性粒细胞病理性减少主要见于中性粒细胞增殖和成熟障碍，中性粒细胞在血液和组织中消耗或破坏过多所致和中性粒细胞分布异常等情况。

3. 血小板检查

（1）血小板计数：血小板是由骨髓造血组织中的巨核细胞产生，具有维持血管内皮完整性及黏附、聚集、释放、促凝和血块收缩的功能。血小板计数即测定单位容积的血液中血小板的数量，血小板计数是止血、凝血检查最常用的实验之一。血小板计数的检查方法有显微镜计数法、血液分析仪法和流式细胞仪法等。其中，血液分析仪法是目前常规筛检血小板的主要方法。为保证计数质量的准确性，应避免血小板被激活、破坏，避免杂物污染是血小板计数的关键。

（2）血小板形态检查：正常血小板呈两面微凸的圆盘状，新生血小板体积大，成熟者体积小（图 18-3）。异常血小板形态包括大小异常、形态异常、聚集性和分布异常。其中，当血小板黏附、围绕于中性粒细胞周围（或偶尔黏附于单核细胞）时，称为血小板卫星现象（图 18-4）。

4. 血栓与止血一般检查　血栓与止血试验能够为出血性与血栓性疾病的诊断和治疗提供必要依据。国际血栓与止血学会相关检验项目中血栓与止血试验大约有 130 项，本节仅介绍血栓与止血的一般检查指标，包括 PT、APTT、TT、Fg 等。

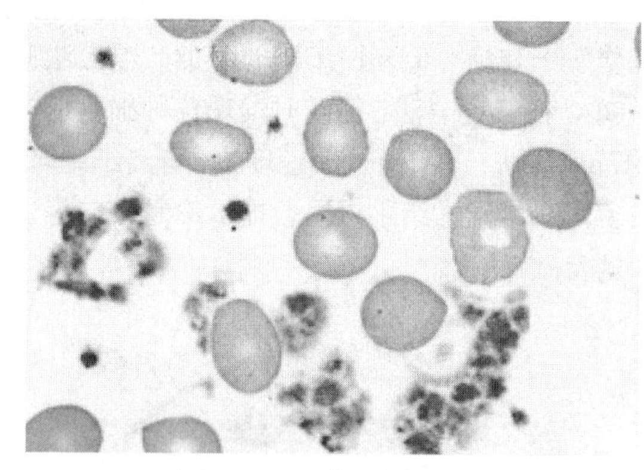

图 18-3 正常血小板形态

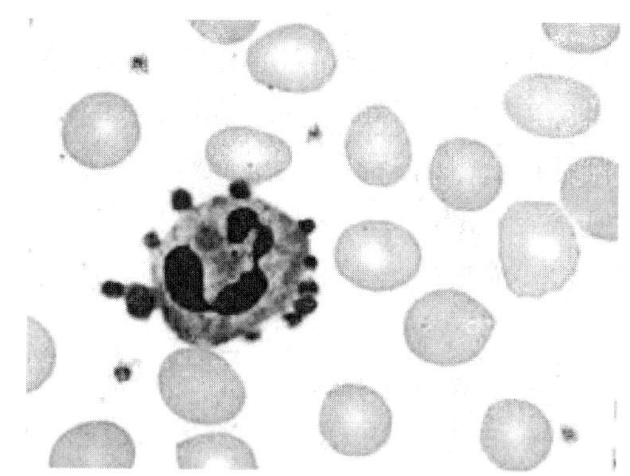

图 18-4 血小板卫星现象

凝血酶原时间（PT）是在体外模拟体内外源性凝血的全部条件，测定血浆凝固所需的时间。PT 是常用的外源性凝血途径和共同凝血途径的筛检指标之一。采血时应避免标本溶血和凝固，判断血浆凝固终点是 PT 测定结果能准确性的关键。PT 测定结果基于每个实验室本身建立的相应参考区间。如果 PT 延长，常见由以下因素引起：先天性的 FⅡ、FⅤ、FⅦ、FⅩ缺乏症和低（无）纤维蛋白原血症；获得性凝血因子缺乏；血循环中的抗凝物质。如果 PT 缩短，常见于先天性 FⅤ增多症、高凝状态和血栓性疾病和药物的影响。

活化部分凝血活酶时间（APTT）是在体外模拟体内内源性凝血的全部条件，测定血浆凝固所需的时间，以反映内源性凝血因子、共同途径是否异常和血液中是否存在抗凝血物质。纤维蛋白原（Fg）是血浆浓度最高的凝血因子。Fg 浓度或功能异常均可导致凝血障碍。Fg 是一种急性时相反应蛋白。Fg 增高可能是一种非特异性反应，常见于感染、无菌性炎症、血栓前状态与血栓性疾病、恶性肿瘤、烧伤、外科手术后等情况；Fg 降低主要见于原发性纤维蛋白原减少或结构异常及继发性纤维蛋白原减少。

凝血酶时间（TT）是反映血浆中纤维蛋白原转变为纤维蛋白的筛检指标之一。TT 延长主要反映 Fg 浓度减少或功能异常及血液中存在相关的抗凝物质。由于试剂中凝血酶浓度不同，其检测结果存在差异，故每个实验室必须建立相应的参考区间。

5. 血型鉴定 血型系统是指由单个基因座或多个紧密连锁的基因座上的等位基因所产生的一组抗原。依据血液各种抗原成分不同，血型系统可分为红细胞系统、白细胞系统、血小板血型系统及血清型。其中，红细胞血型系统包括 30 个血型系统，其中最为常见的 ABO 血型系统和 Rh 血型系统。

ABO 血型系统主要有 A 型、B 型、O 型和 AB 型 4 种基本血型，其抗原抗体组成见表 18-1。Rh 血型是最复杂的红细胞血型系统之一；常规应用抗 D 血清检查红细胞上有无 D 抗原确定被检者的 Rh 血型。鉴定 Rh 血型的方法即酶介质法即可鉴定抗原又可检测抗体，是 Rh 血型鉴定和交叉配血的常用方法；抗人球蛋白试验是检测红细胞上不完全抗体的最可靠方法。

交叉配血有利于进一步验证血型，发现亚型和不规则抗体；同型配血时，主测，次测出现溶血是配血不合的表现。反应温度、反应时间、离心条件是血型鉴定和交叉配血的重要影响因素，必须按照操作规程严格控制。

表 18-1 ABO 系统的抗体抗体组成

血型	红细胞上抗原	血清中抗体
A	A	抗 B
B	B	抗 A
O	—	抗 A、抗 B
AB	A、B	—

第二节 尿液检验

一、尿液标本的采集与处理

（一）尿液标本的采集

尿液标本采集的质量保证主要掌握 3 个方面：①患者状态和标本放置时间对尿液检验结果的影响；②药物对检验结果的影响；③尿液采集过程的影响，包括标本采集操作规程、标本采集器材要求、运送接收制度、标本标识唯一性和标本验收制度等。

尿液标本类型和采集方式取决于送检目的，临床常用尿液标本种类有晨尿、随机尿、计时尿、特殊尿标本等。晨尿是指清晨起床后、未进早餐和做运动之前第一次排出的尿液。可用于肾脏浓缩功能的评价、人绒毛膜促性腺激素（hCG）测定及血细胞、上皮细胞、管型、结晶及肿瘤细胞等有形成分检查。随机尿易受饮食、运动、药物的影响，但随机尿标本新鲜、易得，最适合于门诊、急诊患者的尿液筛检。计时尿是指采集规定时段内的尿液标本，准确的计时和规范的操作（包括防腐方法、食物或药物禁忌等）是确保计时尿检验结果可靠的重要前提。计时尿常用于化学成分的定量测定、内生肌酐清除率试验和细胞学检查。

特殊尿标本：尿三杯试验和红细胞形态检查用于泌尿系统出血部位的定位；浓缩稀释试验主要用于评价远端肾小管的浓缩稀释功能；酚红排泌试验主要反映肾脏近曲小管上皮细胞的主动排泌功能。

（二）尿液标本的保存与处理

1. 尿液标本的保存 尿液标本应在采集后的 2h 内检查完毕，对不能及时检查的尿液标本，必须进行适当处理或保存，以降低因标本送检时间延迟时而引起的理化性状的改变。最简单的保存方法是冷藏，一般可保存 6h，它可抑制细菌的生长，但有尿酸盐和磷酸盐沉淀可影响显微镜检查结果。

2. 尿液标本的处理 尿液常规筛检尽量不要使用防腐剂，然而对计时尿标本和在标本采集后 2h 内无法进行尿液检查，或被检查的成分不稳定时，可加入特定的化学防腐剂。同时，尿液仍需冷藏保存。常用的防腐剂，如甲醛、甲苯、麝香草酚、浓盐酸和氟化钠等，每一种防腐剂用途不同，不能错用或相互替代。甲醛适用于对尿液中的细胞、管型等有形成分的固定；而甲苯常用于尿糖、尿蛋白等化学成分的定性或定量检查；相对来说，麝香草酚则对尿液中有形成分和化学成分均有保护作用；浓盐酸适于激素成分的保护。

二、尿液的一般检验

（一）尿液理学检查

尿液理学检查主要包括尿量、颜色、透明度、比重及尿渗量等。

尿量是指 24h 内排出体外的尿液总量。成年人 1～2L/24h；儿童按体重计算尿量，为成年人的 3～4 倍。

颜色和透明度，正常尿的颜色为淡黄色、清晰透明。透明度一般以浑浊度表示，可分清晰透明、轻微浑浊（雾状）、浑浊（云雾状）、明显浑浊 4 个等级。其临床意义表现在以下 2 个方面：①生理变化：健康人尿液因含有尿色素等物质而多呈淡黄色。②病理变化：尿液常见的颜色变化有红色、深黄色、白色等。红色尿液是最常见的尿液颜色的变化，见于血尿、血红蛋白尿、肌红蛋白尿、卟啉尿等；深黄色最常见于胆红素尿；白色尿液见于乳糜尿、脓尿和结晶尿；此外尿液还有黑褐色、蓝色、淡绿色。

尿比重是指尿液在 4℃时与同体积纯水重量之比，是尿液中所含溶质浓度的指标。尿比重可粗略反映肾脏的浓缩与稀释功能。有高比重尿和低比重尿之分。尿液比重小于 1.015 时，称为低渗尿或低比重尿。如尿液比重固定在 1.010±0.003（与肾小球滤过液比重接近），称为等渗尿，提示肾脏稀释浓缩功能严重损害；尿崩症常出现严重的低比重尿。

尿渗量是指尿液中具有渗透活性的全部溶质微粒的总数量，与颗粒大小及所带电荷无关，反映了溶质和水的相对排出速度，蛋白质和葡萄糖等大分子物质对其影响较小。尿渗量主要与溶质的颗粒数量有关，在评价肾脏浓缩和稀释功能方面，较尿比重优越，也可用于鉴别肾前性少尿和肾性少尿。

气味：正常的尿液气味为微弱芳香气味。烂苹果气味见于糖尿病酮症酸中毒；大蒜臭味见于有机磷农药中毒；鼠尿味见于苯酮尿症。

（二）尿液化学检查

1. 酸碱度 尿液酸度检测主要用于了解机体酸碱平衡和电解质平衡情况，尿液酸碱度是诊断呼吸性或代谢性酸/碱中毒的重要指标。另外，可通过尿液 pH 的变化来调节结石病患者的饮食状态，或帮助机体解毒、促进药物排泄。有生理性变化和病理性变化 2 种分类。

2. 蛋白质 是尿液化学成分检查中最重要的项目之一。正常情况下，由于肾小球滤过膜的孔径屏障和电荷屏障作用，所以尿液中不含蛋白质。然而由于各种原因导致尿中可检出蛋白质，常见的原因有：①生理性蛋白尿：因机体内、外环境因素的变化所产生的蛋白尿，称生理性蛋白尿，包括功能性蛋白尿、体位性蛋白尿、偶然性蛋白尿等；②病理性蛋白尿：包括肾小球性蛋白尿、肾小管性蛋白尿、混合性蛋白尿、溢出性蛋白尿和组织性蛋白尿。

3. 葡萄糖 健康人尿液中有微量葡萄糖，普通方法检测为阴性。尿液中是否出现葡萄糖取决于血糖浓度、肾血流量和肾糖阈。尿糖检测主要用于内分泌性疾病，如糖尿病及其他相关疾病的诊断、治疗监测、疗效观察等，尿糖检测时应同时检测血糖，以提高诊断的准确性。

4. 酮体 是乙酰乙酸（占 20%）、β-羟丁酸（占 78%）及丙酮（占 2%）的总称。各种检测是基于亚硝酸铁氰化钠法生成了紫色化合物进行检测的。尿酮体检查常被用于糖代谢障碍和脂肪不完全氧化性疾病或状态的辅助诊断。强阳性结果具有医学应用价值，只有约10%的患者体内仅有 β-羟丁酸而呈阴性反应。

5. 胆红素、尿胆原和尿胆素 健康人血液结合胆红素含量很低，尿液中不能检出。当结合胆红素增高超过肾阈值时，结合胆红素即可从尿中排出。尿液胆红素的检查主要用于黄疸的诊断和鉴别诊断。尿液胆红素阳性见于胆汁淤积性黄疸、肝细胞性黄疸，而溶血性黄疸为阴性。尿胆原和尿胆素的测定有助于黄疸的诊断和鉴别诊断。

6. 血红蛋白 溶血时是否出现血红蛋白尿取决于血浆内游离的 Hb、结合珠蛋白和肾小管重吸收能力等 3 个因素。尿液出现 Hb 是血管内溶血的证据之一，因此，尿液 Hb 测定有助于血管内溶血性疾病的诊断。

7. 亚硝酸盐 正常尿液中不含亚硝酸盐。目前，亚硝酸盐作为尿液化学检查组合项目之一，主要用于尿路感染的快速筛检。与大肠埃希菌感染的相关性高，阳性结果常表示有细菌存在，但阳性程度不与细菌数量成正比。尿细菌培养法为确证试验。

三、尿液分析仪检查

尿液分析仪的应用，极大地促进了尿液标本临床检测的应用，为疾病的诊断提供了较为重要的参考。尿液干化学分析仪是检测尿液化学成分的自动化仪器，也是临床上应用最为广泛的尿液分析仪器。其优点是：标本用量较少；速度快，项目多；重复性好，准确性较高；适用于大批量标本的筛检。

尿液干化学法的检测原理：尿液的化学成分使多联试带上的试剂模块发生颜色变化，颜色深浅与尿液中化学成分的浓度成正比。当试带进入尿液干化学分析仪比色槽时，各试剂模块依次受到仪器光源照射并产生不同的反射光，仪器接受不同强度的光信号后，将其转换为相应的电信号，经微电脑处理，计算出各检测参数的反射率，与标准曲线比较校正，最后以定性或半定量方式自动输出结果。

四、尿液有形成分检验

（一）尿液有形成分的显微镜检查

尿液有形成分是指通过尿液排出体外并能在显微镜下检查到的成分，如细胞、管型、病原体和结晶等。通过检查尿液有形成分可以了解泌尿系统的变化，对泌尿系统疾病的诊断、鉴别诊断及预后判断等有重要意义。尿液有形成分的检查也可以弥补理学、化学等检查难以发现的异常变化，对减少漏诊、误诊有重要价值。目前，标准化尿液显微镜检查法是尿液有形成分检查的“金标准”。

尿液有形成分检查的方法有显微镜检查法和尿液沉渣分析仪法，前者又可以分为未离心显微镜检查法、离心显微镜检查法，这两种方法中又有染色与不染色之分。未离心未染色显微镜检查法可以最大限度地保持各类有形成分的原始形态，避免对有形成分的破坏，而离心后可破坏有形成分形态，使检查困难或漏检。为提高诊断的准确率，推荐使用标准化定量计数板法。

尿液中的有形成分会因病理状态而多种多样，主要包括红细胞、白细胞、吞噬细胞、上皮细胞、管型和结晶等。①尿液中红细胞的诊断有助于诊断泌尿系统的出血和定位；②尿液中白细胞检查主要用于感染性炎症和肾移植排斥反应的辅助诊断；③尿液上皮细胞来源广泛，可按组织学和形态学进行分类，对泌尿系统病变的定位诊断有重要意义；④管型是蛋白质、细胞及其崩解产物在肾小管、集合管内凝固而成的圆柱形蛋白凝聚体，对急性或慢性肾炎、肾病综合征有特异的诊断意义（图 18-5）；⑤尿液中的结晶受 pH、溶解度和温度的影响，某些结晶对诊断具有诊断价值。

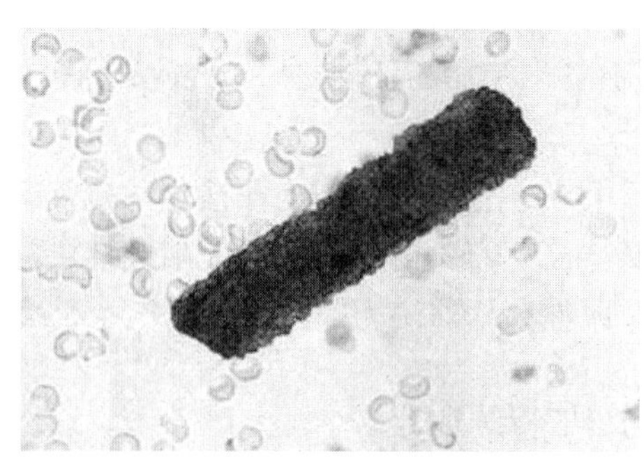

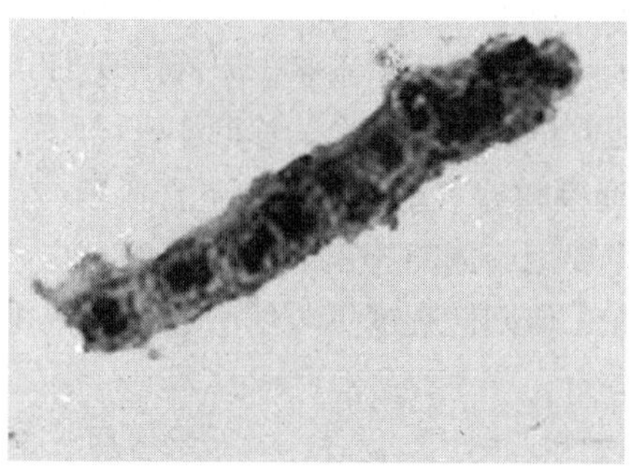

图 18-5　红细胞管型（左图）及白细胞管型形态（右图）

（二）尿液有形成分分析仪检查

尿液有形成分分析仪具有快速、误差小、精密度高、保护检验人员安全的特点。除了给出主要有形成分的定量参数外，还给出一些标记参数和有关红细胞的信息。它比手工显微镜检查具有优势，但也存在明显不足，因此，目前尿液有形成分分析仪还不能完全取代显微镜。全自动尿液有形成分分析主要用于肾脏疾病及其他相关疾病的诊断、治疗和预后判断，还可提供红细胞形态的相关信息，对鉴别血尿来源具有重要价值。

第三节　粪 便 检 验

一、粪便标本的采集与处理

常规的检查标本应采集新鲜标本，选择含有异常成分的粪便。对于外观正常的标本最好从其表面、深处及末端等多次采集。寄生虫粪便标本送检时间不宜超过 24h，而肠道原虫滋养体应立即检查。做隐血试验前三天禁食肉类、动物血和某些蔬菜等，并禁服铁剂及维生素 C 等可干扰试验的药物。粪胆原定量试验应连续采集 3 天粪便标本，每天混合称重，可用于梗阻性黄疸诊断。

粪便检验后应将粪便和纸类或塑料等容器投入焚化炉中烧毁；搪瓷容器、载玻片等应浸泡于消毒液中（如 0.5%过氧乙酸、苯扎溴铵等）24h 后弃消毒液，再加水煮沸、流水冲洗，晾干后备用。

二、粪便的一般检查

粪便的一般检查分为理学检查、化学检查和显微镜检查等。

1. 粪便的理学检查　粪便的理学检查主要是针对粪便的量、颜色、性状和寄生虫的检查。一般健康成年人排便频率可隔天 1 次至每天 2 次，多数为每天 1 次。当胃肠道、胰腺有炎症或功能紊乱时，排便频率会发生变化。肉眼观察粪便颜色有助于初步诊断肠道疾病，如病理性灰白色常见于肠道梗阻、肠结核；黑色柏油样便见于上消化出血；出现米泔水样便时是霍乱和副霍乱的症状。便中存在虫体较大的肠道寄生虫，如蛔虫、蛲虫、绦虫等或其片段时，肉眼即可分辨。

2. 粪便的化学检查　粪便的化学检查有酸碱度反应、隐血试验、粪胆素、粪胆原和脂肪测定等，其中隐血试验是最有意义的化学检查。上消化道出血量小于 5ml，粪便中无可见的血液，且红细胞被破坏，显微镜检查也未见到红细胞，需用化学法、免疫法等才能证实的出血，称为隐血，检查粪便隐血的试验称为粪便隐血试验（FOBT）。健康人的 FOBT 实验结果为阴性，FOBT 检查主要用于消化道出血、消化道肿瘤的筛检和鉴别。FOBT 阳性见于消化道出血、药物导致的胃黏膜损伤（如服用阿司匹林、消炎痛、糖皮质激素等）、肠结核、Crohn 病、胃溃疡、各种胃炎、溃疡性结肠炎、结肠息肉、钩虫病、消化道恶性肿瘤等。同时，FOBT 检查可用于消化性溃疡与肿瘤出血的鉴别。FOBT 对消化性溃疡的阳性诊断率为 40%～70%，呈间断性阳性；消化道恶性肿瘤阳性率早期为 20%，晚期可达 95%，且呈持续性阳性。

3. 粪便的显微镜检查　粪便显微镜检查主要是检查粪便中有无病理成分，如各种细胞、寄生虫及虫卵、致病细菌、真菌、原虫等，以寄生虫检查最为重要（图 18-6）。粪便检验是诊断肠道寄生虫感染最直接和最可靠的方法。寄生虫虫卵检查方法有直接涂片法、厚涂片透明法、加藤法、浓集法、浮聚法等。可根据不同虫卵特点选择不同方法，其中甲醛-乙酸乙酯沉淀法、厚涂片透明法和加藤法为 WHO 推荐的方法。

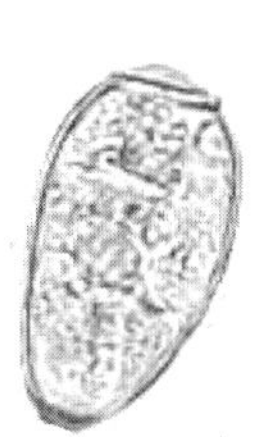

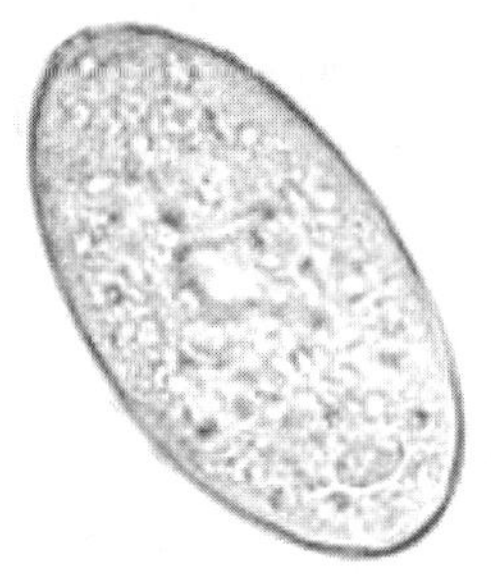

图 18-6　肺吸虫虫卵（左图）和姜片虫卵（右图）

三、粪便检验的质量保证

粪便标本采集与处理的质量保证涉及容器的特点、标本要求、及时送检和患者准备。在采集常规的粪便标本时，应使用一次性、无渗漏、有盖，必要时无菌的容器。根据目的选择最有价值的标本，并且注意标本送检的时间，以免延误了检验的适用时间，造成结果的不准确。检验前告知患者停用影响检验结果的药物和食物。

粪便显微镜检查的质量保证要求检验者具有较好的技能和专业水平，以提高诊断和鉴别的准确性。观察时，应按“城垛”式观察顺序进行，先用低倍镜观察全片，然后用高倍镜观察 10 个以上视野，以防漏检。

FOBT 检测的质量保证涵盖了检验前、检验中和检验后的各个阶段。在检验前，应嘱患者停服可干扰检测的药物，并行多部位采集标本。检验中要做阴性和阳性质控对照试验，若出现失控则必须重新进行试验，保证检测的温度并严格准确地按照说明书的结果判断时间判断结果。检测后要严格做好检验报告的审核，必要时应联系患者的病情综合分析检验结果的可靠性，并与临床沟通，核对检验结果与疾病的符合率。

第四节　体 液 检 验

一、脑脊液检查

脑脊液的采集一般选择腰椎穿刺，必要时可选择小脑延髓池或侧脑室，穿刺成功后首先应做压力测定。根据检验目的将脑脊液标本分别收集于 3 个无菌容器中，第一管做细菌学检查，第二管做化学或免疫学检查，第三管做常规检查。脑脊液理学检查和常规化学检查项目包括蛋白质、葡萄糖、氯化物测定。脑脊液颜色和凝固性的变化可作为诊断中枢神经系统和梗阻的提示指标。正常的脑脊液是清澈透明的，当伴有细菌感染时，可使其浑浊。

脑脊液中所含蛋白质很少，约为血浆的 1%，主要是白蛋白，其阳性结果常见于脑组织和脑膜炎症性病变。葡萄糖定量检测可作为评价血脑屏障完整性的指标，但需注意健康人脑脊液葡萄糖含量为血糖的 50%～80%，早产儿及新生儿因血-脑脊液屏障发育不完善，含量比成人略高。脑脊液中氯化物的正常含量约为血浆的 1.25 倍，其作用是保持脑脊液的渗透压。当 pH 增加时，氯化物浓度会增高；pH 降低时，氯化物浓度也会降低。脑脊液中酶的检测有助于神经系统器质性和感染性病变的确认。

脑脊液检查在临床上的应用：①在中枢神经系统感染性疾病诊疗中的应用，如病毒性脑膜炎、结核性脑膜炎和真菌性脑膜炎的诊断；②在中枢神经系统肿瘤诊疗中的应用。脑脊液检查发现肿瘤细胞，有助于中枢神经系统肿瘤的诊断。

二、浆膜腔积液检查

浆膜腔积液分为漏出液（比重>1.018）和渗出液（比重<1.015），其产生的机制和原因不同，前者为非炎性，后者为炎性。浆膜腔积液按部位不同，可分为胸膜腔积液、腹膜腔积液和心包膜腔积液。浆膜腔积液不但需要鉴别渗出液和漏出液，还需要鉴别良性和恶性积液。浆膜腔积液检查的目的在于鉴别积液的性质和明确积液的原因。常规检查项目仅限于理学、化学和细胞学检查，鉴别积液性质的符合率较低；随着特异性化学和免疫学检验指标的增加，提高了浆膜腔积液性质诊断的符合率。

三、关节腔积液检查

健康人关节腔分泌极少量滑膜液，当关节有炎症、损伤等病变时，滑膜液增多，称为关节腔积液。检验人员在无菌操作下进行关节腔穿刺术采集，按需将标本分别置于 3 个无菌试管中，第一管用于微生物学检查，第二管肝素抗凝用于细胞学及化学检查，第三管不加抗凝剂用于观察有无凝固。

正常的关节腔积液应该是无色透明，当发生关节炎症时，因积液中透明质酸被中性粒细胞释放的酶降解，以及因积液稀释均可使积液黏稠度降低。化学检查中的膜蛋白凝块形成实验有助于反映透明质酸、蛋白质含量和聚合作用情况，凝块形成不良多见于化脓性关节炎、结核性关节炎等。关节腔积液的显微镜检查包括细胞的计数与分类，结晶可见于各种痛风。关节腔积液的检查对于区别不同类型的关节炎具有实用价值。

四、精 液 检 查

精子采集后应注意于 20～37℃保温加盖，并在 1h 内送检。正常精液外观为灰白或乳白色，不透明。黄色脓性精液见于精囊炎或前列腺炎。排精后 60min 内，精子活动率为 80%～90%，精子的活动力分为三级，即前向运动、非前向运动和无运动。传统的精液检查带有很大的主观性，不同检验人员检查的结果有时差异很大，并且对精子运动能力的判断缺少严格的量化指标。计算机辅助精子分析、精子功能检查、精浆化学和免疫学成分及遗传基因的检验为男性不育症的诊断提供了新的技术。

五、前列腺液检查

前列腺检查是前列腺炎、前列腺肿瘤的辅助诊断方法。传统的检验项目结合化学、免疫学成分检验，为前列腺疾病诊断提供了良好的指标。采集前列腺液应掌握前列腺按摩的禁忌证，如疑有前列腺结核、脓肿、肿瘤或急性炎症且有明显压痛者，应禁止或慎重采集标本。在前列腺常见有形成分中，前列腺炎时可见磷脂酰胆碱小体减少、成对或分布不均；较严重时磷脂酰胆碱小体被吞噬细胞吞噬而消失。前列腺颗粒细胞增多常见于老年人前列腺炎，减少则无临床意义。

六、阴道分泌物检查

阴道分泌物是女性生殖系统分泌的液体，俗称白带。阴道分泌物的检查常用于雌激素水平的判断和女性生殖系统验证、肿瘤的诊断及 STD 的检查。它的检查包括理学检查和显微镜检查。阴道分泌物的理学变化包括脓性、豆腐渣样、黄色水样和灰白色奶油样。在滴虫性或化脓性感染时可见黄色或黄绿色、味臭样阴道分泌物；泡沫脓性则见于滴虫性阴道炎；豆腐渣样白带常伴外阴瘙痒，见于假丝酵母菌性阴道炎；灰白色奶油样是阴道加德纳菌感染的典型特征，在阴道分泌物中发现线索细胞（图 18-7）是诊断加德纳菌性阴道炎的重要指标之一。

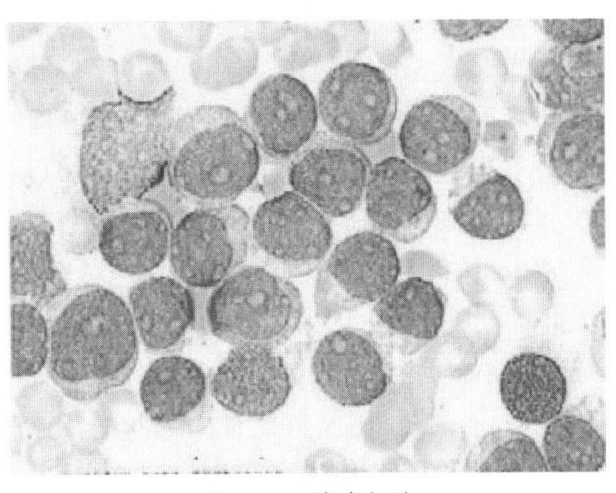

图 18-7　线索细胞

七、胃液及十二指肠引流液检查

胃液检查对于了解胃的分泌功能，胃、十二指肠相关疾病诊断和鉴别有较好的实用价值。胃液检查结果与胃液标本的采集密切相关，患者应在 24～72h 内停服影响检查结果的药物；检查前晚只能进食流质食物，检查前 12h 内不能进食或饮水。胃液检查可应用于胃分泌功能检查、贫血的鉴别诊断和肺结核的辅助诊断；十二指肠引流液检查则可用于协助诊断某些寄生虫病、诊断胆石、诊断伤寒带菌者和诊断胰腺疾病。

八、羊水检查

羊水是妊娠期母体血浆通过胎膜进入羊膜腔的液体。妊娠早期羊水成分与组织间漏出液相似。随着胎儿的发育成长，妊娠中后期羊水的来源发生了改变，成分也随之改变。羊水的理学检查包括羊水量、颜色的检查，可用于诊断胎儿畸形、胎儿溶血或胎儿窘迫症等。羊水化学检查的项目较多，如甲胎蛋白（AFP）、胆碱酯酶（CHE）、反三碘甲状腺氨酸（rT3）等，对预测和了解胎儿的生长发育、某些遗传性疾病的诊断有重要意义。随着妊娠的进展，胎儿皮脂腺逐渐成熟，脂肪细胞也逐渐增多。因此，通过进行羊水的脂肪细胞计数，可以评价胎儿皮肤的发育程度。

测定羊水肌酐和葡萄糖浓度可作为评估、观察胎儿肾脏成熟度的指标；检测羊水中胆红素浓度可以反映胎儿肝脏成熟度；测定羊水淀粉酶可用于评价胎儿唾液腺的成熟度。羊水检查对监测胎儿生长发育、诊断各种先天性和遗传性疾病、降低遗传病的发病率、实现优生优育等具有重要意义，但羊水检查也有一定的危险性，所以必须严格掌握其适应证和禁忌证。

九、痰液与支气管肺泡灌洗液检查

1. 痰液的检查 痰液检查主要用于呼吸系统炎症、结核、肿瘤、寄生虫病的诊断，对支气管哮喘、支气管扩张、慢性支气管炎等疾病的诊断、疗效观察和预后判断也有一定价值。痰液采集后应立即送检，以防细胞分解、细菌自溶。不能及时送检时，可暂时冷藏保存，但不能超过 24h。应连续送检 3 次，以提高检查的阳性率。痰液量的增多常见于支气管扩张、肺脓肿、肺水肿和肺空洞性病变等。但有支气管阻塞使痰液不能排出时，可见痰液量减少，则提示表明病情加重。

不同疾病产生的痰液可有不同的性状，甚至出现异物，这种性状改变有助于临床诊断。正常情况下痰液中无红细胞，但含有少量中性粒细胞和少量上皮细胞。病理性痰液可见较多的红细胞、白细胞及其他有形成分。

2. 支气管肺泡灌洗液（BALF）检查 支气管肺泡灌洗术（BAL）是一种通过纤维支气管镜对支气管以下肺段或亚肺段水平反复以无菌生理盐水灌洗、回收、获取样本，并对其进行一系列检查与分析的技术。BALF 的细胞学、化学、酶学和免疫学等检查结果，可作为探讨肺部疾病的病因、发病机制、诊断、评价疗效和预后判断的重要依据。

第五节　细胞病理学基本检验

一、细胞病理学的基本检验技术

（一）标本的采集

标本的采集可分为对自然脱落细胞和非自然脱落细胞的采集。自然脱落细胞的采集方法包括咳出、排泄或导尿、挤压。非自然脱落细胞是指通过物理刮擦作用取得的细胞，其采集方法包括刷取、刮取、灌洗。当然通过穿刺吸取或非吸取法，也可从充满液体的器官或实体性器官中采集细胞标本，如肿瘤、心包膜腔积液、胸膜腔积液、腹膜腔积液和脑脊液等。影像学技术能对小而深、移动且难以触摸的病变部位进行定位，有助于穿刺采集标本。

（二）涂片的制备

直接涂片是将新鲜标本直接涂在载玻片上（图 18-8 显示血涂片的制备），而间接涂片是将各种液体标本进行浓缩处理后再涂片。渗出液、灌洗液和尿液等标本不易黏附在载玻片上，宜采用蛋白类（如牛血清蛋白）或离子类（如多聚赖氨酸）黏附剂，增强细胞和载玻片之间的黏附力，最大限度地保存标本中的细胞。

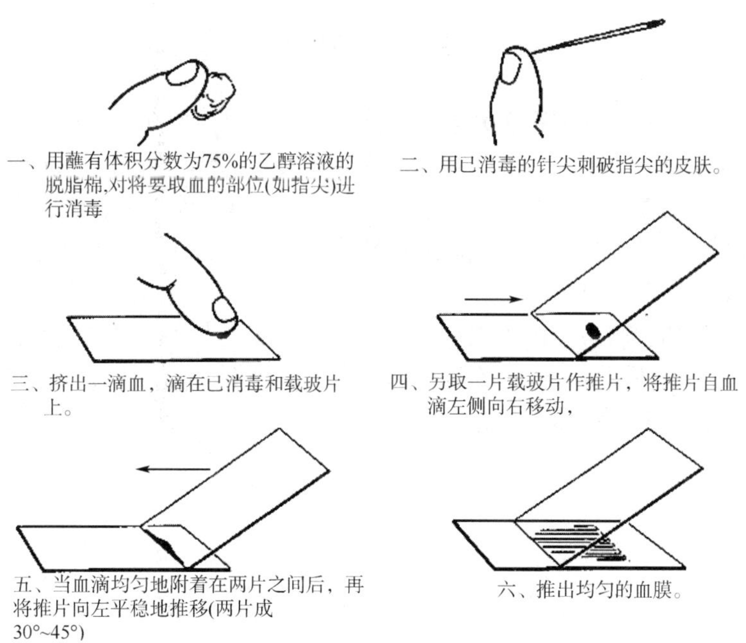
一、用蘸有体积分数为75%的乙醇溶液的脱脂棉,对将要取血的部位(如指尖)进行消毒
二、用已消毒的针尖刺破指尖的皮肤。
三、挤出一滴血，滴在已消毒和载玻片上。
四、另取一片载玻片作推片，将推片自血滴左侧向右移动，
五、当血滴均匀地附着在两片之间后，再将推片向左平稳地推移(两片成30°~45°)
六、推出均匀的血膜。

图 18-8　血涂片的制备过程

（三）标本的固定

标本的固定方法常见的有湿固定和干固定 2 类。湿固定是通过使细胞的胞质脱水、蛋白质凝固而达到固定的目的，其常用方法有浸润法和包被法。湿固定可引起细胞皱缩，适用于处理明显血性的标本。空气干燥固定是通过空气蒸发的方法达到固定目的。与湿

固定相比，空气干燥固定有使细胞增大的趋势。涂片空气干燥后应作甲醇固定，以防交叉感染。

（四）标本的染色

由于标本的固定方法不一样，所用的染色方法也各异。Papanicolaou 染色法适用于湿固定的涂片，Romanowsky 染色法适用于空气干燥固定的涂片。苏木素和伊红染色法是组织切片最常用的染色方法，也是许多细胞病理学实验室常用的染色方法。

（五）细胞病理学诊断

细胞学检查的影响因素很多，当涂片上有大量保存良好的细胞时，会提高诊断的准确性，而缺乏背景资料、涂片不佳、染色模糊等则会导致误诊。进行细胞形态学诊断时，需遵循以下原则：细胞数量和类型、结构特征、细胞核特征、细胞质特征、涂片背景和人为因素。为了最大限度的实现筛检目的，我们需要先全片观察以获取基本信息，再进行异常细胞的鉴别。

评价细胞病理学诊断的准确性和可靠性有助于比较各种不同检验技术的性能，常用的指标有灵敏度、特异度、阳性预测值、阴性预测值和准确性等。质量保证是保证细胞病理学诊断准确性的基础，包括内部质量保证机制和外部质量保证机制 2 种。细胞病理学诊断是一个复杂的过程，千万不能过分强调最终结论的重要性，且迄今为止还没有一项细胞形态学特征或一套规范的细胞形态学标准就能准确可靠地鉴别良性与恶性肿瘤。

二、正常细胞形态学

经染色后，大多数正常细胞在光学显微镜下能按组织类型和来源进行分类。根据细胞学的特点，将细胞分为上皮源性细胞和非上皮源性细胞，要掌握同一来源细胞的组织学和细胞学之间的差别。在组织学上，细胞呈侧面观；在细胞学涂片上，细胞多呈正面观。

上皮源的细胞包括鳞状上皮细胞、分泌性腺上皮细胞和纤毛上皮细胞。多数鳞状上皮细胞呈扁平、多角形、边界清晰，其大小与来源有关。在细胞学涂片上，鳞状上皮细胞形态完整。非上皮源的细胞包括内皮细胞、特殊组织细胞、支持系统和血细胞。内皮细胞位于血管内膜表面，形似间皮细胞，在其他标本中罕见内皮细胞。支持系统具有支持、传递和防御等功能，如肌肉、神经和骨髓等。

三、肿瘤细胞学基础

良性肿瘤是细胞发生异常增殖且呈局限性增生，但细胞排列和数量异常，可发生于任何组织或器官。良性肿瘤常表现为上皮细胞增生，伴有结缔组织和毛细血管增生。它与正常细胞差异很小，多相互黏附呈蜂窝状，边界清晰，胞质透明，核仁小。恶性肿瘤细胞学特点：①癌细胞大小多超出生理范围，在单一群体中常见癌细胞大小不一；②癌细胞形态异常，也可与正常细胞形态相似；③癌细胞之间黏附性差；④癌细胞核变化具有特征性，通常会出现核增大、核质比增大、形态和轮廓不规则等；⑤癌细胞质常能判断其起源和分化程度，如鳞癌细胞常含有大量角蛋白丝，腺癌细胞常显示黏液特性。

四、淋巴结细胞病理学检查

大多数肿瘤和良性病变都可导致淋巴结肿大。肿大淋巴结的细针吸取细胞学检查常作为淋巴结病变的诊断方法。良性病变如慢性淋巴结炎，常表现为滤泡性和副皮质性淋巴结增生、肉芽肿性淋巴结增生和窦性淋巴结增生。肿瘤性病变包括恶性淋巴瘤和转移性肿瘤。近年，WHO 将恶性淋巴瘤分为 B 细胞淋巴瘤、T 细胞和 NK 细胞淋巴瘤和霍奇金淋巴瘤。B 或 T 细胞淋巴瘤以小、中或大淋巴样瘤细胞组成的单一性图像为特征。霍奇金淋巴瘤常见典型的 Reed-Sternberg 细胞、霍奇金细胞或 L-H 细胞。转移性肿瘤以鳞癌、腺癌、小细胞癌和恶性黑色素瘤较常见。

（朱立强）

第十九章　临床免疫学检验

临床免疫学检验是医学检验专业的重要专业课之一。它主要讲述临床免疫学的基本技术、基本理论及常用的免疫学诊断方法，以及常见免疫相关性疾病的免疫学特征及免疫学诊断的意义。通过该课程的学习，让学生能熟练应用常用的免疫学检验技术，掌握临床免疫相关疾病的免疫学特征，针对不同的临床病例开展相关免疫学项目的诊断，并能对诊断结果进行合理的临床解释和分析。由于免疫学是当今生命科学中最前沿的学科之一，新知识、新理论、新技术层出不穷。因而，在以上所提要求的基础上，还要求学生了解免疫学的新知识、新理论及新技术，以使学生既能适应一般临床免疫检验工作，又要有一定的创新工作的能力。

第一节　临床免疫学检验基础

临床免疫学应用免疫学理论与技术研究疾病的发生机制、诊断、治疗和预防，其发展的主要方向是将基础免疫学研究所取得的理论成果应用于临床疾病的诊治，探讨新的免疫现象与临床疾病的关系，进一步推动临床免疫学科与各相关学科的发展。

一、抗原-抗体反应

抗原-抗体反应是指抗原与相应的抗体在体内或体外发生的特异性结合反应，这种特异性结合取决于抗原表位与抗体超变区结构的互补性与亲和性。抗原抗体之间的结合力参与并促进抗原与相应抗体结合形成抗原-抗体复合物，由亲水胶体转化为疏水胶体。

抗原-抗体反应有特异性、可逆性、比例性和阶段性的特点。所谓特异性是指抗原抗体结合反应的专一性；可逆性是指抗原抗体结合所形成的复合物在一定的条件下可以解离为游离的抗原和抗体的特性；比例性是指抗原与抗体发生可见反应需遵循一定的量比关系，只有当抗原抗体浓度比例适当时才出现可见反应；影响抗原-抗体反应的因素包括抗原-抗体的自身因素及反应的环境因素。

二、免疫原和抗血清的制备

抗原的纯化是制备特异性抗体的前提条件，可溶性抗原的制备经过组织细胞破碎、抗原的提取与纯化及抗原的鉴定等过程实现。人工抗原是采用化学合成法或基因重组法制备的抗原，主要包括人工结合抗原、人工合成抗原和基因重组抗原。抗原血清是经过抗原免疫的动物血清，其制备过程包括免疫动物选择、免疫方法、动物采血、抗血清纯化和鉴定等步骤。免疫原的剂量、免疫途径、免疫间隔时间等因素影响免疫的效果。对于抗血清的鉴定主要包括特异性鉴定、效价鉴定、纯度鉴定和亲合力鉴定等内容。

三、单克隆抗体与基因工程抗体的制备技术

单克隆抗体是B细胞克隆仅能识别一种抗原表位，产生针对单一表位、结构相同、功能均一的抗体。其基本原理是利用聚乙二醇为细胞融合剂，使免疫后能产生抗体的小鼠脾细胞能与体外长期繁殖的小鼠骨髓瘤细胞融合产生杂交瘤细胞，经反复的免疫学检测筛选和单个细胞克隆化培养，最终获得既能产生所需单克隆抗体又能长期体外繁殖的杂交瘤细胞系。将这种细胞扩大培养，接种于小鼠腹腔，可从小鼠腹水得到高效价的单克隆抗体。

基因工程抗体是利用 DNA 重组及蛋白质工程技术，从基因水平对编码抗体的基因进行改造，经导入适当的受体细胞后重新表达的抗体。该技术主要包括两部分内容：①对已有的抗体进行改造，包括人源化抗体、小分子抗体、抗体融合蛋白及双特异性抗体制备；②抗体库制备，包括噬菌体抗体库和合成抗体库等。其中，抗体库技术是抗体技术的重大突破。现有噬菌体抗体库技术应用广泛，是抗体库技术最重要的发展。它是将体外克隆的抗体基因片段插入噬菌体载体，转染工程细菌进行表达，经过抗原筛选获取特异的单克隆噬菌体抗体库。

四、凝集反应和沉淀反应

（一）凝集反应

凝集反应是指细菌和红细胞等颗粒性抗原或表面包被可溶性抗原（或抗体）的颗粒性载体与相应抗体（或抗原）特异性结合后，在适当电解质存在下，出现肉眼可见的凝集现象。可分为直接凝集反应和间接凝集反应2类。

颗粒状抗原（如细菌、红细胞等）与相应抗体直接结合所出现的凝集现象叫做直接凝集反应。分为玻片法和试管法。玻片法是一种定性试验方法，可用已知抗体来检测未知抗原；试管法是一种定量试验的经典方法，可用已知抗原来检测受检血清中有无某抗体及抗体的含量。

将可溶性抗原（或抗体）先吸附于一种与免疫无关的、一定大小的颗粒状载体的表面，然后与相应抗体（或抗原）作用。在一定电解质存在的适宜条件下，即可发生凝集，称为间接凝集反应。由于载体颗粒增大了可溶性抗原的反应面积，当颗粒上的抗原与微量抗体结合后，就足以出现肉眼可见的反应，敏感性比直接凝集反应高得多。

（二）沉淀反应

沉淀反应是指可溶性抗原与相应抗体结合，在有适量介质的存在下，经过一定的时间，形成肉眼可见的沉淀物。根据反应介质和检测方法的不同，沉淀反应可分为液体内沉淀试验和凝胶内沉淀试验，液体内沉淀试验包括环状沉淀反应、絮状沉淀反应和免疫浊度分析，凝胶内沉淀试验可分为单向免疫扩散试验和双向免疫扩散试验。

免疫电泳技术是将琼脂电泳和双向琼脂扩散结合起来，用于分析抗原组成的一种定性方法。常见的有对流免疫电泳、火箭免疫电泳、免疫电泳和免疫固定电泳等方法。

五、放射免疫技术

放射免疫技术为一种将放射性同位素测量的高度灵敏性、精确性和抗原-抗体反应的特异性相结合的体外测定超微量（10^{-15}～10^{-9}g）物质的新技术。广义来说，凡是应用放射性同位素标记的抗原或抗体，通过免疫反应测定的技术，都可称为放射免疫技术。经典的放射免疫技术是标记抗原与未标抗原竞争有限量的抗体，然后通过测定标记抗原-抗体复合物中放射性强度的改变，测定出未标记抗原量。目前已被广泛地应用于激素、多肽、药物等超微量物质的定量分析。

六、荧光免疫技术

荧光免疫技术是将免疫学方法（抗原-抗体特异结合）与荧光标记技术结合起来研究特异蛋白抗原在细胞内分布的方法。荧光免疫技术主要包括荧光显微镜技术和荧光免疫分析 2 种类型。荧光显微镜技术是以荧光标记抗体为主要试剂，与标本片中组织细胞抗原反应，在荧光显微镜下观察呈现特异荧光的抗原抗体复合物及其存在部位，借此对组织细胞抗原进行定性和定位检测，或对自身抗体进行定性和滴度测定。荧光免疫分析是将抗原抗体反应与荧光物质发光分析相结合的技术，用荧光检测仪测定抗原抗体复合物中特异性荧光强度，对液体标本中微量或超微量物质进行定量测定。

七、酶免疫技术

酶免疫技术是一种最常见的免疫标记技术，它是以酶标记的抗原或抗体作为主要试剂的免疫检测方法。在抗原与抗体的特异性反应完成后，通过酶对底物的催化作用进一步提高免疫学反应的敏感性。酶免疫技术可分为酶免疫组织化学技术和酶免疫分析技术两大类，其主要用于抗原或抗体的定性或定量测定。

根据抗原-抗体反应后是否需要分离结合酶标记物与游离酶标记物而分为均相和异相 2 种类型。在均相免疫分析中，结合酶标记物中的酶活性被抑制，因而无需进行分离，通过测定游离酶标记物即可得出受检物质的含量。均相酶免疫分析主要作用于小分子激素和半抗原（如药物）的测定。异相酶免疫分析根据是否使用固相载体，又可分为液相和固相免疫分析两 2 类型。现在常用的是固相酶免疫分析，其特点是将抗原或抗体制成固相制剂，与标本中抗体或抗原反应后，只需经过固相的洗涤，就可完成抗原-抗体复合物与其他物质的分离。目前应用最广的是聚苯乙烯等材料作为固定载体的酶联免疫吸附试验（ELISA）。ELISA 既可以用于测定抗原，也可用于测定抗体。

八、化学发光免疫分析技术

化学发光免疫分析是将具有高灵敏度的化学发光测定技术与高特异性的免疫反应相结合，用于各种抗原、半抗原、抗体、激素、酶、脂肪酸、维生素和药物等的检测分析技术。根据标记物的类型不同，可将化学发光免疫检测分为直接化学发光免疫分析、化学发光酶免疫分析、电化学发光免疫分析和鲁米诺氧途径化学发光免疫分析/鲁米诺氧途径免疫分析等类型。

九、生物素-亲和素放大技术

生物素-亲和素系统（biotin-avidin-system，BAS）是20世纪70年代末发展起来的一种新型生物反应放大系统。近年大量研究证实，生物素-亲和素系统几乎可与目前研究成功的各种标记物结合。生物素-亲和素与标记试剂高亲和力的牢固结合及多级放大效应，使BAS免疫标记和有关示踪分析更加灵敏。它已成为目前广泛用于微量抗原、抗体定性、定量检测及定位观察研究的新技术。

生物素-亲和素相互作用具有高特异性、高敏感性、较强稳定性和较强适用性，这些优势使之在标记免疫分析技术中有较广泛的应用。BAS用于检测的基本方法可分为三大类。第一类是标记亲和素连接生化大分子反应体系，称BA法，或标记亲和素生物素法（LAB）。第二类以亲和素两端分别连接生物素化大分子反应体系和标记生物素，称为BAB法，或桥联亲和素-生物素法（BRAB）。第三类是将亲和素与酶标生物素共温形成亲和素-生物素-过氧化物酶复合物，再与生物素化的抗抗体接触时，将抗原-抗体反应体系与ABC标记体系连成一体，称为ABC法。

十、固相膜免疫分析技术

固相膜免疫分析技术是以微孔膜作为固相载体，利用液体可以流过微孔膜也可以通过毛细管作用在膜上向前移动的特性，以酶标记或各种有色微粒子标记抗体或抗原作为标记物，通过抗原抗体反应进行抗原或抗体检测的快速检验方法。临床上常用的方法有胶体金免疫技术、斑点酶免疫吸附试验和免疫印迹试验。

胶体金免疫技术是以胶体金作为示踪标志物应用于抗原抗体反应的一种新型的免疫标记技术。胶体金是由金盐被还原为特定大小的金颗粒，并由于静电作用成为一种稳定的胶体状态，称为胶体金。胶体金在弱碱环境下带负电荷，可与蛋白质分子的正电荷基团形成牢固的结合，由于这种结合是静电结合，所以不影响蛋白质的生物特性。其应用主要有斑点金免疫渗滤测定法和斑点金免疫层析测定法。

斑点酶免疫吸附试验与常规的ELISA基本相同，不同之处在于斑点ELISA所用载体为对蛋白质具有极强吸附力的硝酸纤维素（NC）膜，此外酶作用底物后形成有色沉淀物，使NC染色。

免疫印迹试验，又称为酶联免疫电转移印迹法，通常又称为Western-blot。免疫印迹试验是在蛋白质电泳分离和抗原抗体检测的基础上发展起来的一项检测蛋白质的技术，它利用了SDS-聚丙烯酰胺凝胶电泳的高分辨力与抗原抗体反应的特异性的原理。

十一、免疫组织化学技术

免疫组织化学技术利用标记物标记的抗体在组织细胞原位通过抗原抗体反应和组织化学的呈色反应，结合形态学检查，对相应抗原做定性、定量、定位检测的技术。该技术的应用便于在细胞、亚细胞水平检测各种抗原物质（如蛋白质、多肽、酶、激素、病原体及受体等），为疾病的诊断、鉴别诊断和发病机制的研究提供了强有力的手段。

根据标记物或示踪物不同可分为免疫荧光组化技术、免疫酶组化技术、亲合免疫组化技术、免疫胶体金组化技术、免疫铁蛋白技术，还有双重和多重标记技术等。不同的免疫组化技术各具有独特的试剂和方法，但其基本技术方法是相似的，都包括：①抗原的提取与纯化；②免疫动物或细胞融合，制备特异性抗体及抗体的纯化；③将标记物与抗体结合形成标记抗体；④标本的处理与制备；⑤抗原抗体免疫学反应及标记物呈色反应；⑥观察结果。

第二节　免疫检验的临床应用

一、临床免疫检验的质量保证

临床免疫检验的质量保证是临床实验室为证明提供给患者诊疗或临床实验研究的数据的有效性而采取的一系列措施。通常将这个完整的检验过程分为分析前、分析中、分析后 3 个过程，各流程实施质量保证的内容不同。分析前质量管理是决定检验结果正确、可靠的前提，建立完整的分析前质量管理体系是确保分析前质量的有力保证；分析中质量控制是实现质量保证的重要内容，而室内质量控制和室间质量评估是重中之重。分析后质量控制的重点在于与临床医护建立定期的沟通机制，在适当的情况下，对测定结果做出解释。

二、免疫自动化仪器分析及应用

免疫检验自动化是将免疫学检验过程中的取样、加试剂、混合、温育、固相载体分离、信号检测、数据处理、结果报告和检测后仪器清洗等步骤由计算机控制，仪器自动完成整个免疫检验过程。各种自动化免疫分析仪都会使用一种或多种免疫分析技术，使免疫手段更先进、方法更可靠、测定更快速、结果更准确、灵敏度达到 ng 甚至 pg 水平。

免疫自动化仪器是指基于抗原-抗体特异性反应原理，借助直接检测技术或标记技术对机体体液中成分进行分析的检测设备，包括全自动酶联免疫分析仪、时间分辨荧光免疫分析仪、化学发光免疫分析仪、化学发光酶免疫分析仪、电化学发光免疫分析仪等几十种仪器。其选择应用自动化检验仪器时，应考虑的原则有：①实验室的空间和气候条件；②免疫自动化仪器检测项目的性能指标；③实验室项目检测速度要求和设备配置；④实验室检测项目的经济效益因素等方面。

三、流式细胞仪分析技术及应用

流式细胞术是一种在功能水平上对单细胞或其他生物粒子进行定量分析和分选的检测手段，它可以高速分析上万个细胞，并能同时从一个细胞中测得多个参数，与传统的荧光镜检查相比，具有速度快、精度高、准确性好等优点，成为当代最先进的细胞定量分析技术。流式细胞术广泛应用于免疫学基础研究和多个临床应用方面，包括淋巴细胞及其亚群分析、淋巴细胞功能分析、淋巴造血系统分化抗原及白血病免疫分型、肿瘤耐药相关蛋白分析及 AIDS 检测、移植免疫和自身免疫性疾病相关 HLA 抗原分析。

四、细胞分离及应用

细胞分离是进行有关细胞免疫方面的检测的十分重要的技术，特别是有关免疫细胞功能的体外实验，往往需将待检淋巴细胞从血液或组织中分离出来。然而淋巴细胞的物理特性及生化特性与其他细胞差异甚微，用简单的方法不易分离，因而产生了专门的淋巴细胞分离纯化技术，旨在获得高纯度、高回收率和高活性的不同类型或不同亚群特点的淋巴细胞。细胞分离技术常用的有 Ficoll 分离液法、吸附柱过滤法、Percoll 分离液法、磁性微球分离法、荧光激活细胞分离仪分离法和流式细胞仪分选法等。

五、细胞因子与细胞黏附因子检测及应用

细胞因子是免疫原、丝裂原或其他刺激剂诱导多种细胞产生的低分子量可溶性蛋白质，具有调节、血细胞生成、细胞生长及损伤组织修复等多种功能。细胞因子可被分为白细胞介素、干扰素、肿瘤坏死因子超家族、集落刺激因子、趋化因子、生长因子等多种类型。众多细胞因子在体内通过旁分泌、自分泌或内分泌等方式发挥作用，具有多效性、重叠性、拮抗性、协同性等多种生理特性，形成了十分复杂的细胞因子调节网络，参与人体多种重要的生理功能。

趋化因子是指具有吸引白细胞移行到感染部位的一些低相对分子质量趋化因子的蛋白质，其主要作用是趋化白细胞（如单核粒细胞和中性粒细胞）从血循环到感染或组织损伤部位。有些趋化因子在免疫监视过程中控制免疫细胞趋化，有些趋化因子在发育中起作用，有些趋化因子还可以促进伤口愈合。

细胞黏附因子是一类介导细胞与细胞间或细胞与细胞外基质蛋白间结合的细胞表面分子。根据其结构特点可分为：免疫球蛋白超家族、整合素家族、选择素家族、黏蛋白样血管递质素、钙黏蛋白家族等。可溶性黏附分子存在于血液或其他体液中，具有黏附分子的结合活性，在某些病理状态时，可溶性黏附分子水平的增高程度与疾病的严重状况与预后密切相关，因此检测可溶性黏附分子的水平可作为监测某些疾病状态的指标。黏附分子与动脉粥样硬化、肾脏疾病、肝脏疾病和自身免疫性疾病的发生发展密切相关。

免疫学测定法为目前临床常用的测定方法，可检测细胞因子或黏附分子的表达量，并可区分检测体内可溶性细胞因子与细胞内细胞因子，实现细胞因子分布情况分析。细胞因子与细胞黏附分子的测定主要用于：①特定疾病的辅助诊断，机体免疫状态的评估；②临床疾病治疗效果的监测和指导用药；③在采用细胞因子生物治疗某些特定疾病时，细胞因子水平的监测对评价治疗效果具有指导意义。

六、免疫球蛋白检测及应用

免疫球蛋白定量测定方法有单向环状免疫扩散法、火箭免疫电泳法、免疫比浊法、ELISA、放射免疫分析法等，其中单向环状免疫扩散法和免疫比浊法在临床测定中最常用。根据其测定结果来反映机体体液免疫功能状态和诊断疾病。

临床上通过采集晨尿或随机尿进行测定，计算选择性蛋白尿指数来评估肾小球滤过膜

破坏程度及观察疗效和预后，通过测定白蛋白商值，即测定脑脊液中白蛋白和血清中白蛋白含量，用二者比值大小来反映血-脑屏障受损程度和脑脊液鞘内 Ig 合成的状态。血清 IgG 亚类测定对研究免疫缺陷病和超敏反应性疾病有重要价值。

七、补体检测及应用

血清总补体的测定临床上常以红细胞的溶解为指示，以 50%溶血为判断终点，CH_{50}来测定血清总补体活性。补体结合试验、补体的单个成分及补体的活性检测对于机体免疫系统的功能评价，疾病的诊断与治疗，流行病学调查等均有重要作用。

第三节　常见临床疾病的免疫学检验

一、感染性疾病与感染免疫检测

感染是病原体以某种传播形式，从传染源传播到易感者，并在宿主体内生长繁殖，释放毒素或导致机体内微生态平衡失调的病理生理过程。大多数病原体是由外界侵入的，受病原体致病力、传播途径及宿主免疫状态等多种因素的影响，破坏机体的正常代谢后产生各种不同的感染症状，即出现感染性疾病。

各种病原微生物在适当的条件下感染人体，引发一系列组织、细胞的损伤及相应的临床症状，感染的早期诊断对疾病的诊断和治疗有重要意义。感染性疾病的免疫检验主要是针对病原体及致病过程的相关因素，采用多种免疫学原理进行设计，临床上常用的是病原体抗原检测和宿主血清抗体检测。在抗体检测中，IgM 类抗体常作为感染的早期诊断指标；IgG 类抗体是流行病学调查的重要依据。

二、超敏反应性疾病及其免疫检测

超敏反应是指机体接受特定抗原持续刺激或同一抗原再次刺激所致的功能紊乱和（或）组织损伤等病理性免疫反应。根据超敏反应发生的速度、机制和临床特征的不同，将其分为Ⅰ、Ⅱ、Ⅲ和Ⅳ型超敏反应。同一种抗原物质如青霉素可引起Ⅰ、Ⅱ、Ⅲ和Ⅳ型超敏反应，同一种疾病，如链球菌感染后肾小球肾炎和系统性红斑狼疮均涉及Ⅱ、Ⅲ型超敏反应。因此，在临床上遇到具体病例时，应结合具体情况进行分析判断。在超敏反应的免疫学检测项目选择中，本着准确、特异、灵敏、快速的原则，选择一种或多种项目进行测定。

三、自身免疫性疾病及其免疫检测

自身免疫性疾病是指机体对自身抗原发生免疫反应而导致自身组织损害所引起的疾病。根据病理损害的机制可将各类自身免疫性疾病分为由Ⅱ型超敏反应、Ⅲ型超敏反应和由 T 细胞对自身抗原应答引起的自身免疫性疾病。自身抗体是自身免疫性疾病诊断的重要标志，每种自身免疫性疾病都伴有特征性的自身抗体谱。患者血液中存在着高效价的自身抗体是自身免疫性疾病的特征之一，也是临床确诊自身免疫性疾病的重要依据。测定自身抗体有助于自身免疫性疾病的诊断，并对判断疾病的活动程度、观察疗效、指导临床用药具有重要的意义。因此自身抗体检测已成为临床免疫检验的一项重要实验室指标。

四、免疫增殖性疾病及其免疫检测

免疫增殖性疾病是免疫器官、免疫组织或免疫细胞异常增生所致的一组疾病，其发生是由于淋巴细胞发生恶性转化所致。正常情况下，淋巴细胞受特异性抗原刺激后增殖分化，扩增的淋巴细胞克隆受机体反馈机制的抑制，一旦脱离机体正常的反馈控制，就会异常增殖，引起免疫增殖病。根据增殖细胞表面存在的不同表面标志可以将免疫增殖病分为淋巴细胞白血病、淋巴瘤和浆细胞病。

免疫增殖性疾病的重要临床表现包括免疫球蛋白数量和功能的异常，常见的免疫球蛋白单克隆增殖性疾病包括多发性骨髓瘤、巨球蛋白血症、重链病、轻链病、意义不明的单克隆丙种球蛋白血症和淀粉样变性等。通过异常免疫球蛋白的检测可以对该类疾病的诊断提供重要依据，常用的免疫学方法有血清免疫球蛋白和轻链定量、血清蛋白电泳、免疫固定电泳。在做疾病诊断时，一般应采用两种以上的检测方式相互验证。对可疑临床表现者，一般先进行血清蛋白质电泳分析、免疫球蛋白和轻链定量或尿本-周蛋白定性作为初筛实验，对于阳性患者宜进行免疫固定电泳、免疫球蛋白亚型定量等检测作为确证实验，还要结合临床资料和影像学及病理学检查，对疾病做出正确的诊断。

五、免疫缺陷病及其免疫检测

免疫缺陷病是一组由于免疫系统发育不全或遭受损害所致的免疫功能缺陷引起的疾病。有2种类型：①原发性免疫缺陷病，又称先天性免疫缺陷病，与遗传有关，多发生在婴幼儿。②继发性免疫缺陷病，又称获得性免疫缺陷病，可发生在任何年龄，多因严重感染，尤其是直接侵犯免疫系统的感染、恶性肿瘤、应用免疫抑制剂、放射治疗和化疗等原因引起。

原发性免疫缺陷病主要有：①原发性B细胞缺陷病，如X连锁无丙种球蛋白血症、X联高IgM综合征、选择性IgA缺陷病等；②原发性T细胞缺陷病，如先天性胸腺发育不全综合征、TCR活化和功能缺陷病；③重症联合免疫缺陷病，如性联重症联合免疫缺陷病、腺苷脱氨酶缺乏症；④原发性吞噬细胞缺陷病，如中性粒细胞数量减少、白细胞黏附缺陷病、慢性肉芽肿病；⑤原发性补体缺陷病，如遗传性血管神经性水肿、阵发性夜间血红蛋白尿等。AIDS是最常见的继发性免疫缺陷病，HIV病毒可通过直接或间接途径损伤受感染的$CD4^+$T细胞。

免疫缺陷病检验主要涉及体液免疫、细胞免疫、补体和吞噬细胞等方面的数量和功能检测，其中AIDS实验室检测包括HIV抗原和抗体、$CD4^+$T细胞计数等内容。

六、肿瘤免疫及其免疫检测

肿瘤抗原是指在肿瘤发生、发展过程中新出现或过度表达的抗原物质。按其特异性可分为肿瘤特异性抗原和肿瘤相关性抗原；按其产生机制可分为理化因素诱发的肿瘤抗原、病毒诱发的肿瘤抗原、自发性肿瘤的抗原和正常细胞成分异常表达的抗原。机体的抗原肿瘤免疫学机制十分复杂，主要通过细胞免疫发挥作用。

肿瘤标志物是反映肿瘤存在的化学类物质，一般分为胚胎抗原类、糖蛋白抗原类、激素类、酶和同工酶类、特殊蛋白质类、癌基因蛋白类等。它们或不存在于正常成人组织而仅见于胚胎组织，或在肿瘤组织中的含量大大超过在正常组织里的含量，它们的存在或量变可以提示肿瘤的性质，借以了解肿瘤的组织发生、细胞分化、细胞功能，以帮助肿瘤的诊断、分类、预后判断及治疗指导。

七、移植免疫及其免疫检测

移植排斥反应是免疫应答的特殊形式。排斥反应包括：①因受体存在的预存移植物抗体介导的超急性排斥反应；②因 Th 细胞和（或）CTLs 细胞介导组织损伤所导致的急性移植物排斥反应；③体液免疫和细胞免疫均涉及的慢性排斥反应。此外还存在于供体骨髓中的淋巴细胞介导的移植物抗宿主反应，是骨髓移植时可能发生的主要并发症。在进行器官或组织移植时，应进行供、受体的 HLA 配型和交叉配型。利用非特异性免疫抑制剂造成受体的免疫无能，可以提高移植物的存活时间或移植成功率。用于 HLA 配型的方法包括血清学、细胞分型法和等位基因分型法。

（胡　骏）

第二十章　临床血液学检验

临床血液学检验是以血液学的理论为基础，以检验学的实验方法为手段，以临床血液病为工作对象，形成的一个理论-疾病-检验相结合、紧密联系的临床分支学科。血液学检验是临床检验的一个重要分支，它的主要任务是利用血细胞的检验技术、超微结构技术、病理学技术、生物化学技术、免疫学技术、遗传学技术、细胞生物学技术、分子生物学技术及其他多种技术，对血液系统疾病和非血液系统疾病所致的血液学异常进行基础理论的研究和临床诊治的观察，进而推动血液学检验的发展与提高。

作为血液学检验的检验医师，不仅能够正确掌握有关血液疾病诊断和反应病情的实验技术，而且能从事有关科学研究工作和适应血液学的发展要求，掌握一定程度的血液病的临床知识和扎实的血液学检验工作技能。

第一节　造 血 检 验

一、造血检验的基础理论

1. 造血器官　是能够生成并支持造血细胞分化、发育、成熟的组织器官，主要包括骨髓、胸腺、淋巴结、肝脏和脾脏等。造血过程分为胚胎期造血及出生后造血。

胚胎期造血包括中胚叶造血、肝脏造血和骨髓造血。中胚叶造血又称为卵黄囊造血，主要由血岛进行造血（图 20-1），称为第一代造血。肝脏是主要的造血场所，主要以生产红细胞为主，此期称为第二代造血。骨髓成为造血中心，是产生红细胞、粒细胞和巨核细胞的主要场所，也能产生淋巴细胞和单核细胞。此时的骨髓不仅是一个造血器官，而且是一个中枢淋巴器官，此期的造血称为第三代造血。

出生后造血分为骨髓造血和淋巴造血。骨髓是正常情况下唯一产生红细胞系、粒细胞系和巨核细胞系的场所，同时也能产生淋巴细胞和单核细胞。从胚胎后期至出生后终生，骨髓成为人体的主要造血器官，而其他的造血器官包括胸腺、脾脏、淋巴结等成为终生的制造淋巴细胞的器官。淋巴器官主要由中枢淋巴器官和周围淋巴器官组成。中枢淋巴器官包括骨髓和胸腺，是淋巴细胞产生、增殖、分化和成熟的场所。周围淋巴器官包括脾脏、淋巴结和弥漫的黏膜淋巴组织，是淋巴细胞聚集和免疫应答的场所。

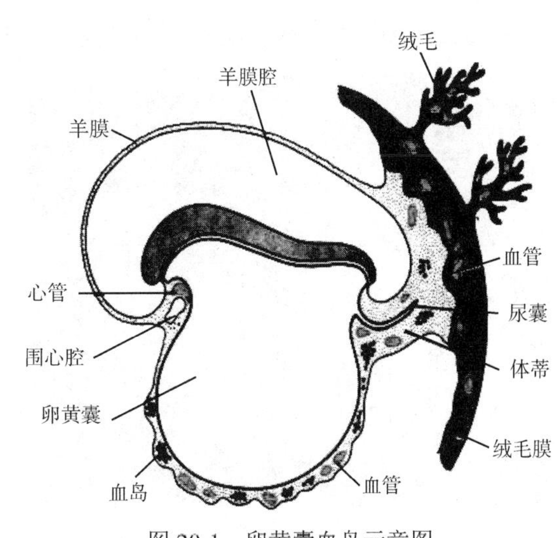

图 20-1　卵黄囊血岛示意图

此外，骨髓以外的组织器官存在髓外造血情况，即在正常情况下，胎儿出生 2 个月后骨髓以外的组织如肝脏、脾脏和淋巴结等不再制造红细胞、粒细胞和血小板，但在某些病理情况下，这些组织又可重新恢复造血功能，称为髓外造血。

2. 造血微环境　是造血干细胞生存的场所，对造血干细胞的自我更新、定向分化、增殖及造血细胞增殖、分化、成熟调控等起重要作用，它是由骨髓基质细胞、微血管、神经和基质细胞分泌的细胞因子等构成。骨髓微血管系统是造血微环境的主要组成部分。骨髓的营养动脉不断分支形成微血管、毛细血管，毛细血管再注入管腔膨大的骨髓血窦，然后注入中心动脉。血窦壁由内皮细胞颗粒状基膜和外皮细胞构成，血窦细胞不仅起到造血细胞的支架作用，而且也能调节造血组织的容量，因此血窦壁对血细胞的释放起调节作用。骨髓神经调节血管的收缩和扩张，从而影响血流速度和压力，调节血细胞的释放。

3. 造血干/祖细胞及骨髓间充质干细胞　造血干细胞由胚胎干细胞发育而来，具有高度自我更新能力和多方向分化能力，是所有血细胞最原始的起源细胞。当前不能直观地研究造血干细胞的分化，通常采用的方法是在造血干细胞上选择一个或几个天然的或认为具有遗传学特征的标志，如 CD34、CD133、CD117、CD90，通过对分化细胞中这些特殊标志识别推论造血干细胞的特征和分化。造血祖细胞是一类由造血干细胞分化而来，但部分或全部失去了自我更新能力的过渡性、增殖性细胞群，也称为造血定向干细胞。造血干/祖细胞对维持造血起着重要作用，研究其增殖、分化和调控对临床血液系统疾病的发病机制、诊断、治疗、疗效观察、预后判断和药物筛选具有十分重要的作用。

骨髓间充质干细胞是一种成体干细胞，具有多向分化潜能和高度自我更新能力等干细胞的共性特征，也可在不同环境中分化成不同种类的细胞。它是骨髓造血微环境的重要成分，对造血起十分重要的作用；同时在干细胞的移植和基因治疗中作为载体，骨髓间充质干细胞比造血干细胞显示出更大的优势，并且骨髓间充质干细胞在移植后造血重建中也起重要的促进作用。

4. 血细胞的发育与调控　血细胞的发育是连续的，包括血细胞的增殖、分化、成熟和释放等过程，在血细胞发育过程中细胞形态演变遵循一定的规律。造血细胞按所属系列分为 6 大系统，即粒细胞系统、红细胞系统、巨核细胞系统、淋巴细胞系统、浆细胞系统和单核细胞系统，各系统按照发育水平分为原始、幼稚及成熟 3 个阶段。造血细胞的增殖、分化与成熟的调控包括基因调控和细胞因子调控，造血的基因调控有原癌基因和抑癌基因的表达产物及信号转导的调控、miRNA 的造血调控；细胞因子的调控有造血的正向调控因子和反向调控因子，它们都以不同的方式共同调控造血细胞的增殖、分化、迁移、归巢和凋亡等全过程，以达到调控造血、维持正常造血平衡的目的。

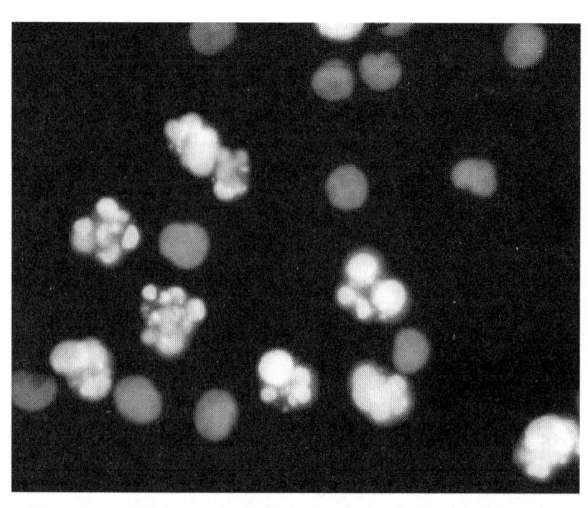

图 20-2　凋亡细胞（黄色细胞，中间小颗粒指示凋亡小体）

5. 细胞凋亡与自噬　细胞凋亡是细胞死亡的一种生理形式，是调控机体发育、维持内环境稳定，有基因控制的细胞自主的有序死亡。在细胞发生凋亡时，在细胞形态学上会出现凋亡小体等特征，即细胞膜将细胞质分割包围，有些包围了染色质的片断，形成了多个膜结构完整的泡状小体（图 20-2）；

而在生物化学上会出现染色质 DNA 的降解、RNA 与蛋白质大分子的合成、内源性核酸内切酶与蛋白质酶的参与等特征。

自噬是指胞质内大分子物质和细胞器在膜包囊泡中大量降解的生物学过程，有维持细胞自我稳态，促进细胞生存的作用，但是过度自噬则可引起细胞死亡，即“自噬性细胞死亡”。自噬细胞胞质中出现大量双膜自噬体和自噬溶酶体是细胞自噬的主要形态学特征；细胞自噬是一个受严格调节的细胞内容物的降解和再循环的过程，参与了细胞器的代谢和再利用及对细胞内的生物能量的补充，其生化特征即是自噬溶酶体和自噬体的变化。

细胞凋亡与自噬可共存于同一个细胞内，两者的作用和功能却相互影响、制约和平衡，可在不同的状态下产生不同的结果。自噬通常有助于细胞存活，而细胞凋亡却无一例外地最终导致细胞死亡。它们都有各自的生物学意义，细胞凋亡是保证生命进化的基础，是维持体内细胞数量动态平衡的基本措施，同时与胚胎发育、组织发生、组织分化和修复等过程有紧密的联系；而细胞自噬具有维持细胞自稳的功能，提供备用能量，同时在肿瘤发生、转移及治疗中占有重要地位，细菌、病毒等病原体感染时也具有双重作用。

二、造血检验的基本方法

（一）血常规和骨髓象检验

血常规和骨髓象检验是诊断血液系统疾病、观察疗效及病情的重要手段之一。骨髓中血细胞包括粒系、红系、单核系、淋系、浆系和巨核系，其中以粒系、红系及巨核系最为重要，各系统中各阶段细胞的形态特点有所不同。

粒细胞系统包括原始粒细胞、早幼粒细胞、中幼粒细胞、晚幼粒细胞、杆状核粒细胞和分叶核粒细胞。其中，中幼粒细胞按其胞质内出现的特异性颗粒分为中性中幼粒细胞、嗜酸性中幼粒细胞和嗜碱性中幼粒细胞；杆状核粒细胞和分叶核粒细胞根据特异性颗粒也可分为以上 3 种，但两者明显的区别在于核，前者的核弯曲成粗细均匀的带状，后者的核呈分叶状。

红细胞系统包括原始红细胞、早幼红细胞、中幼红细胞、晚幼红细胞和红细胞。原始红细胞核仁 1～3 个，大小不一；早幼红细胞核仁模糊或消失，核染色质呈粗颗粒状；中幼红细胞核染色质呈块状，而晚幼红细胞核染色质呈大块状或紫黑色团块状；红细胞胞体直径平均 7.2μm，两面呈微凹圆盘状，无核，胞质淡红色或灰红色，中央部分可见淡染区。

巨核细胞系统包括原始巨核细胞、幼稚巨核细胞、颗粒型巨核细胞、产血小板型巨核细胞、裸核型巨核细胞及血小板，它是骨髓中最大的造血细胞，属于多倍体细胞。巨核细胞系统的形态特征：①胞体巨大，不规则；②成熟的巨核细胞胞质常极丰富，并有大量细小颗粒等特点；③细胞核常巨大，成熟巨核细胞的胞核高度分叶且重叠。

除以上 3 种重要的细胞系统外，还有单核细胞系统、淋巴细胞系统和浆细胞系统等。单核细胞系统包括原始单核细胞、幼稚单核细胞和单核细胞。淋巴细胞系统包括原始淋巴细胞、幼稚淋巴细胞和淋巴细胞。浆细胞系统的细胞由 B 淋巴细胞转化而来，B 淋巴细胞在一定条件下可母细胞化，形成原始浆细胞、幼稚浆细胞和浆细胞。除以上描述的细胞外，骨髓中还包括组织嗜碱性细胞、组织细胞、成骨细胞、破骨细胞、脂肪细胞、内皮细胞、纤维细胞、破碎细胞及退化细胞等。

造血系统等疾病会导致外周血中血细胞的数量、形态、功能等发生变化，因此血常规和骨髓象检验两者密切相关。临床上骨髓细胞学检验时，均应同时送检外周血涂片，它的观察对疾病的诊断和鉴别诊断具有重要意义。

（二）细胞化学染色检验

细胞化学染色是细胞学和化学相结合而形成的一门科学，它以细胞形态学为基础，结合运用化学反应原理对细胞内的各种化学物质（酶类、脂类、糖类、铁、蛋白质、核酸等）做定性、定位、半定量分析的方法。细胞化学染色种类很多，包括铁染色、中性粒细胞碱性磷酸酶染色、过氧化物酶染色、苏丹黑染色、酯酶染色及酸性磷酸酶染色等。不同细胞化学染色，染色步骤不同，但基本步骤为固定、有色沉淀反应及复染。细胞化学染色临床上主要用于辅助判断急性白血病的细胞类型和辅助血液系统等疾病的诊断和鉴别诊断。

铁染色主要用于缺铁性贫血和环形铁粒幼红细胞增多性贫血的诊断和鉴别诊断；中性粒细胞碱性磷酸酶染色方法主要用于慢粒与类白血病反应、阵发性睡眠性血红蛋白尿症（PNH）与再生障碍性贫血及急性白血病类型的鉴别，此种染色方法中 NAP 积分明显增高或明显下降对疾病的诊断具有重要意义；过氧化物酶染色是辅助判断急性白血病细胞类型的首选的、最重要的细胞化学染色（图 20-3）；苏丹黑染色可以辅助判断急性白血病细胞的类型；过碘酸-雪夫反应可以辅助红细胞系统疾病、白细胞系统疾病及其他细胞疾病的诊断；酯酶染色主要用于辅助鉴别诊断急性白细胞的类型，是急性白血病的常规细胞化学染色；有助于多毛细胞白血病、戈谢病、尼曼-匹克病等疾病的鉴别诊断。

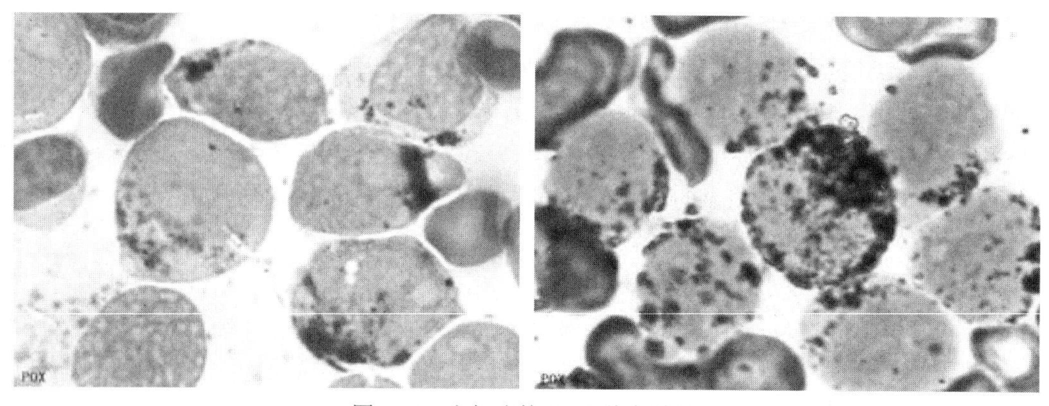

图 20-3　血细胞的 POX 染色结果

左图为复方联苯胺法染色结果；右图为二氨基联苯胺法染色结果

（三）骨髓活体组织检查

骨髓活体组织检查简称骨髓活检，是观察骨髓组织结构和空间定位，补充骨髓涂片检查的一有效方法。骨髓活检在满足其适应证下即可进行，骨髓活检与骨髓穿刺各有优缺点，它们是相辅相成的。骨髓活检可有效提高骨髓异常性疾病诊断的准确率。

（四）造血细胞培养检验

体外造血祖细胞培养或造血细胞克隆形成试验主要就是在体外模拟体内的生理环境，培养从机体取出的造血祖细胞，使之生存、增殖和分化。造血祖细胞体外培养或克隆分析主要用于研究造血过程造血细胞分化、成熟及其调节机制；各种细胞因子对造血调节的作用机制；造血细胞与非造血细胞之间互相作用及调控的分子机制；药物对骨髓造血的影响；造血系统疾病的发生机制、诊断和治疗效果分析。

（五）血细胞染色体检验

血细胞染色体检验主要包括染色体非显带技术、染色体显带技术、染色体高分辨技术、姐妹染色单体互换技术、染色体脆性部位显示技术和早熟凝集染色体技术等。血细胞染色体检验是血液学检验的重要内容，是遗传疾病、恶性血液病研究不可缺少的方法，临床已用于疾病的诊断、分型、治疗方案的选择，在预后判断和微小残留病灶的监测等方面发挥着重要的作用。

（六）血液分子生物学检验

血液分子生物学检验技术主要包括核酸分子杂交技术、聚合酶链反应技术、DNA 测序技术、限制性片段长度多态性、蛋白质分析技术、转基因技术及基因芯片技术等，这些技术已应用于血液病基因分析、基因诊断、白血病分型、指导治疗、判断预后和微小残留病灶检测等方面。

（七）流式细胞分析

流式细胞分析是集计算机技术、激光技术、电子技术、流体力学、免疫细胞化学染色技术、分子与细胞免疫学技术等多门高新技术与方法为一体的现代细胞分析技术，它是利用流式细胞仪在单细胞水平上对大量细胞进行高速、灵敏、准确、多参数的定量分析，流式细胞技术已成为白血病免疫分型的常用方法。

三、造血检验的临床应用

造血检验包括一般造血检验和特殊造血检验，前者主要包括对血、骨髓涂片进行的血常规和骨髓象分析、细胞化学染色及对造血组织的病理分析，后者包括免疫学技术、流式细胞术、免疫组织化学技术、染色体显带技术、FISH 技术、PCR 技术和基因芯片技术。造血检验在多种血液病的诊断、治疗方案的制订、疗效评估、预后判断，以及在病因和发病机制的研究中有着广泛的应用。

1. 血液病诊断中的应用 血液系统疾病指原发于血液系统或主要累及血液系统的疾病，白血病、骨髓增殖性肿瘤、骨髓增生异常综合征、淋巴瘤、浆细胞肿瘤及骨髓转移瘤等都属于恶性或难治性血液病。利用造血检验一般检验可以及时做出诊断、避免漏诊或误诊，而对于白血病和淋巴瘤的分型诊断需要进行特殊造血检验。除恶性血液病外，造血检验在其他血液病中也有重要意义，如红细胞疾病和先天性遗传性疾病。

2. 血液病治疗监测中的应用 造血检验还可以用于造血干细胞移植和肿瘤等血液病治疗检测。造血干细胞移植治疗前，进行造血和移植相关检验，进行移植配型，在移植治疗后，造血检验用于判断移植后造血重建是否成功，以及适当地提供尽可能的移植后造血调控。在肿瘤治疗过程中，化疗对白血病等肿瘤性疾病是必不可少的手段，而在造血检验中血常规的变化可以监控和调整化疗的剂量和疗程，避免骨髓抑制的发生，同时特殊造血检验可以进行肿瘤化疗药物的选择、生物治疗的选择、耐药性检测及逆转及检测微量残留白血病。

第二节 红细胞检验

一、红细胞检验的基本方法

红细胞检验主要是针对于红细胞减少和增多 2 大类疾病的检验。临床上红细胞贫血最为常见。依据贫血的发病机制和病因，贫血可分为红细胞减少、红细胞破坏过多和红细胞丢失增加 3 大类型。红细胞生成减少性贫血包括骨髓造血功能障碍和造血原料不足或利用障碍性疾病，其主要检验包括造血检验、铁代谢的检验、叶酸和维生素 B_{12} 的检验等内容。红细胞破坏过多即溶血性贫血的检验，主要有确定溶血性贫血的存在试验、红细胞先天性缺陷的检验（红细胞膜缺陷、酶缺陷和血红蛋白/珠蛋白缺陷等）和红细胞获得性缺陷检验（阵发性睡眠性血红蛋白尿症和免疫性溶血性贫血等）。

1. 铁代谢指标的检验 血清铁代谢的检测指标有：血清铁、血清铁蛋白、血清总铁结合力和转铁蛋白饱和度、血清转铁蛋白、血清转铁蛋白受体和红细胞游离原卟啉测定，主要用于缺铁性贫血的诊断及其与小细胞低色素性贫血的鉴别诊断。

2. 叶酸和维生素 B_{12} 的检验 叶酸和维生素 B_{12} 代谢的检测指标有：血清和红细胞叶酸的测定、血清维生素 B_{12} 的测定、血清维生素 B_{12} 的吸收试验和血清内因子阻断抗体试验，主要用于巨幼细胞贫血的诊断及其与其他类巨幼红细胞贫血的鉴别诊断。

3. 红细胞膜缺陷和红细胞酶缺陷的检验 红细胞膜缺陷的检验包括红细胞渗透脆性试验、自身溶血试验及其纠正试验、酸化甘油溶血试验、高渗冷溶血试验和红细胞膜蛋白电泳分析等。红细胞酶缺陷的检测包括高铁血红蛋白还原实验、变性珠蛋白小体生成实验、G6PD 活性检测、PK 活性检测、GR 活性检测等。

4. 溶血的检验 溶血检验的项目包括红细胞的寿命测定、血浆游离血红蛋白测定、血清结合珠蛋白测定、血浆高铁血红素白蛋白检测、尿含铁血黄素试验和尿卟啉检测。

5. 血红蛋白异常的检验 包括红细胞包涵体试验、血红蛋白电泳、抗碱血红蛋白测定（碱变性试验）、HbF 酸洗脱检测、异丙醇沉淀试验、热变性试验、血红蛋白聚丙烯胺凝胶电泳和血红蛋白分子生物学技术检测。

6. 阵发性睡眠性血红蛋白尿症的检验 该项检验项目有酸化血清溶血试验、蔗糖溶血试验、蛇毒因子溶血试验、血细胞表型 CD59/CD55 流式细胞术分析。

7. 免疫性溶血性贫血的检验 主要包括抗人球蛋白试验、冷凝集素试验、冷热溶血试验等。

二、红细胞检验的临床应用

贫血是由多种原因引起的血红蛋白浓度、红细胞计数及血细胞比容降低的一种症状。根据贫血的病因及发病机制、外周血红细胞的形态学特点或骨髓有核细胞增生程度及形态学特征可进行贫血的分类，各分类法都有优缺点，临床上多综合应用，红细胞检验可用于贫血类型的诊断和鉴别诊断，进行贫血的筛查、确诊和鉴别确诊。

（一）造血功能障碍性贫血中的应用

由多种原因引起的造血干细胞增殖、分化障碍和造血微环境发生异常或被破坏，导致外周血细胞减少，出现以贫血为主要临床表现的一组疾病即为造血功能障碍性贫血，主要见于再生障碍性贫血、纯红细胞再生障碍性贫血和急性造血功能停滞。

1. 再生障碍性贫血　简称再障，是因物理、化学及某些不明原因使骨髓造血细胞组织减少导致骨髓造血功能衰竭，引起外周血全血细胞减少的一组造血干细胞疾病。其血常规以全血细胞减少，网织红细胞绝对值降低为主要特征；骨髓象中红髓脂肪变是主要的特征性病理改变；骨髓活检及其他检验如骨髓铁染色、中性粒细胞碱性磷酸酶染色都有助于病例的诊断和鉴别诊断。

2. 急性造血功能停滞　是由于多种原因所致的自限性、可逆的骨髓造血功能急性停滞。血中红细胞及网织红细胞减少或全血细胞减少，又称再生障碍危象。血常规中血红蛋白（Hb）、红细胞（RBC）、红细胞比容（Hct）明显减少，网织红细胞急剧下降或缺少；骨髓象中出现巨大原始红细胞是其突出特点，本病的诊断不仅要结合血常规和骨髓象，还要结合病史和用药史进行综合分析。

3. 纯红细胞再生障碍性贫血　是以骨髓单纯红细胞系统造血衰竭为特征的一组异质性综合征。血常规中血红蛋白降低，红细胞比容降低，白细胞和血小板正常是本病的特点，骨髓象中有核细胞增生多活跃，红细胞系各阶段均严重减少，该病的诊断主要依据血常规和骨髓象特征及临床表现进行，血常规和骨髓象红系明显减少，临床表现有一般贫血的症状，无出血、发热及肝脾肿大。

（二）铁代谢障碍性贫血中的应用

铁代谢障碍会引起缺铁性贫血和铁粒幼细胞贫血，前者即因机体铁的需要量增加和铁吸收减少使体内储存铁耗尽而缺乏，又未得到足够的补充，导致合成血红蛋白的铁不足而引起的贫血，后者是因多种原因引起血红素合成过程发生障碍，铁不能与原卟啉螯合成血红素而积聚在线粒体内，铁利用障碍致使血红蛋白合成不足和无效造血，机体出现贫血。

铁代谢检查在缺铁性贫血的诊断和鉴别诊断中起重要作用，主要相关检查有血清铁蛋白减少、血清铁明显减少及血清转铁蛋白明显增高。缺铁性贫血镜下可见红细胞形态大小不一，以小红细胞为主，中心淡染区扩大，甚至呈环形（图 20-4）。铁粒幼细胞贫血血常规中同时出现低色素和正色素 2 种细胞群的红细胞；骨髓铁染色中细胞内外铁均明显增加，铁粒幼红细胞明显增多，该病的实验室诊断主要根据血常规、骨髓象特征和铁代谢指标的变化。

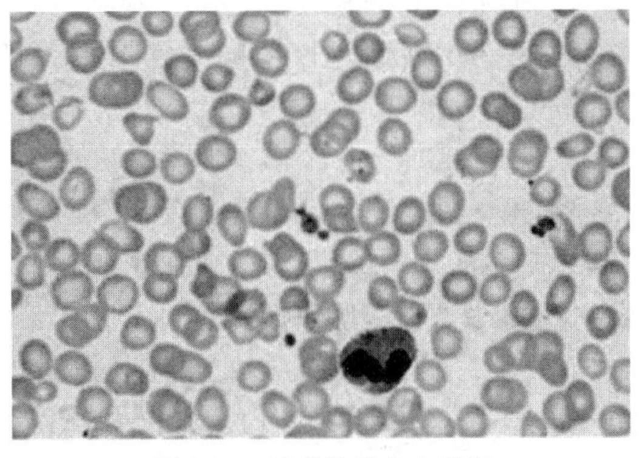

图 20-4　缺铁性贫血血常规

（三）溶血性贫血中的应用

溶血性贫血是由于红细胞自身缺陷（如细胞膜、能量代谢酶和血红蛋白分子缺陷等）或外在因素使红细胞存活期缩短，破坏加速，超过骨髓造血的代偿能力而发生的一类贫血，包括红细胞膜缺陷溶血性贫血、阵发性睡眠性血红蛋白尿、红细胞酶缺陷溶血性贫血、血红蛋白病、免疫性溶血性贫血及其他溶血性贫血。溶血性贫血的实验室诊断首先要确定溶血性贫血的存在即红细胞破坏过度和红细胞代谢性增生，其次确定主要的溶血部位即血管内或是血管外溶血，最后确定溶血病因以明确诊断。

（四）巨幼细胞贫血中的应用

巨幼细胞贫血是由维生素 B_{12} 或叶酸缺乏，使细胞 DNA 合成障碍，导致细胞核发育障碍所致的骨髓三系细胞核浆发育不平衡及无效造血性贫血，也称脱氧核苷酸合成障碍性贫血。观察血涂片细胞形态对诊断该病很重要，本病为大细胞正色素性贫血，红细胞较血红蛋白下降更明显；骨髓象中骨髓增生活跃或明显活跃，以三系细胞均出现巨幼变为特征，核分裂象和 Howell-Jolly 小体易见，胞核的形态和“核幼质老”的改变是识别巨幼样变的两大要点；骨髓铁染色显示铁粒幼细胞增多和巨噬细胞含铁量增加。血常规和骨髓象检查的形态学特征对巨幼细胞贫血有确定诊断意义。

（五）继发性贫血中的应用

继发性贫血也称症状性贫血，多继发于某些慢性系统性疾病所致的一类贫血，包括慢性系统性疾病贫血，如慢性肝脏疾病所致的贫血、慢性肾脏疾病所致的贫血及内分泌疾病所致的贫血，慢性病性贫血和骨髓病性贫血。

（六）其他红细胞疾病中的应用

其他红细胞疾病有继发性红细胞增多症和卟啉病，前者的实验室检查特点有红细胞数、血红蛋白和红细胞比容均增高，白细胞和血小板正常，骨髓增生活跃。后者的实验室检查主要是进行血、尿和粪中尿卟啉、粪卟啉和原卟啉的分析。

第三节　白细胞检验

一、白细胞检验的基本方法

白细胞检验是运用细胞生物学、免疫学和核医学等相关技术对白细胞的功能、代谢及其产物、动力学、免疫标记及血清粒细胞抗体 4 个方面进行检测。

1. 白细胞功能的检验　主要着眼于白细胞吞噬功能、趋化作用和杀菌作用的检测。血液中的中性粒细胞及单核/巨噬细胞对细菌和其他异物有吞噬作用，该作用的测定可作为反映机体免疫功能的指标，也可为某些疾病的鉴别提供作用。吞噬功能试验可采用墨汁吞噬试验、细菌吞噬试验和吞噬细胞吞噬功能试验进行。硝基四氮唑蓝还原试验用于检测中性粒细胞的胞内杀菌能力，趋化功能试验是观察粒细胞向感染灶运动能力的重要检测方法。

2. 白细胞代谢及其产物检验　末端脱氧核糖核酸转移酶与淋巴细胞的核酸代谢有关，在急性和慢性急淋变患者的白血病细胞中该酶活性很高，因此该酶在此类疾病的鉴别和治疗中有一定的指示意义。可以通过免疫细胞化学法和同位素检测法测定，以前者最为常用；N-碱性磷酸酶是未成熟的白血病性原始淋巴细胞向 T 淋巴细胞和 B 淋巴细胞分化过程中，未成熟的淋系细胞的标志酶；酸性 α-醋酸酯酶正常情况下主要分布在 T 淋巴细胞、单核/巨噬细胞、巨核细胞和血小板中，B 淋巴细胞、粒细胞和红系细胞中该酶的含量极少，对此酶的检测有助于区分 T 淋巴细胞和 B 淋巴细胞，并鉴别急性白血病类型；血清溶菌酶主要来自血中的粒细胞和单核/巨噬细胞，以单核细胞含量最高，该酶能水解革兰阳性菌的细胞壁而使细胞破裂。

3. 白细胞动力学检验　从细胞增殖周期动力学和细胞生长期动力学 2 方面对细胞进行检验。氚标记脱氧胸苷法来测定粒细胞的增殖水平；泼尼松试验可反映骨髓中性粒细胞储备池的容量；肾上腺素激发试验可反映白细胞在血管壁的黏附情况，提示是否有粒细胞分布异常，有助于确定白细胞减少的病因；流式细胞仪检测 DNA 合成及含量可以快速提供有关细胞周期各相分布的动态参数，间接了解 DNA 的合成情况。

4. 白细胞免疫标记及血清粒细胞抗体检测　白细胞分化抗原是指血细胞在分化成熟为不同谱系、分化的不同阶段及细胞活化的过程中，出现或消失的细胞表面标记分子。国际统一使用分化抗原簇作为白细胞分化抗原和相应的单克隆抗体的命名。白细胞免疫标记的检测是利用抗人白细胞分化抗原 CD 系列单克隆抗体进行血细胞免疫标记检测，采用的方法有荧光显微镜计数检测、碱性磷酸酶-抗碱性磷酸酶侨联酶标法检测和流式细胞仪法。血清粒细胞抗体在免疫性粒细胞减少症时会明显增加，常用的检测方法有免疫荧光法、化学发光法和流式细胞术等。

二、白细胞检验的临床应用

（一）急性白血病的实验室检查

急性白血病的实验室检查有急性白血病的血常规和骨髓象、免疫学检验、细胞与分子遗传学检验及其他检验。

急性白血病的血常规以白细胞增多为主，亦出现较多的原始及幼稚细胞；骨髓增生活跃或极度活跃，骨髓象是诊断本病的主要依据；免疫学检验是采用急性白血病的一线单抗来筛选急性髓系白血病及 T、B 淋巴系白血病，用二线单抗进一步确定系内亚型；细胞遗传学检验是进行细胞染色体分析，检测异常核型，而在分子遗传学检验中，白血病的染色体易位在分子水平的改变，表现为与白血病发病机制有关的基因重排及各种融合基因的形成，是可靠的分子标志；其他检验有生化检验、急性白血病的疗效判断和微量残留病灶的检验。

微量残留白血病是指急性白血病诱导化疗或骨髓移植，达到临床和血液学的完全缓解，而体内残存微量白血病细胞的状态，此病常采用免疫学、细胞遗传学和分子生物学检验。

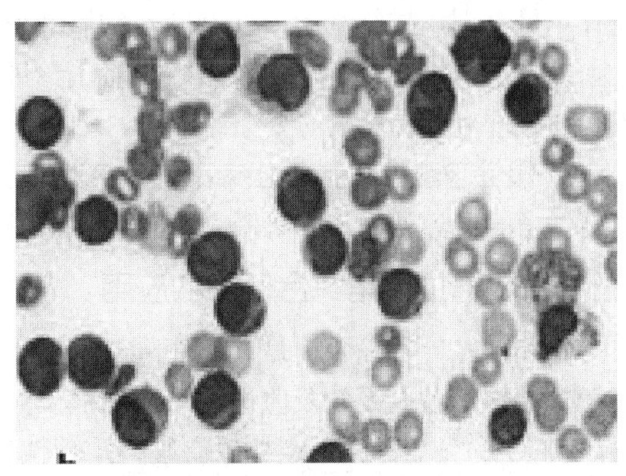

图 20-5　急性髓系白血病骨髓象

（二）急性髓系白血病中的应用

急性髓系白血病是一种以白血病命名的骨髓增殖性肿瘤，其特点是粒细胞显著增多伴嗜碱粒细胞增多和脾大（其骨髓象如图 20-5），特征性的细胞和分子遗传学特征为 Ph 染色体及 bcr/abr 融合基因。

（三）急性及慢性淋巴细胞白血病中的应用

1. 急性淋巴细胞白血病 是由于原始及幼稚淋巴细胞在造血组织异常增殖并可浸润各组织脏器的一种造血系统恶性克隆性疾病。根据 FAB 分型，可将急性淋巴细胞白血病分为 L_1～L_3 型。血常规中红细胞及血红蛋白低于正常，白细胞计数多数增高，血细胞板计数低于正常；骨髓象中以原始和幼稚淋巴细胞为主，成熟淋巴细胞减少，粒系和红系增生受抑制，涂抹细胞多见。急性淋巴细胞白血病诊断时以骨髓中原淋巴细胞+幼淋巴细胞≥20%即可确诊。

2. 慢性淋巴细胞白血病 简称慢淋，是一种淋巴细胞克隆性增殖的肿瘤性疾病，主要表现为形态上成熟的小淋巴细胞对外周血、骨髓、淋巴结和脾脏等淋巴组织的侵袭。血常规中以白细胞增高常作为最早诊断线索。感染是引起慢性淋巴细胞白血病死亡的主要原因。

（四）骨髓增殖性肿瘤中的应用

骨髓增殖性疾病是以骨髓中分化成熟相对正常的一系或多系髓系（粒系、红系、巨核系和肥大细胞）细胞持续性异常增殖为特征的一组克隆性造血干细胞疾病。包括慢性粒细胞白血病、真性红细胞增多症、原发性血小板增多症、原发性骨髓纤维化和慢性嗜酸粒细胞白血病，非特殊类型。

1. 慢性粒细胞白血病 是一种起源于造血干细胞的克隆性骨髓增殖性肿瘤，主要累及粒细胞系，表现为持续性、进行性外周血红细胞数量增加。分类中出现不同分化阶段的粒细胞，尤其以中性粒细胞增多为主，该病的病程由慢性期进展为加速期，最后发展为急变期。

2. 真性红细胞增多症 是一种原因不明的红细胞异常增生为主的骨髓增殖性肿瘤，其特征为红细胞的产生不依赖红细胞造血的正常调节机制，除红系外，粒系和巨核系也过度增生，该病的病程也分为 3 期，即增殖期，多血期和消耗期。

3. 原发性血小板增多症 是一种主要累及巨核细胞系的慢性骨髓增殖性肿瘤，以血小板数持续增多、血栓形成或出血及骨髓巨核细胞异常增生为特征，应与继发性血小板增多症鉴别。

4. 原发性骨髓纤维化 是一种以骨髓巨核细胞和粒细胞增生为主要特征的克隆性骨髓增殖性肿瘤，伴有骨髓结缔组织反应性增生和髓外造血。临床上以肝脾肿大为特征，且血片中可见泪滴样红细胞、幼红幼粒细胞及巨大血小板。患者出诊时少数表现为骨髓纤维化前期，造血细胞过度增生，多数患者出诊即为纤维化期，造血组织减少，骨髓活检纤维组织明显增生是诊断的必要条件。

5. 慢性嗜酸粒细胞白血病 非特殊类型是一种极为罕见的嗜酸性前体细胞自足性、克隆性增殖，导致外周血、骨髓及周围组织嗜酸粒细胞持续增多的骨髓增殖性肿瘤。

（五）骨髓增生异常综合征中的应用

骨髓增生异常综合征是一组克隆性造血干细胞疾病，以髓系中一系或多系血细胞减少或发育异常、造血无效及急性髓系白血病发病风险增高为特征，它是一种高度异质性的疾病。WHO 的分类标准规定如果有某些重现性细胞遗传学异常，即使原始细胞≤20%，也应诊断为相应的急性髓系白血病，而不是骨髓增生异常综合征。在诊断低增生性骨髓增生异常综合征时应注意与慢性再障的鉴别。

（六）恶性淋巴瘤和浆细胞肿瘤中的应用

1. 恶性淋巴瘤 是一组起源于淋巴结或其他淋巴组织的恶性肿瘤，分为霍奇金淋巴瘤和非霍奇金淋巴瘤 2 大类。这 2 类淋巴瘤各有其临床和组织病理特点，前者主要病理特征是组织中发现有少量巨大瘤细胞——RS 细胞，临床表现以无痛性颈部或锁骨上淋巴结进行性肿大最常见，其次为腋下淋巴结肿大；后者以结外病变为特征，骨髓侵犯常见。组织病理学检查发现 RS 细胞及变异细胞是诊断霍奇金淋巴瘤的主要依据；非霍奇金淋巴瘤分型复杂，无统一分类分型方案。依据组织病理学、免疫表型、遗传学特点将淋巴细胞白血病也包括在淋巴瘤中。淋巴瘤易漏诊和误诊，应高度重视。

2. 浆细胞肿瘤 系单克隆浆细胞异常增生，并分泌单克隆免疫球蛋白和多肽链亚单位的一组肿瘤性疾病，包括多发性骨髓瘤、浆细胞瘤、意义未定的单克隆免疫球蛋白病、免疫球蛋白沉积病、骨硬化性骨髓瘤等，以多发性骨髓瘤最常见。

（1）多发性骨髓瘤是骨髓内单一浆细胞株异常增生的一种恶性肿瘤，其特征为单克隆浆细胞恶性增殖并分泌过量的单克隆免疫球蛋白或其多肽链亚单位（M 蛋白）。血片中显示成熟红细胞呈“缗钱”状排列，骨髓象中骨髓涂片可见典型的细胞，如火焰细胞、桑椹细胞及葡萄状细胞等，骨髓活检可提高瘤细胞的检出率。贫血、红细胞沉降率增快，骨骼病变及发现“M 成分”常常是诊断的主要线索，而骨髓涂片浆细胞形态、数量的改变，“M 蛋白”的检出和水平，骨骼病变等是诊断的主要依据。

（2）浆细胞瘤是克隆性的浆细胞增生，细胞形态及免疫表型与多发性骨髓瘤相同，不同的是浆细胞表现为在髓外或骨骼的孤立性生长，因此它分为髓外浆细胞瘤和骨孤立性浆细胞瘤。血常规和骨髓象多正常，依靠 X 线、MRI 等影像学检查，肿瘤组织活检及血、尿蛋白电泳等可明确诊断。同时还要注意它与多发性骨髓瘤的联系和区别。

（七）其他白细胞疾病中的应用

其他白细胞疾病包括有中性粒细胞减少症和粒细胞减少症、类白血病反应、传染性单核细胞增多症、脾功能亢进、嗜血细胞综合征、特发性嗜酸粒细胞增多综合征及类脂质沉积病如戈谢病、尼曼-匹克病等。

第四节 血栓与止血检验

一、血栓与止血检验基础理论

在正常生理状态下，血液在血管中流动，凝血与抗凝血反应保持动态平衡，血液既不会溢出血管壁，也不会形成血栓。一旦该二者平衡反应打破，则出现血栓和出血状况。这与血管壁、血小板、凝血因子、抗凝血物质、纤溶成分和血流状态等因素有关。

1. 血管壁的止血作用 主要是血管内膜层发挥作用，内膜的主要成分是血管内皮细胞，止血作用主要由此层细胞发挥。血管内皮的止血作用主要表现在以下几个方面：参与血管的收缩，这是止血最快的反应过程；释放血小板活化因子，活化血小板，诱导血小板聚集；促进血液凝固，调节血凝的速度；内皮细胞可以合成纤溶酶原活化抑制剂，可阻止血液凝块的溶解，加强止血作用。同时，内皮细胞还参与了抗血栓的形成，使得止血和抗血栓处于动态平衡。

2. 血小板的止血作用 正常生理状态下，血小板（图 20-6）在血管内以单个形式循环并不与其他细胞类型和其他血小板相互作用。当血管内皮层发生损伤，血小板即可黏附在受损的血管内皮上，相互聚集，促使凝血酶的生成，进而促使纤维蛋白原转变为纤维蛋白，形成血小板血栓，起到止血作用。血小板的止血过程主要由黏附反应、释放反应、聚集功能、血块收缩和促凝反应等组成，其中血小板黏附和释放处于中心环节。

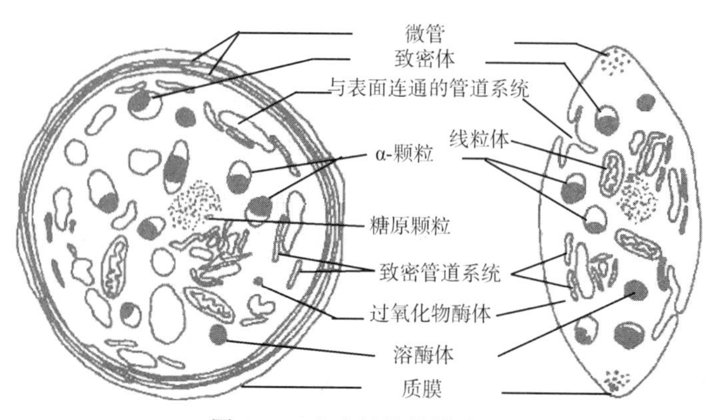

图 20-6 血小板结构模式图

3. 血凝与抗血凝系统 血液凝固是血液由液体状态转变为凝胶状态的过程。凝血的机制有外源凝血途径和内源凝血途径。但目前的观点认为，二者途径不是截然分开，而是相互联系配合的，主要通过生成 TF-Ⅶα 复合物和 FⅣα-FⅧα 复合物最终止血。抗血凝系统对血液凝固系统的调节，可使其改变凝血性质、减少纤维蛋白的形成，降低各种凝血因子的活化水平。抗凝血系统包括细胞抗凝和体液抗凝 2 方面。细胞抗凝作用主要包括血管内皮细胞合成分泌抗凝物质、光滑内皮阻止血小板的黏附活化，以及单核/巨噬细胞对活化凝血因子的清除作用等。体液抗凝主要通过下调凝血蛋白进而抑制凝血反应的抗凝蛋白起作用，主要包括抗凝血酶系统、蛋白 C 系统和组织因子途径抑制物系统等。

4. 纤维蛋白溶解系统 简称纤溶系统，是纤维酶原在特异性激活物的作用下转化成纤溶酶，从而降解纤维蛋白和其他蛋白质的过程。纤维蛋白降解产物对血液凝固和血小板的功能均有一定的影响，主要抑制血小板的聚集和释放反应。纤溶过程与血凝过程始终保持一个动态平衡过程，纤溶的作用是将沉积在血管和间质内的纤维蛋白溶解而保持血管及腺体管道的畅通，血管新生、防止血栓形成，或使得已形成的血栓溶解，血流复通。如果纤溶系统异常，则表现为纤溶活性增高的出血现象和纤溶活性降低的血栓形成。

5. 血栓形成 是止血机制过度活化的一种病理状态，是在某些因素的作用下，血液发生凝固或有沉积物形成的过程，它在许多疾病的发病机制中起着重要作用。常见的血栓有白色血栓（动脉血栓）、红色血栓（静脉血栓）、血小板血栓、微血管血栓和混合血栓等。

血栓形成的机制主要与血管壁损伤、血液成分的改变和血流淤滞 3 大因素有关。正常血管壁具有完善的抗血栓形成功能，通过内皮细胞释放各种因子防止血小板的活化，促进纤维蛋白的溶解，阻止血液凝固，防止血栓的形成。当血管发生损伤时，其正常的抗血栓功能遭到破坏，随之诱发血栓的形成。血液成分的改变主要表现在血小板功能的增强、凝血因子的作用加强、抗凝因子的作用减弱、纤溶成分的活性降低及其他血细胞的作用等方面，如白细胞参与血栓的形成，红细胞的聚集反应和血浆黏度的增高等作用。

二、血栓与止血检验的基本方法

（一）血栓与止血的筛查实验

血栓与止血检验是筛查和诊断出血与血栓性疾病的重要手段，通过初期止血、二期止血和纤溶活性的筛查实验，可以初步了解患者止血与凝血方面的异常。每种筛查实验包括具体的检查项目，如初期止血的筛查常用的实验有出血时间、血小板计数和血块收缩实验；二期止血的筛查常用的实验有凝血酶原时间、活化部分凝血活酶时间、试管法凝血时间和凝血酶时间；纤溶活性的筛查常用的实验有血浆 FPDs 和 D-二聚体定量测定和血浆鱼精蛋白副凝固实验。

（二）血管内皮细胞的检验

血管内皮细胞的检验主要是对血管性血友病因子、血浆内皮素-1、血浆血栓调节蛋白及血浆 6-酮-前列腺素 $F_{1\alpha}$ 和去甲基 6-酮-前列腺素 $F_{1\alpha}$ 的检验。血管性血友病因子有助于诊断遗传性或获得性血管性血友病、血栓性疾病和急性时相反应；血管内皮素-1 可作为了解血管内皮损伤程度的一项指标，用于心血管病患的疗效判断和预后估计等；血浆血栓调节蛋白是根据抗原含量来测定其含量的，抗原含量可作为血管内皮损伤的最佳标志物之一，同时也有助于诊断与鉴别血浆血栓调节蛋白缺乏症。

（三）血小板的检验

血小板检验试验包括血小板黏附试验、血小板聚集试验、血小板膜糖蛋白、血小板活化分析、血小板第 3 因子有效性试验、血小板自身抗体和血小板生存时间等。血小板黏附试验常用于诊断一些血栓前状态与血栓性疾病及一些遗传性与获得性血小板功能缺陷病；血小板聚集试验主要用于遗传性与获得性血小板功能缺陷症、抗血小板药物的影响及血栓前状态与血栓性疾病的监测；血小板膜蛋白也可以用来监测血小板功能缺陷症和血栓前状态与血栓性疾病；血小板活化可用于监测血小板活化水平；血小板第 3 因子有效性可以监测先天性 PF3 缺乏症、血小板无力症及尿毒症、肝硬化、原发性血小板增多症、多发性骨髓瘤、系统性红斑狼疮和一些药物的影响；血小板自身抗体用于监测一些自身免疫性疾病；血小板生存时间的延长和缩短可以用来诊断血小板破坏增多性疾病、血小板消耗过多性疾病和血栓性疾病。

（四）凝血因子的检验

凝血因子的检验是对血浆纤维蛋白原、血浆凝血因子Ⅱ、Ⅴ、Ⅶ、Ⅹ、血浆凝血因子Ⅷ、Ⅸ、Ⅺ、Ⅻ、血浆组织因子、凝血因子XIII及凝血活化分子标志物的检验，可以用来诊断凝血因子缺陷性和增高性疾病，如肝脏疾病、血栓性疾病、血友病等。

（五）抗凝物质的检验

抗凝物质的检验主要包括生理性抗凝蛋白和异常抗凝物 2 类。生理性抗凝蛋白主要包括抗凝血酶、蛋白 C、蛋白 S 和组织因子途径抑制物；异常抗凝物主要是肝素及类肝素物质、狼疮抗凝物和凝血因子抑制物。

（六）纤溶活性的检验

纤溶活性不能直接检测纤溶酶的活性，但可以通过纤溶酶原、组织型纤溶酶原活化剂、纤溶酶原活化剂抑制剂、α_2-抗纤溶酶和纤溶酶-抗纤溶酶复合物的血浆浓度间接反映纤溶水平，因此纤溶活性检验即是对这些物质的监测。

三、血栓与止血检验的临床应用

1. 血栓与止血筛检试验中的应用 血栓与止血筛检试验包括一期止血缺陷筛检试验、二期止血缺陷筛检试验和纤溶活性亢进筛查试验，通过筛检试验可以对疾病的诊断方向进行大致的归类，然后进一步检测以获得最终的诊断。

2. 出血性疾病诊断中的应用 出血性疾病是由于遗传性或获得性的基因，导致机体止血、凝血活性减弱或纤溶活性的增强，引起自发性或轻微外伤后出血难止的一类疾病，这些疾病的诊断血栓与止血检验具有确诊的重要价值。

（1）过敏性紫癜是一种变态反应性出血性疾病，主要是由于机体对某些致敏物质发生变态反应而引起全身性毛细血管壁的通透性和脆性增加，导致以皮肤和黏膜出血为主要表现的临床症候群。一般检测中白细胞计数正常或轻度升高，红细胞和血红蛋白一般正常或轻度升高，血凝象检测束臂试验阳性。

（2）血小板减少症是因血小板数量减少所引起的出血病，主要是由于血小板生成减少、血小板破坏过多和血小板分布异常等。它包括原发性免疫性血小板减少症和继发性血小板减少性紫癜，前者临床上一般将出血症状、血小板减少、出血时间延长、脾脏不肿大、骨髓巨核细胞增多伴成熟障碍、抗血小板抗体增高作为本病的主要诊断标准；后者除束臂试验阳性、血小板计数减少和出血时间延长外，可有血块收缩试验不佳。

（3）血小板功能异常症是由于血小板功能异常所引起的出血性疾病，分为遗传性和获得性 2 种。前者是在某原发病的基础上发生的血小板功能异常伴随临床出血或血栓形成的疾病，这些原发病有免疫性血小板功能异常、白血病和骨髓增殖性疾病、尿毒症等；后者主要有血小板无力症和巨血小板综合征，贮藏池病和血小板第 3 因子缺乏症等少见。

（4）血友病和血管性血友病是由于凝血因子遗传性缺陷所引起的出血性疾病，在临床上较为常见。血友病是一组由于遗传性凝血因子Ⅷ和Ⅸ基因缺陷导致的激活凝血酶原酶的功能发生障碍所引起的出血性疾病，包括血友病 A 和血友病 B，有关血友病的实验诊断和鉴别诊断有筛检试验、凝血因子促凝活性检测、凝血因子抗原含量检测、排除试验和基因诊断。血管性血友病是由于患者体内的血管性血友病因子基因缺陷而造成血浆中 vWF 数量减少或质量异常所导致，是常见的遗传性出血性疾病之一，该病的诊断指标有出血时间检测、活化部分凝血活酶时间和因子Ⅷ：C 检测及 vWF：Ag 定量检测。

（5）其他出血性疾病还有肝脏疾病的凝血障碍、依赖维生素 K 凝血因子缺乏症、病理性抗凝物质的增多、弥散性血管内凝血及原发性纤溶亢进症，血栓与止血检验结果在这些出血性疾病的诊断中常常具有确诊意义。

3. 血栓性疾病诊断中的应用 血栓性疾病包括急性心肌梗死、脑梗死、肺梗死、深静脉血栓形成、血栓前状态、遗传性易栓症和血栓性血小板减少性紫癜。这些疾病除易栓症外，往往有多种因素参与疾病的发生、发展，临床上影像学诊断占有重要地位，D-二聚体的阴性排除价值对疾病的诊断和鉴别诊断具有重要意义。

4. 抗血栓和溶血栓治疗中的应用　临床上常用抗凝药和去纤药作为预防血栓形成的药物，用纤溶促进剂作为溶解血栓的药物，在抗血栓和溶血栓治疗中主要是对抗凝治疗的监测、溶栓治疗的监测、抗血小板药物治疗的监测及降纤药治疗的监测，这些实验监测的目的是在安全的前提下尽量达到治疗所需的药物浓度，避免发生出血并发症。

（朱立强）

第二十一章　临床微生物学检验

临床微生物学又称诊断微生物学，是研究病原微生物检查及微生物与宿主相互作用的一门医学专业和应用学科。该学科属于医学微生物学的范畴，侧重研究感染性疾病的快速、准确的病原学诊断的策略与方法，为临床诊断提供依据。临床微生物学是检验医学的重要专业课程之一，综合了临床医学、病原生物学、免疫学、临床抗生素学等多方面的知识和技能。当前其承担的主要任务有研究感染性疾病的病原体的特征、提供快速、准确的病原学诊断、指导临床合理使用抗菌药物和对医院感染进行监控等。

第一节　细菌学部分

一、细菌学基础

（一）细菌的形态与功能

1. 细菌的基本形态与结构　细菌是原核细胞型微生物，是肉眼看不到的微小生物，通常采用微米单位进行细菌大小的测量描述，观察使用的仪器为光学显微镜。细菌的形态表现为球状、杆状或螺旋状。细菌的基本结构主要由细胞壁、细胞膜、细胞质和核质等组成，其特殊结构主要由荚膜、芽胞、菌毛和鞭毛等组成。

2. 细菌细胞壁的结构　细菌细胞壁的主要成分为肽聚糖。细胞壁的主要功能是维持细菌的形状、保护细菌免受渗透作用的破坏、保护细菌免受有毒物质的损害等。细胞壁缺失或缺陷的细菌称为细菌 L 型。细胞膜位于细胞壁内侧，具有包裹细胞质、呼吸渗透、吸收运输、生物合成和参与细菌分裂等作用。细胞质为存在于细胞膜和核质之间的物质，主要成分是水，是细菌新陈代谢的重要场所，胞质内含有内含体、核糖体和质粒等。细菌核质具有染色体的功能，控制细菌的各种遗传性状。

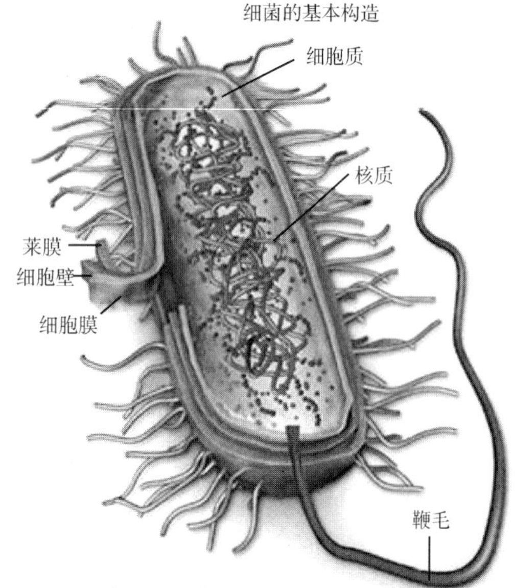

图 21-1　细菌的鞭毛和荚膜结构

3. 细菌的特殊结构　在细菌的 4 种特殊结构中，荚膜具有抗吞噬作用，鞭毛是细菌的运动结构（图 21-1），菌毛有助于细菌的黏附和定植，芽胞是某些细菌逃避不利环境因素而形成的具有特殊抵抗力的一种休眠结构

（图 21-2）。

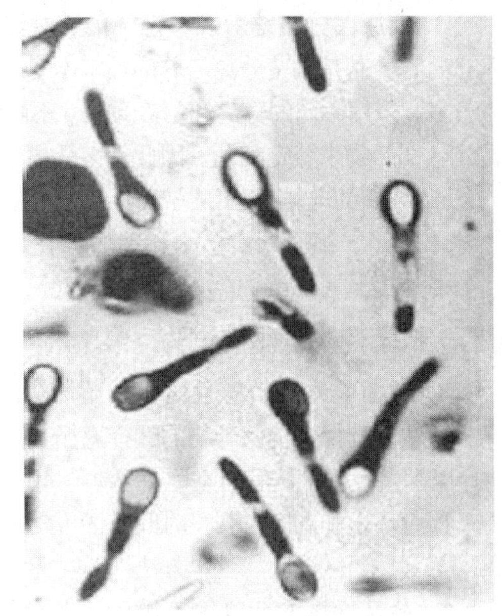

图 21-2　细菌的芽胞结构

（二）细菌的分类与命名

（1）细菌的分类是在对细菌的大量分类标记进行鉴定和综合分析的基础上进行的。细菌分类的等级与其他生物相同，种以上的系统分类单元自上而下依次分为 7 级：界、门、纲、目、科、属、种。分类方法有 2 类：人为分类法和系统分类法。系统分类法以细菌的核酸、蛋白质等组成的同源程度进行分类，更具科学性和稳定性。其中 16S rRNA 寡核苷酸分析，由于其核苷酸数目适中、信息量大、具有高度稳定性、易于提取和分析，称为理想的研究工具。

（2）对于细菌分类系统命名系统，细菌的科学命名法采用生物双名法，具备拉丁化文字的形式和明确的分类等级 2 个特点，即由一个属名和一个种名构成。目前，得到世界公认的最具权威性的参考书目是《伯杰系统细菌学手册》。

（三）细菌的生理与变异

细菌的生理主要包括：化学组成、物理性状、细菌的代谢、细菌生长繁殖的条件、细菌生长繁殖的规律。①细菌的化学组成与其他生物细胞相似，包括水、无机盐、蛋白质、糖类、脂质和核酸等；②细菌的物理性状主要表现为：一般带负电荷，菌悬液呈混浊状态，细胞壁和细胞膜都有半透性；③细菌新陈代谢的显著特点是代谢旺盛和代谢类型的多样化；④细菌以二分裂法繁殖；⑤细菌在封闭系统中的生长曲线主要包括 4 期：延缓期、对数期、稳定期、衰亡期。

细菌具有遗传和变异的特征，细菌的主要遗传物质主要有：核质中的染色体和染色体外的 DNA。细菌的变异主要有表型变异和基因结构的改变，后者主要包括基因突变和基因的转移和重组。细菌的基因转移和重组可以通过转化、接合、转导、转换和细胞融合等不同方式进行。

（四）细菌感染的病原学诊断

细菌感染病原学实验诊断是一门多学科相互渗透的综合诊断技术，涉及临床医学、医学微生物学等多方面的知识和技能。当细菌感染患者进行检验时，首先必须及时、正确的采集合格的标本，通过对标本的形态学检查、病原菌分离培养、代谢产物的检查、毒素的测定、抗原抗体的检测及分子生物学技术等多种实验技术方法，并结合临床资料，才能做出准确的病原学诊断。

1. 标本的采集和处理　标本质量的好坏直接影响实验结果，合格的标本是确保实验结果准确的前提，因此要严格遵照标本采集和处理的原则。

2. 细菌形态学检查　包括不染色标本检查和染色标本检查，镜检不仅可以迅速了解标本中有无细菌及大致的菌量和种类，而且根据细菌形态、结构和染色性有助于对病原菌的初步识别和分类，为进一步做生化反应、血清学鉴定提供依据；同时，也可向临床提供初步信息作为参考。

3. 病原菌分离培养及鉴定　能够对细菌感染做出明确的病原学诊断。掌握培养基的种类和选择培养基是细菌分离培养的最基本要求。根据待测标本的来源、培养目的及所使用培养基的性状，采用不同的分离和培养方法。不同的细菌有不同的代谢产物，可利用生物化学的方法测定代谢产物来鉴定细菌。因此细菌分离培养及鉴定是临床细菌学检验的核心技术。

4. 细菌的非培养检测方法　细菌感染性疾病的非培养检测方法，如免疫学检验、分子生物学检测、细菌毒素检测和动物实验等，常用于培养时间长、不易培养或不能培养的微生物检查及检测细菌的致病性和毒力等，也是临床细菌学检查的重要手段。

（五）抗菌药物敏感性试验

1. 抗菌药物的敏感性试验　临床分离的需氧菌和兼性厌氧菌需要进行抗菌药物和药敏试验方法的选择。抗菌药物的选择遵循美国 FDA 推荐的选择方法；药敏试验主要有纸片扩散法、稀释法、梯度法和自动化仪器法。每一种试验方法对于细菌的种属、细菌的接种量、培养基、孵育环境和温度、观察时间、评价效果的质控菌株都有不同的要求。纸片扩散法被 WHO 推荐为定性药敏试验的基本方法，通过此实验可以向临床报告对某一细菌的敏感、耐药。

2. 分枝杆菌的药物敏感试验　分枝杆菌包括快速生长的分枝杆菌和缓慢生长的分枝杆菌，抗分枝杆菌药物包括抗结核分枝杆菌、非结核分枝杆菌群和抗麻风分枝杆菌药物。结核分枝杆菌药敏试验主要采用琼脂部分浓度法，快速生长的分枝杆菌药敏试验可采用微量肉汤稀释试验和琼脂纸片洗脱法。

3. 厌氧菌体外药物敏感试验　厌氧菌由于苛刻的培养条件和对抗菌药物敏感性稳定，常规不需要做药敏试验。目前方法有琼脂稀释法、肉汤稀释法、E 试验法，应根据不同厌氧菌选择抗菌药物，必须在厌氧环境中进行。

二、球　　菌

（一）革兰阳性球菌

革兰阳性球菌是指革兰染色为阳性的一群球菌，又称化脓性球菌，可致疖、痈、脓肿、菌血症等多种化脓性感染，还可引起烫伤样皮肤综合征和毒性休克综合征等疾病。

1. 葡萄球菌属　葡萄球菌属中，引起人类疾病的重要菌种有表皮葡萄球菌（图 21-3）、金黄色葡萄球菌（图 21-4）等。临床常以是否产生凝固酶将葡萄球菌分为凝固酶阳性和凝

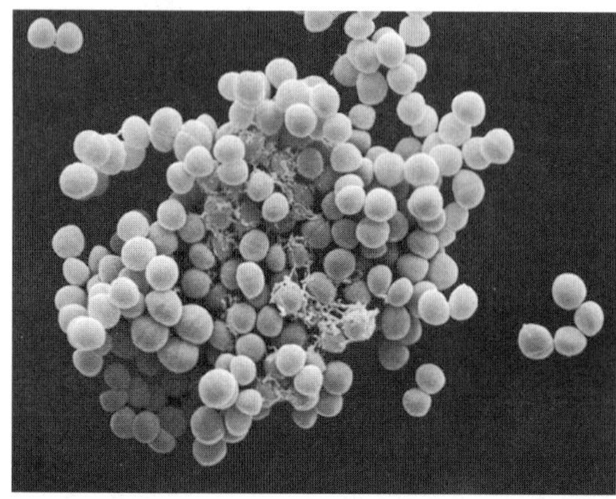

图 21-3　表皮葡萄球菌

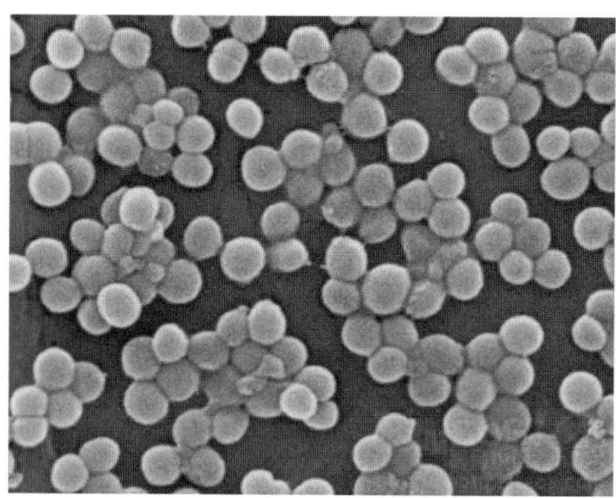

图 21-4　金黄色葡萄球菌

固酶阴性葡萄球菌。大多数菌种为兼性厌氧菌，营养要求不高，可产生多种色素、毒素和酶。根据形态、菌落特点，生化反应及相关毒素和酶的检测进行鉴定。

2. 链球菌属　细菌种类繁多，其中某些菌种为毒力强的致病菌。分类较为复杂，临床分离株仍以传统的血平板上溶血现象和 Lancefield 抗原血清分型，结合生化反应进行鉴定。

3. 肠球菌属　常栖居在人、动物的肠道和女性生殖道，为医院感染的重要病原菌。所致的感染最多见于泌尿道感染。临床标本中分离最常见的是粪肠球菌，对抗菌药物的耐药性较强。

4. 其他需氧革兰阳性菌　临床触酶阳性的革兰阳性菌除了葡萄球菌外，尚有微球菌属、巨球菌属、动球菌属等；触酶阴性的革兰阳性菌除了链球菌和肠球菌外，还可见乳球菌属、气球菌属、片球菌属等。

（二）革兰阴性球菌

革兰阴性菌主要包括奈瑟菌属和莫拉菌属。奈瑟菌属细菌是营养要求特殊的细菌，抵抗力弱，需要特别的培养基，分离需要 5% CO_2。脑膜炎奈瑟菌引起的流行性脑脊髓膜炎，是严重的经呼吸道引起的中枢神经系统进行性疾病，需要进行快速病原学鉴定。通过形态、生化反应和血清学凝集进行鉴定。淋病奈瑟菌引起淋病，通过分离培养、形态特征和生化反应进行鉴定。

三、肠 杆 菌 科

肠杆菌科细菌是革兰阴性杆菌中最主要的成员。现有 31 个菌属、120 多个菌种，主要包括能引起传染病的鼠疫耶尔森菌和伤寒沙门菌；包括常引起人类腹泻和肠道感染的埃希菌属、志贺菌属、沙门菌属、耶尔森菌属；包括引起医院感染的枸橼酸杆菌属、克雷伯菌属、肠杆菌属、泛菌属、沙雷菌属、变形杆菌属、普罗威登菌属和摩根菌属等。

（一）肠杆菌科的生物学特征

肠杆菌科细菌共同的生物学特征有：革兰阴性杆菌或球杆菌、无芽胞、多数有鞭毛，能运动，有致病性的菌株多数有菌毛；需氧或兼性厌氧，应用要求不高，在普通培养基和麦康凯培养基上生长良好。其主要生化特征有：发酵葡萄糖（产酸或产酸产气）、触酶阳性、氧化酶阴性、可将硝酸盐还原至亚硝酸盐。

（二）肠杆菌科细菌的检验要点

直接涂片检查，形态、染色均为革兰阴性杆菌；分离培养，需要借助选择鉴别培养基，乳糖发酵是区别致病菌还是条件致病菌的重要标志；肠杆菌科的鉴定需要依靠生化反应，必要时还要做血清学鉴定和毒素检测。

1. 大肠埃希菌　埃希菌属包括 5 个种：大肠埃希菌、蟑螂埃希菌、弗格森埃希菌、赫尔曼埃希菌、伤口埃希菌。大肠埃希菌的致病因素有侵袭力、内毒素和肠毒素。所导致的疾病有肠道外感染、肠道内感染，后者根据血清型别、毒力和所致临床症状的不同，可将致腹泻的大肠埃希菌分为 5 类：肠毒素性大肠埃希菌、肠致病性大肠埃希菌、肠侵袭性大肠埃希菌、肠出血性大肠埃希菌和肠凝聚性大肠埃希菌。

2. 沙门菌属　沙门菌可致多种感染，轻者为自愈性胃肠炎，严重者可引起致死性伤寒。

伤寒和副伤寒 A、B 沙门菌可引起胃肠炎、菌血症和肠热症；猪霍乱沙门菌引起胃肠炎和菌血症，儿童多见。本菌属的抗原结构主要有 3 种：菌体（O）抗原、鞭毛（H）抗原及表面抗原（Vi 抗原）等。

3. 志贺菌属 是主要的肠道病原菌之一，引起人类细菌性痢疾，如急性细菌性痢疾、慢性细菌性痢疾和携带者。可分为 4 个血清群：A 群为痢疾志贺菌，B 群为福氏志贺菌，C 群为鲍特志贺菌，D 群为宋内志贺菌。

4 其他菌属 常见的有：枸橼酸杆菌属、耶尔森菌属、克雷伯菌属、沙雷菌属、肠杆菌属、泛菌属、哈夫尼菌属、变形杆菌属、普罗威登菌属、摩根菌属等。

四、不发酵革兰阴性杆菌及其他革兰阴性杆菌

（一）不发酵革兰阴性杆菌

不发酵革兰阴性菌是一大类不能以发酵形式利用糖类的需氧革兰阴性菌的统称。临床检出以铜绿假单胞菌和鲍曼不动杆菌为主；其次是嗜麦芽窄食单胞菌、产碱假单胞菌、洛菲不动杆菌。粪产碱杆菌、芳香黄杆菌、木糖氧化产碱杆菌、莫拉菌的检出有增加趋势；金氏杆菌、土壤杆菌和艾肯菌少见。

不发酵革兰阴性杆菌对多种抗菌药物耐药，这也是它作为院内感染主要病原菌的重要特征之一。其耐药性有天然固有的，也有获得性，与临床大量使用该种抗菌药物密切相关。不发酵菌的耐药原因主要是：①细菌主动外排泵的存在；②灭活抗菌药物酶类的产生；③外膜蛋白的改变，使抗生素进入细菌的通道减少或缺如等；④生物膜的存在使抗菌药物不能进入细胞内。

（二）其他革兰阴性杆菌

临床常用的革兰阴性菌以肠杆菌科为首，不发酵菌次之。随着学科的发展及分离鉴定的提高，难以培养和检出的革兰阴性杆菌如：嗜血杆菌属、鲍特菌属及在革兰阴性杆菌中引起人兽共患病：布鲁菌属、巴斯特菌属、费朗西斯菌属的检测得到了重视。流感嗜血杆菌中侵袭性（b 型）流感嗜血杆菌是引起细菌性脑膜炎、肺炎的主要病原。当流感嗜血杆菌与金黄色葡萄球菌一起培养时，靠近葡萄球菌菌落的流感嗜血杆菌菌落较大，而远离葡萄球菌的流感嗜血杆菌菌落较小，这种现象为卫星现象（图 21-5）。百日咳鲍特菌是百日咳的致病菌，分离培养所需时间较长，临床常采用免疫学鉴定。

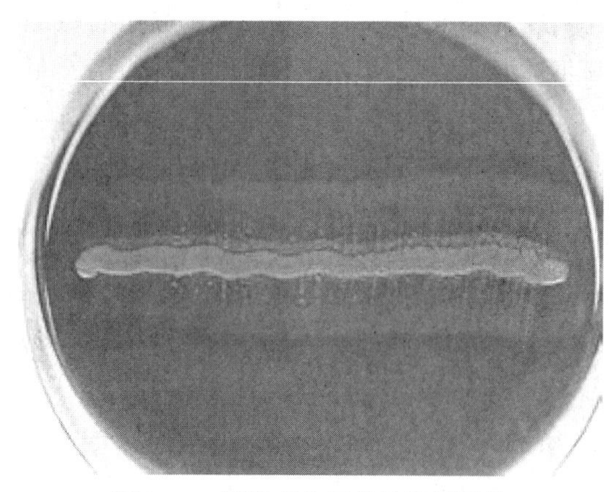

图 21-5 流感嗜血杆菌的卫星现象

五、需氧革兰阳性杆菌

需氧芽胞杆菌种类繁多，有些对人及动物有高度致病性。炭疽芽胞杆菌为需氧芽胞菌

属中一种致病力最强的革兰阳性大杆菌。可引起人与动物的炭疽病，也常是恐怖分子使用的“生物武器”。炭疽病微生物学检查在疾病诊断中具有重要意义，在标本采集、细菌培养、鉴定、感染标本处理中均应严格按照烈性传染病防疫原则进行。蜡样芽胞杆菌主要引起人类食物中毒；产单核细胞李斯特菌可致人类单核细胞增多症等多种疾病；红斑丹毒丝菌常由动物传染给人引起局部红丹毒丝菌病；阴道加特纳菌为阴道内正常菌群，在菌群失调时可引起非特异性阴道炎。

六、弧菌、弯曲菌和螺杆菌

（一）弧菌属

弧菌属细菌广泛分布于自然界。是一群菌体短小、弯曲成弧形或直杆状的革兰阴性菌。弧菌属共有 36 个种，其中以霍乱弧菌和副溶血弧菌最为重要。霍乱弧菌引起霍乱，该病属于烈性传染病，凡在流行季节和地区有腹泻症状的患者均应快速准确做出病原学诊断。副溶血性弧菌具有嗜盐性，生长所需氯化钠的最适浓度为 3.5%。主要引起食物中毒和急性腹泻。

（二）气单胞菌属

气单胞菌属和邻单胞菌属是氧化酶阳性，具有端鞭毛的革兰阴性杆菌。气单胞菌属分类比较复杂，引起腹泻和菌血症等。邻单胞菌属只有一个菌种，即类志贺邻单胞菌，导致肠胃炎。

（三）弯曲菌属

弯曲菌是一类呈逗点状或“S”形的革兰阴性菌，需要在微氧环境中分离培养，营养要求较高。能引起动物与人类的腹泻、胃肠炎和肠道外感染等疾病。对人致病的有空肠弯曲菌、大肠弯曲菌、胎儿弯曲菌等。根据生长温度、生化反应结果进行鉴定。

（四）螺杆菌属

螺杆菌属有 20 余种，其中幽门螺杆菌是引起胃炎的病原体，营养要求较高，在微氧环境中分离培养。可以产生大量脲酶。通过快速测定脲酶的活性或代谢产物可以帮助诊断幽门螺杆菌感染。

七、棒状杆菌属和分枝杆菌属

（一）白喉棒状杆菌

白喉棒状杆菌是棒状杆菌属中主要的致病菌，引起急性呼吸道传染病——白喉。白喉棒状杆菌致病因素主要与其产生的白喉毒素有关，只有携带 β 棒状杆菌噬菌体的溶原菌株才可产生白喉毒素。白喉棒状杆菌营养要求较高，培养时常用吕氏血清斜面、血琼脂平板及亚碲酸钾血琼脂平板，其中亚碲酸钾血琼脂平板为一种鉴别选择培养基。临床检验中检测到白喉棒状杆菌时需做毒力试验以确定其是否为产毒株。

（二）类白喉棒状杆菌

类白喉棒状杆菌包括多种细菌，如假白喉棒状杆菌、结膜干燥棒状杆菌、化脓棒状杆菌、溃疡棒状杆菌等。这类细菌一般无致病性或仅能与其他细菌一起引起混合感染，大多为人体正常菌群，在某些条件下可致医院感染，引起菌血症等多种疾病。

（三）结核分枝杆菌

1. 分枝杆菌概述　分枝杆菌是一类细长略带弯曲的杆菌，有时呈分枝状（图 21-6）。本属细菌大多数为抗酸染色阳性，可分为缓慢生长菌、迅速生长菌和不能培养菌 3 种类型。结核分枝杆菌复合群包括人结核分枝杆菌、牛分枝杆菌、非洲分枝杆菌和田鼠分枝杆菌等，其中人结核分枝杆菌对人类的感染率最高。

2. 结核分枝杆菌的临床意义　结核分枝杆菌不产生内、外毒素及侵袭酶，其致病性可能与细菌在组织细胞内大量繁殖引起炎症、代谢产物的毒性及菌体成分产生的免疫损伤有关。结核分枝杆菌的致病物质主要是荚膜、脂质和蛋白质。人型结核分枝杆菌主要通过呼吸道、消化道和损伤的皮肤等多途径感染机体，引起多种脏器组织的结核病，其中以肺结核为多见。

3. 结核分枝杆菌的生物学特征　结核分枝杆菌为专性需氧，营养要求较高。生长缓慢，在固体培养基上 2～5 周才出现肉眼可见的菌落。典型菌落为粗糙型，表面干燥呈颗粒状，不透明，乳白色或淡黄色，如菜花样（图 21-7）。微生物检验包括染色镜检、核酸检测、抗 PPD IgG 检测、分离培养、鉴定试验、免疫学诊断和药物敏感性试验等。

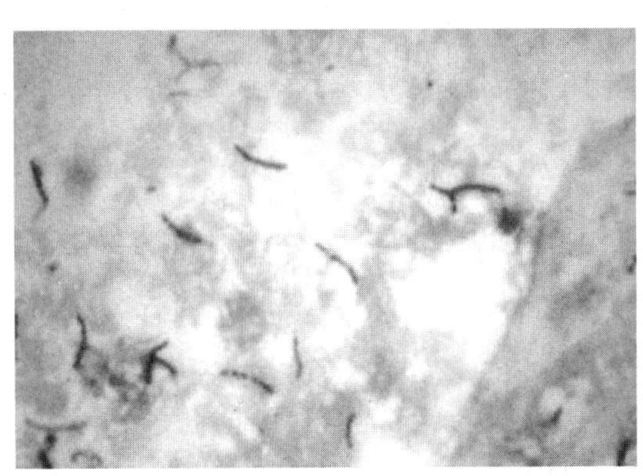

图 21-6　结核分枝杆菌形态

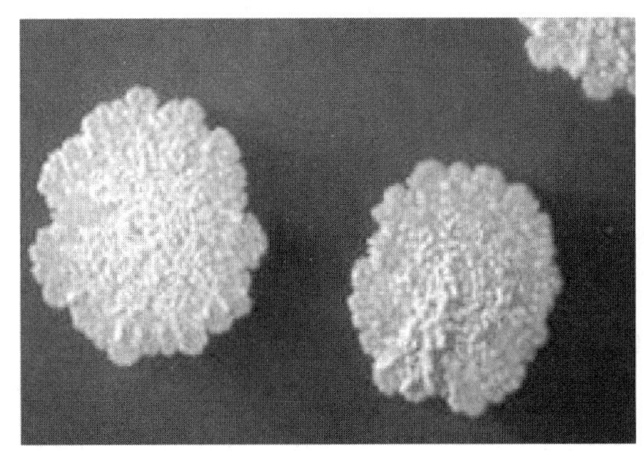

图 21-7　结核分枝杆菌菌落

（四）非典型分枝杆菌

非典型分枝杆菌指结核分枝杆菌和麻风分枝杆菌以外的分枝杆菌。因其在染色反应上具有抗酸性，又称非典型性抗酸菌。此类细菌广泛分布于外界环境和正常人及动物机体中。

（五）麻风分枝杆菌

麻风分枝杆菌为麻风病的病原菌。麻风是一种慢性传染病，主要表现为皮肤、黏膜和神经末梢的损害。晚期可侵犯深部组织和器官，形成肉芽肿。根据临床表现、免疫病理变化和细菌检查结果等可将麻风分为 3 种病型：瘤型、结核样型和界限类综合征，3 种病型之间可以移行。本菌也是抗酸杆菌，但形态较结核分枝杆菌短而粗，抗酸染色着色均匀，呈束状或团状排列，无鞭毛、无荚膜、无芽胞。麻风分枝杆菌为典型的胞内寄生菌。

八、厌　氧　菌

厌氧菌是指一大群在有氧条件下不能生长，必须在无氧条件下才能生长的细菌。厌氧菌分为 2 大类：一类是有芽胞的革兰阳性梭菌，另一类是无芽胞的革兰阳性及革兰阴性杆菌与球菌。根据革兰染色、形态、鞭毛、芽胞、荚膜和代谢产物等将无芽胞厌氧菌分成 300 多个菌种和亚种；芽胞厌氧菌分成 130 个菌种。

组织缺氧或氧化还原电势降低均可造成厌氧菌生长繁殖的适宜环境，造成厌氧菌感染。厌氧菌感染通常具有某些临床特征：①感染组织局部产生大量气体；②感染部位多发生在黏膜附近；③深部外伤、人或动物咬伤后的继发感染，均可能是厌氧菌感染；④分泌物有恶臭，或为暗血红色，并在紫外线下发生红色荧光，均可能是厌氧菌感染等。

在采集厌氧菌时要避开正常菌群的污染，采集后应立即送检，避免标本干燥，尽量隔绝空气。运送厌氧菌感染标本的常用方法有：①针筒运送法；②无氧小瓶运送法；③标本充盈运送法；④组织块运送法；⑤厌氧袋运送法。

（一）厌氧球菌

厌氧球菌是临床厌氧感染的重要病原菌，约占临床厌氧菌分离株的 25%，其中主要包括革兰阳性的消化球菌、消化链球菌及革兰阴性的韦荣球菌。

（二）厌氧杆菌

革兰阴性无芽胞厌氧杆菌是人体正常菌群的重要组成成员，部分菌株可作为条件致病菌，引起厌氧菌感染，其包括类杆菌属、普雷沃菌属、紫单胞菌属和梭杆菌属等。革兰阳性无芽胞厌氧杆菌在临床厌氧菌的分离中约占 15%。临床常见的有丙酸杆菌、优杆菌、乳酸杆菌、双歧杆菌。

（三）梭状芽胞杆菌

梭状芽胞杆菌是一大群厌氧或微需氧的粗大芽胞杆菌。革兰染色阳性，芽胞圆形或卵圆形，直径大于菌体，位于菌体中央，极端或次极端，使菌体膨大呈梭状，故得名。本菌属多数为腐物寄生菌，少数为致病菌，能分泌外毒素和侵袭性酶类，引起人和动物致病。临床有致病性的梭状芽胞杆菌主要是某些厌氧芽胞杆菌如破伤风梭菌、产气荚膜梭菌、肉毒梭菌与艰难梭菌等，分别引起破伤风、气体坏疽、食物中毒和伪膜性结肠炎等人类疾病。

九、放线菌属与诺卡菌属

放线菌是一群在生物学特征上与细菌同类的原核细胞型微生物，多数不致病。对人致病的主要有放线菌属和诺卡菌属中的细菌。放线菌大多存在于正常人口腔、上呼吸道、胃肠道和泌尿生殖道等与外界相通的腔道，属于正常菌群的成员。在机体抵抗力减弱时，导致软组织的化脓性炎症。在脓汁标本中可见到分枝缠绕的小菌落，即硫磺颗粒。诺卡菌多为腐物寄生性的非病原菌。本菌不是人体正常菌群的成员，常引起外源性感染，可引起人或动物急性或慢性诺卡菌病，主要为星形诺卡菌和巴西诺卡菌。

十、支原体、衣原体、立克次体和螺旋体

（一）支原体

支原体是一类缺乏细胞壁、形态上呈高度多形性，能通过除菌滤器，在无生命的培养基中能生长繁殖的最小原核细胞型微生物。由于它们能形成有分枝的长丝，故称为支原体。支原体种类多，对人类致病的主要为肺炎支原体、人型支原体、生殖器支原体、穿透支原体和解脲脲原体。

1. 肺炎支原体 是引起呼吸道感染的一种病原体（图 21-8），所引起的人类支原体肺炎病理变化以间质性肺炎为主，又称之为原发性非典型性肺炎。肺炎支原体营养要求高，在固体培养基上，形成“荷包蛋”样菌落（图 21-9）。标本涂片革兰染色不易着色，电子显微镜观察无细胞壁。采用生化反应和 ELISA、冷凝集试验、补体结合试验、间接血凝试验等血清学鉴定。

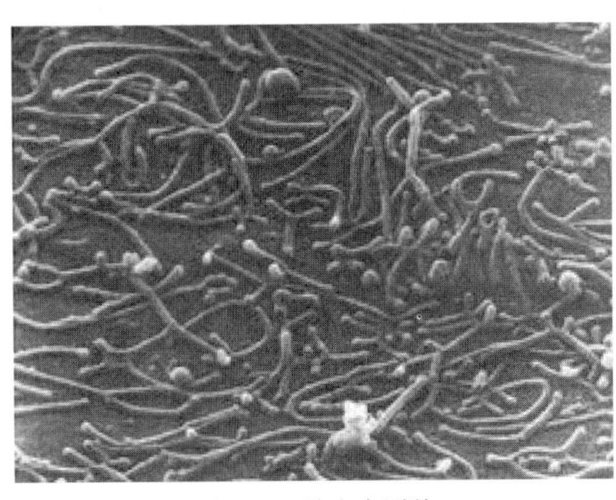

图 21-8 肺炎支原体

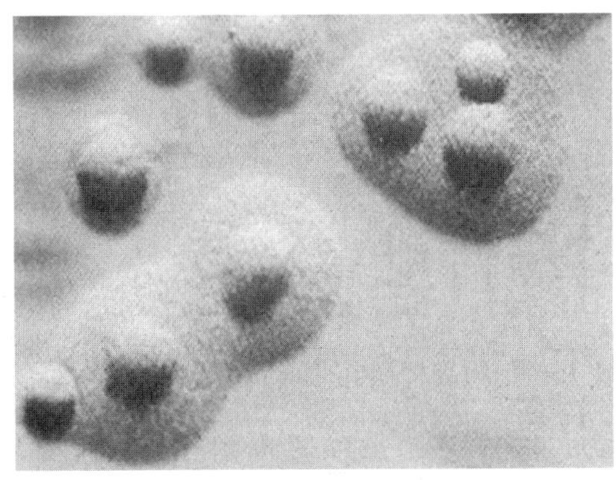

图 21-9 肺炎支原体荷包蛋样菌落

2. 其他支原体 解脲脲原体是人类泌尿生殖道最常见的寄生菌之一，在特定的环境下可以致病，引起的疾病最常见的是非淋菌性尿道炎，引起男性前列腺炎或附睾炎，引起女性阴道炎、宫颈炎，并可导致流产。穿透支原体是加速 AIDS 进程的一个协同因子，因其能吸附宿主细胞并能穿入细胞内而得名。微生物学检查取材对象是 AIDS 患者或 HIV 感染者。

（二）衣原体

衣原体是一类专性细胞内寄生、有独特发育周期、能通过细菌滤器的原核细胞型微生物。由于它具有一些与细菌类似的生物学特征，现归于广义的细菌范畴。对人致病的衣原体主要是沙眼衣原体、肺炎衣原体和鹦鹉热衣原体，其中以沙眼衣原体最多见。

1. 沙眼衣原体 有沙眼生物亚种、LGV 和鼠亚种 3 个生物变种。沙眼亚种不但引起沙眼和包涵体结膜炎，而且可引起泌尿生殖道感染，是性传播性疾病的主要病原。沙眼衣原体专性细胞内寄生，标本可用 Giemsa 染色进行直接检查，免疫荧光检查、酶免疫检测抗原、核酸杂交和 PCR 法检测核酸。用于检测血清特异性抗体的方法有补体结合试验、微量免疫荧光试验、酶免疫法等。

2. 其他衣原体　鹦鹉热衣原体是鹦鹉热的病原体，主要引起禽畜感染，引起肺炎和毒血症，称为鹦鹉热或鸟疫。肺炎衣原体经飞沫或呼吸道的分泌物传播，在密切接触的家庭或在人群密集的公共场所更易传播，可引起肺炎、支气管炎、咽炎和鼻窦炎等。

（三）立克次体

1. 普氏立克次体　普氏立克次体是流行性斑疹伤寒的病原体。患者是唯一的传染源，体虱是主要传播媒介，传播方式为虱-人-虱。莫氏立克次体是地方性斑疹伤寒的病原体。啮齿类动物是主要储存宿主，主要传播媒介是鼠蚤或鼠虱。免疫荧光染色直接检测病原体，PCR 法检测核酸。常用血清学诊断方法有外斐反应、IFA 试验、ELISA、CF 试验、MA 试验、IHA 试验等。

2. 其他立克次体　姜虫病立克次体是姜虫病的病原体。姜螨既是姜虫病立克次体的储存宿主，又是传播媒介。人若被受染姜螨叮咬，可感染姜虫病立克次体。贝纳柯克斯体是 Q 热的病原体，对人的感染力特别强，是立克次体中唯一可不借助于媒介节肢动物而通过感染动物的排泄物污染环境后，通过接触、气溶胶感染呼吸道、消化道等途径使人及动物发生感染。埃立克体是埃立克体病的病原体。引起人类埃立克体病的病原体由腺热埃立克体、查菲埃立克体、粒细胞埃立克体等。

（四）螺旋体

螺旋体是一类细长、柔软、弯曲呈螺旋状、运动活泼的原核细胞型微生物。由于其结构形状与细菌相似，所以属于细菌学。根据其大小、螺旋数目、螺旋规则程度和螺旋间距，分为钩端螺旋体属、疏螺旋体属、密螺旋体属。

1. 钩端螺旋体属　钩端螺旋体是钩端螺旋体病的病原体。钩端螺旋体病是一种典型的人兽共患病，钩端螺旋体在局部繁殖，并经淋巴系统或直接进入血液循环引起钩端螺旋体血症，产生内毒素样物质、溶血素、细胞毒性因子和细胞致病作用物质等，引起钩端螺旋体病。标本接种于 Korthof 培养基中分离培养，如有钩端螺旋体存在，则用已知诊断血清鉴定其血清群和血清型；抗体检测常用显微镜凝集试验、间接凝集试验和 ELISA。

2. 疏螺旋体属　对人类致病的主要包括伯氏疏螺旋体属、回归热疏螺旋体和奋森疏螺旋体。其中伯氏疏螺旋体是莱姆病的主要病原体，储存宿主主要是野生或驯养的哺乳动物，主要传播媒介是硬蜱。人被带菌蜱叮咬后，伯氏疏螺旋体在局部繁殖，经过数天潜伏期，在叮咬部位可出现一个或数个慢性移行性红斑。

3. 密螺旋体属　梅毒螺旋体是引起人类梅毒的病原体（图 21-10）。梅毒是性传播疾病，人是梅毒的唯一传染源。梅毒有先天性和获得性 2 种，前者梅毒螺旋体通过胎盘由母体传染胎儿，后者主要经性传播，也可经输血引起输血后梅毒。梅毒螺旋体不能在无活细胞的人工培养基中生长繁殖。梅毒螺旋体抵抗力极弱。微生物检验采集下疳分泌物及

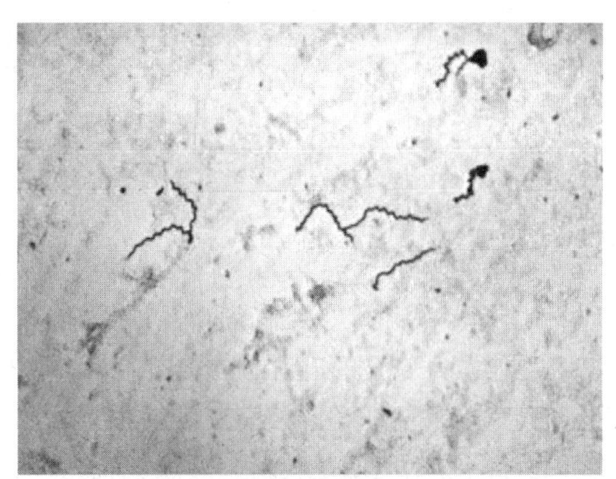

图 21-10　梅毒螺旋体

皮疹渗出液等标本；标本直接显微镜检查及核酸检测。

第二节 临床真菌学

一、真 菌 学

真菌为真核细胞型微生物，具有典型的细胞核，有完整的细胞器，能进行有性生殖和无性繁殖。真菌的生物学性状包括真菌的形态和菌落形态。多数真菌的菌丝和孢子随真菌种类不同而异，是鉴定真菌的重要依据。有些真菌可因环境条件（如营养、温度、氧气等）改变，可由一种形态转变为另一种形态，此真菌称为二相性真菌。这些真菌在体内或在含动物蛋白的培养基上，37℃培养时呈酵母型；而在普通培养基上，25℃培养时则呈霉菌型。真菌培养可形成2种菌落：酵母型菌落和霉菌型菌落，也是鉴定真菌的重要依据。

对人致病的真菌分为4类：病原性真菌、条件致病性真菌、产毒真菌及致癌真菌。真菌的命名仍主要沿用巴黎法规。临床真菌标本的采集是确诊真菌感染的关键步骤。真菌的检验方法包括直接镜检真菌形态、真菌抗原检测、真菌分离培养与鉴定、真菌核酸检测及真菌毒素检测等。

二、浅部感染真菌

常见的浅部感染真菌有毛癣菌、絮状表皮癣菌和小孢子菌等种类。每种真菌的形态结构、菌落特征、染色方法、培养基种类和鉴定方法等方面都存在差异。浅部感染真菌除了上述几种外，还有糠秕马拉色菌，可引起皮肤表面真菌感染；着色真菌和孢子丝菌可引起皮下组织真菌感染。

三、深部感染真菌

常见的深部感染真菌有假丝酵母菌、新生隐球菌、曲霉、毛霉、组织胞质菌、卡氏肺孢菌、马内菲青霉和镰刀菌等种类。其中，以假丝酵母菌、新生隐球菌、曲霉毛霉最为常见。各真菌的形态结构、菌落特征、染色鉴定方法、培养需求等方面都有所不同。

第三节 临床病毒学

一、病 毒 学

（一）病毒的基本特性

病毒是体积微小、结构简单，严格细胞内寄生的非细胞型微生物。病毒体是完整的成熟病毒颗粒，由核酸和蛋白质构成，以其所含的核酸类型分为DNA病毒和RNA病毒2大类。有些病毒的核衣壳外还包被包膜。病毒必需在活细胞内寄生，并以复制的方式繁殖后代。病毒的复制周期是吸附、穿入、脱壳、生物合成、组装与释放。病毒的遗传物质变异类型有基因突变、基因重组与重配、基因整合等。

（二）病毒的分类及命名

病毒一般分为科、属、种 3 级，目前认为有 27 科的病毒能感染人和动物，其中 DNA 病毒有 9 科，DNA 和 RNA 反转录病毒有 2 个科，RNA 病毒有 16 个科。1971 年 ICTV 提出了按病毒基本性质进行分类的原则，即核酸类型与结构、病毒大小与形态、病毒结构、对脂溶剂的敏感性、抗原性和培养特征及宿主类型等方面。

（三）病毒标本的采集、分离与鉴定

标本应在感染早期采集，且必须无菌操作。采集后最好在 1～2h 内低温保存，并送到病毒实验室，血清标本应做好标记存放于–20℃保存。病毒分离培养与鉴定要求严格及需时较长，不能广泛用于临床诊断，只有在特殊情况下才考虑应用。病毒的快速诊断主要指在电镜下直接观察标本中的病毒颗粒，直接检测病毒成分（抗原、核酸）和 IgM 型特异抗体等，这些新技术主要在免疫学、生物化学、分子生物学和计算机科学方面发展，并从简单的定性试验走向定量和定位分析。

二、呼吸道病毒

1. 流行性感冒病毒（流感病毒）　是流行性感冒的病原体，病毒核酸为分节段的单股负链 RNA。由于病毒的 NA、HA 抗原性极易发生变异，故流感病毒常引起大规模流行。流感病毒变异包括抗原漂移和抗原转换 2 种形式。标本常采集鼻腔洗液、鼻拭子、咽喉拭子及含漱液等，必要时还可采集支气管分泌物。标本可采用显微镜检查、抗原检测和核酸检测等，也可进行病毒的分离培养和鉴定及抗体的检测。其中病毒的分离培养是实验室诊断的金标准。

2. 禽流感病毒　属于正黏病毒科，是引起禽流行性感冒的病原体（图 21-11）。根据 OIE 指定的标准，禽流感病毒分为低致病性、中致病性和高致病性 3 种。根据禽流感病毒包膜表面刺突（血凝素 HA 和神经氨酸酶 NA）抗原性不同，分为 16 个 H 亚型和 10 个亚型，目前发现的最早感染人类的高致病性禽流感病毒亚型有 H_5N_1、H_9N_2、H_7N_7、H_7N_2、H_7N_3 等，其中感染 H_5N_1 亚型的患者病情严重，致死率高。常规采集全血、死亡动物的肠内容物、肛门或肛门拭子等，采用鸡胚培养法分离病毒、也可做病毒抗原抗体检测和核酸检测等。

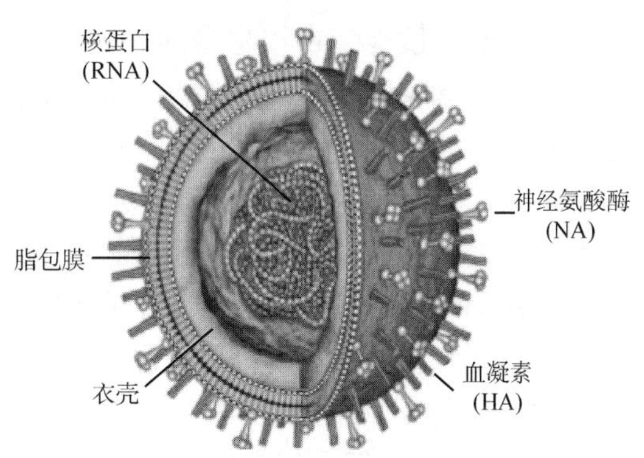

图 21-11　禽流感病毒结构示意图

3. SARS 冠状病毒　人冠状病毒在分类上属于冠状病毒科中的冠状病毒属，是严重急性呼吸综合征的病原体（图 21-12）。其是 2001 年年底至 2003 年上半年在世界上流行的一种急性呼吸道传染病，又称传染性非典型肺炎。SARS 的传播途径是近距离呼吸道飞沫吸入传播，主要表现为呼吸道症状和全身症状，严重者有消化道症状。常规实验室检测方法多采集鼻咽拭子/吸液、漱口液、粪便等。可用病毒的分离培养与鉴定、核酸检测和抗体检

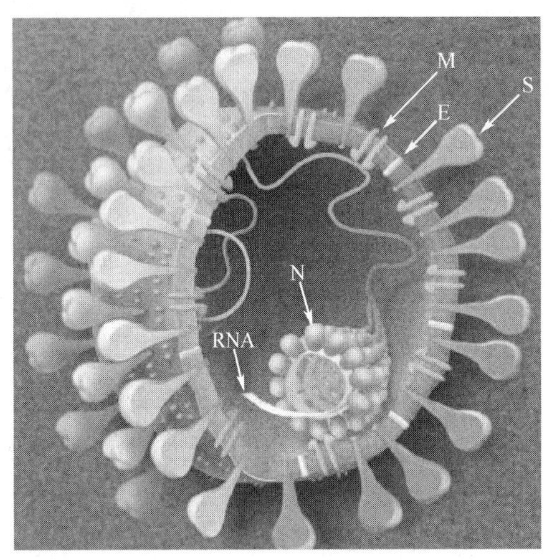

图 21-12 人冠状病毒结构示意图

测等。其中 WHO 推荐的方法有 ELISA、IFA 和中和试验（NT），NT 是 SRAS 血清学诊断的金标准。

4. 副黏病毒科 副黏病毒为呈螺旋对称的核衣壳，有包膜的单负链 RNA 病毒，但其核酸不分节段，不易发生基因重组和变异。对人有致病性的副黏病毒主要有麻疹病毒、腮腺炎病毒。麻疹病毒引起的慢发病毒感染可导致 SSPE，腮腺炎病毒是腮腺炎的病原体。其中，麻疹病毒的检测常用鼻咽拭子、鼻咽洗液、痰、血、尿等，可直接镜检，也可进行病毒的分离与鉴定、抗原抗体检测和核酸检测等。腮腺炎病毒检测可采集唾液、脑脊液和双份血液等，也可采用与麻疹病毒一样的检测方法。

5. 其他呼吸道病毒 这是一组由呼吸道感染的病毒，多数可引起上呼吸道感染，有些也可引起胃肠道症状和皮疹等，包括腺病毒、风疹病毒与引起普通感冒的几种病毒。风疹病毒属披膜病毒科，核酸为单股正链 RNA，有包膜，可导致先天和后天感染，先天感染是先天新生儿畸形的主要病因之一；腺病毒是 DNA 病毒，型别较多，以儿童感染多见；鼻病毒是普通感冒最主要的病原体。

三、肠 道 病 毒

1. 脊髓灰质炎病毒 是脊髓灰质炎的病原体，为肠道病毒属中最常见和最重要的病毒。由粪-口途径传播，损害脊髓前角运动细胞，引起肢体的迟缓性麻痹，多见于儿童，故脊髓灰质炎亦称小儿麻痹症。脊髓灰质炎主要分为无症状感染、顿挫性脊髓灰质炎、无麻痹性脊髓灰质炎和麻痹性脊髓灰质炎。该病毒检测可采集咽洗液、粪便、组织等进行病毒的分离与鉴定、抗原抗体的检测、核酸检测等。

2. 柯萨奇病毒与埃可病毒 脊髓灰质炎和埃可病毒对乳鼠无致病性，而柯萨奇病毒对乳鼠有致病性。柯萨奇病毒和埃可病毒也是粪-口途径传播，二者以隐性感染为主，引起的临床症状主要是无菌性脑膜炎和轻瘫、疱疹性咽峡炎、手足口病、流行性胸痛、心肌炎和心包炎等。病程早期采集粪便、直肠拭子和咽拭子；无菌性脑膜炎患者采集脑脊液；少数患者根据症状可采集水疱液、尿液、结膜拭子等。

3. 新型肠道病毒 肠道病毒 70 型引起急性出血性结膜炎，可经手、毛巾、眼科器械和昆虫等传播，被病毒污染过的游泳池传染性强，也可用病毒培养、免疫学等方法检测；肠道病毒 71 型引起主要包括手足口病、无菌性脑膜炎和脑炎及类脊髓灰质炎等疾病，主要通过粪-口传播或密切接触传播，是引起人类中枢神经系统感染的重要病原体，该病毒的检测可收集感染者早期的粪便、脑脊液、水疱液等接种乳鼠分离病毒，可采用 PCR 法和病毒核酸杂交技术进行鉴定。

四、肝炎病毒

1. 甲型肝炎（甲肝）病毒　甲肝属小 RNA 病毒科，系单正链 RNA 病毒。主要通过粪-口途径传播，传染源为患者或隐性感染者。抵抗力强，能耐酸、耐碱、耐乙醚、耐热，对紫外线照射敏感。实验室诊断以血清学检查和病毒核酸检查为主。感染早期可检测患者血清中抗 HAV IgM；检测抗 HAV IgG 或抗 HAV 总抗体用于流行病学调查或了解既往感染；检测核酸的方法有分子杂交和 RT-PCR 2 种。

2. 乙型肝炎（乙肝）病毒　乙肝属嗜肝 DNA 病毒科的正嗜肝病毒属，有大球形颗粒、小球形颗粒和管形颗粒 3 种。主要传染源是无症状 HBsAg 携带者和患者，传播途径有血液、血制品等传播、接触传播和母婴传播。乙肝病毒（HBV）对外界抵抗力相当强。临床上 HBV 感染的病原学诊断主要依靠 HBV 标志物和 HBV 核酸的检测。HBV 标志物包括 HBsAg 和抗-HBs、HBeAg 和抗-HBe、抗-HBc（俗称两对半），临床上常用 ELISA 和 CIA 等方法进行检测，其临床意义见表 21-1 所示。血清中存在 HBV DNA 是诊断 HBV 感染的最直接的证据。

表 21-1　HBV 抗原、抗体检测结果的临床分析

HBsAg	抗-HBs	HBeAg	抗-HBe	抗-HBc	临床意义
+	—	+	—	—	潜伏期或急性乙肝早期
+	—	+	—	+	急性或慢性乙肝，传染性强（大三阳）
+	—	—	+	+	乙肝后期或慢性乙肝，复制水平低（小三阳）
—	+	—	+	+	乙肝康复，有免疫力
—	+	—	+	—	乙肝康复，有免疫力
—	+	—	—	—	乙肝康复或接种过疫苗，有免疫力
—	—	—	—	—	未感染 HBV，为易感者

3. 丙型肝炎（丙肝）病毒　丙肝属于黄病毒科的丙肝病毒属，呈球形，由包膜、衣壳和核心 3 部分组成。丙肝病毒（HCV）是输血后肝炎的主要病原体，主要传染源是患者和隐性感染者，传播途径多种多样。HCV 对各种理化因素的抵抗力较弱。临床诊断 HCV 采用筛选试验和确认试验检测抗-HCV 及 PCR 法检测 HCV-RNA。

4. 其他类型肝炎病毒　其他肝炎病毒可见丁型、戊型、庚型肝炎病毒和输血传播病毒。丁型肝炎病毒是一种缺陷病毒，必须在 HBV 或其他嗜肝 DNA 的病毒辅助下才能复制。通过检测 HDV 感染的标志物及 HDV-RNA，结合 HBV 感染的检测，可做出 HDV 感染的实验室诊断。戊型肝炎主要通过粪-口传播，通过污染水源可导致暴发流行，其传染源是潜伏末期和急性早期患者及亚临床感染者。庚型肝炎病毒主要经输血等非肠道途径传播，也存在母婴传播、家庭内传播及静脉注射吸毒和医源性传播等。输血传播病毒主要通过血液或血制品传播。

五、疱疹病毒

1. 单纯疱疹病毒（HSV）　分为 2 个血清型，即 HSV-1 和 HSV-2。HSV-1 感染的典型症状是唇疱疹、龈口炎，其他症状有结膜炎、角膜炎、脑炎。HSV-2 感染的典型症状是生殖器疱疹。病毒分离培养是 HSV 感染实验室诊断最为可靠的方法，并且可对 HSV 分离株进行分型。目前所用的诊断方法是进行病变组织的免疫荧光染色直接检测病毒抗原。

2. 水痘-带状疱疹病毒（VZV） 感染可引起水痘和带状疱疹 2 种不同的临床表现（图 21-13）。水痘主要表现见于儿童，以全身性疱疹并常伴有发热为特征。带状疱疹常见于成人和免疫力低下患者，特征是脊神经后根神经节或脑神经感觉神经节发炎，引起支配的皮肤疼痛、局灶性疱疹。诊断 VZV 急性感染的最好方式是：存在可疑疱疹，进一步鉴定出病毒、病毒抗原或其 DNA。

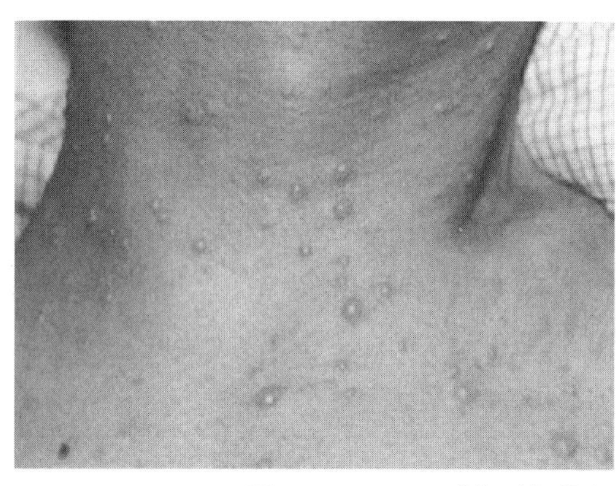
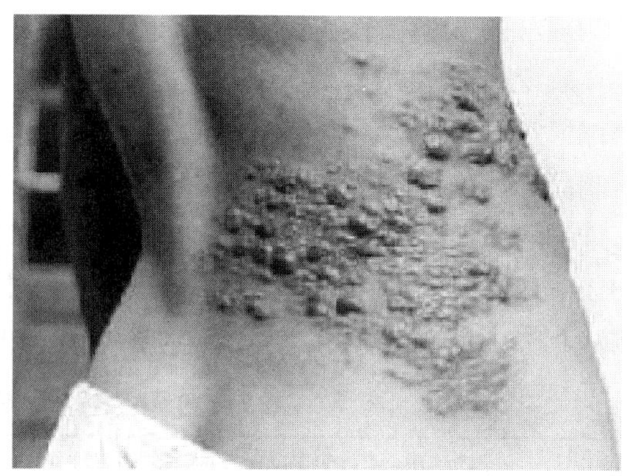

图 21-13 VZV 感染引起的水痘（左图）和带状疱疹（右图）

3. EB 病毒 属于 γ-疱疹病毒亚科，淋巴滤泡病毒属，是传染性单核细胞增多症的病原体。此外，EBV 与鼻咽癌、非洲儿童伯基特淋巴瘤具有密切的病因学关系。抗体检测是目前 EBV 感染及其相关疾病最常用的实验室诊断方法。

4. 人巨细胞病毒（HCMV） 属于 β-疱疹病毒亚科，人类是 HCMV 的唯一宿主。HCMV 感染通常无临床症状，然而在先天性感染和围生期感染中，HCMV 是最为常见的病原体。免疫功能缺损个体 HCMV 感染的发病率和死亡率均较高。病毒分离是诊断 HCMV 最为可靠的方法，HCMV 感染的血清学诊断，应以病毒学方法加以确诊。

5. 人疱疹病毒 6、7、8 型 人疱疹病毒-6（HHV-6）属于 β-疱疹病毒亚科，是儿童玫瑰疹的病原体，在接受器官移植及免疫功能缺陷患者，可发生 HHV-6 重症感染。从患者外周血中检出病毒或者病毒 DNA 是 HHV-6 活动性感染的强有力的诊断证据。HHV-7 是在幼儿玫瑰疹样疾病中分离出的一种新的疱疹病毒。HHV-8 是疱疹病毒科的最新成员，与卡波济肉瘤的发生密切相关，在各种组织和外周血 B 细胞中检测到 HHV-8 DNA，是确定存在 HHV-8 感染的最可靠证据。

六、反转录病毒

1. 人类免疫缺陷病毒（HIV） 是获得性免疫缺陷综合征（AIDS，艾滋病）的病原体。HIV 病毒的传播途径包括性传播、血传播及母婴垂直传播，临床表现分为急性期、无症状期和艾滋病期。目前 HIV 的临床检测内容包括 HIV 抗体、p24 抗原、HIV 病毒载量，$CD4^{+}$T 淋巴细胞计数等。HIV 抗体检测为诊断是否 HIV 感染的唯一标准，分为筛查试验和确认试验。$CD4^{+}$T 淋巴细胞绝对值及病毒载量的检测对于疾病进展监测、指导治疗方案及疗效判定、预测疾病进展等具有重要作用。

2. 人类嗜 T 细胞病毒（HTLV） 是一类人类反转录病毒，属于 RNA 肿瘤病毒亚科，常见的有 2 型：HTLV-1 和 HTLV-2。这 2 型仅感染 $CD4^{+}$T 淋巴细胞并在其中生长，致使受染的 T 细胞发生转化，最后发展为 T 淋巴细胞性白血病。主要表现为 T 淋巴细胞大量增生，最后发展为 T 淋巴细胞性白血病。HTLV-1 可通过输血、注射或性交等方式水平传播；亦可通过胎盘、产道或哺乳等途径在母婴间垂直传播。微生物学检验包括病毒分离与鉴定及抗体检测。

七、其他病毒

1. 轮状病毒 具有双层核衣壳、无包膜，因电镜下呈"车轮状"而得名。通过粪-口传播，引起病毒性胃肠炎。根据内衣壳蛋白 VP6 的抗原性将轮状病毒分为 A～G 等 7 个组，A 组引起婴幼儿严重腹泻，B 组引起成人腹泻。常用 ELISA 双抗夹心法检测轮状病毒、并判定亚组和血清型；聚丙烯酰胺凝胶电泳分析 RV11 个基因片段也有分组的诊断意义。

2. 黄病毒 是黄病毒科中的一大群有包膜的单股正链 RNA 病毒，大多通过吸血的节肢动物传播，在我国流行的黄病毒主要有乙型脑炎病毒、登革病毒及森林脑炎病毒等。流行性乙型脑炎病毒是流行性乙型脑炎的病原体，主要通过蚊子传播。登革病毒有 4 个血清型。主要通过伊蚊传播，引起人类登革热、登革热出血热。森林脑炎病毒由蜱传播，主要侵犯人和动物的中枢神经系统。

3. 狂犬病病毒 呈弹状，是单负链 RNA 病毒，有包膜。该病毒多因病犬咬伤而感染，引起狂犬病，又称恐水症，一旦发病病死率达 100%。狂犬病的诊断主要依赖动物咬伤史和特征性的临床表现。免疫荧光技术和 ELISA 法检测狂犬病病毒核蛋白，运用 RT-PCR 法检测标本中的狂犬病病毒 RNA。取病犬大脑海马回部组织做病理切片检测内基小体。

4. 人乳头瘤病毒和细小病毒 B19 人乳头瘤病毒（HPV）是一类无包膜的小 DNA 病毒，主要侵犯人的皮肤和黏膜，导致不同程度的增生性病变。高危型 HPV 与子宫颈癌等恶性肿瘤密切相关，低危型 HPV 则引起生殖器尖锐湿疣，临床医师常根据病史及典型症状可做出诊断，实验室多用 PCR 技术扩增病毒特异性 DNA 进行诊断。

人细小病毒 B19 是形态最小的 DNA 病毒，基因组为单正链或负链 DNA 分子。人细小病毒 B19 可引起镰状细胞贫血，患者发生一过性再生障碍危象，并引起儿童传染性红斑，先天感染造成自发性流产和胎儿畸形等。检测病毒是诊断再生障碍性贫血的有效指标。可用 RIA 或 EIA 法检测细小病毒 B19 抗体，用原位杂交、PCR 等技术检测组织中的细小病毒 B19 的 DNA。

5. 朊粒 又称传染性蛋白颗粒或朊颗粒，是引起传染性海绵状脑病（TSE）的病原体，海绵状病变是由朊粒蛋白沉积在神经组织里，形成淀粉样斑块。人类 TSE 是库鲁病和克雅病及其变种等，临床出现痴呆、共济失调、震颤等，随即昏迷死亡。目前诊断朊粒感染的依据主要依赖神经病理学检查。

第四节　临床微生物检验的安全与质量保证

一、微生物实验室生物安全

实验室生物安全一词用来描述那些用于防止实验室发生病原体或毒素意外暴露及释放

的防护原则、技术及实践。危险度评估是生物安全的核心。根据危险度评估评价实验室生物安全水平，分为一、二、三、四级生物安全水平。实验过程中严格执行标准化操作规程，正确使用实验室设备，及时处理意外事故，妥善管理感染性废弃物，能够减少气溶胶、喷溅物暴露，防止意外接种，从而保护工作人员，降低环境危害。

二、临床微生物检验标本的采集

临床微生物检验的采集标本有血液、脓液、痰液、脑脊液、尿液、粪便和生殖道标本等。血液标本采集除了应无菌操作外，还需要遵照采血的程序按需要决定采血量；脓液采集主要方法有注射器抽吸法、拭子采集法、切开排脓法等；痰液采集的常用方法有自然咳痰法、特殊器械采集法，小儿取痰用咽拭子法；脑脊液一般用腰椎穿刺术获得，特殊情况可以采用小脑延髓池或脑室穿刺术；尿液标本采集清洁中段尿，必要时可经导尿或膀胱穿刺留尿标本；生殖道标本可将无菌棉拭子伸入尿道 3～4cm 捻转拭子采集。

三、微生物学检验的质量保证

微生物学检验的质量保证同样涉及检验前、中、后 3 个阶段。检验前质量保证涉及检验申请、患者的准备、原始样品的采集、运送到实验室并在实验室内进行传输等步骤；检验中质量保证与方法学、检验过程、人员、培养基、试剂、仪器、结果的报告等有关；检验后质量保证涉及结果的系统性评审、报告的规范格式与解释、报告的发送、标本的储存、废弃物的处理等内容。

四、医院感染与消毒灭菌

医院感染，或医院获得性感染，指患者在医院内获得的感染，包括来自于另一感染者或环境的外源性感染，以及来自于患者自身的内源性感染。几乎所有的病原体都可以导致医院感染，常见的医院感染是泌尿道感染、呼吸道感染、外科伤口感染、血液感染。有效的感染控制依赖于实验室准确检测病原体的能力，临床微生物实验室是感染控制计划的重要组成部分，在医院感染监测、暴发调查中起重要作用，提供微生物学证据及调查线索。

从某种意义上说，消毒灭菌是许多医疗实践的核心，根据传播病原体、发生感染的危险性，医疗器械分为 3 类，即高度、中度、低度危险。消毒是去除或杀灭大多数微生物的过程，灭菌是通过物理或化学的方法杀灭或去除所有微生物的过程。消毒灭菌技术包括热力、化学、辐射、过滤技术。

五、细菌耐药性检测

细菌耐药机制主要有 4 种：①产生一种或多种水解酶、钝化酶和修饰酶；②抗生素作用的靶位改变，包括青霉素结合蛋白位点和 DNA 解旋酶的改变；③细菌膜的通透性下降，包括细菌生物被膜的形成和通道蛋白丢失；④细菌主动外排系统的过度表达。

实验室重要任务是细菌耐药表型的检测，β-内酰胺酶检测有头孢硝噻吩纸片法，超广谱 β-内酰胺酶检测对象是肺炎克雷伯菌、产酸克雷伯菌、大肠埃希菌和奇异变形杆菌，表型初筛和确诊有纸片法和液体稀释法；耐甲氧西林葡萄球菌检测有头孢西丁纸片和苯唑西林琼脂稀释法；氨基糖苷类高水平耐药的肠球菌有纸片法、液体稀释法和琼脂稀释法；万古霉素耐药的肠球菌有液体稀释法和琼脂稀释法。

（赵　昕）

第二十二章　临床生物化学检验

临床生物化学检验是化学、生物化学与临床医学的结合，是一门以化学和医学知识为基础，理论和实践性较强的边缘性应用学科。通过本课程的学习使学生理解和掌握人体糖、蛋白质、脂类 3 大物质在化学组分、代谢特点和在疾病发生发展过程中的变化规律；掌握有关疾病的生物化学基础和疾病发生发展过程中的生物化学变化及其机制；熟练应用临床生物化学检验方法和技术来检测人体各种体液的生化成分，对检验结果的数据及其临床意义做出评价，用以帮助疾病的诊断及采取适宜的治疗。

临床生物化学检验是在人体正常的生物化学代谢基础上，研究疾病状态下，生物化学病理性变化的基础理论和相关代谢物的质与量的改变，从而为疾病的临床实验诊断、治疗监测、药物疗效和预后判断、疾病预防等方面提供信息和决策依据的一门学科。其主要任务是利用物理学、化学、生物学、遗传学、病理学、免疫学、生物化学和分子生物学的理论与技术，探讨疾病的发病机制，研究其病理过程中的特异性化学标志物或体内特定成分的改变。

第一节　临床生物化学检验技术

一、蛋白质与非蛋白质含氮化合物检验

体液总蛋白质的测定常用的方法有双缩脲法、凯氏滴定法、染料结合法、比浊法、酚试剂法、直接紫外吸收法等，其中最常用的是双缩脲法。体液氨基酸的检测方法包括定性的过筛试验和定量测定，前者又包括薄层层析、尿液颜色试验和 Guthrie 微生物试验；而定量检测常采用的方法主要有毛细管电泳法、气相色谱法、高效液相色谱法、离子交换色谱法等。早期测定尿酸常用化学法，即氧化还原法，其中磷钨酸法较常用。

二、糖代谢紊乱的生物化学检验

糖是人体的主要能源，也是构成机体结构物质的重要组成成分。糖在人体内主要以葡萄糖的形式进行代谢，血糖浓度的相对恒定是通过体内激素等多种因素共同调节，使血糖的来源和去路达到动态平衡的结果。

糖尿病是血中胰岛素绝对或相对不足，导致血糖过高，进而引起脂肪和蛋白质代谢紊乱。根据病因将糖尿病分为 4 种类型：1 型糖尿病、2 型糖尿病、其他特殊类型糖尿病和妊娠期糖尿病。糖尿病的实验室诊断方法包括糖化血红蛋白测定、空腹血浆葡萄糖浓度的测定、随机血浆葡萄糖浓度的测定和口服葡萄糖耐量试验。实验室的多种检测指标，如空腹血糖、餐后 2h 血糖、口服葡萄糖耐量试验、糖化血红蛋白、糖化白蛋白、酮体、乳酸、丙

酮酸、胰岛素、C-肽、胰岛素原、尿微量白蛋白等在糖尿病的病因分类、临床诊断、疗效评估、研究胰岛素抵抗和糖尿病并发症的鉴别诊断方面具有重要价值。低血糖是指低于参考范围下限的空腹血糖，可由多种原因引起，其诊断主要依据血浆葡萄糖浓度测定和其他相关指标。

三、脂质代谢紊乱的生物化学检验

血浆中的脂质包括总胆固醇、三酰甘油、糖脂、游离脂肪酸等，均以脂蛋白的形式存在。通过超速离心法可将脂蛋白分为乳糜微粒、极低密度脂蛋白、中间密度脂蛋白、低密度脂蛋白、高密度脂蛋白；通过电泳法可将脂蛋白分为乳糜微粒、β-脂蛋白、前β-脂蛋白、α-脂蛋白 4 种。人体脂类代谢是以肝脏为中心，以外源性脂类代谢和内源性脂类代谢形式进行，维持人体的脂类正常代谢。脂蛋白代谢紊乱主要表现为高脂血症和动脉粥样硬化。对高脂血症的治疗和预防动脉粥样硬化的发生和发展，其重点是降低血浆总胆固醇和低密度脂蛋白胆固醇水平。可以通过改善生活方式，包括减少热量摄入，减少总胆固醇的摄入，增加不饱和脂肪酸和富含纤维性食物摄入量，增加运动量，减少肥胖，特别是缩小肥胖者腰围，以达到降低总胆固醇和低密度脂蛋白胆固醇的水平。

四、诊断酶学

酶是能催化生物体内化学反应的一类物质，大多数酶是蛋白质，少数为核酸。根据酶催化的反应性质的不同，将酶分成 6 大类：氧化还原酶类、转移酶类、水解酶类、裂合酶类、异构酶类、合成酶类。酶反应具有高效性、专一性、可调节性等特点，受酶的浓度、底物浓度、pH、温度、电解质、辅酶、激活剂及抑制剂的影响。

酶活性浓度测定是酶学分析最为常用的方法。根据酶促反应中底物的减少量或产物的生成量可计算出酶活性的高低。按反应时间分类，可分为定时法和连续监测法 2 大类。其中连续监测法是目前临床实验室最常用的方法，其又可分为直接法和间接法。直接法是在不终止酶促反应的条件下，直接通过测定吸光度、荧光、旋光性、pH、电导率、黏度等，从而计算出酶的活性浓度，其中以分光光度法最为常用。间接法以酶耦联法应用最多。酶和其他物质的干扰、酶的污染、非酶反应、分析容器污染、沉淀形成等都可影响酶活性浓度的测定。

酶的活性单位有惯用单位、国际单位和 Katal 单位，临床上习惯用 U/L 来表示体液中酶催化浓度。酶活性的分析方法有电泳法、层析法、免疫分析法、动力学分析法等，其中以电泳法为最常用。在临床工作中，以检测血清酶和同工酶活性的应用最为广泛。

五、微量元素与维生素检验

根据元素在机体内含量及需求量的不同，人体的化学元素可分为宏量元素和微量元素。人体的主要微量元素有铁、碘、锌、硒、铜、铬、锰、钴等，每种微量元素都有其特殊的生理功能。微量元素在抗病、防癌、延年益寿等方面都还起着非常重要的作用。同时，有些微量元素对人体是有害的，如铅、汞、镉、铝、砷等。测量人体微量元素的方法有：同位素稀释质谱法、分子光谱法、原子发射光谱法、原子吸收光谱法、X 射线荧光光谱分析法、中子活化分析法、生化法、电化学分析法等。其中，生化法、电化学分析法、原子吸收光谱法等方法在临床医学中被广泛应用。

维生素是人和动物维持正常的生理功能，必须从食物中获得的一类微量有机物质。维生素可分为脂溶性和水溶性 2 大类。脂溶性维生素溶解于油脂，经胆汁乳化，在小肠吸收。体内可储存大量脂溶性维生素，如维生素 A、维生素 D、维生素 E、维生素 K。水溶性维生素不需消化，直接从肠道吸收到机体需要的组织中。多余的水溶性维生素大多由尿排出，在体内储存甚少，如 B 族维生素、维生素 C、维生素 PP 等。不同的维生素所用的测定方法不一样，如测定维生素 C 可用靛酚滴定法、肼比色法、分光光度法、荧光法和高效液相色谱法等。

六、体液与酸碱平衡代谢紊乱的生物化学检验

体液以细胞膜为界分为细胞内液和细胞外液，而血液的晶体渗透压决定了水在细胞内液和细胞外液的分布。当血液晶体渗透压升高时，细胞内液的水逸出，表现为细胞内脱水；而当血液晶体渗透压降低时，水流入细胞，表现为细胞水肿。体液中电解质阴阳离子当量数相等时处于电中性。[Na^+]是细胞外液主要的阳离子，[K^+]是细胞内液主要的阳离子。水平衡紊乱可表现为总体水过少或过多，根据血浆[Na^+]的变化可分为高渗性、等渗性和低渗性 3 种。水平衡紊乱和电解质平衡紊乱常常共同发生，需要对两者结合进行分析。

细胞发挥正常生理功能常常需要稳定的内环境，特别是相对恒定的酸碱度更为重要。在生命过程中，机体因内外环境的改变使酸碱度发生变化，而机体可通过精细调节酸碱物质含量及其比例，维持血液 pH 在正常范围内。临床上常以血气分析来评价机体是否有酸碱平衡紊乱发生及发生的类型。血气分析仪直接测定血液中的 3 项指标：pH、P_{CO_2}、P_{O_2}，利用 H-H 公式计算出其他指标，从而对酸碱平衡及呼吸功能做出判断。

七、临床生物化学自动化分析

自动生化分析是利用自动生化分析仪将分析样品取样、加试剂、去干扰、混匀、保温反应、自动监测、可靠性判断、结果计算、显示和打印及实验后清洗等步骤实现自动化的过程。自动生化分析仪是传统生物化学检验中最常用的设备，目前以分立式作用最为普遍。大规模集成电路与计算机技术、先进的点光源技术与光纤信号传递等技术相结合，再加上制备工艺的发展，现代生化分析仪已能达到很高的精确度。

八、治疗药物浓度监测

治疗药物监测（therapeutic drug monitoring，TDM）是在临床药理学、药代动力学和临床化学基础上，应用现代先进的体内药物分析技术，测定血液或其他体液中的浓度，获取有关药动学参数，使临床给药方案个体化，以提高疗效、避免或减少毒副作用的一门应用性学科。

药物为 2 类：一类是毒性低，有效浓度范围宽，使用安全，多数药物属于此类，一般

不需要进行TDM；另一类是毒性较大，治疗范围窄，个体差异大，相同的剂量可能部分患者有效、部分无效，还有一部分出现中毒。对于该类毒性较大的药物，需要进行TDM，调整用药剂量或实行个体化的给药方案，达到提高疗效、降低毒副作用的目的，这是TDM的最主要用途。TDM过程包括血药浓度测定、动力学参数的计算、给药方案的调整及临床应用3个方面。

在TDM中主要方法有3类，即光谱法（紫外分光光度法、荧光分光光度法）、色谱法（高效液相色谱法、气相色谱法）和免疫化学法（酶联免疫法、荧光免疫法）。高效液相色谱法应用面广、专一性高、结果准确，是TDM的首选方法。紫外分光光度法仪器较普及，操作简单，样品经适当的预处理消除干扰物，亦可获得较可靠的结果；荧光免疫法具有灵敏度高、速度快等特点，尤其适合于急救和常规监测。临床上较常进行TDM的药物有强心苷类、抗心律失常类药物、抗癫痫类药物、抗情感性精神障碍药、免疫抑制剂、茶碱、氨基糖苷类抗生素和抗肿瘤药物等。

第二节　临床生物化学检验诊断

一、肝胆疾病的生物化学检验

在炎症刺激、胆道结石、肿瘤或者毒物损伤等多种因素造成肝细胞损伤或胆道系统受阻时，体内众多的生物化学反应就将受到不同程度的影响进而引发相应的病理生理改变和功能障碍，可表现为蛋白质合成减少、氨基酸比例失调、尿素合成降低、血糖失衡、脂质代谢障碍、脂肪氧化分解降低、胆红素代谢异常和黄疸、胆汁酸代谢异常等。临床上用于检测肝胆疾病的生物化学指标很多。用于反映肝细胞合成代谢功能的指标主要有血白蛋白、血氨、血清总胆红素、结合胆红素及非结合胆红素、血清总胆汁酸及结合胆汁酸、血清酶类、胶原及其片段等；人工给予某些外源性色素来测定肝脏排泄功能变化，可作为灵敏的肝功能试验方法之一。除血清胆红素、胆汁酸检测可反映肝胆的代谢功能外，靛氰绿滞留率试验、利多卡因试验、氨基比林呼吸试验等能够反映肝细胞的清除能力、储备能力及不同程度的肝细胞损伤。

肝脏具有复杂的代谢功能，其再生与代偿能力也很强，用于反映肝脏功能状态的临床实验项目繁多，加之肝功能的结果亦受实验技术、实验设备、试剂质量及操作人员技术熟练程度等多种因素的影响，其结果也有差异。目前尚没有一种理想的方法能够完整地、特异地反映肝功能全貌。因此，在临床上可根据肝脏的合成、排泄和代谢的基本功能和肝脏疾病的标志，如肝细胞损伤、胆汁淤积、肝纤维化、肝癌等，筛选并组合相对灵敏和特异的检测项目，同时结合临床做出综合分析和判断，为临床对肝胆疾病的诊断、疗效观察和预后判断等提供有价值的信息。

二、肾脏疾病的生物化学检验

肾脏疾病的临床生物化学检测指标包括肾脏泌尿功能检查和肾脏内分泌功能检查等。肾小球功能检查包括肾小球滤过功能检查和肾小球屏障功能检查，前者主要检测肾小球滤过率、血液中小分子代谢终产物和血液中小分子蛋白等；后者主要是尿中大分子蛋白质的检测。近端肾小管的功能主要包括重吸收功能和排泌功能，评价肾小管的重吸收功能的主要方法有尿中某物质排出量测定（如小分子尿蛋白）、重吸收率测定或排泄分数测定和最大重吸收量测定（如葡萄糖）等；评价肾小管排泌功能的方法主要是酚红和对氨基马尿酸排泄试验。此外，肾小管损伤时，还可出现尿酶的变化。

远曲小管和集合管的主要功能是在抗利尿激素和醛固酮的作用下，参与机体尿液浓缩稀释，以及对水、电解质及酸碱平衡等的调节，维持机体内环境的稳定。其常见的检测项目有尿比重和尿渗量、肾小管性酸中毒检测、尿肾小管组织蛋白检测和肾血流量检测等。

三、心血管疾病的生物化学检验

心血管疾病是指以心脏和血管异常为主的循环系统疾病，主要包括心脏和外周血管疾病及脑血管疾病。心血管疾病危险因素相关的生化指标主要有血清脂质及载脂蛋白，可用于心血管疾病发生的危险性预测；超敏 C-反应蛋白主要用于心血管疾病一级预防中冠心病发生的危险性评估；检测脂蛋白相关磷脂酶 A_2 是一个危险标志物，可用于识别冠心病的高危个体，与超敏 C-反应蛋白结合，可以提高对冠心病危险的预测水平；血浆纤维蛋白原与冠心病的严重程度有关；同型半胱氨酸则是预测远期罹患冠心病的独立因素。

心肌损伤的临床诊断常依赖心电图和病史，但单一心电图检查还存在不足，还需要依赖生化标志物来确诊。一个理想的心肌损伤标志物除高敏感性和高特异性外，还应①主要或仅存在于心肌组织，在心肌中有较高的含量，可反映小范围的损伤；②能检测早期心肌损伤，且窗口期长；③能估计梗死范围大小，判断预后；④能评估溶栓效果。目前反映心肌缺血损伤的主要生化标志物包括心肌酶及心肌蛋白等。

心肌酶谱包括血清天门冬氨酸转氨酶、血清乳酸脱氢酶及其同工酶、血清肌酸肌酶及其同工酶。肌酸肌酶作为急性心肌梗死标志物具有快速、经济、有效的特点，能准确诊断急性心肌梗死，是当今应用最广的心肌损伤标志物；心肌蛋白中血清心肌肌钙蛋白是诊断急性心肌梗死的确定性标志物；心肌肌钙蛋白 I 则是一个十分敏感和特异性的急性心肌梗死标志物；而心电图结合肌红蛋白能提高急性心肌梗死早期诊断的有效率；心脏型脂肪酸结合蛋白可作为急性心肌梗死的早期标志物；血清（浆）糖原磷酸化酶同工酶 BB 是反映心肌缺血（氧）的良好指标，可用于发现早期心肌缺血性损伤。

心力衰竭简称心衰，是许多心血管疾病，如急性心肌梗死、扩张性心肌病、瓣膜病、先天性心脏病的后期表现。长期以来，心力衰竭的诊断依靠临床表现和物理仪器，无相应的生化标志物，而 A、B 型钠尿肽的开发和利用，为诊断心力衰竭提供了新的手段，提高了隐性或轻度心力衰竭的诊断成功率。高血压指标的广泛应用，有利于根据个体特点选用相应的药物及疗效观察，提高治疗水平。

四、胃肠胰疾病的临床生物化学检验

一般情况下，人体所需的各种营养成分均通过消化道对食物进行消化吸收获取，胃肠胰等消化器官在食物的化学消化过程中发挥了重要作用。胃具有储存、消化食物及分泌功能；胰腺的内分泌功能主要与代谢调节有关，而其外分泌则是分泌胰液；小肠则是整个消化过程中最重要的部位，消化液的化学性消化及小肠蠕动的机械性消化主要是在小肠进行，而且营养物质的吸收也主要是在小肠内。

根据胃肠胰功能特征可进行有关生物化学的分析检测，包括胃酸测定、胃蛋白酶原、胃泌素、小肠消化与吸收试验、淀粉酶、脂肪酶、尿胰蛋白酶原Ⅱ及各种胰腺外分泌功能评价试验。消化系统疾病时可根据其病理导致的生物化学改变进行实验室相关检查。

五、骨代谢异常的生物化学检验

在人的一生中，骨通过成骨作用与溶骨作用不断地与细胞外液进行钙磷交换，达到代谢更新。在骨生长时，血液中的钙、磷等矿物质沉积于骨组织，构成骨盐；更新时，骨盐溶解，骨中钙磷释放入血。因此，骨的代谢影响着血中钙磷的浓度，而血中钙磷的含量也影响着骨的代谢。镁在一定程度上可置换骨中的钙，能够影响骨代谢。维持骨正常代谢的调节激素有甲状旁腺激素、降钙素及活性维生素D，它们代谢发生紊乱将引起代谢性骨病。

正常成人体内的成骨和溶骨作用保持动态平衡，反映骨形成的标志物主要是骨源性碱性磷酸酶、骨钙素和Ⅰ型胶原前肽；骨吸收标志物主要有血清抗酒石酸酸性磷酸酶、尿羟脯氨酸、尿羟赖氨酸糖苷、尿中胶原吡啶交联，Ⅰ型胶原羧基/氨基末端肽等。常见的骨代谢异常导致的疾病有骨质疏松症、骨软化症、佝偻病、骨硬化或过度钙化等。检测钙磷镁等矿物质，调节激素，骨形成和骨吸收标志物对临床诊断、治疗骨代谢疾病有重要意义。

六、内分泌疾病的生物化学检验

内分泌系统是由内分泌腺（垂体、甲状腺、甲状旁腺、胰岛、肾上腺、性腺等）及存在于某些脏器中的内分泌组织和细胞所组成的一个体液调节系统，与神经系统相辅相成，共同调节机体的生长发育和各种代谢过程，维持内环境的稳定，并影响行为和控制生殖等。内分泌系统通过所分泌的激素发挥作用。正常情况下各种激素保持动态平衡，如果内分泌调控障碍导致激素分泌过多或过少，打破了这种平衡，可造成内分泌失调，同时引起相应的临床表现。

从组织学上来说，垂体分为神经垂体和腺垂体，分泌的激素相应地分为神经垂体激素（抗利尿激素、催产素等）和腺垂体激素（生长激素、促肾上腺皮质激素、促甲状腺激素、促卵泡激素、黄体生成素、催乳素、黑色细胞刺激素等）；下丘脑一些特化的神经细胞可分泌多种控制腺垂体激素释放的调节性激素（包括促进释放的激素和抵制释放的激素2类）。借助垂体-门脉系统，下丘脑分泌释放的调节激素可直接输送至腺垂体迅速发挥作用。下丘脑分泌激素的细胞具有内分泌腺和神经细胞的2种特征，它们的活动受体液及下丘脑以上的中枢神经细胞所释放的神经递质的调节，影响下丘脑-垂体激素的分泌。

甲状腺激素的生理作用十分广泛，对机体的许多基本生命活动均有重要的调节作用。甲状腺功能紊乱是目前最常见的内分泌疾病，其中以甲状腺功能亢进症多见，其次为甲状腺功能减退。多数甲状腺功能紊乱都有自身免疫机制的参与，甲状腺自身抗体检测较为普及，在其诊疗上，甲状腺自身抗体检测有助于自身免疫性甲状腺炎的诊断。

肾上腺激素含肾上腺髓质激素和肾上腺皮质激素。肾上腺髓质主要合成和分泌肾上腺素、去甲肾上腺素、多巴胺；肾上腺皮质主要合成和分泌盐皮质激素（醛固酮、脱皮质醇）、糖皮质激素（皮质醇及少量的皮质酮）和性激素。肾上腺皮质激素的合成与分泌主要受下丘脑-垂体-内分泌腺调节轴的控制。肾上腺皮质功能紊乱首选项目是血浆（清）总皮质醇、唾液及尿游离皮质醇测定；嗜铬细胞瘤是肾上腺髓质的主要病变，其临床生化检验首选血浆肾上腺素和去甲肾上腺素。

性激素可分为雄性激素和雌性激素 2 大类，后者又包括雌激素和孕激素。性激素除少量由肾上腺皮质产生外，男性主要在睾丸生成，女性在非妊娠期主要由卵巢产生，妊娠期则主要由胎盘合成和分泌。性激素除在性器官的发育、正常形态和功能的维持上发挥重要作用外，还广泛参与机体的代谢调节。

七、神经及精神疾病的临床生物化学检验

神经变性病是指以神经元变性为主要病理改变的一类疾病，病变可涉及大脑、小脑、脑干和脊髓等不同部位，其特点是中枢神经系统某个或某些特定部位神经元进行性病变以至坏死发生，可伴有胞质内结构紊乱，但无炎症或异常物质积累。神经系统疾病的诊断往往通过临床症状并结合实验室检查完成，其中实验室检查包括脑脊液一般检查、神经递质的测定、脑脊液蛋白质和特殊酶的测定、分子生物学诊断等手段。

帕金森病是一种中枢神经系统原发性退行性变性病，发病机制与免疫、中枢胆碱能系统功能低下及遗传基因有关。可选用 β-淀粉样蛋白、Tau 蛋白、神经递质协助诊断。精神分裂症一般无意识及智能障碍，是遗传因素与环境因素相互作用的结果。其生化检验可采用多巴胺及其代谢产物、5-羟色胺及其代谢产物及兴奋性氨基酸等的测定。肝豆状核变性是一种常染色体隐性遗传的铜代谢障碍疾病，特征是铜蓝蛋白合成不足及胆道铜排泄障碍。

八、妊娠期相关疾病的生物化学检验

妊娠属于生理现象，涉及胚胎与母体的相互作用及胎儿发育。妊娠时随着胎儿的成熟，母体的许多生物化学指标发生变化。羊水是胎儿在母体子宫内生活的环境，其体积和化学组成控制在一个动态范围内。胎盘的功能有隔离母体和胎儿的血液循环、营养胎儿、清除胎儿废物和制造妊娠必需的激素。妊娠期许多激素的合成与代谢必须依赖正常的胎儿与胎盘的共同活动，即将胎儿与胎盘视为一个完整的功能单位与统一体，称为胎儿-胎盘复合体。此复合体与母体不可分割，可利用孕妇血样、尿液及羊水等作为标本进行有关项目的检测，是做出早期妊娠诊断、了解胎儿在宫内发育情况及发现遗传性疾病的依据。

九、肿瘤标志物

肿瘤的发生发展是一个多因素、多步骤、多基因共同作用的综合病变过程。其发生的危险因素有环境因素和遗传因素，其中环境因素又分为化学因素、物理因素和生物因素；化学因素是最主要的肿瘤危险因素，包括烷化剂类、多环芳烃类、芳香胺类、偶氮染料、亚硝基化合物等几类化学致癌物；物理因素包括各种电离辐射、紫外线、热辐射、强电磁场、机械刺激、石棉等；生物因素包括细菌、病毒等。在肿瘤的防治过程中，早期发现、早期诊断、早期治疗是非常重要的措施。为了早发现肿瘤，肿瘤标志物的研究一直是生物

医学研究的前沿领域。

肿瘤标志物是指肿瘤细胞直接产生或由非肿瘤细胞诱导后合成的物质。这些标志物可以是癌细胞分泌或脱落到体液中或组织中的物质，也可以是宿主对肿瘤反应性产生并进入体液或组织中的物质。当肿瘤发生发展时，这些物质明显异常，表示肿瘤的存在。临床上检测肿瘤标志物可以为肿瘤筛查、辅助诊断、预后判断、疗效判断、治疗监测及个体化医学提供实验依据。目前临床上常用的肿瘤标志物有胚胎抗原类肿瘤标志物、糖类抗原肿瘤标志物、激素类肿瘤标志物、受体类肿瘤标志物、蛋白质类肿瘤标志物、酶类肿瘤标志物、基因类肿瘤标志物等。

十、遗传代谢病的生物化学检验

遗传代谢病是由于编码物质代谢所需的酶或蛋白质的基因发生突变所导致的代谢缺陷病。遗传代谢性疾病除依据家族史和临床特征外，必须依靠实验室检查才能做出诊断。实验室诊断可以从生化检验和基因检验 2 方面展开，结合其他辅助检查全面进行。遗传代谢性疾病的实验室检查主要是应用生物化学方法检测由此导致的代谢紊乱。生物化学检验可用于常规检验、筛查试验、确认试验和产前诊断。串联质谱技术的发展，使串联质谱仪有可能成为遗传代谢性疾病的常规诊断工具。基因诊断是利用现代生物学和分子遗传学的技术方法，直接检测基因结构及表达水平是否正常。目前常用的基因诊断技术有分子杂交技术、PCR 技术、DNA 测序技术、荧光原位杂交技术、基因芯片技术、多重连接探针扩增技术等。

遗传代谢病病因复杂，造成的紊乱各不相同，临床表现多种多样，相应的生物化学检验也各不相同。临床上常见的遗传代谢病有苯丙酮酸尿症、同型半胱氨酸尿症、半乳糖血症、糖原贮积症、家族性高胆固醇血症、肝豆状核变性、先天性甲状腺功能减退、溶酶体病、线粒体病、杜氏肌营养不良症等。

（冯文坡）

第二十三章　临床寄生虫学检验

临床寄生虫学是研究感染人体的寄生虫和寄生虫病的科学。该学科主要研究与医学有关的寄生虫的形态结构、生态规律，寄生虫与人体及外界因素的相互关系，并从病原学和病原种群动力学的角度，揭示寄生虫病的发病机制和流行规律，以达到控制和预防寄生虫病的目的。作为病原生物学的重要组成部分，医学寄生虫学是预防医学及临床医学的一门基础课程。其主要由医学蠕虫学、医学原虫学和医学节肢动物学组成。

第一节　寄生虫总论

一、寄生虫与寄生虫生物学

（一）寄生现象

1. 共栖　又称片利共生，指在一起共同生活的两种生物，一方受益，而另一方既不受益又不受害。片利共生不包含宿主和共生生物之间的生理学相互作用，二者可独立生存，典型的例子如海葵与寄生蟹之间的关系。

2. 互利共生　共生生物与宿主之间在生理学上相互依存，共生双方都受益。例如，生活中白蚁肠道的鞭毛虫，需从白蚁摄入的木屑中获取营养。鞭毛虫合成和分泌纤维素酶，分解纤维素使之成为白蚁可利用的糖类物质。

3. 寄生　一类最重要的共生关系。共生者中一方受益，另一方受害，称为寄生。通常二者中个体较小而受益的一方称寄生物，寄生物为动物者称为寄生虫，被寄生而受害的一方称为宿主。寄生虫在生理上依赖宿主，宿主为寄生虫提供营养物质和居住场所。

（二）寄生虫的生活史与寄生虫类别

1. 寄生虫生活史　是指寄生虫完成一代的生长、发育、繁殖和宿主转换的全部过程。其包括寄生虫的感染阶段侵入宿主、在宿主体内移行、寄生、离开宿主的方式及所需的各种宿主或传播媒介。寄生虫生活史的主要类型有直接型和间接型。直接型是生活史中只需要一种宿主，排离宿主的寄生虫某些阶段即具有感染性，或可在外界发育到感染期，直接感染人。间接型是指生活史完成过程中需要中间宿主或媒介昆虫的参与。虫体只有在中间宿主或媒介昆虫体内发育到感染期，才能感染人。

2. 寄生虫的类别　按照寄生部位可分为体内寄生虫和体表寄生虫；按照寄生时间可分为永久性寄生虫和暂时性寄生虫；按照对宿主的选择性，寄生虫分为专性寄生虫、兼性寄生虫、偶然性寄生虫和机会性寄生虫等。

（三）寄生虫宿主的类型

依寄生虫对宿主的选择性和寄生阶段等因素，可将宿主分为以下几种类型。

1. 终宿主 寄生虫成虫期或有性生殖阶段寄生的宿主称为终宿主。如卫氏并殖吸虫成虫寄生于人的肺部，人则为该虫的终宿主。

2. 中间宿主 寄生虫的幼虫期或无性生殖阶段发育或变态所必需的宿主称为中间宿主。如果有一个以上的中间宿主，按照寄生的先后顺序分别称为第一中间宿主和第二中间宿主。

3. 保虫宿主 有些寄生虫不仅能够寄生人体，而且能够感染某些脊椎动物，并完成与人体内相同的生活阶段，感染的脊椎动物作为人类寄生虫病的传染源，在流行病学上起保虫和存储的作用，这些动物称为保虫宿主。

4. 转续宿主 某些蠕虫幼虫进入非正常宿主体内，虽能生存，但不能继续发育，长期处于幼虫阶段，当此幼虫有机会进入正常宿主体内时，才能发育为成虫。这种非正常宿主被称为转续宿主。

5. 媒介 一般来说，作为寄生虫的宿主或携带者，并传播寄生虫病的节肢动物或某些无脊椎动物被称为媒介。媒介与转续宿主不同，媒介是寄生虫完成生活史所必需的。根据媒介传播疾病的方式，分为生物性传播媒介和机械性传播媒介。

（四）寄生虫的营养与代谢

1. 寄生虫的营养 寄生虫的生长发育，必须不断地从宿主体内或周围环境中摄取足够的营养物质、水和无机盐等。寄生虫的细胞膜在营养吸收过程中起关键作用，所有营养物质都是通过细胞膜进行的，细胞膜对可溶性和不溶性分子的通过和流量进行调节，起着选择性屏障作用。

2. 寄生虫的代谢 主要有能量代谢和合成代谢 2 个方面。能量代谢方面，不同寄生虫和寄生虫生活史不同阶段将利用不同营养物质作为能量来源，产生不同的分解代谢终末产物，并有 ATP 产生。合成代谢方面，由于寄生虫所需营养大多来自于宿主，营养物质的合成代谢种类十分有限。多数寄生虫能利用外源性和内源性的氨基酸、蛋白质、葡萄糖和脂肪酸合成自身所需的各种营养物质。

（五）寄生虫的分类与命名

新的分类系统将人体寄生虫分类在 3 个真核生物界，即原生动物界、色混界和动物界。原生动物界和色混界动物是单细胞动物，而动物界动物是多细胞动物，其体内有特定的组织器官。根据国际动物命名法，寄生虫的命名采用二名制，以拉丁文或拉丁化文字命名，其学名包括属名、种名和命名者的姓及命名的年份。属名在前，种名在后，有的种名之后还有亚种名，种名之后是命名者的姓和命名的年份。

二、寄生虫感染与寄生虫病的特点

（一）寄生虫感染与寄生虫病的定义

寄生虫侵入人体并能生活或长或短的一段时间，这种现象称为寄生虫感染。在大多数情况下，人体感染寄生虫后虽不能出现明显的症状，但可携带和传播病原体，称为带虫者。有明显临床表现的寄生虫感染称为寄生虫病。寄生虫感染人体后是否出现临床症状，与寄生虫的密度、宿主个体的遗传素质和免疫功能等因素有关。

（二）寄生虫感染与寄生虫病的特点

1. 慢性感染与隐形感染 慢性感染是寄生虫病的重要特点之一，是指人体感染寄生虫的数量较少时，较长时期内表现较轻的临床症状。多次感染或在急性感染后治疗不彻底，未能清除所有的病原体，也常常转入慢性持续感染。

隐形感染是指人体感染寄生虫后，既无明显的临床表现，也不能用常规方法检测出病原体的寄生现象。当宿主免疫功能不全时，体内寄生虫大量繁殖、致病力增强，出现严重的临床症状。

2. 多寄生和异位寄生现象 不同虫种生活在同一微环境中，虫种之间发生互相制约或协同等复杂关系。人体同时有 2 种或 2 种以上寄生虫寄生，称为多寄生现象。异位寄生是指寄生虫在常见寄生部位以外的器官或组织内寄生，常可引起异位损害。

3. 幼虫移行症 某些蠕虫的幼虫侵入非正常宿主（如人），不能发育为幼虫，长期以幼虫形态存在，在皮下、组织、器官之间窜扰，造成局部或全身的病变，称为幼虫移行症。根据幼虫侵犯的组织、器官及症状，可分为内脏幼虫移行症和皮肤幼虫移行症。

4. 动物源性寄生虫病 是指在脊椎动物与人之间自然传播的寄生虫病。动物源性寄生虫包括原虫、蠕虫及舌形虫和某些节肢动物等。

三、寄生虫感染免疫

（一）寄生虫抗原的特点

寄生虫抗原的复杂性表现在多个方面：抗原的化学组成复杂；抗原的来源广泛。寄生虫抗原可分为体抗原和代谢抗原，体抗原包括虫体及其表膜的表面抗原、虫卵抗原，代谢抗原包括腺体分泌物、消化道排泄物、幼虫的囊液或脱皮物等；抗原属性既能表现除抗原的属、种、株等特异性，又能呈现共同抗原的特点。

（二）寄生虫感染的免疫应答类型

1. 固有免疫 又称为非特异性免疫，是指机体在进化过程中针对病原体感染形成的一系列防御功能，受遗传控制并保持相对稳定，不具有特异性。一般来讲，人体的固有免疫十分有限，故人体对寄生虫普遍易感。

2. 适应性免疫 又称为特异性免疫，是由特定抗原诱发，并针对该特定抗原发生效应的免疫应答过程。适应性免疫除特异性外，还有一个重要的特征是形成免疫记忆，表现出机体免疫系统对再次接触的抗原能快速做出应答，并且应答的强度超过初次应答。

3. 适应性免疫的类型 依据宿主对寄生虫感染适应性免疫的结局，可将适应性免疫分为消除性免疫和非消除性免疫，非消除性免疫通常包括带虫免疫和伴随免疫等类型。

（三）免疫应答过程

1. 抗原的处理与提呈 当寄生虫攻击宿主时，在致敏宿主免疫系统之前，寄生虫抗原需先经过巨噬细胞、B 细胞、树突细胞、指状细胞等抗原提呈细胞处理及提呈。该过程是寄生虫感染诱发适应性免疫的重要环节。

2. T 细胞活化与细胞因子的产生 寄生虫抗原刺激 T 细胞的反应，在抗原识别基础上，

T 细胞增殖分化为效应 T 细胞，然后进入全身循环系统发挥作用。

3. 免疫效应　被宿主作为抗原识别的寄生虫或其任何部分，通常诱导抗体依赖性和非抗体依赖性免疫应答。前者是循环系统中特定的分子（抗体）直接作用或介导其他免疫分子作用于寄生虫，又称体液免疫；后者又称细胞介导免疫，它不依赖抗体，由被激活的特定细胞（效应细胞）或其产物介导杀伤寄生虫。

（四）免疫逃避和超敏反应

1. 免疫逃避　在免疫功能正常的宿主体内，多种寄生虫能有效的逃避宿主的免疫效应，长期存活和繁殖，这种现象称为免疫逃避。寄生虫实现免疫逃避的介质主要有：组织学隔离、表面抗原的改变、抑制宿主的免疫应答。

2. 超敏反应　寄生虫诱导宿主产生免疫反应，除有利于宿主杀伤和抵抗寄生虫感染外，还可引起炎症反应和组织损伤等超常形式的免疫反应，称为超敏反应或变态反应。

四、寄生虫病的流行与防治

（一）寄生虫病流行的基本环节

1. 传染源　人体寄生虫的传染源包括寄生虫病患者、带虫者、保虫宿主和转续宿主。作为传染源，其体内必须存在或从其体内排出、并能在外界或另一宿主体内继续发育的寄生虫的某个阶段。

2. 传播途径　寄生虫从传染源排出，在外界或中间宿主体内发育至感染期后进入另一宿主的整个过程，称为寄生虫病的传播途径。常见的传播途径有水、食物、土壤、空气、节肢动物、接触、胎盘传播等。

3. 易感人群　是指对某种寄生虫缺乏免疫力或免疫力低下而处于易感状态者。人体感染寄生虫后，除对少数虫种产生消除性免疫外，多数为带虫免疫，当寄生虫从人体消失后，这种免疫力便逐渐消失而重新处于易感状态。

（二）寄生虫病的流行特点

1. 地方性　某种疾病在某一地区经常发生，无需自外的输入，称为地方性流行，常与以下因素有关：①与中间宿主或媒介节肢动物的分布有关；②与气候条件有关；③与居民的生活习惯有关；④与生产方式有关。

2. 季节性　由于温度、湿度、雨量、光照等气候条件对寄生虫及其中间宿主和媒介节肢动物种群数量的消长产生影响，多种寄生虫病的流行常有明显的季节性。

3. 自然疫源性　人类的某些疾病是由动物传播引起的，其病原体在动物间自然传播，在一定条件下可以传给人，此类疾病称为自然疫源性疾病。在脊椎动物和人之间自然传播的寄生虫病，称为人兽共患寄生虫病或动物源性寄生虫病。有些人兽共患寄生虫病，还存在于人群居住和生产活动的地区，它们可在动物与动物、人与人、动物与人之间互相传播，这类地区称为继发性自然疫源地。

（三）我国寄生虫病的流行

1. 我国寄生虫病的流行特点　我国寄生虫病的现状是寄生虫种类多、地理分布广、感染率高、危害大。流行特点是：①重要寄生虫病疫情仍不稳定；②土源性线虫感染率明显降低；③食源性寄生虫的感染率明显上升；④棘球蚴病在西部地区流行仍较严重。

2. 我国寄生虫病的流行趋势 主要是：①自然保护区可能成为一些寄生虫病的自然疫源地；②城市居民感染食源性寄生虫的机会将增多；③寄生虫病将从“贫穷病”变为“富贵病”；④机会感染性寄生虫病的发病率将上升；⑤输入性寄生虫病将会增加。

3. 寄生虫病的防治原则 基本原则是控制寄生虫病流行的 3 个环节，即控制传染源、切断传播途径、保护易感人群，还需加强对寄生虫病的疫情监测。对于那些已经广泛流行的寄生虫病，在目前还不具备突破一环节就能将其消灭，必须采取综合防治措施，将几个途径结合起来才能有效地控制和消灭寄生虫病。

第二节 医学蠕虫

一、线　虫

绝大多数线虫成虫呈线形或圆柱形。体不分节，两侧对称，雌雄异体。线虫的基本发育分为虫卵、幼虫、成虫 3 个基本阶段。寄生人体的线虫，其幼虫发育是在人体内移行过程中完成的，除了蛲虫和鞭虫的发育无组织内移行，直接在肠腔中完成外，蛔虫、钩虫、粪类圆线虫和旋毛虫等线虫均有组织内移行和发育过程。线虫对人体的危害程度与虫类、寄生数量、发育阶段、寄生部位、虫体的机械和化学刺激，以及宿主的营养及免疫状态等因素有关。

（一）似蚓蛔线虫

似蚓蛔线虫通常称为蛔虫或人蛔虫，是人体最常见的寄生虫之一。蛔虫的成虫为长圆柱形，形似蚯蚓，头部较尖细，尾部较钝圆，活时淡红色或微黄色，死后灰白色。人因误食感染期虫卵污染的食物或水而感染。蛔虫生活史为直接发育型，不需要中间宿主，包括虫卵在外界土壤中的发育、幼虫在人体内移行与发育及成虫在小肠内寄生 3 个阶段（图 23-1）。蛔虫幼虫和成虫对人体均有致病作用，其中以成虫致病为主。幼虫的致病作用主要体现在幼虫经肝肺等组织移行时，引起的机械性损伤。而成虫的致病作用有掠夺营养、损伤肠黏膜、引起变态反应和其钻孔习性引起的并发症。临床诊断主要在粪便中检出虫卵或虫体为标准。

（二）其他线虫

在临床寄生虫病中，常见的线虫种类有毛首鞭形线虫、蠕形住肠线虫、粪类圆线虫、旋毛形线虫、广州管圆线虫、结膜吸吮线虫、美丽筒线虫、东方毛圆线虫和麦地那龙线虫等。每种线虫有其各自的形态特征和生活史，其致病机制、临床表现症状、实验室检测方法和防治原则等方面各异，在此不再一一阐述。

二、吸　虫

吸虫的成虫外形扁平，呈叶状或长舌状，两侧对称。通常具有口吸盘和腹吸盘，是虫体附着和运动的主要器官。成虫由体壁和实质组织构成，无体腔，各系统器官位于网状的实质组织中。吸虫卵的大小和结构特点是虫种鉴别和临床确切诊断的重要依据。

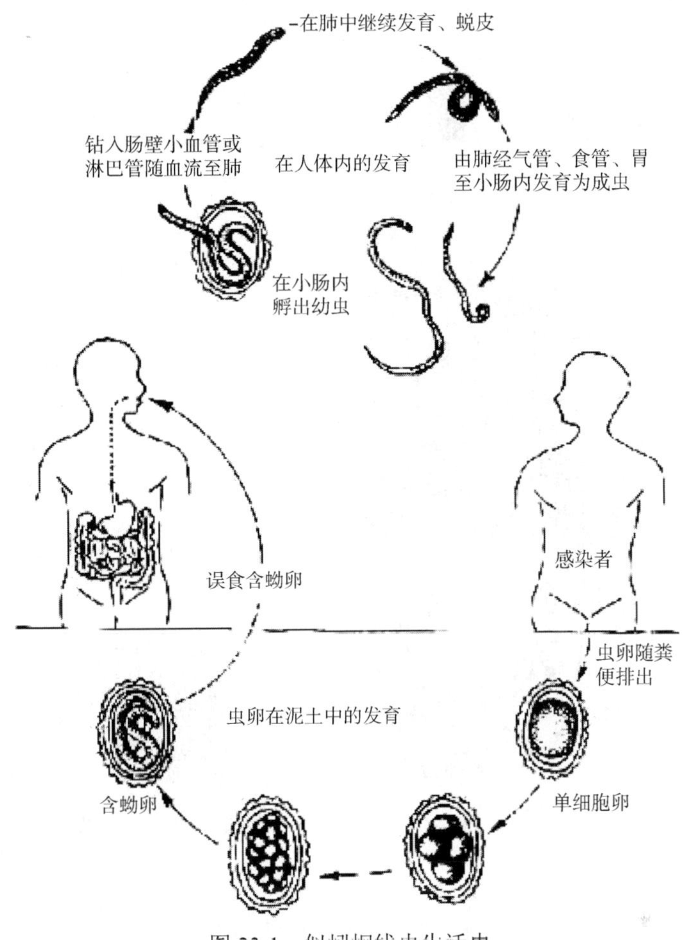

图 23-1　似蚓蛔线虫生活史

吸虫的生活史复杂，不但具有世代交替，即有性世代与无性世代的交替，还有宿主的转换。成虫为有性世代。无性世代包括虫卵、毛蚴、胞蚴、雷蚴、尾蚴、囊蚴。宿主的转换包括终宿主和中间宿主的转换。除日本血吸虫等少数虫种外，大多数吸虫在无性世代也需转换宿主，第一中间宿主为淡水螺类或软体动物，第二中间宿主依虫种而异，可分为鱼类或节肢动物。吸虫的生活史离不开水。虫卵在水中或软体动物吞食后孵出毛蚴，毛蚴进入中间宿主后发育为胞蚴，胞蚴可发育成多个雷蚴，雷蚴还可发育成尾蚴，侵入第二中间宿主后发育成囊蚴，再经口感染人体，通过移行到达寄生部位发育成成虫。

1. 华支睾吸虫　虫体狭长，似葵花籽状，活体肉红色，固定后呈灰白色（图 23-2）。虫卵呈黄褐色，是人体蠕虫卵中最小者。生活史特征包括虫卵、毛蚴、胞蚴、雷蚴、尾蚴、囊蚴、童虫和成虫等多个阶段。生活史包括第一中间宿主淡水螺类和第二中间宿主淡水鱼虾类。成虫致病，主要发生在肝的次级胆管，通过吸附、运动，破坏胆管上皮细胞及黏膜下血管，并吸食血液。检查虫卵是确诊的主要依据。治疗该病的首选药物是吡喹酮。

2. 其他吸虫　在临床寄生的吸虫种类中，常见的吸虫还有布氏姜片吸虫、并殖吸虫、裂体吸虫、肝片形吸虫和棘口吸虫等。每种吸虫形态结构、发育过程、致病机制、临床表现症状等方面都有着各自的特征，且每种吸虫的实验室检测方法和防治原则也不尽相同，在此也不再逐一表述。

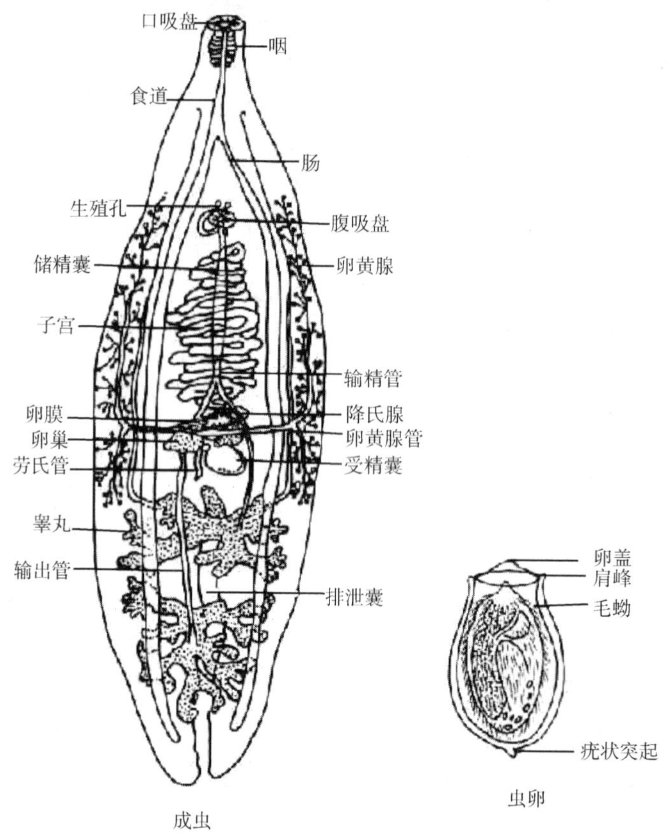

图 23-2　华支睾吸虫成虫及虫卵形态

三、绦　　虫

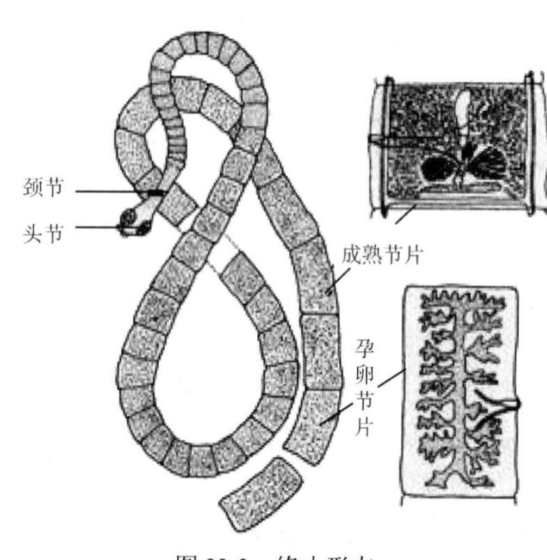

图 23-3　绦虫形态

绦虫成虫虫体背腹扁平，虫体分节，长如带状，虫体节片由前至后依次为头节、颈节和链体（图 23-3）。链体是由数目不等的节片前后相连形成的虫体最显著的部位，分为幼节、成节及孕节。绦虫的幼虫在中间宿主的发育阶段即中绦期，包括多个阶段，如囊尾蚴、棘球蚴、泡球蚴、似囊尾蚴、多头蚴、原尾蚴、裂头蚴。

成虫寄生在脊椎动物的小肠，假叶目绦虫需要第一中间宿主剑水蚤和第二中间宿主鱼或蛙，圆叶目绦虫需要中间宿主发育成幼虫被终宿主吞食后发育为成虫。

绦虫成虫虫体主要引起肠道的机械性

刺激和损伤及虫体释放代谢产物，引起腹部疾病；幼虫危害较大，如裂头蚴和囊尾蚴可引起皮下和肌肉内结节或游走性包块，还可侵入眼、脑等重要组织，棘球蚴在肝、肺等处寄生引起占位性损伤，其囊液进入宿主组织可诱发变态反应而致休克，甚至死亡。

在临床常见的绦虫病中，常见绦虫是链状带绦虫。

链状带绦虫又称猪带绦虫，成虫寄生于人体小肠引起猪带绦虫病，幼虫为猪囊尾蚴，可引起囊虫病。猪囊尾蚴俗称囊虫，黄豆大小，为白色透明的囊状物，囊内充满无色囊液。人是唯一终宿主，同时也可以作为中间宿主，猪和野猪是主要的中间宿主。人食入生的或未煮熟的含囊尾蚴的猪肉可患猪带绦虫病，虫卵也可以通过自体内感染、自体外感染或异体感染，最后发育成囊尾蚴，引起囊虫病。成虫的致病主要表现为胃肠道症状，幼虫引起的囊尾蚴病是主要的致病阶段，主要有皮下及肌肉囊尾蚴病、脑囊尾蚴病、眼囊尾蚴病。孕节和粪便中检出虫卵是主要的诊断依据。皮下或浅表部位囊尾蚴结节，可行手术摘除活检，明确诊断。

除了常见的猪带绦虫外，还有肥胖带绦虫、细粒棘球绦虫、多房棘球绦虫、微小膜壳绦虫、缩小膜壳绦虫、阔节裂头绦虫和亚洲带绦虫等种类。每种绦虫发育过程及生活史、致病机制、临床表现症状等方面都存在着不同，针对每种绦虫的实验室检测方法、防治原则也不同。

四、棘　头　虫

1. 猪巨吻棘头虫　是较常见的猪肠道大型寄生蠕虫，偶尔寄生于人体，引起巨吻棘头虫病。该虫的主要终宿主是猪和野猪，偶尔见于人、犬、猫的体内寄生。中间宿主为鞘翅目昆虫。人感染该虫主要与生食或半生食甲虫的习惯有关。早期感染者可服用阿苯达唑、甲苯达唑进行驱虫，出现并发症时，需要手术摘取虫体。

2. 念珠棘头虫　是鼠类常见的肠道寄生虫，偶尔寄生于人体。念珠棘头虫的适宜终宿主是大鼠，其次是小鼠、仓鼠、犬等。食粪类的甲虫或蜚蠊是其中间宿主。念珠棘头虫是一种动物源性寄生虫。人体感染主要因偶尔生吃含有活感染性棘头体的食粪甲虫而致病。其防治同猪巨吻棘头虫。

第三节　医学原虫

一、医　学　原　虫

1. 医学原虫形态特点　原虫外形多样，呈圆形、卵圆形或不规则形，虫体由细胞膜、细胞质和细胞核 3 部分组成，体积微小。细胞膜为嵌有蛋白质的脂质双分子层结构，具有可塑性、流动性和不对称性，具有保持一定的形态，维持自身稳定性，参与原虫营养、排泄、感觉、运动、侵袭及逃避宿主免疫效应等多种生理功能。细胞质是原虫代谢和储存营养的主要场所。原虫属于真核生物，其胞核是原虫生存和繁殖的重要结构。

2. 原虫的生理特点　原虫具有运动、摄食、代谢和繁殖等全部生理过程。其中，原虫的主要运动方式有伪足运动、鞭毛运动、纤毛运动和其他运动方式等；摄食方式有渗透、胞饮、吞噬等方式；大多数寄生性原虫为兼性厌氧代谢，寄生在血液或组织内的原虫则进行有氧代谢；生殖方式包括无性生殖和有性生殖；除有滋养体阶段、包囊阶段外，还可形成包囊。

3. 医学原虫的生活史类型 原虫的生活史是指原虫生长、发育、繁殖及转换宿主的过程。根据传播方式可分为 3 种类型：人际传播型、人与动物间传播型、虫媒传播型。

4. 医学原虫的致病特点 对人体致病的原虫绝大多数为寄生性原虫，少数为自生生活原虫。致病方式主要有增殖致病、播散致病、毒素致病和机会性致病。

5. 医学原虫的分类 医学原虫分属于原生动物界和色混界，原生动物界分 13 个门，其中 7 个门与医学有关，即阿米巴门、眼虫门、后滴门、副基体门、透色动物门、孢子虫门和纤毛门。

二、阿 米 巴 门

1. 溶组织内阿米巴 又称痢疾阿米巴，是引起肠阿米巴病和肠外阿米巴病的病原体。溶组织内阿米巴生活史中有滋养体和包囊 2 期形态。滋养体形态多变，可形成伪足。包囊是阿米巴原虫的静止期，是肠腔内的滋养体随肠腔内容物下移过程中形成的。包囊-滋养体-包囊是阿米巴原虫的基本生活史形式，人是其适宜宿主。滋养体对组织的侵袭力主要表现为对宿主细胞的接触性溶解杀伤作用，可引起肠阿米巴病和肠外阿米巴病。实验室检查主要从不同病变部位取材查到滋养体或包囊即可确诊。

2. 消化道其他阿米巴 如卡氏棘阿米巴、多嗜棘阿米巴、柯氏阿米巴、结肠内阿米巴、迪斯帕内阿米巴、哈氏内阿米巴、齿龈内阿米巴、莫西科夫斯基内阿米巴、夏氏内阿米巴、微小内蜒阿米巴、布氏嗜碘阿米巴等，它们一般不侵入组织，但在重度感染或宿主防御功能低下伴有细菌感染时可导致局部浅表性炎症，引起肠功能紊乱和腹泻。

三、眼 虫 门

1. 杜氏利什曼原虫 有无鞭毛体和前鞭毛体 2 种形态，在人或保虫宿主的巨噬细胞内为无鞭毛体，在白蛉体内为前鞭毛体，无鞭毛体和前鞭毛体的共同特征是有动基体。杜氏利什曼原虫的生活史主要是无鞭毛体-白蛉-前鞭毛体-巨噬细胞-无鞭毛体。该寄生虫的前鞭毛体和无鞭毛体均可致病，两者的致病机制均与巨噬细胞有关，临床主要表现为内脏利氏曼病、淋巴结型黑热病、皮肤型黑热病。

2. 锥虫 寄生于鱼类、两栖类、爬虫类、鸟类和哺乳类及人的血液或组织细胞内的鞭毛虫，寄生于人体的有布氏冈比亚锥虫、布氏罗得西亚锥虫、克氏锥虫。前二者形态、生活史、致病及临床特征有共同之处，均可寄生于人体、家畜或野生动物导致锥虫病，是严重的人畜共患病。

四、副 基 体 门

1. 阴道毛滴虫 只有滋养体一种形体，胞核椭圆形，前面的基体发出 5 根鞭毛，还有 1 根轴柱（图 23-4 所示形态模式图，图 23-5 所示染色结果）。阴道毛滴虫的生活史简单，滋养体以渗透、吞噬和吞饮方式摄取营养，并以二分裂方式增殖。阴道毛滴虫的致病机制主要是通过破坏阴道的自净作用，使阴道环境转变为中性或碱性，利于滴虫的大量繁殖。取阴道后穹窿分泌物，生理盐水涂片法或涂片镜检法检查出滋养体可确诊。

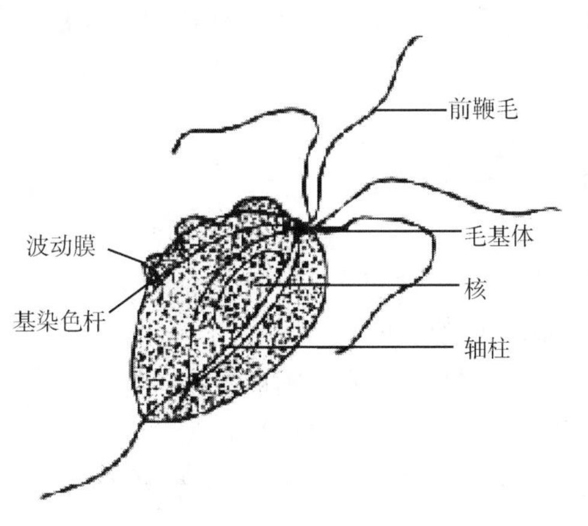

图 23-4　阴道毛滴虫形态模式图

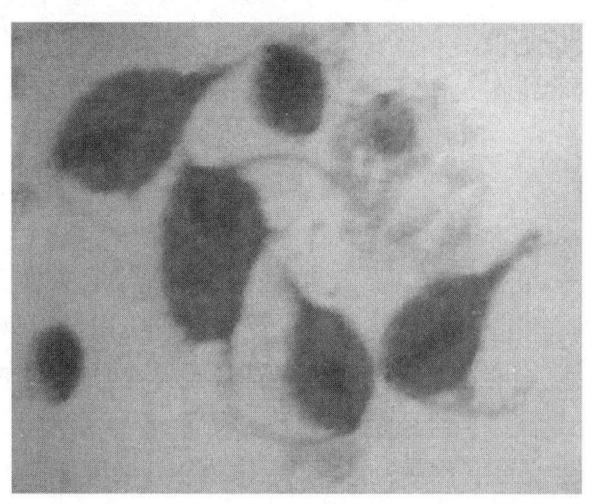

图 23-5　阴道毛滴虫染色结果

2. 其他毛滴虫　除阴道毛滴虫外，寄生于人体的毛滴虫还有人五毛滴虫和口腔毛滴虫。人五毛滴虫寄生于人体盲肠和结肠，生活史仅有滋养体阶段。人五毛滴虫的滋养体为感染阶段，以粪-口途径传播，误摄入被滋养体污染的饮水和食物均可感染。口腔毛滴虫寄生于人体口腔，定居于齿龈脓溢袋和扁桃体隐窝内，生活史只有滋养体期，以口腔内的食物残渣、上皮细胞和细菌为食，以二分裂方式增殖。接吻是口腔毛滴虫的主要传播方式，也可通过餐具、饮水、飞沫等间接传播。

五、孢子虫门

1. 疟原虫　寄生于人体的疟原虫主要有 4 种：间日疟原虫、恶性疟原虫、三日疟原虫和卵形疟原虫，我国流行疟疾的主要病原体为间日疟原虫和恶性疟原虫。疟原虫的生活史有多个发育阶段，红细胞内寄生阶段是确诊疟疾和鉴别虫种的依据。寄生于人体的 4 种疟原虫生活史基本相同，均需人和雌性按蚊 2 个宿主，在人体内主要包括红细胞外期和红细胞内期。红细胞内期疟原虫是主要的致病阶段，疟疾的症状和体征均由红细胞内期疟原虫引起，主要包括潜伏期、疟疾发作、疟疾再燃与复发、贫血、脾肿大、重症疟疾及并发症等症状。血涂片显微镜检查疟原虫是目前疟疾诊断和虫种鉴别的主要方法。

2. 刚地弓形虫　寄生于所有有核细胞内，引起人兽共患弓形虫病，其终宿主为猫科动物，该虫是重要的机会致病原虫，且本病可经胎盘传播，引起先天性弓形虫病。弓形虫的生活史包括有性生殖和无性生殖，猫是弓形虫的终宿主兼中间宿主。弓形虫的致病作用与虫体毒力和宿主免疫状态有关，临床少数引起弓形虫病，可分为先天性弓形虫病和获得性弓形虫病。

3. 其他孢子虫　寄生人体的孢子虫常见的种类有人隐孢子虫、微小隐孢子虫、肉孢子虫和环孢子虫等。人摄入卵囊污染的水、食物或经呼吸道而感染隐孢子虫。肉孢子虫感染多呈自限性，主要从粪便或肌肉组织中检查出孢子囊或卵囊作为确诊依据。环孢子虫可寄生于人体肠道内，引起环孢子虫病。其病变在小肠上段，多数患者为无症状的带虫者。

六、其他寄生虫

在寄生的医学原虫中，可见的种类还有福氏耐格里阿米巴、蓝氏贾第鞭毛虫、结肠小袋纤毛虫、人芽囊原虫等。有关各种寄生虫的形态结构、生活史和致病机制和临床症状等内容将在人体寄生虫学课程中详细描述，在此不再累赘。

第四节　医学节肢动物

节肢动物主要分为 13 纲，与医学有关的节肢动物主要分为 5 个纲，包括昆虫纲、蛛形纲、甲壳纲、唇足纲、倍足纲，其中以昆虫纲和蛛形纲最为重要。

医学节肢动物的共同特征是体躯分节、左右对称，具有分节的附肢和由几丁质组成的外骨骼。神经系统的主干在腹面，循环系统在背面，整个循环系统为开放式。

节肢动物对人类的危害体现在直接危害和间接危害 2 个方面。直接危害主要包括骚扰和吸血、毒害、过敏反应、侵害组织和寄生。间接危害体现在医学节肢动物可以在人和动物之间传播病原体，由节肢动物传播的疾病称为虫媒病，传播的节肢动物称为媒介节肢动物或媒介昆虫。

医学节肢动物的防治主要有以下几点：

1. 环境治理　主要是结合当地媒介节肢动物的生态和生物学特点，通过改变其生存的必要环境条件，使媒介节肢动物不能孳生和生存，从而达到预防和控制虫媒病的目的，主要包括环境改造和环境处理。

2. 物理、化学防治　可以用各种机械、热、光、电、声等手段捕杀、隔离或驱赶害虫，也可以用化学药剂毒杀或驱除节肢动物。化学杀虫剂具有见效快、使用方便，以及适于大规模应用等优点，是媒介种群密度高、虫媒病流行时的主要防治手段。

3. 生物防治　利用自然界中害虫的“天敌”消灭害虫，害虫的天敌包括病毒、细菌、原虫、线虫、捕食性或寄生性的生物等，利用他们对害虫生长、繁殖的抑制作用，达到防治的目的。

4. 遗传防治　通过放射线照射、化学药物处理、品系或近缘种杂交等方法，改变或转换害虫的遗传物质，培育出雄虫不育、细胞质不亲和性、染色体易位等生理上有缺陷的害虫种系，释放到自然界中去，使之与自然种群交配和竞争，从而降低其繁殖势能，以期达到控制与消灭害虫自然种群的目的，是目前媒介防治研究的热点。

5. 依法防治　利用法律、法规或条例，进行检疫、卫生监督和强制防御。海关进出口检疫，防治媒介节肢动物从境外传入；对某些重要媒介害虫实行卫生监督，如对农业、能源、水利开发项目可能造成的虫媒病流行接受卫生部门的监督。

一、昆　虫　纲

昆虫的主要特征是成虫的躯体分为头、胸、腹 3 部分，具有 3 对足。头部是感觉和取食中心；胸部是昆虫的运动中心；腹部是昆虫的营养与生殖中心，内部器官中与传播疾病有关的是消化系统和生殖系统。

昆虫的发育包括胚胎发育和胚后发育，胚胎发育在卵内完成，胚后发育为变态发育。昆虫发育过程中经历的形态变化称为变态，变态类型大致可分为完全变态和不完全变态 2

种类型，完全变态生活史包括卵、幼虫、蛹和成虫 4 个时期，不完全变态生活史有卵、若虫和成虫 3 个阶段。

昆虫纲有 34 个目，与医学有关的有 9 个目，重要的有 6 个目：双翅目、蚤目、虱目、蜚蠊目、鞘翅目、半翅目。常见医学昆虫有：蚊、蝇、白蛉、蚤、虱、臭虫、蟑螂、蠓、牛虻和蚋等。

蚊是重要的一类昆虫，半数以上的蚊分属于按蚊属、伊蚊属和库蚊属。我国主要的传播蚊种包括中华按蚊、嗜人按蚊、微小按蚊、大劣按蚊、淡色库蚊、三带喙库蚊、白纹伊蚊等。对人体的主要危害是传播疾病，包括疟疾，丝虫病，病毒性疾病如登革热、黄热病、脑炎等。

蝇属双翅目，成蝇的食性分为 3 类：不食蝇类、吸血蝇类、非吸血蝇类。我国常见蝇种有舍蝇、巨尾阿丽蝇、大头金蝇、厩螯蝇、黑尾黑麻蝇。该虫主要导致的疾病有机械性传播疾病如消化道疾病、呼吸道疾病、眼病、皮肤病等，生物性传播疾病，蝇蛆病。

白蛉可导致黑热病、东方疖、皮肤黏膜利氏曼病、白蛉热等疾病；蚤主要引起鼠疫、鼠型斑疹伤寒和蠕虫病；虱可通过叮咬吸血，可传播流行性回归热、流行型斑疹伤寒和战壕热；臭虫对人的危害主要是骚扰、吸血，可传播鼠疫、钩端螺旋体、回归热等；蟑螂可通过体表和肠道机械式携带病原体，也可作为美丽筒线虫、东方筒线虫、缩小膜壳绦虫等蠕虫的中间宿主。蠓主要传播丝虫病、皮炎及过敏反应（图 23-6）；虻是医学昆虫中最重要的传播媒介，不仅能传播人畜疾病，而且其叮咬也很痛，骚扰人畜（图 23-7）；蚋（通称黑蝇），主要导致盘尾丝虫病、欧氏曼森线虫病、蚋病。

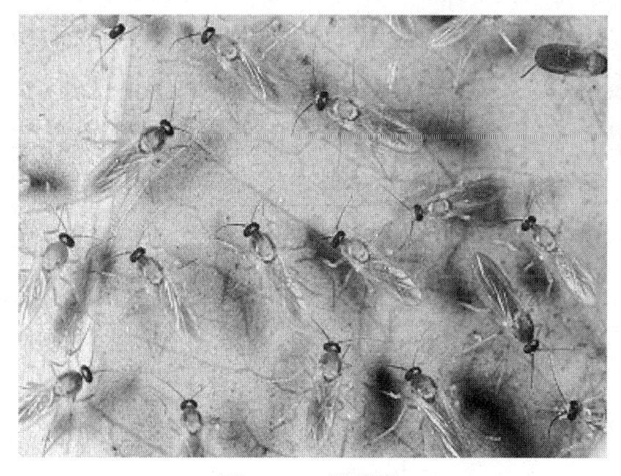

图 23-6 蠓形态

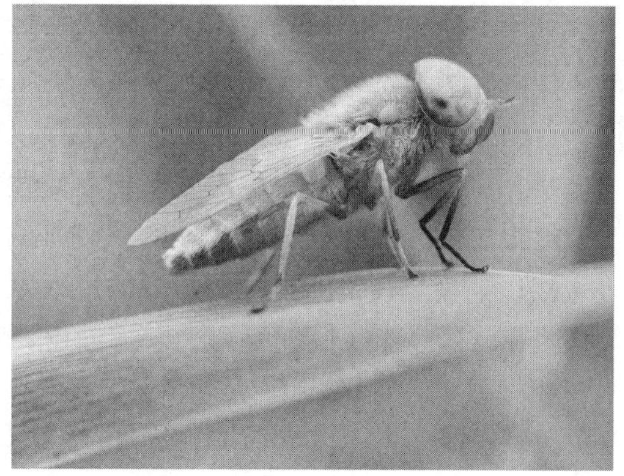

图 23-7 牛虻形态

二、蛛 形 纲

蛛形纲的形态特征是虫体分为头胸部和腹部或头胸部和腹部愈合成一个整体，称为躯体，与医学有关的亚纲有螨亚纲、蝎亚纲和蜘蛛亚纲。

（一）蜱类

蜱类常见的种类有硬蜱和软蜱。硬蜱是专性体表寄生虫，是蜱螨类中体型最大的一种（图 23-8）。依据其生活史中更换宿主的次数可分为 4 种类型：单宿主蜱、二宿主蜱、三宿主蜱、多宿主蜱。重要的蜱种有全沟硬蜱、草原革蜱、亚东璃眼蜱，可直接叮咬宿主皮肤，也可传播森林脑炎、克里木-刚果出血热、莱姆病、北亚蜱传播点热、Q 热、巴贝西虫病。软蜱成虫的躯体背面无盾板，体表呈皮革质（图 23-9），主要的种类有乳突钝缘蜱，传播蜱媒回归热等疾病。

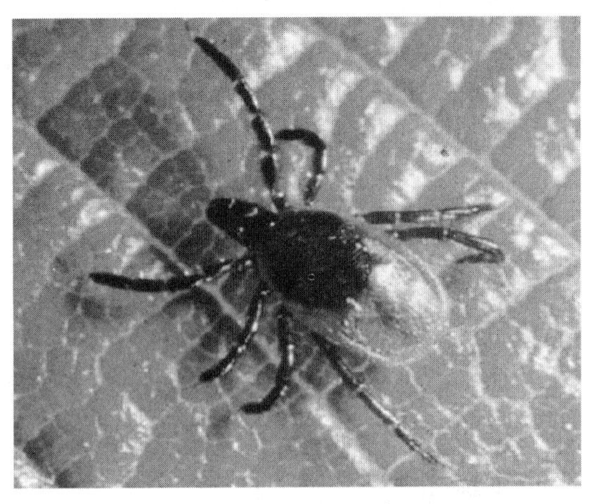

图 23-8　硬蜱形态

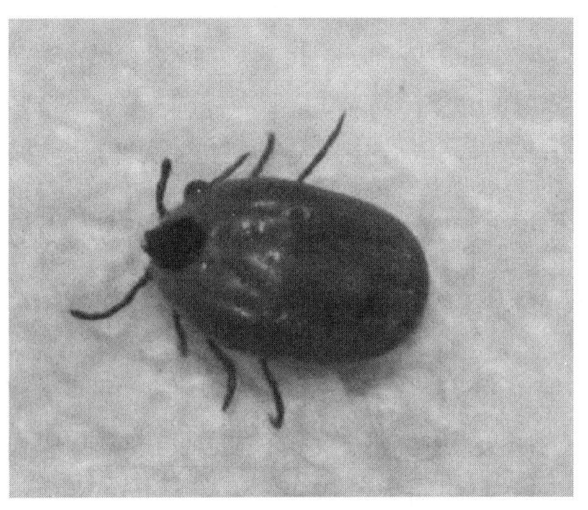

图 23-9　软蜱形态

（二）螨类

临床常见的致病螨类有恙螨、疥螨、蠕形螨、革螨、尘螨和粉螨等，每类螨虫均能引起的不同的疾病。我国重要的媒介恙螨有地里纤恙螨、小盾纤恙螨、红纤恙螨及高湖纤恙螨，其中以地里纤恙螨和小盾纤恙螨最为重要，主要传播恙虫病、流行性出血热；疥螨为永久性寄生螨，寄生在人和哺乳动物的皮肤表皮层内，可引起皮疹、剧烈而顽固的皮肤瘙痒，对人体的危害是直接寄生于皮肤中导致患者产生疥疮；蠕形螨俗称毛囊虫，是永久性寄生螨，可引起宿主的毛囊扩张、上皮变性；革螨可以储存、传播某些动物源性疾病，如流行性出血热、森林脑炎、Q 热、鼠疫等的病原体，也可传播流行性出血热、立克次体痘等疾病；尘螨及其代谢产物是强烈的过敏原，可引起尘螨哮喘、过敏性鼻炎、尘螨性皮炎等疾病；与医学有关的粉螨可引起螨性皮炎和螨性皮疹。

第五节　实验诊断技术

一、病原学检查技术

（一）粪便检查

粪便检查是寄生虫病诊断中最常用、最重要的检查方法。可随粪便排出人体的寄生虫有 20 多种肠道原虫、50 多种蠕虫及某些节肢动物。粪便检查中常用的方法有以下几种。

1. 直接涂片法　用于检查蠕虫卵、原虫滋养体和包囊。方法简单、快速，但由于在样品中含有虫卵数少，容易发生漏检。常用的方法有生理盐水直接涂片法、碘液涂片法和金胺酚改良抗酸染色法等。

2. 加藤厚涂片法和改良加藤厚涂片法　加藤厚涂片法又称定量透明法，用在甘油透明液中浸泡过的亲水玻璃纸替代盖玻片。该方法的一次检出率是直接涂片法的 20 倍以上。在此方法的基础上，在待检样品上方置一块尼龙网以减少食物粗渣，取样品置于载玻片上的定量模板中。通过该步骤后，即可定性分析感染与否，又可定量分析感染程度，称为改良加藤厚涂片法。

3. 浓聚法 通过沉淀法和浮聚法等形式，使检测样品中的虫卵相对聚集，以便提高阳性检出率。沉淀法包括自然沉淀法、离心沉淀法和倒置沉淀法等，适用于虫卵的比重大于水的寄生虫检测。浮聚法包括饱和盐水浮聚法和硫酸锌液离心浮聚法，此法适用于虫卵比重较水轻的寄生虫检测。

4. 幼虫孵化法 常用于钩蚴培养和毛蚴培养。在适宜的温度、湿度条件下，钩虫卵可在数日内发育并孵出幼虫，一般用肉眼或显微镜即可观察。毛蚴孵化法多用于血吸虫病的病原检查。

5. 肛门拭子法 适用于蛲虫和牛带绦虫卵的检查，蛲虫在患者的肛门周围及会阴部位皮肤上产卵，牛带绦虫的孕节从患者肛门排出或主动爬出时，往往将节片挤破，使虫卵黏附于患者肛门的皮肤上，所以可以做肛门周围的虫卵检查。通常采用的方法有棉签拭子法和透明胶纸法。

6. 绦虫检查和孕节检查法 绦虫检测法常用于肠道蠕虫驱虫效果的检测。取患者的粪便，加水搅拌后用双层纱布过滤，得到粪便残渣，用水反复冲洗后倒入清水的玻璃皿内，在玻璃皿下面衬有黑纸，以检查粪便残渣中的虫体。孕节检测法适用于绦虫的孕节检查，用清水洗净绦虫孕节后置于 2 片玻片之间，轻轻压平，对光观察绦虫孕节的内部结构，并根据其子宫的分支情况鉴定虫种。

（二）血液检查

血液检查主要对疟疾、丝虫病的诊断具有十分重要的价值。使用一次性采血管和洁净的玻片是操作过程需要注意的事项。病原体主要以疟原虫、班氏丝虫和马来丝虫常见。

（三）活组织检查

不同的活组织用于不同的寄生虫检查，如皮肤及皮下检查主要用于蠕虫、原虫和节肢动物的检查；肌肉检查可用于旋毛虫幼虫、曼氏裂头蚴、猪囊尾蚴、卫氏并殖吸虫、斯氏并殖吸虫童虫等寄生虫的检查；淋巴结检查可检出班氏和马来丝虫成虫、利什曼原虫、弓形虫和锥虫的检查；骨髓检查主要用于杜氏利什曼原虫的无鞭毛体的检查；肝组织检查用于溶组织内阿米巴滋养体、日本血吸虫卵、犬弓首线虫幼虫、斯氏并殖吸虫童虫等寄生虫的检查；结肠尤其是直肠和乙状结肠黏膜中可检查出日本血吸虫卵及溶组织内阿米巴滋养体。

（四）排泄物和分泌物检查

人体不同的分泌物和排泄物可用于不同的寄生虫检查，如痰液和肺部病变抽出液中可检查出肺吸虫卵、溶组织内阿米巴滋养体棘球蚴的原头蚴、粪类圆线虫幼虫、钩蚴、尘螨等寄生虫种类；用十二指肠引流管抽取十二肠液和胆汁，可用于蓝氏贾第鞭毛虫滋养体、华支睾吸虫卵、肝片性吸虫卵和布氏姜片吸虫卵等寄生虫的检查；鞘膜积液主要用于班氏微丝蚴的检查；阴道分泌物主要用于阴道毛滴虫的检查，也可用于蛲虫卵、蛲虫成虫、溶组织内阿米巴滋养体等检查；前列腺检查可用于男性泌尿生殖道的阴道毛滴虫的检查；脑脊液可用于弓形虫、溶组织内阿米巴滋养体、耐格里阿米巴、棘阿米巴、肺吸虫卵、异位寄生的日本血吸虫卵、棘头蚴的圆头蚴或游离小钩、粪类圆线虫幼虫、广州管圆线虫幼虫等寄生虫的检查。

（五）动物接种与体外培养

上述方法用于寄生虫病诊断，因感染度低等原因容易造成漏检。将寄生虫接种于实验动物身上或进行体外培养，使虫体生长、繁殖，可用于寄生虫病的实验诊断，也可用于科学研究以获得较多病原体及其制备。

二、免疫学及分子生物学检验技术

（一）常用免疫学检查方法

1. 染色试验　一种比较独特的免疫学方法，可用于临床诊断和流行病学的调查。在寄生虫检查方面主要用于弓形虫病的检测。

2. 环卵沉淀试验　诊断血吸虫病的特异性免疫学方法。血吸虫卵内的毛蚴经卵壳微孔释放出的抗原物质与血吸虫病患者血清中的相应抗体结合，在虫卵周围可形成镜下可见的沉淀物，计算出阳性反应虫卵的百分率。

3. 尾蚴膜反应和后尾蚴膜反应　利用血吸虫的尾蚴与患者的血清在体外共同抚育后，尾蚴的抗原与特异性抗体结合，在尾蚴体表形成折光性的胶状膜或套膜，可用于辅助诊断血吸虫病。后尾蚴膜反应是我国首创的一种用于检测卫氏并殖吸虫病的免疫学方法，原理与血吸虫尾蚴膜的反应相似。

4. 环蚴沉淀试验　检测旋毛虫病所特有的血清学试验，具有较高的敏感性和特异性，其原理与尾蚴膜反应相似。

5. 皮内试验　是以速发型超敏反应为基础的免疫学诊断方法。寄生虫变应原刺激宿主后，机体产生亲细胞性 IgE 和 IgG_4 抗体。当给感染了某种寄生虫的患者经皮内注射同种寄生虫抗原后，抗原与特异性抗体相结合，从而导致肥大细胞和嗜碱粒细胞发生脱颗粒反应，释放出组胺等生物活性物质，从而使受试者的局部皮肤出现毛细血管扩张，通透性增强及细胞浸润，皮肤红肿等现象。皮内试验主要用于棘球蚴病、囊虫病、血吸虫病、并殖吸虫病、华支睾吸虫病和丝虫病的辅助诊断和流行病学调查。

6. 凝集试验和沉淀试验　乳胶凝集试验在血吸虫病、棘球蚴病、弓形虫病等免疫诊断中均有应用。沉淀试验可用于卫氏并殖吸虫病、棘球蚴病等免疫诊断，该方法特异性较强，结果可靠，但敏感性较低。

7. 免疫荧光法和酶免疫测定　免疫荧光法用于寄生虫感染检查，有直接和间接染色法 2 种。直接染色法在检查每一种抗原时都必须制备相应的荧光抗体，故现在很少用。间接染色法目前多用，其可用于疟疾、弓形虫病、贾第虫病、黑热病、血吸虫病、卫氏并殖吸虫病、棘球蚴病和丝虫病等检测。

酶免疫测定的方法很多，其在寄生虫检查方面的应用也非常广泛，基本上所有的寄生虫均能应用该方法进行检查。

8. 免疫金银染色法和放射免疫测定　免疫金银染色法是在免疫金技术基础上建立的

一种有高敏感性和稳定性的免疫标记技术。将氯金酸用还原剂制成大小不同的胶体金，用胶体金标记抗体。标记的抗体用于免疫组化反应，反应后的组织切片经显影处理，在光学显微镜下阳性部位可见到黑褐色的金银颗粒。国内已用于血吸虫病、肝吸虫病、囊虫病的免疫诊断及寄生虫抗原定位。

放射免疫测定是将高灵敏度的放射性同位素示踪技术与高度特异的免疫化学技术相结合而建立的一种体外测定超微量的分析方法。其灵敏度高、特异性强、重复性好，可用于寄生虫抗原、抗体的检测。

（二）常用的分子生物学技术

1. 核酸分子探针检测技术　近年来迅速发展起来的一种基因诊断方法。其原理是具有一定同源性的 2 条核酸单链在一定条件下按碱基互补原则与待测核酸序列发生反应，进而检测未知的抗原。目前该技术主要用于检测寄生在血液中的寄生虫，包括疟原虫、利什曼原虫、锥虫和弓形虫。

2. PCR 检测　在模拟体内条件下应用 DNA 聚合酶特异性扩增某一 DNA 片段的技术。PCR 检测目前已应用于检测疟原虫、阿米巴原虫、弓形虫、锥虫、利什曼原虫、隐孢子虫和贾地鞭毛虫等。

3. 单克隆抗体技术　主要应用领域有寄生虫虫种与虫株的分型和鉴定；建立以检测循环抗原为主的免疫诊断方法；分析和纯化抗原制备靶抗原；寄生虫感染免疫，保护性免疫和疫苗的制备等多个方面。目前，国内外已将单克隆抗体技术用于疟疾、弓形虫病、血吸虫病、卫氏并殖吸虫病、棘球蚴病、丝虫病等疾病的诊断。

4. 基因芯片技术　利用核酸杂交的原理来检测未知分子。由于基因芯片技术的操作简便，能在一次试验中快速敏感的检测上千个基因，其检测结果可实现自动化，因而获得的信息具有高度特异性、稳定性，使得该技术在寄生虫学的研究与应用领域具有非常广阔的前景：如寄生虫疫苗的研究、寄生虫病的分子诊断、寄生虫抗药性研究、寄生虫的分类与进化分析等方面均有美好的应用前景。

（王紫怡）

第二十四章　临床输血学检验

输血医学是围绕献血者的血液输给患者进行救治这一中心进行研究、开发和利用，从而保证输血安全性和有效性的学科。输血治疗的目标是安全、有效，其根本目的是救治患者。目前，输血事业面临的重大挑战是输血的安全性。为此，临床输血前的免疫血液学检查检测质量水平直接决定了输血安全，如 ABO 血型和 Rh 血型的鉴定、意外抗体的筛查、交叉配血试验等，高质量的检测能最大程度地降低输血风险。同时，合理用血原则和成分输血原则也能大大降低输血传播疾病的危险性，建立血液预警系统能够有效地预防输血后不良反应的发生。

第一节　红细胞血型系统及其检测

一、红细胞血型系统

红细胞血型系统的免疫学基础主要包括红细胞血型抗原、红细胞血型抗体、红细胞抗原抗体反应 3 部分内容。

红细胞血型抗原是完全抗原，药物类半抗原与红细胞结合，可以刺激机体产生抗体，严重者可发生药物性溶血。

红细胞血型抗体是机体受到血型抗原刺激后，B 细胞被活化、增殖分化为浆细胞所产生的免疫球蛋白，血清蛋白电泳主要位于 γ-球蛋白区。红细胞血型抗体主要有完全抗体、不完全抗体、天然抗体、免疫抗体、规则抗体、不规则抗体、同种抗体和自身抗体 8 种。

红细胞抗原抗体反应是红细胞抗原与相应抗体在体内外发生的反应，具有高度特异性、可逆性、比例性和阶段性等特点。主要的反应类型有：凝集反应、溶血反应、沉淀反应。红细胞抗体的检测包括抗体筛查和抗体鉴定。

（一）ABO 血型系统

ABO 血型系统是最具有临床意义的血型系统之一。ABO 血型系统受 3 个等位基因控制，即 A 基因、B 基因和 O 基因。A 基因和 B 基因是常染色体显性基因，O 基因是无效等位基因。依据遗传学原理，每个子代均可从亲代各得到一个单倍体，因此根据父母的血型可以推测子女的血型（表 24-1）。

表 24-1　亲代与子代 ABO 血型遗传关系

亲代血型	亲代遗传因子	子代遗传因子	子代血型
A×A	AO×AO	OO，AO，AA	O，A
	AO×AA	AO，AA	A
	AA×AA	AA	A

续表

亲代血型	亲代遗传因子	子代遗传因子	子代血型
A×B	AO×BO	OO，AO，BO，AB	O，A，B，AB
	AO×BB	BO，AB	B，AB
	AA×BO	AO，AB	A，AB
	AA×BB	AB	AB
A×O	AO×OO	AO，OO	A，O
	AA×OO	AO	A
A×AB	AO×AB	AO，AA，BO，AB	A，B，AB
	AA×AB	AA，AB	A，AB
B×B	BO×BO	OO，BO，BB	O，B
	BO×BB	BO，BB	B
	BB×BB	BB	B
B×O	BO×OO	BO，OO	B，O
	BB×OO	BO	B
B×AB	BO×AB	AO，BO，BB，AB	A，B，AB
	BB×AB	BB，AB	B，AB
O×O	OO×OO	OO	O
O×AB	OO×AB	AO，BO	A，B
AB×AB	AB×AB	AA，BB，AB	A，B，AB

根据红细胞上是否存在 A 抗原和 B 抗原，可以将 ABO 血型人为分为 A、B、AB、O 型 4 种血型。A 型为红细胞膜上有 A 抗原，血清中有抗-B 抗体；B 型为红细胞膜上有 B 抗原，血清中有抗-A 抗体；AB 型为红细胞膜上有 A 抗原和 B 抗原，血清中没有抗-A 抗体和抗-B 抗体；O 型为红细胞膜上没有 A 抗原和 B 抗原，血清中有抗-A 抗体和抗-B 抗体。

ABO 血型鉴定主要是根据 ABO 血型的分型原则及其独特的性质，利用凝集试验技术通过正定型（红细胞定型）和反定型（血清定型）2 组试验，准确鉴定 ABO 血型。

（二）H 血型系统及 Lewis 血型系统

H 血型系统 ISBT 命名字母符号为 H，除了罕见的孟买血型外，所有人红细胞表面都表达 H 抗原。常见成人 ABO 血型各型红细胞上 H 抗原从强到弱排列顺序为：$O>A_2>B>A_2B>A_1>A_1B$。其中 H 抗原缺失表型有孟买型和类孟买型。

Lewis 血型有 6 个抗原，最重要的两个是 Le^a、Le^b，可有 3 种表型。血小板、内皮细胞、泌尿生殖系统及消化系统上皮细胞等均可表达 Lewis 抗原。Lewis 不是由红细胞合成的，而是从血浆中吸附而来的。

（三）Rh 血型系统

Rh 血型系统是红细胞血型系统中最复杂的一个血型系统，其在临床上的重要性仅次于 ABO 血型系统。Rh 血型系统非常复杂，临床上最为主要的、最常见的有 5 个抗原即 D，C，E，c，e 抗原，D 抗原的抗原性最强。根据红细胞表面是否含有 D 抗原，分为 Rh 阳性和

Rh 阴性。Rh 阴性在欧美白种人为 15%，汉族的阴性率不到 1%。

对 Rh 血型的鉴定具有以下几点重要临床意义：我国汉族人的 Rh 阴性率为 0.34%，绝大多数人为 Rh 阳性，故由 Rh 血型不合引起的输血反应相对较 ABO 血型少；Rh 血型系统一般不存在天然抗体，故第一次输血时，不会发现 Rh 血型不合。但 Rh 阴性的受血者接受了 Rh 阳性血液后，可产生免疫性抗 Rh 抗体，如再次输受 Rh 阳性血液时，即可发生溶血性输血反应。

（四）其他血型系统

其他血型系统主要包括 MNS、P、Lutheran、Kell、Kidd、Duffy、Diego 和 Li 血型系统等。

二、红细胞血型的检测

1. 输血前的免疫学检查 其目的是使输注的血液成分在受血者体内发挥其有效作用。因此，在正常情况下，输入的红细胞在受血者体内应不溶血，输入的血浆成分不破坏受血者的红细胞。输血前检查的主要程序包括：受血者血液标本的处理；受血者和供血者 ABO 血型和 Rh 血型定型；不规则抗体的筛查和鉴定；交叉配血试验和试验结果的规范化报告等。

2. 盐水介质试验 该试验技术常用于血型鉴定、血清中 IgM 类抗体的筛查和鉴定、盐水介质的交叉配血等。

3. 酶处理试验 主要是利用蛋白水解酶，降低红细胞表面的负电荷，增强 IgG 抗体对红细胞的凝集。红细胞膜表面唾液酸所带负电荷，能够使红细胞相互排斥保持悬浮状态。因 IgG 抗体与红细胞抗原结合后，足以把红细胞拉在一起而引起可见的聚集。

4. 抗球蛋白试验 指不完全抗体与相应红细胞能发生特异性结合，但不能为肉眼所见，而借助抗球蛋白抗体介导，使之发生肉眼可见的凝集反应。抗球蛋白试验分为直接抗球蛋白试验和间接抗球蛋白试验。

（1）直接抗球蛋白试验主要检测红细胞上的不完全抗体，在临床上主要应用于胎母血型不合新生儿溶血病的诊断、免疫溶血性输血反应的调查、自身免疫性溶血性贫血的诊断及药物诱发型溶血病的诊断等。

（2）间接抗球蛋白试验主要检测血清中的不完全抗体，在临床上主要用于交叉配血及血型鉴定、器官移植、妊娠所致的免疫性血型抗体及自身免疫性血型抗体的检出和鉴定、白细胞和血小板抗体实验等。

5. 聚凝胶介质试验 聚凝胶是高阳离子基团，可以中和红细胞表面的负电荷，能使红细胞发生可逆的非特异性凝聚，并且也能使 IgG 类抗体直接凝集红细胞，加入枸橼酸重悬液后非特异性凝集会消失，而由抗体介导的特异性凝集则不会消失。该试验主要适用于血型鉴定、抗体筛查及交叉配血试验等。

6. 微柱凝集试验 红细胞抗原与相应抗体在凝胶中发生的凝集反应。微柱凝集试验主要应用于抗球蛋白试验、ABO 血型定型和其他血型系统抗原的检测等。

7. 吸收放散试验 根据抗原抗体反应的可逆性，通过改变实验条件，抗体就可以从红细胞上解离下来，然后再检测解离下来的抗体，这种技术就称为吸收放散试验。根据试验目的不同可采取不同的方法，可以是吸收放散一个试验也可以是吸收或放散 2 个独立的试验。

（1）吸收试验是根据被检标本中所含抗体的最适反应温度，对其进行吸收，主要分为冷抗体吸收试验和温抗体吸收试验。吸收试验在 ABO 亚型的鉴定、抗体特异性的鉴定、获取单一抗体等方面具有重要的临床意义。

（2）放散试验主要是把结合到红细胞上的抗体解离下来，用于其他目的。放散试验对 ABO 亚型的鉴定、分离单一的抗体、全凝集和多凝集细胞的血型鉴定、被不完全抗-D 遮断的新生儿血型的鉴定等具有重要的临床意义。

8. 凝集抑制试验 可溶性的血型物质与对应的血型抗体结合后，可以中和该抗体或者该抗体凝集对红细胞的能力受到抑制的现象称之为凝集抑制试验。利用该试验可以证明可溶性 ABH 或 Lewis 抗原的存在。

9. 红细胞血型的分子生物学检测 红细胞血型分子生物学检测的方法众多，主要有序列特异引物引导的 PCR 反应（PCR-SSP）、序列特异性寡核苷酸探针（PCR-SSOP）、单链构象多态性（PCR-SSCP）、限制性片段长度多态性（PCR-RFLP）、PCR-DNA 测序等。分子生物学检测技术可用于 ABO 疑难血型的鉴定、新生儿溶血病的辅助诊断、发现 ABO 血型新等位基因、法医个体识别和某些疾病等的病理研究。

第二节 白细胞抗原系统及其检测

一、白细胞抗原系统

白细胞血型抗原包括红细胞血型抗原、人类白细胞抗原（HLA）、白细胞所特有的血型抗原 3 种。人类白细胞表达的 HLA 在移植医学、输血医学及法医学等领域都有极其重要的意义。

HLA 复合体位于第 6 号染色体短臂，包括 HLA Ⅰ、Ⅱ、Ⅲ三类，经典的Ⅰ类基因包括 B、C、A 位点，经典的Ⅱ类基因包括 DP、DQ、DR 位点。HLA Ⅰ类分子广泛的分布于体内所有的有核细胞表面，HLA Ⅱ分子主要表达于巨噬细胞、树突状细胞及 B 细胞等专职抗原提呈细胞。HLA 具有单体型遗传、连锁不平衡、多态性遗传等特点，并且 HLA 系统在移植医学、输血医学、法医学和其他疾病的诊断中具有重要的应用价值和临床意义（表 24-2）。

表 24-2 HLA 系统与某些疾病的关联

疾病	HLA 位点	相对危险度（RR）
强直性脊柱炎	B27	＞100
Reiter 综合征	B27	35.0
先天性肾上腺皮质增生症	B47	15.4
银屑病	Cw6	13.3
肾小球肾炎咯血综合征	DR2	15.9
多发性硬化症	DR2，DQ6	12
疱疹性皮肤病	DR3	56.4
乳糜泻	DQ2	30.0
1 型糖尿病	DQ8	14.0

人类白细胞抗原（HLA）具有重要的生物学作用和临床意义，对其进行分型有助于了解其功能和进行临床应用。目前 HLA 分型技术主要有血清学方法、细胞学方法和基因分型方法 3 种。

HLA 血清学检测包括 HLA 抗原检测和 HLA 抗体检测。微量淋巴细胞毒试验是目前实验室指定的 HLA 抗原的标准方法，是最常用和经典的 HLA 血清学分型方法。目前用于 HLA 抗体检测的方法可分为 2 大类：淋巴细胞毒方法和非淋巴细胞毒方法，常见的方法为淋巴细胞毒方法、流式细胞仪方法、ELISA 方法、Luminex 检测技术。

HLA 细胞学检测包括混合淋巴细胞培养、纯合细胞分型方法、预致敏淋巴细胞试验等。HLA 分子生物学检测方法主要有 PCR 限制性片段长度多态性、参比链介导的构象分析、基因芯片技术、PCR 特异性序列引物、PCR 序列特异性寡核苷酸探针、Luminex 检测技术和核苷酸序列测定法。

二、粒细胞抗原系统

粒细胞抗原分 2 大类：一类是粒细胞与其他细胞共有的抗原，另一类是粒细胞及其前体细胞的特异性抗原（HNA）。其中 HNA 有 7 种，分属 5 个系统即 HNA-1a、HNA-1b、HNA-1c、HNA-2、HNA-3、HNA-4、HNA-5。

HNA-1、HNA-2、HNA-3、HNA-4、HNA-5 系统在多种临床疾病中发挥作用，包括新生儿同种免疫性粒细胞减少症、自身免疫性粒细胞减少症、发热性非溶血性输血反应、输血相关性急性肺损伤、骨髓移植后同种免疫性粒细胞减少症等。粒细胞抗原抗体系统检测有助于及时诊断和治疗粒细胞血型抗原系统引起的疾病。当前对其检测方法，主要有血清学诊断法和基因分型法。前者可检测粒细胞抗原和抗体，后者可检测 HNA 系统等位基因的碱基多态性。

其中粒细胞抗原、抗体检测血清学诊断方法主要有粒细胞凝集反应、粒细胞免疫荧光试验、流式细胞术、单克隆抗体粒细胞捕获试验和 ELISA 等方法；HAN 基因分型法主要有 PCR 限制性片段长度多态性（PCR-RFLP）、PCR 序列特异性引物（PCR-SSP）、PCR 直接测序法（PCR-SBT）、多重 SNPshot 技术等。其中 PCR-SSP 为实验室最常用的分子诊断方法，具有方便、快速的优点，并且成本较低。

第三节 血小板血型系统及其检测技术

一、血小板血型抗原

血小板血型抗原主要有 2 大类：血小板相关抗原和血小板特异性抗原（HPA）。血小板相关抗原是指血小板表面存在的与其他细胞或组织共有的抗原，包括红细胞血型抗原和 HLA 系统血型抗原；血小板特异性抗原是血小板膜结构的一部分，由血小板表面特有的抗原决定簇组成，具有血小板独特的遗传多态性，包括 HPA-1、HPA-2、HPA-3 等。

二、血小板血型的临床意义

血小板血型系统在血小板血型抗原的同种免疫作用、血小板输注无效和输注后紫癜、新生儿同种免疫性血小板减少性紫癜、自身免疫性血小板减少症等疾病的研究中具有重要的临床意义。

三、血小板的血清学检测

血小板的血清学检测技术主要有以下几种：

（1）血小板免疫荧光试验，既可用于血小板抗原鉴定，又可用于血小板抗体检测和交叉试验。该试验可以避免细胞碎片引起的非特异性反应，并且多特异性的抗球蛋白试剂可以识别多种抗体。

（2）简易致敏红细胞血小板血清学技术，主要分为血小板抗体检测、血小板交叉试验和血小板抗原试验。可用于血小板抗体检测和交叉配血试验，也可用于血小板抗原鉴定及血小板自身和药物依赖性抗体检测。

（3）单克隆抗体特异的血小板抗原固定试验，该技术灵敏度高，可以检测血小板膜糖蛋白特异的同种抗体。

（4）改进的抗原捕获酶联免疫吸附试验，该法特异性较高。血小板无需氯喹或酸预处理就能区分血清中的 HLA 和 HPA 抗体。

（5）流式细胞仪检测技术，分为流式细胞仪检测技术法血小板抗原鉴定和 FCM 法血小板抗体检测和交叉试验等。

（6）微柱凝胶血小板定型试验是建立在传统血小板检测和免疫微柱凝胶基础上的一项新技术，操作简便、快速、敏感性强，结果易于观察。

四、血小板的分子生物学检测

大部分 HPA 等位基因多态性皆为单核苷酸多态性（SNP），所以 HPA 的基因分型法与 SNP 检测方法相似。当前主要有以下方法用于血小板抗原分型：PCR-限制性内切酶片段长度多态性、PCR-等位基因特异性寡核苷酸探针法、PCR-序列特异性引物法、DNA 序列分析法。

第四节 临床输血治疗技术

一、白细胞去除技术

在保证血液制剂质量的前提下，对血液制剂中供者的白细胞进行有效清除处理的技术称之为白细胞去除技术。白细胞去除技术在因输入供者白细胞所致的发热性非溶血性输血反应、供者白细胞抗原所致的同种免疫、亲白细胞病毒所致的输血传染疾病等疾病的预防中起着重要的临床意义。该技术主要应用于需多次输血治疗的患者、将来可能要长期输血治疗的患者及可能要接受同种异体器官移植、造血干细胞移植的患者等。

二、血液辐照技术

血液辐照技术主要是利用 γ 射线的电离辐射作用处理血液，使血液中供者的淋巴细胞失去复制、增殖的能力，从而达到预防输血相关移植物抗宿主病（TA-GVHD）发生的作用。

血液辐照技术主要用于可能发生 TA-GVHD 的高危患者，如 SCID、AIDS、同种异体骨髓移植、器官移植、接受大剂量化疗、放疗等。

三、血液病毒灭活技术

血液病毒灭活是指在保持血液制剂有效性的前提下，采用一定的方法对可能存在于血液制剂中的所有病毒进行灭活处理，达到避免经输血传播疾病的目的。对于血液制剂灭活病毒的方法，必须符合以下 2 个条件：确保经病毒灭活处理后的血液制剂质量稳定、安全有效；确保存在于血液制剂中所有的病毒均已被灭活且无害。

用于血浆制品病毒灭活的方法主要有物理法和化学法。常用的物理法主要有加热法、射线法、滤除法；常用的化学处理方法有针对病毒核酸的烷化剂处理法和针对病毒膜脂质的氧化剂处理法等。经病毒灭活处理的血浆蛋白制品，能有效地避免经输注血浆蛋白制剂传播病毒的风险。因此，通过输注人血白蛋白、免疫球蛋白及各种凝血因子制品进行替代性治疗，远比输注未经病毒灭活的新鲜冷冻血浆、冷沉淀等血浆制剂更加安全有效。

四、治疗性血液成分去除术

常用的治疗性血液成分去除技术有治疗性红细胞去除术、治疗性白细胞去除术、治疗性血小板去除术 3 种。治疗性血液成分去除术在缓解病情、减轻相关病理损伤，为救治创造条件，赢得治疗时间上具有重要的临床应用价值。

1. 治疗性红细胞去除术　采用血细胞分离机单采技术，选择性去除患者血液中病理性增多的红细胞，主要用于原发性和继发性红细胞增多症需要快速去除病理性增多的红细胞以改善病情的患者。该技术在治疗因原发性或继发性红细胞增多症引起的高黏滞血症和血栓，以及在改善组织器官的供血供氧中具有重要的临床意义。

2. 治疗性白细胞去除术　利用分离单采技术去除异常增多的病理性白细胞，主要用于各类高白细胞性的急、慢性白血病，也适用于需要去除病理性白细胞增多的其他临床情况。

3. 治疗性血小板去除术　去除血液中异常增多的病理性血小板，主要用于血小板计数大于 1000×10^9 个/L 的原发性血小板增多症和其他骨髓增生性疾病的治疗。

五、治疗性血液成分置换术

治疗性血液成分置换术包括治疗性血浆置换术和治疗性红细胞置换术。

1. 治疗性血浆置换术　通过分离机技术，用健康人血浆、白蛋白制剂、代血浆、晶体盐液等置换液置换血液中的病理性血浆物质，其适应证有以下 4 种：疗效确定的疾病、疗效基本确定的疾病、疗效有待确定的疾病、疗效无法确定的疾病。治疗性血浆置换术在快速清除进入血浆中的毒物，阻断毒物的进一步损害，为进一步治疗创造有利条件、赢得救治时间上具有重要的临床应用意义。

2. 治疗性红细胞置换术　用健康的红细胞置换血液中的病理性红细胞，从而达到迅速恢复血液正常生理功能的治疗目的。治疗性红细胞置换术主要用于 CO 中毒且有组织器官严重缺氧者、镰状细胞贫血急性危象者、严重的新生儿溶血病等。

六、细胞治疗

通过一定的细胞处理技术，利用某些细胞特有的抗病毒作用治疗特定疾病的一类技术称为细胞治疗。到目前为止，细胞治疗仅特指干细胞治疗、杀伤细胞治疗和树突状细胞治疗等专项细胞治疗措施。该技术为白血病、恶性肿瘤、自身免疫性疾病等难治性疾病提供了更多、更新的治疗手段。

1. 干细胞治疗　干细胞是一类自我复制、高度倍增和多向分化潜能的细胞。根据干细胞的潜能不同，可分为3类：全能干细胞、多能干细胞和单能干细胞。在细胞治疗中临床应用较多的有造血干细胞和间充质干细胞。造血干细胞主要用于造血干细胞移植；间充质干细胞对造血干细胞移植有辅助作用，而且能诱导分化为成骨细胞、软骨细胞等多种组织细胞。

2. 杀伤细胞治疗　利用通过体外培养、扩增、激活具有杀伤肿瘤特性的细胞用于抗肿瘤治疗。可分为采用淋巴因子激活的杀伤细胞（LAK）和细胞因子诱导的杀伤细胞（CIK）。LAK细胞治疗是通过采集、分离患者自体循环血液中的单个核细胞，进行体外培养、扩增后，再用白细胞介素等细胞因子激活，制备成具有杀伤肿瘤细胞特性的LAK细胞悬液，回输到患者体内进行抗肿瘤治疗。

3. 树突状细胞治疗　树突状细胞（DC）是一类功能特殊的抗原提呈细胞，可激活初始T细胞增生，诱导初次免疫应答，在细胞免疫抗肿瘤中起到关键作用。DC诱导免疫耐受的机制是：抗原提呈时，耐受性DC不提供刺激因子或提供抑制性刺激因子，导致T细胞无免疫应答或激活调节性T细胞对免疫应答进行负调控。

第五节　血液及其成分的制备与保存

通常所说的血液成分制备，是指仅仅使用物理的方法提取并在临床使用的血液成分，如各种血细胞成分、新鲜冷冻血浆、冷沉淀等。这些血液成分在血站系统和有条件的医院就可完成制备。

一、全血的制备与保存

所谓全血是指不做任何加工处理的血液制品，可分为新鲜全血和保存全血，是过去常用的输血方式。全血的制备主要包括采血器材的准备、采血场地的准备、献血者的准备、采血者的准备等采血前的一系列准备；采血过程；采血后的护理及献血者不良反应的处理等。

血液成分的制备可分为手工方法、血液成分单采机方法。其中手工法制备血液成分主要采用多联塑料采血袋（图24-1）、大容量低温离心机进行；血液成分单采机采集血液成分主要应用离心式的血液成分单采机。

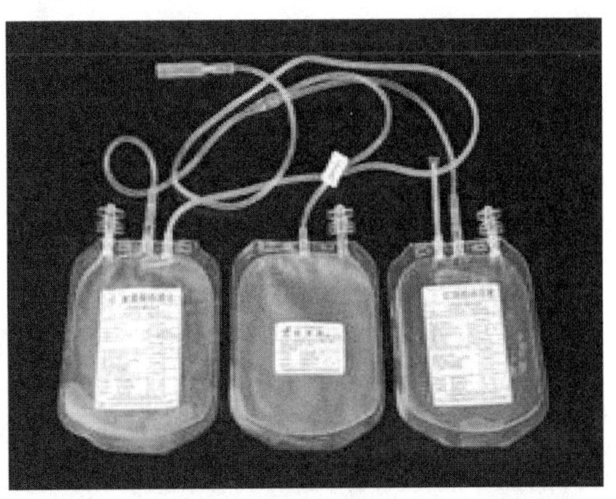

图24-1　多联塑料采血袋

血液的保存一般使用抗凝剂，全血保存时间的长短主要取决于抗凝剂的种类。当前所用的抗凝剂及其保存天数主要有以下几种：枸橼酸钠可以保存 5 天，肝素可以保存 24h，ACD（枸橼酸-枸橼酸钠-葡萄糖保存液）21 天，CPD（枸橼酸-枸橼酸钠-磷酸二氢钠-葡萄糖保存液）21 天，CPD-A（枸橼酸盐-磷酸盐-葡萄糖-腺嘌呤）35 天。

二、红细胞的制备与保存

常见红细胞制剂的制备和保存有以下几种：

1. 浓缩红细胞 也称为压积红细胞或少浆血，是将采集的全血中大部分血浆在全封闭的条件下分离出后剩余的部分所制成的红细胞成分血即为浓缩红细胞。浓缩红细胞可以在全血有效保存期内的任何时间分离出部分血浆制备而成。

2. 悬浮红细胞 将采集到多联袋内全血中的大部分血浆在全封闭的条件下分离出，并向剩余的部分加入红细胞添加液制成的红细胞成分即为悬浮红细胞。

3. 少白细胞红细胞 分为少白细胞悬浮红细胞和少白细胞浓缩红细胞，两者均是将全血中大部分白细胞、血小板及血浆去除后制成。

4. 洗涤红细胞 采用物理方法在无菌条件下将保存期内浓缩红细胞、悬浮红细胞用大量静脉注射用生理盐水洗涤，去除绝大部分非红细胞成分，并将红细胞悬浮在生理盐水中所制成的红细胞成分血。

表 24-3 冷冻红细胞用冷冻液配方

组分	浓度
甘油	57.1%
乳酸钠	0.14mol/L
氯化钾	5mmol/L
磷酸氢二钠	5mmol/L

5. 冷冻红细胞 又称为冷冻解冻去甘油红细胞，是采用甘油作为冰冻保护剂（表 24-3）深低温保存，根据临床需要在进行解冻、洗涤去甘油处理的特殊红细胞制剂。其制备方法主要分为高浓度甘油慢冻法和低浓度甘油超速冷冻法，二者均以浓缩红细胞为材料。

6. 年轻红细胞 一种具有较多的网织红细胞、酶活性相对增高、平均细胞年龄较小的红细胞成分。其主要由网织红细胞与和年龄较轻的红细胞组成，输入患者体内能有相对较长的存活期，所以对长期依赖输血的贫血患者、重型珠蛋白生成障碍性贫血患者疗效较好。

7. 辐照红细胞 用射线照射灭活活性淋巴细胞的红细胞制剂，用来预防 TA-GVHD 的发生。通常情况下血液辐照后宜尽快使用，不宜长时间储存。

三、血小板的制备与保存

目前血小板制剂的制备方法有 2 种：一种是手工法，制备出的血小板称为浓缩血小板；另一种方法是利用血细胞分离机法直接采集血小板，制备的血小板称为单采血小板。浓缩血小板可以在 20～24℃振荡条件保存数天；保存液为 ACD-D 的单采血小板的保存期为 24h。

四、血浆的制备与保存

血浆是抗凝全血去除血细胞后的液体成分，可由单采或经全血制备的其他成分分离出。目前血浆制剂常分为新鲜冷冻血浆和普通冷冻血浆。新鲜冷冻血浆可用二联袋、三联袋和四联袋来制备。新鲜冷冻血浆于–20℃以下温度可保存 1 年，随后转变为普通冷冻血浆，保存期为 4 年。冷冻血浆在使用前于 37℃水浴中迅速融化，以防纤维蛋白的析出。

五、冷沉淀的制备与保存

所谓冷沉淀，是指新鲜冷冻血浆在 1～5℃条件下不溶解的白色沉淀物，被加热到 37℃时呈溶解的液态，主要含有第Ⅷ凝血因子、纤维蛋白原和纤维粘连接蛋白等成分。其制备方法有 Pool 方法、水溶融化法和虹吸法 3 种。制备好后应在 1h 内迅速冻结，在–18℃以上保存；也可冷冻干燥后在冷藏箱内保存 2 年。

六、粒细胞的制备与保存

粒细胞是指血液中的中性粒细胞、嗜酸粒细胞和嗜碱粒细胞的总称，是临床输注的主要白细胞。制备方法常用单采法，单采法就是用血细胞分离机从献血者血液里采集粒细胞。粒细胞采集后应尽快输注，不适于储存，静止放置在 20～24℃条件下可保存 24h，其最佳保存温度为 20～24℃不超过 8h。

第六节　临 床 输 血

临床输血治疗的目的是为患者提供安全、有效的血液成分。全血输血具有一定的负面效应，而成分输血日益受到重视和提倡，其纯度和浓度高、疗效好、输血不良反应少，并且节约血液资源。

一、全 血 输 注

全血就是不做任何处理的血液成分，其适用于失血量超过自体血容量的 30%，并且伴有明显的休克症状的患者。输注全血时要注意以下事项：全血不全，除了红细胞外其他成分均不浓、不纯、不足一个治疗量；输注全血不良反应多；保存的全血比新鲜全血更安全；尽量减少白细胞的输入。

尽量减少白细胞输入患者体内已成为现代输血的新观点。白细胞是血源性病毒传播的主要媒介物，一些与输血相关的病毒也可通过白细胞的偶然输入而传染。各种血液成分中所含的白细胞数量见表 24-4。目前普遍认为白细胞含量小于 5×10^6/L 时，即能有效防止非溶血性输血反应的发生。

表 24-4　每单位血液成分中含有的白细胞数量

血液成分	白细胞数量
全血	10^9
浓缩红细胞	10^8
洗涤红细胞	10^7
冷冻红细胞	10^6～10^7
过滤产生的少白细胞红细胞	$<5\times10^6$
单采血小板	10^6～10^8
浓缩血小板	10^7
过滤产生的少白细胞血小板	$<5\times10^6$

二、红细胞输注

红细胞输注是现代成分输血水平的最主要标志之一，其目的是补充红细胞，改善缺氧状态。根据患者的具体情况，选择不同类型的红细胞制剂进行输血治疗。目前红细胞输注主要包括以下 7 种：

1. 悬浮红细胞输注 悬浮红细胞又称为添加剂红细胞，是目前国内应用最广泛的红细胞制品。它是全血中尽量移除血浆后的高浓缩红细胞，并加入专门针对红细胞设计的添加剂，使红细胞在体外保存效果更好。悬浮红细胞的适应证广，主要用于补充红细胞、提高血液携氧能力的患者。

2. 浓缩红细胞输注 浓缩红细胞容量小、携氧能力强；减轻输血后循环负荷；抗凝剂、乳酸、钾、氨较全血少，减轻代谢负担；对心、肝、肾毒性较小。主要适用于血容量正常的各种慢性贫血，如再生障碍性贫血、慢性消化道出血、CO 中毒；各种原因引起的失血和手术用血，或择期手术的贫血患者；尤其适用于有肝、肾、心功能不全及年老体弱、婴幼儿患者。

3. 少白细胞红细胞输注 在血液采集后应用白细胞过滤器去除白细胞后制备的红细胞制剂，白细胞清除率和红细胞回收率都很高，输血不良反应较少，已逐渐替代悬浮红细胞。其主要适用于多次妊娠或反复输血产生白细胞或血小板抗体引起输血反应的患者；连续发生 2 次以上原因不明的发热反应或非溶血性输血反应的患者；准备做器官移植的患者。

4. 洗涤红细胞输注 主要适用于对血浆蛋白有过敏反应者和因反复输血对输注红细胞和血小板有输血反应的患者，更适用于高钾血症、肝肾功能不全的患者。

5. 冷冻红细胞输注 主要应用于稀有血型患者输血。

6. 辐照红细胞输注 主要用于新生儿换血、宫内输血和选择近亲供者血液输血等。

7. 年轻红细胞输注 主要适用于重型地中海贫血或需长期输红细胞的患者。

三、血小板输注

主要用于预防和治疗因血小板异常而导致的出血，分为预防性血小板输注和治疗性血小板输注。前者主要用于各种慢性血小板生成不良性疾病，如再生障碍性贫血、恶性血液病等引起的血小板减少；后者主要用于血小板生成减少引起的出血、大量出血引起的血小板释放性减少、脾大、特发性血小板减少性紫癜等。

四、血浆输注

血浆制品主要有新鲜冷冻血浆（FFP）和普通冷冻血浆（FP）之分，主要区别在于前者保存了不稳定的凝血因子。FFP 保存一年后变为 FP，FFP 不能在室温下自然融化，以免有大量纤维蛋白的析出，且 FFP 一经融化不可再冷冻保存。

新鲜冷冻血浆主要用于单个凝血因子缺乏的补充、肝病患者获得性凝血功能障碍、大量输血伴发的凝血功能障碍、口服抗凝剂过量引起的出血、抗凝血酶Ⅲ缺乏、免疫缺陷综合征、血栓性血小板减少紫癜等疾病。普通冷冻血浆主要用于因子Ⅴ和Ⅷ以外的凝血因子缺乏患者的替代治疗。

五、冷沉淀输注

冷沉淀是新鲜冷冻血浆在低温解冻后的白色絮状物。冷沉淀输注主要适用于儿童及轻型甲型血友病、血管性假性血友病（vWD）、先天或获得性 Fg 缺乏症及 FⅦ缺乏症、手术后出血、DIC 及重症创伤等的替代疗法。

六、粒细胞输注

主要适用于中性粒细胞绝对值低于 0.5×10^9/L；有明确的细菌感染，强有力的抗生素治疗 48h 无效者；发热 1～2 天，有明确的感染证据；骨髓造血短期能够恢复者。

七、血浆蛋白制品的输注

目前常用的血浆蛋白制品有白蛋白、免疫球蛋白、纤维蛋白原浓缩剂、因子Ⅷ浓缩剂、凝血酶原复合物浓缩剂、因子Ⅸ浓缩剂、纤维蛋白胶、抗凝血酶浓缩剂等。

第七节　自 身 输 血

在临床上采集某一个体的血液或血液成分并予以保存并做相应处理，在其需要时将本人的血液或血液成分实施自我回输的一种输血治疗方法称为自身输血。自体输血主要分为储存式自体输血、稀释式自体输血、回收式自体输血及其他血液成分自身输注或移植。

储存式自身输血是在患者使用血液之前采集患者的血液或血液成分进行适当的保存，当患者需要实施输血时，将其预先采集并储存的血液或血液成分进行回输，以达到输血治疗的目的。任何人都可预存自己的血液，应用最广泛的是择期手术前采集患者的自身血液，预存于输血部门，待手术时还输患者。

稀释式自身输血，一般是在麻醉后、手术主要出血步骤开始前，抽取患者一定量的自身血在室温下保存备用，同时输入等渗晶体或胶体液补充血容量，使血液适度稀释，降低红细胞比容，使手术出血时血液的有形成分丢失减少，然后根据术中失血及患者情况将自身血回输给患者。稀释式自身输血可降低血液黏度，改善微循环灌流，减轻心脏负荷，在可能获得的输注血液中是最符合生理的血液，最具生理活性，其最大优点是其中血小板和凝血因子得到有效保护与利用。

回收式自身输血是指在患者手术过程中将术前已出血液回收、抗凝、过滤、洗涤、浓缩等处理再回输给患者本人的一种输血方法。适用于估计有大量出血的手术，是目前临床上应用最简单，最广泛的自身输血方式。

血液回收按回收血的处理方法分为非洗涤式自身血回收和洗涤式自身血液回收；按回收时间分为手术中回收式自身输血、手术后回收式自身输血、外伤时回收式自身输血。非洗涤式自身血回收比较迅速，能缩短循环血容量减少的时间，不放弃回收血液中的血浆成分，但容易混入血液中的异物。洗涤式自身血液回收，洗涤而废弃了血浆成分，回输浪费时间，但能减少以溶血为主的并发症。

一、自身输血的临床应用

目前在我国输同种血液给受血者带来最大的危险是艾滋病，而自身输血的广泛应用不仅可以节约资源、弥补血源不足，也可以避免同种免疫及输血传播疾病等。其主要的临床应用如下：

（1）胸心血管外科是稀释式和回收式自身输血最好的适应证，术前血液稀释是安全易行的方式。术中自体血液回收也可显著减少异体血液的使用。

（2）在矫形外科领域使用自身输血最多的是出血量较多的脊柱外科，特别是脊椎侧弯征的手术。

（3）创伤外科所致的大量出血经常导致患者死亡，而术中自体输血，使这种状况有较大改善。

（4）肿瘤外科中自身输血技术一般认为是禁忌，其适应证仍存在争议。

（5）妇产科中自身输血是一种安全有效的输血方式，可以极大提高血液资源的保护和抢救的成功率。

（6）特殊宗教信仰人群，反对使用外源性和异体血液制品，自身输血技术为此类患者手术的治疗提供重要的保障。

二、血液保护新技术

血液保护是指通过减少血液丢失、应用血液保护药物和人工血液等方法，降低同种异体输血需求及其风险，保护血液资源。在临床输血实践中大力开展血液保护，严格掌握输血指征，尽量做到少出血、少输血、不输血和自身输血，对于进一步减少输血传播疾病和输血不良反应，防止因大量输血而引起的免疫抑制、术后感染和癌症转移等并发症，保护血液资源，都具有十分重要的意义。

第八节　输血传播疾病与输血不良反应

近年来，世界各国在保证血液制品的安全性、病原体检测及灭活等方面不断努力，但输血传播疾病仍无法避免，新的疾病不断出现。到目前为止通过输血传播的疾病与感染有20多种（表24-5），其中最严重的是艾滋病、乙型肝炎和丙型肝炎等。

表 24-5　输血传播疾病与病原体

病原体	英文缩写	所致疾病
乙型肝炎病毒	HBV	乙型肝炎
丙型肝炎病毒	HCV	丙型肝炎
丁型肝炎病毒	HDV	丁型肝炎
人类嗜T淋巴细胞病毒Ⅰ/Ⅱ型	HTLV-Ⅰ/Ⅱ	成人T淋巴瘤/T细胞白血病 热带痉挛性下肢瘫痪、HAM
西尼罗病毒	WNV	脑炎、脊髓炎

续表

病原体	英文缩写	所致疾病
巨细胞病毒	CMV	巨细胞病毒感染
EB 病毒	EBV	EBV 感染、传染性单核细胞增多症
微小病毒 B19	B19	再障贫血危象、传染性红斑、胎儿肝病
疟原虫	malaria	疟疾
梅毒螺旋体	syphilis	梅毒
朊病毒	prion	变异克雅病

一、输血传播疾病

1. 艾滋病　一种由于 HIV 病毒侵犯 $CD4^{+}T$ 为主，导致人免疫系统缺陷，所引起的严重的人类免疫缺陷性传染病。艾滋病的传播途径主要有性接触传播、母婴传播和血液传播。HIV 感染的实验室检查有 2 种主要检测方法，一种是 HIV 病原学检测，包括病毒分离、p24 抗原检测、HIV 病毒核酸检测（NAT）、原位杂交；另一种方法是 HIV 抗体检测，有酶标法（ELISA）、金标法、免疫印迹法。

2. 病毒性肝炎　由肝炎病毒所致的病毒性传染病，包括甲、乙、丙、丁、戊、庚型。各类肝炎有其独有的病原学和临床表现，但也有其共同特征，主要靠血清标志物加以鉴别。病毒性肝炎是目前最常见的输血传播疾病。

3. 巨细胞病毒感染　巨细胞病毒是人类疱疹病毒属的一种 DNA 病毒，在人类非常普遍。在临床上输入巨细胞病毒感染的血液和血液制品，或者对免疫低下的患者输注巨细胞病毒血液制品，均可引起输血后巨细胞病毒感染。

4. 人类 T 淋巴细胞病毒感染　人类 T 淋巴细胞病毒是最早发现的反转录病毒，为 RNA 病毒，包括Ⅰ、Ⅱ。其中Ⅰ流行广泛，危害较大，在机体主要感染 $CD4^{+}T$ 细胞。主要通过性接触传播，母婴传播和血液传播。

5. 梅毒　由梅毒螺旋体引起的以性接触传播为主要途径的传染病，可通过母婴和输血传播。梅毒分为胎传梅毒和获得性梅毒，临床上主要采用梅毒螺旋体检查和梅毒血清学实验，对梅毒进行确诊和分型，其中梅毒血清学实验目前最为常用。

6. 疟疾　由可感染人体的疟原虫，在人体的肝细胞内寄生、繁殖，成熟后侵入红细胞内繁殖所引起的疾病。无症状携带者，是输血传播疟疾的主要原因。实验室通过血涂片检查和间接荧光抗体实验，对疟疾进行诊断。

7. 弓形虫病　一种人兽共患的寄生虫病，人和哺乳类、鸟类等为中间宿主，猫科动物为终宿主。弓形虫病主要通过母体传播、经口、接触和器官移植传播。

8. 其他输血疾病　除了常见的疾病外，尚有一些可能通过血液传播的疾病和感染，如锥虫病、绦虫病、西尼罗病毒等，并且新的疾病也正在不断被人们所发现和认知。

二、输血传播疾病的预防与控制措施

针对于输血传播疾病的预防与控制，主要包括以下 5 点措施：

（1）严格筛选献血者，包括既往医学史的调查、体格检查、严格的血液筛查和提倡无偿献血等。

（2）加强采血和血液制品制备的无菌技术操作，病毒标志物的筛选检测是排除病毒阳性血液、避免带病毒血液用于临床、提高输血安全性的有效措施。

（3）对血液制品进行病毒灭活，采血、血液成分制备和血浆蛋白分离过程复杂，容易发生细菌和病毒的感染，因此一定要严格按照技术操作规程进行。

（4）严格掌握输血适应证，对血液制品的灭活是保证输血安全的另一道有效防线。

（5）合理用血，提倡成分输血与自身输血。所谓的合理用血是指只为确实有输血适应证的患者输血，避免一切不必要的输血。一般认为自身输血是比较安全的，应当提倡。

三、输血不良反应

输血不良反应是指在输血过程中或者在输血后受血者发生了用原来的疾病不能解释的、新的症状和体征。按时间分为急性反应和迟发性反应；按免疫学分为免疫性反应和非免疫性反应（表 24-6）。

表 24-6 输血不良反应的分类

分类	急性反应	迟发性反应
免疫反应	发热反应	迟发性溶血反应
	过敏反应	输血相关性移植物抗宿主病
	急性溶血反应	输血后紫癜
	输血相关性急性肺损伤	输血致免疫抑制作用
		白细胞输注无效
		血小板输注无效
非免疫反应	细菌污染	含铁血黄素沉着症或血色病
	循环负荷过重	血栓性静脉炎
	空气栓塞	输血相关感染性疾病
	低体温	
	出血倾向	
	枸橼酸中毒	
	电解质紊乱	
	非免疫性溶血	
	肺微血管栓塞	

1. 发热性非溶血性输血反应 最常见的输血不良反应，是指患者在输血中或输血后体温升高≥1℃，并以发热与寒战为主要临床表现，且能排除溶血、细菌污染、严重过敏等原因引起发热的一类输血反应。

2. 溶血性输血反应 由于受血者接受不相容红细胞，或者存在同种抗体的供者血浆，使供者红细胞或自身红细胞在体内发生破坏而引起的反应称为溶血性输血反应。发生于输血后 24h 内，多数在输血后立即发生，大多数为血管内溶血。

3. 过敏性输血反应 输注不同的血液制品，可发生轻重不等的过敏反应。由于 IgA 抗体和 IgA 同种异型抗体，过敏体质，被动获得性抗体所导致。其中 IgA 近年来被认为是过敏反应最主要的原因，是严重的输血不良反应。

4. 输血相关性移植物抗宿主病 由于受者输入含供者免疫活性淋巴细胞的血液成分后，发生的一种与骨髓移植引起的抗宿主病类似的临床症候群，死亡率高达 90%～100%。发病机制主要与受血者免疫状态，血液制品中的淋巴细胞数量，受血者 HLA 单倍型有关。输血相关性移植物抗宿主病是一种免疫反应异常的全身性疾病，临床症状复杂且不典型。一般发生在输血后 1～2 周，多为高热，热型不规则，是输血最严重的并发症之一。

5. 输血相关性急性肺损伤 由于输入含有与受血者 HLA 相应的抗 HLA 等相应的抗 HNA 的全血或血液成分，发生抗原抗体反应，导致突然发生的急性呼吸功能不全或非心源性肺水肿。

6. 细菌性输血反应 由于血液被假单胞等细菌污染而造成的严重输血反应。主要是由于血液在采集、成分血制备、保存及输注等环节，发生细菌污染所致。细菌性输血反应的临床表现取决于污染细菌的种类，进入人体的细菌数量，患者的原发病及免疫状况。

7. 大量输血的并发症 主要包括大量输血的死亡三联征和大量输血的代谢变化。大量输血的死亡三联征指的是酸中毒、低体温、凝血功能紊乱。代谢变化包括循环超负荷、血钾改变、高血氨、枸橼酸盐中毒、肺微血管栓塞。

8. 含铁血黄素沉着症 又称血色病，是机体负荷过多的一组疾病。输血所致的含铁血黄素沉着是由于长期反复输注全血、红细胞使体内铁负荷过重所引起的。输血所致的含铁血黄素沉着症临床表现与其他含铁血黄素沉着症相似，表现为皮肤色素沉着，肝脏病变，心脏病变及胰岛病变。实验室通过铁负荷过重的实验检查和组织受累的实验室检查来进行诊断。

第九节 造血干细胞移植

造血干细胞移植指给患者输入来自正常健康供者骨髓、外周血或脐带血中分离出的干细胞，移植数量足够多时能使机体正常造血功能得到恢复，使患者受损的骨髓或免疫系统得以重建造血的功能。造血干细胞移植可以用于治疗包括血液病、免疫病、代谢病等多种疾病和肿瘤性疾病的治疗，现在临床上主要用于治疗恶性疾病，特别是造血系统恶性疾病。

造血干细胞移植分为自体造血干细胞移植、同基因造血干细胞移植、异基因造血干细胞移植，不同造血干细胞移植的优缺点见表 24-7。按照血干细胞的来源不同，又可分为骨髓移植、外周血造血干细胞移植、脐带血干细胞移植 3 种。

表 24-7 3 种造血干细胞移植分类

移植种类	优点	缺点
自体造血干细胞移植	无需寻找供者	干细胞中可能混有肿瘤细胞
	无移植物抗宿主病	无移植物抗肿瘤效应
		前期化疗可能损伤干细胞，使得干细胞采集数量不足，或造成移植后骨髓增生异常
同基因造血干细胞移植	无移植物抗宿主病	难以找到供者
		无移植物抗肿瘤效应
异基因造血干细胞移植	有移植物抗肿瘤效应	可能找不到合适供者
	干细胞中无肿瘤污染	移植物抗宿主病
	可采用减低剂量预处理方案以减少毒副作用	排斥反应

（1）自体造血干细胞移植是使用患者自身造血干细胞，在移植前进行采集保存。输入自体造血干细胞能够缩短化疗后细胞分裂增殖周期，减轻输血后不良反应，但常会导致肿瘤的复发。

（2）同基因造血干细胞移植指使用来源于同卵双生的同胞的造血干细胞，供者和受者的基因相同，很少出现移植排斥反应，此类治疗方法仅仅适用于获得性造血干细胞疾病，不适于遗传性疾病。

（3）异基因造血干细胞移植的关键因素是供者和受者细胞之间的组织相容性，通过HLA 配型可分析供者和受者主要组织相容性复合物是否相同，来判断供者的造血干细胞是否适用于该患者。

一、造血干细胞采集与处理

造血干细胞可以从骨髓、外周血、脐带血中进行分离采集，并分别被称为外周血造血干细胞、骨髓造血干细胞、脐带血造血干细胞。外周血造血干细胞的采集采用全自动血细胞分离机连续分离外周血中单个核细胞的方法。采集后若需长时间保存，必须冷冻保存。骨髓造血干细胞是传统的造血干细胞来源，一般在手术室进行骨髓采集，主要的采集部位是髂后上棘。脐带血是胎儿娩出后残留在胎盘及脐带中的血液，含有大量造血干细胞，采集方便且对母亲和胎儿无危险，可供儿童或体重较轻的成年人移植。骨髓、外周血、脐血来源的造血干细胞保存技术基本相同，3 种造血干细胞的主要差别在于细胞总数，成熟度不同。

二、造血干细胞移植输血

造血干细胞移植患者在造血重建之前的一段时间会出现短期全血减少，需要输入一定量的血液或某些血液成分，主要有红细胞输注，粒细胞输注，血小板输注和血浆、冷沉淀及其他成分的输注等。

外周血干细胞移植后造血功能重建较骨髓移植快，脐带血干细胞移植后血小板减少时间较长。贫血患者应输注红细胞；粒细胞缺乏的患者，一般不输粒细胞，而是用集落刺激因子刺激造血干细胞分化，加速粒细胞恢复；血小板减少可能引起严重出血，必须输注血小板以防出血。

三、ABO 不相合的造血干细胞移植

造血干细胞上不表达成熟红细胞表面抗原，供、受者间红细胞血型不相合时，一般不会增加移植失败或移植物抗宿主病的风险。供者、受者之间红细胞血型不合分为主侧不合、次侧不合和主次侧不合 3 种。主侧不合的骨髓输入时可能发生急性溶血反应，移植前可对受者进行血浆置换以去除抗体或降低抗体效价，更多采用去除骨髓中的红细胞；次侧不合时，骨髓中的血浆可引起供者红细胞的急性或迟发性溶血，对此可分离骨髓中的血浆；主次侧均不合时，去除骨髓中的红细胞及血浆。供、受者 ABO 血型不同时的输血要根据供者、受者的 ABO 血型选择不同血型的红细胞、血小板、粒细胞。

第十节　免疫溶血性贫血

一、新生儿溶血病

母婴血型不合而引起胎儿或新生儿的免疫性溶血性疾病。新生儿时期可因遗传性红细胞膜异常等多种原因引起溶血病，其中 ABO、Rh 血型最常见，分别引起 ABO 血型不合溶血病、Rh 血型不合溶血病。

由于孕妇体内存在与胎儿红细胞不配合的 IgG 性质的血型抗体，引起的同种被动免疫性疾病。一般说以 IgG 性质出现的血型抗体都可以引起新生儿溶血病。实验室检查主要有外周血、胆红素等常规检查；血型、抗体效价、抗人球蛋白试验、游离试验等血型血清学检查；也可以使用 X 线摄片、超声检查等辅助检查。

二、自身免疫性溶血性贫血

由于病毒、药物等使红细胞膜变性，刺激机体产生相应抗体，或某些微生物刺激机体产生抗体，可与红细胞膜发生交叉反应；或机体免疫调节功能紊乱，将红细胞膜抗原识别为非己抗原而产生抗体，从而导致自身红细胞破坏的一组溶血性贫血。该病可发生于任何年龄，女性多于男性。

自身免疫性溶血性贫血的实验室检查主要有血常规、骨髓检查等一般检查；直接抗球蛋白试验和冷凝集素试验等特殊检查。

第十一节　输血管理及临床输血实验室质量管理

一、采供血管理

主要包括管理依据、采供血机构的设置、采供血机构人员的管理、采供血设备物料的管理、采供设施环境的管理、献血服务的管理、血液成分制备的管理、血液检测的管理、血液隔离与放行的管理、血液的储存与发放的管理、文件及记录的管理和管理措施。

采供血管理主要依据《中华人民共和国献血法》等法律规定，采血机构分为血站和单采血浆站。其中采血作业环境必须整洁并进行体检区、采血区、休息区等分区。献血场所必须有相应的设备，并对献血者的隐私及相关信息进行保密。并且血液的制备过程必须使用一次性塑料血袋，所有血液及其包装均应正确标示。在使用过程中既要保证有充足的血液供应，又要最大限度控制血液的过期报废。

二、临床输血管理

主要包括管理依据、临床输血管理组织结构及功能、设备设施环境的管理、科室人员的管理、质量管理文件、血液库存的管理、用血过程的管理、临床输血相容性检测的管理。临床输血管理依据临床输血技术规范等相关规定，设置输血科或血库。输血科血库从业人员应毕业于输血、检验等专业院校，并接受了相关理论和技能的培训。质量体系必须存在监控和持续改进程序。血库要保证安全储血量、用血调控、择期用血评估、相容性检验项目等组合。

用血过程必须建立覆盖输血全过程的输血管理程序，以确保临床安全有效输血。输血相容性检测是临床输血前最后一个关键环节，质量水平决定输血安全，高质量的检测能最大程度减少输血风险。

三、临床输血实验室质量管理

临床输血实验室是医疗机构或采血机构提供临床输血服务的实验室，主要承担输血相容性试验，通过给患者输注相容的血液以保证输血治疗的安全和有效。临床输血实验室质量管理主要包含以下几种内容：临床输血实验室的基本要求、输血相容性试验过程的质量管理、临床输血实验室室内的质量控制、输血相容性试验室间质量的评价和监控与持续改进等。

临床输血实验室建筑、设置和布局合理、生物安全及其他相关设备应齐全。基本配置的设备主要应当满足红细胞相容性实验需要，至少包括普通标本处理离心机、显微镜、血清学专业离心机等。同时，其应当建立相应的方法和程序，进行输血相容性实验过程质量管理。保证所有过程改变时能够有效控制，制定完善的质量控制计划，确保实验涉及的人员、物料、设备、方法满足预期的需要。

（朱立强）

第二十五章　临床检验仪器学

学习本课程的目的在于培养和提高医学检验专业各层次学生（本科、专科、高职高专和成人教育等）和临床实验室工作人员的能力，使其掌握各种常用临床检验仪器的基本工作原理和使用方法，掌握主要仪器的结构与功能，并能熟悉各类检验仪器的应用领域和常见故障排除，这也是学习本课程的基本要求。

临床检验仪器具有涉及的技术领域广、结构复杂、技术先进、精度高和对使用环境要求严格等特点。虽然各种仪器的结构组成和功能不尽相同，但它们存在一些共性的主要结构，包括取样装置、预处理系统、分离装置、检测器、信号处理系统、显示装置、补偿装置、辅助装置和样品前处理系统等，各个部件发挥着各自的功能。目前，临床检验仪器正朝着高度自动化、智能化、标准化、个性化和小型便携化的方向发展。

第一节　临床检验常规检验仪器

一、血液样品的分析仪器

（一）血细胞分析仪

血细胞分析仪（blood cell analyzer，BCA）又称为血细胞计数仪或血液自动分析仪，是对一定体积全血内血细胞的数量和异质性进行自动分析的常规检验仪器。BCA 的主要功能是血细胞计数、白细胞分类、血红蛋白测定和相关参数的计算等。

我国现阶段的血细胞分析仪主要以电阻抗型和联合检测型为主，少数用户使用干式离心分层型。在此简单介绍电阻抗型的原理（图 25-1）。血细胞与等渗的电解质溶液相比是不良导体，其电阻值比稀释液大，当血细胞通过检测器微孔的感受区时，其内外电极之间的电阻值瞬间增大，产生电压脉冲信号。脉冲信号数等于通过的细胞数，脉冲信号的大小与细胞体积成正比。根据欧姆定律，在恒流的电路上，电压的变化与电阻变化成正比，电阻值又同细胞体积成正比，细胞体积越大，电压越高，产生的信号脉冲幅度越大，反之，产

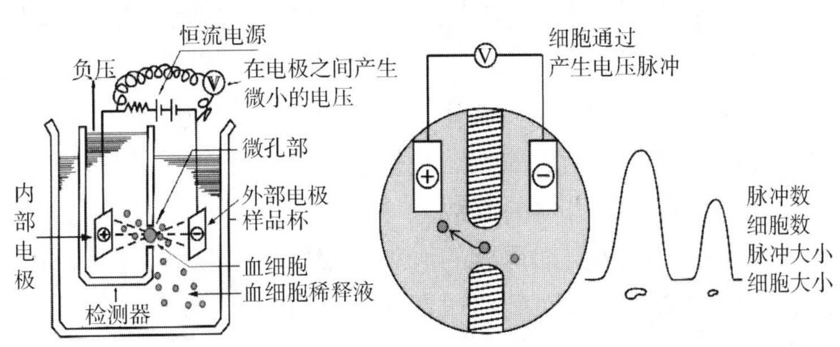

图 25-1　电阻抗法血细胞计数原理示意图

生的信号脉冲幅度越小。各种大小不同的细胞产生的脉冲信号分别被送入仪器的检测通道，经计算机处理后，以体积直方图显示出特定细胞群中的细胞体积和细胞分布，最后得出白细胞、红细胞、血小板和血红蛋白等相关参数。

BCA 主要用于血细胞的计数和各种参数的计算，包括红细胞数目、白细胞数目、血小板数目、血红蛋白含量、红细胞比容、平均红细胞体积、血小板比容、白细胞分类、平均红细胞血红蛋白含量、平均红细胞血红蛋白浓度等几十种参数。

（二）血液凝固分析仪

血液凝固分析仪（automated coagulation analyzer，ACA）是采用一定分析技术，对血栓与止血有关成分进行自动检测和分析的临床常规检验仪器（以下简称血凝仪）。该设备也是血栓与止血试验中最基本的仪器。

目前使用的主要检测方法有凝固法、底物显色法、免疫学法和干化学法等，其中凝固法是最基本和最常用的方法。凝固法是通过检测血浆在凝血激活剂作用下一系列物理量的变化，如光、电、超声和机械运动等，再由计算机分析所得数据并将之换算成最终结果的方法，也称生物物理法。

主要用于凝血系统的检测（如 APTT、PT、TT 等）、抗凝系统的检测（如 AT-Ⅲ、PC、PS 和 APCR 等）、纤维蛋白溶解系统的检测（如 PLG、FDP、D-Dimer 等）和临床药物的监测（如肝素和抗凝剂等）。

（三）血液黏度计

血液黏度的大小直接影响到血液循环中阻力的大小，也必然影响组织血液灌流量的多少，应用血液黏度计能够对其进行检测。

按工作原理血液黏度计可分为毛细管黏度计和旋转式黏度计。毛细管黏度计主要遵循泊肃叶定律，即一定体积的液体，在恒定压力的驱动下，流过一定管径的毛细管所需的时间与黏度成正比。对于旋转黏度计，其主要遵循牛顿的黏滞定律。主要用于血液黏度的测定。

（四）血小板聚集仪

检测血小板凝集程度相关指标的仪器。

当前血小板聚集仪主要采用光学法和电阻抗法。光学法检测将富血小板血浆（PRP）加入诱聚剂后，用硅化小磁粒搅拌，血小板逐渐聚集，血浆浊度降低，透光度增加。以 PRP 的聚集率为 0，乏血小板血浆所测得的聚集率的透光度为 100%，平行光透过待测样品照射到与光源成 180°的光电转换器后变成电信号。读取 PRP 透光度，随着反应杯中血小板逐渐聚集成块，PRP 的透光度逐渐增高，当血小板完全聚集后，吸光度趋于恒定。光探测器接收这一血小板聚集反应中光强度的连续变化，其检测电信号经过放大再被传到数据处理系统，最终将透射光强度的变化绘制成曲线，反映血小板聚集的全过程，由此可反映血小板聚集速度、程度和血小板解聚等方面的参数。

血小板聚集仪可完成多种诱聚剂诱导的血小板聚集率检测，包括 ADP、PAG、ATP、胶原、肾上腺素、花生四烯酸、凝血酶和瑞斯托霉素等。

（五）自动红细胞沉降率分析仪

检测红细胞在一定条件下沉降速度的仪器。

所有自动红细胞沉降率分析仪都是建立在魏氏法的基础上，利用光学阻挡原理进行的。将加入抗凝剂的静脉血静止于血沉管中，抗凝血静止后，因红细胞相对密度略大于血浆而出现下沉与血浆分离，其分离界面随时间而下移。自动红细胞沉降率分析仪中的发光二极管和光电管检测此界面的透光度的改变，通过数据处理系统得到红细胞沉降率值并完整记录、描绘出红细胞沉降的非线性过程。

自动红细胞沉降率分析仪实现了红细胞沉降过程的动态观察，对检测红细胞沉降率过程、研究红细胞沉降的机制发挥着重要作用。

（六）电解质分析仪

采用离子选择性电极测量血清样品中离子浓度的仪器，可快速准确地测定样品中的钾、钠、氯、钙、镁和 pH 等多种指标。其原理是采用一个毛细管测试管路，让待测样品与测量电极相接触，各离子选择电极膜与其相应的离子发生作用，其相应机制是由于相界面上发生了待测离子的交换和扩散，而非电子转移。作用后与参比电极产生了电位差，该电动势经过放大处理后，通过标准曲线与待测离子电位差值对照，即可求得各离子的浓度值，并显示打印出来（图 25-2）。

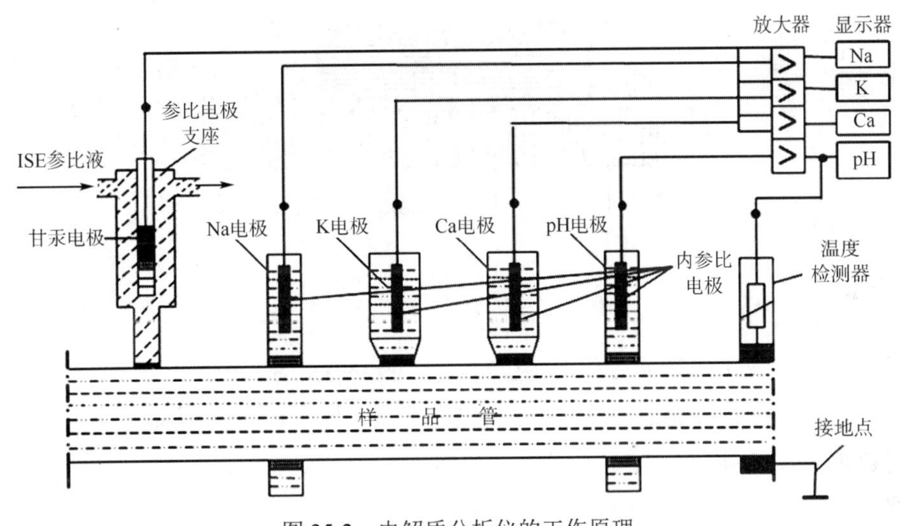

图 25-2　电解质分析仪的工作原理

电解质分析仪主要检测样品中钾离子、钠离子、氯离子、锂离子、钙离子和镁离子等各种电解质的含量。

（七）血气分析仪

利用电极对人体血液中的酸碱度（pH）、二氧化碳分压（P_{CO_2}）和氧分压（P_{O_2}）进行测定的仪器。依据测得的 3 种指标的数值，在输入血红蛋白值的情况下，可以计算出血液中的其他参数，包括血液中实际碳酸氢根浓度、血液缓冲碱、血氧饱和度和细胞外液碱剩余等指标。其原理是血液样品在管路系统的作用下进入测量毛细管中。测量毛细管的管壁上分别插有 pH、P_{CO_2} 和 P_{O_2} 测量电极和一支参比电极，其中的 pH 电极与 pH 参比电极共同组成了 pH 的测量系统。血液样品进入样品室的测量管后，管路系统停止抽吸，样品中的 pH、P_{CO_2} 和 P_{O_2} 被这些电极所感测。电极分别产生对应于 pH、P_{CO_2} 和 P_{O_2} 3 项参数的电信号，这些电信号分别经放大、模数转换后送到微处理机，经过计算处理后，被各自的显示单元显示或打印。

血气分析仪广泛用于昏迷、休克、严重外伤等危急患者的临床抢救、外科大手术的监控、临床效果的观察和研究等领域。

二、尿液样品的检查仪器

（一）尿液分析仪

用来检测尿液的多种化学组成成分的仪器。其原理是把试剂带（图 25-3）插入待检尿液中，除了空白块外，其余的试剂块均能和尿液发生化学反应，进而产生颜色的变化。试剂块的颜色深浅与光的吸收和反射程度有关，颜色越深，相应化学成分浓度越高，吸收光量值越大，反射光量值越小，反射率也越小；反之，反射率越大。因颜色的深浅与光的反射率成比例关系，而颜色的深浅又与尿液中各种成分的浓度成比例关系，所以只要测得光的反射率即可以求得尿液中各种成分的浓度。

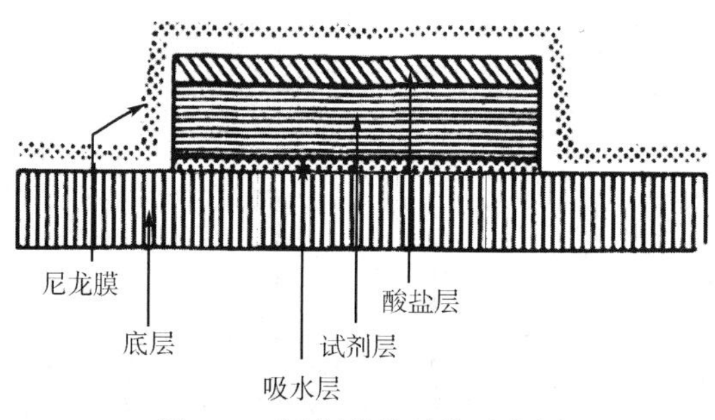

图 25-3　试剂带的结构示意图

尿液分析仪主要进行尿液成分中的尿蛋白、尿葡萄糖、尿 pH、尿酮体、尿胆红素、尿胆原、亚硝酸盐、尿白细胞、尿比重、维生素 C、尿颜色和尿浊度等指标测定。

（二）尿有形成分分析仪

一类对尿液样品中有形成分分析的仪器设备。

流式全自动尿有形成分分析仪的测定是应用流式细胞术和电阻抗的原理进行的。尿液标本被稀释和染色后进入鞘液流动池。反应样品从喷嘴出口进入鞘液流动室时，被鞘液包围，使得每个细胞以单个纵列的形式通过流动池的中心轴线，在这里每个尿液细胞被激光光束照射。每个细胞有不同程度的荧光强度，从染色尿液细胞发出的荧光，主要反映细胞的定量特性、前向散射光强度，它成比例的反应细胞的大小和电阻抗的大小。仪器将这种荧光和散射光等光信号转变成电信号，并对各种信号进行分析，最后得到每个尿液样本的直方图和散射图。通过分析这些图形，即可区分每个细胞并得出有关的细胞形态。主要用来检测尿液中的红细胞、白细胞、上皮细胞、管型、细菌和结晶等有形成分。

三、全自动生化分析仪

将生物化学分析过程中的取样、加试剂、去干扰、混合、保温反应、自动检测、结果计算、数据处理与打印报告，以及试验后的清洗等步骤自动化的仪器。

依据仪器反应装置结构的不同，自动生化分析仪分为连续流动式、离心式、分立式和干化学式等。目前使用最为普遍的为分立式的自动生化分析仪。其工作原理是按手工操作的方式编程，并以有序的机械操作代替手工操作，用加样探针将样品加入各自的反应杯中，试剂探针按一定时间自动定量加入试剂，经搅拌器充分混匀后，在一定条件下反应。反应杯同时作为比色杯进行比色测定。各环节用传送带连接，按顺序依次操作，故称为顺序式分析（图 25-4）。

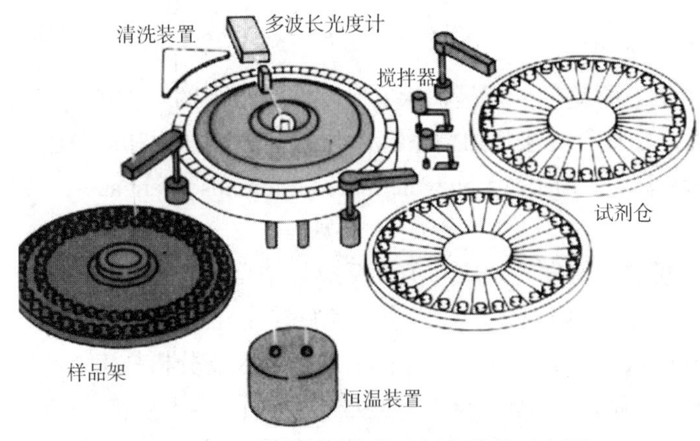

图 25-4　分立式自动生化分析仪结构示意图

自动生化分析仪应用于生化检验、免疫检验和药物检测等领域中。生化检验中如进行肝功能、肾功能、血糖血脂、激素和多种血清酶等指标的检测；免疫检验中可检测多种免疫球蛋白、补体 C3 和 C4、类风湿因子、尿微量蛋白和转铁蛋白等指标；药物检测领域用于临床治疗药物的监测，如抗癫痫药、抗情感性精神障碍药、抗心律失常药、免疫抑制剂等。

四、临床微生物检测仪器

（一）自动血培养系统

自动血培养系统包括培养系统和检测系统 2 部分。培养系统包括培养基、恒温装置和振荡培养装置。具有培养基营养丰富、检测灵敏度高、检出的时间短、检出的病原种类多、抗干扰能力强、污染明显减少等优点。检测系统由计算机控制，对血培养实施连续、无损伤瓶外检测。其工作原理是通过自动检测培养基的混浊度、pH、代谢终产物 CO_2 的浓度、荧光标记底物或代谢产物等变化，定性地检测微生物的存在。当微生物生长代谢导致某些生长指数指标发生变化时，仪器会自动报警提示有微生物生长。主要检测标本中是否存在微生物污染。

（二）微生物自动鉴定及药敏分析系统

将分离的微生物进行鉴定、同时进行药物敏感实验的一套系统。将培养基上分离的可疑致病菌制成菌悬液放入该系统，能够获得对微生物的鉴定和得到敏感的药物等目的。微生物鉴定的原理是采用微生物数码鉴定的原理。数码鉴定是指通过数学的编码技术将细菌的生化反应模式转变成数学模式，给每种细菌的反应模式赋予一组数码，建立数据库或编成检索本。通过未知菌进行有关生化试验并将生化反应结果转变成数字，查阅检索本或数据库，得到细菌名称。自动化抗菌药物敏感性试验使用药敏测试卡进行测试。其实质是微型化的肉汤稀释试验。将抗菌药物微量稀释在条孔中，加入菌悬液孵育后放入仪器或在仪器中直接孵育，仪器每隔一定时间自动测定细菌生长的浊度，或测定培养基中荧光指示剂的强度或荧光原性物质的水解，观察细菌的生长情况，得出待检菌在各药物浓度下的生长斜率，经回归分析得到最低抑菌浓度。临床上主要用于分离微生物的鉴定和药敏试验。

五、临床免疫检测仪器

1. 酶免疫分析法 酶免疫分析是临床实验室应用最多的一类免疫分析技术，具有高度的特异性和敏感性，是进行传染病血清学标志物、肿瘤标志物和内分泌等各种临床免疫指标检测的主导技术。其中，ELISA（enzyme linked immunosorbent assay）方法是最为常用的免疫分析方法。

2. 发光免疫分析法 将发光反应与免疫反应相结合，产生的一种很有发展前途的免疫分析方法。主要包括荧光免疫测定、化学发光免疫测定和电发光免疫测定 3 大类。

3. 放射免疫分析法 以放射性核素为标记的标记免疫分析技术，常用于定量检测样本中的微量物质。主要包括放射免疫分析和免疫放射分析。

第二节 分离分析仪器

一、离 心 机

应用离心沉降方法实现对样品进行分离和分析的仪器。利用离心机转子高速旋转产生的强大离心力，迫使液体中的微粒克服扩散、加快沉降速度，把样品中具有不同沉降系数和浮力密度的物质分开。

按照转速可分为低速、高速和超速离心机。低速离心机最大转速一般在 10 000 转/分以内，分离形式为固液沉降分离。主要应用于血浆、血清的分离及脑脊液、胸腔积液、腹水和尿液的有形成分分离等方面；高速离心机的最大转速为 20 000～25 000 转/分，分离形式为固液沉降分离。主要应用于分子生物学中 DNA、RNA 的分离和基础实验室对各种细胞、悬浮液及胶体溶液的分离、浓缩和提纯等方面；超速离心机的最大转速为 50 000～80 000 转/分，分离形式为差速沉降分离和密度梯度区带分离。超速离心机不用于临床实验室，主要应用于科研中的生物大分子测定、细胞器和病毒的分离纯化、蛋白质和核酸分子量的测定等方面。

二、色谱分析仪

利用色谱分离技术和检测技术，对混合物进行分离检测，以实现对多组分复杂混合物的定性与定量分析的仪器。实质上是利用混合物中各个组分在互不相容的两相之间的分配差异而使混合物分离的原理。用外力使含有样品的流动相通过固定于柱中的固定相表面，混合物中的各组分与固定相发生作用，产生不同作用力的结合吸附，没有作用的组分随着流动相流出柱子，达到分离目的。常见的有气相色谱仪和液相色谱仪。气相色谱仪常用于人体微量元素的快速检测，如血、尿中的脂肪酸、糖类、蛋白质和维生素等。液相色谱仪主要用于药物残留和体内代谢产物的检测，也可以分析核苷酸、酶、激素、糖和微生物等方面。

三、质谱分析仪

利用质谱法对分析物进行成分和结构分析的仪器为质谱仪，其实质为带电粒子物质的质量谱。其分析原理是分析样品在极高的真空状态下，在电子、电场、光、热等能量的作用下，将物质气化、电离成正离子束，经电压加速和聚焦导入质量分析器中，利用离子本身质荷比的大小进行顺序排列，通过收集和记录得到最终的质量谱。广泛应用于分析物的相对分子质量测定、化学式与结构式的确定、痕量分析、同位素的峰度和混合物的定量分析等方面。

四、电　泳　仪

利用电泳原理而实现多组分物质的分离目的的仪器设备。

物质分子在正常情况下一般不带电，但在一定物理作用和化学反应条件下，某些分子会变成带电的离子。不同的物质，由于其带电性质、颗粒形状和大小不同，它们在一定的电场中移动方向和移动速度也不同，故达到分离的目的。常见的电泳技术包括纸电泳、硝酸纤维素膜电泳、等电聚焦电泳、等速电泳、凝胶电泳、二维电泳和免疫电泳等技术。在临床检验工作中主要用于血清蛋白、尿蛋白、血红蛋白及糖化血红蛋白、脂蛋白、同工酶和各种免疫蛋白的电泳分析。

第三节　目视检测仪器

一、光学显微镜

利用光学原理，把人眼所不能分辨的微小物体放大成像，供人们提取微细结构信息的光学仪器。其基本结构包括光学系统和机械系统两大部分。光学系统是显微镜的主体部分，包括物镜、目镜、聚光镜及反光镜等。机械系统是为了保证光学系统的成像而配置的，包括调焦系统、载物台和物镜转化器、镜臂、镜筒和底座等部件。其中，物镜是显微镜的心脏，其性能直接关系到显微镜的成像质量和技术性能，是显微镜结构中最重要和最复杂的部分。主要用来观察物体的精细结构。

二、电子显微镜

根据电子光学原理，用电子束和电子透镜代替光束和光学透镜，使物质的精细结构在非常高的放大倍数下成像的仪器。

按照工作原理电子显微镜分为透射电子显微镜和扫描电子显微镜。透射电子电镜（transmission electron microscope，TEM）是各类电镜中发展最早，应用最广的一种电镜。其成像过程是以电子束透过样品经过聚焦与放大后所产生的物像，投射到荧光屏上进行观察。由于电子易散射或易被物体吸收，故穿透力低，必须制备超薄的样品切片。扫描电子显微镜（scanning electron microscope，SEM）的工作原理是用一束极细的电子束扫描样品，在样品表面激发出次级电子，次级电子的多少与电子束入射角有关，也就是说与样品的表面结构有关。次级电子由探测体收集，把收集的光信号转变成电信号来控制荧光屏上电子束的强度，显示出与电子束同步的扫描图像，进而得到标本的表面结构。

透射电镜在生物医学领域中用于观察组织细胞的亚显微结构、蛋白质和核酸等大分子的形态结构、病毒和细菌的形态结构等方面。扫描电镜主要用来观察组织、细胞表面或断裂面的超微结构及颗粒性样品的表面形态结构。

三、特殊显微镜

1. 荧光显微镜 以紫外线为光源来激发生物标本的荧光物质，产生能够被观察到荧光的一种光学显微镜。荧光显微镜与普通光学显微镜基本结构相同，不同之处在于光源和滤光片。荧光显微镜具有成像清晰，灵敏度高，放大倍数越大荧光越强的优点。

2. 相衬显微镜 利用光的衍射和干涉现象，把相位差变成振幅差，主要用来观察活细胞和未染色的标本。

3. 暗视野显微镜 依据光学中丁达尔现象原理设计的一种显微镜，其与普通光学显微镜的不同在于聚光镜的不同。这种特殊的聚光镜能使主照明光线呈一定角度斜射在标本上而不能进入物镜，所以视野是暗的，只有经过标本散射的光线才能进入物镜被放大，在黑暗的背景中呈现明亮的像。主要用来观察研究活细胞的形态与运动。

4. 倒置显微镜 在观察活体标本时，必须把照明系统放在载物台及标本之上，而把物镜放在载物台之下的方法进行成像的一种显微镜。可用于观察生长状态的细胞形态。

5. 激光扫描共聚焦显微镜 激光扫描共聚焦显微镜（laser scanning confocal microscope，LSCM）是显微镜领域中具有划时代意义的高科技产品，具有灵敏度高、放大率高、分辨率高等优点。LSCM 是在荧光显微镜的基础上加装了激光扫描装置，利用计算机进行图像处理，使用紫外线或可见光激发荧光探针，从而得到细胞或组织内部微细结构的荧光图像。另外在其载物台上有一个微量步进马达，可使载物台沿着 Z 轴上下移动，将样品各个层面移到照明针孔和检测针孔的共焦面上，样品的不同层面的图像都能清楚的显示，成为连续的光切图像。为此，LSCM 可以对样品进行断层扫描和成像，也可以无损伤的观察和分析细胞的三维空间结构，还可进行多重免疫荧光标记和离子荧光标记观察。

第四节　细胞及分子生物学相关仪器

一、培　养　箱

进行组织、细胞、细菌培养的一种仪器，它通过对周围环境条件的控制，制造出一个适合生物、组织、细胞生长存活的外部环境。常用的培养箱有电热恒温培养箱、二氧化碳培养箱和厌氧培养箱等。

细胞培养箱是最为常用的一类培养箱。其温度是通过电热丝加热，再通过箱内的温度传感器检测温度的变化，使箱内的温度稳定在恒定的设定温度。箱内的二氧化碳浓度是通过二氧化碳浓度传感器进行检测的。如果箱内浓度低，则电磁阀打开，二氧化碳进入箱体内，直到达到设置浓度。反之，电磁阀关闭。同时，箱内的气体混合泵将二氧化碳气体与空气混合均匀，避免二氧化碳的分层或不均匀现象。

细胞培养箱主要用于组织细胞的培养，在肿瘤药敏检测、染色体检查和造血干细胞的培养和临床应用方面有着不可替代的地位。

二、生物安全柜

防止操作者和环境暴露于具有危险性的气溶胶而提高保护的一种负压通风设备，是目前防止实验室获得性感染的主要设备。其工作原理主要是将柜内空气向外抽吸，经过高效空气过滤器过滤后排入外界，使柜内保持负压状态，安全柜内的气体无法外泄从而保护环境和工作人员。同时，外界空气进入安全柜内时，也需要经过高效空气过滤器过滤，对样品达到保护的作用。

目前实验室使用较多的属于Ⅱ型生物安全柜（图 25-5），由箱体和支架 2 部分组成。箱体主要由前玻璃门、风机、电机、进风预过滤罩、净化空气过滤器、外排空气过滤器、照明光源和紫外光源等部件组成。发挥主要作用的是空气过滤系统。主要用于临床实验室中带有感染性的样品操作。

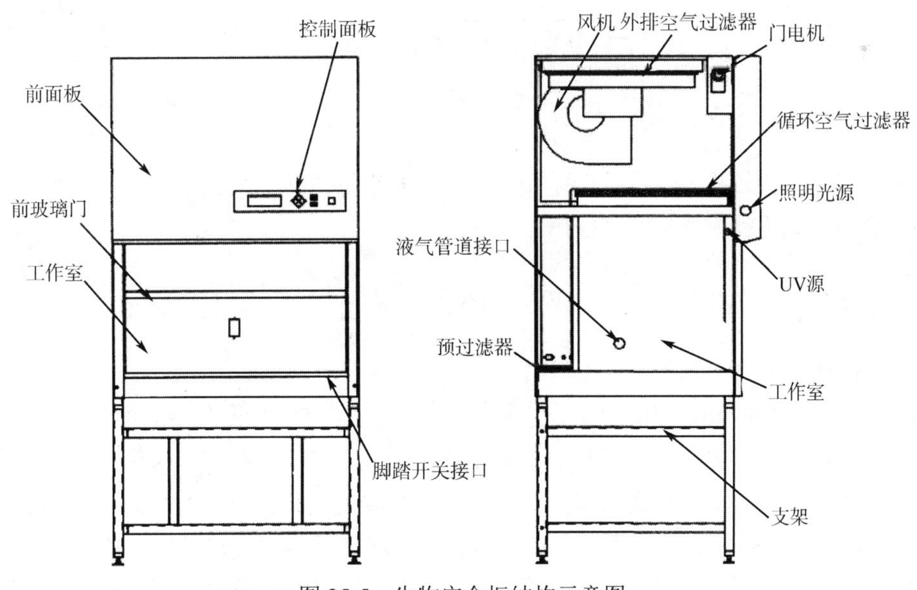

图 25-5　生物安全柜结构示意图

三、流式细胞仪

流式细胞仪（flow cytometer，FCM）是以激光为光源，集流体力学、电子物理技术、光电测量技术、计算机技术、细胞荧光技术和单克隆抗体技术为一体的新型高科技仪器。利用该仪器能够对生物学颗粒进行快速的、多参数的定量分析和分选。

样品经荧光染料染色后制备成单细胞悬液进入样品管，在气体压力的作用下，悬浮在样品管中的单细胞经管道进入流式细胞仪的流动室，沿着流动室的轴心方向向下流动形成样品流。流动室轴心至外壁的鞘液也向下移动，形成包绕样品流的鞘液流。样品流和鞘液流在喷嘴附近组成一个圆柱流束自喷嘴喷出，与水平方向的激光束垂直相交。染色的细胞受激光照射后发出荧光，同时产生光散射（图 25-6）。这些光信号被光电倍增管和光电二极管接收转变成电信号，在经过计算机的软件处理和分析后，最终得到细胞的大小、核酸含量和抗原性质等信息。

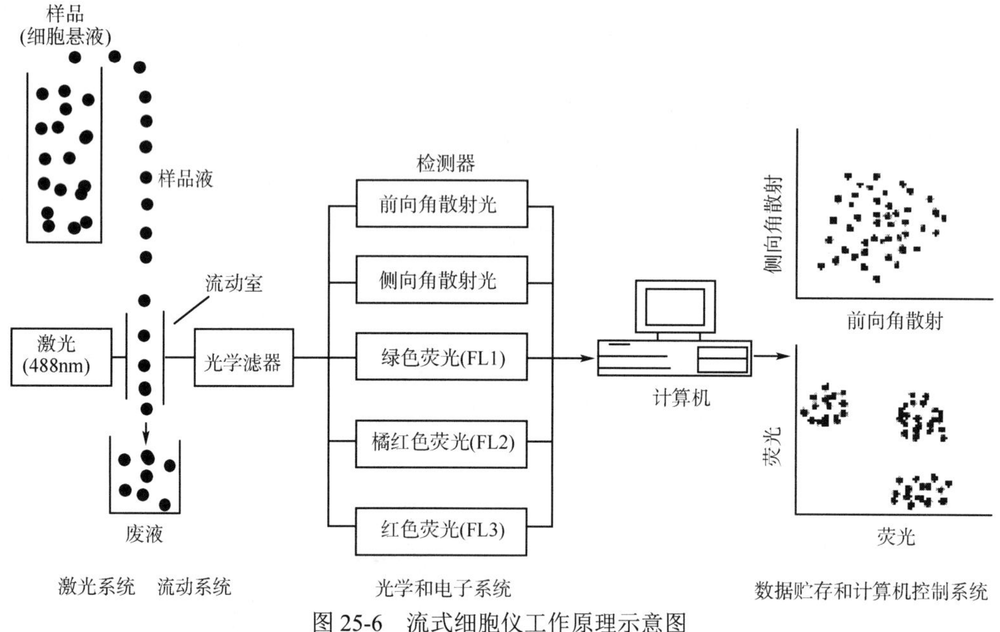

图 25-6 流式细胞仪工作原理示意图

FCM 已广泛应用到临床医疗实践和科学研究中的免疫学、细胞生物学、血液学、肿瘤学、药物学和自身免疫性疾病的检测中。

四、PCR 仪

用于进行体外 PCR 扩增的仪器设备。

双链 DNA 在多种酶的作用下可以变性解旋成单链，在 DNA 聚合酶的参与下，根据碱基互补配对原则复制成同样的两分子拷贝。在实验中发现，DNA 在高温时也可以发生变性解链，当温度降低后又可以复性成为双链。因此，通过温度变化控制 DNA 的变性和复性，加入设计引物，DNA 聚合酶、脱氧核苷酸三磷酸（dNTP）就可以完成特定基因的体外复制。

常见的 PCR 仪有普通定性 PCR 扩增仪和荧光定量 PCR 扩增仪。普通 PCR 仪有水浴式 PCR 仪、变温金属式 PCR 仪、变温气流式 PCR 仪、梯度 PCR 仪和原位 PCR 仪等；荧光定量 PCR 仪有金属板式实时荧光定量 PCR 仪、离心式实时定量 PCR 仪和各孔独立控温荧光定量 PCR 仪。

PCR 仪目前应用于感染性疾病、遗传性疾病和恶性肿瘤的分子诊断和研究、应用于移植配型分析、食品安全检测和卫生检验检疫等诸多方面，尤其是在分子生物学领域的研究中必不可少。

五、全自动 DNA 测序仪和蛋白质测序仪

（一）全自动 DNA 测序仪

全自动 DNA 测序仪是进行 DNA 片段的分离与检测、数据的采集与分析的一种仪器，具有操作简单、安全快速、准确有效等特点。DNA 测序的原理主要有化学修饰法和 Sanger 法。

化学修饰法测序：化学试剂处理末段 DNA 片段，造成碱基的特异性切割，产生一组具有各种不同长度的 DNA 链的反应混合物，经凝胶电泳分离。化学切割反应：包括碱基的修饰、修饰的碱基从其糖环上转移出去和在失去碱基的糖环处 DNA 断裂。

Sanger 法测序：就是利用一种 DNA 聚合酶来延伸结合在待定序列模板上的引物。直到掺入一种终止核苷酸为止。每一次序列测定由一套 4 个单独的反应构成，每个反应含有所有 4 种 dNTP，并混入限量的一种不同的双脱氧核苷三磷酸（ddNTP）。由于 ddNTP 缺乏延伸所需要的 3′-OH 基团，使延长的寡聚核苷酸选择性地在 G、A、T 或 C 处终止。终止点由反应中相应的双脱氧而定。每一种 dNTPs 和 ddNTPs 的相对浓度可以调整，使反应得到一组长几百至几千碱基的链终止产物。它们具有共同的起始点，但终止在不同的核苷酸上，可通过高分辨率变性凝胶电泳分离为大小不同的片段，凝胶处理后可用 X 线胶片放射自显影或非同位素标记进行检测。

全自动 DNA 测序仪主要应用于人类基因组的测序、各种疾病的基因诊断、生物个体的识别与鉴定、生物工程药物的筛选和动植物杂交育种等方面。

（二）全自动蛋白质测序仪

是以 Edman 化学降解法为基础的，用来检测蛋白质的一级结构，并进行其序列收集和分析的仪器设备。Edman 化学降解的基本原理是通过异硫氰酸苯酯与蛋白质和多肽的 N 端残基的偶联，苯氨基硫甲酰酞（PTC-肽）环化裂解和噻唑啉酮苯氨（ATZ）转化为苯异硫尿氨基酸（PTH-氨基酸）3 个主要的化学步骤，每个循环从蛋白质与多肽裂解 1 个氨基酸残基，同时暴露出新的游离的氨基酸进行下一个 Edman 降解，最后通过转移的 PTH-氨基酸鉴定实现蛋白质序列的测定。主要应用于新蛋白质的鉴定、分子克隆探针的设计和抗原人工多肽的合成方面。

第五节　光谱及波谱检验仪器

一、分光光度计

能够从含有各种波长的混合光中将每一单色光分离出来并测定其强度的仪器。不同物质会吸收不同波长的光，改变入射光的波长，并依次记录物质对不同波长光的吸收程度，即得到了该物质的吸收光谱。每一种物质都有其特定的吸收光谱，由此来分析物质的结构、

含量和纯度。依据使用光的波长不同，可分为紫外分光光度计、可见光分光光度计、红外分光光度计和全波段分光光度计。当前最为常用的一类是紫外分光光度计和可见光分光光度计合并在一起的紫外-可见分光光度计。

紫外-可见分光光度计已广泛地应用到医药、化工、食品、农业和临床医学等众多领域，主要进行物质的定性分析、定量分析和纯度分析等方面。

二、荧光光谱分析仪

荧光光谱分析仪是利用了发射光谱分析方法，对体液中的激素、维生素、氨基酸等多种微量物质进行测定的一种常规仪器。被检物质在特定荧光的激发下，吸收光能后进入激发态，并且立即进入退激发状态，该物质的发射光谱发生改变，利用此变化进行其结构和含量分析。主要用于各种激素、氨基酸、核酸、维生素和辅酶等微量成分的测定，也用在水、空气和环境中污染物质的监测。

三、原子光谱仪

利用不同元素对特定光谱的吸收或发射特性进行定性分析和定量测定的一种仪器。包括原子吸收光谱法、原子发射光谱法和原子荧光光谱法等。

原子吸收光谱法是根据不同元素外层电子结构不同，其原子的吸收光谱也不同。将光源辐射出的待测元素的特征光谱通过样品的蒸汽中待测元素的基态原子所吸收，由发射光谱被减弱的程度而计算出待测元素的含量。

主要用于金属离子和微量元素的检测，包括人体的基本元素、代谢过程中产生的有毒元素和外界治疗过程中引入的药物元素。

四、磁共振波谱分析仪

利用磁共振的原理，对体内某一特定组织区域化学成分进行无创性分析的一种仪器，是在磁共振成像的基础上又一新型分析诊断仪器。

具有核磁矩的原子核在磁场作用的激发下，激发后的原子核发生能量变化，产生磁共振信号。在正常组织中，代谢物以特定浓度存在，而在病理变化中，该代谢物的浓度发生改变，磁共振波谱仪正是检测这一变化而确定物质的成分。

临床上的应用主要包括诊断和疗效监测两个方面，特别是在梗死、缺血和恶性肿瘤。目前主要用于脑部、心脏、肝脏和骨骼肌的检查研究和诊断，尤其是在脑部应用最广。

第六节　其他检验仪器

一、即时检测仪器

即时检验（point-of-care testing，POCT）是指在患者身边，由非检验专业人员利用便携式仪器快速分析患者标本并准确获取结果的分析技术。即时检验是大型自动化仪器的补充，节省分析前、后标本的处理步骤，缩短了标本检测周期，快速准确报告检验结果。

即时检验仪器是建立在即时检验技术的基础上发展起来的一类小型便携式检验仪器，目前已广泛地应用到了医院、病房、救护单位、保险公司、家庭保健和事故现场等领域。

POCT 的检测大致可分为 4 类：一类为传统方法中的相关液体试剂浸润于滤纸和各种微孔膜的吸水材料中，成为整合的干燥试剂块，然后将其固定于硬质型基质上，成为各种形式的诊断试剂条；第二类是将传统分析仪器微型化，操作方法简单化，使之成为便携式和手掌式的检查设备；第三类是将第一类和第二类整合为统一的系统；第四类是应用生物感应技术检测待测物。

POCT 仪器目前采用的技术方法有简单显色法、多层涂膜法、免疫胶体金法、免疫荧光法、生物传感器技术、生物芯片技术、红外和远红外分光光度技术及其他技术等。目前应用较多的方法为多层涂膜法、免疫胶体金法和免疫荧光法。

POCT 仪器主要应用于糖尿病的诊治方面、心血管疾病、感染性疾病、发热性疾病的检测方面、ICU 病房的监护方面。距离我们生活最近的 POCT 仪器有快速血糖检测仪和快速血气分析仪。

二、全实验室自动化

全实验室自动化（total laboratory automation，TLA）是为了实现临床实验室的一个或几个检测子系统的整合，将相关的检测仪器与分析前和分析后的实验室处理装置，通过自动化输送轨道和信息网络联系起来，形成大规模的流水线式的作业检测过程。

实验室自动化系统由标本传送系统、标本处理系统、自动化分析系统、分析后输出系统和分析测试过程控制系统等组成。样品中各种检测项目均在自动化分析系统中完成（图 25-7）。

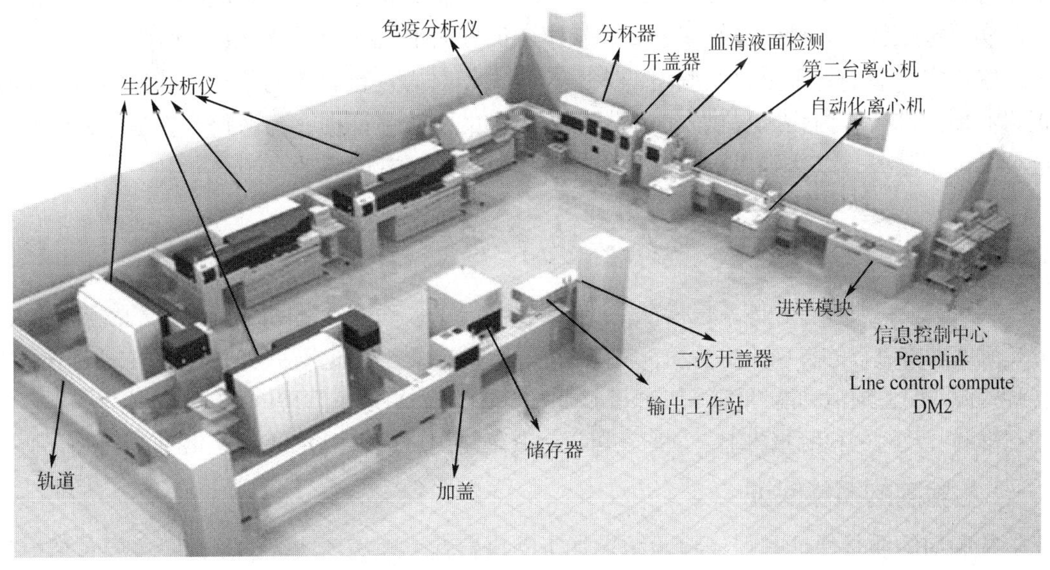

图 25-7　全实验室自动化示意图

实验室全自动化有利于提高实验室的生物安全性和临床检验质量，降低了检验报告的误差，节约了人力和物力资源，提升了快速回报结果的能力，对医院的整体医疗条件和满意度有着极大的推动作用。

（梁高峰）

第二十六章　临床实验室管理学

临床实验室也称为医学实验室，是以诊断、预防、治疗人体疾病或评估人体健康提供信息为目的，对来自人体的各种标本材料进行检验的实验室，并可以提供其检验结果咨询、解释和为进一步检查提供建议。临床实验室承担的主要功能是在受控的情况下，以科学的方式收集、处理和分析标本并将结果提供给申请者，以便其采取进一步的措施，提供对诊断和治疗有益的参考信息。

成功的实验室管理活动必须具备以下几个要素：实验室期望达到的目的或目标；实验室负责人具有指导团队达到目标的权利；实现目标必需的人力、设备和资金等资源；各类人员能够承担完成实验室目标的责任；要有完善的管理体系和要求等条件。

第一节　我国临床实验室质量管理的基本要素

临床实验室存在的形式有：各级医疗机构、采供血机构、疾控中心从事人体健康检查的临床实验室、卫生检验部门从事出入境人员健康检查的临床实验室和计划生育指导站所属临床实验室等部门。其作用就是按照安全、准确、及时、有效、经济、便民和保护患者隐私等原则开展检验工作，为临床的诊断、治疗、筛查和预后判断提供实验室依据。此外，临床实验室在教学、科研、健康普查和健康咨询方面也发挥越来越重要的作用。

临床实验室的管理是对实验室的人力、物力和财力进行有效的整合，确保实验室工作正常有序的进行，为临床提供及时、准确、可靠的实验室证据，为医疗、教学、科研和社会公共健康服务，以达到尽可能满足医疗服务要求的创造性活动。

一、临床实验室质量管理体系

临床实验室质量管理体系是指在质量方针的指导下，确立质量目标，通过设置组织机构，分析确定需要进行的各项质量活动，制订程序，给出从事各项质量活动的工作方法，充分利用各种资源，使各项活动能经济、有效、协调的进行，从而将质量管理体系的最终成果，不仅体现在准确、及时的检测报告上，同时还可以为其最终用户提供相关的解释和咨询服务。

（一）检验前的质量保证

检验前的质量保证是保证检验结果真实反映患者生理病理状况的基础，主要包括检验项目的选择、患者准备、标本采集、标本储存、标本运送、标本接收等，该项工作的完成需要在医疗机构的统一组织下由临床医师、护士、患者共同配合实验室完成的。

（二）室内质量控制

室内质量控制是临床实验室质量保证体系中的重要组成部分，目的是为了保证患者标本的检测结果的稳定性，主要包括质控物的选择、质控物的数量、质控频度、质控方法、失控的判断准则、失控时的原因分析及处理措施、质控数据管理要求等。

（三）室间质量评价

室间质量评价是多家实验室分析同一标本并由外部独立机构收集实验室上报的结果，并依据结果来评价实验室检测结果的能力的活动。它可以促进不同实验室检测结果的可比性和一致性。

（四）检验后质量保证

检验后质量保证是临床实验室管理的重要组成部分，医疗机构临床实验室应该在保证临床检验报告的准确、及时、信息完整和保护患者隐私的同时，提供临床检验结果的解释和咨询服务。咨询服务包括检验项目的合理选择、检验结果的解释和为进一步检验提供建议。

（五）检验人员

医疗机构临床实验室专业技术人员应当具有相应的专业学历，并取得相应专业技术职务任职资格。在临床实验室签署诊断性临床检验报告的执业技师应为检验医师，检验技师除出具诊断性检验报告外，与临床医师沟通并为其提供检验前、检验后的咨询服务。

（六）仪器设备与环境设施

实验室设施与环境条件是指在医疗机构中所处的位置，实验室的面积和布局，实验室通风、温度、湿度、电源、上下水、电磁干扰、辐射、灰尘、噪声和震动、生物安全等。

（七）标准操作程序

标准操作程序是实验室的重要工作依据。检验仪器的标准操作程序应参照厂家说明书或操作手册编写，内容可有仪器名称及型号、生产厂家、检测范围、检测原理、参数设置、开关机程序、标准校正、常规操作程序、使用保养维护程序等。标准操作程序可进行评估和修改。

（八）质量管理记录

质量管理记录反映临床实验室执行落实质量保证要素及持续改进的情况，包括标本接收、标本储存、标本处理、仪器和试剂及耗材使用情况、校准、室内质控、室间质量评价、检验结果、报告发放等内容。质量管理记录保存期限至少为 2 年。

第二节　方法学选择与评价

方法学评价是通过实验途径测定分析方法的技术性能，并评价其是否可接受，其目的在于明确该方法是否具有足够的方法性能来说明检测系统的可靠性及是否可以满足临床需求。检测系统的性能评价是方法学评价的具体实施，内容包括准确度、精密度、检测限、生物参考区间和可报告范围等。

一、实验方法的评价与选择

（一）实验方法的分级

根据分析方法的精密度和准确度的不同，将其分为决定性方法、参考方法和常规方法 3 级。

决定性方法是准确度最高、系统误差最小、经过研究证明尚未发现其不准确度或不精密度的方法，其测定结果与真值最为接近，因此具有权威性。该类方法主要用于评价参考方法和对一级标准品进行定值，而不直接用于鉴定常规方法。

参考方法是准确度与精密度已经充分证实，干扰因素少，系统误差与重复测定的随机误差相比可以忽略不计，有适当的灵敏度、特异度及较宽的分析范围的方法。该类方法主要用于鉴定常规方法，评价其误差大小、干扰因素，并决定其是否可以被接受，也用于二级参考物和质控血清定值，或用于商品试剂盒的质量评价。

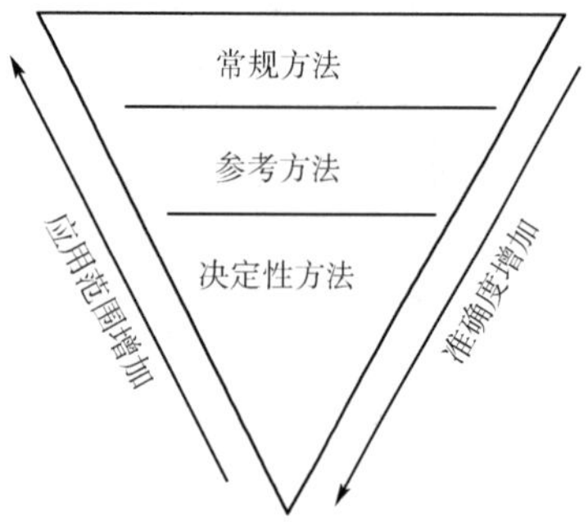

常规方法指性能指标符合临床需要，有足够的精密度、准确度、特异性和适当的分析范围，经济实用的临床常规检验方法。从常规方法，参考方法到决定性方法的准确度和精密度依次增加，而应用范围却依次降低（图 26-1）。

（二）参考物的分级

参考物也称为标准品或标准物质，它是一种或几种物理或化学成分已经充分确定，可用于校准仪器、评价测定方法或给其他物质定值的物质。可分为一级参考物、二级参考物、校准物和控制物。

图 26-1　临床实验方法关系图

一级参考物是含量确定的稳定而均一的物质，它的数值已由决定性方法或由高度准确的若干方法确定。可用于校正决定性方法，评价及校正参考方法及为二级参考物定值；二级参考物可以是纯溶液或某些特殊基质的纯溶液。主要用于常规方法的标化或为控制物定值；校准物有冻干品或溶液，可用一级或二级参考物以参考方法定值，用于对常规方法和仪器的校准；控制物即质控品，具有与检测过程相适应的特性，其成分及基质与检测的样本相同或相似，且均匀，稳定，其用于常规质量控制。

（三）定量实验和定性实验的方法学评价

1. 定量实验的方法学评价　定量实验检测系统可以给出具体数值的实验结果，当使用新的检测系统或改进方法的检测系统时应利用比对实验对该方法进行评估，新方法与参考方法或推荐方法进行比对判断是否可以使用。定量实验的方法学评价通常包括对准确度、精密度、灵敏度、特异度、线性范围和参考区间等性能指标进行评价。

定量分析方法的线性评价即测定被测物浓度/活性的反应曲线接近直线的程度，它反映整个检测系统的输出特征。线性评价也要求实验人员掌握有关的仪器操作、校准和维护程序及样品的准备方法，样品也应是与患者样品类似的样品基质或注明样品的基质类型，且全部的线性评价实验和数据采集应在同一个工作日内完成。

2. 定性实验的方法学评价　定性实验仅给出阳性或阴性的实验结果，其特点是使用简单、成本低、操作过程规范或能满足使用者的特殊要求。定性检测性能评价主要通过重复性研究和方法学比较两种研究进行。

定性实验在临床实验室中可用于筛查、诊断、确认、监测为目的的测定。从临床应用角度讲，定性实验可分为筛查试验、诊断试验和确认试验。筛查试验通常用于对整个人群或特征人群中是否存在初测物的检查，通常要求检验方法具有较高的敏感性，以免漏掉真阳性结果。诊断试验用于特定疾病的诊断或临床可疑指征的判断，要求方法学同时具有较高的敏感性和特异性。确认试验在筛查试验和诊断试验之后进行，对已做出的检查结果进行验证和确认，以帮助临床医生做出正确的临床诊断。

二、方法学的评价

（一）准确度及其评价

准确度在检验测量过程中被使用，指大数量测量结果的平均值与可接受参考值之间的接近程度。对检验结果准确度的评价常用方法有：回收试验，干扰试验，方法比较试验等。

1. 回收试验　回收试验用于评估试验方法正确测定在常规样本中加入的被测物量的（质量、浓度、活性）能力，结果用回收率进行表示，对试验方法的准确度评价。进行回收试验应满足的基本要求：使用常规样品基质，应尽量减少其在样本中的体积比；保证样品基质的一致性；加入的物质能实现准确定量；应选用有临床意义的浓度加入基质样品，并保证对样本最终的测试结果在检测方法的线性范围内。

2. 干扰试验　所谓的干扰是相对的，它可通过与检测试剂竞争或抑制指示反应，与被测物具有相同的性质，或者改变样品基质的物理状态等来干扰检测过程或结果。常见的干扰物质有异常标本、处方或非处方药物、异常生化代谢、样品添加剂或防腐剂等。

3. 方法学比对　在计量学水平相同的方法间进行方法学比对，结果可表明方法间是否存在偏差。如果将实验室使用的方法与较高计量学水平的方法进行比对，还可对实验室检验结果的正确度和准确度做出判断。

（二）精密度及其评价

测量方法的精密度反映测量程序在相同的测量条件下，对同一被测量物进行连续多次测量所得结果之间的一致性，又称重复性。给定检验方法或程序的精密度用不精密度表示，精密度评价的目的是评价测量方法、程序或设备的总不精密度，即测量系统在同一时间的变异性。

第三节　检验项目的临床效能评价

一、检验项目临床效能的评价原则

任何一个检验项目用于临床之前都必须经过方法学评价及临床应用评价 2 个方面，评价时遵循循证医学的原则。检验项目的临床效能主要通过对其真实性、可靠性和实用性进行评价，评价结果对疾病的诊疗具有非常重要的意义。在对其进行真实性评价过程中，标准诊断法是对某疾病诊断最可靠的方法，又称为金标准。金标准是指病原学检查、细胞学检查、活体组织检查、尸检、特殊影像检查、长期随访结果、临床专家共同制定的且被公认的最新诊断标准。

二、检验项目临床效能的评价指标

检验项目临床效能的评价指标通常有：①敏感度；②特异度；③预测值（含阳性预测值及阴性预测值）；④诊断指数；⑤诊断效率（含阳性似然比及阴性似然比）等。

敏感度又称真阳性率，是检验项目能将金标准诊断为“有病”的人正确地判为患者的能力。该值越大，误诊病例越少。特异度又称为真阴性率，在金标准诊断为无病的例数中，某检验项目结果为阴性所占的比例，真阴性例数越多，其特异度越高，误诊病例越少。敏感度、特异度是评价一个检验项目真实性的 2 个最基本的评价指标。

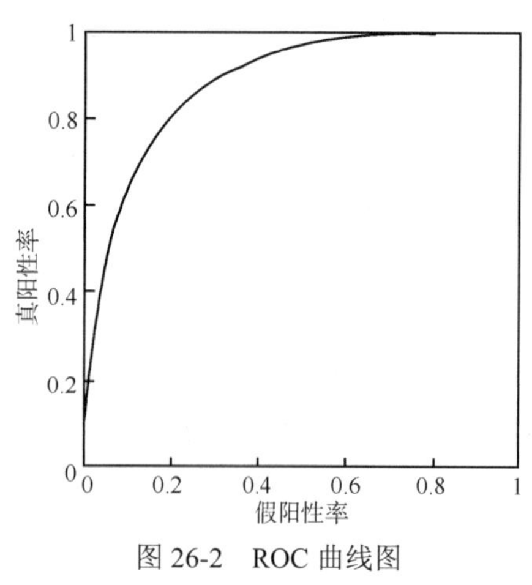

图 26-2　ROC 曲线图

三、ROC 曲线分析

ROC 曲线可用作临界值的判断及不同试验临床价值的比较。该曲线以真阳性率（灵敏度）为纵坐标，假阳性率（1–特异度）为横坐标，将各层结果绘图，连接各点成一曲线，其中离左上角最近的一点，即其临界值（图 26-2）。ROC 曲线还可以用来比较 2 种检验项目的临床应用价值，其原则是曲线下覆盖面积越大临床价值越大。

四、提高检验项目效率的方法

几个试验联合应用的目的在于提高其敏感度或特异度，有并联试验和串联试验 2 种判断方法。

并联试验又称平行试验，是指在几种试验中，只要一种试验是阳性即判断异常，提高了敏感度，降低了特异度。并联试验的敏感度和特异度计算方法如下（以甲、乙 2 种方法为例）：并联试验敏感度（甲+乙）=敏感度$_{甲}$+（1–敏感度$_{甲}$）×敏感度$_{乙}$；并联试验特异度（甲+乙）=特异度$_{甲}$×特异度$_{乙}$。

串联试验又称序列试验，是指在几种试验中，所有试验皆阳性才判断为异常，这种联合提高了特异度，降低了敏感度。串联试验的敏感度和特异度计算方法如下（以甲、乙 2 种方法为例）：敏感度（甲+乙）=敏感度$_{甲}$×敏感度$_{乙}$；特异度（甲+乙）=特异度$_{甲}$+（1–特异度$_{甲}$）×特异度$_{乙}$。

如 3 种试验联合应用，可先计算甲乙 2 种试验的敏感度和特异度，然后用该数值和第 3 种试验联合，计算方法同样，如表 26-1。

表 26-1　3 种试验联合应用表

试验名称	敏感度(%)	特异度(%)
CEA 甲	70	90
CA199 乙	58	95
CA724 丙	41	98

五、检验项目临床应用的评价原则

评价时应遵循循证医学的原则。循证检验医学就是在大量可靠的临床应用资料和经验的基础上，研究检验项目的临床应用价值，为临床诊断、疗效观察、病情转归提供最有效、最实用、最经济的检验项目及最合理的组合。其评价原则主要有：真实性的评价；临床应用意义的评价；适用性的评价。

1. 真实性评价　被评价的试验和标准诊断法进行盲法对比研究，标准诊断法是指对某疾病诊断最可靠的方法，通常又称金标准，只有用标准诊断法才能正确的诊断患者是否患有疾病或不患有某病。进行真实性评价需要选择恰当的选择对象，病例组必须是经标准诊断法明确诊断的；对照组一定要选经标准诊断法诊断为无该病的患者。

金标准：通常指的是病原学检查、细胞学检查、活体组织检查、尸检、特殊影像检查、长期随访结果、临床专家共同制定的且被公认的最新的诊断标准等。但对检验方法而言，即使是公认的参考方法，在临床应用评价时，不要简单的都看作金标准，务必注意。

2. 临床应用意义的评价　有敏感度、特异度或阳性似然比的计算或提供了运算的数据，也可用于分层似然比的计算。

3. 实用性的评价　包括该试验可否推广应用、患者的验前概率能否合理估算、验后概率是否对患者处理有帮助等。

第四节　临床实验室质量控制与评价

一、统计质量控制基础

1. 统计质量控制（SQC）　也称为统计过程控制，指的是应用统计方法对统计过程中的各个阶段进行监控和诊断以改进和保证产品质量的目的。SQC 强调全过程的预防原则。特点是：①SQC 是全系统的，全过程的，要求全员参加，人人有责；②SQC 强调用科学方法来保证全过程的预防原则。

2. 正态分布　也称高斯分布，理想的正态分布表现为呈对称的钟形曲线（图 26-3），其呈现为“两头小、中间大”的正态分布规律。通过统计学方法，可以求得该组数据的平均数和标准差，这 2 个统计量与正态分布曲线下面积符合下述统计学规律：以平均数为中心，左右各一个标准差范围内的正态曲线下所包含的面积约为曲线总面积的 68%，以此类推，2 个标准差的范围内包含 95%的数据点，3 个标准差的范围内包含 99.7%的数据点。

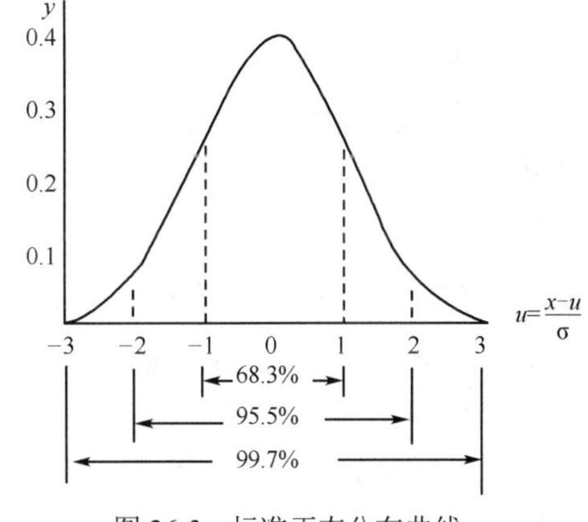

图 26-3　标准正态分布曲线

3. 误差　随机误差指在同一量的多次测量过程中，以不可预知方式变化的测量误差的分量；系统误差在重复性条件下，对同一被测量进行无限多次测量所得结果的平均值与被测量的真值之差，是测量结果中期望为 0 的误差分量；总误差是在常规测量中每个标本测量结果都会有误差，测量结果与真值的差异是随机误差与系统误差的总和。

二、室内质量控制

（一）相关定义

1. 室内质量控制　临床实验室的质量控制，往往按照一定频率定性或定量地检测稳定样品中某种或某些成分，并将测定值标在一定统计学规律的控制图上，运用设定的判断限或控制规则对控制图上的测定值进行评估，依次推测同批次患者标本的检测质量是否在控，这一过程称为室内质量控制。室内质控的目的是通过对质控结果的统计判断，推定同分析批患者检测结果的可靠性。

2. 质控品与质控图　专门用于质量控制目的的标本称为控制品，也称为质控品。质控图是对过程质量加以测定、记录从而评估和监察过程是否处于质控状态的一种统计方法设计的图。图上有中心线（CL）、上质控界限（UCL）和下质控界限（LCL），并有按时间顺序抽取的样本统计量值的描点序列（图 26-4）。质控图也是用于区分异常或特殊原因引起的波动过程固有的随机波动的一种特殊统计工具。质控图的理论依据就是正态分布。

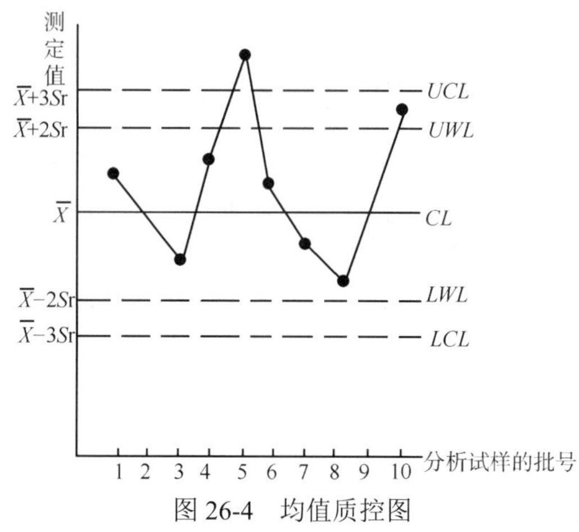

图 26-4　均值质控图

质控图的功能有：①诊断：评估一个过程的稳定性；②控制：决定某一过程何时需要调整，以保持原有的稳定状态；③确认：确定某一过程的改进效果。质控图贯彻了预防为主的原则。

（二）质控图选择及质控规则

1. Levey-Jennings 质控图　也称为常规质控图，是临床实验室最常用的质控图。其做法为测定至少 20 份质控品，计算 20 个测定结果的平均数和标准差，定出控制线，以后每分析批随患者样本测定质控品，将所得的质控结果标在质控图上，该图为 Levey-Jennings 单值质控图。

2. Westgard 质控图　Westgard 质控图的制作方法和图形与 Levey-Jennings 质控图非常相似，只是用于判断的质控规则略有不同：Westgard 质控图运用多个质控规则，Levey-Jennings 质控图则往往运用单个质控规则。

3. Z-分数图　实验室由于不同浓度水平的质控品的中心线和标准差不同，如果使用 Levey-Jennings 质控图，就无法在同一质控图上标记多个系列质控品的测定结果，需要使用多个质控图，工作中十分不方便。Z-分数图是当同时测定一个以上浓度的质控物时，为了更容易记录，可制作单个质控图来显示所有指控测定值的 Z-分数。

4. 质控规则　解释质控测定值和判断分析批质控状态的标准。以符号 AL 表示，其中 A 是测定控制标本数或超过质控限（L）的质控测定值的个数，L 是质控界限。当质控测定值满足规则要求的条件时，则判断该分析批违背此规则。West-gard 多规则质控方法包括有 1_{2S}、1_{3s}、2_{2s}、R_{4s}、4_{1s} 和 10_{x} 规则，并且不同规则违背可提示不同的误差类型。

（三）室内质量控制的实际应用

室内质量控制的实际操作包括：对有效期较长和较短质控物所绘制质控图的中心线和标准差的确定，质控数据记录，质控方法的选择和应用，失控处理及原因分析，室内控制数据的管理，对室内质量控制数据进行实验间比对。患者数据的质控方法包括：患者结果均值法、差值检查法、患者结果多参数核查法、患者标本的双份测定法。由于不同的专业质控物的有效期长短不一，并且产生定量的数据或定型数据，这样针对不同专业的检验项目，在室内质量控制的具体操作上就有所不同。

三、室间质量评价

室间质量评价又称外部质量评价（external quality assessment，EQA），是多家实验室分析同一样本，由外部独立机构收集和反馈实验室测定结果，并以此评价实验室对某类或某些检验项目的检测能力，因此，其又称为能力验证。

依据被检测物品的特征、使用的方法、参加的实验室和比对仪器的数目等，可将室间质量评价计划分为 6 种类型，即实验室间检测计划、测量比对计划、已知值计划、分割样品检测计划、定性计划和部分过程计划。其中我国实验室常用的是实验室间检测计划、已知值计划和分割样品检测计划。

（1）实验室间检测计划：实验室间检测计划是由组织者选择室间质量评价的样品，同时分发给参加计划的实验室进行检测，完成检测后将结果返回室间质量组织者。组织者将各实验室结果与靶值或公议值对比，以确定各实验室该项检测与其他实验室的异同。政府、实验室认可机构等在判定实验室的检测能力时，通常采用此类型。

（2）分割样品检测计划：分割样品检测计划通常在 2 个或 2 个以上的少数实验室中进行，也可在一个实验室中的 2 个同类检测系统间进行。与实验室间检测计划不同，分割样品检测计划只在有限的实验室参加。这种计划可识别不良的精密度、结果的偏倚和验证纠正措施的有效性。

（3）已知值计划：已知值计划是指组织者通过参考实验室已知检测物品的被测量值，被检测物品被发放给其他实验室后，将其测定的结果与已知的测量值进行比对。通过此法各常规实验室可以了解检验结果的准确性和偏倚度。

作为一种质量控制工具，室间质量评价可以帮助实验室发现分析实验中存在的质量问题，促进临床实验室采取相应的措施提高检验质量，避免可能出现的医疗纠纷和法律诉讼。其主要用途有：①识别实验室间的差异，评价实验室的检测能力；②识别问题并采取相应的改进措施；③改进分析能力和实验方法；④确定重点投入和培训需求；⑤实验室质量的客观依据；⑥支持实验室认可；⑦增加实验室用户的信心；⑧实验室质量保证的外部监督工具。

我国室间质量评价的工作流程由 2 部分组成，即室间质量评价组织者内部的工作流程和参加实验室的工作流程。组织者的工作流程：①质量评价计划的组织和设计；②邀请书的发放；③质控物的选择和准备及包装和运输；④检测结果的接收、录入和核对；⑤靶值的确定；⑥报告的发放；⑦与参加者的沟通。

参加者的工作流程：①接受质控品，并检查破损和申报；②将接收单传真给组织者；③按照规定日期进行检测并反馈结果；④收到并分析评价报告；⑤确定是否采取纠正措施；⑥评估采取措施的效果。

第五节 检验前和检验后的质量保证

一、检验前质量保证的基本内容及重要性

检验过程质量保证包括检验前、检验中和检验后的质量保证。检验前为整个检验过程中的一个环节，包括检验申请、患者准备、标本采集、标本传输。检验前过程大部分在实验室以外由医生、护士等完成，实验室工作人员很难控制，所以检验前质量管理是最易出现问题、潜在因素最多的环节。研究表明，检验误差有 45%～70%是来自于检验前质量的不合格。因此，了解和控制影响检验前质量的各种因素，可有效控制检验前的质量，为检验提供合格的“原料”及正确的信息。

二、影响检验结果的因素

影响检验结果的因素不仅包括受检者的生理影响，如年龄、性别、妊娠、月经等，还受受检者的状态影响，如生活习惯、运动、饮食、情绪波动和药物服用等。不仅如此，采血的时间、体位的改变、压力也可影响临床生化、血细胞及血凝等检验的结果。

三、检 验 申 请

需要注意 3 方面主要内容：申请单包含的信息、检验项目需要考虑的临床应用效能和患者的识别。申请单应包含患者的唯一标识，依法授权提出检验申请者的姓名或唯一标识，原始标本的类型，申请的检验项目，患者的相关临床资料，标本采集的日期和时间等；检验项目的申请应该具有真实性、可靠性、实用性。患者识别正确，才能得到正确的标本。

四、标 本 采 集

标本采集包括患者准备、标本采集时间、标本采集时患者的体位、采集的部位、止血带的使用、穿刺技术和采血顺序等。标本采集的标准化、规范化是保证检验结果准确性的关键。

患者需要处于平静休息状态或者正常活动，不可剧烈运动，对于多数生化项目要求禁食 12h 后清晨空腹采血，在采血前 4h 勿饮茶或咖啡、勿吸烟饮酒，以免影响检验结果。标本采集后，应有专人及时送检，输送过程中应防止标本容器的破碎和标本的丢失，运送过程中要注意容器的密闭、避光。全血标本应在穿刺后 2h 内分离血清或血浆，急诊检验可选择含促凝剂的采血管。如不能立即检测标本，必须对标本进行预处理或以适当方式保存。

五、检验前质量保证措施的建立

首先建立标本采集指南，其基本内容至少应包括：检测项目名称、采集何种标本、采

集最佳时间、标本采集量、是否抗凝、用何种抗凝剂、抗凝剂的用量、保存方法及注意事项等。检验人员还要经常向全院医护人员讲解标本采集的重要性及要求，建立严格的标本验收制度和不合格标本的拒收制度，由专人按要求验收标本。

六、检验结果的审核和发放

检验结果的审核是检验结束后必须做的一件事，只有审核符合要求，该批结果保证是正确的，才能被发放。审核包括：申请的项目是否已全部检验；有无漏项和错检；检验结果的填写是否清楚、正确；所用单位是否正确；检验报告单上应填写内容是否填写完整；有无异常的、难以解释的结果；有无书写错误；是否有需要复查的结果等。另外，审核人员必须有临床实验室负责人授权，审核合格后可发放结果。

检验结果的基本要求是：完整、正确、有效、及时发放，还需要保护患者隐私。完整性指的是信息的完整，包括患者的信息、检验项目，结果和异常结果提示，操作者姓名、审核者姓名、接收时间及报告时间，其他需要报告的内容等。正确性是审核的主要目的。有效性是指临床实验室提供的检验信息对临床诊断、治疗的有效性。检验结果如不能及时报告，必然导致患者不能得到及时的诊断和治疗。未经本人同意，检验结果不得公开，原则是只发放给检验申请者。

七、检验后标本的储存

储存的目的是为了必要时的复查。保存时间的长短和方法主要视工作需要及分析物稳定性而定，如一般的临床生化及免疫检测标本不超过 1 周，但检测抗原、抗体的标本可保存较长时间，必要时还可冷冻保存。

八、检验结果的查询和咨询

检验结果的查询也是临床实验室服务内容之一。以下几种情况往往要进行检验结果的查询：①检验报告单丢失；②对患者病情进行评价时，需要和以往的检验结果结合一起进行评价；③临床实验室在检验报告发出前，也往往需要核对以往的检验结果及相关的检验结果，以决定检验结果是否能发出。

咨询服务是由检验医师提供的，帮助患者及临床医师、护士理解检验结果及正确采集标本，主要涉及：检验前阶段主要是检验项目的选择、标本的采集；检验后阶段主要是检验结果的解释，并对进一步检查提供意见。其中，检验结果的解释是咨询服务中的核心内容。检验医师必须加强与临床的沟通，可以出查房、会诊、病例讨论，发行检验通讯之类的刊物，定期、不定期与临床医师互相讲课学习、开座谈会等。

第六节 仪器与试剂的质量管理

一、仪器的购置

选购仪器的原则有可行性、合法性、适用性、效用性、可靠性、经济性、前瞻性、配套设施条件与售后服务等方面的内容。我国现有的医疗卫生机构绝大多数属于国有公共卫生事业，医疗设备和器材的购买属于非生活基础设施项目，在我国招标投标法的规定范围内。

二、计量仪器的维护

计量仪器是医学实验室的基本实验工具，计量仪器的准确性直接关系实验结果的准确性，必须掌握这类仪器的使用规则和矫正方法，并定期送计量部门进行检修。我国计量法对计量器具的检定要求分为强制检定和非强制检定，列入国家强制检定目录的设备，应定期进行检定；非检定但影响检测结果的设备应定期进行校准。

三、临床实验室用水管理

我国对实验室用水进行了规范，将其分为 3 级（表 26-2）。

（1）一级水：基本上去除了溶解或胶状的离子和有机污染物，适用于最严格的分析需求，如高压液相色谱分析。一级水可由二级水经过石英玻璃蒸馏器或离子交换混合床处理后，经过 0.2μm 的滤膜过滤制备。

（2）二级水：无机物、有机物或胶体污染物含量非常低，适用于灵敏的分析，临床实验室大部分检测均应用二级水。二级水可由多次蒸馏、离子交换或反渗透后连接蒸馏而制成。

（3）三级水：适用于大部分实验室的实验及试剂制备，如一般的化学分析试验、自动化仪器的冲洗、配制微生物培养基和普通洗涤等。三级水可由单级蒸馏、离子交换等方法制备。

表 26-2　分析实验室用水规格（GB/T 6682—2008）

名称	一级水	二级水	三级水
pH 范围（25℃）	—	—	5.0～7.0
电导率（25℃，ms/m）	≤0.01	≤0.1	≤0.5
可氧化物质含量（以 O 计，mg/L）	—	≤0.08	≤0.4
吸光度（254nm，1cm 光程）	≤0.001	≤0.01	—
蒸发残渣含量（105℃±2℃，mg/L）	—	≤1.0	≤2.0
可溶性硅（以 SiO_2 计，mg/L）	≤0.01	≤0.02	—

实验室用水的制备方法有蒸馏法、活性炭吸附法、离子交换法、微孔过滤法、超滤法、反渗透法、紫外线照射法、纯水器系统、电脱离子法等。在实验室中，任何一种水纯化技术都有优点和缺点，必须使用多种纯化技术组合才能得到人们所需的实验室纯水。

第七节　临床实验室认可

实验室认可是指权威机构对检测或校准实验室及其人员是否有能力进行规定类型的检测和校准所给予的一种正式承认。目前大部分国家的实验室认可机构主要依据 ISO/IEC17025《检测和校准实验室能力的通用要求》对实验室开展认可活动。依据 ISO/IEC15189《医学实验室-质量和能力的专用要求》对于临床实验室开展认可活动。

认可和认证在负责机构、活动对象、结果和效力等方面均不同。认可是指权威机构对某一组织或个人有能力完成特殊任务做出正式承认的程序；认证指第三方对产品/服务、过程或质量管理体系符合规定的要求给予书面保证的程序。认可的对象是实施认证、检验和检查的机构或人员；认证的对象是供方的产品、过程和服务。认可是证明具备能力，是对人或机构能力的评审，认证是证明符合性；认可是给予正式承认，说明经批准可从事某项活动，认证是给出一个书面保证，通过第三方认证机构颁发的认证证书，使外界确信经认证的产品、过程或服务符合规定的要求。

完善的实验室认可体系，可以规范实验室的质量管理活动，提高实验室的质量管理水平和技术能力，对实验室具有重要意义。现归纳其意义如下：①贸易发展的需要；②政府管理部门和客户的需要；③社会公证和公共事业活动的需要；④产品认证发展的需要；⑤自我改进和市场竞争的需要。

一、实验室认可体系的组成

实验室认可体系至少应包括 5 个因素：权威的认可机构、规范的认可文件、明确的认可标准、完善的认可程序、合格的评审员。

认可机构是建立实验室认可体系、并对实验室进行认可的政府或民间组织。认可机构具有唯一性，以保证认可结果的一致性和认可的国家权威性。认可文件既规范了认可权威机构的实验室认可工作，也使实验室明确了实验室认可的准备和申请过程。国际标准是由国际权威专家起草，并经严格的程序制定，是认可机构或管理部门对实验室进行认可、考核验收的标准。认可程序主要包括 3 个部分：初次认可、监督评审及复评审。评审员是经认可机构注册，能独立作为评审组的成员，对申请实验室或已获认可实验室实施评审的人员。

二、实验室认可活动相关标准

ISO15189《医学实验室-质量和能力的专用要求》源于 ISO/IEC17025《检测和校准实验室能力的通用要求》。但前者从医学专业角度，更细化了医学实验室的管理要求，专用性强，是目前国际医学界普遍承认并遵照执行的医学实验室认可标准。同 ISO/IEC17025 一样，ISO15189 的实质部分是管理要求和技术要求。管理要求是对实验室组织或管理、质量管理体系、服务活动、持续质量改进等 15 个方面的要求；而技术要求则对人员、设备及设施、检验程序及其质量保证、结果报告等 8 个方面做出了规定。

第八节　临床实验室的安全管理

临床实验室是科研工作的特殊场所，其中生物安全管理是临床实验室安全管理工作的核心。除此之外，其内容包括化学品安全、辐射安全、用电安全、消防安全等。

一、实验室生物安全的有关概念

1. 生物因子　可能引起感染、过敏或中毒的所有微小生物体，包括基因修饰的、细胞培养的和寄生于人体的一切微生物和其他相关的生物活性物质。生物因子对环境及生物体的健康所造成的危害称为生物危害。

2. 气溶胶 悬浮于气体介质中的粒子，一般直径为 0.001～100μm 的固态或液态微小粒子形成的相对稳定的分散体系。

3. 实验室生物安全 指实验室从事病原微生物实验活动中，采取措施避免病原微生物对工作人员和相关人员造成危害、对环境造成污染和对公众造成伤害，保证实验研究的科学性并保护实验对象免受污染。

二、临床实验室的主要危害源

临床实验室的主要危害源通常分为生物危害源、化学危害源及物理危害源。生物危害源主要是由细菌、病毒、真菌和寄生虫等病原微生物构成。化学危害源主要是指实验的过程中所使用的危险性化学品引起的危害。物理危害源主要来自于放射性核素的辐射、紫外光光源的照射及电、噪声的危害。

三、相关的法律法规和标准

1. 国际上相关的法律法规 WHO 为了指导实验室生物安全，减少实验室事故的发生，正式发布了《实验室生物安全手册》。该手册全面阐述了生物安全和生物安全保障问题，在国际生物安全领域发挥着指导作用。

2. 我国相关的法律法规 我国有关生物安全的法律法规有《中华人民共和国传染病防治法》、《医疗废物管理条例》、《病原微生物实验室生物安全管理条例》及中华人民共和国国家标准《实验室生物安全通用要求》等诸多法律法规，其中《实验室生物安全通用要求》是国家实验室生物安全强制性标准，是生物安全认可的唯一国家标准。

四、实验室生物安全管理体系

临床实验室生物安全管理体系由生物安全管理组织体系、生物安全程序文件、生物安全技术操作规程、规章制度及记录组成。

（一）生物安全管理组织体系

我国的生物安全管理组织体系由国家、地区、实验室所在单位的上级主管部门、实验室所在单位和实验室 5 个层面构成。其组织体系为国家病原微生物实验室生物安全专家委员会、地区微生物实验室生物安全专家委员会、医疗机构生物安全专家委员会、实验室主任与安全管理员等组成。

（二）生物安全管理规范

构成实验室生物安全的三要素即工作人员、硬件和软件。其中人是核心要素，又是最宝贵的要素。

五、实验室生物安全风险评估

(一)病原微生物的危害程度分类

根据病原微生物的传染性、感染后对个体或者群体的危害程度，将病原微生物分为4类。

(1)第一类病原微生物：是指能够引起人类或动物非常严重疾病的微生物，以及我国尚未发现或者已经宣布消灭的微生物。如天花病毒、黄热病病毒等。

(2)第二类病原微生物：是指能够引起人类或者动物严重疾病，比较容易直接或间接在人与人、动物与人、动物与动物之间传播的微生物。如SARS、HIV。

(3)第三类病原微生物：是指能够引起人类或者动物疾病，但一般情况下对人、动物或者环境不构成严重危害，传播风险有限，实验室感染后很少引起严重疾病，并且具备有效的治疗和预防措施的微生物。如麻疹病毒、风疹病毒等。

(4)第四类病原微生物：指在通常情况下不会引起人类或者动物疾病的微生物。如豚鼠疹病毒。其中第一类、第二类病原微生物统称为高致病性病原微生物。

(二)实验室生物安全防护分级

根据实验室对病原微生物的生物安全防护水平，并依据实验室生物安全国家标准的规定，将实验室分为一级、二级、三级、四级。一级二级实验室不得从事高致病性病原微生物实验活动。三级四级实验室从事高致病性病原微生物实验活动，应具备4个条件：实验目的和拟从事的实验活动符合国务院卫生主管部门或者兽医主管部门的规定；通过实验室国家认可；具有与拟从事的实验活动相适应的工作人员；工程质量经建筑主管部门依法检测验收合格。

六、实验室主要的安全设备

临床实验室危害程度评估结果提示实验室安全需要必要且足够的安全设备和用品，同时需要具有专业知识和技能的人员正确的使用这些安全设备和用品。下面主要介绍几种常用的设备及用品：生物安全柜，超净工作台，通风柜，消毒设施及用品，安全防护用具。

1. 生物安全柜 生物安全柜是在操作具有感染性的实验材料时，用于保护操作者本人、实验室内外环境及实验材料，使其避免暴露于上述操作过程中可能产生的感染性气溶胶和溅出物而设计的一种实验室安全防护设备。

2. 超净工作台 超净工作台与生物安全柜有本质区别，超净工作台的气流是从外部经HEPA 过滤后进入操作区，通过操作区后由超净工作台前侧开口区流向操作者一侧进入实验室，只适用于无味、无毒、无刺激性挥发气体及无感染性的实验材料操作。生物安全柜除了能保护实验材料免受污染外，还可保护操作人员及环境；而超净工作台只能保护实验材料，不能保护操作人员及环境。

3. 通风柜 通风柜可有效遏制毒性、刺激性或者易燃材料的安全设备，尤其是当实验过程中出现操作失误，蒸汽和灰尘从使用器皿中大量泄出时，通风柜可起到后备安全保障作用。

4. 消毒设施及用品 临床实验室生物安全防护工作常用的消毒方式有3种，即化学消毒、高压消毒和焚烧。安全防护用具是避免操作者暴露于气溶胶、喷溅物及意外接种等危险的一个屏障，如实验服、护目镜和面罩、手套和鞋等。

七、安全操作规范

主要包括以下 3 方面内容：安全管理制度、安全操作规程、安全培训。安全管理制度包含安全管理的目标、安全管理的范围及内容及针对每一项的标准操作程序。实验室的标准操作程序应是对涉及的任何危险及如何在风险最小的情况下开展工作的详细作业指导书。安全培训内容还包括消防和预备状态、化学和放射安全、生物危险和传染预防。

八、废弃物的处理

对临床实验室而言，废弃物可分为化学废弃物、感染性废弃物及放射性废弃物。废弃物处理的首要原则是所有感染性材料必须在实验室内清除污染，一般采用化学消毒和高压消毒等方式。有害气体、气溶胶、污水、废液应经适当的无害化处理后排放，应符合国家相关的要求。

九、化学品、火、电、辐射等安全

化学用品必须储存在专用储存室内，设专人管理。使用化学危险物品的实验室应采取安全措施，妥善处理废水、废气、废渣。除化学危害外，火的危害也不容忽视。病房区、实验室均应采取防火措施。实验室的所有电器设备和线路均必须配置断路器和漏电保护器。辐射保护可使实验室及相关人员免受电离辐射伤害。电离辐射保护遵循以下 4 个原则：尽可能减少辐射暴露的时间；尽可能增大与辐射之间的距离；隔离辐射源；用非放射测量技术来取代放射性核素。

（马卫国）

第五篇　专业实践篇

第二十七章　卫生检验与检疫

卫生理化检验技术就是以物理、化学的基础理论与方法，特别是现代的仪器分析理论与技术为手段，检验分析环境因素中与人体健康密切相关的物质种类和数量的一门学科。与微生物检验同属卫生检验范畴，是预防医学中的一门重要学科，可用于环境卫生监测、食品营养成分的检测、食品卫生的监测、劳动卫生的监测、生物材料的监测等。

通过卫生理化检验，可初步阐明环境中各种物理、化学因素对人体的影响程度，为制订各类卫生标准和采取卫生措施提供科学依据，还可用来检验其检测的对象是否符合相应的卫生标准及评价已采取卫生措施的效果。因此，卫生理化检验是开展疾病控制、卫生管理和环境保护工作的一项极为重要的手段。

第一节　卫生检验概述

一、卫生理化检验的内容

（一）卫生理化检验的分类

1. 根据研究领域分类

（1）营养与食品卫生检验：研究对象为食品，主要检验其中与营养和卫生有关的化学物质，其目的是为人们食用富含营养、安全卫生的食品提供保证。

（2）环境卫生检验：研究对象为人们日常生活所接触的自然环境，包括大气、水、土壤、生活区和公共场所等，主要对其中与人体健康有关的物理、化学因素的种类和数量进行检验。其目的是为人们获得安全、卫生的生活环境提供依据。

（3）劳动卫生检验：研究对象为劳动环境及其对机体的影响，主要检验劳动者在工作中所接触到的化学物质的种类和数量及有毒有害物质进入体内的代谢产物。其目的是为改善劳动条件、控制职业病防治提供科学依据。

2. 根据检验对象分类　可分为水质检验、食品检验、空气检验、土壤与底质检验、化妆品检验、生物材料检验。

3. 根据检验的性质分类　可分为监督检验、鉴定检验和委托检验。

（二）卫生理化检验工作的一般程序和要求

（1）样品的采集：简称为采样。

（2）样品分析前处理。

（3）样品分析。

（4）检验结果的报告。

二、卫生理化检验常用的分析方法

（一）感官检查法

（二）物理检查法

（三）化学分析法

（1）定性分析：常用于毒物分析。

（2）定量分析

1）重量分析：可分为挥发法、萃取法、沉淀法、吸附阻留法。

2）滴定分析法：可分为酸碱滴定法、沉淀滴定法、氧化还原滴定法、配位滴定法。

（四）物理化学分析法（仪器分析法）

常用的物理化学分析法有：①电化学分析法：电位分析法、电导法、极谱分析法；②色谱法：薄层色谱法、气相色谱法、高效液相色谱法；③光化学分析法：紫外-可见分光光度法、原子吸收分光光度法、荧光分析法、比浊法。

1. 比色法 以生成有色化合物的显色反应为基础，通过比较或测量有色物质溶液颜色深度来确定待测组分含量的方法。比色分析对显色反应的基本要求是：反应应具有较高的灵敏度和选择性，反应生成的有色化合物的组成恒定且较稳定，它和显色剂的颜色差别较大。选择适当的显色反应和控制好适宜的反应条件，是比色分析的关键。常用的比色法有2种：目视比色法和光电比色法。

2. 分光光度法 通过测定被测物质在特定波长处或一定波长范围内光的吸光度或发光强度，对该物质进行定性/定量分析的方法。在分光光度计中，将不同波长的光连续地照射到一定浓度的样品溶液时，便可得到与不同波长相对应的吸收强度。如以波长（λ）为横坐标，吸收强度（A）为纵坐标，就可绘出该物质的吸收光谱曲线。利用该曲线进行物质定性、定量的分析方法，称为分光光度法，也称为吸收光谱法。分光光度法的应用光区包括紫外光区、可见光区、红外光区。其波长范围分别为：200～400nm 的紫外光区，400～760nm 的可见光区，2.5～25μm 的红外光区。

3. 原子吸收光谱法（atomic absorption spectroscopy，AAS） 又称原子吸收分光光度法。是利用气态原子可以吸收一定波长的光辐射，使原子中外层的电子从基态跃迁到激发态的现象而建立的。由于各种原子中电子的能级不同，将有选择性地共振吸收一定波长的辐射光，这个共振吸收波长恰好等于该原子受激发后发射光谱的波长，由此可作为元素定性的依据，而吸收辐射的强度可作为定量的依据。AAS 现已成为无机元素定量分析应用最广泛的一种分析方法，主要适用样品中微量及痕量组分分析。分为火焰原子吸收光谱法、石墨炉原子吸收光谱法、氢化物发生原子吸收光谱法和冷原子吸收光谱法。

4. 色谱法 色谱法（chromatography）又称“色谱分析”、“色谱分析法”、“层析法”，是一种分离和分析方法。色谱法中有 2 个相，一个是流动相，另一个是固定相。利用不同物质在不同相态的选择性分配，以流动相对固定相中的混合物进行洗脱，混合物中不同的物质会以不同的速度沿固定相移动，最终达到分离的效果。如果用液体作流动相，就称为液相色谱，用气体作流动相，就称为气相色谱，在分析化学、有机化学、生物化学等领域有着非常广泛的应用。

气相色谱法（gas chromatography，GC）是色谱法的一种，具有高效能、高选择性，高灵敏度、快速和应用范围广等特点。

液相色谱法的分离原理是基于混合物中各组分对两相亲和力的差别。根据固定相的不同，液相色谱分为液固色谱、液液色谱和键合相色谱。应用最广的是以硅胶为填料的液固色谱和以微硅胶为基质的键合相色谱。根据固定相的形式，液相色谱法可以分为柱色谱法、纸色谱法及薄层色谱法。按吸附力可分为吸附色谱、分配色谱、离子交换色谱和凝胶渗透色谱。近年来，在液相柱色谱系统中加上高压液流系统，使流动相在高压下快速流动，以提高分离效果，因此出现了高效（又称高压）液相色谱法。

高效液相色谱法（high performance liquid chromatography，HPLC）又称“高压液相色谱”、“高速液相色谱”、“高分离度液相色谱”、“近代柱色谱”等。高效液相色谱是色谱法的一个重要分支，以液体为流动相，采用高压输液系统，将具有不同极性的单一溶剂或不同比例的混合溶剂、缓冲液等流动相泵入装有固定相的色谱柱，在柱内各成分被分离后，进入检测器进行检测，从而实现对试样的分析。该方法已成为化学、医学、工业、农学、商检和法检等学科领域中重要的分离分析技术。

5. 电化学分析法　利用物质的电化学性质来进行分析的方法，称为电化学分析法。常用的电化学分析法有电位分析法、示波极谱法、电导法等。

（1）电位分析法：是利用物质的电化学性质进行分析的一大类方法。用一个指示电极和一个参比电极，或者采用两个指示电极，与试液组成电池，然后根据电池的电动势的变化或指示电极电位的变化进行分析的方法，称为电位分析法。

（2）极谱分析法：极谱分析是电解分析的一种，它是以测定电解过程中所得电压-电流曲线的特性参数（如波高、半波电位）来进行电活性物质定性和定量的分析方法。目前已发展了一些新的极谱分析方法，如示波极谱法、方波极谱法和脉冲极谱法、催化示波法等。

（3）电导法：常作为检测水的纯度的理想方法，还可测定弱电解质的解离常数，用作液相色谱检测器、电化学监测器等。

三、样品分析前的常用处理方法

1. 有机质分解法　本法适用于金属元素和某些非金属元素的测定，又分为干法分解和湿法分解。

（1）干法，又称灰化法，可用于铅、铜、锌、铬、铁等金属元素，但不适用于砷、汞等元素测定。其操作步骤可分为：炭化、灰化、溶解。注意事项：炭化时注意调节温度，以防样品溅出；灰化通常选用 500～550℃灰化 2h，或 600℃灰化 0.5h；加助灰化剂可加速有机物的氧化。常用的助灰化剂有硝酸铵、硝酸镁、硝酸钠、过氧化氢等。

（2）湿法，又称消化法，是在样品中加入氧化性强酸（如硝酸、浓硫酸、高氯酸等），有时还加入一些强氧化剂（如高锰酸钾、过氧化氢等）或催化剂（如硫酸铜、硫酸汞、五氧化二钒等），以加速有机物的氧化分解，使待测组分以离子形式留存于溶液中，供进一步检测。

2. 溶剂提取法 根据样品的形态可分为浸渍法和萃取法。

（1）浸渍法：利用液体溶剂浸泡固体样品，将其中要分离的组分溶解，以达到提取分离的目的。常用的溶剂有水、酸性或碱性水溶液及乙醚、乙醇、丙酮、氯仿、苯、石油醚等有机溶剂。

（2）萃取法：当样品为液体时，用萃取法来提取要分离的组分。萃取剂常是有机溶剂。

3. 挥发分离法

（1）气化法：利用被测物质在常温下具有的挥发性，通过加热等方法使被测组分挥发逸出，然后根据试样减少的质量计算出该组分的含量。

（2）蒸发法：是在低温加热的条件下，使挥发性组分气化逸出，达到与其他组分分离的目的。

（3）蒸馏法：分为直接蒸馏法（又称常压蒸馏法）、水蒸气蒸馏法（适用于具有一定蒸气压而沸点较高的组分的分离）、减压蒸馏法（适用于高沸点、易分解的有机化合物的蒸馏分离）。

（4）升华法：是利用固体样品中待测组分具有升华的性质，通过加热使其升华成气态后再冷凝，达到与其他组分分离的目的。

（5）顶空法：利用待测组分的挥发性，在密闭的容器中，通过适当加温或结合通入氮气的方法，使其从样品溶液中挥发出来，再进行测定。

4. 其他处理方法 如沉淀法、吸附法、透析法、离子交换法等。

第二节 水质理化检验

一、水质理化检验概述

水是人类赖以生存的最重要、最基本的物质之一。它参与一切生物的机体活动，与人类的生产生活息息相关。水中含有的物质种类与数量决定了水质的好坏，也决定了水的用途。水质检验的任务就是了解水的物理性状、化学性质、微生物等特性，即确定水中所含物质的种类和数量。检验的结果首先可用于选择合适的生活和生产用水的水源，并为采取净化措施提供依据；其次是用来鉴定经净化处理的水质是否符合生活饮用水卫生标准或某些工业用水标准的要求；再次是用于判断水源受工业污染的程度，并为采取废水处理措施和制订废水排放标准提供科学依据。

1. 水及水环境组成 天然水，不是纯净水，是溶解了很多天然物质的水溶液。一般天然水中的天然溶解物主要有 8 种离子，即 Na^+、K^+、Ca^{2+}、Mg^{2+}、Cl^-、SO_4^{2-}、SiO_3^{2-}、HCO_3^-等。天然水体（水环境），被水覆盖地段的自然综合体，称为天然水体。它不仅包括水，而且包括水中悬浮物、底泥和水中的生物群落等其他所有因素。水体分为海洋水体、陆地水体、地上水体、地下水体等不同区域和类型。水体大至海洋小至池塘。

一般天然淡水含有 3 类物质：溶解性物质、胶体物质、悬浮颗粒。监测多限于水层，是水环境的一部分，底泥和生物群落的监测仅限于科研。根据地表水水域使用的目的和水域中的保护目标将水资源划分为 5 类：Ⅰ类适用于源头水和国家自然保护区。Ⅱ类适用于集中式生活饮用水水源地一级保护区、珍贵鱼类和鱼虾产卵。Ⅲ类适用于集中式生活饮用水水源地二级保护区，一般鱼类保护区和游泳池。Ⅳ类适用于一般工业用水区和人体非直接接触的娱乐用水区。Ⅴ类适用于农业用水区和一般观景要求水域。

2. 水污染　水体因某种物质的介入，导致其物理、化学、生物或放射性等方面特征的改变，从而影响水的有效利用，危害人体健康，破坏生态环境，造成水质恶化的现象称为水污染。水污染危害人体健康，影响工农业和水产业的发展，破坏生态平衡。

优先控制污染物：①均有毒性，与人体健康密切相关，对环境和健康的危害具有不可逆性；②生物降解困难，在环境中有长效性；③在水中含量低，多为 μg/L 乃至 ng/L 水平。

凡向水体排放或释放污染物的来源和场所都称水体污染源，包括自然污染源和人为污染源。水体的自净能力，是指水体通过物理、化学、生物等的综合作用，使进入水体的污染物逐渐分解破坏，恢复到污染前的状态，水体的这种能力称为水体的自净作用。自净容量，是指水体通过自净作用而使其不受污染所能承受的污染物的量。超过该限度，就会发生水污染。

3. 水质　是指水及其中杂质共同表现出来的综合特征。衡量水中杂质的具体尺度称为水质指标，各种水质指标表示出水中杂质的种类和数量，由此可以判断水质的优劣及是否符合要求。有些水质指标是利用某一类杂质的共同特性，间接反映其含量。如有机物可用容易被氧化的共同特性作为综合指标。

水质理化检验的意义：①评判水体是否符合某种用途的要求；②防止发生急慢性中毒和疾病蔓延，保护人群健康；③检查执行标准情况；④为污染治理提供依据；⑤水质理化检验是了解水质状况的主要手段，只有通过水质理化检验，才能提供各水质指标的具体数据，借此以判断水质是否符合要求。

水质理化检验特点主要有：测定对象多变、待测成分含量变化大、干扰严重、可供选择的方法多等。

选择分析方法的原则：①考虑选择标准分析方法；②应根据待测成分在样品中的含量水平选择，优先考虑那些不需富集的测定方法；③应考虑共存成分的影响；④还需注意测定方法的定量浓度范围尽量宽；⑤方法灵敏度能满足定量要求；⑥抗干扰能力强、特异；⑦方法稳定，操作方便；⑧方法易于普及；⑨试剂无毒或毒性较小。

水质理化检验的常用测定方法有容量法、光度法、原子吸收法、极谱法、气相色谱法、高效液相色谱法等。

常量分析：固体试样质量＞100mg，液体试样体积＞10ml，其他的有半微量分析、微量分析、超微量分析等。

常量组分分析是指试样中待测成分含量＞1%，微量：0.01%～1%，痕量：＜0.01%。

水质理化检验结果表示为以下几点。

（1）物理指标均按统一规定的国际单位名称表示。如水温以℃表示；有些物理指标也按其特定的单位表示，如色度、浑浊度均用特定的度表示。

（2）有毒有害物质多以 mg/L 表示；有时其含量太低，也可用 μg/L、ng/L 表示，mg/L（ppm）、μg/L（ppt）ng/L（ppb）。

（3）有些指标的测定结果不仅与水样中待测成分含量有关，而且与选择的定量方法有关，因而对这些指标的测定结果应尽量表明测定的内容。例如，铁可以以亚铁、高铁、悬浮态等形式存在，由于采用的分析方法不同，所得的定量结果当然也不同。因此，结果可记为Fe（Ⅱ）、Fe（Ⅲ）、酸溶性铁等，以此表明其存在形态。

（4）有些指标规定用某些化合物的量表示，但并不意味着是以这种形式存在。如现在国际上通用的硬度规定以 $CaCO_3$ 1mg/L 为 1 度并不意味着水中的钙和镁离子全部是以 $CaCO_3$ 形式存在的。

测定结果应以适当的有效数字表示：①重量分析法由于准确度为 $1/10^4$g，因此，有效数字应保留至小数点后第 4 位；②容量分析法由于准确度为 1/100ml，因此，有效数字应保留至小数点后第 2 位；③分光光度法由于仪器性能、读数误差等，一般取 2～3 位有效数字；④一个测定方法常几种方法都有应用，首先是各记各的，最后测定结果以标准值的位数为准。

二、水样的采集、保存与处理

1. 采集水样的质量要求：

（1）水样的代表性，是采集样品阶段的核心问题。

（2）从采样到分析期间要采取一切措施以保证样品各组分的浓度不发生改变。

2. 盛水容器 ①聚乙烯塑料，多适合分析无机组分，如金属；②硬质玻璃器皿，多适合分析有机组分，如油类。

3. 采样量 检测项目的 120%～130%，多次采样应混合后再装入样品容器。

4. 采集水样前 应用所采水体的水冲洗 2～3 次再装水样。

5. 水样保存的目标 是减少样品组成的变化。

6. 保存方式 视水样的质量、检验项目的要求而定：①冷藏，用于易受微生物分解、易氧化而发生变化的水样，可在冷库、低温室等阴暗处（<4℃）保存；②加微生物抑制剂，可加如氯化汞、苯、甲苯、氯仿和硫酸铜等防腐剂，以抑制微生物的作用；③加酸、碱调节 pH，加硝酸酸化至 pH<2 保存，可减少低价金属离子的水解和与容器壁发生吸附或离子交换等作用。高价金属离子，特别是含氧酸根阴离子在酸性中也可发生变化，应在中性或弱碱性中保存；④过滤、离心；⑤加氧化剂或还原剂。

7. 样品预处理目的 ①制备成仪器所需的样品形式；②提高待测成分的相对含量，减少共存成分的干扰。

8. 预处理方法评价 回收率，是在试样中加入一定量的标准物质，经分离富集后，测得的标准物质的量和加入标准物质的量的比值即为回收率。多数情况下希望回收率在 90%～110%，如果待测成分含量很低，回收率也允许在 80%～120%之间或范围更宽。富集效率是指富集到待测组分的量与待测组分总量之比。常用富集系数或富集倍数来评价。

9. 常用的预处理方法 萃取技术、固相富集、沉淀分离等。

三、一般理化检验指标

1. 水温 只能现场测定，同时要测气温。水层浅时只测表层水温，水层深则应分层次测定，用深水温度计或颠倒温度计，装在颠倒采样器上使用。

2. 臭和味　臭是由具有挥发性的有机物引起；味则是由不易挥发的无机盐造成。但这种区分不是绝对的。臭和味属于感官检测项目，只能用文字描述臭和味的性质，用适当的词语描述强度，判断等级。其检测对于水体是否被污染及主要污染物的判断及评价水处理效果和追踪污染源都有实际意义。

3. 色度　测定水的色度指在一定的程度上显示水的污染及污染的程度，为其他测定项目或者水处理提供依据。水的色度有真色和表色之分。

真色是指除去悬浮物后，溶解于水中的组分所表现出来的颜色。表色是由悬浮物和溶解性物质共同表现出来的颜色。色度是指水中的溶解性物质或胶体状物质所呈现的类黄色乃至黄褐色的程度。

测定水的色度采用标准比色法，通常采用氯铂酸钾和氯化钴配制标准比色液。在色度测定时，要去除水样中的悬浮物，可采取离心沉淀法、静置澄清法、滤膜（通过孔径 0.45μm 的滤膜）过滤法，但不能用滤纸过滤水样，因为滤纸能吸附有色物质，改变色度，影响测定结果。其结果以度数表示。该法只适用于较清洁，且具有黄色色调水样色度的测定。常用于天然水和饮用水的测定。

4. 浑浊度　是表示水样浑浊程度的量度，反映的是悬浮颗粒对光的散射和吸收的特性，是一个综合的光学效应。它不仅和悬浮物在水中的含量有关，而且和悬浮物颗粒大小、形状、折光指数及入射光波长有关。测定水的浑浊度可在大体上了解微生物和其他污染物的含量，对水质净化处理具有指导意义。浑浊度测定结果以福尔马肼散射浊度单位（NTU）表示。

在检测时，当对水样浑浊度测定精度要求较高时，可用浊度仪进行比浊测定；水样浑浊度过高时，应将水样稀释后再比浊，结果乘以稀释倍数。浑浊度的单位以度表示。1mg SiO_2/L 为 1 度，生活饮用水浑浊度不超过 1 度，特殊情况不超过 5 度。

5. 电导率和溶解性总固体　总固体指一定体积的水样在一定温度下蒸干、烘烤所得到的固体物质的总量，简称总固体。可分为溶解性固体（无机盐和少量有机物）和悬浮固体。

溶解性固体，水经过滤后在一定温度下烘干所得的固体残渣。其含量可近似表示水中的含盐量，也称矿物度，也可表示为水中各种阳离子的量和阴离子的量的总和。

电导，电解质溶液和金属导体一样，能够导电，其导电能力的强弱叫电导。电导是电阻的倒数，其数值与阴离子和阳离子的总和及溶解性固体的量有密切关系。电导可以反映水中电解质的含量、可以检验天然水中可溶性矿物质的总浓度，以此来反映水受矿物质污染的程度，检查蒸馏水或去离子水的纯度，对核化学分析的结果和估计进行化学分析时应取的水样。

6. pH　天然水的 pH 多为 6.5～8.5。影响水的 pH 的常见因素有：大气中二氧化碳、酸雨、工业三废、生活污水、粪便污染等。pH 改变常提示水被污染。pH 既是水质检验中的重要指标，又是其他检验项目中必须测定的参数，其测定最好在采样后现场进行。

7. 总硬度　是指水中除钠、钾等碱金属以外全部金属离子浓度的总和。粗略等于钙、镁离子浓度的总和。钙、镁在水中主要以重碳酸盐、碳酸盐、硫酸盐、氯化物和硝酸盐的形式存在，因此硬度可按其存在形式不同分为①总硬度，是指钙、镁的总浓度；②碳酸盐硬度，是总硬度的一部分，主要为水中的钙、镁的重碳酸盐和少量碳酸盐所形成的硬度，可用煮沸的方法来消除，又称暂时硬度。当水煮沸时，钙、镁的重碳酸盐分解生成沉淀，从而降低水的硬度；③非碳酸盐硬度，是总硬度的另一部分，水中钙、镁的硫酸盐、氯化物、硝酸盐，它们在常压下不能用煮沸的方法消除，又称为永久硬度。

对硬度的表示方法，各国有不同的规定，但目前较统一的是用每升水中$CaCO_3$的 mg 数表示，规定每升水中含有 1mg 碳酸钙为 1 度。硬度的检测方法：乙二胺四乙酸二钠滴定法。

8. 酸度和碱度　水的酸度是指水样中所有能与强碱发生中和反应的物质的总量。构成水酸度的物质主要为①强酸，如盐酸、硫酸和硝酸等；②弱酸，如碳酸、氢硫酸及各种有机酸等；③强酸弱碱盐，如三氯化铁、硫酸铝等。

酸度的测定常采用容量法，滴定终点一般规定为 pH8.3 和 pH3.7，这是根据习惯使用酚酞和甲基橙作为指示剂的变色终点。由于使水样呈酸性的物质种类较复杂，不易分别测定，所以酸度的结果是表示与强碱起反应的酸性物质的总量。

水的碱度是指水中能与强酸发生中和作用的物质的总量。通常可将碱度分成 3 类：①重碳酸盐碱度，由水中钙、镁等的碳酸氢盐组成；②碳酸盐碱度，由水中钾、钠等的碳酸盐组成；③氢氧化物碱度，由水中钾、钠等的氢氧化物组成。天然水中大都有钙、镁的重碳酸盐和（或）碳酸盐存在，因此通常都呈弱碱性。

碱度的表示方法：以相当的碳酸钙的含量表示，其浓度为 1mg/L 时为 1 度。水的碱度形成的原因主要有：①氢氧化物单独存在；②氢氧化物与碳酸盐同时存在；③碳酸盐单独存在；④碳酸盐与碳酸氢盐同时存在；⑤碳酸氢盐单独存在。

四、无机污染指标

（一）氟

氟主要为离子状态；若有铝、铁等金属离子共存时则主要为稳定的络离子，它们均为溶解态，易随水流而迁移；与钙离子作用，可产生CaF_2沉淀，使水中的氟发生从水层到沉积物的迁移。测定水中的氟时通常要将氟与干扰物分离，一般采用蒸馏分离法。

检测方法有氟离子选择电极法、氟试剂光度法、茜素磺酸锆光度法和离子色谱法，常用离子选择电极法，该法选择性好、操作简便快速和适用范围宽，水样不需要蒸馏处理，适于测定氟含量为 0.05～1900mg/L 的水样。

（二）氰化物

氰化物主要以 2 种形式存在，即无机形式和有机形式，其中无机形式主要有：①简单氰化物，如 HCN、KCN、NaCN，易游离出 CN^-，毒性很大；②配合氰化物形式，如$[Zn(CN)_4]^{2-}$、$[Cd(CN)_4]^{2-}$、$[Fe(CN)_6]^{3-}$等，它们的解离度小，不易形成游离 CN^-，毒性也比简单氰化物的毒性小。有机形式主要有丙烯氰、乙氰等，可溶于水。丙烯氰在一定条件下可转化为游离氰基，毒性也较大。另外，其他形式的氰化物还有氯化氰（CNCl）、硫氰酸盐（CNS^-）等。

水中氰化物的测定方法有容量法、分光光度法、催化法、离子选择电极法和离子色谱法等。

（三）硒

硒为动物和人体的必需元素。是谷胱甘肽过氧化酶的重要组成成分，也是一种与电子传递有关的细胞色素的成分。摄入不足可产生高血压引起的心脏病、克山病、癌症、蛋白质营养不良等多种疾病，对镉、汞、砷的毒性有拮抗作用。过量摄入可造成中毒，急性中毒时患者有头痛、乏力、恶心、呕吐、腹痛、腹泻等症状，严重者可发生肝损害以至呼吸衰竭。

水环境中的硒主要来源于矿物风化和工业废水，为变价元素，其主要价态为–2、0、+2、+4 和+6。水中的硒主要为+4 和+6 价的无机硒和少量的有机硒。硒的测定方法很多，如光度法、原子吸收法、气相色谱法、荧光法和极谱法等。

（四）金属污染物

金属污染物的特点主要是：污染来源多，污染范围宽，污染后难于治理，不易为生物降解和具有生物食物链富集作用。水中金属含量测定最常用的方法是原子吸收法。

1. 铬　天然水中铬的含量很低，通常＜10μg/L。水中的铬主要以三价和六价的形式存在，在强酸性环境中不存在六价的铬化合物。当 pH=2 时水中六价铬转化为三价铬。在弱酸性与碱性条件下三价铬转化为六价铬。可见当 pH 等条件改变时，Cr（Ⅲ）和 Cr（Ⅵ）可以相互转化。同时，在温度、氧化还原物质浓度改变时也可发生这种 Cr（Ⅲ）和 Cr（Ⅵ）的相互转化。可以用二苯碳酰二肼（DPC）分光光度法测定总铬和六价铬[Cr（Ⅵ）]。

2. 汞　汞及其化合物的毒性及危害为有机汞＞无机汞＞高价汞＞低价汞＞离子汞＞元素汞。各种形态的汞中，以低烷基汞的毒性最强。测定方法主要为冷原子吸收光谱法。

3. 铁　是一种人体必需元素，多数生物体都需要铁，是地壳中含量最丰富的金属，其丰度约为 5%，也是使用最早和应用最广的金属。铁在水环境中可以以多种形态存在：深层地下水中主要以低价态存在。当其与空气接触时，可被氧化成高价态铁。测定铁的方法较多，其中比色法和原子吸收法是最常用的 2 类方法。在比色法测铁中，二氮杂菲比色法应用最广。

4. 锰　是一种人体必需元素，它有许多重要的生理功能，可能与癌肿和心血管疾患有关。测定水中锰的方法主要有过硫酸铵比色法和原子吸收光谱法 2 种，过硫酸铵比色法是法定测锰的经典方法。

5. 铜　为人体必需元素，它对血红蛋白的合成，结缔组织代谢及某些酶的活性均有重要作用。铜缺乏时，会引起贫血、腹泻和味觉减退等症状；但过量摄入铜也对人体有害，过量摄入可造成胆汁泄铜功能紊乱，引起组织中铜储留。铜主要由食管进入机体，储存于肝、心、脑、肾和肌肉中，主要经胆汁排泄。

含铜工业废水是水中铜的主要污染源，冶金、电镀、化工、染料、造纸、制革、制药、纺织、肥料、炼油等工业废水中均含有铜。铜也是水中常见的金属污染物之一。水中的铜可用原子吸收光谱法和二乙氨基二硫代甲酸钠比色法测定。

6. 锌　也是人体必需元素。其主要作用是构成碳酸酐酶的成分，对机体组织呼吸过程及核糖核酸、脱氧核糖核酸、蛋白质的合成等，都起着重要作用，也参与羧肽酶和谷酰胺脱氢酶的结构和功能。缺锌可引起发育迟缓，过量摄入也有害健康。锌增多可引起铜的缺乏，出现细胞色素氧化酶和肝脏过氧化氢酶的活性降低。

工业废水同样是水中锌的主要污染源，冶金、电镀、化工、涂料、造纸、肥料、炼油等工业废水都含有锌，管道系统也是饮用水中锌的主要来源之一。火焰原子吸收光谱法是锌测定的首选方法。此法简便、快速、灵敏，干扰也很少，对有些水样可直接测定。

7. 铅 在地球上分布很广，在自然环境中多以硫化物形式存在，并常与锌、铜等元素共存。铅污染主要来源于人类社会活动。环境中的铅主要通过消化道，其次从呼吸道和皮肤进入人体。主要累积在神经、造血、消化、心血管等系统。临床表现为幼红细胞和血红蛋白减少性贫血、神经炎、肾损害、腹绞痛、铅中毒性脑病等。水中铅的测定方法较多、主要有萃取-火焰原子吸收光谱法、氢化物发生原子吸收光谱法、石墨炉原子吸收光谱法和示波极谱法等。

（五）硫化物

天然水中通常不含硫化物，但受到生活污水或造纸、石油、印染、制革、炼焦、煤气等工业废水污染的天然水则常含硫化物；地下水，特别是一些温泉水也常含硫化物。水中的硫化物可能存在的主要形态有：溶解的 H_2S、HS^-、S^{2-}、金属硫化物及含硫有机物等。水中硫化物可以以总硫化物和溶解性硫化物的形式检出，结合水样的 pH，还可计算出水中的游离 H_2S。总硫化物是指包括溶解的 H_2S、HS^-、S^{2-}和以悬浮状态存在的酸溶性金属硫化物及不溶于酸的金属硫化物如 CuS。溶解的硫化物是指在混凝或沉淀除去悬浮物后剩余的硫化物。水中检出硫化物往往说明水质已受到严重污染。硫化物对人体的毒性在于它与氧化型细胞色素的高价铁离子结合，使酶失去活性，影响细胞氧化过程，造成组织缺氧。硫化氢为强烈的神经毒物，对黏膜有明显的刺激作用，是造成城市排水系统管道维修工人丧命的罪魁祸首。

因水样中常含有呈色物、悬浮物、亚硫酸盐、硫代硫酸盐、硫醇、硫醚及一些还原性物质，影响碘量法或亚甲蓝法的测定，因此水样应进行预处理。常用的预处理方法有沉淀或吹气分离、离子交换法等。

多数仪器分析方法，如比色法、离子色谱法、间接原子吸收法、离子选择电极法、极谱法等均可用于硫化物的测定。目前测定硫化物最常用的方法首推亚甲蓝分光光度法，它具有灵敏度高、选择性好等优点，其次为离子色谱法和极谱法。

（六）余氯

氯以单质或次氯酸形式加入水中消毒，经过水解生成游离性有效氯。与细菌作用，同时还要氧化水中的有机物和还原性无机物。其需氯的总量称为需氯量。为了保证其消毒效果，加氯量必须超过需氯量，使在氯化和杀菌后还能剩余一部分有效氯。加入的氯经过一定时间的接触后，水中所剩余的氯称为余氯。

余氯分为游离性余氯和化合性余氯 2 种。游离性余氯包括含水分子氯、次氯酸和次氯酸盐离子等形式，其间的相对比例决定于水的 pH 和温度。水中余氯来源主要是饮用水或污水中加氯以杀灭或抑制微生物，电镀水中加氯以分解有毒的氰化物。

测定余氯可根据不同情况分别采用：①碘量法，适于测定余氯含量较高的水样（余氯量≥1mg/L）；②DPD-硫酸亚铁铵滴定法（*N,N*-二乙基对苯二胺-硫酸亚铁铵滴定法），可分别测定游离性有效氯、一氯胺、二氯胺和三氯化氮；③DPD 比色法，适于测定余氯量较低的水样。

（七）磷和磷酸盐

磷在自然界中分布很广，天然水和废水中的磷，几乎都以各种磷酸盐的形式存在，它们分别是正磷酸盐、缩合磷酸盐（焦磷酸盐、偏磷酸盐和多磷酸盐）和与有机物结合的有机磷化合物，存在于溶液和悬浮物中。磷是生物生长的必需营养元素之一，水质中含有适度的磷营养元素会促进生物和微生物的生长，但水体中磷含量超过 0.2mg/L 就会造成危害。

磷的水样不稳定，最好采集后立即测定，这样试样可能的变化最小。水中磷的测定一般包含 2 个步骤，先是用合适的方法将要测定的各种形式的磷转化为可溶性磷酸盐，然后再用比色法测定可溶性磷酸盐含量。可溶性磷酸盐的分析方法是基于酸性条件下。磷酸盐与钼酸铵或钒酸铵（或同时存在酒石酸锑锌）生成磷钼杂多酸，再用还原剂（维生素 C 或氯化亚锡）还原成蓝色络合物进行光度法测定。目前常用的是钼酸铵（钼蓝）法。

五、有机污染指标

水中的污染物较为复杂，有无机物、有机物、微生物等，其中有机污染物种类繁多，很难对其一一定性定量检测，因此通常采用综合项目指标来间接反映水体受到有机污染的状况，即测定“三氧”、“三氮”、总有机碳、总需氧量、紫外吸收等数种。

三氧指标是指化学需氧量（chemical oxygen demand，COD）、生化需氧量（biochemical oxygen demand，BOD）和溶解氧（dissolved oxygen，DO）。三氮指标指氨氮（NH_3-N）、亚硝酸盐氮（NO_2^--N）、硝酸盐氮（NO_3^--N）。

（一）溶解氧

溶解于水中的单质氧，称为溶解氧，以氧的 mg/L 来表示。

水中溶解氧的含量与环境因素、水体理化性质和生物学特性有关。空气中的氧分压、大气压和水的温度，均可影响水中溶解氧的含量。氧在水中的溶解度随空气中的氧分压和大气压的增加而升高，随水温的升高而降低。

水中溶解氧的含量与有机污染有密切关系。如水体受到易于氧化的有机物污染，有机物分解要消耗氧，可使水中溶解氧逐渐减少，当氧化作用的耗氧速度超过水体从空气中吸收氧的速度时，水中溶解氧不断减少，甚至接近于 0。此时，厌氧性微生物迅速生长繁殖，有机物发生腐败作用，使水质恶化发臭。因此，测定水中溶解氧，可间接反映水体受有机物污染的状况。同时，也可以看出水中溶解氧含量越高，有机物越容易被分解和破坏，水体就越容易达到自净，所以，测定水中溶解氧，又可反映水体自净能力和自净速度的大小。值得注意的是，有机污染不久的水体，其溶解氧不会立即发生大的变化。

测定溶解氧水样的采样原则是避免产生气泡，防止空气混入。所以要用溶解氧瓶或具塞磨口瓶采集。测定溶解氧的方法主要有碘量法、薄膜电极法和电导测定法。碘量法适用于测定水源水、地面水等较清洁的水样，是目前常用的测定溶解氧的方法。薄膜电极法和电导测定法可测定颜色深、浊度大的水样，常用于江河水、湖泊水、排水口污水和废水中溶解氧的测定。

（二）化学耗氧量

水中还原性物质，在规定条件下，被氧化剂氧化时所消耗的氧化剂的量换算成相当于氧的量叫化学耗氧量，以氧的 mg/L 表示。

水中还原性物质主要是有机物，如碳水化合物、蛋白质、油脂、氨基酸、脂肪酸、酯类、腐殖质等。它们主要来源于动植物的分解及生活污水和工业废水的排放，是用来间接评价水体受有机物污染状况的综合指标之一。

测定 COD 的水样，最好用玻璃瓶采集，塑料瓶恐有有机物溶出。采集的水样应尽快测定，测定方法常用重铬酸钾法和酸性高锰酸钾法，分别记作 COD_{Cr} 和 COD_{Mn}。酸性高锰酸钾法适用于较清洁的水样，如饮用水、水源水等和测定生化需氧量时估计稀释倍数；重铬酸钾法适用于较复杂的工业废水和生活污水。在酸性高锰酸钾法和重铬酸钾法的基础上建立起来的氧化还原电位滴定法和库仑滴定法，配以自动化的检测系统，制成的 COD 测定仪，已广泛应用于水质 COD 的连续自动监测。

（三）生化需氧量

生化需氧量是指水中的有机物在好气性微生物的作用下，进行生物氧化分解所消耗的氧量，以氧的 mg/L 表示。

有机物在水中发生的生物氧化反应包括完全氧化和不完全氧化，完全氧化可彻底将有机物氧化为 CO_2 和 H_2O；不完全氧化则生成其他有机物及小分子物质，如色氨酸在不完全氧化时可生成吲哚、丙酮酸盐和 NH_3 等。

有机物在好气性微生物作用下的生物氧化的显著特点是吸收 O_2，呼出 CO_2。吸收的 O_2 越多，则表明水样中被氧化分解的有机物的量就越多。因此可以根据生物氧化反应吸收的 O_2 量来间接衡量水体中有机物的含量。BOD 是水中有机物污染监测必不可少的指标，也是工业废水处理设施设计和效果判断的重要依据。

用 BOD 来衡量有机污染程度时，最好能测出有机物完全氧化分解所消耗的氧气量，但有机物在水中的生物氧化分解是一个极其缓慢的过程，除研究上用外，没有实际应用价值。通常使用的方法都是在规定条件下测定一定时间内的生化需氧量，以此来衡量有机物污染的程度。BOD 的测定方法主要有标准稀释法和其他一些仪器检测法。标准稀释法是测定水样或稀释水样培养前的溶解氧和在 20℃培养 5 天后的溶解氧，根据培养前后溶解氧之差和稀释倍数算出水样 BOD 值。一般连续培养 5 天，因此称为五日生化需氧量 BOD_5。

（四）氨氮（NH_3-N）

进入水体的有机物，有相当一部分是含氮有机物，如蛋白质类、羧氨酸类、核酸类和尿素等，这些物质在水中受微生物的氧化作用而发生分解：蛋白质→多肽→氨基酸→氨→亚硝酸盐→硝酸盐；尿素→氨→亚硝酸盐→硝酸盐。

随着分解过程的进行，有机氮化合物不断减少，无机氮化合物逐渐增加。无氧条件下分解过程的最终产物是氨，若在有氧条件下，氨进一步被微生物转化为亚硝酸盐和硝酸盐。这种含氮化合物由复杂的有机氮化合物逐步转变为亚硝酸盐和硝酸盐的过程，称为无机化作用。随着无机化作用的进行，水中有机氮化合物不断减少，微生物的营养不断减少，进入水体中的微生物也逐渐消亡。因此，测定水体中各类含氮无机物的含量，有利于掌握水体受有机物污染的状况，了解水体的自净能力并对水质进行卫生学评价。水体中的无机氮化合物主要有氨氮（NH_3-N）、亚硝酸盐氮（NO_2^--N）和硝酸盐氮（NO_3^--N），习惯上简称三氮。虽然氨、亚硝酸盐和硝酸盐均属于无机污染物，但除一些特殊废水污染外，水中的

NH_3-N、NO_2-N 和 NO_3^--N 主要来自于含氮有机物的分解和粪便污染，所以三氮可以作为评价水体有机污染程度和自净能力的指标。

氨氮包括游离氨和铵盐 2 种形式。地表水中的氨氮常是微生物氧化分解有机物的产物，可作为水污染卫生学评价的指标。检测时，最好在采样后立即加入显色试剂，在 24h 内测定吸光度。常用的检测方法有纳氏比色法，酚盐比色法和氨选择电极法。其中纳氏比色法是测氨的经典方法，被很多国家列为标准方法。

（五）亚硝酸盐氮（NO_2^--N）

亚硝酸盐是含氮有机物分解的中间产物，在水体中很不稳定，在含氧和微生物的作用下可氧化成 NO_3^-，在缺氧条件下，可被还原成 NH_3。主要是动物性含氮物质分解产生氨，氨再被氧化形成亚硝酸盐，水中如检出亚硝酸盐，可以证明污染正在进行。水中 NO_2^-的来源主要为生活污水中含氮物的分解和化肥、酸洗等工业废水，此外农田排水也可引入较高量 NO_2^-。亚硝酸盐氮的测定方法较多，除光度法外，离子色谱法、气相色谱法、示波极谱法等均可用于亚硝酸盐的测定，不过对水中亚硝酸盐氮的测定仍普遍采用重氮偶合光度法。

（六）硝酸盐氮（NO_3^--N）

硝酸盐氮是含氮有机物无机化作用最终分解的产物，如果水样中仅含有硝酸盐氮，有机氮和亚硝酸盐氮都不存在，就表示有机污染物已经分解完全。如果水样含有较多量的硝酸盐氮，其他各种含氮化合物也存在，就表示水的自净作用正在进行，有机物的分解作用还没有完成。

水中硝酸盐氮的测定有许多方法，常用的有二磺酸酚比色法、镉柱还原分光光度法、紫外分光光度法和离子选择电极法等。

（七）酚

酚是芳香族羟基化合物，其羟基与苯环碳原子相连。按照芳香烃的不同，可分为苯酚、萘酚；按照苯环上所取代的羟基数目多少，可分为一元酚、二元酚、三元酚。酚类化合物由于分子间可形成氢键，所以沸点都较高，但沸点在 230℃以下的酚可随水蒸气蒸出，为挥发性酚；沸点在 230℃以上的酚则不能随水蒸气蒸出，为不挥发性酚。一元酚中除对硝基酚以外，其他各种酚沸点都低于 230℃，属于挥发性酚。二元酚和三元酚的沸点均在 230℃以上，属于不挥发性酚。我国规定的各种水质指标中，酚类指标指的是挥发性酚，测定结果均以苯酚（C_6H_5OH）表示。

水样中的酚主要来自焦化、石油、煤气、农药、炸药、染料、合成树脂、合成纤维、木材防腐等工业废水和医院排出的污水。酚有很强的毒性，为细胞原浆毒物。低浓度能使蛋白质变性，高浓度能使蛋白质、细胞质凝固死亡，对皮肤和黏膜也有强烈腐蚀作用。长期饮用被酚污染的水，可引起头昏、出疹、瘙痒、贫血及各种神经系统症状。酚还可以影响鱼类和微生物的生长。

测定水中酚的方法很多，较经典的方法有容量法、分光光度法和气相色谱法；近年发展起来的方法有酚氧化酶生物传感器法、尔波极谱法、荧光光谱法、原子吸收光谱法等。但常用的方法是溴化容量法、4-氨基安替比林比色法，这也是我国规定的标准检验方法。无论采用什么方法测定，一般都要将水样进行预处理。采样时必须用内壁光滑的硬质玻璃瓶盛装水样，并采用适当的方法保存样品。用蒸馏法、吸附树脂蓄集法进行预处理。

（八）农药

中国是农业大国，农药是保证农业生产丰收不可缺少的生产资料。为确保农业增产，免受虫害，每年需使用大量的农药。我国使用的农药主要分为有机氯农药、有机磷农药和氨基甲酸酯等几大类。

1. 有机氯农药的测定 有机氯农药包括很多种氯代烃及其衍生物，如滴滴涕（DDT）、六六六（BHC）、林丹、氯丹、七氯、毒杀芬、狄氏剂、艾氏剂等，其中以 DDT 和 BHC 应用最广泛。有机氯农药一般都不溶于水而易溶于有机溶剂，性质极为稳定，在环境中的降解和破坏都十分缓慢，目前地球上的各种水体，如江、河、湖、海等地面水、地下水及南北极的冰中都可检出有机氯农药。

采集具有代表性的水样，可遵循一般规则，必须制定好采样计划，考虑到由于时间、面积、深度及某些情况下的流速都会影响整体的可变性，记录好采样表，对可能的干扰源、环境条件及出现的问题做出判断，并遵守相应的采样规则。采样后，水中有机氯农药的提取可通过直接溶剂提取或通过活性炭和涂有亲脂性固定液的过滤柱来完成。分析测定目前常采用带电子捕获检测器的气相色谱法进行检测。

2. 有机磷农药的测定 有机磷农药一般也难溶于水，而易溶于极性有机溶剂（如乙醇、丙酮和氯仿等），具有挥发性，一般多呈大蒜样异臭味。有机磷农药在环境中不稳定，易发生水解反应和热分解反应，在氧化剂或生物酶作用下还易发生氧化反应。由于有机磷农药的杀虫效率高，在环境和动植物体内残留少，危害较小，是目前使用最广泛的农药。水中有机磷农药的测定，可采用薄层层析扫描法、比色法和气相色谱法，尤其是电子捕获检测器（ECD）、火焰光度检测器（FPD）和氮磷检测器（NPD）的出现，使有机磷农药残留量最小检出量已达 ng 水平，成为环境样品中残留有机磷农药的主要检测方法。

3. 氨基甲酸酯的测定 氨基或胺基直接与甲酸酯的羰基相连的化合物。也可看成是碳酸的单酯单酰胺。氨基甲酸酯类农药是农药急性中毒的主要原因，也是目前蔬菜中农药残留的重点检测品种。检测方法有高效液相色谱法、气相色谱法。

（九）表面活性剂

表面活性剂（surfactant），是指具有固定的亲水亲油基团，在溶液的表面能定向排列，并能使表面张力显著下降的物质。表面活性剂的分子结构具有两亲性：一端为亲水基团，另一端为憎水基团；亲水基团常为极性的基团，如羧酸、磺酸、硫酸、氨基或胺基及其盐，也可是羟基、酰胺基、醚键等；而憎水基团常为非极性烃链，如 8 个碳原子以上烃链。通过分子中不同部位分别对于两相的亲和，使两相均将其看作本相的成分，分子排列在两相之间，使两相的表面相当于转入分子内部。从而降低表面张力。由于两相都将其看作本相的一个组分，就相当于两个相与表面活性剂分子都没有形成界面，就相当于通过这种方式部分消灭了两个相的界面，降低了表面张力和表面自由能。表面活性剂分为离子型表面活性剂和非离子型表面活性剂等。

水体中表面活性剂主要来自生产性污染和使用性污染，包括洗涤剂生产的工业废水排放，洗衣厂废水及大量生活污水的排放。当水体受到表面活性剂的污染，水体会产生泡沫、乳化和微粒悬浮等现象，隔绝氧气的交换，同时在微生物作用下可发生降解。由于常有磷酸盐的存在，很容易出现富营养化，此时微生物大量繁殖，溶解氧下降，甚至接近于 0。当表面活性剂浓度较高时，会导致水质恶化，影响水生生物的生存，破坏生态平衡。

采集测定表面活性剂的水样，必须使用玻璃瓶而不能使用塑料瓶，且采样前容器需用盐酸浸泡，清洗后于 300℃烘烤过夜。阴离子表面活性剂的测定采用分光光度法、高效液相色谱法、原子吸收分光光度法、火焰光度法、薄层扫描法等，其中以分光光度法应用最广，目前国内外仍采用亚甲蓝分光光度法。

（十）沉积物和土壤分析

1. 沉积物样品的采集和制备　沉积物又称为底质，是指可以从沙层中沉降下来的物质，沉淀到水底所形成的沉积物。属于水环境的一部分，可从另一方面反映水体被污染的程度和污染物质的种类。在某些情况下，底质比水本体更全面、更精确地反映水环境的污染情况。开展土壤、底质的检验，了解有害物质的污染状况，对采取防治措施、保护土壤和水环境，保障人民身体健康及工农业生产都有现实意义。

采集沉积物的工具主要有掘式采泥器和活塞取样器等。掘式采泥器只适于采集表层泥质沉积物，活塞式采泥器或简易柱式采泥器在一定范围内可采集不同深度的沉积物。采集较深的沉积物样品，就需要钻探技术。最好用塑料广口瓶存放沉积物样品，采样后应尽快分析。如果当天不能分析，则应冷冻保存。对于多数测定项目，如铜、铅、锌、镉、铬、砷、硒等，都应用风干样品进行测定，不能用曝晒或高温上烘干的样品。要选择通风良好，干燥、干净的实验室风干样品。沉积物分析结果常以干重表示。

采样时应注意：随时做好采样记录，详细记载有关采样情况；避免在曾经配制农药或堆放过化肥的地方采样，不得在田边、路边等无代表性的地方采样；为使样品具有代表性，同一采样点周围应采样 2～3 次，将所采样品混匀后分装于适当容器；盛放样品的容器要适当，并贴牢标签，注明采样地点、日期、地形、采样深度等，采样者姓名、底质样品的性状应详细记录；采集底质样品前，注意勿搅动水体及沉积物；样品采集后，要及时剔除砾石、木屑、杂草、贝壳等，滤除水分。

2. 土壤样品的采集和制备　土壤污染常常是大气污染和水污染的结果，而污染的土壤又会成为污染水体和农作物的原因。因此对土壤监测一般应与大气和水的监测结合起来。

土壤监测常进行 3 方面的工作：一种是进行土壤本底值的调查，这对于评价土壤污染和制订土壤卫生标准都是十分必要的；另一种是进行土壤污染状况的调查，主要是调查土壤污染程度和范围，以便摸清情况，查明危害，为治理污染提供依据；还有一种是为制定土壤卫生标准提供资料。

土壤采样点的选择是采样的重要步骤，首先要对采样地区进行卫生调查，了解该地区的自然条件、农作物生长情况、土壤性质和形状等方面的情况；还要了解土壤受了哪种污染，是怎样污染的及污染历史情况。在这些调查的基础上，提出切实可行的布点方案。

根据污染物的状态和排放方式，可将污染源分为气型污染、水型污染、农药污染和废渣污染。气型污染又可分为点污染和面污染。点污染是以排放有害物质的污染源为中心，在其周围多个方位和不同距离处分设采样点，远离污染源，采样点间距离可以大些，同时在污染源的上、下风侧，远离污染源的地方设置对照点；面污染源是指区域性污染。在面污染调查的区域，污染源分布比较分散，要求根据地区的特点，按照污染分布情况和污染程度对整个调查区域进行分区，再分别在各小区布点。如果污染程度难以区分，可采用等面积选点。

水型污染调查选点　污染物来源于灌溉农田的工业废水、生活污水等并由此造成的土壤污染称为水型污染。调查时可根据水流的路径及距离，分别在水流的进水段、中段、末段附近采样，同时选择土壤类型相同，在灌溉水未受污染的地块设对照点。

固态物污染是由于堆放工业废弃物、生活垃圾、施用农药造成的土壤污染。其特点是污染范围小。

设置土壤采样点应注意：①不宜在住房周围、路旁、肥堆或沟渠旁等人为干扰明显的地方布点；②采样点应距铁路或主要公路 300m 以上；③不宜在水土流失严重、表土破坏很明显的地方布点；④应选择农药、化肥施用较少的田地设置采样点。采样前应根据调查目的和内容准备好必要的采样工具和器材，如土壤钻、土壤铲、平板铁铣、不锈钢刀、磨口玻瓶、防雨布袋、塑料袋、镊子、竹夹子、有机玻棒、胶水、卷尺或细绳、标签、铅笔和记号笔、记录纸和笔记本，如有条件，还可带上地图、照相机等。采样时应做好现场记录，记录采样日期、地点、深度、作物种类及其他必要事项。还应写好标签，牢固贴于盛样容器上。如用塑料袋盛放样品，最好写两张标签，一张放于袋内，另一张扎于袋口。样品袋外再套一塑料袋既能有效地防止沾污，又能防止样品在运送过程中因塑料袋破碎而造成样品损失。

土壤样品送到实验室后，首先称重。然后倒入塑料薄膜或搪瓷盘内，用有机玻棒或木棒仔细混合，剔出石块、木屑、纸片、玻璃、煤渣、破布及植物残体等非土壤成分，再次称重。如果砂砾含量较多，还要计算砂砾占整个土壤的百分数。无论是分析新鲜土样还是分析风干土样，都需要测定土壤样品的含水量，以便将分析结果换算成以干重计的结果。

第三节　空气理化检验

大气层的厚度约 29km，没有明显的上界，大气质量在垂直方向上的分布是不均匀的，由于受重力的影响，越往高空，空气越稀薄。根据温度分布、化学性质和其他性质的变化，大气层可以分为 5 层：对流层、平流层、中间层、热层和外层。大气层主要含有氮气和氧气，是维持生物圈中的生命所必需的物质条件，是人类赖以生存的重要外界环境之一。机体不断与外界环境进行着气体交换，由大气层中吸取生命所需的氧气，并将代谢产生的二氧化碳排出体外。因此，空气的正常组成是保证人体的正常生理功能和健康的必要条件。为保证空气的质量，防止空气中有毒有害物质对人体健康的危害，必须加强对空气卫生质量的管理。空气理化检验是了解和判断空气质量的重要手段。

一、基础知识

空气理化验是一门以保护人群健康为目的，以分析化学技术为手段，研究空气污染物采样、理化检验的方法和原理的科学。

（一）空气理化检验的基本任务、主要内容、基本原则和基本方法

1. 基本任务　从涉及的检测对象出发，空气理化检验的基本任务主要包括大气监测、

作业场所空气中有毒有害物质的监测、室内空气和公共场所空气质量的监测。

从监测的目的出发，空气理化检验的任务又可分为 3 类，即污染源的监测、环境污染监测和特定目的的监测。

2. 主要内容 空气理化检验的主要工作是空气环境中化学物质（包括粉尘）、物理因素、放射性物质、生物因素、气象条件的检验。主要内容包括：①颗粒物的测定；②无机污染物的测定；③有机污染物的测定；④空气污染物的快速测定；⑤气象参数的测定。

3. 基本原则：优先检验原则 ①污染范围较大的优先检验；②污染严重的优先检验；③样品具有广泛代表性的优先检验。

4. 空气理化检验的基本步骤 ①现场调查，收集资料，制定采样方案；②确定检验项目；③设计采样点、采样时间、采样频率和采样方法；④空气样品的保存与预处理；⑤样品的分析测定；⑥数据处理与结果报告。

5. 选择适宜的检验方法 ①选择国家标准方法、推荐方法；②根据样品中待测组分的含量选用分析方法；③分析多组分样品时，尽可能选择既可分离组分又可测定组分的分析方法；④尽可能选择具有专属性单项成分检验仪器；⑤尽可能选用连续自动测定仪。

6. 空气理化检验的主要发展趋势 ①主要检验对象由无机物转向有机物；②主要检验范围由室外转向室内；③在颗粒物的检验中，由主要开展 TSP（总空中悬浮物，total suspended particle）检验转向主要进行细颗粒物对人体健康影响的监测；④大气监测项目趋于全面、合理，监测范围不断扩大；⑤检验技术向高度自动化方向发展。

7. 常用的技术方法 根据空气污染物的特点、空气理化检验中常用的分离技术有气相色谱、高效液相色谱、超临界流体色谱、离子色谱、液-液萃取、固相萃取，还可以利用不同的采样方法分形态采集空气污染物。

空气理化检验中常常需要进行定量分析，几乎所有的化学分析和现代仪器分析方法都可以用于空气理化检验。常用的分析方法有紫外-可见分光光度法、气相色谱法、高效液相色谱法、薄层色谱法、原子吸收光度法、电化学分析法、荧光光度法及滴定分析等。对于待测的空气污染物，选择分析方法的原则是尽量采用灵敏度高、选择性好、准确可靠、分析时间短、经济实用、适用范围广的分析方法。

（二）空气污染

1. 空气污染 由于人为的或自然的原因，使一种或多种污染物混入空气中，并达到一定浓度，超过了空气的自净能力，致使空气原有的正常组成、性状发生了改变，对人体健康和生活条件造成了危害，对动植物产生不良影响的空气状况。常见的空气污染物主要有颗粒物、SO_2、NO_x、CO、碳氢化合物（包括多环芳烃）等；空气中常见的对人体健康影响较大的微量污染物主要是苯并（a）芘、二噁英、H_2O_2、羟自由基、甲醛、铅、氟化物等。

2. 空气污染指数（air pollution index，API） 是表示空气综合质量状况的指标。就是将常规监测的几种空气污染物浓度简化成为单一的概念性指数值形式，并分级表示空气污染程度和空气质量状况，适用于表示城市的短期空气质量状况和变化趋势。空气污染的污染物有：烟尘、总悬浮颗粒物、可吸入悬浮颗粒物（浮尘）、二氧化氮、二氧化硫、一氧化碳、臭氧、挥发性有机化合物等。

3. 空气污染的来源及危害 从总体上来说，空气污染可分为天然污染源和人为污染源

2 大类，自然污染源是由自然原因形成的，多是暂时的、局部的，如火山爆发产生大量的烟尘、二氧化硫、硫化氢；人为污染源是由于人们从事生产和生活活动而形成的，一般时间长、范围广、影响大，目前面临的大气污染多为人为污染源。人为污染源主要有燃料燃烧、工业生产过程排放、交通运输 3 个方面。

室内空气污染物包括物理性污染物、化学性污染物、生物性污染物、放射性污染物。根据室内污染物形成的原因和进入室内的渠道，主要污染来源有室内燃烧或加热、室内人的活动、家用电器和办公用具、建筑材料和装饰材料、来自室外的污染物。空气污染的危害主要体现在对人体健康的危害和对工农业生产及对大气及气候的影响 2 个方面。

（三）有害污染物在空气中的存在状态

依照污染物存在的形态，可将其分为气溶胶状态污染物、气体状态污染物。

1. 气溶胶状态污染物 在大气污染中，气溶胶系指固体、液体粒子或它们在气体介质中的悬浮体。其粒径约为 0.002～100μm 大小的液滴或固态粒子。大气气溶胶中各种粒子按其粒径大小可分为：①总悬浮颗粒物（total suspended particulate，TSP）：是分散在大气中的各种粒子的总称，是指用标准大容量颗粒采样器（流量在 1.1～1.7m^3/min）在滤膜上所收集到的颗粒物的总质量，其粒径大小，绝大多数在 100μm 以下，也是目前大气质量评价中的一个通用的重要污染指标；②飘尘：能在大气中长期飘浮的悬浮物质称为飘尘。其粒径主要是小于 10μm 的微粒。由于飘尘粒径小，能被人直接吸入呼吸道内造成危害；又由于它能在大气中长期飘浮，易将污染物带到很远的地方，导致污染范围扩大，同时在大气中还可以为化学反应提供反应载体。因此，飘尘是从事环境科学工作者所注目的研究对象之一；③降尘：用降尘罐采集到的大气颗粒物称为降尘。在总悬浮颗粒物中一般直径大于 30μm 的粒子，由于其自身的重力作用会很快沉降下来，所以将这部分的微粒称为降尘。单位面积的降尘量可作为评价大气污染程度的指标之一。

从大气污染控制的角度，按照气溶胶的来源和物理性质，又可分为如下几种：①粉尘：粉尘系指悬浮于气体介质中的小固体粒子，能因重力作用发生沉降。粉尘的粒子尺寸范围，在气体除尘技术中，一般为 1～200μm；②烟：烟一般指在冶金过程中形成的固体粒子的气溶胶，烟的粒子尺寸很小，一般为 0.01～1μm 左右；③飞灰：飞灰系指燃料燃烧产生的烟气飞出的分散较细的灰分；④黑烟：黑烟一般指由燃料产生的能见气溶胶；⑤雾：雾是气体中液滴悬浮体的总称。在工程中，雾一般泛指小液体粒子悬浮体。

2. 气体状态污染物 以气体形态进入大气的污染物称为气态污染物。气态污染物有 5 种类型：①含硫化合物主要指 SO_2、SO_3 和 H_2S 等，其中以 SO_2 的数量最大，危害也最大，是影响大气质量的最主要的气态污染物；②含氮化合物，该化合物种类很多，其中最主要的是 NO、NO_2、NH_3 等；③碳氧化合物，污染大气的碳氧化合物主要是 CO 和 CO_2；④碳氢化合物，此处主要是指有机废气。有机废气中的许多组分构成了对大气的污染，如烃、醇、酮、酯、胺等；⑤卤素化合物，对大气构成污染的卤素化合物，主要是含氯化合物及含氟化合物，如 HCl、HF、SiF_4 等。气态污染物又分为一次污染物和二次污染物。

一次污染物是指直接从污染源排放的污染物质，如 SO_2、NO、CO、颗粒物等，它们又可分为反应物和非反应物，前者不稳定，在大气环境中常与其他物质发生化学反应，或者作催化剂促进其他污染物之间的反应，后者则不发生反应或反应速度缓慢。

二次污染物是指由一次污染物在大气中互相作用，经化学反应或光化学反应形成的与一次污染物的物理、化学性质完全不同的新的大气污染物，其毒性比一次污染物还强。最常见的二次污染物如硫酸及硫酸盐气溶胶、硝酸及硝酸盐气溶胶、臭氧、光化学氧化剂 Ox，以及许多不同寿命的活性中间物（又称自由基），如 HO_2、HO 等。二次污染物所造成的危害往往比一次污染物更大，已受到人们的普遍重视。

二、空气样品的采集

空气样品的采集是空气检验工作中至关重要的一个环节，如果这个环节的工作未做好，即使分析方法灵敏度和精确度极高，测定结果再准确也是毫无意义的，有时甚至会带来非常严重的后果。为确保样品的真实性和可靠性，必须在对采样现场进行调查研究的基础上，选择好采样点、采样时间、采样方法、采样仪器并预先计算好采样量，尽量避免采样误差，真正做到采集的空气样品要有代表性，应能反映采样点的真实情况；所采样品稳定不变质，防止样品在采集后的挥发、吸附、沉淀、氧化和还原等损失。在样品的运输、储存、处理和分析等过程中都不受到污染，并且所采集的样品应达到一定数量，以满足分析方法的要求。

（一）最小采气量和采样效率

最小采气量是指保证能够测出空气中检测有害物质最高容许浓度值所需采集的最小空气体积。它与卫生标准规定的有害物质的最高容许浓度值、分析方法的灵敏度及分析时所取样品量有关。

采样效率是指某一采样方法在规定的条件（如采样流速、被采集物质浓度、采样温度和采样时间等）下所采集到的被测物量占其总量的百分数。在选择采样方法时，必须确认其采样效率。

气溶胶状污染物主要采用滤料采样法、其采样效率的表示方法有 2 种：一种以采集到的气溶胶颗粒占总颗粒数的百分数表示；另一种以采集到的气溶胶质量占总质量的百分数表示。

影响采样效率的主要因素有空气中污染物质的存在状态和采集器、空气中污染物的理化特性与吸收液或固体吸附剂、采样速度、采样量等方面。

（二）空气样品的采集方法

空气样品的采集方法很多，可分为 2 大类，即集气法和浓缩法。

集气法，又称直接采样法，常用的容器有玻璃集气瓶、注射器、塑料袋等。根据所用采集器和操作方法的不同又可将集气法分为真空采样法、置换法、充气法和注射器采样法。

浓缩采样法。空气中污染物浓度一般都较低，另外分析方法灵敏度有限，在这种情况下，宜采用浓缩采样法。采集大量空气样品，对被测污染物进行浓缩，以达到分析方法的灵敏度要求。浓缩采样法又分为溶液吸收法、固体滤料采样法、低温冷凝浓缩法、静电沉降法和个体计量器采样法等。在实际应用时，应根据检测的目的和要求、污染物的理化性质和在空气中的存在状态，以及所用分析方法等进行选择。

（三）采样仪器

空气样品的采样仪器，按采集的对象可分为气体采样器和粉尘采样器；包括各种类型的采集器、抽气动力和气体流量计 3 大组成。采集器分为 3 类，即液体采集器、固体采集器、集气瓶；抽气动力有手抽气筒、水抽气瓶、电动抽气筒和压缩空气吸引器等。气体流量计有转子流量计、孔口流量计、皂膜流量计和湿式流量计等类型。

三、气象参数的测定

气象参数属于自然环境的物理因素，常用来描述空气的物理性状和特征。气象参数的组成因素包括气温、气湿、气流和气压等。测定的范围可根据研究目的分为大气、生产环境、居住区和公共场所等。

1. 气温 空气的温度。距离地面 1.5m 左右，处于通风、防辐射条件下，用温度计测得的温度。以摄氏和开氏温标属国际单位制，最常用，它们之间的换算公式是 K=℃+273.16。

2. 一个大气压/一个标准大气压 北纬 45°的海平面上，0℃时的正常气压（101.3 kPa）。

3. 气湿 空气的湿度称为气湿，表示空气的含水量。气湿变化较大，一般随气温升高而增大。气湿与地理位置有关。测定方法为通风干湿计法：通风温湿度计、干湿球温湿度计。干球温度计，它可以单独测定气温，与湿球温度计配合又可用于测定气湿。

4. 气流 又称为风。空气做水平运动时具有方向和速率。水平气流的来向称为风向。风的速率称之为风速，是指单位时间内空气在水平方向流过的距离，单位为 m/s，或 km/h 等。测定气流就是测定风向和风速。

5. 相对湿度 是绝对湿度与最大湿度的比值，即空气中实际含水汽的量与同一温度条件下饱和水汽量的比值，用百分比表示。相对湿度%=绝对湿度×100/同温度时最大湿度。人们常用相对湿度来表示空气湿度。相对湿度大于 80%时为高气湿，小于 30%时为低气湿。对人体来说，最适气温为 18～22℃，最适的相对湿度为 40%～70%。

6. 新风量 是指在门窗关闭的状态下，单位时间内由空调系统通道、房间的缝隙进入室内的空气总量，单位：m^3/h。新风量不足是产生"不良建筑物综合征"的一个重要原因。在空气运动研究工作中，示踪气体是能与空气混合，但本身不发生任何改变，并且在很低的浓度时就能被测出的气体的总称。

四、空气中颗粒物的测定

分散和悬浮在空气中的固态颗粒和液态颗粒物统称为颗粒物。根据其粒径的大小和对人体健康的影响可分为悬浮颗粒物、可吸入颗粒物、呼吸性颗粒物、降尘等。在生产过程中形成，并且能够较长时间悬浮于空气中的固体微粒称为生产性粉尘。

（一）生产性粉尘的理化性质

工农业生产的许多过程都可能产生生产性粉尘。根据粉尘的性质，粉尘可以分为 3 类：无机粉尘、有机粉尘和混合性粉尘。

1. 化学组成和浓度 化学成分不同的粉尘对人体的作用性质和危害程度不同；同一种粉尘，浓度愈大，对人体危害愈严重。

2. 粉尘的分散度 粉尘分散度是指物质被粉碎的程度，以大小不同的粉尘粒子的百分组成表示。粉尘分散度愈高，形成的气溶胶体系越稳定，在空气中悬浮的时间越长。被人体吸入的机会越多；粉尘分散度愈高、比表面积也越大，越容易参与理化反应，对人体危害越大。

3. 粉尘的溶解度　若组成粉尘的物质对人体有毒，粉尘的溶解度越大，有毒物质越易被人体吸收，其毒性越大；而糖、面粉等无毒物质的粉尘，溶解度虽大，易被人体吸收、排出，但毒性小。

4. 粉尘的荷电性　粉尘形成的过程中，由于互相摩擦或吸附空气中的离子而带电，荷电尘粒易于阻留在人体内。

5. 粉尘的形状与硬度　在一定程度上，粉尘粒子的形状影响它的稳定性（即在空气中飘浮的持续时间），质量相同的尘粒，其形状越接近球形，则越容易降落。

6. 粉尘的爆炸性　一定浓度条件下，高度分散的可氧化粉尘，一旦遇到明火、电火花或放电，将会发生爆炸。

（二）粉尘浓度的测定

粉尘浓度是指单位体积空气中所含粉尘的量。粉尘浓度的表示方法有计重法和计数法 2 种，分别用质量浓度（mg/m^3）和数量浓度表示，我国卫生标准采用质量浓度方法表示。主要的测定方法为滤膜重量测定法。

（三）粉尘分散度的测定

粉尘分散度是指各粒径区间的粉尘数量或质量分布的百分比。可用数量分散度和质量分散度 2 种方法来表示，前者是各种粒径粉尘粒子数量的百分比，后者是各种粒径粉尘粒子质量的百分比；粒径小的粉尘粒子比例愈大，粉尘分散度愈高，反之，分散度愈低。我国现行卫生标准采用数量分散度表示粉尘分散度，主要测定方法有沉降法和滤膜法 2 种。

（四）粉尘中游离二氧化硅的测定

游离状态的二氧化硅没有与金属或金属化合物结合。天然的二氧化硅分为晶态和无定型 2 大类。游离二氧化硅常以晶态形式存在，化学性质稳定，具有良好的抗酸性。在自然界中，游离二氧化硅分布很广，其粉尘，俗称为矽尘。若通风条件差，人们在生产、生活中长期大量吸入含有游离二氧化硅的粉尘可引起矽肺，引起肺组织纤维化。目前矽肺是我国危害最大、影响面很广的一种职业病。检测和控制含游离二氧化硅粉尘对空气中的污染防治具有重要的卫生学意义。其测定方法有氟硼酸重量法、焦磷酸重量法、碱熔钼蓝比色法、X 射线衍射法及发射光谱法等。其中应用较广的是焦磷酸重量法和碱熔钼蓝比色法，具有操作简便、精密度及准确度好等优点。

（五）空气颗粒物

1. 降尘　降尘粒径大于 30μm。降尘颗粒性质与固体物质相近，很少聚积或凝聚。

2. 悬浮颗粒物（suspended particulate matter，SPM）　可分为天然来源和人为来源。人为排放源有化石燃料燃烧产生的煤烟；工业生产、建筑产生的工业粉尘、金属尘、水泥尘等；汽车、飞机排气等。天然源有土壤尘、火山灰、森林火灾灰、海盐粒等。

3. 总悬浮颗粒物（total suspended particulate，TSP）　总悬浮颗粒物指悬浮在空气中的空气动力学当量直径≤100μm 的颗粒物。同类的其他常见概念有 PM_{10}、$PM_{2.5}$ 等。它们都是指粉尘微粒。

4. 可吸入颗粒物（inhalable particles，IP） 通常把粒径在 10μm 以下的颗粒物称为 PM_{10}，又称为可吸入颗粒物或飘尘。颗粒物的直径越小，进入呼吸道的部位越深。10μm 直径的颗粒物通常沉积在上呼吸道，5μm 直径的可进入呼吸道的深部，2μm 以下的可 100% 深入到细支气管和肺泡。

可吸入颗粒物被人吸入后，会累积在呼吸系统中，引发许多疾病。对粗颗粒物的暴露可侵害呼吸系统，诱发哮喘病。细颗粒物可能引发心脏病、肺病、呼吸道疾病，降低肺功能等。因此，对于老人、儿童和已患心肺病者等敏感人群，风险是较大的，越细小的颗粒物对人体危害越大。可吸入颗粒物还具有较强的吸附能力，是多种污染物的"载体"和"催化剂"，有时能成为多种污染物的集合体，是导致各种疾病的罪魁祸首。

可吸入颗粒物与人体健康关系密切，是空气质量的重要检测指标。测定可吸入颗粒物（PM_{10}）的方法有重量法、光散射法和 β-射线吸收法。

灰尘自然沉降量测定的原理是空气中可沉降的颗粒物沉降在装有乙二醇水溶液的集尘缸中，样品经蒸发、干燥称量后，重量法计算空气中灰尘自然沉降量。

（六）空气中无机污染物的测定

1. 铅 为银灰色质软的重金属，污染源主要为工矿开采及汽车尾气，主要以粉尘、烟或蒸气形式经呼吸道进入人体，其次是经消化道，是一种蓄积性毒物，作用于全身各系统和器官，主要危及神经、造血、消化、心血管系统及肾，随尿排出。

空气中铅的测定方法，常用的有二硫腙分光光度法、火焰和石墨炉原子吸收分光光度法、氢化发生原子吸收分光光度法、催化极谱法、电感耦合等离子体发射光谱法等。二硫腙分光光度法适用于生产和使用铅的现场空气样品中铅的测定，也是作业场所空气中铅的卫生检验标准方法之一。

2. 汞 又称水银，是常温下唯一呈液态的金属，污染多见于汞矿的开采和冶炼。金属汞主要以蒸气状态存在，经呼吸道进入人体；可溶于类脂质，也能经完整皮肤进入体内。主要分布于肾脏，其次为肝、心、中枢神经系统等，经肾脏随尿排出。生产过程中主要为慢性汞中毒，临床表现为神经衰弱综合征、"易兴奋症"、肌肉震颤、口腔炎、肾脏损害等。

测定方法有化学法、仪器分析法和快速检验法。常用的二硫腙分光光度法是测定空气中汞的经典分析方法。该方法成本低，为基层单位广泛应用，适用于生产和使用汞的现场的空气样品的测定；冷原子收法、原子-荧光测汞法等不仅准确，灵敏度高，而且测定简便快速，适用于作业场所空气中汞蒸气浓度的检测；检气管法和试纸法等适用于空气中汞的快速检验。

3. 锰 浅灰色金属，质硬而脆，其污染源主要为工矿冶金、化工等行业。其低价氧化物较高价氧化物的毒性大，主要以粉尘及锰烟的形态经呼吸道进入人体肺泡，在脑、肝、胰、肾、骨骼、淋巴结和毛发中蓄积，经胆汁排入肠，随粪便排出。职业性锰中毒主要为慢性，表现为神经系统症状。测定方法主要有磷酸-高碘酸钾分光光度法、过硫酸铵分光光度法、无火焰原子吸收分光光度法和阳极溶液伏安法等。磷酸-高碘酸钾分光光度法和无火焰原子吸收分光光度法是我国居住地区大气和车间空气检测的标准方法。

4. 二氧化硫 又名亚硫酸酐，为无色、有强烈刺激性气味的气体，易溶于乙醇和乙醚。二氧化硫是一种还原剂，易与氧化剂作用生成三氧化硫或硫酸。在大气中二氧化硫可与水分和小粒结合形成气溶胶，并逐渐氧化成硫酸或硫酸盐，是大气中最常见、最重要的污染物之一。二氧化硫对结膜和上呼吸道黏膜具有强烈的刺激性，主要损伤呼吸器官，可致支气管炎、肺炎，严重者可引起肺水肿和呼吸麻痹。最常用的测定方法是盐酸副玫瑰苯胺分光光度法。自动监测仪器类型很多，有库仑滴定法、荧光法和采用火焰光度法检测器的气相色谱法。

5. 氧化氮　是氮与氧的化合物总称。常以 NO_x 表示，主要有一氧化二氮、一氧化氮、三氧化二氮、二氧化氮和五氧化二氮等。空气中常见的是一氧化氮和二氧化氮，它们的卫生学意义显得比其他氧化氮更为重要。一氧化氮不稳定，在空气中很快转变为二氧化氮产生刺激作用。氮氧化物主要损害呼吸道。空气中的二氧化氮可被空气中的水分所吸收而形成亚硝酸和硝酸，形成酸雨。空气中氧化氮的测定方法现主要有盐酸萘乙二胺光度法、化学发光法、库仑原电池法和联邻甲苯胺检气管比长度法等。

6. 氨　无色有强烈刺激性气味的气体，极易溶于水和乙醇，在高温时会分解成氮和氢，有还原作用。大气中氨主要来源于自然或人为的分解过程。主要通过呼吸道及消化道吸收，对口、鼻黏膜及上呼吸道有很强的刺激作用。测定方法有：纳氏试剂光度法、靛酚蓝光度法、亚硝酸盐光度法等。

7. 氟及其化合物　氟是具有特殊臭味的淡黄色气体，一种强氧化剂，能与水、氨等含氢化合物发生剧烈反应。氟化物包括无机氟化物和有机氟化物，空气中主要是氟化氢。无水氟化氢是一种强酸，其酸度相当于浓硫酸，有很强的脱水能力，是造成空气污染的主要氟化物。大气中氟化物的测定方法主要有氟离子选择电极法、氟试剂-镧盐光度法、离子色谱法等。

8. 臭氧和氧化剂　臭氧分子式为 O_3，是氧的同素异形体，是已知最强的氧化剂之一。能够把二氧化硫氧化成三氧化硫或硫酸，将二氧化氮氧化成五氧化二氮或硝酸。总氧化剂是指大气中除氧以外的那些显示有氧化性质的物质。一般指能氧化碘化钾析出碘的物质，主要是臭氧、少量的过氧乙酰硝酸酯及过氧化氢等。

臭氧和氧化剂的测定方法很多，主要有硼酸碘化钾法、改进的中性碘化钾法等化学方法及库仑原电池法、化学发光法、丁子香酚光度法、紫外光度法、红外光度法等仪器检测法。

（七）空气中有害有机物的测定

1. 总烃和非甲烷烃　总烃指所有的碳氢化合物。是含有碳和氢元素的一大类有机化合物，通常包括饱和烃和不饱和烃，开链烃和环烃等。对环境空气造成污染的主要是常温下为气态及常温下为液态但具有较大挥发性的烃类。空气中烃浓度高时，对人的中枢神经系统有麻醉和抑制作用。大气中的烃类与氮氧化物经一系列光化学反应会形成光化学烟雾，对人体产生危害。甲烷是大气中重要的碳氢化合物，在大多数光化学反应中呈惰性。当大气污染严重时，往往是除甲烷以外的其他碳氢化合物浓度增加，所以监测不包括甲烷的碳氢化合物对空气污染的评价具有实际意义。测定方法主要是气相色谱法，需要冷阱浓缩采样，经气相色谱柱分离，火焰离子化检测器测定。

2. 苯、甲苯、二甲苯　属于芳香烃类化合物。常温下均为无色透明的液体，具有芳香气味、易燃，易挥发。是重要的化工原料和良好的溶剂，可从煤焦油中提炼和石油裂解中获得，被广泛用于医药、农药、炸药、香料、塑料、染料、合成纤维、合成洗涤剂等化工产品的生产。苯、甲苯、二甲苯均有毒，以苯的毒性最强，其蒸气主要经呼吸道进入人体内。对人体的危害主要体现在对中枢神经系统和自主神经系统有麻醉作用，以及对皮肤、眼和上呼吸道黏膜的刺激作用。检测方法为气相色谱法。

3. 苯并芘 又称苯并（a）芘，是一种常见的高活性间接致癌物。3,4-苯并芘释放到大气中以后，总是和大气中各种类型微粒所形成的气溶胶结合在一起，在 8μm 以下的可吸入尘粒中，吸入肺部的比率较高，经呼吸道吸入肺部，进入肺泡甚至血液，导致肺癌和心血管疾病。主要采用紫外分光光度法、荧光分光光度法、气相色谱法、高效液相色谱法。

4. 甲醛 是一种无色，有强烈刺激性气味的气体。易溶于水、醇和醚。甲醛在常温下是气态，通常以水溶液形式出现。易溶于水和乙醇，是重要的化工原料，35%～40%的甲醛水溶液称为福尔马林。甲醛分子中有醛基发生缩聚反应，得到酚醛树脂（电木）。甲醛污染主要来源于塑料、皮革、人造纤维、胶合板的生产和使用及消毒剂、防腐剂和烟熏剂的使用，也是一种重要的室内空气污染物，为一种可疑致癌物。甲醛的测定方法有酚试剂光度法、乙酰丙酮光度法、变色酸光度法、盐酸副玫瑰苯胺光度法；仪器分析法有示波极谱法、气相色谱法、高效液相色谱法等。

5. 甲醇 为结构最为简单的饱和一元醇，化学式 CH_3OH。又称“木醇”或“木精”。是无色有乙醇气味易挥发的液体。有毒，误饮 5～10ml 即可导致双目失明，大量饮用会导致死亡。甲醇可用于制造甲醛和农药等，并用作有机物的萃取剂和乙醇的变性剂等。主要经呼吸道，也可以经皮肤、胃肠道进入人体，有明显的蓄积作用。主要作用于神经系统，有明显的麻醉作用。其测定方法常用变色酸光度法和气相色谱法。

6. 甲基对硫磷 俗称甲基 1605，一种有机磷杀虫剂。工业产品为带蒜臭的黄棕色油状液体，纯品为白色结晶，熔点 36～36.5℃，难溶于水，易溶于有机溶剂，加热会异构化，高温或遇碱易分解。在中性或弱酸性介质中较稳定，常温下储存一年，有效成分含量无显著变化。遇明火、高热可燃。受热分解，放出磷、硫的氧化物等毒性气体。在碱液中能迅速分解。具触杀和胃毒作用，能抑制害虫神经系统中胆碱酯酶的活力而致死，杀虫谱广，常加工成乳油或粉剂使用，由于毒性高，要严格按规定施药，并加强安全防护措施。主要用于防治棉花、水稻、果树害虫。其测定方法主要有盐酸萘乙二胺分光光度法、气相色谱法、酶化学测定法和磷钼蓝分光光度法。盐酸萘乙二胺分光光度法是我国大气监测检验的标准方法，气相色谱法为我国车间空气监测检验的标准方法。

7. 除虫菊酯 是根据天然植物除虫菊中所含的杀虫成分而合成的一类高效、广谱的杀虫剂，常用的有溴菊酯、氯菊酯、胺菊酯、溴氰菊酯、氯氰菊酯等。检验方法主要有薄层色谱法、气相色谱法和高效液相色谱法。

8. 挥发性有机物 按其化学结构，可分为烷烃类、芳香烃类、烯烃类、卤代烃类、酯类、醛类、酮类等。沸点在 50～260℃的挥发性有机化合物，如苯、甲苯、乙苯、二甲苯、二氯苯、二氯甲烷、三氯乙烷、四氯化碳、氯乙烯等，是室内外普遍存在的挥发性有机污染物。室内空气中挥发性有机物主要来源于建筑材料、室内装修材料、办公用品和生活日用品等；室外环境中的挥发性有机污染物主要来源于工业废气、汽车尾气等。测定方法通常采用活性炭等吸附剂室温或冷阱采样，溶剂解吸或热解吸进样，用气相色谱、火焰离子化检测器或电子捕获检测器测定，用气相色谱与质谱联用可同时定性与定量。

（八）空气中有毒物质的快速测定

快速测定就是使用简便的操作方法或用可携带的简易仪器在现场及时测定有害物质浓度的方法。其特点：一方面快速测定着重于现场分析，具备操作简单、易于携带、反应快速、采样量少等特点，同时具有一定的准确性，另一方面，受本身条件的限制，不能完全达到常规测定方法的灵敏度、准确度。常用的快速测定方法有：检气管法、试纸法、溶液法、仪器法。

1. 检气管法　具有现场使用简便、快速、便于携带、灵敏和成本低廉等优点。适合于测定空气中气体或蒸气态物质，受抽气速度、体积、温度及采样器的影响。

空气中的一氧化碳的测定：一氧化碳是无色、无臭、无刺激性的气体。在水中的溶解度甚低。空气混合爆炸极限为 12.5%～74%。一氧化碳进入人体之后会和血液中的血红蛋白结合，进而使血红蛋白不能与氧气结合，从而引起机体组织出现缺氧，导致人体窒息死亡。因此一氧化碳具有毒性。因其无色、无臭、无味，故易于忽略而致中毒。常见于家庭居室通风差的情况下，煤炉产生的煤气或液化气管道漏气或工业生产煤气及矿井中的一氧化碳吸入而中毒。空气中检测一氧化碳的检气管法有：硫酸钯-钼酸铵检气管比色法、发烟硫酸-五氧化二碘检气管比长度法。

2. 试纸法　是用试纸条浸渍试剂，在现场放置或置于试纸夹内抽取被测空气，呈色后比色。该法具有操作简便、快速、仪器简单，便于携带，测定范围广等特点。

3. 溶液法　是使被测空气中有害物质与显色液作用，呈色后用标准管或人工标准管比色定量。

4. 仪器法　是利用有害物质的热学、光学、电学等特点进行测定，比前面的 3 种方法的灵敏度和准确度都高，但仪器价格较贵。该法主要用于 3 个方面：一是现场直接指示有害物质的浓度，判别作业场所是否存在急性中毒的可能性，保证工人的安全和健康；二是造成慢性中毒而不易察觉的有害物质，如汞蒸气等进行连续或快速测定，检测作业场所是否超过最高容许浓度；三是对严重危害生命的有害气体，如一氧化碳进行连续监测和自动报警。有热学式气体报警器、光学式气体测定器、电化学式气体测定器等类型。

第四节　食品理化检验

一、绪　　论

食品是人类赖以生存和繁衍的物质基础，是人类最基本的生活资料，也是社会进步和文明的物质基础，供给人体生命代谢所必需的物质与能量，是人类从事各种劳动和社会活动的保证。评价食品品质的好坏，就是要看它的营养性、安全性和可接受性。

食品理化检验是以分析化学、营养与食品卫生学、食品化学为基础，采用现代分离、分析技术，研究食品营养成分和与食品安全有关的理化检验原理和方法的一门学科，也是一门多学科交叉、应用性很强的学科。

1. 食品理化检验的内容　随着经济的发展和科学技术的进步，食品的种类越来越多。通常将食品分为 6 大类，即粮谷类、豆和豆制品类、肉类和鱼类、蛋类和奶类、蔬菜类和水果类、调味品类和饮料类。

食品理化检验的内容主要有食品的感官性状的检验、食品营养成分的检验、保健食品的检验、食品添加剂的检验、食品中有毒有害成分的检验、食品容器和包装材料的检验、化学性食物中毒的快速鉴定、基因食品的检验。

（1）感官性状的检验：是依据人们对各类食品的固有观念，借助人的感觉器官，如视觉、嗅觉、味觉和触觉等对食品的色泽、气味、质地、口感、形状、组织结构和液态食品的澄清、透明度及固态和半固态食品的软、硬、弹性、韧性、干燥程度等性质进行的检验。感官检验方法简单，但带有一定的人为主观性。

（2）食品营养成分的检验：一切食品必须含有人体所需的营养成分，这是评价食品质量好坏的首要条件。

（3）保健食品的检验：保健食品是指具有特定保健功能或以补充维生素、矿物质为目的的食品，即适用于特定人群食用，具有调节机体功能，不以治疗疾病为目的，并对人体不产生任何急性、亚急性或者慢性危害的食品。对保健食品中的砷、铅、汞等有害物质的含量及其功效成分或标志性成分进行检验，可以保证食品的质量和安全。

（4）食品添加剂的检验：食品添加剂是指“为了改善食品品质和色、香、味及为防腐和加工工艺的需要而加入食品的化学合成或天然物质”。食品添加剂在改善食品的品质、提高食品的质量，满足人们对食品风味、色泽、口感的要求，使食品加工制造工艺更合理、更卫生、更便捷，节约食品工业资源，降低成本，提升食品品质和档次、增加其附加值，提高经济效益和社会效益等方面发挥着重要的作用。

（5）食品中有毒有害物质的检验：正常的食品应当无毒无害，符合应有的营养成分要求，具有相应的色香味等感官性状。但食品在生产、加工、包装运输、储存、销售等环节中，由于种种原因可能会产生、引入或污染某些对人体有害的物质。这些有害物质并非食品本身所固有的，而是污染引起的，故称其为食品中有害污染物。食品中有毒有害成分主要有有害元素、农药和兽药残留、霉菌毒素、食品生产和加工中产生的有害物质。

（6）食品容器和包装材料的检验：使用质量不符合卫生标准的包装材料，其中所含的有害物质，如重金属、聚氯乙烯单体、多聚联苯、荧光增白剂等都会对食品造成污染。

（7）化学性食物中毒的快速鉴定：化学性食物中毒是食源性疾病的重要部分，对于食物中毒的检验，通常需要进行快速定性鉴定，判断是何种毒物引起中毒，以便及时进行治疗和抢救。化学性食物中毒常见的毒物检验主要包括：水溶性毒物、挥发性和非挥发性毒物、农药和灭鼠药及动植物毒性成分的快速检测。

（8）转基因食品的检验：首先筛选待检的食品样品中是否含有转基因成分；其次应鉴定有何种转基因成分存在，是否为授权使用的品系；最后定量检测所含有的转基因成分是否符合签阈值规定。

2. 营养与食品卫生检验的意义 营养与食品卫生检验是有效进行食品卫生管理的重要手段，对食品进行分析检验，提供食品中各种成分含量的科学数据，是各级卫生监督机构、工商行政管理部门、产品质量管理机构对食品实施严格的卫生监督和科学管理的必要手段。对食品营养成分的分析检验，可以掌握食品中营养成分的质和量，指导人们合理膳食，防止营养缺乏或营养过剩，并且为食品新资源、新产品的开发、新技术和新工艺的探索等提供可靠的依据；分析食品中的有害物质，可以对食品的生产、加工、运输、储藏、销售过程进行控制，指示食品的质量变化、防止食品污染、为国家、行业、食品企业制定食品卫生标准、管理措施、技术政策等提供科学依据；对食品的监督检验、可以有效地防止在生产和销售过程中出现粗制滥造和掺杂、掺假、伪造；当发生食物中毒时，通过食品卫生检验，可以查明中毒物质，为制定抢救措施提供依据，并可作为查明中毒原因的重要证据。

广义的食品卫生标准由食品卫生指标、卫生管理办法和检验规程 3 个主要部分组成。食品卫生标准的主要技术指标有感官指标、理化指标和细菌学指标。制订食品卫生标准的目的是保证食用安全。

3. 食品理化检验常用的方法 食品理化检验中经常性的工作主要是进行定性和定量分析，几乎所有的化学分析和现代仪器分析方法都可以用于食品理化检验。

食品理化检验中常用的分析方法可分为 4 大类，即感官检查、物理检查、化学分析法和仪器分析法。

（1）感官检查：是指利用人体的感觉器官，即视觉、嗅觉、味觉、触觉和听觉，来鉴定被测物的外观、颜色、气味、滋味、弹性和声响等，是卫生理化检验工作者首先使用的检验方法。如果感官检查不符合卫生标准，可不必再进行理化检验。

（2）物理检查：是根据食品的一些物理常数，如相对密度、折射率和旋光度等与食品的组成成分及其含量之间的关系进行检测的方法。如相对密度法的检测，主要有密度瓶法、相对密度计法。

（3）化学分析法：是食品理化检验中最基本的、最重要的分析方法，包括定性和定量分析 2 部分，最经常做的工作是定量分析。化学分析法适用于常量分析，主要包括质量分析法和容量分析法。

（4）仪器分析法：是以物质的物理或物理化学性质为基础，主要是利用物质的光学、电学和化学等性质来测定物质的含量，包括物理分析法和物理化学分析法。

（5）酶分析法和免疫学分析法：酶分析法是利用酶作为生物催化剂，进行定性或定量的分析方法，具有高效和专一的特征。免疫学分析法是利用抗原与抗体之间的特异性结合来进行检测的一种分析方法，在食品理化检验中，可制成免疫亲和术或试剂盒，用于食品中霉菌毒素、农药残留的快速检测。

二、食品样品的采集、保存和处理

食品样品的采集和保存是食品理化检验成败的关键步骤。

1. 食品样品的采集

（1）采集原则：一是所采集的样品对总体应该有充分的代表性，即所采集的食品样品应该反映总体的组成、质量和卫生状况。采样时必须注意食品的生产日期、批号和均匀性，尽量使处于不同方位、不同层次的食品样品采集机会均等，采样时不应带有选择性，对于掺伪食品和致食物中毒的样品，则应该采集典型的样品。二是采样过程中要设法保持原有食品的理化性质，防止待测成分的损失或污染。

（2）采集方法：有随机采样法和代表性取样 2 种。采样数量的确定应考虑分析项目的要求、分析方法的要求及被检物的均匀程度 3 个因素，样品应分成 3 份，分别供检验、复检和备查用。每份样品数量一般不少于 0.5kg 或 0.5L。

2. 食品样品的保存 为保证食品检验结果的正确性，食品样品采集后，在运输、储存过程中应该避免待测成分损失和污染，保证样品原有的性质和性状，尽快分析。样品保存的原则和方法主要有稳定待测成分、防止污染、防止腐败变质、稳定水分。在食品样品的保存中应做到净、密、冷、快。对于检验后的样品，一般应保存 1 个月，以备需要时复检。

3. 食品样品的前处理 食品样品的制备是指对采集的样品进行分取、粉碎、混匀等处理工作。食品样品制备的一般步骤为：①去除非食用部分；②去除机械杂质；③均匀化处理。样品的制备方法一般有搅拌、切细、粉碎、研磨或捣碎，使检验样品具有均匀性和代表性，以获得可靠的分析结果。

样品的前处理是指食品样品在测定前消除干扰成分，浓缩待测组分，使样品能满足分析方法要求的操作过程。常用的样品前处理方法较多，应根据食品的种类、分析对象、待测组分的理化性质及所选用的分析方法来确定样品的前处理方法。样品的前处理方法主要有以下 2 种：

（1）无机化处理：通常是指采用高温或高温下加强氧化条件，使食品中的有机物分解并呈气态逸出，而待测成分则被保留下来用于分析的一种样品前处理方法。包括湿消化法和干灰化法。常用的消化方法有硫酸消化法、硝酸-高氯酸消化法、硝酸-硫酸消化法。干法，又称灰化法，可用于铅、铜、锌、铬、铁等金属元素，但不适宜于砷、汞等元素测定。其操作步骤可分为：炭化、灰化、溶解。

（2）干扰成分的去除：测定食品中的各种有机成分时，可采用多种前处理方法，将待测的有机成分与样品基体和其他干扰成分分离后再进行检测。常用的待测成分的分离、净化等前处理主要有：溶剂提取法、挥发法和蒸馏法、色谱分离法、固相萃取、固相微萃取法、超临床流体萃取、透析法、沉淀分离法。

三、食品营养成分的检验

所谓食品的营养成分就是指天然食品或加工食品中所含对人体健康有营养意义的成分。糖类、蛋白质、脂肪、无机盐（包括微量元素）、维生素和水分，这 6 大类物质称为食品的一般成分。这些成分是人类维持生命和健康、促进生长发育，从事各种活动所必需的，因此也称为食品中的营养成分。

食品中营养成分的检验指的就是食品中一般成分的检测分析，通过食品营养成分的检验，可以具体指出食品中各种营养成分的种类和数量，为人们科学地认识食品、合理营养、平衡膳食提供依据，还可用来判断食品内在质量与商品名称或标签标示的成分是否相符，为食品卫生监督、管理和执法，打击伪劣食品提供科学依据。

（一）食品中水分的测定

水分是食品中不可缺少的重要成分。高水分食品，如饮料、生鲜鱼肉等含水量在 45% 以上；中等水分食品，如馒头、豆腐干等含水率为 15%～45%；低水分食品，如奶粉、粉丝等含水量低于 15%，为低水分食品。

食品中水分的存在形式有 2 种，即游离水（自由水）和结合水。前一种形式存在的水分，易于分离；后一种形式存在的水分不易分离。通常所说的食品中的水分含量，是指在一定的温度、一定的时间和规定的操作条件下所失去的游离水的量。通过测定食品中的水分，有助于了解食品可能变质的情况，而且可以将食品的各种成分折算为干样品的百分率，使结果更为一致和稳定，便于与其他测定项目数据的比较。

测定食品中水分含量的方法有干燥法（直接干燥法、减压干燥法、红外干燥法、冷冻干燥法及干燥剂法）、蒸馏法、卡尔-费休滴定法及其他方法。

直接滴定法适用于在95～105℃下，测定不含或含有微量其他挥发性物质的食品，如谷类及其制品，水产品、豆制品、乳制品等；减压干燥法适用于含糖、味精等易分解的食品的水分的测定；蒸馏法适用于含有较多的挥发性物质的食品，如油脂、香辛料等水分的测定。

（二）食品中蛋白质和氨基酸的测定

蛋白质是食品的重要组成部分之一，也是重要的营养物质。一般来说，动物性食品中的蛋白质的含量高于植物性食品，其质量也优于植物性食品。各种蛋白质的含氮量略有差异，但多数蛋白质的平均含氮量为16%，即1g氮元素相当于6.25g的蛋白质，称为蛋白质系数。

（1）蛋白质含量是通过测定总氮量来确定的，以定氮法测定蛋白质时也包含了非蛋白质的含氮部分。测定蛋白质的方法有凯氏定氮法、双缩脲法等。

（2）食品中氨基酸的测定：有紫外-可见分光光度法、荧光分光光度法、氨基酸分析仪法、薄层色谱法、气相色谱法、高效液相色谱法等。

（三）食品中脂肪的测定

食品中的脂类包括脂肪和一些类脂质。由于食物中的脂肪大部分为中性脂肪，类脂质是少量的，所以将食物中的脂类统称为脂肪。食品中的脂肪有2种存在形式；一种是游离脂肪，另一种是结合脂肪，大多数食品以游离脂肪为主，结合脂肪含量较少。我国的标准检测方法是索氏抽提法和酸水解法。

（四）食品中糖类的测定

糖类，是食品特别是植物性食品的主要成分之一。是由碳、氢、氧3种元素组成的一大类化合物，为机体提供主要的膳食热量。

食品中的糖类按其分子结构可分为单糖、双糖和多糖；根据能否被弱氧化剂氧化可分为还原糖和非还原糖。

食品中糖类的测定通常以还原糖、蔗糖、淀粉和总糖表示。还原糖的测定有直接滴定法（斐林滴定法）和高锰酸钾滴定法2种方法；蔗糖的测定主要为酸水解法；淀粉的测定主要为酶水解法与酸水解法。另外还有纤维素、膳食纤维的测定。

（五）食品中维生素的测定

食品中各种维生素的含量主要在于食品的品种，通常某种维生素相对集中于某些食品中，由于许多维生素不稳定，在食品中加工与贮藏过程中维生素的含量会大大降低，因此，测定食品中维生素的含量具有现实的营养意义。根据维生素的溶解性可以分为脂溶性（维生素A、D、E、K）和水溶性（维生素B_1、B_2、B_6、B_{12}和维生素C）2大类。

（1）脂溶性维生素的测定方法较多，常用的方法有薄层色谱法、分光光度法、气相色谱法、高效液相色谱法等。高效液相色谱法因具有快速、高效、高灵敏度等优点，是我国卫生标准分析方法之一。维生素 A 主要有三氯化锑比色法、紫外分光光度法、荧光法和高效液相色谱法；维生素 E 主要有分光光度法、荧光法、薄层色谱法、气相色谱法、高效液相色谱法等；维生素 K 主要有紫外分光光度法、气相色谱法、高效液相色谱法等。

（2）水溶性维生素的测定方法：维生素 B_1 主要有荧光分光光度法、紫外分光光度法、高效液相色谱法等。国家标准方法是荧光分光光度法；维生素 B_2 主要有荧光分析法、分光光度法、高效液相色谱法等；维生素 B_6 主要有微生物法、荧光分析法、气相色谱法和高效液相色谱法等；维生素 B_{12} 常用的检测方法主要有分光光度法、离子交换层析法和原子吸收分光光度法；维生素 C 的检测方法有固蓝盐 B 分光光度法

（六）食物中灰分及有关元素的测定

1. 食品中灰分的测定 食品中的灰分是指食品经高温灼烧后所残留下来的无机物，主要是氧化物或无机盐类（也称无机物或矿物质）。灰分可作为营养指标，用来表示食品样品中无机盐的总量。灰分有水溶性灰分与水不溶性灰分之分。水溶性灰分大部分为钾、钠、镁、钙等氧化物及可溶性盐类；水不溶性灰分除泥沙外，还有铁、铝等金属氧化物和碱式金属的碱式磷酸盐。通常所说的灰分泛指各种可溶性与不溶性灰分的总和，即总灰分。测定灰分含量可以了解污染情况，判定食品的纯度和品质。国家标准采用灼烧质量法测定食品中灰分。

2. 食品中锌、铁、铜、钙的测定 食品中除含有大量的有机物外，还含有丰富的矿物质，可分为常量元素（含量大于体重的 0.01%）、微量元素（含量小于体重的 0.01%）。食品中锌的测定方法有二硫腙分光光度法和原子吸收分光光度法；铁的检测方法有原子吸收分光光度法和邻二氮菲分光光度法；铜的测定方法是二乙基二硫代氨基甲酸钠法和原子吸收分光光度法；钙的测定主要是原子吸收分光光度法和 EDTA 滴定法。

3. 食品中硒、磷、碘的测定 食品中硒的测定方法主要有氢化物原子荧光光谱法和荧光分光光度法；磷的测定方法是钼蓝分光光度法；碘的测定方法有三氯甲烷萃取分光光度法、硫酸铈接触法、溴氧化碘法等，最常用的是三氯甲烷萃取分光光度法。

4. 食品中多种元素的同时测定 原子发射光谱具有快速、灵敏和选择性好等优点而应用广泛，近年来，采用电感耦合等离子体作为光源的发射光谱分析（ICP-AES）不仅保留了一般发射光谱分析的优点，而且具有灵敏度高，精确度好，基体干扰少，工作曲线的线性范围广，可以同时进行多元素分析的优点。

四、保健食品功效成分的检验

保健食品是食品的一个种类，具有一般食品的共性，能调节人体的功能，适于特定人群食用，但不能治疗疾病。保健食品在欧美各国被称为“健康食品”，在日本被称为“功能食品”。检验方法主要有 HPLC、TLC、GC、分光光度法及极谱法。

（一）保健食品中人参皂苷和总皂苷的测定

皂苷广泛存在于植物中。对人体的新陈代谢起着重要作用，可以抑制血清中脂类氧化，抑制过氧化脂质生成，降低血清中胆固醇的含量，抑制过氧化脂质对肝脏的损伤，防止动

脉硬化因而具有抗衰老作用。检测方法主要有高效液相法和分光光度法。

（二）保健食品中总黄酮的测定

黄酮类化合物是一种很强的抗氧化剂，可有效清除体内的氧自由基，改善血液循环，降低胆固醇，抑制炎性生物酶的渗出，增进伤口愈合和止痛等作用。对其检测方法有分光光度法、荧光分光光度法、气相色谱法和高效液相色谱法、高效毛细管电泳法及示波极谱法。

（三）保健食品中粗多糖的测定

多糖（polysaccharide）是由糖苷键结合的糖链，至少要超过 10 个以上的单糖组成的聚合糖高分子糖类，可用通式（$C_6H_{10}O_5$）$_n$表示。主要有动物多糖、植物多糖和微生物多糖。具有免疫调节、抗病毒及抗癌、降血糖、治疗等方面的作用。其分析方法多采用分光光度法。

（四）保健食品中原花青素的测定

原花青素是一种有着特殊分子结构的生物类黄酮，是目前国际上公认的清除人体内自由基最有效的天然抗氧化剂。具有保护心血管和预防高血压作用，能提高血管的弹性，降低毛细血管渗透性，同时原花青素还有抗肿瘤、抗辐射、抗突变、皮肤保健及美容作用。其分析方法一般采用分光光度法、薄层色谱法、高效液相色谱法等。

（五）保健食品中红景天苷的测定

红景天为景天科，红景天属植物。主要有效成分是红景天苷。具有增强免疫力、消除忧郁感、保护心血管、美白、抗辐射的作用。其分析方法常用高效液相色谱法，也可以采用极谱法、分光光度法和气相色谱法。

五、食品添加剂的分析

食品添加剂是指为改善食品品质和色、香、味及为防腐和加工工艺的需要而加入食品中的人工合成物质或天然物质。按其来源可分为天然与合成 2 大类。天然食品添加剂主要来自动、植物组织或微生物的代谢产物，一般认为天然食品添加剂的毒性小、食用比较安全。

（一）食品中甜味剂的测定

甜味剂（sweeteners）是指赋予食品或饲料以甜味的食物添加剂。常见的天然甜味剂有蔗糖、葡萄糖、麦芽糖、果糖、甘草、甜菊等，它们的甜味对人体无害，允许使用量一般未做限制；糖精及糖精钠是应用最广泛的人工合成甜味剂。糖精及糖精钠的测定常用高效液相色谱法、薄层层析法、离子选择性电极法。检测方法有高效液相色谱法和薄层色谱法。食品中甜蜜素的测定方法有气相色谱法、薄层色谱法、分光光度法、高效液相色谱法和离子色谱法等。

（二）食品中防腐剂的测定

防腐剂是指能够防止食品腐败、变质、抑制食品中微生物繁殖，延长食品保存期的物质，是人类使用最悠久、最广泛的食品添加剂。可分为天然防腐剂和人工合成防腐剂 2 大类，人工合成防腐剂应用最广泛的是苯甲酸及其钠盐、山梨酸及其钾盐。苯甲酸及其钠盐、山梨酸及其钾盐的测定方法有气相色谱法、高效液相色谱法、薄层色谱法和紫外分光光度法等。

（三）食品中抗氧化剂的测定

食品抗氧化剂是能阻止或延缓食品氧化变质、提高食品稳定性和延长储存期的食品添加剂。食品中常用的抗氧化剂有：2,6-二叔丁基甲酚，主要用于食用油脂、干鱼制品；丁基羟基茴香醚，主要用于食用油脂；没食子酸丙酯，主要用于油炸食品、方便面和罐头；维生素 E，主要用于婴儿食品、奶粉；维生素 C 和异维生素 E，主要用于鱼肉制品、冷冻食品等。

常用的检测方法为气相色谱法、薄层色谱法和分光光度法。

（四）食品中着色剂的测定

以食品着色为主要目的的食品添加剂称为色素，又称着色剂，是一类本身有色泽的物质，能使食品着色以改善食品感官性质，增进食欲。色素按其来源分为天然色素和人工合成色素 2 类。一般来说，天然色素来源于生物材料，食用安全性高。人工合成色素的突出特点是着色力强，色泽鲜艳，稳定性好，易于溶解，适于调色，成本较低，但人工合成色素是从煤焦油中制取，或以苯、甲苯、萘等芳香烃化合物为原料合成的，故又称煤焦油色素或苯胺色素。人工合成色素对人体的毒性作用可能有 3 个方面，即一般毒性、致泻性与致癌性。我国允许使用的人工合成色素主要有：苋菜红、胭脂红、赤藓红、日落黄、柠檬黄、靛蓝等。其分析方法主要有薄层色谱法、高效液相色谱法、示波极谱法等。

（五）食品中漂白剂的检验

漂白剂是透过氧化反应以达到漂白作用的一些化学物品。根据作用原理可分为氧化型漂白剂和还原型漂白剂 2 大类。氧化型漂白剂有过氧化氢、漂白粉等，还原型漂白剂有亚硫酸钠、焦亚硫酸钠（钾）、低亚硫酸钠、二氧化硫等。食品中使用的主要是还原型漂白剂。食品中亚硫酸盐的测定方法有盐酸副玫瑰苯胺分光光度法、中和滴定法、碘量法、离子色谱法。

六、食品中农药残留量的分析

农药残留是指农药使用后残留于生物体、食品和环境中的微量农药原体，有毒代谢物、降解物等，其残存数量称为残留量。包括农药原体、有毒代谢物、降解物和杂质。常见的农药残留有有机磷农药、有机氯农药、氨基甲酸酯类和拟除虫菊酯农药。

有机氯农药是用于防治植物病虫害的组成成分中含有有机氯元素的有机化合物。主要分为以苯为原料和以环戊二烯为原料 2 大类。前者如使用最早、应用最广的杀虫剂 DDT 和六六六，以及杀螨剂三氯杀螨砜、三氯杀螨醇等，杀菌剂五氯硝基苯、百菌清、道丰宁等；后者如作为杀虫剂的氯丹、七氯、艾氏剂等。此外以松节油为原料的莰烯类杀虫剂、毒杀芬和以萜烯为原料的冰片基氯也属于有机氯农药。食品中检测方法有气相色谱法和薄层色谱法。

有机磷农药属于酯类，是用于防治植物病虫害的含有有机磷农药的有机化合物。这一类农药品种多、药效高，用途广，在中性和酸性条件下比较稳定，在碱性条件下则易水解，在人畜体内一般不积累，在农药中是极为重要的一类化合物。常用的有对硫磷、内吸磷、马拉硫磷、乐果、敌百虫及敌敌畏等，近几年来已先后合成杀菌剂、杀鼠剂等有机磷农药。其测定方法有薄层色谱-酶抑制法和气相色谱法，国家标准采用气相色谱法。

氨基甲酸酯类农药具有杀虫效果好、杀虫谱广、对人畜毒性低等特点，是农药急性中毒的主要原因，也是目前蔬菜中农药残留的重点检测品种。我国食品中氨基甲酸酯农药残留量的标准测定方法有高效液相色谱法、气相色谱法。

拟除虫菊酯（pyrethroids）是一类结构或生物活性类似天然除虫菊酯的仿生合成杀虫剂，它是在对天然除虫菊花的有效成分及其化学结构研究基础上发展起来的高效、广谱、安全的新型杀虫剂。拟除虫菊酯杀虫效果好，其杀虫效力比一般杀虫剂高 1～2 个数量级，但对人畜的毒性比有机磷和氨基甲酸酯杀虫剂低，所以比较安全。食物的残留污染主要是来自农业生产和卫生杀虫的使用。

植物性食品中拟虫菊酯农药残留量的测定用电子捕获检测器-气相色谱法；动物性食品中拟虫菊酯农药残留量的测定用毛细管柱气相色谱-电子捕获检测器检测（GC-ECD）。

七、食品中兽药残留检验

食品中残留的兽药有抗生素类、合成抗生素类、激素药类和驱虫药类。

兽药残留的危害主要体现在毒性作用、耐药性、过敏反应、激素样作用及污染环境影响生态等方面。国际上不同国家对兽药残留的限量都有规定，其检测方法有气相色谱法、高效液相色谱法、酶联免疫法（ELISA）和仪器联用技术法等。

（一）食品中抗生素类兽药残留检验

四环素类抗生素的残留的测定方法主要有高效液相色谱法、薄层色谱法及酶联免疫印迹法；氯霉素类抗生素的残留的测定方法主要有气相色谱法、高效液相色谱法、液相色谱-质谱/质谱联用技术及酶联免疫印迹法；磺胺类兽药残留的检测方法主要有高效液相色谱法、气相色谱法、液相色谱-质谱联用技术及酶联免疫印迹法；硝基呋喃类兽药残留的检测方法主要有酶联免疫印迹法、高效液相色谱法、液相色谱-质谱联用技术，其中高效液相色谱法是实验室常用技术。

（二）盐酸克伦特罗残留的检验

盐酸克伦特罗又称“瘦肉精”，是一种平喘药。是肾上腺类神经兴奋剂，具有调节动物神经兴奋功能，一次性大量摄入会导致急性中毒，长期食用可致染色体畸变，诱发恶性肿瘤。其检测方法有气相色谱-质谱联用技术、高效液相色谱法、酶联免疫印迹法。

（三）激素类兽药残留的检验

激素是同化激素和其他生长促进剂的简称，包括甾体类同化激素，如雄激素类（甲基睾酮、苯丙酸诺龙等）、雌激素（雌二醇、炔雌醇等）、孕激素类（孕酮、炔诺酮等）和非甾体类同化激素（己烯雌酚、双烯雌酚等）。

激素残留扰乱人体激素平衡，导致内分泌相关肿瘤、出生缺陷、生育缺陷、性早熟，男性女性化，诱发女性乳腺癌、卵巢癌等疾病。其检测方法主要有荧光分光光度法、气相色谱法、高效液相色谱法、气相色谱-质谱联用技术。

八、霉菌毒素检验

霉菌是形成分枝菌丝的真菌的统称。与食品卫生关系密切的霉菌大部分属于曲霉菌属、青霉菌素和镰刀菌属。霉菌毒素是霉菌产生的次级代谢产物，常见的毒性较大的有黄曲霉毒素（AFT）、杂色曲霉素、赭曲霉毒素、伏马菌素、展青霉素、桔青霉素、单端孢霉烯族化合物、玉米赤霉烯酮等。各毒素的毒性大小、毒作用机制、毒素作用的器官、系统不尽相同；长期低剂量摄入引起的慢性中毒主要体现在肝脏、肾脏、神经系统、生殖系统、消化系统损害和免疫抑制、细胞毒性等。

（一）黄曲霉毒素的检验

黄曲霉毒素是黄曲霉、寄生曲霉产生的一类代谢产物，具有极强的毒性和致癌性，对动物能造成急性中毒，其毒性比氯化氰还要强，是目前发现的最强的化学致癌物。一般来说，富含脂肪的粮食易产生黄曲霉毒素；黄曲霉毒素耐热，一般烹调加工方法达不到去毒目的。黄曲霉毒素难溶于水、乙醚、石油醚、己烷，易溶于油、甲醇、丙酮、氯仿、苯、乙腈、二甲基甲酰胺等溶剂。黄曲霉毒素对光、热、酸稳定，对碱和氧化剂不稳定。天然食品中最常检出的是 AFT_1。其检测方法有薄层色谱法、高效液相色谱法、酶联免疫印迹法。

（二）赭曲霉毒素 A 的检验

赭曲霉毒素包括 7 种结构类似的化合物，有 A、B、C、D 四种化合物，其中赭曲霉毒素 A 毒性最大，在霉变谷物、饲料等中最常见。赭曲霉毒素主要侵害动物肝脏与肾脏，引起肾脏损伤，大量的毒素也可能引起动物的肠黏膜炎症和坏死；另外，还发现它的致畸作用。食品中赭曲霉毒素的分析方法主要有薄层色谱法、高效液相色谱法和酶联免疫印迹法。我国的标准分析方法是薄层色谱法。

（三）展青霉素的检验

又称棒曲霉毒素、珊瑚青霉毒素，它是由曲霉和青霉等真菌产生的一种次级代谢产物，具有广谱的抗生素特点，是一种神经毒素。这种毒素会引起动物的胃肠道功能紊乱和各种不同器官的水肿和出血。展青霉素溶于水和乙醇。在碱性溶液中不稳定并可丧失其生物活性，在酸性溶液中较稳定，耐热。其分析方法有气相色谱法、薄层色谱法、高效液相色谱法等。

（四）脱氧雪腐镰刀菌烯醇和雪腐镰刀菌烯醇的检验

镰刀菌属于无性真菌类，分布极广，普遍存在于土壤及动植物有机体上，甚至存在于严寒的北极和干旱炎热的沙漠，属于兼寄生或腐生生活。镰刀菌属产生的有毒代谢产物主要是单端孢霉烯族化合物，其毒性主要表现为细胞毒性、免疫抑制和致畸、致癌。我国规定脱氧雪腐镰刀菌烯醇的分析方法有薄层色谱法和酶联免疫吸附测定法，其他的还有气相色谱法、高效液相色谱法和微柱法。

（五）T-2 毒素的检验

T-2 毒素是由多种真菌，主要是三线镰刀菌产生的单端孢霉烯族化合物（trichothecenes，TS）之一，广泛分布于自然界，是常见的污染田间作物和库存谷物的主要毒素，对人、畜危害较大。人畜误食污染大量该毒素的谷物后，可引起呕吐、腹泻、腹痛等急性症状，还可引起包括白细胞减少、心肌受损、胃肠上皮黏膜出血、皮肤组织坏死、造血组织破坏和免疫抑制、神经系统紊乱、心血管系统破坏等，严重时可引起死亡。我国规定小麦中 T-2 毒素测定的标准方法为酶联免疫吸附测定法，另外还有薄层色谱法和气相色谱法。

（六）玉米赤霉烯酮的检验

玉米赤霉烯酮（zearalenone）又称 F-2 毒素，它首先从有赤霉病的玉米中分离得到。玉米赤霉烯酮其产毒菌主要是镰刀菌属的菌株。玉米赤霉烯酮溶于碱性水溶液，耐热性较强，110℃下处理 1h 才被完全破坏。主要污染玉米、小麦、大米、大麦、小米和燕麦等谷物。具有雌激素样作用，主要作用于生殖系统，可使家畜，家禽和实验小鼠产生雌性激素亢进症。妊娠期的动物（包括人）食用含玉米赤霉烯酮的食物可引起流产、死胎和畸胎。食用含赤霉病麦面粉制作的各种面食也可引起中枢神经系统的中毒症状，如恶心、发冷、头痛、神智抑郁和共济失调等。采取液相和气相色谱的方法进行测定。

九、食品中其他化学污染物的检验

（一）食品中有害金属铅、砷、汞、镉的检验

1. 食品中铅的检验 自然界中铅的分布很广，各类食品中含有微量铅属于正常现象。农药的使用、汽车废气中氧化铅、工业三废等原因引起的土壤和农作物的污染是食品含铅量增高的主要原因。我国国家标准食品卫生检验方法中规定了石墨炉原子吸收法、氢化物发生原子荧光光度法、火焰原子吸收法和二硫腙分光光度法。

2. 食品中砷的检验 砷在自然界中以砷化合物状态存在，砷化合物中砷呈三价或五价 2 种，最常见的是三氧化二砷，俗称砒霜。总砷包括无机砷和有机砷，无机砷的毒性大于有机砷，在无机砷中三价砷的毒性又远比五价砷大。砷能引起急性中毒与慢性中毒，还具有致癌、致畸和致突变作用。检测方法有氢化物发生原子荧光光度法、银盐法和硼氢化物还原光度法。

3. 食品中汞的检验 汞的毒性主要是损害细胞内酶系统和蛋白质的巯基，引起急性或慢性中毒。主要的测定方法有冷原子吸收光谱法和原子荧光光谱法。

4. 食品中镉的检验 食品中镉的主要来源为工业污染及含镉农药和化肥的使用。是人体的非必需元素，也是一种蓄积性毒物，主要在肾部和肝部蓄积，镉的毒性较大，对体内巯基酶有很强的抑制作用，主要损伤肾脏、骨骼和消化系统，日本因镉中毒曾出现“痛痛病”。食品中镉的测定方法很多，主要有分光光度法、极谱法、原子吸收光谱法、等离子体发射光谱法、X 线荧光法等。

（二）食品中有 *N*-亚硝基类化合物的检验

N-亚硝基类化合物又称为亚硝胺，分 *N*-亚硝胺和 *N*-亚硝酰胺。食品中广泛存在硝酸盐和亚硝酸盐，主要经消化道进入体内，属高毒，有致癌性。检验方法主要分 2 类，一类是测定食品中总的亚硝胺的方法，如分光光度法；另一类是分别测定各种亚硝胺的方法，如薄层色谱法、气相色谱-质谱法和热能分析法。

（三）食品中苯并（a）芘的检验

苯并（a）芘是一种五环多环芳香烃类，存在于煤焦油中，烟草与木材燃烧产生的烟，以及炭烤食物中。苯并芘为一种突变原和致癌物质，与许多癌症有关，其在体内的代谢物二羟环氧苯并芘，是产生致癌性的物质。其分离提取的方法主要有皂化法、索氏提取法、超声波法和直接溶解法；检测方法有高效液相色谱法-质谱法，国家标准方法为荧光分光光度法和目测比色法。

（四）食品中多氯联苯的检验

多氯联苯属于致癌物质，不溶于水，溶于多数有机溶剂。食品中的多氯联苯主要来源于由已发生的环境污染造成的，其次是城市固体废弃物焚烧污染空气进而污染食品。容易累积在脂肪组织，造成脑部、皮肤及内脏的疾病，并影响神经、生殖及免疫系统。检验方法有气相色谱法、高效液相色谱法、红外光谱法及联用技术等，我国标准分析法中为气相色谱法。

（五）食品中氯丙醇的检验

氯丙醇是甘油上的羟基被氯取代所产生的一类化合物，有 4 种同系物或异构体。常温下是无色、有甜味的液体，可溶于水、丙酮、苯、甘油、乙醇、乙醚和四氯化碳，性质不稳定，易潮解。其急性毒性可引起肝肾脏损伤，尤其是肾小管增生最为敏感；慢性毒性主要有致癌性、体外遗传毒性，可致染色单体断裂，使精子减少和精子活性降低并有抑制雄性激素生成的作用，使生殖能力减弱。目前的检测方法主要为气相色谱-质谱法。

（六）食品中丙烯酰胺的检验

丙烯酰胺是一种不饱和酰胺，能溶于水、乙醇、乙醚、丙酮、氯仿，不溶于苯及庚烷中，在酸碱环境中可水解成丙烯酸，是有机合成材料的单体，生产医药、染料、涂料的中间体。丙烯酰胺是一种白色晶体化学物质，是生产聚丙烯酰胺的原料。聚丙烯酰胺主要用于水的净化处理、纸浆的加工及管道的内涂层等。淀粉类食品在高温（＞120℃）烹调下容易产生丙烯酰胺。人体可通过消化道、呼吸道、皮肤黏膜等多种途径接触丙烯酰胺，饮水是其中的一条重要接触途径。丙烯酰胺具有神经毒性作用；此外，为生殖、发育毒性。测定方法中气相色谱-质谱法是国际上比较通用的方法。

十、几种常见食品的卫生检验

（一）粮食的卫生检验

粮食是谷类及其加工成品和半成品的统称，其主要卫生问题有霉菌和霉菌毒素的污染、有害金属的污染、农药（包括粮食熏蒸剂）残留、混杂有毒种子及仓库害虫等。常用的粮食熏蒸剂有磷化物、氯化苦、溴甲烷、马拉硫磷、甲基杀死蜱等。多数熏蒸剂在处理后的粮食上能较快挥发，但有些能较长时间残留于粮食中。

（1）粮食中磷化物可以看为磷化氢的衍生物，其中氢原子等当量被金属原子所取代。离子型磷化物大都容易水解，更易被酸分解。

磷化氢气体急性中毒时表现为头晕、头痛、恶心、乏力、食欲减退、胸闷及上腹部疼痛，严重者有中毒性精神症状、脑水肿、肺水肿、肝、肾及心肌损害、心律失常；慢性中毒表现为头晕、失眠、鼻咽部干燥、恶心及乏力。我国国家标准中采用钼蓝分光光度法测定粮食中磷化物的残留量。

（2）粮食中马拉硫磷的测定：马拉硫磷毒性低，残效期短，对刺吸式口器和咀嚼式口器的害虫都有效。适用于防治烟草、茶和桑树等作物上的害虫。也可用于防治仓库害虫。常用气相色谱法及铜络合物分光光度法测定。

（3）粮食中氯化苦的测定：氯化苦的化学名称为三氯硝基甲烷，无色或微黄色油状液体，不溶于水，溶于乙醇、苯等多数有机溶剂，化学性质稳定，一般酸碱均不能使其分解。氯化苦是催泪性很强的有毒物质，吸入其蒸气后可出现咳嗽、呼吸困难、气喘和全身无力等症状，重者可中毒死亡。粮食中氯化苦含量的测定方法有分光光度法和气相色谱法。

（二）食用油脂的卫生检验

食用油脂是人们每日膳食中不可缺少的重要组成部分，是供给人体热能的 3 大营养素之一，并且是提供人体所需的必需脂肪酸、脂溶性维生素及磷脂的重要来源。食物在煎、炒、烹、炸时，都离不开油脂。

食用油脂常因原料不纯、生产工艺不合理及储运不当等原因，产生一系列卫生问题，如油脂酸败、油脂污染、天然存在的有害物质等。

油脂酸败指油脂和含油脂的食品，在储存过程中经生物、酶、空气中的氧的作用，而发生变色、气味改变等变化，常可造成不良的生理反应或食物中毒。评价油脂酸败及高温劣变的卫生指标主要有过氧化值、酸价、羰基价、极性组分等。

1. 过氧化值的测定　过氧化值，即油脂中不饱和脂肪酸被氧化所形成的过氧化物含量。一般以 1kg 待测油脂使碘化钾析出碘的毫克当量数表示，或以 100g 油脂能使碘化钾析出碘的克数表示。其测定可采用滴定法、分光光度法。

2. 酸价的测定　酸价是指中和 1g 油脂中游离脂肪酸所需要 KOH 的毫克数。是用中性乙醇-乙醚混合溶剂溶解油样，以酚酞作指示剂，用碱标准溶液滴定其中的游离脂肪酸，根据消耗碱标准溶液的量计算出油脂的酸价（以氢氧化钾计算）。

3. 羰基价的测定　油脂酸败时产生含有醛基和酮基的化合物，其总量称为羰基价。通常以 1kg 油脂中羰基的毫克当量数表示。

4. 极性组分的测定　经过煎炸的油脂通过硅胶柱，用石油醚-乙醚洗脱液洗脱，其中的三酰甘油首先被洗脱，挥发去溶剂，称量，即为非极性组分的质量，用上述样品的质量减去非极性组分的质量即为极性组分的质量。

5. 游离棉酚的测定　棉酚是锦葵科植物草棉、树棉或陆地棉成熟种子、根皮中提取的一种多元酚类物质，具有抑制精子发生和精子活动的作用。有游离型和结合型 2 种形式，结合棉酚不溶于油脂中，不能被消化道吸收，故认为无毒；游离棉酚具有毒性，长期食用可引起中毒，临床表现为皮肤灼热、头晕及低钾血症，还可导致性功能减退及不育症。棉籽中游离棉酚常用紫外分光光度法和苯胺法测定。

（三）肉与肉制品的卫生检验

肉与肉制品的主要卫生问题涉及畜禽疾病、腐败变质、添加剂、兽药残留及其他化学性污染等。

食品腐败变质是指食品受到各种内外因素的影响，造成其原有化学性质或物理性质和感官性状发生变质，降低或失去其营养价值和商品价值的过程。常用的指标是挥发性盐基氮。挥发性盐基氮是指动物性食品在腐败过程中由于酶和细菌的作用，使蛋白质分解产生的氨和胺类等碱性含氮物质。此类物质在碱性溶液中具有挥发性，蒸出或释出后，用标准酸性溶液滴定即可计算其含量。有半微量定氮法和微量扩散法 2 种方法测定。

（四）水产品的卫生检验

水产品是海洋和淡水渔业生产的动植物及其加工产品的统称，分为鱼、虾、蟹、贝 4 大类。其主要的卫生问题是腐败变质、天然毒素及各种污染等。水产品中组胺的测定主要有生物学法、荧光法、分光光度法、高效液相色谱法。水产品中无机砷的分离测定可采用酸提取直接滴定法、减压蒸馏法及溶液萃取法等。我国国家标准检验方法为氢化物原子荧光光度法及银盐法。水产品中甲基汞的分离测定主要有酸提取巯基棉法、半胱氨酸气相色谱法、溶剂萃取-测汞仪法等。

（五）乳与乳制品的卫生检验

乳与乳制品是指新鲜乳、酸乳、乳粉、炼乳、奶油、硬质干酪等品种，是一类营养成分齐全，组成比例适宜，容易消化吸收，是人们公认的成分最完善的食品。在各类食品中，乳及乳制品是营养最丰富、最容易消化的食品。乳与乳制品中的脂肪也称为乳脂，常用的测定方法有哥特里-罗紫法、盖勃氏法。乳与乳制品的酸度反映了乳的新鲜程度及乳质情况。乳的酸度以中和 100ml 乳样所消耗的 0.1mol/l 氢氧化钠的体积（单位为 ml）来表示，记为“°T”。牛乳的正常酸度为 16～18°T。其测定用酸碱滴定法。

（六）酒的卫生检验

酒是含酒精饮料的统称。酒中常见的杂质主要有醛类、甲醇、杂醇油、氰化物、铅和锰等。酒中甲醇和高级醇类的测定用气相色谱法，甲醇的测定方法还有品红亚硫酸分光光度法、变色酸分光光度法、对品红亚硫酸分光光度法和酒醇速测仪法；杂醇油的检测方法：气相色谱法、对二甲胺基苯甲醛分光光度法；氰化物的测定方有异烟酸-吡唑酮分光光度法、吡啶-巴比妥酸分光光度法、气相色谱法等；锰的测定采用原子吸收分光光度法和过碘酸钾分光光度法。

十一、食品中转基因成分的检验

转基因食品中转基因成分主要包括外源 DNA 及其表达产物（蛋白质），因此食品中转基因成分的检测也主要是针对外源 DNA 及蛋白质检测。DNA 检测方法主要有 PCR 技术、基因芯片技术；蛋白质检测方法主要有免疫测定法、蛋白质印迹法。在实际检测工作中，因 PCR 技术检测外源 DNA 具有灵敏度高、检测速度快、检测范围广，可实现定性、定量同时检测，因而在实际检测工作中被广泛应用。

十二、食品容器和包装材料的卫生检验

食品器具和包装材料是指包装、盛放食品用纸、竹、木、金属、搪瓷、陶瓷、塑料、

橡胶、天然纤维、化学纤维、玻璃等制品和接触食品的涂料。其中纸、竹、木、天然纤维的问题主要是微生物污染；金属、搪瓷、陶瓷、玻璃主要是有害金属的溶出；塑料、橡胶、化学纤维、涂料的卫生问题主要是低聚物、游离单体、添加剂和降解产物向食品迁移等。

采样时要根据不同的食品容器及包装材料进行采集，要填写采样单，注明样品的名称、型号（别）、批号（次）、采样日期及生产厂家等内容；所采样品应完整、无变形、画面无残缺，容量一致，不具有影响检验结果的其他疵点。

样品的浸泡实验是模拟所接触食品的性质，选择适当的溶剂，在一定的温度和时间内对食品容器、食具和包装材料（或原料）进行浸泡，然后对浸泡液中有害物质进行分析。

1. 样品的浸泡　常用的浸泡液与浸泡条件：蒸馏水、4% 的乙酸、65%的乙醇和正己烷。

2. 样品的检验　检验项目，特殊项目的检验按样品的性质而定，综合检验项目主要有：高锰酸钾消耗量、蒸发残渣、重金属、甲醛和脱色试验。

（1）高锰酸钾消耗量：是指浸泡液中从样品上溶解出来的还原性有机物被氧化所消耗的高锰酸钾的量（将体积换算成质量）。其检测方法通常为酸性高锰酸钾滴定法。

（2）蒸发残渣：是指塑料类制品用浸泡液浸泡后被溶解出来的物质。其结构一般比较简单，如各种未聚合的低分子单体、添加剂及某些有机或无机化合物。主要检测方法为水浴蒸发法。

（3）重金属：是指分析样品在酸性条件下可以溶出的有毒金属，如铅、汞、铬、钡、锌等。在实际的检验分析中重金属统一用铅来计算。其分析方法有半定量（超标与否）和定量 2 种。

（4）脱色试验：用于检查样品中色素的迁移程度。取洗净待测的样品，分别用浸湿了无色植物油和 65%乙醇的棉花，在样品上接触食品的部位小面积内用力往返擦拭 100 次，若擦拭棉花不染色则判为阴性。同时样品的 4 种浸泡液也不能染有颜色，否则就不合格。

（5）甲醛：检测方法主要是盐酸苯肼-铁氰化钾分光光度法。

（6）灼烧残渣：适用于食品包装用聚乙烯树脂原料的卫生检验。样品经高温灼烧至恒重，其残渣量表示无机物污染的情况。

（一）食品用塑料制品的卫生检验

塑料是一类具有可塑性的合成高分子材料。它与合成橡胶、合成纤维形成了当今日常生活不可缺少的 3 大合成材料。具体地说，塑料是以天然或合成树脂为主要成分，加入各种添加剂，在一定温度和压力等条件下可以塑制成一定形状，在常温下保持形状不变的材料。

我国目前规定可用于制造食品器具和包装材料的有聚乙烯、聚丙烯、聚氯乙烯、聚苯乙烯、聚碳酸酯、三聚氰胺甲醛等。塑料鉴别的常用方法主要有燃烧试验鉴别法、热裂解气试验鉴别法。

（二）食品用橡胶制品的检验

橡胶制品指以天然及合成橡胶为原料生产各种橡胶制品的活动，还包括利用废橡胶再生产的橡胶制品。橡胶各类的鉴别可通过燃烧试验、热裂解气试验、气相色谱法、红外光谱法等。常用橡胶成型品的卫生标准：接触食品的各种橡胶制品应表面光滑，色泽均匀、正常，无肉眼可见异物，无异味、异臭，浸泡液无异味、无荧光，浸泡后不褪色。

（三）食具涂料的检验

涂料一般由化学成膜物质和助剂组成，可涂覆于物体表面，干燥后能形成一层具有耐酸、耐碱、耐油、抗腐蚀等作用的薄膜。食品器具用涂料的种类：常用的油性涂料、酚系涂料、乙烯系涂料、环氧系涂料。主要检验项目及其卫生标准：感官检查即涂料自干成膜后，表面平整光洁，无气孔；涂膜经浸泡后，不软化、不龟裂、不起泡，不脱落；涂膜浸泡液为无色、无异臭、无异味、无沉淀的透明液。

（四）食品包装用纸的检验

食品包装用纸是指直接接触食品的各种包装纸及其制品。包装纸的种类很多，有原纸、版纸、玻璃纸、涂塑纸、涂蜡纸等；纸制品的纸杯、纸盒、纸袋、纸筒、纸罐等。食品包装用纸的卫生质量与纸浆、添加剂、油墨等因素有关，其卫生问题主要是细菌污染及化学物污染。采样时以无菌操作法抽取纸样，主要的检验项目及卫生标准：食品包装纸应纸质洁净，色泽正常，无异味和臭味，油墨不易脱落；铅砷含量、荧光物质、脱色试验及致病菌常规检测项目等。

（五）搪瓷、陶瓷、不锈钢和铝制品的检验

搪瓷是在铁皮坯料上烧结搪瓷釉料而成。陶瓷是用黏土或黏土与石英、长石等混合，成型之后烧制而成的产品。铝制品是以铝为原料经冲压或烧铸成型的产品。外观检查和感官应达到：表面光滑，涂搪均匀，无裂口、缺口、鳞爆、脱瓷、爆点、裂纹、泛沸痕、孔泡、露黑。

（六）植物纤维类食品器具的卫生

植物纤维类食品器具包括植物纤维板模塑和植物纤维浆模塑。植物纤维类食品器具感官要求：成型品外观应色泽正常，无异味，无异物；浸泡液不应有着色，无异臭、异味。

十三、化学性食物中毒的快速检验

化学性食物中毒是指健康人经口摄入了正常数量，在感官上无异常，但却含有某种或几种“化学性毒物”的食物，随食物进入体内的“化学性毒物”对机体组织器官发生异常作用，破坏了正常的生理功能，引起功能性或器质性病理改变的急性中毒，称为化学性食物中毒。包括一些有毒金属及其化合物、农药等。常见的化学性食物中毒有有机磷引起的食物中毒、亚硝酸盐食物中毒、砷化物引起的食物中毒等。

化学性食物中毒的快速检验是指当发生化学性食物中毒时，采用一系列快速检测方法进行的毒物定性或半定量分析，主要目的是尽快查明中毒原因，为中毒应急处理和救治提供科学依据。其检测的程序一般为：了解中毒情况、采集样品、快速检测、得出结论。检测的主要方法有试纸法、固体试剂法、试管法、溶液法和仪器测定法。前 4 种方法通常是将待测物与试剂反应生成有色化合物，比色定性或半定量；仪器测定法上利用被测毒物的物理化学性质，制成速测卡、速测盒、速测箱等小型仪器进行测定。

（一）水溶性毒物的快速检验

水溶性毒物常用水浸法或透析法进行提取。亚硝酸盐的快速检验常用格氏法、联苯胺-冰乙酸法。

（二）挥发性毒物的快速检验

常见的挥发性毒物主要有氰化物、酚类、醛、硝基苯等，其中较多见的是氰氢酸、氰化钾与氰化钠中毒。其快速检定主要有苦味酸试纸法、普鲁士蓝法、对硝基苯甲酸法。

（三）不挥发性有机毒物

不挥发性有机毒物主要指那些相对分子质量较大、结构较为复杂、不易挥发的有机毒物。按其化学性质，可以将它们分为：①酸性有机毒物，不溶于酸性水溶液，但能与碱作用生成可溶于水的盐类，如巴比妥类安眠药；②碱性有机毒物，能被有机溶剂萃取，在酸性条件下与酸作用生成盐而易溶于水，如阿托品、头乌碱；③两性有机毒物，分子中同时存在酸性和碱性官能团，在水溶液中与碱或酸均生成盐而易溶于水，常见的有吗啡；④中性有机毒物，在酸碱溶液中均不生成盐，因此难溶于水而溶于有机溶剂，常见的有安眠通、乙酰苯胺等。

（1）巴比妥类安眠药的提取常用斯-奥法和简易提取法，其中斯-奥法是提取不挥发性有机毒物的经典方法。其快速检验方法主要有硝酸钴法和薄层色谱法。

（2）生物碱类的快速检验常用的方法有沉淀反应、颜色反应及薄层色谱法。

（四）金属毒物的快速检验

金属毒物的毒性主要是对酶的影响。引起食物中毒最常见的金属毒物是砷、汞、钡、铬、锰等。砷、汞的鉴定多以雷因许氏法为预试验，以升华法为确证试验；钡的快速检验方法主要是硫酸钡沉淀法和玫瑰红钡沉淀法。

（五）农药的快速检验

目前使用量最大的农药有有机磷类、有机氯类、氨基甲酸酯类和拟除虫菊类等 4 类，引起食物中毒的农药主要是有机磷农药。有机磷农药能抑制胆碱酯酶的活性。根据酶化学法的原理制成试纸或速测卡用于有机磷农药的定性、半定量和快速筛选。

（六）灭鼠药的快速检验

在食物中毒事件中，鼠药占有相当大的比例，以磷化锌、敌鼠、毒鼠强和氟乙酰胺等灭鼠药引起的食物中毒最为常见。毒鼠强和氟乙酰胺属于国家“三禁”的鼠药。磷化锌可用硝酸银预试，再用钼蓝法或亚铁氰化钾法确证；敌鼠在检验时先用无水乙醇温热浸提，过滤，蒸干成残渣后用三氯化铁试验进行检验；毒鼠强的快速检测可采用变色酸法，采用气相色谱法、高效液相色谱法进一步确证；氟乙酰胺为有机氯内吸性杀虫剂。常用纳氏试剂法检验。

（七）有毒动植物的快速检验

有毒动植物主要是某些动植物中含有的天然有毒成分，如杏仁、木薯、巴豆、桐子、棉子、毒蕈、河豚鱼等。河豚毒素的快速检验可采用生物检验法的硫酸-重铬酸钾呈色反应；毒蕈的快速检验方法有结晶析出鉴别法、纸层析法和薄层层析法。

十四、食品掺伪的检验

食品掺伪是食品掺假、掺杂和伪造的总称。其特点是：①掺入的物质往往是价廉易得，具有与被掺食品相似的物理性状，如酱油牛乳中掺水；②掺伪食品的感官性状、保存期、包装质量和正常食品不同，掺伪食品的色香味、组织形态常有异常；③掺伪食品的产销也有特点，多数是小厂、个体作坊或地下工厂生产出来的。销售渠道非常复杂，最终的销售地点不固定，多数是集贸市场、偏僻的小店、乡村销售店等。其检验程序是现场调查、采样、检验方案的拟定及结果分析。

（一）乳与乳制品掺伪的检验

1. 牛乳掺伪的检验

（1）掺入中和剂的检验：掺入中和剂的目的是降低牛乳的酸度以掩盖牛乳的腐败，可用溴麝香草酚蓝法检验。

（2）掺入食盐的检验：可通过鉴定氯离子的方法检验。

（3）掺入芒硝的检验：可通过鉴定硫酸根离子的方法检验。

（4）掺入蔗糖的检验：利用蔗糖与间苯二酚反应生成红色化合物，或利用蔗糖与蒽酮试剂反应生成蓝绿色化合物进行检验。

（5）掺入豆浆的检验：可通过加碱检验法、脲酶检验法进行。

（6）掺入淀粉或米汤的检验：淀粉遇碘变蓝色。

2. 乳粉掺伪的检验 乳粉有全脂乳粉、全脂加糖乳粉和脱脂乳粉 3 种，每种乳粉都有卫生质量标准。不符，可判断是掺伪。

（二）调味品掺伪的检验

调味品是一类能赋予食品甜、酸、苦、辣、咸、鲜、麻、涩、清凉等特殊味感的食品添加剂。

1. 酱油掺伪的检验

（1）感官检查：主要有色泽、透明度、臭、味、肉眼可见物等。酱油必须具有正常酿造酱油的色泽、气味和滋味，无不良气味，不得有酸、苦、涩等异味和霉味，不浑浊，无沉淀，无霉花浮膜。

（2）相对密度：食品的相对密度与食品的组成、浓度、纯度、成熟程度均有关。酱油的相对密度通常为 1.14～1.20，不低于 1.1。相对密度的大小意味着酱油中干涸物质的含量高低。一般情况下，干涸物质含量高，相对密度就大，外观较浓厚，质量也比较优良，相对密度值过低，除可认为其营养成分的含量较低之外，还可怀疑酱油被掺水。

（3）总酸度：酱油中的总酸包括乳酸、乙酸、琥珀酸和枸橼酸等多种有机酸。检测方法主要为酸碱滴定法。

（4）氨基态氮：酱油中有 18 种氨基酸，以谷氨酸的含量最高，是酱油鲜味的重要来源之一。氨基态氮是决定酱油质量及营养价值的重要指标。可采用甲醛值法检测。

（5）掺入尿素的检验可采用二乙酰肟法。

2. 味精掺伪的检验 味精是最常用的鲜味剂，主要成分是谷氨酸钠。其掺伪物质一般有面粉、淀粉、食盐、石膏、碳酸盐、碳酸氢盐、硫酸镁及氯化铵等。

（1）pH 测定：正常味精 10g/L 的 pH 约为 7。

（2）水不溶物检验：如样品溶液混浊或出现沉淀则有掺伪。

（3）化学检验：掺入石膏可通过水不溶物试验、硫酸根和钙离子的检验进行鉴定；掺入碳酸盐、碳酸氢盐可通过水溶后加酸检验，有气泡发生即为掺伪；掺入铵盐可加入纳氏试剂出现橙黄色沉淀判断。

（三）掺伪食品中非食用添加剂的检验

1. 食品中非食用色素的检验　违规使用的非食用色素主要有碱性色素、直接色素、无机染料等。

（1）碱性色素的检验：碱性条件下可使脱脂羊毛染色，在酸性条件下褪色。

（2）直接色素的检验：碱性色素在氯化钠溶液中，可使脱脂棉染色，此脱脂棉用氨水洗涤也不褪色。

（3）无机染料的检验：无机染料由金属盐类或其氧化物组成，可采用测定金属的方法进行检验。

（4）其他非食用色素的检验：我国规定，苏丹红的测定采用高效液相色谱法。

2. 食品中禁用漂白剂的检验　主要有次硫酸氢钠甲醛（俗称吊白块）及甲醛。次硫酸氢钠甲醛的检验可用乙酸铅试纸法和离子色谱法检验。甲醛的检验可用乙酰丙酮法、亚硝基亚铁氰化钠法及三氯化铁等方法。

3. 食品中禁用防腐剂的检验　食品中掺入的禁用防腐剂主要有硼酸或硼砂、水杨酸、甲醛等。硼酸或硼砂可用姜黄试纸法、焰色反应检测。

（四）其他食品掺伪的检验

（1）木耳的掺伪物质主要有糖、硫酸镁、盐卤、矾、食盐、铁粉。

（2）食品中掺非食用油的检验：桐油采用亚硝酸法、三氯化锑-三氯甲烷及硫酸法检验；矿物油采用皂化法进行检测。

（3）食品中掺入洗衣粉的检验可采用荧光法和亚甲蓝法。

第五节　生物材料检验

一、有 关 概 念

1. 生物材料　是生物体的体液（血液）、排泄物（尿液、呼出气）、毛发和试验动物脏器组织的总称。

2. 生物材料检验　是研究生物材料中化学物质或其代谢产物或由化学物质引起机体产生的生物学效应指标变化的分析测定方法。

3. 生物监测　是指定期（有计划）地检测人体生物材料中化学物质或其代谢产物的含量或由它们所导致的无害生物效应水平，以评价人体接触化学物质的程度及对健康的影响。生物监测评价的是毒物的内剂量水平。环境监测强调空气、水等生产环境中毒物的含量水平，估计毒物进入体内的接触水平，评价的是毒物的外剂量水平。环境监测和生物监测的结果应该是相关的。两者相辅相成，共同提供评价职业有害因素对人体危害的基础资料。

4. 正常值 是指正常人（无明显肝、肾及血液系统疾病，无职业有害因素接触史）的生物样品中某种成分的含量或生化指标值。

5. 生物接触限值 是为保护作业人员健康，对生物材料（尿、血、呼出气）中污染物或其代谢产物所规定的最高容许浓度或某些生物效应指标改变所容许的范围。其值相当于健康人吸入或接触最高容许浓度的毒物时，生物材料中被测物的含量水平。

6. 生物材料检验指标的选择原则 特异性好、具有良好的剂量-效应关系、稳定性好、有准确可靠的检测方法。

7. 生物材料检验指标 主要有以下 3 个方面：①生物材料中化学物质原形的检验；②生物材料中化学物质代谢产物的检验；③生物效应指标的检验。

8. 生物样品的选择原则 ①选用的生物材料中被测物的浓度与环境接触水平或与健康效应有剂量相关关系；②样品和待测成分（指标）足够稳定以便于运输和保存；③采集生物样品对人体无损害，能为受检者所接受。目前用得最多的生物材料是尿液，其次是血液和呼出气。

二、生物样品的采集与保存

1. 生物材料样品的选择 同一毒物或代谢产物在不同生物材料中其生物学意义不一样，选择生物材料样品种类的要求：①被测物有特异性；②与外剂量有相关性；③有足够的稳定性；④测定结果重复性好，个体差异在允许范围内；⑤采样能被受试者接受。在大多数情况下，血液和尿是最具有代表性的样品，对血液和尿中有害物及其代谢产物含量的测定，常可反映机体对毒物的吸收量，毒物在体内的代谢途径情况等，从而判断毒物的排泄率和体内蓄积情况等。毛发和指甲中的某种毒物含量常能较好地反映机体对该毒物的吸收和蓄积情况。

（1）尿样：最常用。具有采集方便、无损伤性、采集量大等特点。分析尿液不仅可以反映毒物排出的情况，也可以间接反映毒物被吸收及在体内负荷的情况。尿样的收集：一般为全日尿、晨尿、夜尿、定时尿和随机尿。随机尿样，收取方便，但由于尿中待测物浓度波动较大，分析结果往往不能反映实际情况；24h 尿样，所得结果不受某些成分排出无规律的影响，也不受饮水和排汗的影响，但收集 24h 尿样较麻烦，在夏天尿样易腐败；晨尿，收集受检者早晨起床后的第 1 次尿样进行分析，对多数测定能反映实际情况，收集方便，应用最多。

尿样浓度的校正：对于相对密度小于 1.010 或大于 1.030 的尿液不作监测使用，要重新取样。

（2）血液：血液中有害物质的浓度可反映机体近期接触该有害物的程度，常与体内有害物的吸收总量成正相关。其特点是：①成分较恒定；②个体差异小；③取样污染机会小；④损伤性采集样品；⑤血样储存条件要求较高。其种类有①血清；②血浆；③全血；④红细胞。优先选用的合适的容器主要为聚四氟乙烯、聚乙烯、石英、白金、硅硼玻璃。

（3）呼出气特点：①优点：操作方便、干扰物少，非损伤性；②缺点：a. 被测物的含量比较低；b. 肺泡气中水分对某些测定有影响；c. 肺部“无效腔”中环境空气对肺泡气稀释不稳定，影响测定结果的解释。适用于：①监测仅限于挥发性物质；②主要用于测定化学物质原形；③呼出气监测结果能反映采样期间车间空气的平均浓度。呼出气分为混合呼出气、终末呼出气（肺泡气）。第 1 阶段呼出的是空气，第 2 阶段混合呼出气，第 3 阶段肺泡气。

（4）头发：作为活体样品的主要优点是：采样时受检者无疼痛，无创伤，样品容易储存和运送，不需要特殊容器，样品不易变质，可长期保存，必要时可重复检验。

2. 样品采集、运输及保存

（1）一般要求：采样时间依据生物半减期；采样环境要求无污染。采样容器一般规定：①测无机成分使用塑料、高压聚合玻璃；不锈钢含 Cr、Ni、Mn（不能用于测此三种元素）使用前要求用酸液（稀 HNO_3）浸泡 24h 洗涤；②测有机物使用玻璃、塑料（不能用橡胶和添加染料的橡胶）。冷冻保存不能用玻璃仪器；采样记录包括编号、检验项目、受试者信息，采样信息包括时间、地点、环境、过程，还要有采样人及记录人信息。

（2）样品采集与保存：生物样品储存，最好的办法是采集后立即进行分析，样品储存时必须注意不要使待测成分损失或变质。大多数生物样品在 4℃冰箱内存放 2 周时测定结果无明显影响。测定粪卟啉的尿样要在−20℃保存，测定马尿酸的尿样应调 pH4 保存。

要对尿样进行校正，通常校正法有比重校正法和肌酐校正法。采集尿液不少于 50ml，用顶空分析法测定挥发性物质时，收集尿样的容器要充满尿样并知道体积，记录上次排空膀胱的时间及采集样的终点时间。储存一般 2 周，加酸-氯仿防腐冷藏。测尿中汞或挥发性有机物要尽快测定，要保存 5 天以上的，最好冷冻。

血样：①采集全血（要抗凝）、血清（血浆）或红细胞；②采集过程避免污染；③毛细管血防止溶血，金属针头（取下）在挤出针管时不能太快，取末梢血要避免挤压；④采集部位，自然流出弃去第 1 滴血；⑤有 3 种情况不宜采集毛细管血：血液量超过 5ml、采集环境有外源性化学物质存在、测定挥发性成分。

血样的运输与保存：①要避免振动和温度的改变；②血样冷冻肯定溶血，采集血清或血浆时，应分离再保存；③临时存放 4℃过夜，长时间保存要冷冻；④测酶活性要采集后尽快分析。

呼出气：采集方法是先深呼吸 2～3 次，在恢复正常呼吸时采集呼出气，采集肺泡气只收集末端呼出气。需要注意的是：①受检者必须是肺功能正常者；②要选择对被测物吸附小的容器；③要在正常呼吸状态下收集样品，呼出过程不能有阻力；④采样的时机要依被测物代谢速度决定。

头发和指甲的收集与保存：有毒物如砷、镉、铬、汞等可较长时间蓄积于头发和指甲，因此，脱离接触后毒物在尿液、血液中含量已经明显降低，而在头发和指甲中含量仍然较高，故检验毒物在头发和指甲中的含量就具有一定的价值。在收集时需要注意头发和指甲既要洗涤干净外源性污染物，又不能让内源性成分溶出。

组织和脏器的收集与保存：在毒物的毒性试验和毒理学研究方面，常用动物的组织和脏器作为检验样品，以探讨毒物在机体内的分布和蓄积情况，此外，在法医学方面，对于偶然中毒事故而死亡者进行尸检时，亦有采用。

三、组织样品的预处理

常用的预处理方法主要有以下 2 种：

1. 有机质分解法 适用于金属元素和某些非金属元素的测定，实际运用中又可分为干法和湿法 2 种。

湿消化法：用强氧化性酸和其他氧化剂，结合加热，破坏样品中所有的有机物，待测成分变成易溶的盐类。常用的氧化性酸有硝酸、硫酸和高氯酸，氧化剂有高锰酸钾和过氧化氢等。

干法又称灰化法，该法操作简便，加入试剂少，空白值低，特别适用于大批样品的处理。可分为炭化、灰化和溶解 3 步。但干灰化法使用的温度高，待测成分易挥发损失，同时待测成分被坩埚材料吸留，难于溶出，使回收率降低。为了帮助灰化，降低待测成分的挥发和吸附损失，可加入适当的助灰化剂。如硝酸、硫酸、硝酸镁和氧化镁、氢氧化钾等。

2. 分离法 适用于分析有机物或其代谢产物。常用的分离方法有溶剂萃取法，适合低含量组分的分析；挥发法，又可分为气化、蒸馏法、蒸发、升华、顶空等方法。

四、生物样品的本底值

1. 制定生物样品本底值的意义 生物样品的本底值也称参考值，是指有些生物监测指标在不接触职业毒物的健康人群中，也可检测一定的水平。过去常称为正常值，是用来衡量某一测定结果是否异常的尺度。

在劳动环境中当接触一定量有毒物质时，在体内和代谢产物中，毒物往往会增多，还引起体内和代谢产物中有关生理、生化指标升高或降低，在劳动卫生和职业病防治工作中，将这些变化与正常值进行比较，判断毒物影响个体和群体的情况。测定本底值还可为制定或修订卫生标准，制定生物接触限值提供重要的科学依据。

2. 制定生物本底值的基本要求

（1）确定分析方法：分析方法往往决定分析结果的准确性。

（2）测定对象的选择：通常选用不接触被测毒物的“正常人”。

（3）确定样本数量：本底值的范围是根据样本测定结果来制定的，样本分布愈接近于总体分布，所得结果愈可靠。

（4）确定本底值范围。

五、生物材料检验的意义

生物样品检测的结果可以有效地反映某种污染物的接触程度及对人体健康影响的情况。采集血液进行分析可直接了解毒物在血液循环内达到的水平和动态；采集尿液、头发进行分析，可以反映毒物从人体内排出的情况并能间接地衡量毒物在体内的负荷。生物样品检测还有助于研究毒物的剂量-反应关系，可为制定最大允许生物学浓度提供重要的依据。此外，生物样品检测的项目往往也是普查和职业临床检验的重要指标，参考指标或接触指标。这些指标的测定对职业中毒、职业病或环境污染中毒的调查研究、诊断、鉴别诊断、疗效观察都具有非常重要的价值。

六、生物材料中无机毒物的检验

经常进行检验的无机毒物有铅、镉、汞、砷、氟、碘，其次为钒、铬、镍、锌、硒、二硫化碳等。

（一）尿铅和血铅的测定

采集血液进行检验，可直接反映机体吸收铅的量。采集尿液进行检验，可反映铅从体内排出的情况，能间接反映机体吸收铅的量。

目前尿铅的测定方法较多，主要有双硫腙比色法、原子吸收光谱法、示波极谱法等，也有用阳极溶出伏安法和电位溶出法。双硫腙比色法测定尿铅是经典的分析方法，不需特殊仪器，只要一台可见分光光度计即可。血铅的测定基本检测方法包括石墨炉原子吸收光谱测定法和微分电位溶出测定法。

（二）尿镉和发镉的测定

人体接触镉的机会属于职业性方面的主要是：锌矿的开采、冶炼。用于镉测定的生物样品，尿液可收集晨尿或 24h 尿于清洁的硬质玻璃瓶或聚乙烯塑料瓶中。血液可用注射器抽取静脉血数毫升于肝素抗凝试管中，实验动物的组织器官可以收集肾、肝、主动脉和心脏等。在样品采集过程中，要注意避免生产环境、容器、采样器具不洁所带来的污染。

镉的检验方法较多。双硫腙比色法为经典方法，萃取-原子吸收分光光度法和无焰原子吸收分光光度法具有灵敏度高，操作简便，再现性好等优点。催化极谱法具有较高的灵敏度和良好的再现性，且方法简便，仪器价格较廉，易于推广。电位溶出法测定发锌、铜、铅、镉，具有干扰少、灵敏度高、分辨率优等特点。

（三）尿汞的测定

汞及其化合物可通过呼吸道、消化道及皮肤等途径吸收。在生产环境中引起中毒危险的，主要是经呼吸道吸入的金属汞蒸气、气溶胶或粉尘状态的汞化合物。进入体内的汞化合物，常引起慢性或急性中毒，汞在体内主要分布于肾和肝，其次是心肌、肠壁、脑和骨中，而以肾为最多。主要通过肾脏随尿排出（约 70%由肾脏排出）。可收集晨尿或 24h 尿作为检验样品，检验方法有冷原子吸收法和用汞蒸气仪测定尿汞法。

（四）尿铬和血铬的测定

铬在自然界通常以铬铁矿和铬铅矿的形式存在，具有毒性，能引起多种疾病。检验铬的样品可收集尿液、血液、胃液、胆汁、粪便、毛发、指甲及其他组织器官等生物材料，一般以检验尿铬含量较多，其次为血铬。尿铬和血铬的含量，是评价接触铬作业工人的健康状况和职业病诊断的重要指标。尿样收集于聚乙烯瓶中，血样是将静脉血置于含有肝素的聚乙烯瓶中采集，用二苯碳酰二肼比色法、原子吸收光谱法、极谱分析法、气相色谱法、电感耦合等离子体（ICP）发射光谱法和中子活化法等方法进行检测。

（五）尿钒的测定

钒是体内的正常元素之一，对造血过程起一定积极作用，也可对体内胆固醇的合成起抑制作用，降低血中胆固醇的含量；它也与免疫功能有很大关系，钒过多会引起免疫功能下降，影响到机体的抗病能力。主要以尘、烟与人体接触，吸入体内时，对呼吸道有较强的刺激和损伤作用，产生呼吸道炎症，大量吸入后会引起肺水肿。可收集新鲜尿样于聚乙烯瓶中，送实验室分析；如不能立即送检，用硫酸酸化保存。钒的分析方法有催化分光光度法、示波极谱法和石墨炉原子吸收光谱法。

（六）尿镍的测定

镍是人体必需微量元素之一，可以稳定凝血机制中的易变因子。主要通过呼吸道进入体内，由尿排出。尿镍可作为接触的生物指标。镍可溶于盐酸、硫酸，易溶于硝酸但不溶于水。吸入过多可引起中毒。检测时可取晨尿或 24h 尿样收集于清洁的聚乙烯瓶或硬质玻璃瓶，加硝酸酸化保存。尿镍的测定方法主要有：分光光度法、原子吸收法、极谱法，还有气相色谱法等。

（七）血硒和尿硒的测定

硒是人体必需微量元素之一，是谷胱甘肽过氧化物酶的活性中心。因此，它有抗过氧化作用，保护细胞膜及其内容物免受氧化损伤。硒虽非职业中毒的主要检测对象，但它与克山病、大骨节病、肿瘤及心血管病均有密切关系，检测血硒和尿硒，可知人体对硒的吸收水平。无论是从劳动卫生、营养卫生还是从地方病防治来说检测硒都很有意义。硒可经呼吸道、消化道及皮肤进入机体，主要由尿排泄。以洗净的塑料瓶收集 12h 夜尿或 24h 尿，混匀后取出一定量作为样品。如需保存，可加防腐剂置冰箱保存。常用的分析方法有荧光分光光度法、原子吸收法、极谱法及气相色谱法等。

（八）尿砷和发砷的测定

砷的单质毒性很小，但砷的化合物有毒性，三价砷的毒性比五价砷的毒性强，无机砷的毒性比有机砷的毒性强。砷化氢是一种极毒的气体，有特殊的大蒜气味。检测时将尿样收集于丁聚乙烯瓶或硬质玻璃瓶中，头发样收集于纸袋中，检验前用中性洗涤剂仔细洗净油脂和灰尘，然后用去离子水清洗，在烘箱中烘干备用。砷的测定方法大致可分 2 类，一类是化学分析法，如重量法、容量法、比色法。比色法中主要是砷斑法和二乙基二硫代氨基甲酸银法；另一类是仪器分析法，如原子吸收分光光度法、极谱分析法等。

（九）尿氟的测定

氟在自然界没有单质（F_2），总是以氟的化合物形式存在。氟为人体所需的元素，缺少氟时，可能出现龋齿病；但氟在体内蓄积较多时，会引起中毒，使骨骼变化，牙的珐琅质有斑点。测定尿中氟含量高低，能了解工人在生产环境和生活环境（大气、水、土壤）受氟污染的情况，从而采取必要的预防措施。尿液、血液常用作氟化物的检验样品，尿液是最常用的检验样品，可收集晨尿或 24h 尿于清洁的硬质玻璃瓶或聚乙烯瓶内，分析前应放在阴凉处。用扩散比色法、蒸馏比色法和氟离子选择电极来测定尿氟的含量。

（十）尿碘的测定

碘是人体必需的微量元素，主要从食物、饮水经消化道摄入，其次经呼吸道吸入，亦可经皮肤进入。碘是人体合成甲状腺激素的原料，缺乏时可导致单纯性甲状腺肿大，进入机体后主要集中在甲状腺，从肾排出。主要损害黏膜、皮肤、影响神经系统和内分泌系统功能，引起急、慢性中毒。尿碘的检验可作为甲状腺功能检验的辅助方法。常用的检验方法有催化比色法、极谱法、离子选择电极法和顶空气相色谱法。

七、有机毒物及其代谢产物的检验

（一）呼出气中苯和尿中酚的测定

苯为无色、透明、具有特殊芳香气味的液体，能与乙醇、乙醚、汽油、丙酮、氯仿、四氯化碳及乙酸任意混合，微溶于水。酚为苯以蒸气状态进入人体后的主要代谢产物，随尿排出。苯在生产环境空气中以蒸气状态存在，主要通过呼吸道进入人体。可通过检测呼出气中苯及尿酚的浓度反映机体接触苯的程度。可用塑料袋直接收集受检者的呼出气，带回实验室用气相色谱法进行测定；对持续接触者采集班后尿，对正常人采集晨尿。尿样收集的容器应为清洁的具螺旋盖的聚乙烯瓶，在冰箱（4℃）中保存，可以稳定 2 周。呼出气中苯常用气相色谱法测定，尿酚常用 4-氨基安替比林分光光度法和气相色谱法进行测定。

（二）尿中马尿酸和甲基马尿酸的测定

马尿酸即苯甲酰氨基乙酸，分子式为 $C_6H_5CONHCH_2COOH$，易溶于热水、热醇及磷酸钠水溶液，微溶于冷水、醚和氯仿，不溶于苯、二硫化碳和石油醚。尿中马尿酸和甲基马尿酸分别为甲苯及二甲苯进入机体后的代谢产物。甲苯在体内被吸收后，经代谢与甘氨酸结合，形成马尿酸并随尿排出。收集尿样的容器应为清洁的玻璃瓶或聚乙烯瓶，尿样应及时进行分析，若需保留尿样，可在尿样中按 0.1%加入酒石酸，并于冰箱（4℃）中保存。

尿中马尿酸和甲基马尿酸的测定方法有吡啶-苯磺酰氯比色法、薄层层析法、纸层析法、气相色谱法和高效液相色谱法等。

（三）呼出气中的氯乙烯和尿中硫撑双乙酸的测定

氯乙烯，常态下为无色无味的气体，微溶于水，能溶于乙醚中，其代谢产物为硫撑双乙酸，极易溶于水、醇及醚中。氯乙烯单体是化工企业的重要原料，用以合成聚氯乙烯产品，接触方式以呼吸道吸入为主要途径。长期反复的接触后，对机体的毒性表现为能导致肝血管肉瘤。进入机体后，一部分可由呼吸道以原型排出，绝大部分在体内经过复杂的代谢过程，其最终代谢产物为硫撑双乙酸，约占 60%左右。呼出气用塑料袋直接收集班后瞬间或一定期间的呼出气，用带氢焰离子化检测器或电子捕获检测器的气相色谱仪分析；尿样宜于班后 2～8h 收集于聚乙烯瓶内，用带火焰光度检测器的气相色谱仪进行测定。

（四）呼出气中三氯乙烯和尿中三氯乙酸的测定

三氯乙烯为无色液体，具特殊气味，遇火或热表面会分解成很毒的光气和腐蚀性盐酸烟雾。三氯乙烯在工业上大量用作清洗剂，具有良好的去油污特点，用来清洗金属部件。和其他一些卤代烃类一样，长期与之接触，会对肝等实质器官有影响。入血液后代谢为三氯乙酸。检测呼出气时可以用塑料采样袋收集班后第一口气的后半部分气体，现场用带有氢火焰离子化检测器或电子捕获检测器的气相色谱法测定；尿样则收集在洁净的玻璃瓶或聚乙烯瓶内，用分光光度法测定或气相色谱法测定尿三氯乙酸。

（五）尿中五氯酚的测定

五氯酚及五氯酚钠是常用的农药，可通过皮肤、呼吸道和胃肠道吸收进入体内。它们可直接作用于能量代谢过程，能使体温增加到 40℃以上，造成中枢神经系统、肝、肾等损害。严重中毒者可因高热、昏迷、抽搐、呼吸循环衰竭而死亡。经皮肤、呼吸道和消化道吸收进入体内后，分布于肾、肝、肺、心、胃、肠等器官，以原化合物方式主要从尿中排出体外。测定方法有分光光度法、气相色谱法和高效液相色谱法。

（六）尿中杀虫脒和对氯邻甲苯胺的测定

杀虫脒又称克死螨，被认为是一种高效、广谱、低毒的杀虫杀螨剂。接触杀虫脒以后数小时便可出现头晕，嗜睡，四肢无力，尿频、尿急、食欲不振、肝区叩痛、恶心等中枢神经系统、泌尿系统和消化系统症状。由于杀虫脒较难挥发，故中毒主要因个人防护不当，通过皮肤吸收而引起。生活中，大多通过消化道吸收而引起中毒。

杀虫脒进入体内后迅速被吸收，可被降解为多种代谢产物。对氯邻甲苯胺是其主要代谢产物之一，从尿中排出。测定尿中杀虫脒和对氯邻甲苯胺的含量可推测吸收的程度，同时也有助于诊断。收集与杀虫脒有接触者次日晨尿至少 200ml，储存于塑料瓶中。按 100ml 尿液加入盐酸 1ml，置于冰箱内保存。测定方法主要有偶氮分光光度法和气相色谱法。

（七）全血胆碱酯酶活性的测定

人红细胞胆碱酯酶（cholinesterase）是一类糖蛋白，以多种同工酶形式存在于体内。一般可分为真性胆碱酯酶和假性胆碱酯酶。真性胆碱酯酶也称乙酰胆碱酯酶（ChE），特异性较高，能迅速催化乙酰胆碱水解，使它失去神经递质的作用。乙酰胆碱酯酶主要存在于神经组织，红细胞中。有机磷农药中毒时，主要是乙酰胆碱酯酶活性受到抑制，因而全血胆碱酯酶活性的测定主要是测定乙酰胆碱酯酶的活性，是诊断有机磷农药中毒的一项重要指标，还可作为接触有机磷农药人员健康状况动态观察的指标。

用血红蛋白吸管，由耳垂采血 20μl，血量必须准确，立即进行测定。若取有机磷农药接触者的混合血样（静脉采血，以肝素或草酸钾抗凝），可放置于 4℃冰箱中保存 1 周。血液胆碱酯酶活性的测定方法有简易测定法、滴定法、酸度法和比色法等，其中较为常用的为三氯化铁比色法。仪器分析方法，如电化学分析法荧光法及放射测量法等。

（八）血中碳氧血红蛋白的测定

一氧化碳为无色、无味的气体，进入机体与红细胞中血红蛋白结合生成碳氧血红蛋白（COHb）。一氧化碳与血红蛋白的结合力比氧与血红蛋白的结合力大 200～300 倍，碳氧血红蛋白的解离速度只有氧合血红蛋白的 1/3600。因此一氧化碳与血红蛋白结合生成碳氧血红蛋白，不仅减少了红细胞的携氧能力，而且抑制、减慢氧合血红蛋白的解离和氧的释放。血中碳氧血红蛋白的浓度与空气中一氧化碳的浓度成正比。中毒症状主要取决于血中碳氧血红蛋白的浓度，血中碳氧血红蛋白浓度是大气污染或室内空气污染生物材料监测的重要指标。

血样的采集：采集末梢血液，耳血比指血好。

用呼气法间接测碳氧血红蛋白时，需采集人体呼出气。检验方法分为 2 大类，一类是直接测定血液中碳氧血红蛋白，另一类为间接法，即测定血液或呼出气中一氧化碳，然后换算为碳氧血红蛋白。直接测定法有气相色谱法和分光光度法。以一氧化碳仪间接测定碳氧血红蛋白。

（梁高峰）

第二十八章 医学检验专业本科毕业实习

毕业实习是医学检验专业培养方案中的重要组成部分，是加强理论与实践相结合的实践性教学环节，它对贯彻理论联系实际的教学原则，对于培养学生分析问题、解决问题的能力，巩固理论知识，广泛接触社会，获取本专业初步的实际工作能力和专业技能具有重要意义。通过毕业实习，让学生基本掌握综合性医院临床检验技术，了解其原理和临床意义，正确使用实验室的各种仪器，掌握正规化的操作技术，了解实验室质量控制的要求，培养学生独立工作和思考的能力。

第一节 临床教学基地的类型

临床教学基地分为高等医学院校的附属医院，教学医院和实践教学医院（实习医院）3种类型。附属医院是一般的医学研究机构或院校所设置的用于临床或实践性的医院，是培养高层次临床医学专家的摇篮。大学的附属医院是医学学生理论联系实际的课堂，而临床医学是学校的传统优势学科。

多年来，大学与附属医院合在一起，培养了一大批高素质医学人才。卫生部统计数字显示，我国目前有529万医学学生，其中临床、口腔、中医、护理等专业学生有60%以上时间在大学附属医院度过，医院几乎承担了全部临床教学任务。目前全国有800张以上病床的医院中，半数以上是大学附属医院，一大批国家级、省级重点学科、重点实验室建立在大学附属医院，有80%以上科研成果来自大学附属医院。附属医院的主要教学任务是：临床理论教学、临床见习、临床实习和毕业实习等。

高等医学院校的教学医院，是指经卫生部、国家中医药管理局和国家教育部备案，与高等医学院校建立稳定教学协作关系的地方、部门、厂矿、部队所属的综合医院或专科医院。教学医院的主要教学任务是：承担高等医学院的部分临床理论教学、临床见习、临床实习和毕业实习等。

高等医学院校的实践教学医院（简称实习医院）是经学校与医院商定，与高等医学院校建立稳定教学协作关系的地方、部门、工矿、部队所属的医院。实习医院由学校分别向学校主管部门和医院主管部门备案。实习医院的主要教学任务是：承担高等医学院校的部分学生临床见习、临床实习和毕业实习任务。

第二节 毕业实习的组织与管理

一、毕业实习管理体系

（1）实践教学部：是学校临床教学管理部门，在医学院院长及分管院长领导下，全面负责学生的临床实习工作。

（2）教学医院及实习医院：在医院分管教学院长领导下，科教科（教育科、医务科）具体负责该医院实习学生的实习工作。

（3）各实习科室：各实习科室由分管教学的科主任负责，安排一位教学秘书（主治医师或高年资住院医师担任）具体负责实习教学工作。

（4）实习队：各实习队设队长及副队长。

二、医学检验专业毕业实习计划

（1）毕业实习在主管教学校长的领导下，由临床医学院负责安排实习计划和教学管理、同时定期进行检查、督促，协调各实习医院的实习，做好检查管理工作；教学学院学生办公室负责思想政治教育及组织管理。

（2）各实习医院由主管教学的副院长负责教学领导，医教科具体抓好毕业实习教学工作和实习学生的管理工作。

（3）各实习医院检验科是直接负责实习的基层单位，科主任对实习学生的实习质量全面负责，各部门应指定具有丰富经验和责任心强的检验人员负责带教工作，全科上下要协同一致，严格管理。

（4）带教老师具体负责教学工作，指导实习生完成各项实验的操作，检查签发实验报告，要加强边实验边教学，培养学生观察问题、分析问题和独立解决问题的能力。

（5）以教学实习医院为单位组成实习小组，实习小组选出正、副组长，实习小组组长、副组长对实习组全面负责，并应定期向医院各级领导、临床医学院汇报情况。

（6）教务处、临床医学院、教学学院要定期到实习医院了解教学与实习情况，加强与各实习医院工作联系，共同做好教学、学生管理和思想教育工作。

三、实习生守则

（1）认真学习马列主义、毛泽东思想和中国特色社会主义理论，坚持四项基本原则，加强思想道德品质的修养、搞好精神文明建设。

（2）严格要求，正规训练，理论联系实际，在基本功上狠下工夫，注意克服骄傲自满，脱离实际，轻视实践的不良倾向。

（3）谦虚谨慎、文明礼貌、尊重老师、团结同学，自觉服从实习医院的各级领导，严格遵守医院的各项规章制度，对不服从领导，不尊重老师，组织纪律涣散，违反医院规章制度，经教育不改者，实习医院有权停止其毕业实习。

（4）对工作要认真负责，严防检验差错事故，若违反操作常规，发生事故，除向上级反映外，视情节轻重和本人态度，予以严肃处理。

（5）上班不迟到、不早退，坚守工作岗位，不得擅自调换实习地点和实验室，一般不得请假，如有特殊情况需要请假者，请假 1 周以内者，需写出请假条，征得实习小组组长、科室领导同意后由医教科批准方可离开实习岗位；请假超过 1 周者，需要报学校主管学院有关领导批准。

四、实习生职责

（1）实习生在带教老师指导下，严格按照规定的时间、内容、要求、程序及方法进行实验操作，不得擅自改变实验方法，不得延误发报告单时间。

（2）检验结果未经带教教师审核鉴定，不得自行发报告，检验结果要如实记录，不得涂改，严禁弄虚作假。

（3）危重患者、急诊患者有关的化验项目要按照百佳医院标准要求努力做到迅速无误，积极配合临床抢救治疗工作。

（4）标本要妥善保管，不可误弃或流失，实验做完后，按规定保留，以备复查。

（5）实验中出现结果与临床症状不符时，应及时向带教老师报告；具有传染性的标本及被污染的器械，严格按照消毒程序，在指定地点及时处理。

（6）配制或使用试剂时要仔细核对标签、标号，试剂配制或用后放在指定地点保存，配制具有腐蚀性的试剂应按操作规程进行，严防意外事故。

（7）实验完毕后，应及时整理好实验台，清洁实验器材，所用之物归还原处，用后的仪器设备要切断电源，下班前检查门窗水电。

（8）严格执行医院的医疗保护制度，对患者解释化验报告时，要事先征得带教老师的同意。

（9）如发生工作差错和事故，须向带教老师汇报，以便采取必要的补救措施，并及时向医院、学校报告，按情节轻重由实习医院会同学校按有关规定处理。

（10）要爱护仪器、设备及一切国家财产，如有损坏，应按赔偿制度处理，重要仪器设备，贵重试剂未经带教老师同意，不得擅自动用。

（11）积极参加业务讲座、学术报告会及必要的会议。

五、实习总时间及主要科目

医学检验专业的实习时间通常为一学期，即半学年；实习内容主要包括以下科目（各实习医院依据实际情况设定实习科目）。

临床生化检验 6 周　　临床基础检验 5 周

临床微生物检验 4 周　　临床免疫检验 4 周

临床血液检验 3 周　　血库检验 1 周

各实习医院检验科可根据实际情况适当调整各科目实习时间。

六、实习成绩评定（实习鉴定与出科考核）

实习生每实习完一个实验室，转实验室前，实习实验室应对其进行实习鉴定和出科考核。

1. 实习鉴定　各实验室实习结束前夕，学生认真填写《毕业实习鉴定册》，写出自我鉴定，由实习组长和带教老师根据实习生平时表现，对每个学生进行政治、业务的考核和全面鉴定，记载在实习鉴定册上。实习结束后，学生写出实习报告，由实习医院主管部门相关负责人根据学生的总结，结合平时实习表现写出评语，给出总鉴定意见及实习成绩，加盖实习医院公章后，交实习生带回学校。返校后以班为单位交单位临床医学院审核存档。

实习成绩采用优秀、良好、中等、及格、不及格五级制评分法，具体评分标准如以下几个方面。

（1）优秀（> 90 分）能很好地完成任务，达到实习大纲规定的全部要求，实习报告能对实习内容进行全面、系统总结，并能运用学过的理论对某些问题加以分析，有某些独到见解。实习态度端正，实习中无违纪行为。

（2）良好（80～89 分）能较好地完成实习任务，达到实习大纲规定的全部要求，实习报告能对实习内容进行比较全面、系统地总结。实习态度端正，实习中无违纪现象。

（3）中等（70～79 分）达到实习大纲规定的主要要求，实习报告能对实习内容进行比较全面的总结，学习态度基本端正，实习中无违纪行为。

（4）及格（60～69 分）能够完成实习的主要任务，能达到实习大纲规定的基本要求，实习报告内容基本正确，但不够完整、系统。实习中虽有一般违纪行为但能深刻认识，及时改正。

（5）不及格（< 60 分）：凡具备下列条件之一者，均以不及格论。①未达到实习大纲规定的基本要求，无实习记录；②实习报告应付，或内容有明显错误；③未参加实习的时间超过全部实习时间的 1/3 以上；④实习中有严重的违纪行为。

2. 出科考核 为检查学生的实习效果，督促实习生加强基本技能训练，培养独立的工作能力，使其毕业后具备较强的业务能力和素质，能迅速适应临床检验工作，胜任基本的临床检验工作要求，实习生在一个实验室（检验室）实习结束前 1 周内，各实验室（检验室）必须对学生进行出科考核。出科考核工作由检验科主任或教学秘书负责组织。出科考核工作由实习生所在实习医院检验科统一组织进行。实习生要认真参加每次临床出科考核，没有特殊理由，不得请假。每名学生的考核时间为 30min。主要考核内容包括样品采集及处理、检测试剂的准备、检测仪器的使用、检测结果的评价、检验报告单的完成等基本内容，考核成绩按百分制记。出科考核成绩不及格者和因故没有参加出室考核的学生，实习结束前应参加补测。补测后仍不合格者，实习成绩以不及格论处。

第三节　医学检验专业毕业实习内容

一、总的业务要求

（1）了解医院检验科各实验室的组织管理及规章制度。

（2）按卫生部二级甲等医院检验科标准熟悉各项操作常规及检验项目，掌握各种化验的记录和化验单的正规填写方法。

（3）较熟练地掌握临床检验、生化检验、微生物检验、免疫学检验、血液检验及血库检验技术，掌握各项检验的正常值，并了解检验结果异常的一般临床意义。

（4）掌握各种标本的采集、保存、处理方法及常见试剂的配制。

（5）掌握一般检验仪器的性能、使用和维护方法，对常用精密仪器能正确使用和管理。

（6）掌握全面质量控制的基本原理，能分析影响质量的各个环节，并能采取相应的质量控制措施。

（7）根据实习医院的特点，在老师指导下参加科学研究工作或科研性的实验。

二、各种科目的实习内容及要求（各医院可根据实际情况进行安排）

（1）临床基础检验必做实验有：血标本的采集与抗凝；红细胞计数；血红蛋白测定；网织红细胞计数；红细胞体积测定与大小均一性分析；全自动血液分析仪的使用；红细胞沉降率测定；红细胞比容和红细胞平均指数计算；白细胞计数；白细胞分类技术；嗜酸粒细胞直接计数；APTT、PT、纤维蛋白原含量测定；血小板计数；尿液酸度测定；尿液比密测定；尿液蛋白质定性试验；尿液蛋白质定量试验；尿糖定性试验；尿糖定量试验；尿酮体检验；尿三胆试验；乳糜尿检验；尿沉渣检查；尿液细胞和管型分析、计数；尿液化学分析仪使用校准、维护；妊娠试验（HCG 测定）；前列腺液检查；粪常规检查；粪隐血试验；脑脊液检查；浆膜腔穿刺液检查；精液检查；阴道分泌物检验；异常红细胞观察；红斑狼疮细胞检查和尿蛋白检查。

（2）临床生化检验需要掌握的项目有：蛋白测定（包括总蛋白、白蛋白、球蛋白测定、AG 比率测定、蛋白电泳、脑脊液蛋白测定等）；酶类测定（包括 ALT，AST，ALP，GGT，淀粉酶，LD 及同工酶，CP 及同工酶等）；肝功能试验、总胆红素及结合胆红素测定；肾功能试验（包括尿素氮、肌酐、尿酸测定等）；无机离子测定（包括钾、氯、钙、磷、镁、碳酸氢根的测定）；血脂测定（包括总胆固醇、三酯甘油、高密度脂蛋白、胆固醇及其亚组分的分离、脂蛋白 A、脂蛋白 B 的测定等）；血糖测定、糖耐量试验和血气分析等。

需要熟悉了解项目有：熟悉临床化学质量控制方法；熟悉纤维蛋白原、脂蛋白、铜蓝蛋白测定、α-抗胰蛋白酶测定、糖化血红蛋白测定等；17-OH 测定、17Ks 测定、VWA 测定；了解生化自动分析仪的使用；了解原子吸收法测定铜、锌、铁等的原理与方法；了解火焰光度计的原理及使用方法；了解离子选择电极测定的原理及使用方法。

实习学生除掌握以上诸多内容外，还需要掌握每个实验的原理、操作、注意事项及主要评价指标，如回收率、线性范围、稳定性、干扰情况等。同时，还需要掌握生化检验中各种标本的正确采集、处理与保持方法；掌握各种常用实验试剂的配制、标准液的配制及标准曲线的制作方法；掌握常用试剂浓度表达方法。如比例浓度、百分浓度，包括重量体积浓度、重量与百分浓度、体积与体积百分浓度、摩尔浓度等及其计算方法；掌握常用玻璃仪器的使用，清洗方法及一些计量仪器的校正方法；掌握分析天平、分光光度计、电泳仪、离心机、恒温水浴锅、火焰光度计等常用仪器的使用方法维护技术。

（3）临床微生物检验需要掌握的内容有：细菌学常用染色法（包括革兰染色法、抗酸染色法、负染色法）；细菌动力的观察；常用染色剂及培养基的配制、高压蒸汽消毒锅的使用；常见临床标本（血、粪、尿、脓、痰、脑脊液）的接种、细菌、真菌的分离、培养技术；常见致病菌的检查、临床意义及结果报告方式；药物敏感试验（稀释法、扩散法）的方法、结果判断及报告方式；病原性球菌的检验及分类鉴定；肠杆菌科的检验及分类鉴定（包括沙门菌属、埃希菌属、志贺菌属、枸橼酸杆菌属、变形杆菌属、摩尔根菌属、普罗维登斯菌属、克雷伯菌属、肠杆菌属、沙雷菌属、哈夫尼亚菌属间及种间鉴别）；霍乱弧菌的分类、鉴定（包括快速诊断、生化反应及血清学分型）；淋病奈瑟菌的检验与鉴定；非发酵菌的分类与鉴定；抗酸杆菌的实验室检查（直接涂片检查及浓缩集菌法检查）；细菌检查常用生化反应的原理、方法、结果判断及临床意义（包括触酶、氧化酶、胆盐溶菌、optochin 敏感、杆菌酞敏感、CAMP 试验、胆汁七叶苷、DNA 酶、IMViC、O/F 糖醇类发酵、丙二酸盐利用、苯丙氨酸脱氨酶、氨基酸脱羧酶、H_2S、血浆凝固酶等试验）；各种常见菌的菌落特性鉴别；厌氧箱或罐的使用；厌氧菌的培养；深部真菌的培养及鉴定和支原体的检查。

需要熟悉了解内容有：玻璃器皿的洗刷；常用仪器（孵箱、烤箱、水浴箱）的使用与维护；细菌检验废弃物的处理；动物采血法（绵羊颈V采血法、家兔及豚鼠心脏采血法）；副溶血性弧菌的检查及鉴定；白喉及其他棒状杆菌的鉴定；浅部真菌的镜下检查；L 型细菌的培养检查；耶尔森菌的培养鉴定和药敏纸片的制备。

（4）临床免疫检验应掌握的基本技术有：凝集反应；凝胶内沉淀试验及免疫电泳技术；补体参与的反应；免疫标记及检测技术（重点掌握 ELISA 的应用及酶标仪的使用）和单个核细胞的分离技术。应该熟悉了解的技术有荧光抗体技术（荧光显微技术及其应用）；液体内沉淀试验（单向辐射状免疫扩散，对流电泳等）；免疫浊度法（激光散射比浊仪等）；酶免疫技术（包括免疫转印、Dot-ELISA、免疫渗滤等）；荧光免疫测定（时间分辨率荧光测定仪，荧光免疫分析系统等）；免疫发光测定（包括电化学发光仪，化学发光仪等的应用）；放射免疫测定等（β 或 γ 计数仪的应用）；T、B 淋巴细胞及其他免疫细胞的分离技术。

临床免疫检验应掌握的检验项目有以下项目：①感染性疾病的免疫学检查：肥达反应（或伤寒杆菌抗原测定法）、RPR（或 USR）试验、囊虫抗体、HBsAg、抗-HBS、HBeAg、抗-HBe、抗-HBC、抗-HAV、抗-HCV、抗-HIV、ASO 等；②各种免疫球蛋白测定：IgG、IgA、IgM（IgE）等；③补体的检测：如 CH50、C3、C4 等测定；免疫复合物的检测（PEG 法）；④各种自身抗体的测定：如抗核抗体、抗 DNA 抗体、RF、Coombs 试验等；⑤淋巴细胞计数及细胞免疫功能：如 Et 花环、Ea 花环、淋巴细胞转化试验；⑥肿瘤标志物的检查：AFP、CEA、PSA 等。

应熟悉了解的项目有：嗜异性凝集试验；其他各型肝炎的检测（如戊肝抗体、丁肝抗体、庚肝抗体等检查）；其他微生物感染的检验，如乙脑病毒抗体检查等；白细胞移动抑制试验、趋化试验、吞噬及杀伤试验；淋巴因子的检测、淋巴细胞的细胞毒性检测、B 细胞抗体形成功能的检测（溶血空斑试验等）；微量淋巴细胞毒试验、混合淋巴细胞培养等。

（5）临床血液检验应掌握的项目有：粒细胞系统各阶段细胞的形态特点；红细胞系统各阶段细胞的形态特点；淋巴细胞系统各阶段细胞的形态特点；单核细胞系统各阶段细胞的形态特点；巨核细胞系统各阶段细胞的形态特点；浆细胞、网状细胞的形态特点；骨髓分类的方法、步骤及报告单的书写；骨髓片中的成熟红细胞的形态大小、色素充盈度观察；常用各种组化染色（POX、ALP、PAS、Fe）；红细胞渗透脆性试验；血块退缩试验；试管法凝血时间。

应熟悉了解的项目有：血红蛋白电泳；血小板凝集；高铁血红蛋白还原试验；血小板黏附试验；凝血活酶生成试验及纠正试验；酸溶血试验；蔗糖溶血试验；血浆鱼精蛋白副凝试验（3P）；再生障碍性贫血的骨髓分析；巨幼细胞性贫血的骨髓分析；缺铁性贫血的骨髓分析；溶血性贫血的骨髓分析；原发性血小板减少性紫癜的骨髓分析；常见白血病的骨髓分析（ANLI、ALL、CML、CGL）；少见血液病的骨髓分析（MDS、MM、MF、恶组）；Ⅷ：C 活性测定和白血病的免疫学分型等。

（6）血库检验科目应掌握的项目有：血型鉴定及配血试验、贮血、发血；其他血型抗体检查（P、M、N 等抗人球蛋白检查）、直接、间接等；输血的应用、输血的原则、输血前的准备和输血方法等。此外，应该熟悉了解各单位新开展的检测项目。

（陈　莹）

第二十九章　医学文献检索

医学文献检索是根据一定的检索目的，运用各种检索工具和检索手段从众多的医学文献中迅速，准确的查寻所需特定文献的过程。医学文献检索课是培养学生的信息意识，掌握利用手工方式和计算机方式从文献中获取知识和信息的一门科学方法课。

医学文献检索课的内容分 2 大部分，第一部分为文献的基本知识。包括基本概念；文献的类型、级别、现状和特点；检索原理和检索语言；检索工具的类型和文献检索的方法、途径及步骤。第二部分为医学专业和相关专业主要的中外文检索工具及计算机医学文献检索的方法。主要包括中外文检索工具的使用方法；特种文献信息和循证医学信息的检索；光盘数据库和全文数据库的检索；网络医学文献信息资源的利用和数字图书馆的使用。

医学文献检索是一门应用性广，实践性强、内容更新快的科学方法课，旨在培养学生增强情报意识，学会获取知识和信息的本领，掌握文献信息检索的技能，熟悉 Internet 医学信息资源的分布和利用，具备自学能力，知识更新能力，独立研究能力和终身学习的能力。

第一节　基 本 知 识

一、文献的基本知识

（一）基本概念

1. 信息　是事物存在和运动状态及其特征的反映。具有普遍性、客观性、中介性、可储性、可识别性、无限性、扩散性、共享性和有价性的基本属性。

2. 知识　是人类对客观世界的正确认识及对社会实践及生产实践的经验总结，是人类的主观世界对于客观世界的概括和如实的反映。人类通过信息来认识世界和改造世界，并在这个过程中不断地将感性认识或经验总结成知识，或根据所获得的信息上升为知识。知识是信息的一部分，具有规律性、实践性、渗透性、继承性和信息性等特征。

3. 情报　是人们为一定的目的而搜集的有使用价值的信息，是关于某种情况的消息和报告。

4. 文献　凡是用文字、图形、符号、声频、视频等手段记录下来的人类的知识都可以称为文献。换言之，文献是记录在一定载体上的知识。其定义有四重含义：知识是文献的实质内容，载体是文献的外在形式，符号、文字、声音是人体感觉信息的媒介，记录是把知识存储在载体上形成文献的手段。故文献具有存储知识信息、传递知识信息和提高人们科技、教育、文化水平的功能。

文献是人类物质文明不断发展的产物，是精神财富的重要组成部分。它记录了人类历史长河中科学技术发展和人类社会活动所达到的成就和水平，凝结着数千年来人类辛勤劳动的智慧，积累着各种对后人有用的事实、数据、理论、方法，记载着前人达到的水平状况，预示着将来发展进程的趋势和方向。

科技文献是整个文献的重要组成部分，而医学文献又属于科技文献范畴。它记录了千千万万医学工作者研究人类生命过程及同疾病做斗争的科学知识，包括研究人类生命活动和外界环境的关系，研究人类疾病的发生、发展及其防治、消灭的规律，以及增进健康、延长寿命和提高劳动能力的有效措施。

5. 信息、知识、情报与文献的关系 信息是宇宙间的一切运动状态及对其报道。人世间时时刻刻都产生着信息，人们正是通过对这些不同信息的获取来认识不同事物的，并由此而产生新的知识。知识是经人脑思维加工而成为有序化的人类信息。文献则是被物化了的知识记录，是被人们所认知并可进行长期管理的信息。情报是人们为解决特定问题而被活化了的更为高级，更为实用的知识。情报蕴含在文献之中，但不是所有文献都是情报，而所有情报都是知识。文献又是储存传递知识、情报和信息的介质，它们之间的逻辑关系是一种包含关系。

（二）文献的类型和级别

文献的类型分为：①纸介型，是以纸张为载体，以手写和印刷技术为记录手段形成的文献。包括图书、期刊、资料；②缩微型，又称缩微复制品，是以感光材料为载体，利用光学技术将文字、图形、影像等信息符号按比例缩小的文献形式。包括缩微胶片、缩微胶卷等；③视听型，一般称视听型文献为视听资料或声像资料，包括唱片、录音带、录像带、电影片、幻灯片等；④电子型，是由电子型信息载体构成的电子文献通过计算机对电子格式的信息进行存取和处理。即采用高技术手段，将信息存储在磁盘、磁带或光盘等一些媒体中形成的电子出版物。

文献根据内容性质、加工深度的不同，文献又分为一次文献、二次文献和三次文献。

一次文献是指未经过加工的原始文献，是由知识的生产者（科技人员）直接记录的科研生产成果，报道的新发明、新创造、新技术、新知识及新的见解等。这类文献包括期刊论文、专利文献、技术标准、科技报告、会议论文、学位论文等。它是人们学习参考的最基本的文献类型，也是最主要的文献情报源，是产生二、三次文献的基础，是文献检索的主要对象。

二次文献是将分散的无组织的一次文献进行加工、压缩、提炼、简化、整理的产物，即检索工具。如书目、索引、文摘、题录、简介等。具有汇集性、工具性、综合性、系统性等特点。

三次文献是指在利用二次文献的基础上，选用大量一次文献的内容经过综合，分析撰写而成的。三次文献的特点是：内容更集中，针对性更强，具有参考性和指引性。包括 3 种类型：①综述研究，如专题述评、评论、动态综述、进展通讯、信息预测、未来展望等；②参考工具，如年鉴、手册、百科全书、词典、大全等；③文献指南，如专科文献指南、文摘服务目录、书目之书目、工具书目录等。它来源于一次文献和二次文献，又高于一次文献和二次文献，是人们掌握情报源的主要资料。

因此，一次文献主要是检索的对象，二次文献主要是查出所需文献线索的工具，而三次文献则是情报调研的结果。

（三）医学文献的现状和特点

人类知识的迅速增长，导致科技文献数量激增。而医学文献增长之迅速、文献数量之庞大占各学科之首；知识载体的不断多样化，使得文献的类型也十分复杂；文种繁多，为获取最新信息，更新知识增加了难度；科技活动日益繁多，反映科技进展的形式各异，同一篇论文往往以多种形式出版，造成大量重复交叉；另外，学科越分越细，内容彼此渗透，相互交叉，加上期刊等刊物的种类越来越多，使得各专业学科的文献异常分散；文献信息更新周期缩短，交流传播速度快，文献信息由传统的纸质印刷型迅速地向电子化、网络化、数字化方向发展。

二、文献检索的基本知识

（一）检索原理与检索语言

文献信息检索是指以文献信息为检索对象的情报检索，即利用相应的方式与手段，在存储文献的检索工具或文献数据库中，查寻特定用户在特定的时间和条件下所需文献信息的过程。其实质就是，把描述文献用户的特定需求的提问特征与存储在检索工具中的信息集合的检索标志进行大小、异同的比较，即信息检索标识与信息存储标识的匹配过程。从中找出一致或基本一致的文献。存储是检索的前提和基础，存储的质量高低直接影响到检索的效率；而检索是存储的目的与归宿，检索的复杂性又促进存贮水平的不断提高。

文献存储结果的表现形式即是检索工具，如题录、文摘、数据库等。不论是手工检索工具中索引的标目词的选择，还是计算机检索中字段的标引，都是依据文献的外表特征，或者内容特征进行标识的。文献检索效率的高低取决于标引与检索时是否用相同的标识词。是否善于提出标识文献的内容特征，是提高检索效率的关键所在。存储的过程是：著录文献→借助词表标识文献→将各种标识排列起来组成检索工具。检索的过程是：分析出课题概念→借助词表转换成统一的标识→再到检索工具中检索文献。因此，检索语言是文献检索的枢纽，是联系标引人员与检索人员之间的桥梁。

检索语言分为分类语言、主题语言和代码语言。分类语言是一种直接体现知识分类的等级制概念标识系统，是按照学科范畴划分而构成的一种语言体系；主题语言可分为关键词语言、标题词语言、单元词语言和叙词语言 4 种；代码语言是对文献所论述事物的某一方面的特征，用代码加以描述和标引的语言，如化学物质的分子式、基因符号等。

（二）文献检索工具的主要类型

文献检索工具是指用以累积和查找文献线索的工具。有不同的分类方式：

1. 按著录形式分　①目录，有馆藏目录、国家目录、出版目录、专题目录、联合目录等，是最常用的一种文献检索工具，它反映书刊著者、名称、出版内容与收藏情况；②题录，是单篇文献外表特征的揭示和报道，一般只著录文献的题目、著者、出处、文种等，没有内容摘要；③索引，是将图书期刊中所刊载的文章题目、作者及所讨论的或涉及的学科主题等，根据一定的需要，注明其所在书刊中位置，按照一定的原则和方法排列起来的一种检索工具；④文摘，其著录项目与题录基本相同，但增加了内容摘要，因此其情报功能强于题录，是检索工具的核心。

2. 按载体和出版形式分 ①书本式，是最常用的一种检索工具，又可进一步分为期刊式、单卷式和附录式 3 种；②卡片式，把每条款目记录在卡片上并加以检索标识，然后按一定的次序排列起来，就构成了卡片式检索工具。一般图书情报部门编制的各种图书目录就属于这一类型；③计算机阅读式，指供计算机实现检索的磁带、磁盘和只读光盘（CD-ROM）数据库等，为主要的检索工具。

3. 按收录范围分 ①综合性检索工具，收录的范围涉及科学与技术领域中的多种学科，文献类型和语种的覆盖面很广，适用于经常需要查检不同学科与专业的文献；②专业性检索工具，收录的科技文献范围仅限于某一学科领域，专业性强；③专题性检索工具，收录的文献只限于某一特定题目，内容集中系统，范围更窄，特指性强。

（三）文献检索的方法、途径和步骤

人们在长期文献检索的实践过程中，积累了一套文献资料的检索方法，归纳起来主要有：①常用法，包括顺查法、倒查法和抽查法；②追溯法，包括 2 种情况：一种是利用原始文献所附参考文献进行追溯，一种是利用各种引文索引进行追溯；③分段法，就是查找文献资料时，既利用工具书检索，又利用文献后面所附的参考材料进行追溯。2 种方交替使用，直到满足查找要求为止。

从文献特征出发，检索途径可分以下 2 个方面：①按照文献外表特征检索的途径有：文献题名途径、著者姓名途径和文献序号途径；②按照文献内容特征检索的途径有：分类途径和主题途径。利用检索工具进行文献检索，大致可分为 6 个阶段：分析检索课题、选择检索工具、选择检索途径和方法、制订调整检索策略、查找文献线索、索取原始文献。

第二节 文献检索工具

一、中文医学文献检索工具

（一）《中文科技资料目录：医药卫生》

《中文科技资料目录：医药卫生》由中国医学科学院信息研究所编辑、出版和发行。它是目前查找国内医学文献的主要手工检索工具，收集国内医学及与医学有关的期刊、汇编（内部资料）及学术会议等文献。

检索途径有 2 种：分类途径和主题途径。如对某一主题的文献做比较全面的资料积累；或是已经知道所需文献的类属关系，可用分类途径。如果要查找专指性很强的文献，或不了解查找文献的类属关系；或虽然知道其类属关系，但并不做广泛的资料收集，可用主题途径。主题途径是该刊主要的检索途径。

（二）《国外科技资料目录：医药卫生》

《国外科技资料目录：医药卫生》是国内出版的查找国外医学文献的中文题录型手工检索工具。按学科分为 39 个分册，医药卫生分册是其中之一，由中国医学科学院医学信息研究所编辑、出版和发行。该刊收录范围包括英、法、德、俄、日文期刊 500 余种，包括世界卫生组织推荐的核心期刊 200 种。由全国 38 个医学图书情报单位的 500 多名科技人员翻

译供稿。

检索途径和检索方法与《中文科技资料目录：医药卫生》一致。

（三）《中国生物学文摘》

《中国生物学文摘》由中国科学院文献情报中心、中国科学院上海文献情报中心和中国科学院生物学文献情报网主办，中国科学院上海文献情报中心出版，是国家科委批准的国家一级检索期刊。该文摘收录我国（包括港、台学者）公开出版的有关生物学方面的期刊近600种，还收录有关的专著、会议录及我国科技人员在国外刊物上发表的论文。

检索途径及方法：每期有分类和主题途径，年度有主题和著者途径。

（四）《医学论文累积索引（1949～1979）》

《医学论文累积索引（1949～1979）》由南京医学院图书馆编写。该索引收录了建国30年（1949～1979）来国内公开出版和内部发行的医学期刊，有连续刊号的医学资料及自然科学期刊1400余种，报道有关医药卫生论著、综述、临床病例报告等文献。

检索途径：主题检索途径，即先从主题汉语拼音目次表中找出主题词的页码，再结合副主题的组配原则，在索引正文中进行检索，最后根据相关的题录线索查阅原始文献。

（五）《中文科技资料目录：环境科学》

《中文科技资料目录：环境科学》1978 年 3 月创刊，由中国环境研究院情报所编辑，中国环境科学出版社出版。该刊以文摘、简介、题录的形式报道有关环境科学方面的文献，包括会议文献、科研成果、出国考察报告、来华技术座谈、学位论文、引进技术成套资料、环境质量报告书等，以及期刊上的译文。内容包括环境科学的理论研究、环境管理与环境卫生、污染与防治、三废处理与综合利用、环境质量评价与监测等，是查阅有关环境卫生科学文献必不可少的工具书。

检索方法同《中文科技资料目录：医药卫生》。

（六）《全国报刊索引》

《全国报刊索引》是综合性题录式检索刊物，由上海图书馆编辑出版，创刊于1951年。1980年开始分《全国报刊索引》哲学社会科学版和自然科学技术版2个分册出版。它主要特点是收录范围广、报道速度快，主要收录了国内公开和内部发行的综合性、专业性中文科技期刊约3300种，中文报纸3种。

检索途径：①分类途径：检索时可根据目录找到适当的类目，再根据类目所在的页码逐条查阅文献，即可查到所需文献；②著者途径：根据已知著者姓名或团体机构名称直接在著者索引（个人和团体）中进行检索。另外，利用“题中人名索引”进行检索。

（七）《中国医学文摘》

《中国医学文摘》创刊于 1982 年，是中国科技情报编译出版委员会出版的国内医学文献检索体系，属报道性的医学文献检索刊物，国内外公开发行。主要收录国内公开发行的医药卫生期刊、高等医药院校学报、科研机构出版的由连续出版物，以论著、病例报告、科研成果和先进技术等文献作为摘录重点，以文摘、提要、题录和综述 4 种形式报道。检索途径有主题途径、分类途径和著者途径。

（八）《国外医学》

《国外医学》由中国医学科学院医学信息研究所组织全国 30 多所医学院校科研单位、医学情报机构编辑的大型医学情报系列刊物。按专业分为 46 个分册，双月刊、季刊和月刊各分册不同，由全国各医学院校或有关单位分头出版。检索途径有分类途径和主题途径。

二、外文医学文献检索工具

（一）美国《医学索引》

《医学索引》（Index Medicus，IM），创刊于 1879 年，由美国国立医学图书馆（National Library of Medicine，NLM）编辑出版，是目前国际上使用最广、影响最大的题录型医学文献检索工具。IM 收录世界上 70 多个国家和地区、40 多个语种的近 4000 种生物医学及其相关学科，包括解剖学、生物、疾病、化学品与药物、分析诊断及治疗技术与设备、精神病学与心理学、生物科学、自然科学、人类学、教育、社会学、技术、工业、农业、人文学科、信息科学及卫生保健等范畴。检索途径有主题索引、著者索引。

（二）荷兰《医学文摘》

《医学文摘》（Excepta Medica，EM），创刊于 1947 年，由荷兰阿姆斯特丹医学文摘基金会编辑出版。是当前世界上唯一用英文出版的国际性医学文摘出版物，是最有影响的查阅世界医学文献的主要检索工具之一。按医学专业研究领域划分为分册分别出版，报道生物医学各个领域的文献。收录世界 110 多个国家不同文字的生物医学、药理学期刊 5400 多种及一些专著和学位论文，其中医学类 3500 多种。检索途径有分类途径、主题途径和著者途径 3 种。

（三）美国《科学引文索引》

《科学引文索引》（Science Citation Index，SCI）由美国科学信息研究所（Institute for Scientific Information，简称 ISI）于 1960 年编辑出版的一部期刊文献检索工具，其出版形式包括印刷版期刊和光盘版及联机数据库。检索途径主要有以下几种。

（1）以远期的、已发表的、与自己所研究的课题相关的一篇论文的著者姓名为检索起点：查引文索引，可了解该学者相对早些时间发表的学术论文被其他著者在晚些时间引用的情况。再根据引文著者名下提供的引用著者姓名，转查来源索引，可获得若干篇其他著者近期发表的、在主题内容上与自己课题比较接近的来源文献。

（2）从已知某个著者姓名为检索起点：查来源索引，可以直接获得该著者近期发表文献的详细题录信息，包括文献题名、出处来源、著者通讯地址及参考文献篇数。

（3）从已知某个学术团体机构名称为起点：查团体索引，可了解到近期该学术团体中都有哪些著者发表了学术论著，根据查得的著者名，再转查来源索引，可获得详尽的文献题录，进而可以了解到该学术机构的学术研究水平和国外同行的科研动态。

已知某机构所在地[国家、城市（省）]，则直接到团体索引中的“地区部分”查阅；若检索机构的所在地不详，则先从团体索引中的“机构部分”入手，查得机构所在地名，再到地区部分查得有关来源著者姓名，据此转查来源著者索引可获得有关文献信息。

（4）以主题为检索起点：从轮排主题索引入手，查得近期发表文献的著者姓名，再据此转查来源索引的著者部分，获得有关文献的详细题录信息。

（5）以被引著者为检索起点：在引文索引中查得若干引用著者，再以这些引用著者姓名为起点，到来源索引中查得若干引用文献；必要时还可以用来源作者作为被引著者到引文索引中继续扩大检索，如此循环，可获得更多更新的相关学科的文献题录信息。

（四）美国《现期期刊目次》

《现期期刊目次》（Current Contents，CC），是由美国科学情报研究所编辑出版，以报道自然科学约 7000 余种期刊的目次为内容的系列性检索刊物，每周一期，每年一卷。《现期期刊目次》的特点有报道速度快、收录范围广、编排独特、简明易学、检索途径多。检索途径：除分类途径外，还附有篇名词、著者及刊名索引。

（五）美国《生物学文摘》

《生物学文摘》（Biological Abstracts，BA），创刊于 1926 年，由美国生物科学情报服务社编辑出版。是目前世界范围内生命科学领域中大型的文摘型检索工具，收录世界 113 个国家和地区，23 种文字编辑出版的近 900 种生物医学期刊，万余种专著和其他类型的文献。内容包括生物学、农学、基础医学、临床医学等理论研究及研究所采用的新技术、新方法、新仪器、新材料及有关生物学、农学和医学的情报理论和技术等。

采用何种途径检索文献更为便捷有利，要在对各种索引的优缺点熟知的基础上进行确定，对具体问题做具体分析。

（六）美国《化学文摘》

《化学文摘》（Chemical Abstracts，CA），是世界最大的化学文摘库。也是目前世界上应用最广泛，最为重要的化学、化工及相关学科的检索工具。创刊于 1907 年，由美国化学协会化学文摘社编辑出版，CA 报道的内容几乎涉及了化学家感兴趣的所有领域，其中除包括无机化学、有机化学、分析化学、物理化学、高分子化学外，还包括冶金学、地球化学、药物学、毒物学、环境化学、生物学及物理学等诸多学科领域。报道的文献摘录自 150 多个国家和地区 56 种文字出版的 16 000 余种期刊及连续出版物，及 30 个国家及 2 个国际组织的专利文献。CA 特点：收藏信息量大、收录范围广、索引完备、检索途径多。出版报道形式：印刷版、web 版、联机版、光盘版（CD～ROM）等多种形式。

检索方法：①期索引，每一期都附有 3 种索引：关键词索引、专利索引和著者索引；②卷索引，是检索当卷各期文摘的一种索引，共有 5 种：化学物质索引、普通主题索引、分子式索引、专利索引、著者索引。检索者可以从不同角度利用这些索引，依据其提供的文摘号在相应的各期中查看文摘；③卷辅助索引，包括 2 种：环系索引和杂原子索引。它们是为使用卷索引服务的，不直接提供文摘号，仅起辅助作用。读者可根据本索引所提供的线索，再到化学物质索引或普通主题索引中去查文摘号；④指导性索引，有 3 种：索引指南、化学物质登记号手册和资料来源索引。指导性索引不提供文摘号，它们是帮助使用卷索引和获取原始文献的指导性工具；⑤累积索引，系各种卷索引的累积本，其种类齐全，时间跨度大，检索效率高。

第三节 药学文献检索

一、《中文科技资料目录：中草药》

《中文科技资料目录：中草药》系国内唯一全面报道中草药文献的全国科技信息检索体系之刊物，1978 年创刊，由国家医药管理局天津药物研究院、中国药学会主办，天津中新药业集团股份有限公司合办，季刊。本刊收录文献类型为国内公开和内部发行的医药学、化学、生物学、农林科学的期刊，以及各种资料汇编、会议论文集。主要内容有本草学、中药材（药用植物栽培、药用动物饲养和驯育、药材鉴定等）、中药药剂学、中药化学、中药药理学、药品鉴定、中药品、各科用药、中药药事组织、方剂学等，是查找中草药文献资料的重要检索工具。

检索途径：①分类途径，采用《中国图书资料分类法》（第四版）进行分类；②主题途径，包括"主题索引"和"主题索引（医学）"。"主题索引"的主题词是以中草药药名、方剂名、制剂名作为标目的，"主题索引（医学）"是以疾病、症状、组织、器官、病原体等词作为标目的，目的是便于读者从医学途径检索中药文献。

二、《中国药学文摘》

《中国药学文摘》是国内药学文献的检索性刊物，创刊于 1982 年，1984 年正式出版，由该刊编辑部编辑出版，归国家食品药品监督管理局主管，由国家食品药品监督管理局信息中心主办，云南白药集团医药电子商务有限公司、中国药科大学制药有限公司协办。收录国内公开发行的 700 余种有关期刊中的中西药学文献（不包括译文），以文摘、题要、简介和题录等形式报道有关中西药理论、综述、药学科研、生产技术、药剂、分析、药理、临床试验、药物评价、药品生产管理和质量管理及新药介绍等信息。

检索途径有：①分类途径，检索时可根据课题内容、要求，按照"分类目次"中的类号、类名查到相关文摘号，然后根据文摘号查阅有关文献；②主题途径，按照汉语拼音顺序，通过每期的主题索引，或年度主题索引查找有关文献的文摘号，进而查找文摘；③外文药名途径，按外文药名字顺编排，已知某药的英文名称时可直接按字顺查找，只提供文摘号；④年度索引等。

三、美国《国际药物文摘》

《国际药物文摘》（International Pharmaceutical Abstracts，简称 IPA），1964 年创刊，由美国医院药师学会编辑出版。收编全世界 44 种文字的药学及有关期刊 640 多种，每年报道药学文献 1.5 万条。内容侧重于药品治疗应用、药代动力学等文献的报道，也包括药物合成方面的内容，但数量较少。

检索途径：①分类途径，可通过分类目次，查到所需要的文献；②主题途径，主题词为黑体字，多数为药名，少数为疾病名称；③累积索引，又分为半年累积主题索引和半年累积著者索引 2 种。

四、美国《化学题录》

《化学题录》(Chemical Title，简称 CT) 是由美国化学会化学文摘社编辑出版的一种题录性检索刊物，创刊于 1961 年。收编世界各国期刊近 800 种，内容涉及理论化学、应用化学、化学化工、药学等领域。以报道速度快为其显著特点，是化学化工研究领域快报性的一种情报刊物。该刊每期附有上下文关键词索引和著者索引。

五、《药品索引》

1. 美国《药品索引》 由 J.B. Lippincott Co.编辑出版，1956 年创刊发行，是查阅美国生产的各种不同规格药品的商品名称、剂型、剂量、包装、生产厂家、治疗应用的一种检索工具，也是医药科研人员、药房管理人员选购药品的一种实用参考手册。使用非常简便，以药品名称字母顺序查找，即可获得有关该药品的资料。通过该索引，我们可以了解美国药品的生产厂家、剂型、剂量、包装、贮藏及新药研制生产等信息。

2.《默克索引》 由美国 Merck 公司出版，是一部有关化学品、药品和生物制品方面的百科全书，1889 年创刊，为化学家、药学工作者、医生等必备的重要参考工具。有 4 种索引：①化学文摘登记号索引；②治疗范围和生物活性索引；③分子式索引；④药名交叉索引。

六、药　　典

1.《中华人民共和国药典》 由中华人民共和国卫生部药典委员会编辑出版。是国家监督管理药品质量的法定技术标准，也是药品生产使用、供应、检验和管理的法定依据。

检索途径：①正文“品名目次”，“品名目次”按品名笔画顺序排列；②中文索引，由中文标目和所在页码 2 项组成。按标目的笔画数从少至多排列；③汉语拼音索引，由品名的汉语拼音、品名中文名称和所在页码 3 项组成。按汉语拼音字母顺序排列；④拉丁名索引，由药品的拉丁名、药品中文名和页码 3 项组成，按拉丁名字顺排列；⑤拉丁学名索引，由生物拉丁学名、中文名和页码 3 项组成，按拉丁学名字顺排列，生物体学名由同名和种名组成。

2.《马丁代尔氏大药典》 大不列颠药学会药物科学部所属药典出版社编辑出版。介绍有关药物的特性作用、临床应用、作用机制、治疗范围及药厂名称、地址等资料。

检索途径，分为分类途径和主题途径，其主题索引分为：检索药名的《总索引》和检索疾病名称、药物名称的《药品临床应用索引》2 种。

3.《美国药典》《美国处方集》 由美国政府所属的美国药典委员会编辑出版。《美国药典》是美国政府对美国药品质量标准和检定方法做出的技术规定，是药品生产、使用、管理、检验的法律依据。《美国处方集》收载美国药典未收入的新药和新制剂。《美国药典 24 版和美国处方集 19 版联合索引》按药名字顺排。检索时从一级药名或剂型下查药名都能查到所需要的资料名。

4. 其他药典

（1）《英国药典》：创刊于 1864 年。原由英国医学委员会指导编辑出版，1973 年版开始交卫生-社会安全部管辖。主要由引言、注释、正文、附录和索引组成。药典正文以药物名称字顺排列，其后有各种附录 24 个。索引由药名和所在页数组成。按药名字顺排，使用非常方便。

（2）《国际药典》：1951 年正式出版国际药典第一部英文版和法文版。《国际药典》的主要作用就是向各国制订药典提供资料，统一剧毒药的规格和效价，选定国际通用名称，开展国际贸易和援助等。

（3）《欧洲药典》：是 1963 年欧洲共同市场签订协定进行编订的，法定版本是法文版和英文版。第一部是通则，包括各种分析方法、中药方法、制剂技术、试剂等。第二部各论以分册出版。

（4）《日本药局方》：为日本药典，初版于 1886 年，1960 年后分 2 部出版。第一部主要收载原料药及其基础制剂，第二部收载生药、家庭药制剂和原料。

第四节　特种文献信息检索

一、专利文献信息

专利文献信息指有关专利的申请说明书、专利公报等。具有内容新颖、范围广泛、系统详尽、实用性强、出版迅速、传递信息快的特点，它被广泛应用于各学科领域。专利文摘、索引是非政府机构编辑出版的专利资料的检索工具。它汇集专利的名称或主要内容，以供系统查找参考。

1.《世界专利索引》　由德温特公司编辑出版，报道 37 个国家和地区、2 个国际专利组织的专利文献。以周报形式发行的 2 套出版物，即《世界专利索引》目录周报系列与文摘周报系列。检索时可首先通过《世界专利索引公报》

《世界专利索引》出版物体系中，《目录周报》和《累积索引》的各个分册每期都有 4 种索引：专利权人索引、IPC（International Patent Classification，国际专利分类）索引、入藏号索引和专利号索引。另外，还有单独出版的“优先案索引”。

2. 中国专利公告　中国专利局编辑出版的专利公报负责公布和公告与专利申请审查、授权有关的事项和决定，分《专利发明公报》、《实用新型专利公报》和《外观设计专利公报》，均于 1985 年 9 月开始出版。

专利公报的内容大体分为 3 部分，3 种公报均以文摘或题录形式对发明、实用新型和外观设计专利申请进行公开或公告。

3. 中国专利年度索引　自 1996 年起，中国专利局每年出版中国专利《年度索引》2 册：《分类年度索引》和《申请人、专利权人年度索引》。每册均包括发明专利申请公开，发明专利权授予、实用新型专利权授予及外观设计专利授予 3 大部分，其以题录形式编排。

4. Internet 专利文献信息

（1）中国专利检索及分析系统（http：//www.pss-system.gov.cn/sipopublicsearch /portal/index.shtml）：收录了 103 个国家、地区和组织的专利数据，以及引文、同族、法律状态等

数据信息，其中涵盖了中国、美国、日本、韩国、英国、法国、德国、瑞士、俄罗斯、欧洲专利局和世界知识产权组织等。具有常规检索、表格检索、药物专题检索、检索历史、检索结果浏览、文献浏览、批量下载等。提供快速分析、定制分析、高级分析、生成分析报告等分析功能。由国家知识产权局提供，权威可靠。

（2）中国期刊网专利全文数据库（http：//dbpub.cnki.net/grid2008/dbpub/brief. aspx? id=scpd）：包含发明专利、实用新型专利、外观设计专利 3 个子库，准确地反映中国最新的专利发明。专利相关的文献、成果等信息来源于 CNKI 各大数据库。可以通过申请号、申请日、公开号、公开日、专利名称、摘要、分类号、申请人、发明人、优先权等检索项进行检索，并一次性下载专利说明书全文。此数据库是中国知识基础设施工程（China National Knowledge Infrastructure，CNKI）的重要组成部分，于 2000 年 1 月 1 日正式开通，可查询从 1985 年至今的中国专利数据。与通常的专利数据库相比，《中国专利全文数据库》（知网版）每条专利的知网节集成了与该专利相关的最新文献、科技成果、标准等信息，可以完整地展现该专利产生的背景、最新发展动态、相关领域的发展趋势，可以浏览发明人与发明机构更多的论述及在各种出版物上发表的文献。数据来自于国家知识产权局知识产权出版社。该检索系统的突出特点是在第一次检索结果的基础上进行二次检索，提高查准率。

（3）万方数据库的中外专利数据库（http：//c.wanfangdata.com.cn/PatentIndex. aspx）：收录始于 1985 年，4500 余万项专利，年增 25 万条，涉及 11 个国家及组织：中国、美国、澳大利亚、加拿大、瑞士、德国、法国、英国、日本、韩国、俄罗斯；两组织为：世界专利组织、欧洲专利局。

（4）中国台湾“专利公报资料库”（http：//twp.apipa.org.tw/）：由中国台湾亚太智慧财产权基金会（APIPA）和中国台湾“经济部智慧财产局”（IPO）合作提供，收录 1974 年以来中国台湾批准的所有专利公报资料，使用中国台湾 BIG-5 码检索和显示。

（5）IBM 知识产权网（http：//www. patents.ibm）：由 IBM 公司开发，可以免费检索 1971 年 1 月 5 日至今美国专利与商标局的专利内容、专利图像资料和一些与专利密切相关的技术报告。此外，还可以检索到欧洲、日本及世界知识产权组织的专利文献。检索时可以对查询的范围进行选择。该检索系统提供十分详尽的使用说明，供用户参考。

（6）美国专利与商标局专利数据库（http：//www.uspto.gov/patft/index.html）：由美国专利与商标局提供，可供检索的数据库包括专利全文与图像数据库和专利目录数据库。包括 1976 年以来的所有美国专利文献，数据每周更新一次。

（7）加拿大专利数据库（http：//patents1.ic.gc.ca/ 或 http：//strategis.ic.gc.ca/.）：由加拿大专利局提供，包括专利全文文本和图形。

（8）PCT 国际专利（http：//pctgazette.wipo.int/）：由世界知识产权组织（World Intellectual Property Organization，WIPO）提供，收录了 1997 年 1 月 1 日至今的 PCT 国际专利，仅提供专利扉页题录、文摘和图形。

（9）世界知识产权组织的 IPDL（http：//ipdl.wipo.int/）：由世界知识产权组织建立的知识产权电子图书馆，提供世界各国专利数据库检索服务，其中包括：PCT 国际专利数据库，中国专利英文数据库，印度专利数据库，美国专利数据库，加拿大专利数据库，欧洲专利数据库，法国专利数据库，JOPAL 科技期刊数据库，DOPALES 专利数据库，MADRID 设计数据库等。

（10）其他：日本专利数据库（http：//www.ipdl.jpo-miti.go.jp/homepg_e.ipdl），由日本专利局提供，收录自 1994 年至今公开的日本专利的英文题录和摘要。

欧洲及欧洲各国专利由欧洲专利办公室提供（http：//www.european-patent -office.org/espacenet/info/access.htm），可用于检索欧盟、欧洲各国、世界专利组织、日本及世界其他一些国家的专利文献。

国外生物技术与农业专利（http：//www.nal.usda.gov/bic/Biotech_Patents/）。

国外互联网专利目录（http：//www.european-patent-office.org/online/index. htm）。

二、会议文献信息

会议文献是科技人员在专业会议上宣读的论文和报告。一般来说，每个会议都是围绕着某一专业举行的，在会上宣读的论文或报告大部分属于一次文献，学术性较强，内容较新颖，一些学科中的重大发现往往在这种场合首先公之于众。因此，会议文献为及时了解各国科技发展的水平、动态和趋势，提供了极其重要的信息。

会议文献一般就其出版发行时间可分成 3 种：①会前文献，一般是指在会议进行之前事先印发给与会代表的论文、论文摘要或论文目录；②会中文献，包括开幕词、讲演词、闭幕词、讨论记录、会议简报、决议等；③会后文献，主要指会议结束后正式发表的会议论文集。由于会议文献形式多样、类型复杂，因此，查找会议文献所利用的检索工具也有所不同。

三、学位论文信息

学位论文是科研机构、高等学校毕业生、研究生为获取学位而撰写的论文。它的理论性较强，探讨的问题较深刻，有些还能提出独创性见解，具有较高的学术水平和参考价值，是重要的学术文献信息源。

（一）国外学位论文

（1）美国《国际学位论文文摘》主要收录美国、加拿大和欧洲 1000 余所大学文、理、工、农、医等领域的 150 万博士、硕士论文的摘要及索引，是学术研究中十分重要的参考信息源。由美国的大学缩微制品公司（University Microfilms International，简称 UMI）编辑出版，创刊于 1938 年。

（2）《美国博士论文》：以题录的形式报道美国和加拿大各大学的博士论文，采用主题分类的方法编排，并附有著者索引。

（3）英国《大不列颠和爱尔兰大学学位论文索引》：于 1950 年创刊，报道英国和爱尔兰一些主要大学的博士和硕士学位论文，附著者索引。

（4）《英国图书馆、英国学位论文服务处》：可提供 1971～1984 年的医学学位论文，并备有学位论文目录。

（5）其他国外学位论文检索工具还有《综合学位论文索引》《法国大学学位论文题录》《德国大学学位论文题录》及《日本博士学位论文索引》等。

（二）国内学位论文检索

《中国学位论文通报》于 1984 年创刊，由中国科学技术信息研究所编辑出版。全面反映了我国研究生学位论文的水平和动向，内容涉及自然科学领域各个专业的硕士、博士和博士后全部论文书目信息，并以题录的形式报道出来。1993 年停刊，代之以单机版或网络版的数据库。由中国科学技术研究所万方数据中心制作发行的《中国学位论文书目数据库》。包括 1986 年以来各高等院校、研究所及研究生院等单位向中国科技信息研究所（国家法定学位论文收藏单位）送交的自然科学领域博士、博士后及重点高校的硕士论文。

四、Internet 学位论文信息

（一）国内学位论文

1. CALIS 高校学位论文（文摘）**数据库**（http：//opac.calis.edu.cn）　CALIS 高校学位论文（文摘）数据库由中国高等教育文献保障系统全国工程文献中心（清华大学图书馆）牵头组织。内容涵盖自然科学、社会科学、医学等各个学科领域。

2. 中国学位论文全文数据库和文摘数据库（http：//c.wanfangdata.com.cn/ Thesis.aspx）　中国学位论文全文数据库，由国家法定学位论文收藏机构—中国科技信息研究所提供，并委托万方数据公司加工建库，收录了自 1977 年以来我国自然科学领域博士、博士后及硕士研究生论文；中国学位论文文摘数据库始建于 1995 年，收录我国自然科学和社会科学领域各个专业的高等院校、研究生院及研究所硕士、博士及博士后研究生论文的信息，从侧面展示了中国研究生教育的庞大阵容及中国科学研究的整体水平和巨大的发展潜力。

3. 中国优秀博/硕士论文全文数据库（http：//epub.cnki.net/KNS/brief/ result.aspx?dbPrefix=CDMD）　中国优秀博/硕士论文全文数据库为中国知识基础设施工程的系列产品之一，是目前国内相关资源最完备、收录质量最高、连续动态更新的博硕士学位论文全文数据库。

（二）国外学位论文信息网上检索

ProQuest 博士论文全文数据库：ProQuest 公司是世界上最早及最大的博硕士论文收藏和供应商，该公司的学位论文文摘数据库（ProQuest Digital Dissertation & Theses，简称 PQDT）收集自 1861 年至今的 160 多万篇国外高校博硕士论文的题录与文摘，是学术研究中十分重要的信息资源。从 2001 年开始，在文摘库的基础上，ProQuest 公司开发了电子版的学位论文全文服务方式，由国内高校、科研机构、公共图书馆等单位联合组成的 ProQuest 博士论文全文中国集团自 2002 年起开始订购 PQDT 中的部分博硕论文全文，凡参加联合订购的集团成员馆均可共享整个集团订购的全部学位论文全文（PDF 格式）资源。

目前 ProQuest 学位论文全文数据库中收录了来自欧美国家 2000 余所知名大学的优秀博、硕士论文 25 万余篇博硕士论文，内容涵盖社会科学、哲学、宗教、环境学、生物学、语言、文学、教育、信息和艺术、心理学、应用科学、纯科学、健康科学、生物学等多个学科，数据每年更新。

目前国内设立了 3 个服务器，可以同步开放，网址分别为：CALIS 服务器（http：//pqdt.calis.edu.cn/）、上海交大服务器（http：//pqdt.lib.sjtu.edu.cn/）、中信所服务器（http：

//pqdt.bjzhongke.com.cn/)。

五、科技报告检索

科技报告是由各国政府或学术机构编辑出版的关于科学研究成果的总结或科学研究工作进展的记录。内容范围主要是尖端学科的重大课题，由国家主管部门组织较强的专家班子参加研究，代表一个国家有关专业的科研水平，论述专深具体，资料准确可靠，信息价值高，是传播信息的一种重要科技信息源。

（一）科技报告检索工具

1. 美国政府 4 大科技报告 即①AD 报告，美国国防部武装部队技术情报局研究报告，内容为军事和国防工程等；②PB 报告，美国商务部出版局技术报告，内容侧重民用工程技术；③NASA 报告，是美国国家航空与宇航局编辑出版的一种科技报告，内容侧重航空和空间科学技术领域，同时也广泛涉及许多基础学科和技术学科；④AEC-ERDA-DOE 报告，为美国能源部的研究报告，内容主要为原子能及其他各种能源的研究开发利用。这 4 种报告内容虽各有侧重，但均包括医药卫生部分。

2.《科学技术研究成果报告》 是报道我国科技报告的出版物，由中国科学技术情报研究所负责，分"内部"、"秘密"和"绝密"等类型，内部发行。

（二）Internet 科技报告信息检索

1. 美国政府报告（http：//www.ntis.gov/） 是美国国家技术情报社出版的美国政府报告数据库，以收录美国政府立项研究及开发的项目报告为主，少量收录西欧、日本及世界各国（包括中国）的科学研究报告。专业内容覆盖科学技术各个领域。

2. 国防、航空航天方面的科技报告信息

（1）NASA 科技信息规划（http：//www.sti.nasa.gov/）。

（2）NASA 技术报告（http：//ntrs.larc.nasa.gov）。

（3）美国国防部科技报告（http：//www.dtic.mil/stinet/str/index.html）。

3. 美国能源部信息通道（http：//www.osti.gov） 内容涉及物理、化学、材料、生物、环境、能源等领域。

4. 中国国家科技图书文藏中心-国外科技报告数据库（http：//www.nstl.gov.cn） 该数据库主要收录 1978 年以来的美国政府研究报告，即 AD、PB、DE 和 NASA 报告及少量其他国家学术机构的研究报告、进展报告和年度报告等。

六、标准文献检索

标准文献是按照规定程序编制并经过公认的权威机构（主要机关）批准的，供在一定范围内广泛而多次使用，包括一整套在特定活动领域必须执行的规格、定额、规划；要求的技术文件。通常统称为"标准"。按审批机构与应用范围，分为国际标准或区域标准、国家标准、部标准、企业标准；按标准的内容范围分为基础标准、产品标准、术语标准、方法标准、卫生标准等。标准文献自成体系，有强制性作用，是科学管理的重要手段。

标准文献的检索是从标准目录中查找。检索主要有分类、主题和标准号 3 种途径。

七、循证医学信息检索

循证医学（evidence-based medic，EBM）是 20 世纪 90 年代初发展起来的一门新兴交叉临床医学基础学科。是遵循证据的医学或遵循最佳科学依据的医学实践过程。其核心思想是，在临床医疗实践中，对患者的医疗决策都应尽量以客观的科学研究结果为证据。其核心是高质量的临床研究证据；实践循证医学的必备条件是临床医师的专业技能和经验；实践循证医学的关键因素是充分考虑患者的期望或选择。循证医学的产生是社会和科学发展的需要和必然。

实践循证医学主要包括 5 个步骤：提出明确的临床问题→系统检索相关文献，全面收集证据→严格评价，找出最佳证据→应用最佳证据，指导临床实践→后效评价循证实践和结果

（一）循证医学光盘数据库

1. Cochrane Library　The Cochrane Library（考克兰图书馆）是 the Cochrane Collaboration 的主要产品，目前由 John Wiley & Sons 国际出版社出版。The Cochrane Library 汇集了关于医疗保健治疗和干预有效性的研究。它是循证医学的黄金标准，并且提供有关最新医疗的最客观信息。

Cochrane Library 主要包括 Cochrane 系统评价库（The cochrane database of systematic review，CDSR）、疗效评价文摘库（database of abstracts of review of Effectiveness，DARE）、Cochrane 临床对照试验中心注册库（the cochrane central register of controlled trials）、Cochrane 协作网方法学评价数据库（cochrane database of methodology review）、Cochrane 协作网方法学文献注册数据库（cochrane methodology register）、Cochrane 协作网的其他相关信息（about the cochrane collaboration）、卫生技术评估数据库（health technology assessment database，HTA）和英国国家卫生服务部卫生经济评价数据库（NHS economic evaluation database，NHS EED）。

2. MEDLINE 光盘数据库　是由美国国立医学图书馆（NLM）开发的大型生物医学文献数据库。

3. EMBASE 光盘数据库　由 Elsevier 公司出版，收录 1974 年以来的 800 多万条记录。

4. 中文循证医学图书馆　由中国循证医学/Cochrane 中心和软件公司共同开发研制，2002 年开始发行。

5. 中国生物医学文献数据库　由中国医学科学院医学信息研究所开发研制，收录了自 1978 年以来 1000 多种中国生物医学期刊及汇编、会议论文的文献题录。收录学科范围涉及基础医学、临床医学、预防医学、药学、中医学及中药学等生物医学各领域的原始研究证据和二次研究证据。

（二）Internet 循证医学信息

1. 同时提供多种临床研究证据来源的网站

（1）通过因特网检索 Cochrane Library 摘要。其网址 http：//www. Thecochranelibrary.com/view/0/index.html。

（2）通过因特网检索 MEDLINE 数据库：目前在因特网上能检索 MEDLINE 数据库的 Web 很多，而通过 PubMed 网络检索系统深受用户欢迎，其网址为 http：//www.ncbi.nlm.nih.gov/PubMed。

（3）OVID 循证医学数据库（http：//www.ovid.com）。由 OVID 技术公司开发。

（4）TRIP Database（http：//www.tripdatabase.com）。

（5）CRD Database（http：//www.crd.york.ac.uk/CRDWeb/）。

2. 临床实践指南类网站

（1）NGC（National Guideline Clearinghouse），网址：http：//guideline.gov：NGC 由美国卫生研究与质量管理机构、美国医学会和美国卫生规划协会联合制作和管理。

（2）NICE（http：//www.nice.org.uk/vacg2.asp?c=20034）：是英国国家临床示范研究网站的一部分，除指南外，还有“Technology Appraisals”、“Publications”等方面的内容。

（3）CMA INFOBASE（http：//www.mdm.ca/cpgsnew/cpgs/indexasp）：是加拿大医学会临床实践指南网站，包括来自加拿大各地和各机构团体提供的临床实践指南。

（4）NZGG（http：//www.nzgg.org.nz）：新西兰临床实践指南网站，主要目的是制定和实施循证临床实践指南。

（5）SIGN（http：//www.sign.ac.uk/guidelines）：是苏格兰校际间指南网络，指南重点关注的领域有癌症、心血管疾病和心理卫生等。

3. 卫生技术评估网站

（1）INAHTA（http：//www.inanta.org）：国际卫生技术评估网络的网站，有卫生技术评估数据库、出版物等资源。

（2）HSTAT（http：//www.ncbi.nlm.nih.gov/books/bv.fcgi?rid=hstat）：美国国立医学图书馆卫生技术评估和指南网站，特点是信息量大、检索功能强，有全文。

（3）ICES（http：//www.ices.on.ca）加拿大临床评价研究机构指南网站。

（4）SUB（http：//www.sbu.se/sv/）瑞典卫生技术评估机构网站。

（5）DIHTA（http：//www.dihta.dk）丹麦评价/卫生技术评估中心网站。

4. 期刊网站

（1）循证医学杂志（Evidence Based Medicine，EBM）由 BMJ 和美国内科医师学院联合主办。

（2）美国医师学会杂志俱乐部（ACP Journal Club）由 ACP 和美国内科协会联合主办。

（3）Bandolier 由 NHS 主办，主要提供干预疗效方面的最佳证据。

（4）循证护理杂志（Evidence Based Nursing）由英国皇家护士学院和 BMJ 联合主办，是一个提供与护理相关的最好研究和最新证据的高质量国际性杂志。

（5）循证卫生保健杂志（Evidence Based Health Care）由英国出版，旨在为健康卫生管理者和决策者提供健康保健金融、组织和管理方面的最佳证据。

（6）《中国循证医学杂志》由中华人民共和国教育部主管，四川大学主办，中国循证医学中心和四川大学华西医院承办的学术性刊物。

（7）《循证医学》由广东省循证医学科研中心、中山大学附属第三医院主办。

第五节　数　据　库

数据库是指计算机存储设备上存放的相互关联的数据的有序集合，通常由若干个文档组成，每个文档又由若干个记录组成，每条记录又包含若干字段。其类型主要有：书目数据库、数值数据库、全文数据库、事实数据库、超文本型数据库等。

一、光盘数据库

（一）医学文献光盘

包括光盘数据库和光盘检索系统。

光盘是高密度光盘的简称。以功能和尺寸为主来划分，可分为只读光盘和可写入光盘 2 大类。

光盘检索系统具有存储物理空间小、响应速度快、检索功能强、费用低、可反复读取使用不受时间限制等特点。包括单机检索、局域网检索等类型。

（二）MEDLINE 光盘数据库

MEDLINE 光盘数据库是世界公认的最具代表性和最权威的医学文献光盘数据库，是医学文献分析与检索系统拥有的 30 多个数据库中数据容量最大和使用频率最高的数据库。收录 1966 年至今的、来自 70 多个国家和地区 40 多个语种出版的多种生物医学期刊。涉及基础医学、临床医学、护理学、口腔科学、卫生保健、食品营养、药物学、兽医学、环境卫生、卫生管理、人文科学及信息科学等。网上 MEDLINE 数据每周更新 1 次，光盘数据每月更新 1 次。

检索途径有基本检索、主题词检索、索引词检索、横向检索、限定字段检索、指定字段检索。

（三）中国生物医学文献数据库

中国生物医学文献光盘数据库是中国医学科学院医学信息研究所开发研制的综合性中文医学文献数据库。该数据库收录了 1978 以来的 900 多种中国期刊，以及汇编资料、会议论文的文献题录。检索途径有基本检索、主题词检索、索引词检索、分类检索、期刊检索。

（四）其他光盘数据库

1. 中国生物医学期刊数据库　是解放军医学图书馆开发的面向医院、医学院校、研究单位、医学情报所、医药工业部门的文献目录型数据库。检索途径有表达式检索、QBE 检索、二次检索和期刊信息库检索。

2. 荷兰《医学文摘》光盘数据库　是由荷兰 Elsevier Science Publishers 编辑出版。收录大约 110 个国家的 3500 种生物医学期刊，覆盖基础、临床及药学相关文献。检索功能很强，可进行著者、著者地址、语种、国名、国际标准刊号、期刊代码、化学物质登记号、自由词、主题词、关联词及复合检索、指定字段检索等。

3. 美国《科学引文索引》光盘数据库　是由美国费城科学情报研究所于 1988 年推出

的科学引文索引联机数据库光盘版。收录 100 个学科的近 4000 种主要期刊，文献类型包括原始论文、综述及会议文献等。检索途径有题名途径、著者途径、引文途径、地址词途径、刊名缩写途径、刊名全称途径、组配检索途径、相关记录检索等。

4. 美国《生物学文摘》光盘数据库 《生物学文摘》光盘版是生命科学主要的文摘性检索工具，由美国生物科学信息服务中心编辑出版，其内容等同于印刷版。包括生物学传统领域如植物学、动物学、微生物学；交叉学科如临床和实验医学、生物化学、生物物理；相关领域如仪器和设备、方法学等。收编 110 多个国家和地区，以 23 种文字发行的 6000 余种期刊。检索途径有自由词检索、概念编码（CC）和生物分类编码（BC）检索、自由词、CC 和 BC/ST（类名）检索、文中词检索。

5. 美国《化学文摘》光盘数据库 是世界公认的最有代表性和权威性的化学文献数据库，由美国化学学会（ACS）化学文摘社（CAS）编辑出版，内容对应于印刷版《化学文摘》，是生物医学工作者获取文献信息的主要工具之一。检索途径有索引浏览式检索、词条检索、化学物质等级检索途径、分子式检索途径。

6. 《国际药学文摘》光盘数据库 由 American Society of Health-System Pharmacists, Inc.建立的光盘数据库。文献记录来源于全世界 800 余种期刊及所有美国出版的药学期刊。提供有关药学发展、应用及药学实践等信息。数据库内容涉及临床、实践、理论研究、经济及其他学科，其有关临床研究文献的特征包括研究设计、患者数量、剂量、剂型及用药表。采用菜单式检索方式。

7. 中国学术期刊（光盘版） 是我国第 1 个具有权威性的集成化、多功能电子学术期刊全文数据库。由清华大学光盘国家工程研究中心和北京清华信息系统工程公司联合主办，清华大学出版社出版。收录了国内中、英文核心期刊和专业特色期刊 3000 余种，分为理工、农业、医药卫生、经济法律、文史哲、社科综合、政论、教育 8 个专辑，其中医疗卫生专辑目前收录 400 多种期刊。提供期刊检索（包括“整刊检索”和“入编期刊简介”2 项检索入口）、专项检索（提供分类检索、关键词检索、作者检索、机构检索、篇名检索、摘要检索、引文检索和基金检索 8 种检索途径）和全文检索（包括：篇名、作者、机构、关键词、摘要、正文、参考文献、基金等全部内容），每个检索途径均以下拉式菜单供检索者使用，各下拉式菜单中还有与之相应的检索方式子菜单供选择。

8. 万方数据（集团）**公司系列光盘数据库** 万方数据（集团）公司是中国科技信息研究所（国家科委信息中心）直属的高新技术企业。建立了我国的国际联机检索系统；建成了中国科技信息网（STINET）。提供的光盘数据库主要有：中国科技技术成果数据库（CSTAD）、中国科技论文与引文分析数据库（CSTPC）、中国学术会议论文数据库（CACP）、中国学位论文数据库（CDDB）、中国科技文献数据库（CSTDB）、中国寻医问药数据库（CMPDB）等。

9. 中国科学引文光盘数据库（CSCI） 是我国目前收集被引文献最多的数据库。内容覆盖数学、物理、化学、天文、地理、生物、农林科学、医学及工程技术等领域。提供 3 种主要检索方式（字典检索、关键字检索、文本检索）、12 个检索途径（被引著者、被引文献、被引书刊、来源著者、第一著者、关键词、著者机构、第一机构、来源期刊、文章题名、省市地区、实验室）、4 种显示/输出格式（浏览格式、题录格式、综合格式和引文格式）。

10. 中国中医药文献数据库　是中国中医研究院中医药信息研究所研制的大型中医药文献计算机检索系统，1988 年开始为用户服务。收录了 1984 年以来国内公开发行的 500 余种生物医学期刊中有关中医、中药及药用动植物、中西医结合、针灸、气功、按摩、养生等内容的文献题录。检索途径有正文字词检索、字段条件检索、表达式检索、逻辑组合查询等方式。

11. 《中国生物学文摘》光盘数据库（CBA）　经中国科学院立项，中科院上海文献情报中心于 1987 年研建。收录中文生命科学期刊近 600 种及专著、会议录、专利等文献。该数据库基本解决了中文生物学文献查找难的问题，可供从事生物学、农、林、医、牧及环境科学等领域的科研、教学和生产人员用于科研立项、成果查新和技术咨询等。检索途径有布尔检索、索引词检索。

二、全文数据库

（一）中文期刊全文数据库

1. 中国期刊全文数据库　是中国知识基础设施工程（CNKI）的重要组成部分，由清华大学提供，目前收录 1944 年以来国内各学科期刊。绝大部分文献提供原文，用户可利用光盘、镜像站点和网络享受其服务。检索范围：①层次范围：在题录、题录摘要、专题全文 3 个层次中选。②内容和时间范围：同时检索若干年内若干个专题数据库。具有初级检索、二次检索、高级检索、检索词典、输出功能（显示题录、显示题录摘要、网上浏览全文、下载全文、机上摘录功能、排序输出）、辅助功能（检索结果保存到文件、打印结果、摘录、取图、OCR 识别）等功能。

需要说明的是，初次使用 CNKI 全文数据库，需下载 CAJ 全文浏览器或 Acrobat 浏览器，有其中任何一个浏览器即可。因为 CNKI 的文献资源为 CAJ 格式和 PDF 格式 2 种格式，可以选择任何格式。CAJ 全文浏览器比 Acrobat 浏览器功能更强，建议使用 CAJ 全文浏览器（在 CNKI 主页或镜像站点下载）。

2. 中文科技期刊全文数据库　维普信息资源系统（VIP）是由重庆维普资讯有限公司研制开发的网络信息资源。维普资讯有限公司是科学技术部西南信息中心下属的一家大型的专业化数据公司，致力于报刊等信息资源的深层次开发和推广应用，集数据采集、数据加工光盘制作发行和网上信息服务于一体；收录了 1989 年至今的 8000 余种中文科技期刊，涵盖自然科学、工程技术、农业科学、医药卫生、经济管理、教育科学和图书情报等 7 大专辑。收录有中文报纸 1000 种，中文期刊 12 000 种，外文期刊 4000 种，拥有固定客户 2000 余家。目前，已成为中国最有影响力的数据库建设者之一。

《中文科技期刊数据库》（全文版），该数据库包含 1989 年以来的自然科学、工程技术、农业、医药卫生、经济、教育和图书情报等学科 9000 多种期刊刊载的 500 余万篇文献，并以每年 100 余万篇的速度递增。

《中文科技期刊数据库》（文摘版），是国内最大的综合性文献数据库。

《中文科技期刊数据库》（引文版），可查询论著引用与被引情况、机构发文量、国家重点实验室和部门开放实验室发文量、科技期刊被引情况等，是进行科技文献检索、文献计量研究和科学活动定量分析评价的有力工具。

简单检索可以直接输入检索词检索，复合检索有二次检索、直接输入复合检索式。另外还可提供模糊和精确检索功能。其输出有全文输出方式和题录文摘输出方式。需要说明的是，为了保证题录文摘的正常下载和正确阅读、打印《中文科技期刊数据库》的全文，每个用户端都需要下载并安装“维普浏览器”。

3. 万方数据资源系统 是北京万方数据股份有限公司在中国科技信息研究所收藏的全部信息资源的基础上建立起来的，形成以科技信息为主，集经济、金融、社会、人文信息于一体，实现网络化服务的信息资源系统。万方数据资源系统是建立在因特网上的大型科技、商务信息平台。主要资源由科技信息子系统、商务信息子系统和数字化期刊子系统 3 部分组成，内容涉及自然科学和社会科学各个专业领域，收录范围包括期刊、会议、文献、书目、题录、报告、论文、标准专利、连续出版物和工具书等，用户既可以单库、跨库检索，也可以在所有数据库中检索，同时还可以实现按行业需求的检索功能。

数据库检索方法有一般检索（可以采用字段级检索、全文检索及高级检索）和专业检索（支持布尔检索、相邻检索、截断检索、同字段检索、同句检索和位置检索）全文检索技术，具有较高的查全率和查准率。

（二）外文期刊全文数据库

外文期刊是研究人员借鉴发达国家先进经验，获取新信息的主渠道。全文数据库的格式一般为 PDF 或 HTML 或 2 者都有。用 PDF 格式显示的全文能完全再现印刷版全文原貌，读起来更直观，而 HTML 格式的全文中包含有大量的超链接点，可链接引文、图表、图像等多媒体信息。阅读和打印 PDF 格式的全文之前必须下载和安装免费软件 Adobe Acrobat Reade。HTML 格式的全文由 IE 浏览器即可阅读和打印。

1. OVID 数据库（http：//www.ovid.com） OVID 公司是著名的数据库提供商（首页见图 29-1），现有 200 多个数据库，内容涉及生命科学、自然科学、社会科学和人文科学。1998 年我国高校系统和中国科学院等单位通过美国奥维德技术公司的代理中国台湾飞资得资讯公司引进了 OVID 系统的一些数据库，包括科技类的 INSPEC，生物类的 BIOSIS 和医学类的 MEDLINE、Core Biomedical Collection、Biomedical Collection 和 Evidence Based Medicine Reviews 等。

Journals@OVID Full Text（简称 OVFT）是 OVID 全文期刊库，包括近 l000 种由 60 多个出版商出版的科学、科技及医学期刊，如 Oxford university Press，Lackwell Science，Plenum，Munksgaard，British medical Association，Harcourt 等。收录年限包括 1993 至今的文献，其中超过 350 种属于核心期刊，被 SCI 收录的超过 300 种刊。OVFT 收录的文献类型有：研究论文（original articles）、书评、综述（reviews articles）、编辑部文章、来信、分类广告、会议文献摘要、更正等。收录期刊的年限最早回溯至 1993 年，更新频率较快，无出版时差。

在检索时，进入 OVID 系统（图 29-1），首先显示单位所订购的数据库组，选择所需的数据库，默认的检索界面为高级检索页面，检索途径包括关键词检索（key words）、作者检索（author）、题名检索途径（title）、期刊名检索途径（journal）、字段检索途径（search fields）、组配检索（combine）、限定检索（limit）、期刊浏览途径（Browse Journals）等。

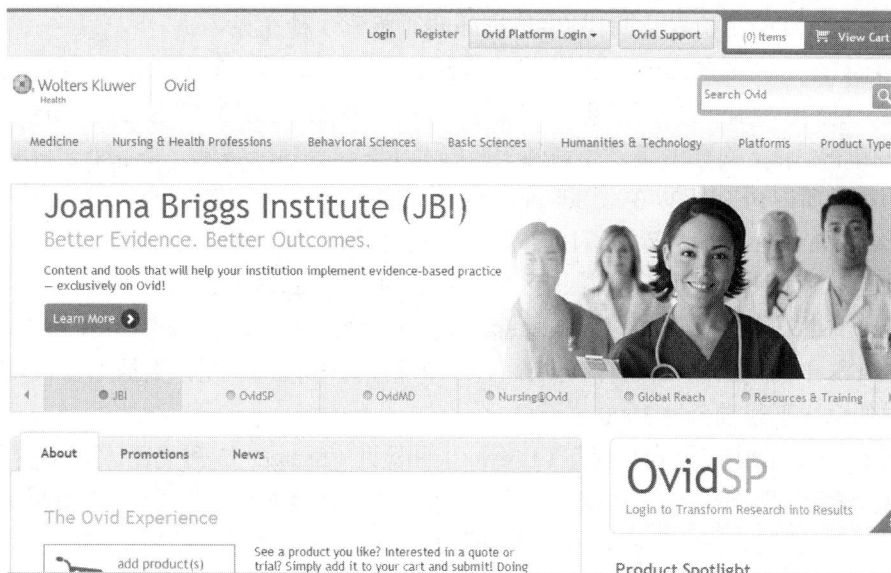

图 29-1　OVID 首页

2. Springer Link 数据库（http：//link.springer.com/）　德国施普林格（Springer-Verlag）公司是世界著名的科技出版集团，在世界各地设立许多分公司，主要出版科技、医学类的图书及期刊。通过 SpringerLink 系统提供其学术期刊及电子图书的在线服务。2002 年 7 月开始，在国内开通了 SpringerLink 服务，包含 20 多套电子丛书和 515 种全文电子学术期刊，共 30 多万篇文献，大部分期刊可回溯至 1996 年（图 29-2）。

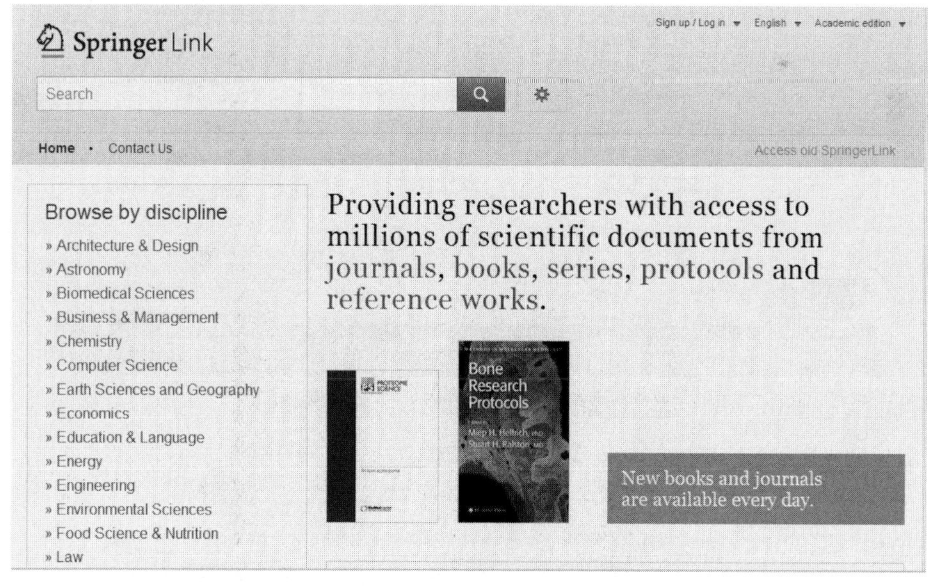

图 29-2　Springer Link 数据库首页

SpringerLink 有 2 种浏览途径：刊名（publications）字顺浏览及按学科—11 个在线图书馆（online libraries）分类浏览；检索途径分快速检索和高级检索 2 类。快速检索可选择文章、期刊和出版商作为限制字段；高级检索途径包括：题录（articles by citation）检索、文章（articles by text）检索及期刊（publications）检索 3 种途径。

3. Elsevier SDOS 数据库（http：//www.elsevier.com/elsevier-websites） Elsevier 公司是全球最大的科学文献出版发行商，产品包括 2000 多种高质量的学术期刊、5000 多种书籍及电子版全文和文摘数据库，涵盖科学、技术和医学等各个领域，是各个学科领域当中所公认的高品质期刊（图 29-3）。ScienceDirect（SDOS）全文文献数据库（图 29-4，http：//www.sciencedirect.com/），涵盖了 Elsevier 公司出版的 1800 多种期刊，涉及几乎所有学科领域。SDOS 数据库及时更新，确保 7×24h 在线，使用户随时掌握最新学术动态；长达 10 年的数据，有助于研究人员更加完整地了解学科的背景。从 2000 年起，由 CALIS 工程中心组织 SDOS 中国集团购买，目前已有超过 130 个学校和机构使用该数据库，2004 年国内高校用户的全文下载量超过 3000 多万篇。

使用 Elsevier 的电子期刊有浏览（Brower）和检索（Search）2 种途径，检索包括快速检索、简单检索和扩展检索。扩展检索又细分为高级检索和专家检索。SDOS 系统提供按字母排序的期刊一览表和按期刊分类的期刊类目一览表，分别组成期刊索引页或期刊浏览页界面。检索途径包括快速检索、简单检索和扩展检索，扩展检索又细分为高级检索和专家检索。

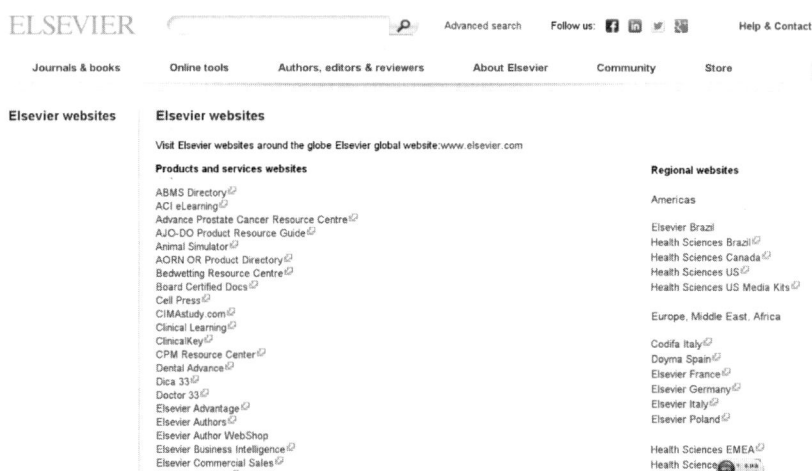

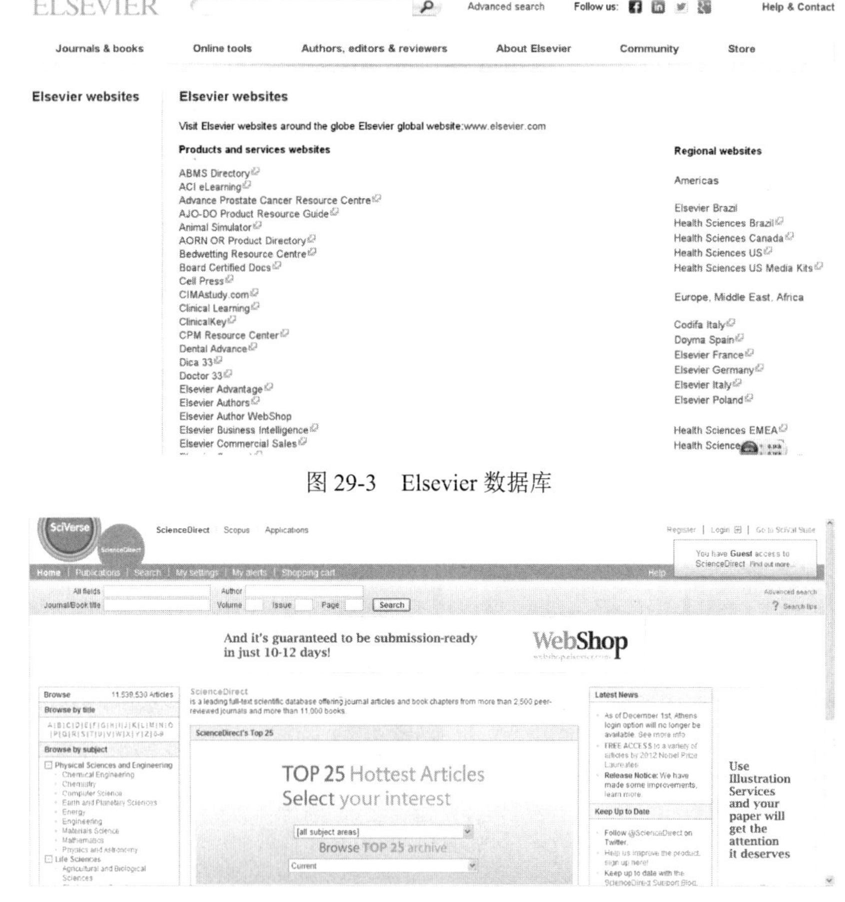

图 29-3 Elsevier 数据库

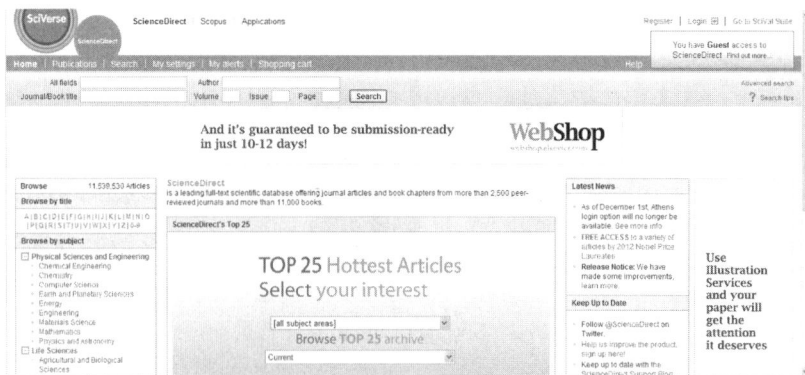

图 29-4 ScienceDirect 全文文献数据库

4. Kluwer online 数据库 Kluwer Acdemic Publisher 是荷兰具有国际性声誉的学术出版商，它出版的图书、期刊一向品质较高，备受专家和学者的信赖和赞誉。Kluwer Online 是其出版的 700 余种期刊的网络版，专门基于互联网提供 Kluwer 电子期刊的查询、阅览服务。2005 年，Kluwer Academic Publisher 与 Springer 合并，Kluwer 并入 Springer 出版社，通过 Springer 镜像站，在线访问 1997 年发来全部 Kluwer 数据。

5. ProQuest Medical Library 数据库　简称 PML，是 ProQuest 公司开发的一个全文数据库。以 MEDLINE 作索引，除收录了权威的美国医学协会（American Medical Association）所出版的全部 12 种刊物的全文和文摘外，还收录了有关基础医学、临床医学、卫生护理等方面的重要期刊，覆盖了大部分医学与健康领域，如药理学、神经学、心脏病学、物理治疗等。可以作为科研机构、医学院、医院及企业图书馆的核心馆藏，满足不同类型科研人员对医学期刊全文的需求。

第六节　网络信息资源检索

一、网络检索工具

网络检索工具是指将因特网上大量分散无序的信息经过搜集、加工和整理后，按照一定的规则和方法进行组织和系统排列，用以提供信息检索服务的计算机系统。最主要且最常用的网络信息检索工具是基于超文本的搜索引擎。它可以是一个独立的网站，也可以是附属在其他类型网站或主页上的一个搜索工具。具有信息检索服务的开放性、超文本的多链接性和操作简易性等特点。由自动索引程序、数据库、检索代理软件组成，具有布尔检索、截词检索、词语检索、字段检索、区分大小写检索、概念检索等功能。

根据检索内容可以分为综合性搜索引擎和专业性搜索引擎 2 类；根据检索功能可以分为目录式搜索引擎、全文式搜索引擎、智能搜索引擎；根据检索范围可分为独立搜索引擎、元搜索引擎、

（一）综合性搜索引擎

1. Google（http：//www.google.com.hk/）　Google 目前被公认为是全球规模最大的搜索引擎，它提供了简单易用的免费服务。主要的搜索服务有：网页、图片、音乐、视频、地图、新闻、问答等。主页简洁明晰。检索框上栏设有所有网站、图像、网上论坛和新闻等选项，便于用户直接按其所需进行检索。

Google 的高级检索界面设置了十多个选项，读者只需按其显示的菜单提示即可完成检索。此外，Google 还能实现网页快照、类似网页、查找 PDF 文件等特殊功能。

2. Yahoo（http：//www.yahoo.com/）　是美国著名的互联网门户网站，其服务包括搜索引擎、电邮、新闻等，业务遍及 24 个国家和地区，为全球超过 5 亿的独立用户提供多元化的网络服务。同时也是一家全球性的因特网通讯、商贸及媒体公司。是最老的“分类目录”搜索数据库，也是目前最重要的搜索服务网站之一。提供 20 多万个 web 站点的目录信息检索服务，12 种语言版本，具有各种类目、网站和全文检索功能。可以提供分类目录浏览、关键词检索等检索方式。

3. 搜狐（http：//www.sohu.com/）　1998 年 2 月，搜狐公司正式诞生，推出中国人自己的搜索引擎——搜狐。1999 年 3 月在分类搜索的基础上，搜狐发展成为综合性网络门户。

2004 年 8 月 3 日，搜狐推出第 3 代互动式搜索引擎——搜狗。

搜狗的产品包括了网页应用和桌面应用 2 大部分。网页应用以网页搜索为核心，在音乐、图片、新闻、地图领域提供垂直搜索服务，通过说吧建立用户间的搜索型社区；桌面应用则旨在提升用户的使用体验：搜狗工具条帮助用户快速启动搜索，拼音输入法帮助用户更快速地输入，PXP 加速引擎帮助用户更流畅地享受在线音视频直播、点播服务。

4. 百度（http：//www.baidu.com/） 2000 年 1 月创立于北京中关村，致力于向人们提供"简单，可依赖"的信息获取方式，其中包括：以网络搜索为主的功能性搜索，以贴吧为主的社区搜索，针对各区域、行业所需的垂直搜索，Mp3 搜索，以及门户频道、IM 等，全面覆盖了中文网络世界所有的搜索需求，是全球最大的中文搜索引擎。

5. 新浪（http：//www.sina.com.cn/） 新浪网搜索引擎提供网站、网页、新闻、软件、游戏等查询服务，是中国第一家可对多个数据库查询的综合搜索引擎。在关键词的查询反馈结果中，在同一页面上包含目录、网站、新闻标题、新闻全文、频道内容、网页、商品信息、消费声所、中文网址、沪深行情、软件、游戏等各类信息的综合搜索结果，最大程度地满足用户的检索需要，使用户得到最全面的信息。

6. 其他综合性搜索引擎 有 Excite（http：//www.excite.com/）、Lycos（http：//www. lycos. com/）、网易（http：//www.163.com/）、北大天网（http：//e.pku.edu.cn/）等。

（二）医学专业性搜索引擎

1. Medical Matrix（http：//www.medmatrix.org/） 由美国医学信息学会（American medical informatics association，AMIA）于 1994 年创建并负责维护的世界著名医学搜索引擎，它以搜集因特网上的临床医学信息为主（图 29-5）。它根据网上资源的临床应用程度给予排序。排序时主要考虑到资源的质量、同行评议情况、全文提供情况、多媒体特征及是否免费等。

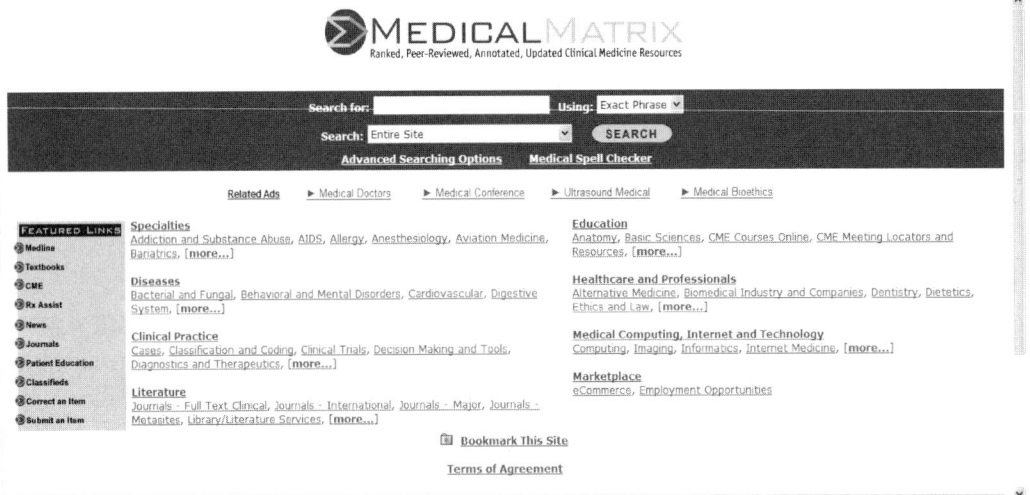

图 29-5 Medical Matrix 首页

从专业、疾病、临床实践、文献、教育、卫生保健与职业、医用计算机、互联网和技术、市场 8 个主题将内容进行分类，每一大类下面又进行了细分；提供分类检索和关键词检索 2 种检索方式。

2. CliniWeb International（http：//www.ohsu.edu/xd/） 美国 Oregon health sciences university（OHSU）1995 年研制开发，是基于分类目录的临床医学引擎，分为解剖学（Anatomy）、微生物学（Organisms）、疾病（Disease）、化学和药理学（Chemicals and Drugs）、诊断和治疗技术及仪器（Analytical Diagnostic and Therapeutic Techniques and Equipment）、心理学（Psychiatry and Psychology）、生物科学（Biological）7 大类。可以同时用英语、法语、德语、西班牙语和葡萄牙语进行检索，内含的 Saphire Intemational 98 是一个用于查找 UMLS 术语的搜索引擎，为从主题分类途径检索提供较合适的入口。还可以直接链接到美国国立医学图书馆 PubMed 系统的免费 Medline 检索。CliniwebIntenational 共链接了多个临床网页，它的疾病和解剖学部分采用的是医学主题词分类（Medical Subject Headings，MeSH），检索到的信息针对性强。由于国际临床网是一个实验性搜索引擎，数据库收集的临床信息不够完整和全面，故还提供了 Medical Matrix、Yahoo Health、MedWeb 的检索连接。

3. HON select（http：//www.hon.ch/HONselect/） HON（The Health On the Net Foundation）是 1995 年创建于瑞士的一个非营利性国际组织，其主要目的是为职业医师和普通用户提供实用、可靠的网上医药卫生信息资源，还制定了医药卫生网站开发者的道德规范。

HONselect 是一个多语种、智能型、功能强大的针对医药卫生领域中不同类型网络信息资源的搜索引擎，具有英文、法文、德文、西班牙文和葡萄牙文等 5 个版本。提供了分类目录检索和关键词检索。

4. 其他医学专业搜索引擎 有 Medscape（http：//www.medscape.com/）、HealthWeb（http：//www.health. gov.mv/）、HealthAtoz（https：//healthatoz.myuhc.com/portal/bridge/pebtf）、All Health Net（www.allhealthnet.com）、中国医学生物信息网（http：//cmbi.bjmu.edu.cn/）等。

二、Frcc Mcdlinc

在 Internet 上有许多著名的医学数据库，如 MEDLINE、CANCERLIT、PHYSCIAN、DATAQUERY 等，它们以简单直观的 Web 检索界面，供医学专业人员免费检索和获取信息。其中 MEDLINE 是美国国立医学图书馆 MEDLABS 系统中最大的生物医学数据库，它收录的内容几乎涵盖了医学各领域，是医学专业人员使用频率最高的生物医学数据库。

PubMed（http：//www.ncbi.nlm.nih.gov/pubmed/）是由美国国立医学图书馆（NLM）附属的国立生物技术信息中心（NCBI）在网上提供的一项免费 MEDLINE 检索服务。该站点提供的 Free Medline 检索服务具有收录范围广、内容全、检索途径多、访问速度快等优点。

PubMed 收录范围：①MEDLINE 收录了全世界 70 多个国家和地区的 4000 余种生物医学期刊，现有书目文摘条目 l000 万余条，时间起自 1966 年。内容涉及医学、护理学、牙科学、兽医学、卫生保健和基础医学等；②PreMEDLINE，1996 年 8 月开始增加该数据库，只提供基本的引文信息和文摘，经过标引以后进入 MEDLINE；③Publisher Supplied Citation。

在浏览器地址栏输入 http：//www.ncbi.nlm.nih.gov/pubmed/，可获得 PubMed 主页（图 29-6）。其基本检索是在 PubMed 主页的提问框中键入英文单词或短语（大写或小写均可），

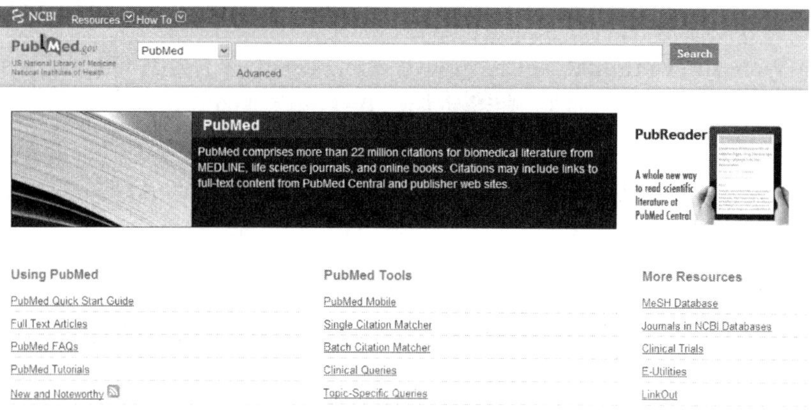

图 29-6 PubMed 主页

然后回车或点击“go”，PubMed 即使用其词汇自动转换功能进行检索，并将检索结果直接显示在主页下方。另外，PubMed 还提供刊名浏览检索、布尔逻辑检索、MeSH 主题词浏览检索、单引文匹配检索、批引文匹配检索、临床询问、其他检索（包括著者检索、日期或日期范围检索）。PubMed 的特征栏包括条件限制、预览/索引、检索史和粘贴板 4 种功能设置。

三、国家科技图书文献中心（http：//www.nstl.gov.cn/NSTL/）

国家科技图书文献中心（National Science and Technology Library，NSTL）是根据国务院领导的批示于 2000 年 6 月 12 日组建的一个虚拟的科技文献信息服务机构，成员单位包括中国科学院文献情报中心、工程技术图书馆（中国科学技术信息研究所、机械工业信息研究院、冶金工业信息标准研究院、中国化工信息中心）、中国农业科学院图书馆、中国医学科学院图书馆。收藏有中外文科技期刊、会议文献、图书科技报告和学位论文等各种类型和载体的科技文献信息资源。通过网址 http：//www.nstl.gov.cn/NSTL/即可进入该系统的文献查询主页（图 29-7）。

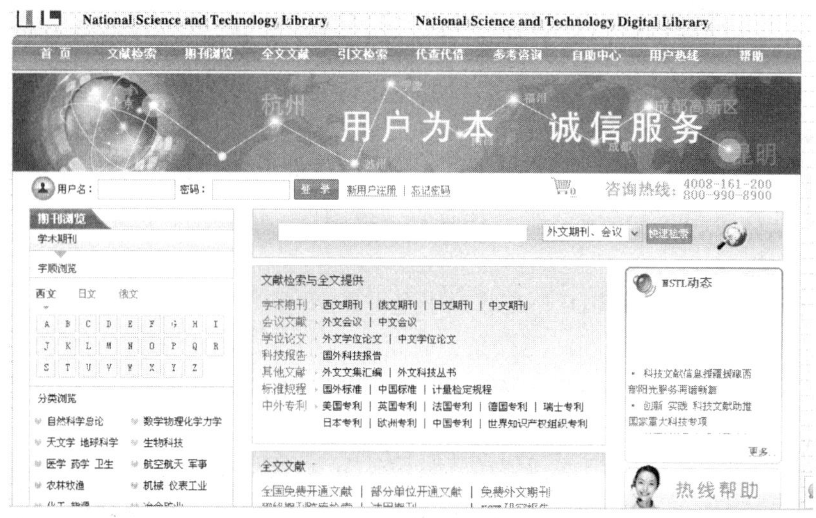

图 29-7 国家科技图书文献中心首页

国家科技图书文献中心可提供普通检索、高级检索、按文献类型检索、馆藏单位进行文献检索、期刊检索、分类导航检索等检索途径。

四、生物信息资源

生物信息学是一门综合运用数学、计算机科学和生物学等学科，对生物信息进行获取、处理、存储、分发、分析和解释，来阐明和理解大量生物信息学数据所包含的生物学意义的交叉科学。

（一）序列数据库

序列数据库是生物信息学数据库中最基本的数据库，分为核酸和蛋白质 2 类，主要包括核酸和蛋白质序列及其注释。

1. 核酸序列数据库

（1）Genbank（http：//www.ncbi.nlm.nih.gov/genbank/），包含所有已知的核酸序列和蛋白质序列，以及与它们相关的文献和生物学注释，由美国国家生物技术信息中心（NCBI）管理和维护。它的数据直接来源于测序工作者提交的序列，由测序中心提交的大量 EST 序列和其他测序数据，以及与其他数据机构协作交换数据。Genbank 每天都会与欧洲分子生物学实验室（EMBL）的数据库、日本的 DNA 数据库（DDBJ）交换数据，使这 3 个数据库的数据同步。

（2）EMBL（http：//www.embl.org/）欧洲分子生物学实验室 EMBL（The European Molecular Biology Laboratory），于 1974 年由欧洲 14 个国家加上亚洲的以色列共同发起建立，包括一个位于德国 Heidelberg 的核心实验室及 3 个位于德国 Hamburg，法国 Grenoble 及英国 Hinxton 的研究分部。由于具有开放和创新的良好学术氛围，EMBL 已发展成欧洲最重要和最核心的分子生物学基础研究和教育培训机构。其核酸数据库（http：//www.ebi.ac.uk/）是国际 3 大核酸序列数据库之一，由欧洲生物信息学研究所（EBI）管理和维护，主要收集欧洲产生的核酸序列数据。

（3）DDBJ（http：//www.ddbj.nig.ac.jp/）于 1984 年建立，是世界 3 大 DNA 数据库之一，与 NCBI 的 GenBank，EBI 的 EMBL 数据库共同组成国际 DNA 数据库，每日都交换更新数据和信息，并主持 2 个国际年会-国际 DNA 数据库咨询会议和国际 DNA 数据库协作会议，互相交换信息，因此 3 个库的数据实际上是相同的。

2. 蛋白质序列数据库

（1）PIR（http：//pir.georgetown.edu/）：全称 The Protein Information Resource，是一个集成了关于蛋白质功能预测数据的公共资源的数据库，其目的是支持基因组/蛋白质组研究。PIR 与 MIPS（the Munich Information Center for Protein Sequences）、JIPID（the Japan International Protein Information Database）合作，共同构成了 PIR- 国际蛋白质序列数据库（PSD），主要的已预测的蛋白质数据库。

（2）SWISS-PROT（http：//www.expasy.org/）：SWISS-PROT 蛋白序列数据库，由日内瓦大学医学生物化学系与 EMBL（欧洲分子生物学实验室）共同维护，是欧洲最主要的蛋白序列数据库，世界两大蛋白序列数据库之一。

（二）基因组数据库

基因组数据库是生物信息学数据库的重要组成部分，其内容丰富、种类繁多、格式不一，分布在世界各地信息中心、测序中心及与医学、生物学、农业等有关的利研机构和大学。

（1）人类基因组数据库（GDB）：1990 年初建于美国霍普金斯大学，是一个专门汇集存储人类基因组数据的数据库，其中包括了全球范围内致力于人类 DNA 结构和 100 000 人类基因序列研究的分析成果。对从事相关领域的研究人员具有重要的参考作用。目前，该库包括以下多种内容：人类基因组，包括基因、克隆、断裂点、细胞遗传标记物、易断位点，重复片段等。人类基因组示意图，包括细胞遗传图关联图，辐射杂交图、综合图等。人类基因组内的变异，包括基因突变和基因多态性，还有等位基因发生频次等数据资料。

（2）DICTYDB（Dictyostelium discoideum）盘基网柄菌基因组数据库。

（3）EcoGene（Escherichia coli）大肠杆菌 K12 基因组数据库。

（4）FLYBASE 果蝇（Drosophila）基因组数据库。

（5）SUBTILIST 纤小杆菌（Bacillus subtilis）168 基因组数据库。

（6）WORMPEP 蠕虫（Caenorhabditis elegans）基因组计划蛋白数据库。

（7）OMIM MIM 人类孟德尔遗传学数据库（Mendelian Inheritance in Man Database）。

（三）结构数据库

除了序列数据库和基因组数据库外，生物大分子三维空间结构数据库则是另一类重要的生物信息学数据库。根据分子生物学中心法则，DNA 序列是遗传信息的携带者，而蛋白质分子则是主要的生物大分子功能单元。蛋白质分子的各种功能是通过不同的三维空间结构实现的。因此蛋白质空间结构数据库是生物大分子结构数据库的主要组成部分。

1. 蛋白质结构数据库（http：//www.rcsb.org/pdb/home/home.do） 蛋白质结构数据库（Protein Data Bank，简称 PDB）是美国纽约 Brookhaven 国家实验室于 1971 年创建的。为适应结构基因组和生物信息学研究的需要，1998 年 10 月由美国国家科学基金委员会、能源部和卫生研究院资助，成立了结构生物学合作研究协会（Research Collaboratory for Structural Bioinformatics，简称 RCSB）。PDB 数据库改由 RCSB 管理，目前主要成员为拉特格斯大学（Rutgers University）、圣地亚哥超级计算中心（San Diego Supercomputer Center，简称 SDSC）和国家标准化研究所（National Institutes of Standards andTechnology，简称 NIST）。和核酸序列数据库一样，可以通过网络直接向 PDB 数据库提交数据，是目前最主要的收集生物大分子（蛋白质、核酸和糖）三维结构的数据库。

2. 蛋白质分类数据库（http：//scop.berkeley.edu/） 蛋白质结构分类数据库 SCOP（Structural Classification Of Proteins）是由英国医学研究委员会（Medical Research Council，简称 MRC）的分子生物学实验室和蛋白质工程研究中心开发和维护。该数据库对已知三维结构的蛋白质进行分类，并描述了它们之间的结构和进化关系（Murzin 等，1995）。SCOP 数据库从不同层次对蛋白质结构进行分类，以反映它们结构和进化的相关性。可以把蛋白质分成许多层次，但通常将它们分成家族，超家族和折叠类型。当然，不同层次之间的界限并不十分严格，但通常层次越高，越能清晰地反映结构的相似性。

家族 SCOP 数据库的第一个分类层次为家族，其依据为序列相似性程度。通常将相似性程度在 30%以上的蛋白质归入同一家族，即它们之间有比较明确的进化关系。当然这一指标也并非绝对。某些情况下，尽管序列的相似性低于这一标准，例如某些球蛋白家族的序列相似性只有 15%，也可以从结构和功能相似性推断它们来自共同祖先。SCOP 数据库可以通过 MRC 实验室的网络服务器查询。

CATH 蛋白质结构分类数据库（http：//www.cathdb.info/）是另一个著名的蛋白质结构分类数据库，其含义为类型（Class）、构架（Architecture）、拓扑结构（Topology）和同源性（Homology），它由英国伦敦大学 UCL 开发和维护（Orengo 等，1997）。与 SCOP 数据库一样，CATH 数据库的构建既使用计算机程序，也进行人工检查。其分类基础是蛋白质结构域。CATH 数据库可以通过 UCL 的生物分子结构和模拟实验室的网络服务器来查询。

五、药学信息检索

药学信息检索包括药学文献、专利、产品等信息检索，最重要的是药学文献信息的检索，主要包括药理、毒理、药物流行病学（不良反应）、临床应用等。

药学是医学的一个重要分支，在医学专业数据库如 Medline、CBMdisc、万方数据资源系统、EMBase、BA、CA 等大型文献型数据库中有大量的药学文献，这些数据库是查找药学文献最好的工具，但侧重点不同：CA 偏重于化学制药基础，是药学专业使用频率较高的数据库之一；Medline 收录的药学文献主要是药物的临床应用和药理、毒理等；BA 偏重于药物基础研究；CBMdisc、万方数据资源系统是查找中文药学文献主要的中文数据库。

主要药学专业网站有以下几个。

1. 中国国家食品药品监督管理总局（SFDA）（http：//www.sda.gov.cn/）　在国家食品药品监督管理总局网站的首页，点击页面右侧的图标“数库查询”进入到数据查询页面，提供快速查询和高级查询等 2 种查询方式。

2. PharmWeb（http：//www.pharmweb.net/）　是第一个在因特网上提供药学信息的专业网站，它基本涵盖了网上各种药学信息资源，资源目录包括药学、生物学、化学、教育、杂志、制药公司、医师药师名录、世界各国药学网、医药院校等。

3. FDA（http：//www.fda.gov/）　是美国食品与药品管理局的官方网站（图 29-8），具有一定的权威性。内容分为食品、药品（包括兽药）、医疗器械、食品添加剂、化妆品、动

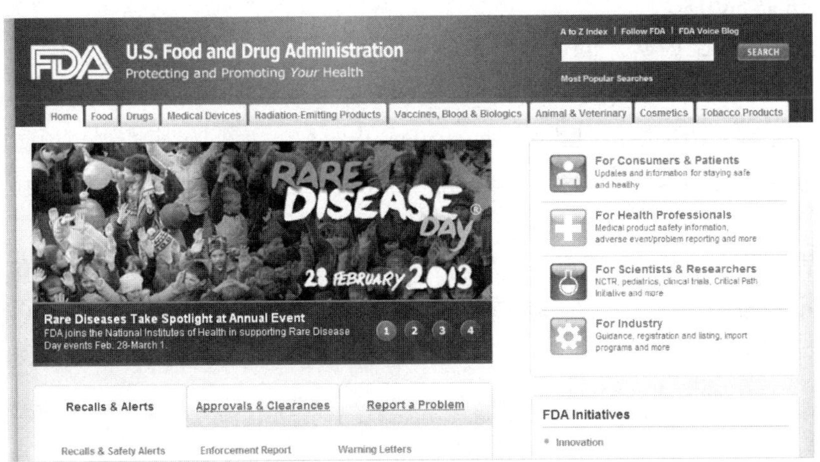

图 29-8　FDA 主页

物食品及药品、乙醇含量低于 7%的葡萄酒饮料及电子产品等几大类。FDA 网站采用 Google 搜索引擎技术，对其全部内容索引并可进行全文检索。

4. Medscape（http：//www.medscape.com/） 药物信息检索是 Medscape 的一大特征，该网站从药师、临床医生、消费者等不同的角度提供不同的药物信息，满足不同层次的需求。

5. 医师案头参考（PDR） 由美国 Paragon Decision Resources（PDR）公司建立，供美国医师、护士和消费者查询药物信息的网络，其消费者站点可免费使用（http：//www.pdrhealth.com）。

6. 毒理学网络（Toxnet，http：//toxnet.nlm.nih.gov/） 提供了毒理学在线（TOXLIN）、有害物质数据库（HSDB）、危险信息集成系统（IRIS）、基因突变毒理学（GENE-TOX）、化学致癌研究信息系统（CRIS）、发育和生殖毒理学（DART/ETIC）、化学物质环境毒理学评价（TRI）、化学物质结构数据库（ChemIDplus）等。

另外，还有：①Dialog（http：//www.dialog.com/）是目前世界上最大的国际联机情报检索系统，覆盖各行业的 900 多个数据库，专业范围涉及综合性学科、自然科学、应用科学和工艺学、社会科学和人文科学、商业经济和时事报导等诸多领域；②MedWatch（http：//www.fda.gov/Safety/MedWatch/default.htm）美国药物不良反应监测网；③Rxlist（http：//www.rxlist.com/script/main/hp.asp）网上处方药物索引；④虚拟药学图书馆（http：//www.pharmacy.org/、http：//vlib.org/Medicine、http：//www. chem.ucla.edu/chempointers.html、http：//www.medicinenet.com/script/main/notfound static. asp?404、http：//www.onhealth.com：80/chi/resource/pharmacy）；⑤网上药店（http：//www.drugstore.com）等。

六、其他常用医学网站

1. 国内常用的医学网站 主要有：中国高等教育文献保障系统（http：//project. calis. edu. cn/calisnew/）、中华人民共和国国家卫生和计划生育委员会（http：//www.nhfpc.gov.cn/）、中华医学会（http：//www.cma.org. cn/）、中国生物信息网（http：//www.biosino.org/）、中国医学生物信息网（http：//cmbi. bjmu.edu.cn/）、中国医药信息网（http：//www.cpi.gov.cn/）、中国疾病预防控制中心（http：//www.chinacdc.cn/）、中国中医药信息网（http：//www.cintcm.ac.cn/）等。

2. 国外常用医学网站 世界卫生组织（http：//www.who.int/）、美国国立卫生研究院（http：//www.nih.gov/）、美国国立癌症研究所（http：//www.cancer.gov/、http：//www. nci. nih. gov/）、美国国立医学图书馆（http：//www.nlm.nih.gov/）、美国疾病控制与预防中心（http：//www.cdc.gov/）、美国医学院协会（https：//www.aamc.org/）、美国医学会（http：//www. ama-assn.org/）、临床医学网（http：//www.mdlinx.com/）等。

3. 医学词典 在线医学词典是一种特殊的、重要的网络信息资源。主要有：你的词典（http：//yourdictionary.com）、在线医学词典、医学词典、英汉医学词典、37℃医学网等多种在线医学词典可供检索。

第七节　数字图书馆

一、基础知识

数字图书馆是用数字技术处理和存储各种图文并茂文献的图书馆，实质上是一种多媒体制作的分布式信息系统。它把各种不同载体、不同地理位置的信息资源用数字技术存储，以便于跨越区域、面向对象的网络查询和传播。它涉及信息资源加工、存储、检索、传输和利用的全过程。通俗地说，数字图书馆就是虚拟的、没有围墙的图书馆，是基于网络环境下共建共享的可扩展的知识网络系统，是超大规模的、分布式的、便于使用的、没有时空限制的、可以实现跨库、无缝链接与智能检索的知识中心。

数字图书馆建设是以统一的标准和规范为基础，以数字化的信息为底层，以分布式海量资源库群为支撑，以智能检索技术为手段，以电子商务为管理方式，以宽带高速网络为传输通道，将丰富多彩的多媒体信息传递到千家万户。它涉及数字信息资源的生产、加工、存储、检索、传递、保护、利用、归档、剔除等全过程。它不是个别图书馆所能完成的任务，需要全国范围的图书馆、博物馆、美术馆、档案馆和情报信息提供单位等携手共同完成。其特点是信息资源数字化、信息实体虚拟化、信息传递网络化、信息利用共享化、信息提供知识化、信息制作规划计划化。

二、常用的数字图书馆

1. 超星数字图书馆（http：//sslibbook1.sslibrary.com）　成立于 1993 年，是国内专业的数字图书馆解决方案提供商和数字图书资源供应商。超星数字图书馆，是国家“863”计划中国数字图书馆示范工程项目，2000 年 1 月，在互联网上正式开通。它由北京世纪超星信息技术发展有限责任公司投资兴建，收录了 1977 年至今的数字图书八十多万种。覆盖范围涉及哲学、宗教、社科总论、经典理论、民族学、经济学、自然科学总论、计算机等各个学科门类。超星数字图书馆的所有图书均以 PDG 格式存储，需要超星图书阅览器 SsBMJer 进行阅读和下载。

2. 书生之家数字图书馆（http：//www.21dmedia.com）　是一个全球性的中文书报刊网上开架交易平台，下设中华图书网、中华期刊网、中华报纸网、中华 CD 网等子网，集成了图书、报纸、论文、CD 等各种出版物的（在版）书（篇）目信息、内容提要、精彩章节、全部全文，是著书、出书、售书、购书、读书、评书的网上交流园地。通过下载安装书生阅读器进行阅读。

3. 其他数字图书馆　有“e 书时空”（http：//eshunet.com/）、中国数字图书馆（http：//www.cdlc.cn/）等。

（李爱芳）

第三十章　科技论文写作

第一节　基础知识

科技论文在情报学中又称为原始论文或一次文献，它是科学技术人员或其他研究人员在科学实验（或试验）的基础上，对自然科学、工程技术科学及人文艺术研究领域的现象（或问题）进行科学分析、综合的研究和阐述，进一步的进行一些现象和问题的研究，总结和创新另外一些结果和结论，并按照各个科技期刊的要求进行电子和书面的表达。

一、科技论文的分类

根据科技论文所发挥的作用不同，可以将它分为学术性论文、技术性论文和学位论文（学士论文、硕士论文和博士论文）3 种。

根据科技论文的研究内容、研究手段和表达方式的不同，可分为理论论证型论文、研究报告型论文、发现发明型论文、设计计算型论文、综合论述型论文。

按照研究方法不同，科技论文可分理论型、实验型、描述型 3 类，理论型论文运用的研究方法是理论证明、理论分析、数学推理，用这些研究方法获得科研成果；实验型论文运用实验方法，进行实验研究获得科研成果；描述型论文运用描述、比较、说明方法，对新发现的事物或现象进行研究而获得科研成果。

以按照专业领域来说，生物工程、临床医学、物理、机械工程、计算机研究、经济管理等专业科技论文的需要比较广泛。

二、科技论文的特点

1. 学术性　是科技论文的主要特征，它以学术成果为表述对象，以学术见解为论文核心，在科学实验（或试验）的前提下阐述学术成果和学术见解，揭示事物发展、变化的客观规律，探索科技领域中的客观真理，推动科学技术的发展。学术性是否强是衡量科技论文价值的标准。

2. 创新性　科技论文必须是作者本人研究的，并在科学理论、方法或实践上获得的新的进展或突破，应体现与前人不同的新思维、新方法、新成果，以提高国内外学术同行的引文率。

3. 科学性　论文的内容必须客观、真实，定性和定量准确，不允许丝毫虚假，要经得起他人的重复和实践检验；论文的表达形式也要具有科学性，论述应清楚明白，不能模棱两可，语言准确、规范。

4. 逻辑性　即科技论文应结构严谨、层次分明、前提完备。概念确切、推理严谨、分析透彻、判断准确，让人无懈可击。

5. 规范性　为便于论文的交流和存储，提高论文的使用效率，科技论文的体例格式、插图设计、表格制作、量和单位、公式编排、参考文献等，均应符合 GB7713-87《科学技术报告、学位论文和学术论文的编写格式》的规定。

6. 简洁性　学术论文应文字简洁，语句简练，篇幅一般为五六千字。引用他人文献时，仅摘录其主要观点和重要数据即可、并注明参考文献序号。至于教材的基础知识、复杂运算的中间过程、计算机模拟的原程序等，皆可省略。

7. 有效性　科技论文只有通过一定的形式——在学术期刊上发表，或者在相当级别的学术会议上宣读，或者在答辩审查会上通过——才能得到学术界的公认，才算有效。否则，不管论文多么好，作者的成果都得不到公认，因而是无效的。

三、科技论文的作用

随着科学技术的飞速发展，人类社会所创造的知识量也在迅速增长，撰写和发表科技论文，是为了科学积累的需要，是科学研究的重要方法，是进行科技交流的载体，是反映科研成果的指标。

四、科技论文的撰写原则

撰写科技论文应遵循“五性”原则，即准确性（正确性）、客观性、公正性、确证性及可读性。

五、科技论文与学术道德

近年来、学术道德问题愈来愈受到全社会的关注。尽管我国教育界和科学界十分重视学术道德建设工作，并取得了一些可喜的成绩，但仍有一些学术失范和学术不端行为不同程度的存在，主要表现为一稿多投、虚假署名、抄袭剽窃、伪造数据、篡改事实、系统造假等现象。

第二节　科技论文的写作程序

一、确立论文选题

所谓论文选题就是要划定论文所探讨问题的主要方向和范围。选题是撰写论文的关键。科技论文的选题来源于科研课题但又有别于科研课题。选题是对科研课题中的亮点或焦点进行由表及里、由此及彼的分析、判断、综合和推理、并概括出新定律、新工艺和新方法，提出新理论和新见解。其价值取决于科研课题。

论文选题的原则包括选题应有科学价值、应有独到见解、应与专业对口、应考虑可行性。

二、准备论文材料

所谓材料，是指科技工作者为了撰写论文而搜集到的用于阐述论文主题的各种事实、数据和观点等，是撰写科技论文的基础。

根据论文材料的来源不同，可分为直接材料、间接材料和发展材料。直接材料的获取可采用实验法、观察法和勘测法；间接材料的获取可采用查阅纸介质文献和网上搜索电子文献；其选取原则包括必要而充分、真实而准确和典型而新颖。

三、设计论文结构

所谓结构，是指论文各个部分的总体布局和各种材料的具体安排，包括层次的设置、段落的衔接、材料的安排、内容的过渡，以及如何开头、怎样结尾等，不同学科、不同主题的科技论文，其结构各有千秋，但总的要求是：层次设置清晰、段落衔接紧凑、内容过渡自然，符合读者的认知规律。其设计原则主要是：①严谨自然，反映规律；②完整协调，表现主题；③灵活变化，适应体裁。

在设计论文结构时，拟定写作提纲是最重要的工作。有了提纲，就好比有了骨架；将材料按性质放到适当的位置，就像往骨架上添加血肉一样。论文写起来自然就容易多了。论文的写作提纲通常有 3 种形式，即标题式提纲、句子式提纲和混合式提纲。

第三节　科技论文的撰写格式

科技论文由前置部分、主体部分、附录部分和结尾部分组成。其中前置部分包括题名、署名及单位、摘要、关键词、中图分类号、收稿日期、基金项目和作者简介，都是必备项；主体部分包括引言、正文、结论、致谢和参考文献；附录部分主要是主体部分的补充项，不是必备项，多数科技论文没有；结尾部分主要是指分类索引、著者索引和关键词索引等，也不是必备项。

一、题　　名

题名是以最恰当、最简练的词语的逻辑组合，高度概括科技论文最重要的特定内容，反映论文的主题。题名用字虽少，但却直接影响传播效果。其拟定应满足“简洁、确切、鲜明”的要求。对于英文题名的撰写，多采用短语形式，最常见的是名词短语；动词通常以其现在分词、过去分词或动名词形式出现。一般不用陈述句形式。对于字数，一般是在题名准确、清晰和简练的前提下，字数越少越好。其书写格式一般有几种情况，即全部大写；实词首字母大写，虚词小写；还有一种情况是仅第 1 个词的首字母大写，其余全部小写。

二、署　　名

署名表明作者对论文有著作权，也体现了作者文责自负的承诺，便于读者与作者联系。论文署名者必须对论文从选题、设计、具体实验到得出必要结论的全过程都有所了解，并确实对其中某一个或某几个具体环节做出贡献。作者单位的标注要准确、简明。

三、摘　　要

摘要具有导读作用、传播作用、检索作用，是论文的重要组成部分，也是论文内容基本思想的高度浓缩。

按照摘要的不同功能来划分，摘要可分为报道性摘要、指示性摘要和报道-指示性摘要。其构成包括目的、方法、结果和结论 4 个要素，其中结果和结论是重点，不可缺少。在写作时应注意采用第三人称的写法，篇幅要简短，中文摘要一般为 200～300 字，内容要精练，结构要完整，格式要规范，不要自我标榜自己的研究成果。对于英文摘要，一般应为中文摘要的转译，与中文摘要含有相等的信息量，但不要求与中文摘要一一对应。其时态常用一般现在时、一般过去时。采用主动语态或被动语态，应考虑摘要的特点，并满足表达的需要。最好不用（不意味着不能用）第一人称，以便于文摘期刊的编辑刊用。

四、关　键　词

关键词是从论文中提炼出来的、最能反映论文的主要内容、在同一篇论文中出现的频数最多的单词或术语。关键词一般在论文的题名和摘要中都出现，具有导读作用和检索作用。一般包括主题词和自由词 2 类。

五、引　　言

引言也称前言、导言、导论、绪言、绪论等，是科技论文的开场白。它与全文融为一体，语言风格一致，不能脱离正文而单独存在。主要包括研究背景和目的、研究范围、研究方法、取得的成果及意义等方面的内容。其撰写要简洁明快，开门见山；重点突出、言简意赅；要实事求是、客观公正地叙述，

六、正　　文

正文是科技论文的主体和核心部分，占全文的主要篇幅。以实验为主要研究手段的论文其内容主要包括实验原材料、仪器及设备、方法及过程、结果及分析等几个方面。

正文的撰写过程中，对主题的撰写要体现“新颖、集中、深刻、鲜明”。对材料的要求应遵循“必要而充分，真实而准确，典型而新颖”的选取原则。论证过程中，论题应清晰、确切、无歧义，论题应保持同一性，论据应是真实的判断、应是论题的充分条件。

七、结　　论

结论是作者对实验结果和各种数据材料经过综合分析和逻辑推理而形成的总体观点，是整个研究工作的结晶，是全篇论文的精髓。对于结论的撰写要明确具体，简短精练；概念确切，推理严密；观点鲜明，重点突出；评价自己的研究成果时要实事求是，不要言过其实。

八、致　　谢

致谢的对象一般可分为 2 类：一是在研究经费上给予支持或资助的机构、企业、组织或个人；二是在技术、条件、资料和信息等工作上给予支持和帮助的组织或个人。著录文后参考文献，可以反映出作者的科学态度和求实精神，体现对前人及其劳动成果的尊重，

也可以省去诸多不必要的重复性叙述，提高作品的文字水平，使其结构紧凑，核心突出；也可以表明作者对该学科领域了解的广度及深度，便于读者掂量该论著的水平与价值。同时指明所引用文献的出处及其依据，便于读者溯本求源，进一步学习和研究。

九、其他需要补充项

附录是科技论文主体部分的补充项。它并非必备项，多数论文无此项。如有附录，应排在参考文献之后。

一般在每篇科技论文首页的地脚处还要注明该论文的收稿日期、注明修回日期，在其下方，要标注出基金项目及项目编号；在基金项目的下方，编排作者简介，通常包括姓名、出生年、性别、籍贯、单位及职称、职务等内容。

另外，对于文章中的外文字符的使用、插图设计、表格设计、公式编排、数字用法、标点符号的使用都要遵循一定的规则。

科技论文语言要简明、生动、准确，不渲染、不空泛，在词汇方面，多使用科技名词术语，广泛运用科学符号，要求词语具有单义性、不带褒贬色彩；在句式方面，大量使用陈述句，常用较长的单句，无主语句或省主语句较多，复句使用广泛，固定结构多。科技论文文字使用要规范、杜绝别字。

第四节　医学检验论文的撰写

医学检验论文，指将医学检验的科研成果与医学检验实践经验从学术上加以总结论述的文章。检验工作者通过撰写或发表论文，可以互通信息，推广科研成果，传播医学检验技术，交流科研经验，探讨医学检验新知识，促进医学检验事业的发展，为科学的发展积累资料。是检验工作者在医学检验研究中总结的最高形式，是医学检验发展和医学检验研究及实践的记录，是反映科研动向的重要标志，是作者用文字表达自己思维的方式。对于检验工作者来说，医学检验论文也就是医学检验实践总结的文字结晶。

医学检验论文属于科技论文的一种，也具有科技论文的基本特征，遵循科技论文的写作规范。其常用的体裁主要有以下几种。

1. 文献综述　综合地反映了检验界专题研究的进展，是作者在阅读了有关专题的大量文献后经过综合分析、归纳、消化、整理而写成的一种使材料更精练、更有层次、更全面的学术论文。它可以广泛而系统地描述国内外某一系统的研究概况、发展现状、今后瞻望及存在的问题，同时也是检验人员很好的学习材料。可以分为 3 大类：书目综述、文献综述和分析综述。是医学文献知识的“浓缩”和储存，具有广泛性、综合性和系列性。查阅综述文章可以起到文献检索和提供史料的作用。其正文的常用写法主要有：循序法、分述法、论证法、逻辑推理法。

2. 调查报告　是对某项工作、某个事件、某个问题，经过深入细致的调查后，将调查中收集到的材料加以系统整理，分析研究，以书面形式向组织和领导汇报调查情况的一种文书，具有写实性、针对性、逻辑性等特点。

撰写调查报告的方法主要是通过对疾病的分布（时间、地点、人物）的描述，从中找出差异，然后提出假设，进行验证假设，在验证的过程中，采用对比法（设对照组）、实验法等综合的方法论证。因此，这种报告就是提出问题、分析问题和解决问题。其形式上一般分为题目、前言、对象（包括调查内容）、方法、结果（或结果分析）、讨论、建议、小结、参考文献等。

3. 讲座　一般是系统地介绍专题知识，与综述大致相同。其材料选择必须从严，所讲的应是基本定论的内容，选材要突出一个“新”字，内容应由浅入深、前后照应。其写作无固定的格式，可分为专题讲座、基础讲座、科技讲座、科普讲座等；其结构大致可分为概述（或绪论、引言）、主体内容（正文）、结束语等。

4. 病例报告　是医学论文的一种常见体裁，通过对一两个生动的病例进行记录和描述，试图在疾病的表现、机制及诊断治疗等方面提供第一手感性资料的医学报告。一般分为题目、作者姓名、单位、前言、病例介绍、讨论、参考文献等部分。

5. 技术与方法　主要是介绍医学检验领域内的新技术、新方法，并对其原理及操作进行介绍、阐述、探讨的论文。在临床上有较大的实用价值，对新技术的传授，临床诊断水平的提高推动应用科技的研究起着非常重要的作用。其主要项目有：实验的技术原理，所使用的方法或操作步骤，方法的灵敏度、精密度、准确度、重复性、回收率等，临床应用的效果及讨论（体会）等。讨论的内容要与病例紧密联系，一般可围绕所报道的病例做出必要的说明，阐明作者的观点或提出新的看法等。讨论中要有充足的论据，说明病例的罕见性和特殊性。

6. 简报　是指简明扼要的报道，又称为“简讯”、“动态”。具有叙述式和结论式的特点，其类型有动态性简报、小结性简报、经验性简报、科学性简报、会议简报。其写作应突出一个“简”字；短小精悍，开门见山；思路要明确，眉目要清楚；所报道的内容应典型、重要、新鲜。其基本格式可分为报头、正文和报尾。

7. 书评　即评论或介绍书籍的文章，是以“书”为对象，实事求是的、有见识的分析书籍的形式和内容，探求创作的思想性、学术性、知识性和艺术性，从而在作者、读者和出版商之间构建信息交流的渠道。主要从思想性、先进性、科学性和逻辑性 4 方面进行评述。

8. 述评　是指对本专业及其中某一课题、某一论点进行方向性评论。所论述的重点在“评”，目的是通过情报资料为读者献计献策。包括综合性述评、专题性评论、方向性述评、动态性述评 4 种类型。其写作格式一般分为题目、作者、绪言、发展史、现状分析、预测、改革建议、结尾等内容。

9. 医学文摘　是医学论文的一种浓缩形式，短小精悍，用较少的文字即能描写出文章的主要内容。具有较强的针对性和专业性。在做文摘时，必须忠于原文，又脱离原文，使其独立存在，独立使用。一般分为指示性（检索类）和报道性文摘 2 大类。其编写格式一般由文摘号、题录、摘要、附注、签署组成。

10. 译文　一般把译文分为直译和编译 2 大类。直译是将文章翻译整理后以原文的形式报道，编译是将译文经摘编整理后报道；也可分为综述性译文、论著译文和摘译。翻译文章必须在通读原著，完全掌握其内容实质的基础上，以中文的表达习惯和方式译成通顺的中文。在翻译时，要注意一是选择符合国情的题材。二是寻求合适的表达形式。

（张兰兰）

参考文献

白咸勇，谌宏鸣. 2010. 组织学与胚胎学. 北京：高等教育出版社.
柏树令. 2008.系统解剖学.第 7 版. 北京：人民卫生出版社.
蔡绍京，霍正浩，高殿帅，等. 2012. 医学细胞生物学. 第 2 版. 北京：科学出版社.
陈丙莺. 2004. 人体机能学. 北京：人民卫生出版社.
陈莉. 2010. 病理学. 北京：科学出版社.
陈庆富. 2011. 生物统计学. 第 4 版. 北京：高等教育出版社.
陈晓光，郑学礼. 2008.医学寄生虫学. 北京：军事医学科学出版社.
陈誉华. 2013. 医学细胞生物学. 第 5 版. 北京：人民卫生出版社.
陈竺. 2010. 医学遗传学. 北京：人民卫生出版社.
程罗根. 2013. 遗传学. 北京：科学出版社.
丛玉隆. 2010.检验医学高级教程. 北京：人民军医出版社.
丁振若. 2008.实验检验医学手册.第 2 版. 北京：人民军医出版社.
杜荣骞. 2014. 生物统计学. 第 4 版. 北京：高等教育出版社.
樊小力，高道广，田梦玉. 2006. 人体机能学. 西安：西安交通大学出版社.
府伟灵，徐克前. 2012.临床生物化学检验.第 5 版. 北京：人民卫生出版社.
傅松滨. 2009. 医学遗传学. 第 2 版. 北京：北京大学医学出版社.
高明灿. 2004. 正常人体机能. 北京：高等教育出版社.
高英茂. 2010. 组织学与胚胎学. 北京：高等教育出版社.
龚非力. 2012. 医学免疫学. 第 3 版. 北京：科学出版社.
龚幼龙，严非. 2009. 社会医学. 第 3 版. 上海：复旦大学出版社.
郭继军. 2013. 医学文献检索与论文写作. 第 4 版. 北京：人民卫生出版社.
郭倩玲. 2012. 科技论文写作. 北京：化学工业出版社.
郝素珍，王桂琴. 2010. 医学免疫学. 北京：人民卫生出版社.
河南科技大学教务处. 2012. 河南科技大学本科生培养方案（医学分册）. 洛阳：河南科技大学出版社
洪秀华. 2005.临床微生物学检验. 北京：科学技术文献出版社.
侯云德. 1990.分子病毒学. 北京：学苑出版社.
侯治富. 2011. 实验诊断学. 北京：高等教育出版社.
胡继春，张子龙，杜光. 2013. 医学社会学. 第 2 版. 武汉：华中科技大学出版社.
胡丽华. 2009. 检验与临床诊断输血分册. 北京：人民军医出版社.
胡丽华. 2010. 临床输血学检验. 第 2 版. 北京：中国医药科技出版社.
胡丽华. 2012. 临床输血学检验. 第 3 版. 北京：人民卫生出版社.
胡维新. 2010. 医学分子生物学. 北京：科学出版社.
胡翊群，胡建达. 2010.临床血液学检验. 北京：中国医药科技出版社.
黄汉菊. 2009.医学微生物学. 北京：高等教育出版社.
黄文林. 2006.分子病毒学.第 2 版. 北京：人民卫生出版社.
贾文祥. 2010.医学微生物学.第 2 版. 北京：人民卫生出版社.
姜岳明，李超乾. 2013. 医学科研入门. 北京：人民卫生出版社.
蒋长顺. 2009. 临床检验仪器学. 合肥：安徽科学技术出版社.
金伯泉. 2008. 医学免疫学. 第 5 版. 北京：人民卫生出版社.

金奇．2001.医学分子病毒学．北京：科学出版社.
敬华. 2009. 临床生化分析仪器．北京：化学工业出版社.
康健．2010. 系统解剖学．北京：科学出版社.
康熙雄. 2010. 床旁检测临床应用手册．北京：人民军医出版社.
康熙雄．2009．实验诊断学．北京：人民卫生出版社.
康熙雄．2012. 临床免疫学检验．北京：高等教育出版社.
黎源倩. 2006. 食品理化检验．北京：人民卫生出版社.
李本富．2006. 试论医生的职业精神．中国医学伦理学，19（6）：3–4.
李春喜，姜丽娜，邵云，等．2013．生物统计学第 5 版．北京：科学出版社.
李芳，李义庭，刘芳．2009. 医学、医学教育的本质与医学人文精神的培养．医学与哲学， 30（19）：66–68.
李桂源，吴伟康，欧阳静萍．2010．病理生理学. 第 2 版．北京：人民卫生出版社.
李乐．2010．药理学．杭州：浙江大学出版社.
李彭元，何晓阳. 2014. 医学文献检索．北京：科学出版社.
李艳，李山. 2012. 临床实验室管理学. 第 3 版．北京：人民卫生出版社.
李雍龙．2004.人体寄生虫学.第 6 版．北京：人民卫生出版社.
李玉林．2010．病理学. 第 7 版．北京：人民卫生出版社.
林益川．2013．临床医学概论．厦门：厦门大学出版社.
凌保东．2009．药理学．北京：科学出版社.
刘成玉，罗春丽．2012.临床检验基础.第 5 版．北京：人民卫生出版社.
刘虹．2007. 论医学哲学范畴．医学与哲学，28（5）：1–5.
刘辉．2010.免疫学检验.第 3 版．北京：人民卫生出版社.
刘景汉. 2011. 输血免疫血液学实验技术．北京：人民卫生出版社.
刘克辛．2010．药理学．北京：高等教育出版社.
刘淼．2010．临床医学概论. 第 2 版．北京：科学出版社.
刘人伟．2009．检验与临床：现代实验诊断学.第 2 版．北京：化学工业出版社.
刘先国．2010．生理学. 第 2 版．北京：科学出版社.
刘振海，刘永新，陈忠才等. 2012. 中英文科技论文写作. 第 2 版．北京：高等教育出版社.
罗爱静. 2010. 医学文献信息检索. 第 2 版. 北京：人民卫生出版社.
罗春丽．2010.临床检验基础.第 3 版．北京：人民卫生出版社.
吕昌龙，李殿俊，李一．2008．医学免疫学. 第 6 版．北京：高等教育出版社.
吕昌银，毋福海. 2006. 空气理化检验．北京：人民卫生出版社.
吕卓人．2010．临床医学概论．北京：科学出版社.
马斌荣．2013．医学统计学. 第 6 版．北京：人民卫生出版社.
孟桂霞．2010．病理学．北京：人民卫生出版社.
倪语星，尚红．2012.临床微生物学检验.第 5 版．北京：人民卫生出版社.
潘文干．2009．生物化学. 第 6 版. 北京：人民卫生出版社.
申子瑜，李萍. 2008. 临床实验室管理学. 第 2 版．北京：人民卫生出版社.
申子瑜. 2003. 医学管理学-临床实验室管理分册．北京：人民卫生出版社.
石玉秀. 2011. 组织学与胚胎学. 北京：高等教育出版社.
税青林．2012．医学遗传学. 第 2 版．北京：科学出版社.
苏琦．2011．病理学．2011. 北京：高等教育出版社.
孙成均. 2006. 生物材料检验．北京：人民卫生出版社.
孙善全．2009.人体大体形态学实验．北京：科学出版社.
孙振球．2010．医学统计学. 第 3 版．北京：人民卫生出版社.
田余祥，秦宜德．2013．医学分子生物学．北京：科学出版社.
汪谦．2009.现代医学实验方法.第 2 版．北京：人民卫生出版社.
汪世华．2012．分子生物学．北京：高等教育出版社.
汪世平．2004.医学寄生虫学．北京：高等教育出版社.

王鸿利．2010．实验诊断学．北京：人民卫生出版社.
王建中．2010．实验诊断学．北京：北京大学医学出版社.
王兰兰，许化溪．2012.临床免疫学检验.第 5 版．北京：人民卫生出版社.
王云双，赵英剑，刘永杰．2009.临床免疫学检验．北京：军事医学科学出版社.
王志忠，王洪奇．2013. 医学社会学基础. 北京：军事医学科学出版社.
王治国. 2004. 临床检验质量控制技术．北京：人民卫生出版社.
魏亚明. 2011. 基础输血学．北京：人民卫生出版社.
吴俊英，陈育民．2014.临床免疫学检验．武汉：华中科技大学出版社.
吴铁，冯冰虹．2010．药理学．（案例版）. 北京：科学出版社.
吴晓蔓．2007.临床检验基础实验指导.第 3 版．北京：人民卫生出版社.
肖凤玲，李朝葵. 2013. 医学文献信息检索实用教程．北京：科学出版社.
谢佳伶．2011. 医学社会学发展简史．医学信息，24（9）：4634–4636.
邢美园，王鸿，何立芳. 2014. 医学文献检索. 第 3 版．杭州：浙江大学出版社.
熊立凡，刘成玉．2007.临床检验基础.第 4 版．北京：人民卫生出版社.
徐成文．2010. 医学与哲学关系新进展．中国高等医学教育，9：10–11.
徐克前，李艳．2014.临床生物化学检验．武汉：华中科技大学出版社.
徐冶，王弘珺，田洪艳．2013．医学细胞生物学．北京：科学出版社.
许文荣，王建中．2012.临床血液学检验.第 5 版..北京：人民卫生出版社.
严杰．2012.医学微生物学.第 2 版．北京：高等教育出版社.
杨宝峰．2008．药理学. 第 7 版．北京：人民卫生出版社.
杨保胜，丰慧根．2013．医学细胞生物学．北京：科学出版社.
杨荣武．2013．生物化学．北京：科学出版社.
杨素梅．2009. 人文精神与医学人文关怀．长治医学院学报，23（5）：394–396.
杨恬．2011．医学细胞生物学．北京：人民卫生出版社.
杨占秋，余宏．2000.临床病毒学．北京：中国医药科技出版社.
杨振华. 2003. 临床实验室质量管理．北京：人民卫生出版社.
姚泰．2010．生理学. 第 2 版．北京：人民卫生出版社.
药立波．2008．医学分子生物学. 第 3 版．北京：人民卫生出版社.
叶松山，刘先娟，包东武．2013．病理学．辽宁：辽宁大学出版社.
叶应妩，王毓三，申子瑜．2006.全国临床检验操作规程.第 3 版．南京：东南大学出版社.
医学教育网．http：//www.med66.com
殷国荣．2011.医学寄生虫学.第 3 版．北京：科学出版社.
袁秉祥，臧伟进．2007．药理学教程. 第 5 版．北京：高等教育出版社.
袁世全，冯涛．1990. 中国百科大辞典．北京：华夏出版社.
袁雪艳，付玉洁．2013. 重视和提高医学生的哲学素养和人文精神．网友世界云教育，　9：64.
曾照芳，贺志安. 2012. 临床检验仪器学. 第 2 版．北京：人民卫生出版社.
曾照芳，洪秀华. 2007. 临床检验仪器学．北京：人民卫生出版社.
查锡良．2008. 生物化学．第 7 版. 北京：人民卫生出版社.
翟登高．2012．医学免疫学. 第 2 版．北京：人民卫生出版社.
詹希美．2010.人体寄生虫学.第 2 版．北京：人民卫生出版社.
张纯洁．2007.生物化学检验．北京：高等教育出版社.
张克纯．2006. 人体机能学．北京：中国中医药出版社.
张克荣. 2006. 水质理化检验．北京：人民卫生出版社.
张庆柱．2007．分子药理学．北京：高等教育出版社.
张孙玮，吕伯昇，张迅. 2011. 科技论文写作入门. 第 4 版．北京：化学工业出版社.
张燕燕．2005．现代临床医学概论．北京：科学出版社.
张忠元．2012．医学伦理学．北京：人民卫生出版社.
赵明杰，宋文波．2003. 当今医学缺少的是什么——论医学中的人文．医学与哲学，24（12）：11–13.

赵增荣．2003．临床医学概论．北京：中国医药科技出版社.
郑铁生，陈筱菲．2012.临床生物化学检验．北京：高等教育出版社.
郑铁生，鄢盛恺．2010.临床生物化学检验.第 2 版．北京：人民卫生出版社.
中华人民共和国教育部高等教育司．2012．普通高等学校本科专业目录和专业介绍．北京：高等教育出版社.
钟世镇．2007.系统解剖学．第 2 版．北京：高等教育出版社.
周爱儒．2009. 生物化学．第 5 版. 北京：人民卫生出版社.
周本江，郑葵阳．2007.医学寄生虫学．北京：科学出版社.
周克元． 2009．罗德生．生物化学. 第 2 版．北京：科学出版社.
朱大年，王庭槐．2013．生理学. 第 8 版．北京：人民卫生出版社.
朱道林. 2006. 卫生理化检验技术．北京：高等教育出版社.
朱启文，高东明．2012．生理学. 第 2 版．北京：科学出版社.
朱玉贤，李毅，郑晓峰，等．2013．分子生物学．北京：高等教育出版社.
邹宇华，邓冰． 2008. 社会医学. 北京：科学出版社.
邹仲之，李继承. 2009. 组织学与胚胎学. 第 7 版. 北京：人民卫生出版社.
左伋．2008．医学遗传学. 第 5 版．北京：人民卫生出版社.

附　　录

医务人员医德规范及实施办法

（1992年10月14日中华人民共和国卫生部发布）

第一条

为加强卫生系统社会主义精神文明建设，提高医务人员的职业道德素质，改善和提高医疗服务质量，全心全意为人民服务，特制定医德规范及实施办法（以下简称“医德规范”）。

第二条

医德，即医务人员的职业道德，是医务人员应具备的思想品质，是医务人员与病人、社会以及医务人员之间关系的总和。医德规范是指导医务人员进行医疗活动的思想和行为的准则。

第三条

医德规范如下：

（一）救死扶伤，实行社会主义的人道主义。时刻为病人着想，千方百计为病人解除病痛。

（二）尊重病人的人格与权利，对待病人，不分民族、性别、职业、地位、财产状况，都应一视同仁。

（三）文明礼貌服务。举止端庄，语言文明，态度和蔼，同情、关心和体贴病人。

（四）廉洁奉公。自觉遵纪守法，不以医谋私。

（五）为病人保守医密，实行保护性医疗，不泄露病人隐私与秘密。

（六）互学互尊，团结协作。正确处理同行同事间的关系。

（七）严谨求实，奋发进取，钻研医术，精益求精。不断更新知识，提高技术水平。

第四条

为使本规范切实得到贯彻落实，必须坚持进行医德教育，加强医德医风建设，认真进行医德考核与评价。

第五条

各医疗单位都必须把医德教育和医德医风建设作为目标管理的重要内容，作为衡量和评价一个单位工作好坏的重要标准。

第六条

医德教育应以正面教育为主，理论联系实际，注重实效，长期坚持不懈。要实行医院新成员的上岗前教育，使之形成制度。未经上岗前培训不得上岗。

第七条

各医疗单位都应建立医德考核与评价制度，制定医德考核标准及考核办法，定期或者随时进行考核，并建立医德考核档案。

第八条

医德考核与评价方法可分为自我评价、社会评价、科室考核和上级考核。特别要注重社会评价，经常听取患者和社会各界的意见，接受人民群众的监督。

第九条

对医务人员医德考核结果，要作为应聘、提薪、晋升以及评选先进工作者的首要条件。

第十条

实行奖优罚劣。对严格遵守医德规范、医德高尚的个人，应予表彰和奖励。对于不认真遵守医德规范者，应进行批评教育。对于严重违反医德规范，经教育不改者，应分情况给予处分。

第十一条

本规范适用于全国各级各类医院、诊所的医务人员，包括医生、护士、医技科室人员，管理人员和工勤人员也要参照本规范的精神执行。

第十二条

各省、自治区、直辖市卫生厅局和各医疗单位可遵照本规范精神和要求，制定医德规范实施细则及具体办法。

第十三条

本规范自公布之日起实行。

临床医学检验技士/技师/主管技师资格考试

为贯彻国家人事部、卫生部《关于加强卫生专业技术职务评聘工作的通知》等相关文件的精神，自 2001 年全国卫生专业初、中级技术资格以考代评工作正式实施。通过考试取得的资格代表了相应级别技术职务要求的水平与能力，作为单位聘任相应技术职务的必要依据。

一、临床医学检验技士/技师/主管技师资格考试范围

1. 适用人员范围 经国家或有关部门批准的医疗卫生机构内，从事临床医学检验专业工作的人员。

2. 专业及级别范围 临床医学检验专业分为初级资格（含士级、师级）、中级资格。

3. 考试科目设置 初、中级卫生专业技术资格考试设置“基础知识”、“相关专业知识”、“专业知识”、“专业实践能力”等 4 个科目。

二、临床医学检验技士/技师/主管技师资格取得方式

临床医学检验技士/技师/主管技师资格考试实行全国统一组织、统一考试时间、统一考试大纲、统一考试命题、统一合格标准的考试制度，原则上每年进行一次。

临床医学检验技士/技师/主管技师各科目成绩实行 2 年为一个周期的滚动管理办法，在连续 2 个考试年度内通过同一专业 4 个科目的考试，可取得该专业资格证书。对不同专业之间各科目的考试合格成绩，不得作为同一专业合并计算。已参加临床医学检验技士/技师/主管技师部分专业考试的人员，在规定的时限内报名参加剩余科目考试时须使用原档案号。对单科考试合格成绩在有效期限内，因工作变动等原因，到异地参加本专业剩余科目考试并合格的，由该区进行数据合成统计，并由当地人事部门核发该专业资格证书。

凡列入全国考试的专业，不再进行初、中级卫生专业技术职务任职资格的认定和评审，不再组织初、中级卫生技术系列的专业考试。

三、临床医学检验技士/技师/主管技师资格证书管理

参加临床医学检验技士/技师/主管技师资格考试并成绩合格者，由人事局颁发人事部统一印制，人事部、卫生部打印的专业技术资格证书。该证书在全国范围内有效。

有下列情形之一的，由卫生局吊销其相应专业技术资格，由人事局收回其专业技术资格证书，2 年内不得参加临床医学检验技士/技师/主管技师资格考试。

（1）伪造学历或专业技术工作资历证明。

（2）考试期间有违纪行为。

（3）国务院卫生、人事行政主管部门规定的其他情形。

四、报 名 条 件

凡符合卫生部、人事部印发的《预防医学、全科医学、药学、护理、其他卫生技术等专业技术资格考试暂行规定》(卫人发〔2001〕164 号)中报名条件的人员，均可报名参加相应级别的考试。

临床医学检验专业：报名参加临床医学检验技士/技师/主管技师资格考试的人员，要遵守中华人民共和国的宪法和法律，具备良好的医德医风和敬业精神，同时具备下列相应条件。

(一)参加临床医学检验技士资格考试

取得临床医学检验专业中专或专科学历，从事本专业技术工作满 1 年。

(二)参加临床医学检验技师资格考试

(1)取得临床医学检验专业中专学历，受聘临床医学检验技士职务满 5 年。

(2)取得临床医学检验专业专科学历，从事本专业技术工作满 3 年。

(3)取得临床医学检验专业本科学历或硕士学位，从事本专业工作满 1 年。

(三)参加中级资格考试

(1)取得临床医学检验专业中专学历，受聘担任临床医学检验技师满 7 年。

(2)取得临床医学检验专业专科学历，受聘担任临床医学检验技师满 6 年。

(3)取得临床医学检验专业本科学历，受聘担任临床医学检验技师满 4 年。

(4)取得临床医学检验专业硕士学位，受聘担任临床医学检验技师满 2 年。

(5)取得临床医学检验专业博士学位。

有下列情形之一的不得申请参加临床医学检验专业技术资格的考试。

(1)医疗事故责任者未满 3 年。

(2)医疗差错责任者未满 1 年。

(3)受到行政处分者在处分时期内。

(4)伪造学历或考试期间有违纪行为未满 2 年。

(5)省级卫生行政部门规定的其他情形。

报名条件中有关学历的要求，是指国家教育行政主管部门认可的院校毕业的学历或学位；有关工作年限的要求，是指取得上述学历前后从事本专业工作时间的总和。工作年限计算的截止日期为考试报名年度的当年年底。对符合报考条件的人员，不受单位性质和户籍的限制，均可根据本人所从事的工作选择报考专业类别参加考试。

有关说明如下所示。

(1)报名人员必须在有关部门批准的医疗卫生机构内从事临床医学检验技术工作的人员。

(2)报名参加临床医学检验技士/技师/主管技师资格考试人员，报名条件中有关学历的要求，是指国家承认的国民教育学历；有关工作年限的要求，是指取得上述学历前后从事本专业工作时间的总和。工作年限计算截止到考试报名年度的当年年底。

所学专业须与报考专业对口(或相近)，例如学药学类专业的，只可报考药学类资格，不可报考护理类资格，如此类推。

（3）《暂行规定》所规定的有医疗事故责任者等情况不得参加考试。

五、报名及考试时间

全国卫生专业技术资格考试报名时间一般在 11 月份～次年初 1 月份。报名方式：先进行网上报名，再进行现场确认。考试时间：全国卫生专业技术资格考试时间一般在每年的 5～6 月份考试。具体时间详见当年公布信息。

六、考试科目

临床医学检验技士/技师/主管技师资格考试科目分为："基础知识""相关专业知识""专业知识"、"专业实践能力"等 4 个科目。

临床医学检验技士考试内容：临床检验基础、临床血液学检验、临床化学、临床免疫学和免疫检验、微生物学检验、寄生虫学及检验。

临床医学检验技师考试内容：临床检验基础、临床血液学检验、临床化学、临床免疫学和免疫检验、微生物学检验、寄生虫学及检验。

临床医学检验主管技师考试内容：临床检验基础、临床血液学检验、临床化学、临床免疫学和免疫检验、微生物学检验、临床实验室质量管理。

七、考试题型

卫生专业技术资格考试临床医学检验技士/技师/主管技师的"基础知识""相关专业知识""专业知识"和"专业实践能力"4 个科目将全部采用纸笔作答的方式进行考试。各专业每科目考试时间均为 120min。

希波克拉底誓言

Hippocrates：The Oath of Medicine

I swear by Apollo，the healer，Asclepius，Hygieia，and Panacea，and I take to witness all the gods，all the goddesses，to keep according to my ability and my judgment，the following Oath and agreement：To consider dear to me，as my parents，him who taught me this art；to live in common with him and，if necessary，to share my goods with him；To look upon his children as my own brothers，to teach them this art.

I will prescribe regimens for the good of my patients according to my ability and my judgment and never do harm to anyone.

I will not give a lethal drug to anyone if I am asked，nor will I advise such a plan；and similarly I will not give a woman a pessary to cause an abortion.

But I will preserve the purity of my life and my arts.

I will not cut for stone，even for patients in whom the disease is manifest；I will leave this operation to be performed by practitioners，specialists in this art.

In every house where I come I will enter only for the good of my patients，keeping myself far from all intentional ill-doing and all seduction and especially from the pleasures of love with women or with men，be they free or slaves.

All that may come to my knowledge in the exercise of my profession or in daily commerce with men，whom ought not to be spread abroad，I will keep secret and will never reveal.

If I keep this oath faithfully，may I enjoy my life and practice my art，respected by all men and in all times；but if I swerve from it or violate it，may the reverse be my lot.

以上是希波克拉底誓言，为每一个医学生步入医师所宣的誓言。这一誓言中有封建行为及迷信的色彩，但其基本精神被视为医生行为规范，沿用了2000多年。直到今日，在很多国家很多医生就业时还必须按此誓言宣誓。

全文如下：仰赖医神阿波罗·埃斯克雷波斯及天地诸神为证，鄙人敬谨直誓，愿以自身能力及判断力所及，遵守此约。凡授我艺者，敬之如父母，作为终身同业伴侣，彼有急需，我接济之。视彼儿女，犹我兄弟，如欲受业，当免费并无条件传授之。凡我所知，无论口授书传，俱传之吾与吾师之子及发誓遵守此约之生徒，此外不传予他人。我愿尽余之能力与判断力所及，遵守为病家谋利益之信条，并检柬一切堕落和害人行为，我不得将危害药品给予他人，并不作该项之指导，虽有人请求亦必不予之。尤不为妇人施堕胎手术。我愿以此纯洁与神圣之精神，终身执行我职务。凡患结石者，我不施手术，此则有待于专家为之。无论至于何处，遇男或女，贵人及奴婢，我之唯一目的，为病家谋幸福，并检点吾身，不做各种害人及恶劣行为，尤不做诱奸之事。凡我所见所闻，无论有无业务关系，我认为应守秘密者，我愿保守秘密。尚使我严守上述誓言时，请求神祇让我生命与医术能得无上光荣，我苟违誓，天地鬼神实共殛之。

中文白话译文如下：我要遵守誓约，矢表不渝。对传授我医术的老师，我要像父母一样敬重，并作为终身的职业。对我的儿子、老师的儿子及我的门徒，我要悉心传授医学知识。我要竭尽全力，采取我认为有利于患者的医疗措施，不能给患者带来痛苦与危害。我不把毒药给任何人，也决不授意别人使用它。我要清清白白地行医和生活。无论进入谁家，只是为了治病，不为所欲为，不接受贿赂，不勾引异性。对看到或听到不应外传的私生活，我决不泄露。如果我能严格遵守上面誓言时，请求神祇让我的生命与医术得到无上光荣；如果我违背誓言，天地鬼神一起将我雷击致死。

在希波克拉底后，也有一些古代的医学家就医生的职业道德发表过重要的论著，某些方面还有自己的独到之处，但就影响的广度及深度而言，都不如希波克拉底誓言。1988 年美国医学化理学家 E.D. 彼莱格里诺和 D.C. 托马斯马在《为了患者利益》一书中根据医学的发展和人类社会的进步，提出了“一个医生所承诺的促进患者利益的义务”，这被西方国家许多医学院校采用来作为医学生毕业时需背诵的誓词，有人称为“后希波克拉底誓言”，全文如下：“我保证履行由于我的专业我自愿承担的治疗和帮助患者的义务。我的义务是基于患者所处的软弱不利的地位，以及他必然给予我和我的专业能力完全信任。所以，我保证把患者多方面的利益作为我的专业伦理的第一原则。由于承认这种约束，我接受下列义务，只有患者或患者的合法代理人才能解除我这些义务”：①将患者的利益置于我专业实践的中心，并在情况需要时置于我自己的自我利益上；②拥有和保持我的专业要求的知识和技能的能力；③承认我的能力的局限，只要我的患者病情需要，我应向我的各种卫生专业的同事求助；④尊重其他卫生专业同事的价值和信念，并承认他们作为个人的道德责任；⑤用同等的关切和献身精神关怀所有需要我帮助的人，不管他们有没有能力付酬；⑥主要为了我的患者的最佳利益，而不是主要为了推行社会的、政治的或财政的政策或我自己的利益而行动；⑦尊重我的患者参与影响他或她的决策的道德权利，明确地、清楚地、用患者理解的语言说明他或她的疾病的性质，以及我建议采用的治疗好处和危险；⑧帮助我的患者做出与他们的价值和信念一致的选择，不强迫，不欺骗，不口是心非；⑨对我听到、知道和看到的保守秘密，作为我关怀患者的一个必要部分，除非对别人有明确的、严重的、直接伤害的危险；⑩即使我不能治愈患者，也总要帮助他们，当死亡不可避免时，要帮助我的患者按照他或她自己的打算死亡。决不参与直接的、主动的、有意识的杀死一个患者，即使为了仁慈的理由，或应国家的要求，或任何其他的理由。

为了履行我对社会的义务，参与影响国民健康的公共政策决定，提供领导及专家的和客观的证言。

将我所说和所信的付诸实践，从而在我的专业生涯中体现上述原则。

希波克拉底被西方尊为“医学之父”。

检验科行为道德规范

（1）以患者为中心，对患者一视同仁，耐心细致，周到认真，尊重患者的隐私权。努力提高工作效率，缩短患者的等候时间。

（2）遵纪守法，廉洁奉公，不以医谋私。注意维护知识产权，未经上级同意，不向外泄漏保密范围内的技术与资料。

（3）严谨求实，一丝不苟。在实验室工作中严禁弄虚作假，编造数据与结果；严禁发假报告；不得向患者提供治疗建议。

（4）严格遵守操作规程和实验室工作制度；认真执行质量控制方案；对可疑结果重复核查，并与临床联系；不隐瞒工作中的问题和差错，以便及时纠正。

（5）严守工作纪律，不迟到不早退，不擅离职守。

（6）注意实验室安全，防止交叉感染，注意对患者和自身的保护。

（7）工作时着工作服，仪表整洁，举止端庄，言行文明。

（8）尊重同行，团结协作，互相帮助，共同提高。

医学检验所基本标准（试行）

医学检验所是对取自人体的标本进行临床检验，并出具检验结果的医疗机构，该机构可同时开展病理学检查。

一、科 室 设 置

设置与开展临床检验专业相应的科室。临床检验专业包括临床体液、血液专业，临床微生物学专业，临床化学检验专业，临床免疫、血清学专业，临床细胞分子遗传学专业等。

二、人　　员

（1）至少有 1 名具有中级以上专业技术职务任职资格的临床类别执业医师。

（2）应有 1 名具有副高以上专业技术职务任职资格的检验技术人员。

（3）各临床检验专业至少有 10 名检验专业卫生技术人员。

（4）各临床检验专业至少有 1 名具有检验医学副高以上专业技术职务任职资格的人员。

三、房屋、设施和布局

（1）设置 1 个临床检验专业的，建筑面积不少于 $500m^2$；设置 2 个以上临床检验专业的，每增设 1 个专业增加 300 m^2。

（2）布局和流程应当满足工作需要，有相应的工作区域，如标本接收、标本准备、标本检验、医疗废物处理、试剂和耗品保存、标本保存等。

（3）符合生物安全管理和感染控制等相关要求，严格区分清洁区、半污染区、污染区，生物安全设施齐备。

四、设　　备

（1）基本设备。冰箱、离心机、加样器、压力蒸汽灭菌器、生物安全柜等。

（2）专业设备。与开展检验项目相适应的设备，如生化分析仪、血细胞分析仪、尿液分析仪、酶标仪、发光分析仪、细菌培养和鉴定仪、核酸分析仪等。

（3）实验室信息管理系统，包括标本管理系统和报告管理系统等。

五、规 章 制 度

建立质量管理体系，制订各项规章制度，包括人员管理、设施与设备管理、仪器及试剂管理、标本管理、分析前质量管理、分析质量管理、分析后质量管理、记录管理、报告管理、危急值管理、安全管理、信息管理、患者隐私保护、技术分级管理等制度。制订与检验项目相适应的标准操作规程。

六、注 册 资 金

设置 1 个临床检验专业的，注册资金不少于 500 万元；设置 2 个以上临床检验专业的，每增设 1 个专业增加 300 万元。

七、其　　他

开展病理学检查的（同增加 1 个临床检验专业），除满足以上条件，还应当具备以下条件。

（1）人员。至少有 2 名以上医师，并具备病理学副高级以上专业技术职务任职资格及 5 年以上病理阅片诊断经历。技术人员和辅助人员按照与医师 1∶1 的比例配备。

（2）设备设施。配备脱水机、石蜡包埋机、切片机、染色机及与开展的病理检查项目相应的其他设备和设施条件。

（梁高峰）